DIETARY REFERENCE INTAKES FOR CHINA

中国居民膳食营养素
参考摄入量

2023版

中国营养学会　编著

DRIs

人民卫生出版社

·北京·

图书在版编目（CIP）数据

中国居民膳食营养素参考摄入量：2023 版 / 中国营养学会编著 . —北京：人民卫生出版社，2023.8（2025.4 重印）

ISBN 978-7-117-35069-3

Ⅰ. ①中… Ⅱ. ①中… Ⅲ. ①膳食营养 – 营养素 – 摄入量 – 参考值 – 中国 –2023 Ⅳ. ①R151.3

中国国家版本馆 CIP 数据核字（2023）第 141230 号

人卫智网	www.ipmph.com	医学教育、学术、考试、健康，购书智慧智能综合服务平台
人卫官网	www.pmph.com	人卫官方资讯发布平台

中国居民膳食营养素参考摄入量（2023 版）

Zhongguo Jumin Shanshi Yingyangsu Cankao Sheruliang

（2023 Ban）

编　　著：中国营养学会
出版发行：人民卫生出版社（中继线 010-59780011）
地　　址：北京市朝阳区潘家园南里 19 号
邮　　编：100021
E - mail：pmph @ pmph.com
购书热线：010-59787592　010-59787584　010-65264830
印　　刷：鸿博睿特（天津）印刷科技有限公司
经　　销：新华书店
开　　本：787 × 1092　1/16　印张：41
字　　数：895 千字
版　　次：2023 年 8 月第 1 版
印　　次：2025 年 4 月第 8 次印刷
标准书号：ISBN 978-7-117-35069-3
定　　价：198.00 元

《中国居民膳食营养素参考摄入量（2023版）》专家委员会

顾问组

程义勇（组长）	研究员	军事医学研究院环境医学与作业医学研究所
苏宜香	教授	中山大学
翟凤英	研究员	中国疾病预防控制中心营养与健康所
郭俊生	教授	中国人民解放军海军军医大学
蔡威	教授	上海交通大学
朱蓓薇	院士	大连工业大学
任发政	院士	中国农业大学

主任委员

杨月欣	教授	中国疾病预防控制中心营养与健康所

副主任委员

马爱国	教授	青岛大学
孙长颢	教授	哈尔滨医科大学
杨晓光	教授	中国疾病预防控制中心营养与健康所
丁钢强	教授	中国疾病预防控制中心营养与健康所
马冠生	教授	北京大学
常翠青	研究员	北京大学第三医院

委员（按姓氏拼音排序）

陈雁	教授	中国科学院上海营养与健康研究所
杜松明	研究员	中国营养学会
郭长江	研究员	军事医学研究院环境医学与作业医学研究所
韩军花	研究员	中国营养学会
黄国伟	教授	天津医科大学
赖建强	研究员	中国疾病预防控制中心
李铎	教授	青岛大学
李颖	教授	哈尔滨医科大学
李增宁	主任医师	河北医科大学第一医院

凌文华	教授	中山大学
刘烈刚	教授	华中科技大学
马玉霞	教授	河北医科大学
糜漫天	教授	陆军军医大学
孙桂菊	教授	东南大学
孙建琴	教授	复旦大学附属华东医院
汪之顼	教授	南京医科大学
王 竹	研究员	中国疾病预防控制中心营养与健康所
王友发	教授	西安交通大学
肖 荣	教授	首都医科大学
杨丽琛	研究员	中国疾病预防控制中心营养与健康所
于 康	主任医师	北京协和医院
张立实	教授	四川大学
朱善宽	教授	浙江大学

秘书组

蒋 燕　席元第　李 程　汪求真　荣 爽　刘培培　魏 巍　高 超　郭红辉
宁 华　武洁姝　孙永叶　张 娜

特别致谢审校工作专家组（按姓氏拼音排序）

蔡云清	教授	南京医科大学
郭红卫	教授	复旦大学
黄承钰	教授	四川大学
李 宁	研究员	国家食品安全风险评估中心
李 燕	教授	昆明医科大学
李 勇	教授	北京大学
林晓明	教授	北京大学
刘小立	主任医师	深圳市慢性病防治中心
朴建华	研究员	中国疾病预防控制中心营养与健康所
荫士安	研究员	中国疾病预防控制中心营养与健康所
张 丁	主任医师	河南省疾病预防控制中心

《中国居民膳食营养素参考摄入量（2023版）》技术工作组

概论组

杨月欣（组长）	中国疾病预防控制中心营养与健康所
黄国伟（副组长）	天津医科大学
何宇纳	中国疾病预防控制中心营养与健康所
张立实	四川大学
李 铎	青岛大学
荣 爽	武汉大学
王友发	西安交通大学
席元第（秘书）	首都医科大学

能量与宏量营养素组

杨晓光（组长）	中国疾病预防控制中心营养与健康所
孙桂菊（副组长）	东南大学
杨月欣	中国疾病预防控制中心营养与健康所
李 敏	中国疾病预防控制中心营养与健康所
王瑛瑶	中国营养学会
向雪松	中国疾病预防控制中心营养与健康所
张 坚	中国疾病预防控制中心营养与健康所
卓 勤	中国疾病预防控制中心营养与健康所
李 程（秘书）	北京市科学技术研究院

常量元素组

丁钢强（组长）	中国疾病预防控制中心营养与健康所
刘烈刚（副组长）	华中科技大学
蔡美琴	上海交通大学
陈裕明	中山大学
王惠君	中国疾病预防控制中心营养与健康所
王晓黎	中国营养学会
王志宏	中国疾病预防控制中心营养与健康所
杨雪锋	华中科技大学
高 超（秘书）	中国疾病预防控制中心营养与健康所

微量元素组

孙长颢（组长）	哈尔滨医科大学
李　颖（副组长）	哈尔滨医科大学
杨丽琛	中国疾病预防控制中心营养与健康所
张万起	天津医科大学
何更生	复旦大学
黄振武	中国疾病预防控制中心营养与健康所
霍军生	中国疾病预防控制中心营养与健康所
秦立强	苏州大学
苑林宏	首都医科大学
宁　华（秘书）	哈尔滨医科大学

脂溶性维生素组

汪之顼（组长）	南京医科大学
赖建强（副组长）	中国疾病预防控制中心营养与健康所
沈秀华	上海交通大学
孙建琴	复旦大学附属华东医院
杨振宇	中国疾病预防控制中心营养与健康所
武洁姝（秘书）	南京医科大学

水溶性维生素组

马爱国（组长）	青岛大学
郭长江（副组长）	军事医学研究院环境医学与作业医学研究所
黄国伟	天津医科大学
蒋与刚	军事医学研究院环境医学与作业医学研究所
梁　惠	青岛大学
王惠君	中国疾病预防控制中心营养与健康所
汪求真	青岛大学
王　竹	中国疾病预防控制中心营养与健康所
张　兵	中国疾病预防控制中心营养与健康所
朱惠莲	中山大学
孙永叶（秘书）	青岛大学

水和膳食纤维组

马冠生（组长）	北京大学

王　竹（副组长）	中国疾病预防控制中心营养与健康所
向雪松	中国疾病预防控制中心营养与健康所
杜松明	中国营养学会
张　帆	海南医学院
张　娜（秘书）	北京大学

其他膳食成分组

凌文华（组长）	中山大学
常翠青（副组长）	北京大学第三医院
肖　荣（副组长）	首都医科大学
马爱国	青岛大学
郭长江	军事医学研究院环境医学与作业医学研究所
韩军花	中国营养学会
何更生	复旦大学
艾　华	北京大学
李　铎	青岛大学
李　燕	昆明医科大学
刘烈刚	华中科技大学
马玉霞	河北医科大学
糜漫天	陆军军医大学
单毓娟	温州医科大学
孙桂菊	东南大学
杨建军	宁夏医科大学
杨　燕	中山大学
余焕玲	首都医科大学
张立实	四川大学
张瑞娟	西安交通大学
赵海峰	山西医科大学
赵秀娟	哈尔滨医科大学
朱惠莲	中山大学
朱　婧	北京市科学技术研究院
郭红辉（秘书）	广东医科大学

《中国居民膳食营养素参考摄入量（2023 版）》的研究和出版，标志着我国营养科学研究的又一次重大进步，也是中国营养学会继《中国居民膳食指南（2022）》制定完成后，对全民健康的又一个重要贡献。

营养科学是预防医学的重要分支，对研究人类生命本质、繁衍和长寿，营养健康状况改善，降低慢性非传染性疾病的发生发展等具有重要意义。希望通过《中国居民膳食营养素参考摄入量（2023 版）》的研究和制定，进一步促进我国人群营养、食物营养在预防医学、保健医学等专业领域的发展和应用，推动我国疾病预防和控制，在《健康中国行动（2019—2030 年）》以及《国民营养计划（2017—2030 年）》的实践中发挥更大的作用。

健康是人民幸福和社会发展的基础，党和政府高度重视人民健康，大力推进健康中国建设。营养科学与大众健康关系密切，膳食营养素参考摄入量是营养科学的核心工作，每个人都需要从每日三餐中摄入各种营养素，以维持生命、生活和劳动所需，长期摄入不足或过量，会产生相应营养缺乏和中毒，危害健康。

营养作为人类生命健康的基本保障之一，在生命过程中发挥着极其重要的作用。过去几十年，随着我国经济和社会的快速发展，人们的生活方式也发生了很大变化，我们也面临着越来越多的挑战，其中一个最重要的问题就是人们的饮食结构和习惯发生了很大改变，导致膳食营养相关的健康问题愈加突出。在我国，慢性病已经成为主要的健康威胁，而其中不良饮食习惯所引起的肥胖、高脂血症、心脑血管疾病、糖尿病、消化道肿瘤甚至某些类型癌症等疾病已经成为重要的公共卫生问题。新冠病毒感染疫情之下，营养更加受到人们的关注，只有保证充足而全面的营养摄入，才能构筑起人体强大的免疫屏障，从而有效抵御各种病原体的侵袭，保障人群生命健康。

中国营养学会组织近百位营养专家，遵照循证营养学和风险评估的科学原则，对国内外近十年的大量营养学研究资料进行检索、筛选和编写，经过近三年的工作，完成了《中国居民膳食营养素参考摄入量（2023 版）》的修订任务。我对他们的辛勤工作表示感谢，对他们取得的成果表示热烈祝贺！

第十二届、十三届全国人大常委会副委员长

中国红十字会会长

中国科学院院士

2023 年 6 月

膳食与营养是人体生长发育的关键因素,是人类维持生命健康的基础保障。居民的膳食与营养水平,是国家不同时期经济发展特别是食物保障能力的现实写照。党的二十大报告指出,要树立大食物观,发展设施农业,构建多元化食物供给体系。强调从更好满足人民美好生活需要出发,掌握人民群众食物结构变化趋势,在确保粮食供给的同时,保障肉类、蔬菜、水果、水产品等各类食物有效供给,这是新时期指引我国食物生产和发展的重要遵循。

当前,我国食物生产正加快进入以大食物观为引领、满足城乡居民营养健康需求的新阶段,农业生产从生存型食物供给保障,向健康型满足营养需求转型;食物供给从满足一般性大众型食物消费需求为主,向满足个性化定制型食品消费需求转型;产品加工从适应人民吃饱吃得安全,向吃出健康转型。在此背景下,修订更新膳食营养素摄入标准,既是营养科学研究的工作需要,也是推动实现全民营养健康膳食和美好生活的必然举措。膳食营养素参考摄入量修订工作,对于推动营养型食物生产加工消费、提升我国食物生产供应能力和营养品质、构建营养导向型可持续食物系统,以及推进食物供给与营养需求相适应、指导人民科学合理饮食具有至关重要的意义。

欣闻最新修订的《中国居民膳食营养素参考摄入量(2023版)》即将正式出版,这是中国营养健康领域的一件大事好事。我向参加修订工作的中国营养学会的专家们表示热烈祝贺!本书是中国营养学会近百位专家历时三年辛勤劳动的结晶,充分体现了践行大食物观战略部署的精神要求,充分反映了新时期我国食物系统转型的新特点,是营养学科创新研究、集成研究的重大成果,是一本兼具时代性与实用性的好书。本书的出版,不仅为从事营养健康工作的政府部门、企业、医生以及科研工作者提供了基础性的科学工具,为广大城乡居民提供了膳食指导的科学标准,也一定能够更加有力地引领我国营养健康事业加快发展,助推健康中国行动。

国家食物与营养咨询委员会主任
中国农业科学院原党组书记
2023 年 6 月

9

《中国居民膳食营养素参考摄入量》的研究和制定,是营养科学的核心理论和关键技术,为指导国人合理营养,预防营养缺乏和过量提供了一个重要的参考标准。中国营养学会第九届和第十届理事会把修订《中国居民膳食营养素参考摄入量(2013 版)》列为一项重要任务,组织专家技术委员会,在三年时间完成了修订工程。

早在 1938 年,我国首次发布大众最低营养素的需要量,至今已经 85 年的历史。1955 年开始采用"每日膳食中营养素供给量(RDA)"来表述推荐的膳食营养素摄入量标准,经过多次修订和丰富,2000 年采用膳食营养素参考摄入量(dietary reference intakes,DRIs)。经过二十余年的发展,国内外营养科学的理论和实践研究都取得了一些显著成果,以中国居民为观察对象的营养学研究也有了更多数据,目前已经扩展到对降低慢性病风险的指标。

2020 年,中国营养学会成立《中国居民膳食营养素参考摄入量》专家委员会,包括顾问组、技术工作组、审校工作组和秘书组,组织近百位营养学专家参与修订编写,为此次修订工作奠定了坚实的组织结构基础;编制《修订工作手册》和系列技术工作资料,确定科学性、延续性、专门性、目的性四大基本原则,明确编写的主要任务、总体目标、基本要求和分工安排,统一修订技术方法和程序,提供参考路径和技术信息资料;召开国内外 DRIs 研究及修订研讨会、DRIs 基础数据和重要概念研讨会等,专家组充分交流与研讨,为此次修订工作奠定了坚实的理论和技术基础,重要数值均通过集体论证后确定。此次修订历时三年,经过文献检索、科学论证、编写修改、技术审定等一系列工作,最终完成了《中国居民膳食营养素参考摄入量(2023 版)》的修订与编制任务。

2023 版内容分为三篇:概论、能量与营养素、水和其他膳食成分,共囊括了不同性别、20 个不同生命阶段人群的膳食能量、营养素、其他膳食成分 70 余种。概论篇介绍了 DRIs 的基本理论和方法、修订原则和内容、应用,简述了国内外 DRIs 的历史与发展;能量与营养素篇分别介绍了能量、宏量营养素、维生素、矿物元素的 DRIs 制定 / 修订内容;水和其他膳食成分篇对水、膳食纤维和其他膳食成分如酚类、萜类等进行了介绍。

本次修订进展主要体现在以下几个方面:

一是 DRIs 相关概念的丰富和完善,对 PI-NCD 和 SPL 的含义进行了进一步明确和修订明晰。增加了营养素、不同水平需要量、基础代谢率等概念,突出了对营养素需要量的理解。

二是标准化制/修订程序得到了进一步规范。结合当前营养与慢性病的国内外研究进展,特别制定了不同水平需要量的制定程序,对每个环节的技术要点进行了统一,特别对年龄分组、生物标志物、功能标志物以及确定因果关系、判断依据充足可靠等方面给予细致确定。

三是首次制定或修订了基础参考数值。在本次修订中,针对年龄分组、身高和体重代表值、母乳成分参考数值、不同孕妇体重增加值以及身体活动水平等基础数据,专门制定或完善,系统呈现了所必需的各类基础参考数值。

四是纳入了近十年研究新证据,完善和扩充了营养素和其他膳食成分。2023 版应用循证营养学近十年的最新研究资料,纳入国内外有关营养素和其他膳食成分在功能、评价、需要量、安全性以及慢性病预防等领域最新研究成果,特别是增加了以中国居民为对象的研究,对多种营养素的 EAR/RNI 数值和其他膳食成分的 SPL 和 UL 数值进行了制/修订。

五是编写框架格式目的性更强,每章每节增加了推荐摄入量数值表,清晰呈现营养素 DRIs 数值和确定原则与指标。

2023 版修订由近百名专家历时三年完成,但由于覆盖全生命周期不同生理阶段,覆盖更多的营养素和其他膳食成分;同时也鉴于编写水平限制,特别是新冠病毒感染疫情期间,面对面的交流受限,可能依然存在不妥和疏漏之处,期待同道及读者批评指正,欢迎随时通过 cns@cnsoc.org 提出问题,给予建议和批评。

《中国居民膳食营养素参考摄入量(2023 版)》是在修订专家委员会和技术工作组全体成员的辛勤努力、全情投入下完成,在此,感谢 DRIs 专家委员会的每一位成员,感谢参与审稿、修稿和咨询工作的专家学者,以及政府各相关部门的关心和指导。还要感谢纽崔莱营养与健康研究中心对本书的支持。让我们一起期待它得到最广泛的应用,对推动健康中国建设发挥重要的技术支撑作用!

《中国居民膳食营养素参考摄入量》专家委员会主任委员
中国营养学会第十届理事会　理事长　杨月欣

2023 年 6 月

目　录

第一篇　概　论

第二篇 能量与营养素

第三篇　水和其他膳食成分

附　　录

第一篇

概　论

DRIs

第一章

膳食营养素参考摄入量的基本理论与方法

膳食营养素参考摄入量（dietary reference intakes, DRIs）是为了保证健康个体和群体，合理摄入营养素，避免缺乏和过量，推荐的每日平均营养素摄入量的一组科学参考值或标准。DRIs 包含了不同年龄段人群的膳食能量和营养素的参考值，涵盖了不同人群的基本需要、适宜需要以及安全用量等不同用途，统称为膳食营养素参考摄入量。DRIs 适用于健康个体，也包括没有明显健康问题的人（apparently healthy individuals）。

第一节　基本理论和概念

膳食营养素参考摄入量的理论，随着科学研究进展，从 19 世纪 20 年代氨基酸必需性开始，逐渐丰富完善，不断被赋予新的内涵，成为保障人类健康和预防疾病的高效益的强有力科学理论和技术手段。

营养素必需性理论、营养平衡学说、物质代谢等基础理论为营养素需要量研究奠定了坚实基础。本节基本概念主要涉及必需营养素、营养素需要量以及参考摄入量等。

一、膳食中的营养素

来自膳食的营养素和食物成分种类繁多，目前对此已经有了多层次的基本认识。根据其生理作用和健康功能的不同，可将膳食成分分为必需营养素、条件必需营养素、其他膳食成分等。

（一）必需营养素

必需营养素（essential nutrient）是一类机体存活、正常生长和功能所必需，但不能由机体自身合成或合成不足，而必须从食物中获得的营养素。与其他膳食成分相比，它们都具有一个重要的生物学特性，即缺乏该营养素可造成特异性缺乏病，甚至死亡。

科学界对必需营养素的认识，是在预防和治疗营养缺乏病的过程中逐渐获得的。1920年，Mendel 将体内不能合成的氨基酸称为必需氨基酸；将体内可以合成，食物中缺少也无关紧要的氨基酸称为非必需氨基酸。后来这种认识在更多营养素的研究领域中逐渐得到认可。至今已经确认的必需营养素有 42 种(表 1-1-1),包括蛋白质中的 9 种氨基酸,脂类中的 2 种多不饱和脂肪酸,碳水化合物,7 种常量元素,8 种微量元素,14 种维生素和水[1]。

表 1-1-1　人体必需营养素

氨基酸	脂肪酸	碳水化合物	常量元素	微量元素	维生素	水
异亮氨酸	亚油酸	碳水化合物	钾	碘	维生素 A	水
亮氨酸	α-亚麻酸		钠	硒	维生素 D	
赖氨酸			钙	铜	维生素 E	
蛋氨酸			镁	钼	维生素 K	
苯丙氨酸			硫	铬	维生素 B_1(硫胺素)	
苏氨酸			磷	钴	维生素 B_2(核黄素)	
色氨酸			氯	铁	烟酸	
缬氨酸				锌	维生素 B_6	
组氨酸					叶酸	
					维生素 B_{12}	
					泛酸	
					生物素	
					胆碱	
					维生素 C	

营养素的分类包括蛋白质、脂类、碳水化合物、矿物质、维生素、水和膳食纤维,其中蛋白质、脂类和碳水化合物又称为产能营养素。根据人体的需要量或体内含量又可分为宏量营养素(包括蛋白质、脂类和碳水化合物)和微量营养素(包括矿物质和维生素),其中矿物质又分为常量元素和微量元素。

膳食营养素需要量研究从定性到定量的飞跃,不仅科学量化了生命不同阶段的生理需求,而且解决了人类营养缺乏疾病防治的问题,促进了食品产业的健康发展。

(二)条件必需营养素

条件必需营养素(conditionally essential nutrient),特指人体正常状态下不一定需要,但对于体内不能足量合成的人群是必需供给的营养素。补充该营养素可纠正缺乏导致的异常表现。

条件必需营养素这一概念最初只用于全胃肠外营养的患者,目前这一概念还包括生长发育不全、某些病理状态以及遗传缺陷等条件下人体所需的营养素。

(三)其他膳食成分

除了已知的营养素外,食物中含有多种非营养素的其他膳食成分(other dietary components)。越来越多的研究证据表明,植物性食物中的多种成分在维护人类生理功能以及预防某些疾病方面具有不可或缺的作用。

植物的颜色、味道都是它们含有的化学成分的表现形式。人们对多种植物化学物的认识从植物成分的含量分析开始,再到其分子结构、理化性质,进而了解不同成分对人体和动物生理功能的影响,及其对某些疾病的预防,经历了一个逐渐明晰的过程。例如植物甾醇、番茄红素、叶黄素、花色苷、大豆异黄酮等植物化学物。对于这类植物成分的生理调节功能和降低疾病风险作用,专家们达成越来越多的科学共识。

二、能量和营养素需要量

一般而言,膳食营养素参考摄入量研究的核心通常包括两个部分:一是能量摄入建议,即不同人群需要多少能量,碳水化合物、脂肪和蛋白质占供给能量比例;二是营养素摄入量建议,即每种必需营养素应该摄入多少,可耐受最高摄入量是多少等。近年来,很多国家开始研究和制定降低慢性病风险的建议摄入量。无论如何,这些定量研究都需要一个基本证据,就是健康人群营养代谢情况和日常营养摄入量。

(一)营养素需要量

个体对某种营养素的需要量是指机体为维持适宜的营养状况、生理功能、生长发育以及日常生活和身体活动所需,在一定时期内平均每天必须获得的该营养素的最低量。满足营养需要量,机体将处于良好的营养状况,并且能维持良好的健康状态。

营养素需要量随年龄、性别、生理特点、劳动状况或运动消耗等多种因素的变化而不同。即使在个体特征一致的群体内,由于个体生理功能的差异,需要量也各不相同。此外,膳食营养素吸收率高低也是营养素需要量的影响因素。有些营养素吸收率很高,膳食中供给该营养素的量与机体的吸收量相当接近。有的营养素吸收率很低,制定需要量时必须给予考虑。

营养素的需要量可能有不同的水平。1988 年,联合国粮食及农业组织(Food and Agriculture Organization,FAO)和世界卫生组织(World Health Organization,WHO)联合专家委员会,提出营养素需要量需要在不同水平研究和确定[2]。例如铁,其需要量可分为预防明显的临床缺乏病的需要量、满足机体代谢过程的基本需要并预防某些缺乏相关症状的需要量,以及维持组织中有一定储存的需要量,如图 1-1-1 所示。三个不同水平的需要量研究非常必要,但直到 20 世纪 90 年代初,美国膳食指南专家委员会才率先把单一指标推荐膳食营养素供给量(recommended dietary allowance,RDA)发展到考虑人类营养的多维水平。

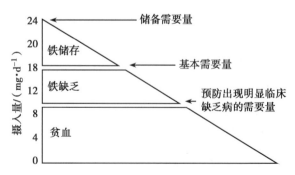

图 1-1-1   不同水平的营养素需要量(以铁为例)

注:图中所示为需要量的第 95 百分位数。

资料来源:FAO/WHO,1988[2]。

1. 储备需要量   是指能满足机体的基本生理功能、生长发育和身体活动所需外,维持组织中储存一定水平的某种营养素的需要量。这种储备可用来满足机体在必要时的基本需要,并避免造成临床上可观察到的功能损害。虽然一般认为保持营养素在体内适当的储存,可满足机体在某些特殊情况下的需要,但究竟个体应储备多少量为宜还是尚未解决的问题。

2. **基本需要量**　是指维持身体正常生理功能、生长发育和身体活动等所需要的营养素最低量,满足这种需要,机体能够正常生长和繁育,临床上不会出现缺乏病的显著症状。但该种营养素在组织内储备很少或没有,故短期内膳食供给不足即可造成缺乏。

3. **预防出现明显临床缺乏病的需要量**　除上述两种水平的需要量外,出于实用目的,对某些营养素还可以使用预防出现明显临床缺乏病的需要量,此需要量是比基本需要量水平更低的需要量。

以上概念常用于早期研究中对于"需要量"的理解和判定,不同于本版 DRIs 中的定义。

(二) 能量需要量

膳食能量来自脂肪、蛋白质和碳水化合物等,因此其能量的需要和建议应该综合考虑。基于这样的假设,2001 年,FAO/WHO/UNU(United Nations University)联合专家委员会,在 *Human Energy Requirement* 报告中,定义能量需要量(estimated energy requirement,EER)是指能长期保持良好的健康状态,具有良好的体型、机体构成和活动水平的个体达到能量平衡,并能胜任必要的社会活动及长期健康所需要的能量摄入量。对于儿童、孕妇和乳母,EER 还应包括满足组织生长和乳汁分泌的能量储备需要。

一个群体的能量推荐摄入量即能量需要量(EER),可以满足该群体健康良好营养个体的能量需要,EER 可以通过能量不足概率曲线和能量过量概率曲线来确定。如图 1-1-2 能量不足概率曲线所示,当能量摄入量极低时,随机个体能量摄入不足的概率为 1.0,随着能量摄入水平的不断升高,随机个体能量摄入不足的概率逐渐下降。能量过量概率曲线表示,当随机个体能量摄入不足的概率

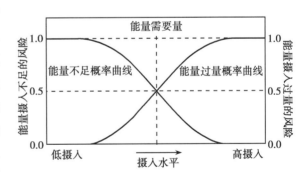

图 1-1-2　能量摄入水平与随机个体摄入量不足或过量的概率

为 1.0 时,能量摄入过量的概率为 0,随着能量摄入水平的不断升高,随机个体能量摄入过量的概率逐渐增加。在能量不足概率曲线与能量过量概率曲线的交叉点,随机个体摄入不足或过量的概率各占 50%,该摄入水平即为 EER。而蛋白质及其他营养素推荐摄入量是满足第 95 百分位数的个体需要,或 97%~98% 的个体需要水平[3-5]。

(三) 基础代谢率

人体总的能量消耗(total energy expenditure,TEE)是指 24h 消耗的总能量,包括基础代

谢、身体活动、食物热效应、生长发育、妊娠营养储备、乳母泌乳等所消耗的能量。基础代谢（basal metabolism）又称基础能量消耗（basic energy expenditure，BEE），是指维持机体最基本的生命活动所需要的能量消耗，占人体总能量消耗的 60%~70%。WHO/FAO 将基础代谢定义为：人体经过 10~12h 空腹和良好的睡眠、清醒仰卧、恒温条件下（一般为 22~26℃），无任何身体活动和紧张的思维活动，全身肌肉放松时的能量消耗。基础能量消耗需要用基础代谢率来进行计算。

基础代谢率（basal metabolic rate，BMR）是指人体基础代谢条件下，最小的能量消耗率，用每小时每千克体重（或每平方米体表面积）的能量消耗表示。成人 TEE 可以通过 BEE 乘以身体活动水平（physical activity level，PAL）计算获得，用于 EER 的制定。

成人 TEE 计算公式：TEE（kcal/d）=BEE（kcal/d）×PAL。

（四）需要量研究的影响因素

影响能量和营养素需要量的因素有多种，常见有生理因素、生物利用率（bioavailability）和营养素之间平衡等。

1. 生理因素　随着生命进程中的生理改变，个体对摄入营养素产生不良作用的敏感性也会发生变化。婴儿敏感性较高，因为他们处于迅速生长阶段，而且机体对化学物质的转化能力有限。妊娠妇女营养需求升高，老年人随着机体功能下降，对营养素缺乏作用的敏感性也增高。

2. 生物利用率　来自不同食物的营养素或化学形式不同，吸收率和生物利用率不同。除了营养素化学形式，个体的生理、营养健康状况和排泄丢失等不同也会显著影响吸收利用。如叶酸，作为膳食成分随着食物摄入时的吸收率，不如以单独膳食补充剂合成叶酸摄入时吸收好；服用磷、镁和某些 B 族维生素的膳食补充剂时，其吸收率较高，但产生不良作用的风险可能比从膳食中等量摄入时更大。所以在制定需要量或可耐受最高摄入量时，需要明确营养素的化学形式和摄入方式。

3. 营养素间的相互作用　营养素间的相互作用产生多种形式的影响，如拮抗作用、促进作用等。当某种营养素或物质摄入过多，可能存在对另一种营养素的干扰，如锌和铁的拮抗作用；草酸盐、磷酸盐和单宁类物质会抑制某些宏量元素和微量元素的生物利用，而有机酸如柠檬酸、抗坏血酸等则可促进其的生物利用率[6-8]。

三、膳食营养素参考摄入量

膳食营养素参考摄入量（DRIs）是为了保证人体合理摄入能量和营养素，避免摄入不足和摄入过量及降低慢性病风险，推荐的健康人群每日平均膳食营养素摄入量的一组参考值，在推荐膳食营养素供给量（recommended dietary allowance，RDA）的基础上发展起来的。

随着科学界对营养与健康研究的不断深入，DRIs 主要内容也不断拓展和完善。最早使用的 RDA 概念，仅为单一数值，已经不能很好地适应目前的健康需要。20 世纪 90 年代初期，美国和加拿大的营养学界进一步发展了 RDA 的范围，提出了比较系统的 DRIs 概念。中国营养学会及时研究这一领域的进展,决定革新传统的 RDA 概念,全面制定了中国居民膳食营养素参考摄入量。《中国居民膳食营养素参考摄入量(2013 版)》包括四个指标:平均需要量、推荐摄入量、适宜摄入量、可耐受最高摄入量[9],增加和修订了与慢性病有关的三个指标:宏量营养素可接受范围、预防非传染性慢性疾病的建议摄入量和特定建议值[6]。

2023 版中国居民 DRIs 仍然保留七个指标,平均需要量、推荐摄入量、适宜摄入量、可耐受最高摄入量、宏量营养素可接受范围的概念维持不变。预防非传染性慢性疾病的建议摄入量和特定建议值两个概念保留但做适当修改。2023 版中国居民 DRIs 七个指标的概念如下。

(一) 平均需要量

平均需要量(estimated average requirement,EAR)是指某一特定性别、年龄及生理状况群体中个体对某营养素需要量的平均值。按照 EAR 水平摄入营养素,根据某些指标判断可以满足某一特定性别、年龄及生理状况群体中 50% 个体需要量的摄入水平,不能满足另外 50% 个体对该营养素的需要。

EAR 是制定推荐摄入量(recommended nutrient intake,RNI)的基础,也可用于评价或计划群体的膳食摄入量,或判断个体某营养素摄入量不足的可能性。由于某些营养素的研究尚缺乏足够的个体需要量资料,因此并非所有营养素都能制定 EAR。

针对群体,EAR 可用于评估群体中摄入不足的发生率;针对个体,可检查其摄入不足的可能性。EAR 不是计划个体膳食的目标和推荐量,当用 EAR 评价个体摄入量时,如某个体的摄入量远高于 EAR,则此个体的摄入量有可能是充足的;如某个体的摄入量远低于 EAR,则此个体的摄入量很可能不足。

(二) 推荐摄入量

推荐摄入量(recommended nutrient intake,RNI)是指可以满足某一特定性别、年龄及生理状况群体中绝大多数个体(97%~98%)需要量的某种营养素摄入水平。长期摄入 RNI 水平,可以满足机体对该营养素的需要,维持组织中适当的营养素储备和机体健康。RNI 相当于传统意义上的 RDA。RNI 的主要用途是作为个体每日摄入该营养素的目标值。

RNI 是根据某一特定人群中体重在正常范围内的个体需要量而设定的。对个别身高、体重超过正常范围较多的个体,可能需要按每千克体重的需要量调整其 RNI。

能量需要量(estimated energy requirement,EER)是指能长期保持良好的健康状态、维持良好的体型、机体构成以及理想活动水平的个体或群体,达到能量平衡时所需要的膳食能量摄入量[10]。

群体的能量推荐摄入量直接等同于该群体的 EER,而不是像蛋白质等其他营养素那样等于 EAR+2 倍标准差。所以能量的推荐摄入量不用 RNI 表示,而使用另一个术语"能量需要量(EER)"表示推荐的人体能量摄入量。

EER 的制定需考虑性别、年龄、体重、身高和身体活动[11]。成人 EER 的定义为:一定年龄、性别、体重、身高和身体活动水平的健康群体中,维持能量平衡所需要摄入的膳食能量。

儿童 EER 的定义为:一定年龄、体重、身高、性别(3 岁以上儿童)的个体,维持能量平衡和正常生长发育所需要的膳食能量摄入量。对于孕妇,EER 包括胎儿发育所需要的能量;对于乳母,EER 还需要加上泌乳的能量需要量。

(三) 适宜摄入量

适宜摄入量(adequate intake,AI)是指通过观察或试验获得的健康群体某种营养素的摄入量。当某种营养素的个体需要量研究资料不足而不能制定 EAR,从而无法推算 RNI 时,可通过设定 AI 来代替 RNI。例如纯母乳喂养的足月产健康婴儿,从出生至 6 月龄,其营养素全部来自母乳,故摄入母乳中营养素的量即是婴儿所需各种营养素的 AI。AI 的主要用途是作为个体营养素摄入量的目标。

AI 和 RNI 的相似之处是,两者都可以作为目标群体中个体营养素摄入量的目标,可以满足该群体中几乎所有个体的需要。但值得注意的是,AI 的准确性远不如 RNI,且可能高于 RNI,因此,使用 AI 作为推荐标准时要比使用 RNI 更加谨慎。

(四) 可耐受最高摄入量

可耐受最高摄入量(tolerable upper intake level,UL)是指平均每日摄入营养素或其他膳食成分的最高限量。"可耐受"是指这一摄入水平在生物学上一般是可以耐受的。对一般群体来说,摄入量达到 UL 水平对几乎所有个体均不致健康损害,但并不表示达到此摄入水平对健康是有益的。对大多数营养素而言,健康个体的摄入量超过 RNI 或 AI 水平并不会产生益处,UL 并不是一个建议的摄入水平。在制定个体和群体膳食时,应使营养素摄入量低于 UL,以避免营养素摄入过量可能造成的危害。但 UL 不能用来评估群体中营养素摄入过多而产生毒副作用的危险性,因为 UL 对健康人群中最易感的个体也不应造成健康损害。目前有些营养素还没有足够的资料来制定 UL,所以对没有 UL 的营养素并不意味着过多摄入这些营养素没有潜在的危险[6,12-13]。

(五) 宏量营养素可接受范围

蛋白质、脂肪和碳水化合物都属于在体内代谢过程中能够产生能量的营养素,因此被称为产能营养素,又因为摄入量较大,也称宏量营养素。它们属于人体的必需营养素,但摄入过量又可能导致机体能量储存过多,增加慢性病发生风险。

宏量营养素可接受范围(acceptable macronutrient distribution range,AMDR)指脂肪、蛋白质和碳水化合物理想的摄入量范围,该范围可以提供这些必需营养素的需要,并且有利于降低慢性病的发生风险,常用占能量摄入量的百分比表示。

AMDR 的关键特征是适宜摄入量范围值,具有下限和上限,即被认为对健康有预期影响的最低或最高阈值。如果一个人的摄入量低于或高于此范围,则可能会增加慢性病的发生风险,从而影响长期健康[6,12-13]。

(六) 降低膳食相关非传染性疾病风险的建议摄入量

慢性非传染性疾病(non-communicable chronic disease,NCD),也称慢性病,以肥胖、糖尿病、心血管疾病、恶性肿瘤、呼吸系统疾病等为代表。这些疾病的共同危险因素是长期膳食模式不合理、身体活动不足以及其他不良生活方式等,因此也称为膳食相关非传染性疾病(diet-related non-communicable disease)。

降低膳食相关非传染性疾病风险的建议摄入量(proposed intake for reducing the risk of diet-related non-communicable diseases,PI-NCD),简称建议摄入量(PI),是以膳食相关非传染性疾病一级预防为目标,提出的必需营养素每日摄入量(水平)。当 NCD 易感人群该营养素的摄入量达到 PI,可降低其发生风险。

(七)特定建议值

特定建议值(specific proposed level,SPL)是以降低成年人膳食相关非传染性疾病风险为目标,提出的其他膳食成分(other dietary components)的每日摄入量(水平)。当该成分的摄入量达到 SPL,可能有利于降低疾病的发生风险或死亡率。

四、不同水平膳食营养素参考摄入量的意义

从营养需要量理论到膳食营养素摄入量制定已经有百年历史,其目的是预防健康个体和群体营养摄入不足和摄入过量,以及降低膳食相关慢性病风险,并为大众进行定量的膳食指导和生命质量提高服务。

(一)营养素摄入不足或摄入过量的危险性

营养素摄入量、摄入范围研究的目的是避免营养素摄入不足和摄入过量两种风险,保证营养素充足安全的摄入量。人体每天都需要从膳食中获得一定量的各种必需营养素。如果人体长期摄入某种营养素不足,就有发生该营养素摄入不足的风险;同样,当通过膳食或其他途径长期大量摄入某种营养素时,就有发生摄入过量的风险。

图 1-1-3 描述了膳食营养素摄入量四个水平的关系,以及摄入不足或过量的风险[1,13]。

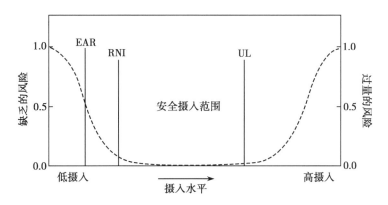

图 1-1-3 营养素安全摄入范围的示意图

当日常摄入量极低时,随机个体摄入不足的概率为 1.0,即如果某一个体在一定时间内没有摄入某种营养素,就会发生该营养素的缺乏病;如果某一群体长期不摄入某种营养素,该群体将全部发生该营养素的缺乏。随着摄入量的增加,摄入不足的概率相应降低,发生摄

入不足的风险逐渐降低。

当某随机个体摄入量达到 EAR 水平时,该营养素摄入不足的概率为 0.5,即有 50% 的机会缺乏该营养素;某一群体的平均摄入量达到 EAR 水平时,人群中有半数个体的需要量可以得到满足,另外半数个体的需要量得不到满足。摄入量增加,达到 RNI 水平时,随机个体摄入不足的概率变得很小,发生缺乏的概率在 3% 以下;群体的平均摄入量达到 RNI 水平时,人群中有缺乏可能的个体仅占 2%~3%,即绝大多数的个体都没有发生摄入不足的风险。摄入量超过 RNI 若继续增加,可能达到某一点,此时开始有摄入过多的征象出现,这可能就是该营养素的 UL。

RNI 和 UL 之间是一个 "安全摄入范围",日常摄入量保持在这一范围内,发生摄入不足和过量的风险都很小。

摄入量超过 UL 安全摄入范围,则产生危害作用的概率随之增加,理论上可以达到某一水平,机体出现危害反应的概率等于 1.0,即个体或群体全部都发生中毒。在自然膳食条件下这种情况不可能发生,但为了避免摄入不足和摄入过量的风险,应当把营养素的摄入量控制在安全摄入范围之内[6]。

(二) 阐释膳食相关成分与慢性病的关系

在社会经济转型时期,居民生活方式的快速改变使慢性病的发生率呈现显著升高趋势,慢性病已经成为威胁人类健康的主要疾病和全球主要的公共卫生问题,膳食因素是这些疾病的主要致病因素。许多研究表明,不健康饮食行为以及不合理的膳食结构是慢性病的主要诱因,某些营养素的摄入不足或过量,可增加慢性病的发生风险[14]。我们将膳食因素导致的慢性非传染性疾病,称为膳食相关慢性非传染性疾病。

膳食和某些营养成分已经被证实可以降低某些慢性病的发生风险,如增加膳食纤维摄入可以降低结直肠癌发生风险,降低钠的摄入可以降低高血压的发生风险[15]。很多证据表明,一些营养素和食物成分的摄入量在慢性病的发生、发展和转归中起重要作用。除了已知的营养素以外,其他膳食成分包括来自植物性食物的植物化学物(phytochemical)和主要来源于动物性食物的辅酶 Q、γ-氨基丁酸、褪黑素及左旋肉碱等生物活性成分。这类物质虽不是维持机体生长发育所必需的营养物质,但对维护人体健康、调节生理功能以及预防慢性病的发生和发展具有重要作用[16],因此成为目前研究的热点。

(三) 其他国际组织和部分国家应用的名称

虽然各国均有 DRIs,但基于修订时间、传承以及对膳食参考摄入量理解的不同,目前各国 DRIs 的 "名称" 并不完全相同。表 1-1-2 列出了几个国际组织和代表性国家的分类和名称。

表 1-1-2 其他国际组织和部分国家膳食营养素参考摄入量名称

推荐类型	WHO/FAO[17]	美国、加拿大[18]	日本[5]	欧盟[19]	英国[20]	澳大利亚、新西兰[21]
膳食营养素参考摄入量名称	dietary reference intakes (DRIs)	dietary reference intakes (DRIs)	dietary reference intakes (DRIs)	dietary reference values (DRVs)	dietary reference values (DRVs)	dietary reference values (DRVs)
维护健康适宜量	①estimated average requirement (EAR) ②recommended dietary allowance (RDA) ③adequate intake (AI)	①estimated average requirement (EAR) ②recommended dietary allowance (RDA) ③adequate intake (AI)	①estimated average requirement (EAR) ②recommended dietary allowance (RDA) ③adequate intake (AI)	①average requirements (AR) ②population reference intakes (PRI) ③adequate intake (AI) ④lower threshold intake (LTI)	①estimated average requirement (EAR) ②reference nutrient intake (RNI) ③low reference nutrient intake (LRNI)	①estimated average requirement (EAR) ②recommended dietary intake (RDI) ③adequate intake (AI)
预防过量指标	tolerable upper nutrient intake level (UL)	tolerable upper intake level (UL)	tolerable upper intake level (UL)	tolerable upper intake level (UL)	—	upper level of intake (UL)
降低慢性病风险摄入量	acceptable macronutrient distribution range (AMDR)	①acceptable macronutrient distribution range (AMDR) ②chronic disease risk reduction intake (CDRR)	tentative dietary goal for preventing lifestyle-related diseases (DG)	reference intake ranges for macronutrients (RI)	—	①acceptable macronutrient distribution range (AMDR) ②suggested dietary target (SDT)

（编著 黄国伟 杨月欣 程义勇）
郭俊生 苏宜香 瞿凤英 蔡 威
（工作组

第二节 制定膳食营养素参考摄入量的基本原则

膳食营养素参考摄入量(DRIs)是指导一个国家的居民营养素摄入量目标的重要文件,对维护广大居民的营养健康水平具有非常重要的意义。因此,DRIs 的制定和修订,包括提出人体的营养素需要量,推荐的营养素摄入量安全范围,以及降低慢性病风险而推荐的营养素摄入量等,都必须收集充分的、系统的营养科学研究资料,并对资料进行比较、筛选和分析,以期为 DRIs 制定和修订提供可靠的科学基础。

2014 年 WHO 制定了第二版《指南制定手册》(*WHO Handbook for Guideline Development*),规定了对健康相关指南的申请、制定和批准程序,以及科学证据的检索、评价和选择过程的方法。国际食品法典委员会营养与特殊膳食食品法典委员会(Codex Committee on Nutrition and Foods for Special Dietary Uses of the International Codex Alimentarius Commission,CCNFSDU)在制定国际标准或指南,如营养素参考值(nutrient reference value,NRV)的过程中,始终强调循证营养学的基本原则,要求使用"公认的或充分的、有说服力的科学证据",并优先考虑经系统评估证实已有充分证据的数据资源。

一、循证营养学原则

循证营养学(evidence-based nutrition,EBN)在循证医学(evidence-based medicine,EBM)的基础上发展起来,是指营养政策和实践的决策过程中,收集现有最佳证据研究和评价的一种原则和方法。循证营养学的重要意义在于其提供了一个客观的框架,在这一框架下,所有可获得的证据被收集和评价,从而帮助制定营养政策与建议,并且有可能为存在争议的营养问题提供决定性的证据。

(一)常用的科学证据

1. 系统综述和 Meta 分析   系统综述(systematic review)是一种综合原始研究结果的研究方法,属于对研究文献的二次研究,系统综述的目的是为循证医学提供最佳的证据。

系统综述是针对某一具体的营养问题,进行系统的文献检索和严格评价,对筛选出符合要求的研究报告进行综合归纳和相应统计学处理,以便形成统一的科学结论。综述过程要依据一定的标准化方法。一项系统综述研究可能只包括一种类型的研究,也可以是不同研究方法的综合。

Meta 分析(meta-analysis)也叫荟萃分析,"Meta"的原意是指较晚出现的更为综合的事物。该方法是指运用定量方法汇总多项研究结果的系统评价,即全面收集所有相关研究并逐个进行严格评价和分析,再用定量合成的方法对资料进行统计学处理得出综合结论的整个过程。系统综述中对同质资料采用定量合成的统计处理方法,即 Meta 分析。这种方法不同于原始研究,常被称为文献统计结果的"再分析"。由于这种方法不是根据单独研究结果,而是综合了一段时期内同类的多个研究报告而得到的结论,因此,Meta 分析是循证决策的良好依据[1]。

系统综述和 Meta 分析已被公认为客观评价和合成针对某一特定问题的研究证据的最佳手段,通常被视为最高级别的证据。

2. 随机对照试验　随机对照试验(randomized controlled trial,RCT)是指按随机分配的原则将研究对象分为试验组与对照组,将某种干预措施施予试验组,对照措施施予对照组,然后随访观察,并比较两组的结果,以判断干预措施的效果,也称干预试验(intervention trial)。RCT 的设计要遵循四个基本原则,即设置对照组(control group)、研究对象的随机化分组(randomization)、盲法试验(blind)以及重复试验(replication)。在研究对象数量足够的情况下,这种方法可以保证已知和未知的混杂因素对各组的影响尽可能相同。其中为了获得处理因素的真实效应,除用随机分组方法提高两组的可比性外,重复是消除非处理因素影响的又一重要手段。一个或多个高质量,特别是双盲设计的大样本 RCT,在循证营养学中也被公认为仅次于系统评价的高论证强度的资料。

3. 队列研究　队列研究(cohort study)又称为前瞻性研究(prospective study)、随访研究(follow-up study)等,是营养流行病学研究的重要方法之一。队列研究是由因到果的研究,研究人群在开始均是未患病的个体,但每位进入研究的个体都有可能发生该研究疾病。在研究膳食因素与疾病的因果关系中,由于收集的膳食信息在疾病诊断之前,故论证因果关系的强度较高。队列研究只要基线调查时调查项目比较全面,就可以同时研究多种慢性病的病因,而不像最常用的病例对照研究,一般只能研究一种疾病。如果有足够的人力和经费投入,能在基线调查后每隔若干年进行一次膳食因素的重复调查,则能使研究结果有更强的说服力。

4. 病例对照研究　病例对照研究(case-control study)又称为回顾性研究(retrospective study),是将某种疾病患者与未患该病的对照组先前的膳食相关资料做比较,调查各组人群过去暴露于某种或某些可疑危险因素的比例或水平,通过比较各组之间暴露比例或水平的差异,判断暴露因素是否与研究的疾病有关联及其关联程度大小的一种分析性研究方法。比较两组人群在疾病发生之前某种营养素的摄入情况,如果两组的营养素摄入量确有差别,则可认为所研究疾病与营养素摄入之间存在关联。病例对照研究方法主要应用于探索疾病的危险因素和病因,或是对临床医疗及各种基础研究中形成的病因假设进行初步验证。营养流行病学中的病例对照研究通常运用食物频率法或记录膳食史的方法了解既往的膳食构成和患病情况,以探索某些疾病与膳食的关系。病例对照研究是一种回顾性调查研究,研究者不能主动控制病例组和对照组对膳食因素的暴露,因为暴露与否已为既成事实,因此不能确切地论证病因学因果关系。

5. 专家的观点、评论和意见　专家的观点、评论和意见是在专家个人学识和经验的基础上产生的科学资料。作为科学证据,其论证强度在很大程度上依赖于专家本人的学术修养、知识水平和从事的专业领域,不同专家学术观点之间的争论经常出现,因此具有较大的不确定性。

6. 基础性研究　基础性研究包括动物实验和体外实验等,虽然研究者可以很好地控制营养素摄入水平、环境条件,甚至遗传特性等因素,获得准确的数据,但是在营养需要量研究中对动物和人体需要的相关性并不明确,而且对动物可行的干预剂量水平和给予途径经常不能用于人体。所以这类研究的论证强度经常排在末位,一般不宜直接用于 DRIs 的制定。出于伦理学的考虑,制定 UL 所需要的某些毒理学资料不可能在人体上进行试验和验证,因此在缺乏人体资料的情况下,也可考虑使用动物实验的资料推算。

(二) 证据评价

1. 人群相关研究的评价　在收集大量国内外科学研究文献的基础上,参照 WHO 指南中[22]证据评价要求及方法,经过科学循证和营养学及流行病学专家的讨论,提出了我国证据评价的方法,其内容和工作程序主要包括:提出问题、收集文献证据形成证据体、证据体(强度等级)评价、结论推荐等(图 1-2-1)[23]。

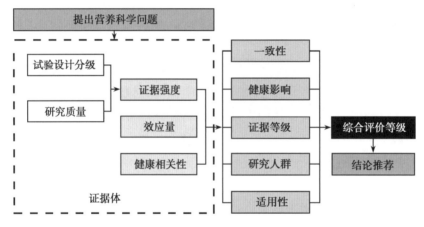

图 1-2-1　营养科学证据评价方法

其中证据等级的评价是通过对每篇文献的试验设计、研究质量、效应量及结局变量的健康相关性进行评价,根据每篇文献的平均得分进行分级。例如研究(试验)设计水平分值由高到低评价标准依次为:系统综述(或 Meta 分析)→随机对照试验(RCT)→队列研究→病例对照研究→个人经验(或专家意见、个例报告等)。每项研究评价后所获得的所有文献作为一个证据体,综合评价证据体的证据等级、一致性、健康影响、研究人群及适用性,对这 5 项的综合结果进行分级(优、良、中、差),从而得出综合评价等级(表 1-2-1)。

在上述营养科学证据评价方法的基础上,由专家委员会对证据体的综合评价等级进行综合评估,以考虑该综合评价等级是否合适,如不合适,则由专家委员会对该证据体的等级进行升级或降级处理。证据质量等级的升、降级标准见表 1-2-2,基于 RCT 的证据体一开始被视为高质量证据,基于观察性研究的证据体被视为低质量证据,但通过多种因素可提高或降低证据体的质量等级[22,24-25]。

表 1-2-1　文献证据综合评价等级

等级	结论可信度	科学价值	评价标准
A	由该证据体得出的结论是可信的	证据质量高,应用价值大	5 项为优秀
B	在大多数情况下,该证据体的结论是可信的	证据质量较高,应用价值较大	3~5 项为优秀或良好
C	该证据体的结论可能是可信的,但由于资料少,应用时应加以注意	部分证据质量较高,有一定应用价值	1~2 项为优秀或良好
D	该证据体不能得出结论或结论不可信,使用时必须非常谨慎,或不使用该结论	证据不足或质量较差,无明显应用价值	5 项评价指标中等,无 1 项评为优秀或良好

注:综合评价等级(即坚持该推荐意见的重要性)是通过对上述证据体的证据等级、一致性、健康影响、研究人群及适用性五个方面的综合评价,研究者最终做出是否采用该证据以及使用该证据的程度和范围的决定。

A:确信的证据(convincing evidence);B:很可能的证据(probable evidence);C:可能的证据(possible evidence);D:证据不足(insufficient evidence)。

表 1-2-2　降低或提高证据体质量等级的判断标准

证据质量等级因素及标准描述
可能降低随机对照试验证据质量等级的因素及标准

- 偏移风险:研究质量受到严重或非常严重的限制
- 不一致性:存在重要的不一致
- 不确定性:在直接指示方面存在一些或较大的不确定性
- 不精确性:数据不精确或不全面
- 发表偏移:报告可能存在较大的偏倚

以上五个因素中任意一个因素,可根据其存在问题的严重程度,将证据质量降 1 级(严重)或 2 级(非常严重)

可能提高观察性研究证据质量的因素及标准

- 效应值很大:当方法学严谨的观察性研究显示疗效显著或非常显著且结果高度一致时,可提高其证据级别
- 有剂量-效应关系:体现剂量-效应关系的证据
- 负偏移:证据效力可能因明确的混杂因素而被低估

以上三个因素中任意一个因素,可根据其大小或强度,将证据质量升 1 级(如相对危险度大于 2)或 2 级(如相对危险度大于 5)

2. 动物实验研究的评价　动物实验的文献质量评估工具有 SYRCLE(Systematic Review Center for Laboratory animal Experimentation)动物实验偏倚风险评估工具。2014 年来自荷兰动物实验系统评价研究中心的 Hooijmans 等多名学者基于 Cochrane 偏倚风险评估工具,研究、起草和制定了 SYRCLE 动物实验偏倚风险评估工具,用于规范动物实验的设计[26-27],该工具也是目前唯一一个专门适用于动物实验真实性评估的工具。SYRCLE 工具共包括 10 个条目,10 个条目的评估结果最终以"是""否"和"不确定"表示,其中"是"代表低风险偏倚,"否"代表高风险偏倚,"不确定"代表不确定风险偏倚。

修订过程中,编者们按照循证营养学的原则,尽可能检索和使用系统综述和 Meta 分析、RCT 研究等高质量的研究资料,一般不用动物实验或体外实验等论证强度较小的资料;在各种类型的修订论证会上,也充分注意减少"专家个人意见"对修订结果的影响,以便尽可能保证修订的科学性。

二、风险评估的原则

传统的风险评估主要是评估可能存在潜在危害的物质,如食品添加剂、化学物质、农药残留、兽药残留、微生物和抗原等。大多情况下,现有资料不足以进行定量风险评估,通常在考虑不确定因素后,以可接受的或可耐受的摄入水平作为风险评估的终点,以尽可能降低这些物质在食品中的含量为目标。

国际食品法典委员会营养与特殊膳食食品法典委员会(CCNFSDU)在制定相关标准和指南时,明确提出了营养素风险评估的原则[28]。美国 2011 年出版的 *Dietary Reference Intakes for Calcium and Vitamin D*(《钙与维生素 D 的 DRIs》)[7]中也提出了风险评估原则。营养和健康领域涉及的风险问题,不仅包含营养素摄入过量引起的健康危害,而且还涉及另一类风险,即营养素摄入不足引起的营养缺乏病。而预防营养素摄入不足和摄入过量都是 DRIs 的基本内容,因此也是制修订需要遵循的主要原则之一。

(一) 风险分析的概念和主要内容

风险分析是多用于食品安全领域的一种用来估计人体健康和安全风险的方法。风险分析不但能解决突发事件或因食品管理体系缺陷导致的危害,还能支撑和改进标准的发展完善,为食品安全监管者提供做出有效决策所需的信息和依据,有助于提高食品安全水平,改善公众健康状况。

风险分析由风险评估、风险管理和风险交流三部分组成。风险评估是一种系统的评估方法,用来评估由于人体暴露于某些危险性因素后出现的不良健康作用或反应的可能性和严重程度,包括危害识别、危害特征描述、暴露评估以及风险特征描述四个步骤[29]。

(二) 营养素风险评估

运用风险评估方法不仅可以评价营养素及相关物质过量摄入的健康危害,而且营养素的风险评估还须考虑营养素摄入不足导致的健康危害,这给传统的风险评估增加了一个新的方面。即在确定某种营养素的适宜摄入水平时,需要考虑摄入不足和/或摄入过量两方面的健康风险,进行营养素的风险评估(图 1-2-2)[30]。

1. 评估摄入不足的风险　包括研究和制定一系列与营养需求相关的摄入量参

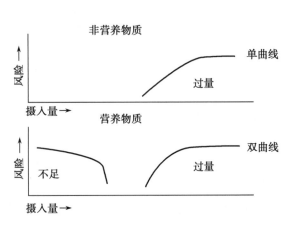

图 1-2-2　营养物质与非营养物质的风险曲线

考值,如平均需要量(EAR)、推荐摄入量(RNI)、适宜摄入量(AI)等。这些数值主要用于评估和管理营养素摄入不足的风险,即当个体摄入量长期低于上述参考值时,发生摄入不足引起相应缺乏症状的风险较大。

2. 评估摄入过量的风险　通过制定可耐受最高摄入量(UL)来评估和管理营养素过量摄入的风险,当个体摄入量超过 UL 时,发生过量危害的风险增加。

无论设定 EAR 还是 UL,均须明确人体营养摄入不足或摄入过量的评价指标。选择不同的中间或终点指标,将得到不同的 EAR 和 UL。随着研究的深入,一些新的生物标志物越来越多地被用来代替临床指征,例如营养素体内贮存状况指标、酶活力指标等。

(三)营养素风险评估的主要内容和步骤

传统的营养学研究多关注营养素摄入不足,从而制定一系列营养政策以保证充足的营养素摄入。近年来随着强化食品、营养素补充剂等摄入的增加,科学界开始关注营养素过量摄入的风险,UL 的研究工作得到各国食品安全管理当局及有关组织机构的重视,国际上研究 UL 的科学方法也处于不断发展和完善中。欧洲食品安全局(European Food Safety Authority,EFSA)[31]、英国维生素和矿物质专家组(Expert Group on Vitamins and Minerals,EVM)[32]、美国医学研究所(Institute of Medicine,IOM)[7]运用调整改良后的风险评估方法研究制定了多种维生素和矿物质的 UL。WHO/FAO 的营养素风险评估特别专家组于 2005 年 5 月起草了《制定营养素和相关物质摄入上限水平的模型》报告,详细阐述了如何制定营养素的 UL[8]。

EFSA、EVM、IOM 在进行营养素评估时同样遵循风险评估的 4 个步骤,即危害识别、危害特征描述、暴露评估(膳食摄入评估)和风险特征描述,但是在评估侧重点、营养素安全性数据利用及权重处理、膳食暴露调查方式和数据统计等方面与传统有害物质的评估存在差别,因此,在风险特征描述的内容和表述方式上也有所不同。

WHO/FAO 专家组详细比较了这些不同,提出了在国际水平上供参考的基于科学的营养素风险评估模型(图 1-2-3),并根据营养素的实际情况指出了各个步骤的重点内容。

1. 危害识别和危害特征描述　WHO/FAO 专家组认为在营养素的风险评估中,这两者互相联系,没有必要分成两个独立步骤。这一阶段的主要任务是:识别与营养素摄入相关的所有危害;确定重要的不良健康作用;考虑不确定因素后制定 UL;危害特征描述以及确定敏感人群。在资料收集处理时,专家组认为对各种研究报告数据资料的质量分级,应用表格进行总结分析十分有用。确定重要不良健康作用是评估的关键,对于某一营养素来说,针对不同性别、年龄或生理状况亚群可能选择不同的不良健康作用。在危害识别和危害特征描述这一步骤中,UL 的制定是研究重点。

UL 主要通过营养素的摄入量-反应关系评估获得,首先确定未观察到有害作用剂量(no observed adverse effect level,NOAEL),在该点不能观察到不良效应。如果没有足够的数据,也可以使用最小观察到有害作用剂量(lowest observed adverse effect level,LOAEL)。基准摄入量(benchmark intake,BI)是基于高质量的研究数据、通过数学模型估算得到。但由于

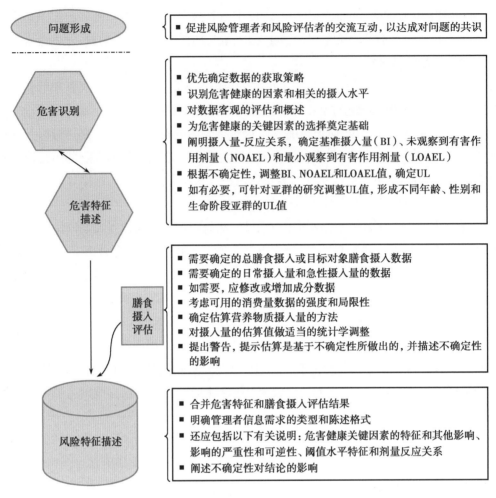

图 1-2-3 营养素风险评估模型

高质量数据的缺乏,在当前营养素的风险评估中,BI 的推导还十分有限。

确定 NOAEL 或 BI 后,通常由于现有资料数据质量等原因,还需要进行不确定系数(uncertainty factor,UF)调整,即 UL= NOAEL(或 BI)/UF。WHO/FAO 专家组建议对每种营养素进行个案分析,考虑来自种族、个体、研究期限与数据质量等多方面的不确定因素,应用综合 UF 进行调整。当数据资料质量较高,不良作用相对较轻而且可逆时,UF 可适当调小。如在制定镁渗透性腹泻的 NOAEL 时,由于此效应相对温和且可逆,而且大量资料显示人体中的这种不良健康作用足以涵盖不同个体敏感性的差异,因此 UF 定为 1。当数据资料不足以制定不同性别、年龄、生理状况人群的 UL 时,可以按照生理特点进行调整。

2. 膳食摄入评估 该步骤的主要任务是利用所关注人群的食物消费资料(包括日常膳食、营养素补充剂、强化食品、饮水等所有来源)以及食物营养成分含量资料估算出营养素的总摄入量。使用人群摄入分布数据能给风险管理者提供更全面的摄入状况,比摄入均值或某些百分位数的利用价值更高。WHO/FAO 专家组报告中提出了一些处理膳食摄入数据的方法和工具,以提高数据处理的质量和可靠性。由于制定 UL 时需要采用比较保守的 UF,因此在膳食摄入评估时应充分考虑来自食物消费资料、食物成分数据、统计处理方法中的各种不确定因素。

3. 风险特征描述　　在营养素风险评估的最后阶段,首先应对摄入量-反应曲线中不良健康作用的性质和严重程度做出充分说明,然后再结合膳食摄入评估数据对风险的性质和严重程度进行全面表述。这样,风险管理者就能对不良健康作用发生率的可接受水平进行权衡。例如,管理者可能允许人群中5%的个体出现某些敏感酶活性改变,而对肝功能衰竭、癌症的发生率要求则可能低于十万分之一。描述风险特征的内容要针对评估之初确定的所要解决的问题,其结论应能满足风险管理者的需要,有助于其做出决策。

（四）营养素风险评估的展望

欧洲国家,尤其是英国、荷兰、丹麦等国的研究机构开展了一系列营养素定量风险评估的方法学研究。国际生命科学学会（International Life Sciences Institute,ILSI）的报告中认为,风险评估者给管理者提供的不能只是一组营养素摄入的适宜范围,而应该是一系列不同管理措施下的建议值,这样风险管理者就能在考虑各方面因素后,从中挑选一个最合适的范围值[33]。

近年来,替代毒理学方法、系统毒理学、计算毒理学和循证毒理学等新兴学科的兴起,为营养素的风险评估提供了新的策略和方法。毒作用模式（toxicity mode of action,TMOA）和不良结局路径（adverse outcome pathway,AOP）的方法可有助于阐明营养素过量的毒作用机制,并能与同类化学物的毒性进行比较,起到良好的毒性预测作用,并可增加体外/动物实验结果外推到人类的准确性,也是确定其安全摄入范围的有效手段[34]。

我国营养素风险评估工作已有较大的发展,中国营养学会在制定和修订中国居民膳食营养素参考摄入量的工作中充分运用了营养素风险评估的方法[4-5],近年来也已将营养素风险评估的概念和方法越来越多地运用到相关国家标准的制定和修订中[35]。随着国际营养素风险评估研究的进展,我国在这方面的研究也将不断深入和发展。

（编著　杨月欣　韩军花　黄国伟　张立实）

（工作组　程义勇　马爱国　杨晓光　王友发　李铎）

第三节　制定膳食营养素参考摄入量的方法

制定膳食营养素参考摄入量的方法有多种,因制定目标不同而有所不同。制定 EAR 常用方法包括传统试验方法,常见人体代谢试验、要因加算法等;制定 AI 常用健康人群日常膳食营养素摄入量调查法等。研究数据来源多为人体试验研究。确定膳食成分和降低慢性病风险关系常用人群观测及 RCT 研究。当研究不能直接得出参考数值时,常利用经验公式推算或计算。

一、研究资料来源和评价

(一) 人体代谢研究

营养素代谢是研究营养素需要量的主要方法。代谢研究技术的不断发展，促进了对营养素代谢过程及其机制的深入了解，也使精准制定营养素膳食参考摄入量成为可能。营养素代谢方法包括平衡法，耗竭、补充、饱和平台法，同位素示踪技术，代谢动力学法等。例如：对缺硒人群采用补充饱和试验确定硒的需要量；对志愿者采用能量代谢法确定能量需要量；采用氮平衡法确定蛋白质的需要量；采用稳定同位素及代谢动力学方法研究叶酸的需要量等。

代谢试验是研究人体营养需要量的基础研究，但也并非完美无缺，常见的资料不足或限制包括：①试验期限只能从数日至数周，长时期的结果难以确定；②受试对象的生活受限制，所得结果不能完全反映日常生活实际（不受限制的）状况；③此种研究受试者人数、膳食营养素摄入水平及时间常常有限[2]。

(二) 人群观测研究

对人群进行流行病学观测研究能比较直接地反映正常活动时的情况，可有力地证明营养素摄入量和疾病风险的相关性。

通过前瞻性队列研究或巢式病例对照研究，了解居民对某种营养素的最高和最低摄入量，再评估摄入量与某种疾病发生率之间是否存在因果关系。这种研究涉及人数多，持续时间长，但需要谨慎控制混杂因素。营养干预研究为受试者补充不同剂量的营养素或植物化学物，观察疾病发生或发展的结局。

随机对照双盲干预试验是理想的膳食营养评估研究。随机对照干预试验重要的优势是把潜在的混杂因素随机分配到试验组和对照组，从而把这些研究范围之外因素的影响降到最低。尽管随机对照试验被视为研究营养素摄入量与人群健康关系的标准方法，但依然存在一些缺陷，比如：观察时间相对较短，更长时间的营养素摄入情况可能对观察疾病的影响更强，尤其在研究慢性病时；膳食补充试验难以保证较好的依从性，容易失访，容易涉及伦理道德问题[36]。

通过食物干预与代谢组学的关联研究，可以寻找特定食物的体内暴露标志物，例如：血液或尿液中异黄酮水平可以作为大豆的摄入量内暴露标志物；甲基黄嘌呤可以作为咖啡摄入量的内暴露标志物。近年来，实验技术迅速发展，使用生物标志物的研究增多，在膳食和健康关系研究中有广阔的前景，可以更准确地评估不同水平膳食营养素及其他功能成分对健康的影响。

这类研究方法的局限性：①观测人群中营养素摄入水平的差别不大，即使该营养素对群体发病的影响有重要作用，也往往不能显示重大差别。②膳食的组分复杂，包含密切相关的多种营养素和其他膳食成分，分析混杂因素的影响相当困难。③许多研究依赖自我报告膳食资料的流行病学方法，依靠受试者本人提供膳食回顾性调查资料有一定的限制。验证性重复调查发现，同一个体在不同时间报告的食物摄入量有一定差别[6,12]。

（三）动物实验研究

动物实验所获得的数据，一般不能直接用于制定 DRIs。但动物实验有严格的实验设计作保证，其研究获得的关于营养素生理功能的数据对于制定 DRIs 仍有参考意义[6,12]。

动物实验研究的缺点：由于种属差别，动物和人体需要的相关性可能不清楚，而且对动物可行的剂量水平和给予途径在人体可能是不实用的。

总之，每一种研究资料都有其优势和缺陷。在探讨暴露因素与疾病的因果关系时要综合考虑各种证据，并对资料的质量及形成的基础进行评价。

二、制定 EAR 的方法

（一）营养素需要量的研究方法

1. 营养素平衡研究方法　　通过测量营养素摄入量与排出量的平衡关系来确定营养素的需要量。如氮平衡法是通过测定摄入氮量及排出氮量的平衡情况来确定蛋白质需要量的方法。氮的摄入量和排出量的关系可用下式表示：

$$B=I-(U+F+S)=5\%$$

公式中，B：氮平衡；I：摄入氮；U：尿氮；F：粪氮；S：皮肤中丢失的氮；排出氮=U+F+S。

当应用氮平衡法来测定蛋白质需要量时，按照预期的需要量范围，让受试者摄入一系列不同蛋白质水平的膳食，每种水平为一期，每期持续数周（短期）或数月（长期）。测定在特定时间内从膳食摄入的氮以及从粪、尿、皮肤等途径排出的氮量。将结果代入直线回归方程中，求得处于零平衡时的截距，此数值即是特定蛋白质氮平衡的结果。成年人达到氮平衡时所需要的最低蛋白质摄入量即为蛋白质需要量。近年来多用稳定性同位素方法研究制定蛋白质需要量。

2. 营养素耗竭、补充、饱和平台法　　在测定营养素缺乏表现的基础上，通过补充不同剂量的营养素纠正缺乏，进而确定营养素的需要量。耗竭、补充、饱和平台法是营养素需要量研究中的三个密切相关的方法。

（1）耗竭：当机体摄入某营养素的量长期低于需要量，即体内长期处于该营养素代谢负平衡状态，体内蓄积状态逐渐耗空，最终导致该营养素含量降低，以及与其相关的生理、生化功能损伤，甚至死亡。不同低剂量摄入时，耗竭速度不同。给予极低剂量时，耗竭速度最快；较低剂量时，耗竭速度减缓；稍低剂量时，耗竭速度更慢。

（2）补充/饱和平台：当机体处于某营养素的缺乏或不足状态时，补充该营养素使机体呈代谢正平衡状态，经过一定时间后该营养素含量或其相关功能指标可达到平衡平台。补充低、中、高不同剂量，经过一段时间后，均可先后达到各自的平衡平台；若补充的量达到需要量或适宜摄入量范围内，则达到的平衡是饱和状态的平台。

（3）营养素需要量测定：建立某种营养素耗竭动物模型或寻找该营养素自然缺乏人群，将待测营养素分成若干剂量，给予该营养素耗竭动物模型或自然缺乏人群补充，在不同时间点取样并测定相关功能指标，观察指标上升直至出现平台。当几个剂量组达到平台重叠在同一水平时(即为饱和平台),说明这几个剂量均达到或超过了需要量,选择最低剂量值为需要量值[18]。

3. 要因加算法 要因加算法(factorial approach method)是一种依据补偿从尿、粪便、皮肤以及其他途径不可避免丢失的营养素的量为基础,再加上年龄、性别、身体活动水平诸多因素的影响,综合考虑该营养素需要量的方法。如蛋白质要因加算法是以补偿"必要氮损失"(包括尿、粪、皮肤以及其他方面氮损失的总和)为基础,考虑个体差异等,最终确定营养素需要量。

(二)营养素需要量的评估指标

制定营养素需要量应考虑不同证据评估的三种情况。

1. 合格的结局指标 具有一系列有说服力的随机人体试验资料,表明该营养素能防止摄入不足或降低某种膳食相关慢性病的风险。证据的关键在于适宜的营养素摄入量情况下,出现疾病风险显著降低或生物标志物有显著变化。

2. 中间替代指标 具有一系列有说服力的随机人体试验资料,表明该营养素对选定的功能标志物起到有益作用。选用此途径应谨慎,因有许多例子表明营养素对功能性代谢中间产物产生有益作用,但并不一定对相关疾病的干预有效果。

3. 与病症的关联 证明临床上出现缺乏病或重要营养病征与该营养素摄入量之间有特定的关系。采用这一途径应考虑身体需适当储存该营养素[6]。

(三)制定不同人群 EAR 的方法

1. 制定成年人 EAR 的方法 制定成年人 EAR 采用平均值计算法。根据某目标群体测定的需要量的分布,估计其总体需要量的平均值。研究显示,即使相同年龄和性别的个体,对营养素的需要量也是不同的,当样本量足够大时,机体对该营养素的需要量为正态分布,其平均值就是 EAR。

2. 制定儿童青少年 EAR 的方法 对于1岁以上儿童及青少年,部分营养素资料不足以制定 EAR,可以根据他们的参考体重并考虑到其生长需要,由成年人资料推算。

(1)假设基础:这种方法建立在4个假设的基础上。①儿童和成年人维持生理功能所需的营养素按每千克正常体重计算是不同的,而按每千克代谢体重计算是相同的。代谢体重是正常体重的 0.75 次方,采用体重 0.75 次方是为了调整儿童和成年人每千克体重在正常体重代谢上的差异。使用这一尺度,体重 22kg 的儿童营养需要量相当于体重 70kg 成年人的 42%,高于其正常体重比。②成年人的 EAR 是维持有关生理功能所需的营养素量。③儿童生长所需额外的营养素量和生长所需额外的蛋白质量的比例一致。④在14岁以前男童和女童对营养素的需要量没有重大差别。

(2)在此基础上,由成年人的 EAR 推算儿童 EAR。

1)成年人 EAR 资料以每天需要量[重量(g,mg,μg)/d]表达时,推算公式如下:

$$EAR_{儿童} = EAR_{成人} \times (体重_{儿童}/体重_{成人})^{0.75} \times (1+生长系数)$$

2)成年人 EAR 资料以平均每千克体重需要量[重量(g,mg,μg)/(kg·d)]表达时,先根据成年人体重换算为每天需要量[重量(g,mg,μg)/d],再按照上述公式推算。

3)成年人 EAR 资料以平均每千卡能量的需要量[重量(g,mg,μg)/kcal]表达时,推算公式如下:

$$EAR_{儿童}=EAR_{成人}\times(能量_{儿童}/能量_{成人})$$

各年龄组的生长系数见第二章第二节表 2-2-3 相关内容。按体重或能量推算儿童、青少年 EAR 时,如果成年男性和女性的 EAR 不同,在推算时分别使用男性和女性的体重代表值推算其 EAR。如果成年男性和女性的 EAR 相同,或者男女之间的差别在数值修约范围之内,则使用男女体重代表值的均数推算,其中能量按成年人中等身体活动的男性和女性能量的平均值推算。

三、制定 RNI 的方法

RNI 通常由 EAR 计算获得,三种不同情况的确定方法如下。

(一)营养素需要量为正态分布

1. 营养素需要量的分布为近似正态分布时,该营养素需要量的标准差(standard deviation,SD)可以被计算,利用 EAR 的值加两个标准差可以计算出 RNI,即 RNI=EAR+2SD。

2. 在推导 RNI 时,使用未修约的 EAR 数值计算,以便得到更为准确的推荐量。

3. 如果资料不充分,不能计算标准差,但数据符合正态分布或对称分布时,变异系数(coefficient of variation,CV)10% 将被使用来计算 SD,即 $SD=CV\times EAR=10\%EAR$,因此 RNI=EAR+2×(10%×EAR)=1.2×EAR。

选择变异系数 10% 来计算标准差是基于大量基础代谢率的数据决定的,但一般用 12.5% 变异系数估算成年人蛋白质需要量。如果有证据显示变异程度更大也可以选择更大的变异系数进行计算[5,12],根据不同营养素 EAR 推算 RNI 使用的变异系数见第二章第二节表 2-2-4 相关内容。

(二)营养素需要量不符合正态分布

营养素需要量呈偏态分布时不能利用 EAR 和 RNI 之间的差异来估算营养素在需要量上的变异(SD 或变异系数),可以将数据转换成正态分布,利用转换后的数据计算,用百分位数 P_{50} 来估算 EAR,用百分位数 $P_{97.5}$ 来估算 RNI,然后再将这两个百分位数换算回原始数据形式,即得到营养素 EAR 和 RNI[12]。

(三)数据外推获得

对于儿童而言,宏量营养素需要量的资料比较缺乏。其 RNI 的数据可通过成年人的相关数据外推获得。

四、能量需要量与推荐摄入量

(一)能量需要量研究方法

确定群体或个体的能量需要量实际上是测定人体能量消耗量,其方法包括能量消耗直接测量法和间接测量法,详见第五章"能量"相关内容。

（二）能量的推荐摄入量

能量的推荐摄入量与其他营养素不同,等于该群体的能量平均需要量,不需要增加安全量。由于无法准确测定每一个体所需要的能量,所以只能用估计值,将其称为估计能量需要量（EER）[12]。

EER 的制定需考虑性别、年龄、体重、身高和身体活动的不同。对于体重正常的健康成年人来说,其能量的摄入量应与其能量消耗量相等,即应处于能量平衡状态,因此,测定其TEE 即为其能量的需要量。目前直接测定成年人自由活动条件下总能量消耗量的金标准是双标水法（doubly labeled water method,DLW method）[37-38]。2005 年美国和加拿大在修订能量 DRIs 时,以体重在正常范围的成年人 DRIs 实测的 TEE 数据为基础,推算出成年人EER 的公式[39]。而 WHO/FAO[11],澳大利亚、新西兰[21]、日本[5]、东南亚[40]及欧洲[19]等修订能量的 DRIs 仍采用要因加算法,即依据 BMR 和 PAL 计算 TEE。各国修订能量的 DRIs数据大多经过 DLW 实测数据加以验证。

五、制定 AI 的方法

AI 常使用人群调查的营养素平均摄入量来确定,具体方法如下。

（一）制定成年人 AI 的方法

成年人 AI 是以健康人群为观察对象（无明显营养摄入不足表现）,通过营养素摄入量的调查得出,或通过试验研究或人群观测来确定的估算值。多采用膳食调查中营养素摄入量的中位数。

（二）制定儿童和青少年 AI 的方法

儿童和青少年的 AI 可以通过成年人的相应数据推算,方法与 EAR 推算相同。

（三）制定婴儿 AI 的方法

1. 0~6 月龄婴儿　WHO、联合国儿童基金会及全球许多专家组都多次强调,纯母乳喂养是正常足月产婴儿 6 月龄之内最完美的喂养方法。根据纯母乳喂养确定小婴儿营养素摄入量的 AI 值符合上述建议的精神。0~6 月龄婴儿的 AI 一般是采用营养状况良好的健康母亲足月产、全母乳喂养的健康婴儿的平均摄入量,即母乳提供的营养素量。由于缺少母乳数据或已知母乳含量不能满足需要时（如维生素 D）,应采取特别研究法获得婴幼儿的需要量。

0~6 月龄婴儿 AI=母乳营养素浓度×摄入母乳量/d。

2. 7~12 月龄婴儿　7~12 月龄婴儿由纯母乳逐渐向固体食物过渡,并开始接受母乳以外的辅助食品或断奶食品。这一时期的泌乳量按照 600mL/d 计算,营养素 AI 由两部分组成:①母乳中所含的营养素,即 $AI_{7~12月龄}$= 母乳 600mL 中能量或营养素含量 + 辅食等提供能量或营养素含量;②辅食或断奶食品中所提供的营养素。

在没有辅食资料的情况下,其 AI 按代谢体重法分别从小婴儿推算和从成年人推算,再取两个结果的平均值,推算方法如下。

（1）由 0~6 月龄婴儿 AI 推算得到 7~12 月龄婴儿 AI 的方法：因为都是生长迅速的婴儿，所以计算时不再考虑生长系数。

$$AI_{7~12月龄}=AI_{0~6月龄}×(体重_{7~12月龄}/体重_{0~6月龄})^{0.75}$$

（2）由成年人 AI 推算得到 7~12 月龄婴儿 AI 的方法：推算公式如下。

$$AI_{7~12月龄}=AI_{成人}×(体重_{7~12月龄}/体重_{成人})^{0.75}×(1+生长系数)$$

（3）将从小婴儿推算和从成年人推算的两个结果求平均值，即为 7~12 月龄婴儿的 AI。

六、制定 UL 的方法

（一）相关概念和研究方法

1. 制定 UL 的相关概念

（1）未观察到有害作用剂量（no observed adverse effect level，NOAEL）：每日口服此剂量并维持相当长时间，而未观察到不良作用发生的最高摄入量。

（2）最小观察到有害作用剂量（lowest observed adverse effect level，LOAEL）：在长时间摄入情况下，发现产生不良作用的每日最低摄入剂量。

NOAEL 和/或 LOAEL 是通过毒理学实验和人群研究确定的重要参数，在制定化学物质的安全限值时起重要作用。对于同一化学物质，在使用的种属动物、染毒方法、接触时间和观察指标不同时，可能得到不同的 LOAEL 或 NOAEL。因此，在表示这两个危害参数时，应注明具体实验条件。另外，随着检测技术的进步和更为敏感的观察指标的发现，LOAEL/NOAEL 也可能发生变化。

（3）基准摄入量/基准剂量（benchmark intake /benchmark dose，BI/BMD）：一种物质可导致某种特定的、较低健康风险发生率（通常为 1%~10%）的摄入量。在营养素的风险评估中常用 BI，而在其他物质的风险评估中常使用 BMD。由于高质量数据的缺乏，在当前营养素的风险评估中，BI 的推导还十分有限。因此，以下主要介绍依据 NOAEL/LOAEL 制定 UL 的情况。

2. 研究方法　　UL 应根据 NOAEL，也就是在人体研究中未发现不良作用的最高摄入量来制定。如无适宜的 NOAEL 可用，则可以根据 LOAEL，即在人体研究中观察到不良作用的最低摄入量来制定。不良作用的定义是引起人体器官功能或组织结构发生改变，或引起重要生理、生化功能损伤的作用。

在风险评估的所有步骤中都存在资料不充分和推论不确定的问题。因此，利用 NOAEL 或 LOAEL 制定 UL 时，需要进行一系列判断来处理不确定性，即使用一定的"不确定系数（UF）"，以弥补资料不完整和进行推论的根据不充分。

研究资料的来源包括以下几种。

（1）人体研究：质量可靠和数量充足的人体研究和临床观察资料是最直接的、具有决定性的危险确认依据。但由于伦理的关系，这种资料数量往往非常有限，而且仅适用于确定轻度的、一般是可恢复性的不良作用。对于已知营养素摄入量范围的人群进行观察研究，适用于建立暴露和作用的关系。案例报告的研究可用以发展因果关系假说,如有一系列个案都明确显示某种模式的作用,则有理由认为可能是一种因果关系。

（2）动物实验:绝大多数用于风险评估的资料来源于有对照的动物实验研究。与人群研究相比,动物实验的可控性更好,也更容易确定因果关系。动物实验可以设计较宽的剂量范围以获得剂量-效应关系;对于慢性暴露的研究,动物实验也比流行病学研究更省时。但种属间差异往往使得由动物实验资料外推人体 UL 存在较多困难和"不确定性"。

（3）高敏感亚人群:UL 的目标是保护一般人群中绝大多数成员,也包括对摄入过量引起的不良作用可能高敏感的特殊人群。有时某些高敏感亚人群的反应明显超出一般人群的敏感反应范围,对其是否也适用一般人群的 UL,需在个例研究的基础上进行判定。

（二）制定 UL 的步骤

1. 危害确认   基于全面参考人体、动物及体外实验的研究证据,说明某营养素或食物成分可能对人体产生何种(或哪些)不良作用。

决定危害的资料来源包括:人体出现不良作用的证据;因果关系;相关的实验数据;药物动力学和代谢学相关数据;不良作用发生机制;数据的质量和完整性;确定高敏感个体。

进行危害确认的主要方法是证据权重法,此方法需要对来源于适当的数据库、经同行专家评审的文献及未发表的研究报告的科学资料进行充分评议。通常对不同研究的权重顺序如下:人群流行病学研究、动物毒理学研究、体外实验以及定量结构-反应关系研究。

2. 剂量-反应评估   是推导 UL 过程的主要步骤,这一过程包括资料选择、确定临界点、评估不确定性、制定 UL[7]。

（1）资料选择:选择最适用于人体的、说明摄入量和毒性表现量效反应关系的资料。资料应当记录暴露途径、摄入剂量和持续时间,而且注明 NOAEL 和/或 LOAEL 水平。

在没有合适的人群研究资料时,可以使用相关的动物实验资料。在将动物实验数据外推到人时可能会出现一些问题,代谢动力学、药效学和机制学等相关资料可以帮助解决这些问题。

根据人体接触该营养素的实际情况选择给予途径,通常使用经口(消化道)给予。应考虑实验动物的消化过程(如进食或禁食)。除消化道给予外的其他给药方式可能产生一定的不确定因素。

在选择摄入量与毒性反应关系的剂量-效应相关资料时,该实验研究的物种应与人类有相关性。当该物种的毒理反应与人类明显不同时,应通过生物利用度相关数据寻求合理的解释。

选择的动物实验数据应包括给药途径、给药剂量和持续时间,还应包括 NOAEL 和/或 LOAEL 水平。

（2）确定临界点:临界点是确定营养素或食物成分不良作用的指示点。一种营养素可产生多种不良作用,不同作用的临界点可能是不同的。应根据反映该营养素或食物成分最敏感的不良作用的 NOAEL 或 LOAEL 或 BI 制定 UL,以保证对其他不良作用的防范效果。对于不同年龄、性别人群,也需要计算不同的临界点,并制定不同的 UL。

（3）评估不确定性:不确定性的大小一般可用 UF 定量表达。营养素和食物成分的 UF

一般在 10 以下,当资料质量好和不良作用极弱时 UF 值较低。由观察资料外推至一般人群,或由动物实验外推至人体都会产生一定的不确定性,其 UF 必须通过科学评估来确定。不确定性越大,UF 越大,UL 越小。影响 UF 大小的因素有:个体间敏感性变异的大小,实验动物的反应与人体是否接近,在最低不良作用水平观察到的反应强度、频度及剂量-反应坡度(曲线斜率)等。

根据人群试验数据获得的 NOAEL 或 LOAEL 推导 UL 时应包含的不确定因素一般小于由动物实验数据获得的 NOAEL 或 LOAEL 推导 UL 时的不确定因素。由于不确定因素是限制风险评估模型应用的主要因素,所以必须找到有力的科学证据作为依托。一般而言,确定不确定因素的大小,必须考虑以下几个方面。

1)个体间敏感性的差异:如果人群中每个个体的敏感性差异不大,则不确定因素相对较小(接近于 1);如果每个个体的敏感性变异较高,则不确定因素相对较高(接近于 10)。

2)由动物实验数据外推到人:如果实验动物的种属和生理特点与人类较接近,则不确定因素较小;如果种属间差异性较大,则不确定因素也较大。

3)用 LOAEL 代替 NOAEL:如果不能直接获得 NOAEL,在用 LOAEL 代替 NOAEL 的过程中也存在一定的不确定因素。不确定因素的大小取决于出现不良作用的严重程度,即不良作用的发生率和剂量-效应关系曲线的斜率。

4)利用亚慢性不良反应的 NOAEL 推导慢性不良反应的 NOAEL:当慢性反应的数据缺失时,可以采用亚慢性反应的 NOAEL 作为临界点,但也会产生不同程度的不确定性。

如果是基于人群资料制定 UL,根据资料的质量、规模(研究样本量)以及潜在不良反应的严重程度,UF 一般在 1~10 之间,详见第二章第二节表 2-2-5 相关内容。

3. UL 计算方式 制定 UL 需要不同年龄组 NOAEL、LOAEL 和不确定因素的相关数据。如果某年龄组的数据缺失,可以通过其他年龄组数据或动物实验数据进行合理推断,但应充分考虑体重、生理功能、新陈代谢、吸收利用率、排泄能力以及种属等的不同。

(1)成年人 UL:成年人 UL 的计算公式为 UL=NOAEL÷UF,如不能确定 NOAEL,则 UL=LOAEL÷UF。UF 为不确定系数,一般在 1~10 之间(基于人群研究的 NOAEL)。如使用 LOAEL 计算,则 UF 较大。

(2)儿童、青少年 UL:UL 应根据有关营养素的 NOAEL 或 LOAEL 及 UF 数据而制定。当缺乏儿童、青少年的 NOAEL 或 LOAEL 及 UF 等相关数据时,其 UL 可从成年人的 UL 外推(计算)而来,包括按体重比、按体表面积比、按代谢体重比(又称为能量需求比)的外推。

按体重比外推的计算公式如下:

$$UL_{儿童}=UL_{成人}×(体重_{儿童}/体重_{成人})$$

按体表面积比外推的计算公式如下:

$$UL_{儿童}=UL_{成人}×(体重_{儿童}/体重_{成人})^{0.66}$$

按代谢体重比外推的计算公式如下:

$$UL_{儿童}=UL_{成人}×(体重_{儿童}/体重_{成人})^{0.75}$$

（以上公式中的体重均为该年龄组同性别人群的参考体重）

按体重比外推的公式并没有考虑基础代谢率及能量摄入等，仅以体重比推算出的 UL 值通常较由体表面积或代谢体重推算出的 UL 值低，甚至可能低于儿童的营养素需求量，故按体表面积比或代谢体重比推算更为合理。假设能量与营养素的代谢与利用相平行（如维生素 B_1 和维生素 B_2），则采用代谢体重比更为合理，但仍没有考虑到营养素的稳态及在儿童生长期的需求等。实际情况中，选择哪种推算方式需要有科学的证据支撑。

（3）婴儿 UL：因为缺少关于婴儿不良作用的资料，并考虑到他们的身体可能没有处理过量化学物质的能力，所以目前只确定了少数营养素的 UL[6-8]。

七、制定降低慢性病风险膳食参考摄入量的方法

研究显示，适宜的膳食营养素参考摄入量对降低慢性病风险的作用是肯定的，制定以预防慢性病为目标的建议摄入量，其核心是确定因果关系以及摄入量-反应关系。

（一）制定降低慢性病风险膳食营养素参考摄入量的指导原则

2014 年 WHO 制定了第二版《指南制定手册》，提出了科学证据评价程序。2017 年美国国家科学院、工程院和医学院（NASEM）食物营养委员会形成了《基于慢性病制定膳食营养素参考摄入量的指导原则》，针对建立降低慢性病风险 DRIs 的方法学达成共识，提出了制定降低慢性病风险 DRIs 的建议[14]。制定降低慢性病风险膳食营养素参考摄入量的指导原则如下。

1. 对预防的慢性病有明确公认的诊断标准，所采用证据资料来源于 RCT 和人群队列研究，制定的目标是降低慢性病风险。

2. 在评估营养素或其他膳食成分与慢性病之间因果关系相关证据时，采用"营养科学证据评价方法"分级，或采用"推荐等级的评估、制定和评价分级（GRADE）"。

3. 在评估营养素或其他膳食成分与慢性病之间关系相关证据时，要求确定的因果关系和存在的摄入量-反应关系证据等级至少为 B 级。

4. 如果一种营养素或其他膳食成分增加摄入量可降低慢性病风险，增加后的摄入量超过了传统 UL 的水平，则不需要设定降低慢性病风险的 DRIs，因为应避免应用大于 UL 的摄入量来降低慢性病风险。

5. 需要平衡多种营养素或其他膳食成分与一种慢性病结局终点的风险和益处，考虑同一营养素或其他膳食成分可能与一种以上慢性病存在关联。

（二）降低慢性病风险三种可能的膳食参考摄入量

降低慢性病风险膳食营养素摄入量-反应关系的证据转化为参考值时，可能会出现比较复杂的情况。制定降低慢性病风险膳食参考摄入量有三种可能（表 1-3-1）。

（三）适宜摄入量、可耐受最高摄入量与降低慢性病风险膳食参考摄入量的区别

1. DRIs 的传统终点和慢性病终点的区别，见表 1-3-2。

2. 适宜摄入量、可耐受最高摄入量与降低慢性病风险膳食参考摄入量概念的区别，见表 1-3-3。

表 1-3-1 降低慢性病风险膳食参考摄入量判定分析

参考摄入量三种可能	说明	摄入量-反应关系*
可接受的摄入量范围	不增加慢性病风险,食物成分的通常适宜的摄入量范围	曲线平缓(斜率接近零)的区域,区域外会增加慢性病、营养缺乏或毒性风险
有益增加摄入量范围	增加食物成分摄入量可降低慢性病风险的通常摄入量范围	区域内斜率为负相关,区域外斜率为非负相关,可增加营养缺乏或毒性风险
有益减少摄入量范围	减少食物成分摄入量可降低慢性病风险的通常摄入量范围	区域内斜率为正相关,区域外斜率为非负相关,可增加营养缺乏或毒性风险

注:*营养素摄入量与慢性病发生风险的摄入量-反应关系呈线性、S 型、U 型或 J 型曲线,制定参考值时需要考虑曲线斜率。

资料来源:NASEM(National Academies of Sciences,Engineering,and Medicine). Guiding principles for developing dietary reference intakes based on chronic disease [M]. Washington,DC:The National Academies Press,2017.

表 1-3-2 DRIs 的传统终点和慢性病终点的区别

终点	审议资格	重点	特征	风险表示
传统终点	必需或条件必需的食物成分,或能量营养素(如脂肪、蛋白质和碳水化合物)	营养素需求	适量的摄入是预防和治疗营养缺乏的关键	适宜摄入量和不适宜摄入量之间与推荐摄入量(RNI)相关的一个平均拐点
		营养素毒性	在一定程度上超过适宜的摄入量可能会有造成不良健康影响的风险	高摄入量不太可能造成不良反应风险,超过该摄入量会增加不良反应风险(UL)
慢性病终点	天然存在的食物成分,包括营养素,其摄入量的变化已被证明与一种或多种慢性病发生风险有因果关系	增加"有益"物质的摄入量	增加摄入量与基线摄入量相比较低,相对风险下降	相对风险(高摄入量组发生事件的概率与低摄入量对照组发生事件的概率之比)
		降低"有害"物质的摄入量	降低摄入量与基线摄入量相比较高,相对风险下降	相对风险(低摄入量组发生事件的概率与高摄入量对照组发生事件的概率之比)

资料来源:YETLEY E A,MACFARLANE A J,GREENE-FINESTONE L S,et al. Options for basing Dietary Reference Intakes(DRIs)on chronic disease endpoints:report from a joint US-/Canadian-sponsored working group[J]. The American Journal of Clinical Nutrition,2017,105(1):249s-285s.

表 1-3-3 适宜摄入量、可耐受最高摄入量与降低慢性病风险膳食参考摄入量概念区别

适宜摄入量和可耐受最高摄入量	降低慢性病风险膳食参考摄入量
因为缺乏(必需营养素)和毒性而制定:	除非有足够的证据,否则不保证,因为:
● 如果摄入不足或过量,将影响每个人	● 患慢性病的风险因人而异
● 由单一营养素造成缺乏或过剩	● 慢性病往往与许多危险因素有关(如遗传因素、环境因素)
● 营养干预可以预防相关疾病	● 营养干预只能部分改善慢性病的风险

资料来源:NASEM(National Academies of Sciences,Engineering,and Medicine). Guiding principles for developing dietary reference intakes based on chronic disease [M]. Washington,DC:The National Academies Press,2017.

（四）制定降低慢性病风险膳食参考摄入量的证据强度

从公共卫生和临床医学的角度来看，与慢性病因果相关的食物循证参考摄入量和/或建议值是可取的。降低慢性病风险膳食参考摄入量提出之前，决定降低慢性病风险膳食参考摄入量过程中的证据包括两个关键的科学决策：①在营养素或其他膳食成分的摄入量和降低慢性病风险之间，现有证据是否支持因果关系；②如果存在因果关系，根据现有数据和摄入量-反应关系，制定降低膳食相关非传染性疾病风险的建议摄入量（proposed intake for reducing the risk of diet-related non-communicable diseases，PI-NCD）是否合适。降低慢性病风险膳食参考摄入量制定证据强度建议 B 级以上。

制定降低慢性病风险膳食参考摄入量是一个相对复杂的实践过程，影响因素较多，随着营养科学的发展，这个过程将得到不断完善和发展。

（编著　杨月欣　黄国伟　程义勇）

（工作组　韩军花　席元第　马冠生　蔡 威　郭俊生）

参 考 文 献

［1］杨月欣，葛可佑. 中国营养科学全书［M］. 北京：人民卫生出版社，2019.

［2］Food and Agriculture Organization of the United Nations，World Health Organization. Requirements of vitamin A，iron，folate and vitamin B_{12}：report of a joint FAO/WHO expert consultation［M］. Rome：Food and Agriculture Organization of the United Nations，1988.

［3］Institute of Medicine. Dietary reference intakes：applications in dietary assessment［M］. Washington，DC：National Academies Press，2000.

［4］Food and Agriculture Organization of the United Nations. Human energy requirements：Report of a joint FAO/WHO/UNU expert consultation. FAO food and nutrition technical report series，No1［M］. Rome：Food and Agriculture Organization of the United Nations，2001.

［5］厚生劳働省. 日本人の食事摂取基準（2020 年版）［M］. 东京：厚生劳働省，2020.

［6］中国营养学会. 中国居民膳食营养素参考摄入量（2013 版）［M］. 北京：科学出版社，2014.

［7］Institute of the Medicine. Dietary reference intakes for calcium and vitamin D［M］. Washington，DC：The National Academies Press，2011.

［8］World Health Organization/Food and Agriculture Organization of the United Nations. A model for establishing upper levels of intake for nutrients and related substances：report of a joint FAO/WHO technical workshop on nutrient risk assessment［M］.Geneva：WHO，2005.

［9］中国营养学会. 中国居民膳食营养素参考摄入量［M］. 北京：中国轻工业出版社，2000.

［10］Food and Agriculture Organization of the United Nations，World Health Organization & United Nations University. Energy and protein requirements：report of a joint FAO/WHO/UNU expert consultation［R］. Geneva：WHO，1985.

［11］Food and Agriculture Organization of the United Nations，World Health Organization & United Nations University. Human energy requirements. report of a joint FAO/WHO/UNU expert consultation［M］. Rome：Food and Agriculture Organization of the United Nations，2004.

［12］Institute of Medicine. Dietary reference intakes for energy, carbohydrate, fiber, fat, fatty acids, cholesterol, protein, and amino acids［M］. Washington, DC: The National Academy Press, 2005.

［13］Institute of Medicine. Dietary reference intakes: the essential guide to nutrient requirements［M］. Washington, DC: The National Academies Press, 2006.

［14］National Academies of Sciences, Engineering, and Medicine. Guiding principles for developing dietary reference intakes based on chronic disease［M］. Washington, DC: The National Academies Press, 2017.

［15］TRUMBO P R. Challenges with using chronic disease endpoints in setting dietary reference intakes［J］. Nutrition reviews, 2008, 66（8）: 459-464.

［16］孙长颢. 营养与食品卫生学［M］. 8 版. 北京: 人民卫生出版社, 2017.

［17］World Health Organization, Food and Agriculture Organization of the United Nations. Fats and fatty acids in human nutrition: report of an expert consultation［M］. Rome: Food and Agriculture Organization of the United Nations, 2010.

［18］Institute of Medicine. Dietary reference intakes for sodium and potassium［M］. Washington DC: National Academy Press, 2019.

［19］European Food Safety Authority. Dietary reference values for nutrients summary report［J］. EFSA Supporting Publications, 2017, 14（12）: e15121.

［20］Scientific Advisory Committee on Nutrition. Vitamin D and health［M］. London: The Stationery Office, 2016.

［21］National Health and Medical Research Council, Australian Department of Health and Ageing, New Zealand Ministry of Health. Nutrient reference values for Australia and New Zealand［M］. Canberra: National Health and Medical Research Council, 2017.

［22］World Health Organization. WHO handbook for guideline development［M］. Geneva: World Health Organization, 2014.

［23］中国营养学会. 食物与健康: 科学证据共识［M］. 北京: 人民卫生出版社, 2016.

［24］李幼平, 李静. 循证医学［M］. 4 版. 北京: 高等教育出版社, 2020.

［25］Australian Department of Health, New Zealand Ministry of Health. Methodological framework for the review of nutrient reference values［M］. Canberra: Australian Department of Health, 2015.

［26］HOOIJMANS C R, ROVERS M M, DE VRIES R B, et al. SYRCLE's risk of bias tool for animal studies［J］. BMC Med Res Methodol, 2014（14）: 43.

［27］陈匡阳, 马彬, 王亚楠, 等. SYRCLE 动物实验偏倚风险评估工具简介［J］. 中国循证医学杂志, 2014, 14（10）: 1281-1285.

［28］Food and Agriculture Organization of the United Nations. Codex Alimentarius Commission: Procedural manual［M］. 20th edition. Rome: Food and Agriculture Organization of the United Nations. 2011.

［29］Food and Agriculture Organization of the United Nations. Food safety analysis-a guide for national food safety authorities（FAO Food and Nutrition Paper No 87）［M］. Rome: Food and Agriculture Organization of the United Nations, 2006.

［30］Institute of the Medicine. Nutritional risk assessment: perspectives, methods, and data challenges: workshop summary［M］. Washington, DC: The National Academies Press, 2007.

［31］European Food Safety Authority. Scientific opinion on the tolerable upper intake level of calcium［J］.

EFSA Journal,2012,10(7):2814.

[32] Expert Group on Vitamins and Minerals. Safe upper levels and guidance levels for vitamins and minerals[M]. London:Food Standards Agency Publications,2003.

[33] RENWICK A G,FLYNN A,FLETCHER R J,et al. Risk-benefit analysis of micronutrients[J]. Food and Chemical Toxicology,2004(42):1903-1922.

[34] YATES A A,ERDMAN J W,SHAO A,et al. Bioactive nutrients-time for tolerable upper intake levels to address safety[J]. Regulatory Toxicology and Pharmacology,2017(84):94-101.

[35] 李湖中,钟伟,黄建,等. 食品中矿物质最高强化水平的风险评估[J]. 中国食品学报,2020,20(06): 263-269.

[36] 詹思延. 流行病学[M]. 8版. 北京:人民卫生出版社,2017.

[37] 刘健敏,朴建华,杨晓光. 双标水法在能量代谢测定中的研究及应用现状[J]. 科学技术与工程,2008, 8(5):1671-1819.

[38] SCHOELLER D A. Measurement of energy expenditure in free living humans by using doubly labeled water[J]. Journal of Nutrition,1998,118(11):1278-1289.

[39] International Life Sciences Institute-Southeast Asia Region. Recommended Dietary Allowances(RDA) harmonization in southeast Asia[M]. Singapore:International Life Sciences Institute(ILSI) Monograph Series,2005.

[40] YETLEY E A,MACFARLANE A J,GREENE-FINESTONE L S,et al. Options for basing Dietary Reference Intakes(DRIs) on chronic disease endpoints:report from a joint US-/Canadian-sponsored working group[J]. The American Journal of Clinical Nutrition,2017,105(1):249s-285s.

第二章

中国居民膳食营养素参考摄入量的发展与修订方法

中国 DRIs 的制定和发展可分为三个主要阶段——最低限度的营养素需要,膳食营养素供给量(RDA)和膳食营养素参考摄入量(DRIs)。

1938 年,中国营养专家学者吴宪组织和研究发布了《中国民众最低限度之营养需要》,随后不断更新和修订。自从 20 世纪 80 年代开始,中国营养学会成为组织和主导修订 DRIs 的学术组织,为修订和完善中国膳食营养素摄入量参考摄入量,不断提升和努力,提供新的科学证据,迄今为止,DRIs 系列定期更新出版,2023 版为第九版,在科学性、全面性等方面紧跟国际发展,满足我国大众营养健康需求。

此次修订在《中国居民膳食营养素参考摄入量(2013 版)》的基础上完成。为了贯彻落实《"健康中国 2030" 规划纲要》和《国民营养计划(2017—2030 年)》,中国营养学会于 2020 年 8 月启动了新版《中国居民膳食营养素参考摄入量》的修订工作,根据近十年国内外营养学研究的最新成果,在全面梳理相关基础数据和科学证据的基础上,重新评估并修订。修订目的旨在建立中国不同人群的科学准确的能量和营养素摄入量参考值,为国人合理的膳食设计、膳食评估以及食品加工生产等应用提供参考。新版 DRIs 为营养和健康研究专业人员提供了新的 DRIs 数值参考和应用指导。

本章主要介绍中国居民 DRIs 的历史与发展、DRIs 修订原则和方法及新版中国居民 DRIs 的修订情况。

第一节　中国居民膳食营养素参考摄入量的历史与发展

膳食营养素参考摄入量(dietary reference intakes,DRIs)是为了指导人们从膳食中合理摄入营养素,避免营养摄入不足和过量,降低某些慢性病的发生风险,提出的每日平均膳食营养素摄入量的一组参考值。本节对自 1920 年以来中国营养学界在营养素需要量以及 DRIs 领域的发展历史,以及 DRIs 有关概念的演变过程进行梳理,以期为今后研究提供历史参考。

一、最低限度之营养需要

早在 19 世纪末,中国已经成为世界人口最多的国家之一。当时国力屡弱,又逢长期战乱,再加上自然灾害的影响,国民中的营养不良现象极为多见。大约从 1920 年开始,私立北平协和医学院(现中国医学科学院北京协和医学院)、国立同济大学医学院(现华中科技大学同济医学院)、湘雅医学专门学校(现中南大学湘雅医学院)等一些医学院校开始为学生讲授营养知识,同时对大豆、牛奶、水果等食物进行营养分析,有些研究还涉及膳食调查、血液中的脂肪和维生素测定,荤素膳食的营养评价等内容。研究论文大多发表在《营养杂记》(英文)以及医学、生理学、生物化学等专业期刊上。

1928 年,私立北平协和医学院生理化学系吴宪教授编著出版《营养概论》一书,其中专设一章“营养之需要”,讲述人体必需的总热量、蛋白质、糖与脂肪、无机盐及维生素类等内容,第一次将营养需要的概念正式引入国内学界[1]。

1936 年,时任中华医学会公共卫生委员会主席的黄子方教授聘请 5 位专家组成“营养委员会”,包括吴宪教授,燕京大学化学系窦维廉教授,上海雷氏德医学研究院侯祥川研究员,国立中央大学(现南京大学)农学院孙文郁教授以及北平协和医院膳食部的黄桂宝主任。该委员会在参考国内外研究资料的基础上,论证提出了“中国民众最低限度之营养需要”,以“中华医学会公共卫生委员会特组营养委员会报告书”的中英文形式,于 1938 年发表在中华医学会发行的特刊第十号及国联健康组季报上[2-3]。此文建议成人能量需要量为 2 400~2 700kcal/d,蛋白质需要量为 1.5g/[kg（bw）·d],并强调摄取充足的钙、磷、铁、碘及维生素 A、维生素 B、维生素 C、维生素 D,以预防机体缺乏。这是中国营养学家制定的第一个营养素需要量文件,对于抗日战争时期中国军队和民众的营养保障发挥了重要指导作用。1952 年,中央卫生研究院营养学系杨恩孚等专家编发《食物成分表》,其中附有新中国发表的第一个“营养素需要量表”,该表将中国人分为成年男性、成年女性、少年男性、少年女性和儿童共 5 类人群,分别提出了热量、蛋白质、钙、铁、维生素 A、硫胺素、核黄素、尼克酸(曾用名,现称“烟酸”)和抗坏血酸等营养素的每日需要量[4]。

二、推荐每日膳食营养素供给量

1955 年,中央卫生研究院更名“中国医学科学院”,根据国际营养学界的研究发展,其营养系专家对“营养素需要量表”中的数值进行了修订,并将此表命名为“推荐每日膳食营养素供给量（recommended dietary allowance，RDA）”[5]。

1962 年,中国民众处于三年困难时期,中国营养学会新第一届全国营养学术会议在北京召开,会议的内容是研讨和修订中国居民膳食营养素供给量。当时的卫生部钱信忠部长、中国医学科学院黄家驷院长出席会议并致辞,凸显政府和医学界对国民营养问题的高度重视[6]。此后在 1981 年、1988 年举行的第三届、第五届全国营养学术会议上,均对中国居民RDA 进行了讨论和修订[7]。中国营养学界著名专家侯祥川、郑集、徐达道、沈治平、金大勋、陈学存、顾景范、李珏声、赵法伋、于志深、朱莲珍等,在 RDA 修订工作中发挥了组织领导和骨干作用。

三、膳食营养素参考摄入量

美国食物营养委员会(FNB)1993 年召开了"如何修订 RDA"的专题会议,特别是关于"是否应把对慢性病的预防纳入 RDA 中去?""有无必要列出营养素过量引起的毒副反应,并设定一个可接受上限?"等问题的思考,启发了国际营养学界 RDA 重新评估的研究和应用。

1998 年前后,担任中国营养学会理事长、第七版 RDA 修订委员会主任的葛可佑教授注意到国际营养学界的新进展,学习欧美一些国家对 RDA 的研究和应用开展讨论,逐渐形成我国 DRIs 修订新思路。中国营养学会在上海举行专题营养会议,研究讨论 DRIs 的问题。会议一致同意葛可佑教授关于制定《中国居民膳食营养素参考摄入量》的提议。参加编写的专家分为五组,负责人分别为:①能量及宏量营养素组:何志谦、周韫珍;②常量元素组:赵法伋、马凤楼;③微量元素组:李珏声、陈孝曙、杨晓光;④维生素组:顾景范、陈吉棣;⑤其他膳食成分组:葛可佑。翟凤英任秘书组组长。

经过 30 余位营养学家的努力,第一版《中国居民膳食营养素参考摄入量》在 2000 年10 月举行的中国营养学会第八次全国营养学术会议期间出版发行。这部著作汲取了当时国内外营养学领域的最新研究成果,第一次将中国学者沿用了数十年的 RDA 表格变成了一本内容丰富的营养学专著。这本专著不仅包含能量及各种营养素的理化性质、生理功能、摄入不足与摄入过量、营养评价及主要食物来源等内容,而且重点说明了营养素的平均需要量(EAR)、推荐摄入量(RNI)、适宜摄入量(AI)以及可耐受最高摄入量(UL)等多种指标的概念、参考数值及其科学依据。此外,书中还专设一章,描述了水、膳食纤维以及某些膳食成分的生物学作用,反映了营养学研究在水、膳食纤维以及某些膳食成分领域取得的进步[8]。

四、膳食营养素参考摄入量和降低慢性病风险

2010 年,国内外营养学研究较十年前取得了许多新的成果。鉴于此,中国营养学会第七届理事会将修订《中国居民膳食营养素参考摄入量》列入工作计划。修订专家委员会由时任理事长程义勇担任主任委员,杨月欣、杨晓光、翟凤英、郭俊生、苏宜香担任副主任委员,顾问组由葛可佑担任组长,参加修订的专家共计 80 余人,按照分工设为 7 个组,其负责人分别为:①概论组:程义勇、马冠生;②能量及宏量营养素组:苏宜香、朴建华;③脂溶性维生素组:汪之顼、赖建强;④水溶性维生素组:翟凤英、郭长江;⑤常量元素组:郭俊生、黄承钰;⑥微量元素组:杨晓光、孙长颢;⑦其他膳食成分组:杨月欣。

《中国居民膳食营养素参考摄入量》的修订工作于 2013 年完成[9]。其中主要补充和修订的内容如下。

1. 强调循证营养学与风险评估原则　在确定能量、营养素和其他膳食成分的 DRIs 数值时,大多引用 Meta 分析和/或随机对照试验(RCT)研究结果,增加了证据的可靠性和结论的科学性。

2. 重视以中国居民为对象的膳食调查或营养需要量研究结果　在国家专项基金以及其他研究基金的支持下,中国居民营养与健康状况监测,有关能量、蛋白质、钙、铁、硒、碘、氟及维生素 A、维生素 K 等研究都取得了显著进展。中国居民 DRIs 纳入这些成果,使其内容具有更强的民族和地域特色,也使营养个性化理念得到更好体现。

3. 提出预防非传染性慢性病的相关指标和数值　为了减少慢性非传染性疾病(non-communicable chronic diseases,NCD)对中国居民健康造成的危害,提出了预防 NCD 的建议摄入量和膳食植物化学物的特定建议值,并根据相关研究以及获得的科学证据,为某些营养素和植物化学物分别提出了这几个新指标的适用数值。

其他还包括在方法学方面改进了 6~12 月龄婴儿适宜摄入量的推算方法,更新了某些 DRIs 数值,取消了胆固醇的限量,以更多的篇幅介绍 DRIs 的实践应用,以便在营养师等相关专业人员中推广应用。

有关中国居民营养素需要量及膳食营养素参考摄入量的研究发展简史见表 2-1-1 所示。

表 2-1-1　中国居民膳食营养素需要量出版历史

发布年份	需要量/参考摄入量	出版及编著
1938	中国民众最低限度之营养需要	中华医学会特刊第十号 中华医学会公共卫生委员会营养委员会
1952	营养素需要量表	食物成分表-附录
1956	每日膳食中营养素供给量(RDA)	食物成分表-附录
1962	每日膳食中营养素供给量(RDA)	食物成分表-附录 侯祥川、王成发、沈治平
1981	每日膳食中营养素供给量(RDA)	营养学报 中国营养学会
1989	推荐的每日膳食中营养素供给量(RDA)	营养学报 中国营养学会
2000	《中国居民膳食营养素参考摄入量》	中国轻工业出版社 中国营养学会
2013	《中国居民膳食营养素参考摄入量(2013 版)》	科学出版社 中国营养学会

(编著　程义勇　杨月欣)

(工作组　黄国伟　马爱国　孙长颢　丁钢强　马冠生　杨晓光)

第二节　修订原则和方法

在以上 DRIs 研究成就的基础上,中国营养学会 2020 年 8 月启动了对 2013 版 DRIs 的修订工作。DRIs 修订专家委员会编写了《〈中国居民膳食营养素参考摄入量〉修订手册》,主要制定了修订工作原则和技术方法,同时也提供国外最新的参考路径和资料数据。在专家委员会充分讨论和研究的基础上,手册主要内容包括修订原则和主要任务、修订工作程序和步骤、常用数据参考值等,为修订工作统一了技术方法和路线。

一、修订基本原则

在 2013 版中国居民 DRIs 修订方针的基础上,进一步加以完善。修订的基本原则如下。

1. 科学性　按照循证营养学、风险评估的原则和方法,收集、比较和筛选国内外有关研究资料,应用论证强度高的科学证据,并经过严格系统的分析以得到可靠的、具有指导价值的结论。强调要使用"公认的或充分的、有说服力的科学证据",并优先考虑中国人群已经有充分试验证据的数据,对每个营养素推量量进行评估。

2. 先进性　充分反映 2013 年后营养需要量研究领域的最新进展,而且应特别重视我国进行的营养素需要量研究成果和制定方法变化。注意吸取国内外有关营养素需要量、营养毒理学以及其他膳食成分的最新研究成果。

3. 整体性　对每一种营养素或其他膳食成分,在收集资料时应该系统全面地检索科学文献;修订内容不仅涉及所有必需营养素和四个水平营养需要的评价,而且对于重要的、已有充分科学依据的其他有益健康的其他膳食成分也应提出适宜摄入量的建议。

4. 延续性　修订时要考虑 DRIs 现状,在 2013 版的基础上,解决突出问题,考虑相容或一致性进行修订。

二、修订技术程序

在本次 DRIs 修订中,主要遵循"科学证据进展筛查—明确营养素(或其他膳食成分)是否需要制/修订—纳入排除法确定核心科学证据—制定目标人群 DRIs"的工作流程。

(一) EAR 制定/修订程序

遵照 EAR 研究的方法学,首先根据循证营养学和风险评估的基本原则,通过文献检索确定 2013~2022 年间的最新科学进展,判断是否有重要的科学证据支持该营养素 EAR 的制定和修订工作。进入 EAR 制定和修订程序,应优先选取人群试验研究证据,排除低质量证据,并主要考虑那些通过制定 EAR 的研究方法(如营养素平衡研究法、要因加算法以及营养素耗竭、补充、确认饱和平台法等)产生的科学证据。在这些科学证据的基础上,充分考虑人体生理、吸收代谢、身体贮存等因素,制定不同目标人群的 EAR。EAR 制定/修订的流程如

图 2-2-1 所示,由成年人研究数据推算儿童 EAR 时,按照第一章第三节相关公式计算。

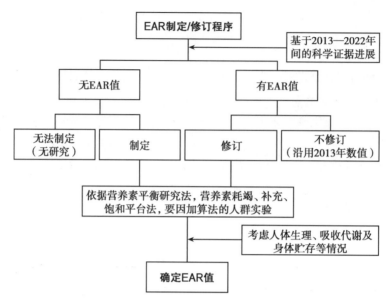

图 2-2-1　EAR 制定/修订流程图

（二）RNI 制定/修订程序

RNI 作为个体每日营养素摄入的目标值,制定的主要依据是 EAR。故应在 EAR 存在更新的基础上,对 RNI 进行修订。对于新增和更新的 EAR,针对现有证据中该营养素需要量的数据分布情况,采用不同计算方法确定 RNI 值。

1. 当营养素需要量的分布近似正态分布时,计算标准差 SD（standard deviation）,推导公式为 RNI=EAR+2SD。

2. 当营养素需要量的数据符合正态分布或对称分布,但资料不充分时,不能计算 SD,将引入变异系数（CV）来计算 SD,通常多数微量营养素 CV 以 10% 为系数计算,其他见表 2-2-4。推导公式为 RNI=EAR+2×（CV×EAR）。

3. 当营养素需要量不符合正态分布时,将数据转换为正态分布,利用转换后的数据计算,将百分位数 $P_{97.5}$ 换算回原始单位即得到营养素 RNI 值。

RNI 制定/修订的流程如图 2-2-2 所示。

（三）UL 制定/修订程序

对于需要制定/修订 UL 的营养素,首先根据循证营养学和风险评估的基本原则,基于 2013—2022 年间的最新科学进展,通过证据权重法进行危害确认。在此基础上,进行剂量-反应评估推导 UL:通过营养素或其他膳食成分最敏感的不良作用的 NOAEL 或 LOAEL,确定某一特定性别、年龄人群的临界点;根据个体间敏感性变异的大小,实验动物的反应与人体是否接近等因素评估不确定性,获得不确定系数（UF）,制定目标人群 UL 值。UL 制定/修订的流程如图 2-2-3 所示。

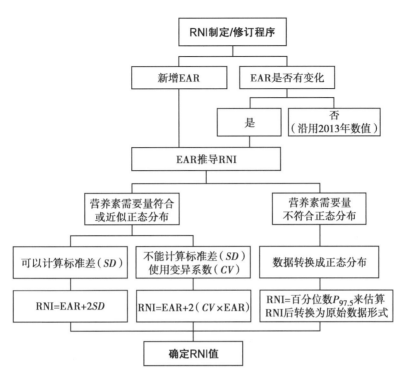

图 2-2-2 RNI 制定/修订流程图

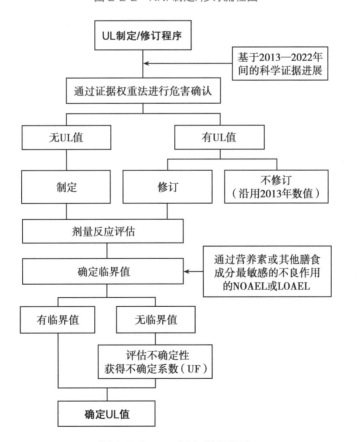

图 2-2-3 UL 制定/修订程序

（四）PI-NCD/SPL 制定/修订程序

降低膳食相关非传染性疾病风险相关 PI-NCD 和 SPL 制定/修订程序大致相同,收集和梳理 2013—2022 年间的最新科学文献,特别是干预研究、病例对照研究和大型队列研究等,根据循证营养学和风险评估的基本原则,判别其是否具有降低膳食相关非传染性疾病风险的生物学作用,确定是否进行制定或修订工作。在此基础上,判断纳入的核心科学证据的证据等级,若为 B 级以下,则仅介绍近年的研究情况,不制定或修订 PI-NCD/SPL;若为 B 级及以上,则根据剂量-反应关系,确定该营养素的 PI-NCD/SPL 值。PI-NCD/SPL 制定/修订流程如图 2-2-4 所示。

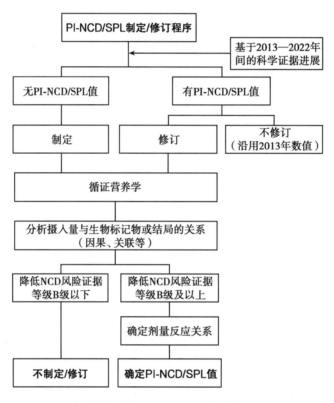

图 2-2-4　PI-NCD/SPL 制定/修订程序

三、基础数值的建立

制定 DRIs 过程中,需要用中国人群基础数值推导或计算。如不同年龄组健康人群体重及身高代表值、身体活动水平、儿童生长系数、中国母乳营养成分参考值、基础代谢变异系数、推导 UL 时不确定性系数等。2023 版 DRIs 修订中,首先研究制定了以下各部分基础数值。

（一）年龄分组

年龄不同的个体或群体对营养素的需要量不同,往往主要依据体重的差别确定营养素需要量。由一个群体的营养素需要量推导另一群体时,也同样需要一致的年龄分组和代表性营养素需要量。

按照人群生长发育和生理状况特点,对中国居民膳食营养素参考摄入量的年龄分层进行了细致划分。

1. 1 岁以下 每 6 个月分一个年龄组(0 岁~、0.5 岁~)。对 1 岁以下婴儿,WHO 建议婴儿应全母乳喂养到 6 月龄,6 月龄内的婴儿能量需求按照每千克体重计算,性别和个体差异不大。

2. 幼儿、儿童、青少年 原则上每 3 岁分一个年龄组,同时基于对中国儿童和青少年生长速度和生理特征的分析等,分为 1 岁~、4 岁~、7 岁~、9 岁~、12 岁~、15 岁~。能量和蛋白质等营养素,原则上每 12 个月为一个年龄组。这个阶段始终处于生长发育的动态连续变化期。一般认为青春期年龄区间是 10~20 岁(女生 10~18 岁,男生 12~20 岁),中国 6~17 岁儿童青少年身高、体重监测数据显示,9~14 岁生长速度快,男生和女生分别在 11 岁和 9 岁启动生长突增,而 15~17 岁年龄段生长速度将减缓。本次 DRIs 修订对我国幼儿和儿童年龄分层给予重视和专项研究,主要参考儿科学和体质监测数据以及国际惯例,以方便比较研究等。

3. 成人 分为 18 岁~、30 岁~、50 岁~、65 岁~、75 岁~。按照多数指南的老年人年龄标准,60 岁以上应该每 5 岁一个年龄组。但由于缺乏营养研究,本次 DRIs 修订老年人年龄分为 65 岁~和 75 岁~。此外,在生命周期中有特殊营养需求的孕期和哺乳期仍按照 2013 版 DRIs 的分层。

(二)体重身高代表值

制定身高体重代表值,通常有两种方法,一是使用健康体重[体质指数(BMI)标准范围中间值]作为各年龄组健康成年人群的代表体重,选择国家标准或国际标准作为儿童的代表体重;二是本国实际调查的不同人群数据资料的平均数值。例如美国在 19~30 岁采用体重身高实际调查值确定需要量,DRIs 报告中使用的参考体质指数(BMI)为男性 22.5kg/m²、女性 21.5kg/m²[10]。22.5kg/m² 是参考当时美国疾病预防控制中心和国家卫生统计中心(CDC/NCHS)全国生长曲线数据中 19 岁人群 BMI 的中位数,青少年为实测值。澳大利亚和新西兰 NRV 采用本国的全国调查数据均数(非中位数)作为参考体重,显然澳大利亚和新西兰成年人组体重比美国高 3~4kg[11]。

中国居民年龄、性别分组及各年龄段的体重和身高代表值的制定方法如下。

1. 0~4 岁 依据世界卫生组织 0~5 岁儿童生长发育标准。各年龄组代表值选取该年龄区间的中间时间点身高(身长)、体重对应的值。

2. 5~17 岁 依据 2016~2017 年中国儿童与乳母营养健康监测人群各性别、年龄区间对应的身高、体重的中位数(5~17 岁);2014 年全国学生体质调研汉族学生身高、体重中位数(6~17 岁)。

3. 18 岁及以上 成年后,年龄与体重相关没有根据,因此可以区别青少年细致的年龄分组。依据 2015 年中国成人慢性病与营养监测数据中该性别年龄区间健康人群身高中位数,

18~49 岁人群按照 BMI=22.5kg/m², 50 岁及以上人群按照 BMI=23kg/m², 推算参考体重值。

4. 能量的参考体重和身高, 同上述原则一致。美国 DRIs 专家组计算能量时, 使用 BMI=18.5kg/m² 和 BMI=24.99kg/m² 两个值对体重进行计算, 分别提供了正常体重范围内的上限和下限 BMI 人群的不同 EER。参考以上原则, 使用体质指数标准范围各性别年龄组的体重、身高值再分别以 0.5kg 和 0.5cm 为单位进行简化和修约。用于能量及营养素的计算以及以一个群体的 DRIs 推导另一群体的 DRIs。使用的各年龄段的体重和身高代表值见表 2-2-1、表2-2-2。与 2013 年版使用的体重代表值相比, 有 6 岁、11~17 岁升高, 18 岁之后下降的趋势, 儿童青少年期身高也显著增加。

表 2-2-1　儿童和成人参考体重代表值

年龄/岁	男性/kg	女性/kg	年龄/岁	男性/kg	女性/kg
0~	6.0	5.5	9~	32.0	29.5
0.5~	9.0	8.5	10~	35.5	34.0
1~	11.0	10.5	11~	40.0	38.5
2~	13.5	13.0	12~	50.0	46.5
3~	15.5	15.0	15~	59.5	51.5
4~	17.5	17.0	18~	65.0	56.0
5~	19.5	19.0	30~	63.0	55.0
6~	22.5	21.5	50~	63.0	55.0
7~	25.5	24.0	65~	61.0	53.0
8~	28.5	26.5	75~	60.5	51.5

表 2-2-2　儿童和成人参考身高代表值

年龄/岁	男性/cm	女性/cm	年龄/岁	男性/cm	女性/cm
0~	60.0	58.5	9~	137.0	136.0
0.5~	71.5	69.5	10~	142.0	142.5
1~	82.0	80.0	11~	148.0	149.5
2~	91.5	90.5	12~	162.0	157.0
3~	99.5	98.5	15~	171.5	160.0
4~	106.5	105.5	18~	170.0	158.0
5~	113.0	112.0	30~	167.5	156.5
6~	121.0	120.0	50~	165.5	155.0
7~	126.0	125.0	65~	163.0	152.0
8~	132.0	130.5	75~	162.0	149.5

制定 DRIs 时, 如需使用合并年龄分组的身高体重代表值, 具体数值如下:

男性:1~3 岁:13.5kg, 91.5cm;4~6 岁:19.5kg, 113.0cm;7~8 岁:27.0kg, 129.0cm;9~11 岁:

35.5kg,142.0cm;12~14 岁:50.0kg,162.0cm;15~17 岁:59.5kg,171.5cm。

女性:1~3 岁:13.0kg,90.5cm;4~6 岁:19.0kg,112.0cm;7~8 岁:25.0kg,128.0cm;9~11 岁:34.0kg,142.5cm;12~14 岁:46.5kg,157.0cm;15~17 岁:51.5kg,160.0cm。

(三) 生长系数

正常生长反映了整体健康和营养状况。各年龄组的生长系数是采用 FAO/WHO/UNU 1985 年[12]根据所需蛋白质的大概比例提出的(表 2-2-3)。对于儿童膳食营养素推荐摄入量的制定,研究资料不足时,通常参考体重和各年龄组生长系数对其进行推导。2006 年和 2007 年,WHO 相继发表了儿童生长标准(child growth standards)和儿童生长参考(child growth reference),但没有发现对生长系数的新研究或发布,所以继续采用下表。

表 2-2-3　各年龄组的生长系数

年龄/岁		生长系数	年龄/岁		生长系数
0.5~		0.30	14~	男性	0.15
4~		0.15		女性	0.00
9~		0.15	18~		0.00

注:在不分男女的情况下,"14~<18 岁"的生长系数按平均值 0.075 计算。

(四) 营养素的变异系数

变异系数(CV)代表了一个年龄段人群一段时间内营养素摄入量的离散程度。制定 RNI 时,如果资料不充分,不能计算标准差(SD),但数据符合正态分布或对称分布时,可使用 CV 计算 SD,即 $SD=CV \times EAR$。

根据不同营养素 EAR 推算 RNI 时使用的变异系数见表 2-2-4。

表 2-2-4　由 EAR 推算 RNI 时使用的变异系数

营养素	CV	计算系数
维生素 D、维生素 B_1、维生素 B_2、维生素 B_6、维生素 B_{12}、叶酸、烟酸、维生素 C、钙、磷、镁、锌、硒、钼	10%	1.2
蛋白质	12.5%	1.25
铁(7 岁 ~,排除 18~49 岁非孕期女性)、铜	15%	1.3
维生素 A、碘、铁(0.5~6 岁)	20%	1.4
铁(18~49 岁非孕期女性)	25%	1.5
维生素 D(65 岁及以上)	40%	1.8

(五) 营养素的不确定系数

一些 UL 研究来自人或动物。在确定 NOAEL 或 BI 后,需要根据研究数据来源,进行不确定性因子调整。如动物外推到人体,一般 UF 较大。从成年人推算到儿童、孕妇,常根据代谢体重比计算。计算通式:UL= NOAEL(或 LOAEL,或 BI)/UF。成年人的 UF 通常在

1~10 之间,使用的 UF 见表 2-2-5。由于婴儿资料很少,且本身处理化学物质的能力较弱,本次制定的婴儿 UL 很少。

表 2-2-5   计算 UL 时使用的不确定系数

根据 NOAEL 计算的营养素	UF	根据 LOAEL 计算的营养素	UF
铁(12~17 岁)、碘、锰、钙、维生素 E	1.0	铁、维生素 C、烟酸	1.5
铁(7~11 岁)、硒(婴儿)、铜、钼、磷	1.2	胆碱	2.0
铁(4~6 岁)	1.4	维生素 A、叶酸	5.0
维生素 A(孕妇、乳母)、硒、锌	1.5	维生素 A(婴儿)	10.0
铁(1~3 岁)	1.6		
维生素 D、大豆异黄酮	2.0		
烟酰胺、维生素 B_6	5.0		
叶黄素	500		
植物甾醇	100		

(六) 身体活动分级

在制定成年人身体活动水平(physical activity level,PAL)时应考虑实测人群低体重和超重肥胖的情况,此次将可获得的中国开展的双标水法测量的总能量消耗(total energy expenditure,TEE)数据与气体代谢法测量 BMR 数据的研究进行合并,排除 BMI<18.5kg/m² 和 BMI≥24.0kg/m² 的研究对象,计算 PAL 均值和标准差,最终使用的 PAL 三级标准分别为 1.40、1.70 和 2.00(表 2-2-6)。65 岁以上老年人仅分低强度、中等强度身体活动水平。

表 2-2-6   中国成人身体活动水平三级划分

分级	身体活动水平(PAL)
低强度	1.40
中等强度	1.70
高强度	2.00

(七) 中国母乳营养成分参考值

本次中国母乳营养成分参考值制定的数据来源于中国 6 481 份母乳的成分实验室实测数据、国内文献数据、国外文献数据,DRIs 母乳营养成分工作组采用一致的工作程序,对文献数据进行处理和分析,特别是所用数据库,经过乳汁分期、样本采集、检测方法和实验数据筛选,具有较好的一致性和数据质量。

母乳成分实验室实测数据,检验 15~180d 成熟乳,实测值数据如果呈正态分布,用平均值,如果呈非正态分布,用中位数。中国母乳泌乳量:0~6 月龄婴儿母亲泌乳量(mL)按每天 750.0mL(780g)计算。结合修约规则和文献参考,做出母乳营养素含量的合理建议值(表 2-2-7)。

表 2-2-7　中国母乳营养成分参考值（2022 年）

营养素	推荐值	营养素	推荐值
能量/(kcal·L⁻¹)	630.0	碳水化合物/(g·L⁻¹)	70.0*
蛋白质/(g·L⁻¹)	12.0	脂肪/(g·L⁻¹)	34.0
ALA/(%FA)	1.8	LA/(%FA)	18.0
DHA/(%FA)	0.30	EPA/(%FA)	0.05
维生素 A/(μg·L⁻¹)	400.0	钙/(mg·L⁻¹)	270.0
维生素 B_6/(mg·L⁻¹)	0.08	钠/(mg·L⁻¹)	110.0
泛酸/(mg·L⁻¹)	2.2	镁/(mg·L⁻¹)	25.0
维生素 K/(μg·L⁻¹)	2.50	锌/(mg·L⁻¹)	2.0
维生素 B_1/(mg·L⁻¹)	0.18	铜/(mg·L⁻¹)	0.30
维生素 B_{12}/(μg·L⁻¹)	0.42	铬/(μg·L⁻¹)	0.252
维生素 D/(μg·L⁻¹)	2.0	碘/(μg·L⁻¹)	112.0
维生素 E/(mg α-TE·L⁻¹)	2.50	氯/(mg·L⁻¹)	318.3
维生素 B_2/(mg·L⁻¹)	0.50	磷/(mg·L⁻¹)	140.0
烟酸/(mg·L⁻¹)	1.00	钾/(mg·L⁻¹)	490.0
生物素/(μg·L⁻¹)	8.5	铁/(mg·L⁻¹)	0.30
维生素 C/(mg·L⁻¹)	50.0	硒/(μg·L⁻¹)	11.0
叶酸/(μg·L⁻¹)	87.0	锰/(mg·L⁻¹)	0.01
胆碱/(mg·L⁻¹)	160	钼/(μg·L⁻¹)	4.0
		氟/(mg·L⁻¹)	0.008

注：* 乳糖实测值。

FA：脂肪酸；ALA：α-亚麻酸；LA：亚油酸；DHA：二十二碳六烯酸；EPA：二十碳五烯酸；α-TE：α-生育酚当量。

(八) 妊娠期妇女体重增长推荐值

2022 年 7 月 28 日国家卫生健康委发布 WS/T 801—2022《妊娠期妇女体重增长推荐值标准》,2022 年 10 月 1 日起正式实施。该标准由中国疾病预防控制中心营养与健康所联合国内医疗机构、大学等共 14 家单位共同起草制定,工作组汇集我国营养学、妇产科学、妇幼保健、统计学、流行病学等学科的近 30 名专家。基于我国多中心的孕期体重专项调查和临床数据,形成总样本量为 10 万余例的数据库。工作组采用三种统计模型拟合数据,计算我国不同妊娠期妇女体重增长建议值,通过组内专家共识、社会征求意见以及国家卫生行业营养标准委员会与妇幼健康标准委员会专家审议,最终形成标准文本。该标准从前期研究、立项申请、数据挖掘、文本定稿到最终发布实施历经 10 年,填补了我国妇幼营养、围产保健、生殖健康领域标准空白。在医疗机构、妇幼保健系统、科学研究中得到广泛应用。

该标准以中国成人体质指数为切点,分别给予在不同孕前体质指数情况下,单胎妊娠妇女体重增长范围及妊娠中期和妊娠晚期每周体重增长推荐值,见表 2-2-8。

表 2-2-8　妊娠期妇女体重增长范围及妊娠中期和妊娠晚期每周体重增长推荐值

妊娠前体质指数分类	总增长值范围/kg	妊娠早期增长值范围/kg	妊娠中期和妊娠晚期每周体重增长值及范围/(kg/周)
低体重(BMI<18.5kg/m²)	11.0~16.0	0~2.0	0.46(0.37~0.56)
正常体重(18.5≤BMI<24.0kg/m²)	8.0~14.0	0~2.0	0.37(0.26~0.48)
超重(24.0≤BMI<28.0kg/m²)	7.0~11.0	0~2.0	0.30(0.22~0.37)
肥胖(BMI≥28.0kg/m²)	5.0~9.0	0~2.0	0.22(0.15~0.30)

（编著　杨月欣　黄国伟　何宇纳　赖建强）

（工作组　杨晓光　程义勇　席元第　郭俊生　苏宜香）

第三节　2023 版 DRIs 修订情况

2023 版 DRIs 共包括三篇,分别为概论,能量和营养素,水和其他膳食成分。第一篇概论部分主要介绍了营养素、DRIs 的概念和研究方法,DRIs 修订程序和国内外发展。第二篇主要涉及能量、宏量营养素、维生素和矿物质的不同水平需要量。第三篇主要介绍了水和其他膳食成分。这些均是在 2023 版 DRIs 修订专家委员的组织领导下,近三年时间里,近百名专家全面收集近十年营养科学研究资料,并对资料进行比较、筛选和充分论证后制定、修订的。

一、主要变化和发展

2023 版 DRIs 包括能量、营养素及其他膳食成分的 20 个年龄组及孕妇乳母的不同参考摄入量共 70 余个营养素和其他膳食成分,涵盖 EAR、RNI、AI、UL、AMDR、PI-NCD 及 SPL。2023 版 DRIs 修订的主要变化和进展可简要概括为五大方面。

（一）概念和程序的改进和完善

1. 新制定了营养素 EAR、RNI、AI 和 UL 参考值不同的确定程序,对程序的每个环节技术要点进行统一确定。特别是在年龄分组、生物标志物、功能标志物以及确定因果关系、判断依据充足可靠等方面给予细致的确定,保证制定结果的科学性和一致性。

2. 降低膳食相关慢性非传染性疾病风险的建议摄入量　PI-NCD 由我国 2013 版 DRIs 首次提出,本次修订结合当前营养与慢性病的国内外研究进展,进一步明确和完善其含义,在程度和范围的描述上给予进一步明确,使得 PI-NCD 的目标性和可信度进一步增强。

3. 特定建议值　SPL 是我国 2013 版 DRIs 首次提出的针对其他膳食成分的膳食参考建议值。本次修订对 SPL 的目标人群及应用范围在降低成年人膳食相关慢性非传染性疾病风险方面得到进一步明确,与 PI-NCD 的异同更加突显、明确了两者之间的异同。

4. 本次修订增加了营养素不同水平需要量、基础代谢率等概念,更加集中了对营养素需要量的理解,更新并完善了"其他膳食成分"以及其他定义。

(二) 制定和修订了中国人群的基础参考数值

体重代表值、母乳成分等基础参考数值是制定、修订 DRIs 所必需的。本次修订中,基础数据的修订工作分为不同工作组进行。

1. 年龄分组　根据青少年发育、老年人衰老进程变化,新建中国人群的分组为 20 个年龄组。如特别关注女孩(7~14 岁)和男孩(8~15 岁)发育期,18~30 岁稳定成年期、老年人衰老变化加速(75 岁)带来的食欲、体重和健康等变化[13-14]。

2. 新建体重代表值、身高代表值,共 20 个人群组的男性、女性参考数值。

3. 新建我国成熟母乳成分参考数值,新建能量和 36 个营养成分的参考值。

4. 新建孕期不同阶段孕妇体重增长推荐值。

5. 修订身体活动水平(PAL),由原来的 1.50、1.75 和 2.00 修改为 2023 版的 1.40、1.70 和 2.00 等。

以上工作中,共修订基础数据 7 类,为我国 DRIs 的修订奠定了坚实基础。

(三) 纳入近年研究证据,完善和扩充营养素和其他膳食成分

在系统检索和筛选研究资料的基础上,2023 版 DRIs 纳入了近十年来国内外有关营养素和其他膳食成分在功能、评价、需要量、安全性以及慢性病预防等领域新的研究成果。根据这些研究,本次修订完善和丰富了不同人群 EAR、RNI、AI、UL 等不同水平需要量,增加了多种营养素的 EAR/RNI 数值和其他膳食成分的 SPL 和 UL。

DRIs 为本国居民而制定,中国居民的遗传背景、体格、膳食结构以及营养健康状况对 DRIs 修订更有针对性和应用价值,此版修订 DRIs 时尽可能多地采用了以我国居民为对象的营养研究结果。2023 版 DRIs 的 EER,使用以本国人群实测数据获得的 BMR 预测公式进行计算;蛋白质、钙、铁、硒、碘以及维生素、水和其他膳食成分都使用了中国居民的研究结果;并且用新的中国居民营养调查资料,取代了 2013 版 DRIs 中 2002 年调查数据资料,修订了成年人和儿童等人群的 AI 数值。当有儿童摄入量调查数据时,则不用成年人数据推算儿童 AI 数值。

(四) 完善编写框架、格式,更加突出以数值为中心

每章每节增加了摘要部分,清晰呈现营养素 DRIs 数值和确定原则及指标。统一编写框架,减少了与营养素非紧密相关的食物来源部分以及其他环节。

二、DRIs 数值修订情况

2023 版 DRIs 的修订主要依据来自研究进展、制定方法或推导公式、调查新数据、母乳

成分新数据、体重代表值、计算系数等变化所带来的数值改变。

(一) DRIs 数值更新和修订

DRIs 数值和更新和修订主要基于三种情况。第一种是有关研究新证据、制定方法或推导公式引起改变、新增或取消,属于重大修订。第二种是新膳食调查数据引起的修订,比如,2013 版 DRIs 是 2002 年或 2012 年膳食调查数据,2023 版 DRIs 为 2015~2018 年膳食调查数据;2013 版 DRIs 是国外母乳成分新数据,2023 版 DRIs 是我国新制定的母乳成分参考数值。这些都可能引起变化或新增。第三种是由于体重代表值、年龄分组、计算系数等变化而引起的变化,属于微小调整。简单总结 2023 版 DRIs 的主要修订数值如下。

(1) 由于新的证据和方法学变化导致数值变化或新增:能量、蛋白质、碳水化合物、维生素 A、烟酸、钙、锌、碘、铬、钼、氟、水和多个其他成分。

(2) 由于母乳营养素含量变化和新膳食调查结果导致的变化或新增的营养素:碳水化合物、脂肪、钠、钾、钙、磷、锌、钼、维生素 E、维生素 B_6、烟酸等。

(3) 由于基础参考数值变化而导致的变化:例如身高体重变化导致数值变化的能量和营养素:能量、磷、镁、铁、碘、锌、硒、铜、氟、钼、维生素 A、B 族维生素、维生素 C、泛酸、叶酸等;年龄分组导致数值变化的营养素:蛋白质、钾、钠、镁、铁、锌、硒等矿物质,维生素 A、维生素 D、维生素 E、维生素 K 以及水溶性维生素等。

(二) 2023 版 DRIs 修订概览

2023 版 DRIs 涉及修订和新制定的营养素及其他膳食成分共 70 余个,包括 20 个不同生命阶段人群不同水平的参考摄入量,共 2 000 余个数值。2023 版 DRIs 数值概览见表 2-3-1、表 2-3-2、表 2-3-3、表 2-3-4。

表 2-3-1 能量及宏量营养素概览

能量和营养素	EAR	RNI	AI	UL	AMDR	PI-NCD
能量	●[a]	—	—	—	—	—
宏量营养素						
蛋白质	●	●	●[b]	○	●	—
总脂肪	○	○	●[c]	○	●	—
饱和脂肪酸	○	○	○	○	●	—
n-6 多不饱和脂肪酸	○	○	●(亚油酸)	○	●	—
n-3 多不饱和脂肪酸	○	○	●(α-亚麻酸)	○	●	—
EPA+DHA	—	—	●	—	●	—
碳水化合物	●	○	●[d]	○	●	—

注:●已制定;○未制定;— 未涉及。

[a] EER。[b] 仅制定 0~0.5 岁、0.5~1 岁婴儿的 AI。[c] 仅制定 0~3 岁婴幼儿脂肪的 AI。[d] 仅制定 0~0.5 岁、0.5~1 岁、1~3 岁、3~4 岁婴幼儿脂肪的 AI。

表 2-3-2 矿物质概览

矿物质	EAR	RNI	AI	UL	PI-NCD
钙	●	●	●[b]	●	○
磷	●	●	●[b]	●	○
钾	○	○	●	○	●
钠	○	○	●	○	●
镁	●	●	●[b]	○	○
氯	○	○	●	○	○
铁	●	●	●[a]	●	○
碘	●	●	●[b]	●	○
锌	●	●	●[a]	●	○
硒	●	●	●[b]	●	○
铜	●	●	●[b]	●	○
氟	○	○	●	●	○
铬	○	○	●	○	○
锰	○	○	●	●	○
钼	●	●	●[b]	●	○

注:●已制定;○未制定;—未涉及。
[a] 仅制定 0~0.5 岁婴儿的 AI。[b] 仅制定 0~0.5 岁、0.5~1 岁婴幼儿的 AI。

表 2-3-3 维生素概览

维生素	EAR	RNI	AI	UL	PI-NCD
维生素 A	●	●	●[a]	●	○
维生素 D	●	●	●[a]	●	○
维生素 E	○	○	●	●	○
维生素 K	○	○	●	○	○
维生素 B$_1$	●	●	●[a]	○	○
维生素 B$_2$	●	●	●[a]	○	○
烟酸	●	●	●[a]	●	○
维生素 B$_6$	●	●	●[a]	●	○
叶酸	●	●	●[a]	●	○
维生素 B$_{12}$	●	●	●[a]	○	○
泛酸	○	○	●	○	○
生物素	○	○	●	○	○
胆碱	○	○	●	●	○
维生素 C	●	●	●[a]	●	●

注:●已制定;○未制定;—未涉及。
[a] 仅制定 0~0.5 岁、0.5~1 岁婴幼儿的 AI。

表 2-3-4　水、膳食纤维和其他膳食成分修订概览

水、膳食纤维和其他膳食成分	AI	UL	SPL
水	●	○	○
膳食纤维	●	○	○
原花青素	—	○	●
槲皮素	—	○	○
花色苷	—	○	●
大豆异黄酮	—	●	●
姜黄素	—	○	○
绿原酸	—	○	●
白藜芦醇	—	○	○
番茄红素	—	●	●
叶黄素	—	●	●
植物甾醇	—	●	●
异硫氰酸酯	—	○	●
大蒜素	—	○	○
辅酶 Q_{10}	—	○	●
γ-氨基丁酸	—	○	●
左旋肉碱	—	○	○
甜菜碱	—	●	●
牛磺酸	—	○	○
低聚果糖	—	○	●
菊粉	—	○	●
β-葡聚糖	—	○	●
枸杞多糖	—	○	○
海藻多糖	—	○	○
氨基葡萄糖	—	○	●

注：●已制定；○未制定；—未涉及。

三、发展建议

DRIs 是营养科学的核心内容,可用于衡量群体及个体的营养素摄入水平是否适宜,也是国家制定营养政策及食物发展计划、指导食品加工、编制膳食指南等的重要科学依据。目前,关于我国人群能量和营养素需要量的研究,包括对不同人群基础代谢和吸收利用率的研究较少,特别是针对儿童、青少年的研究更少。我国虽然对硒、碘、锌、蛋白质等营养

素的研究有一定经验和数据积累,但依旧有一些未知,特别是儿童、青少年、老年人群体对不同营养素的需要量以及相应的吸收利用情况,还需本国老年人、婴幼儿研究数据,而非用成年人数据推算需要量。近年来关于其他膳食成分与人体健康的研究很多,但仍然缺少高质量的 RCT 研究或可以用于确定 PI-NCD 和 SPL 数值的大型研究。自从 WHO 提出新概念,2013 年我国首先开启其他膳食成分降低膳食相关非传染性疾病的风险研究,到2017 年美国制定降低慢性病风险的原则和程序[15-16],该项工作通过制定营养素参考摄入量降低慢性病风险已经在许多国家的 DRIs 修订中得到持续推进[17-21],相信不久的将来,营养科学的进步将推动 DRIs 在此方面迈出更快的步伐,构建更完整的体系,为人类健康贡献力量。

（编著　杨月欣　黄国伟　席元第　蒋　燕）

（工作组　杨晓光　马冠生　李　铎　王友发　马爱国）

参 考 文 献

[1] 吴宪. 营养之需要[M]//营养概论. 上海:商务印书馆,1938:38-61.

[2] Committee on Nutrition. The Council on Public Health,Chinese Medical Association. Minimum nutritional requirements for Chinese [J]. Chin Med J,1939(55):301-323.

[3] 郑集. 中国民众最低限度营养需要之管见[J]. 中华医学杂志,1941(27):271.

[4] 顾景范.《中国居民膳食参考摄入量(DRI)》修订(二)历史回顾[J]. 营养学报,2012,34(6):525-530.

[5] 中央卫生研究院营养学系. 食物成分表(修订本)[M]. 北京:商务印书馆,1956:120-122.

[6] 中国医学科学院劳动卫生环境卫生研究所. 食物成分表[M]. 3 版. 北京:人民卫生出版社,1963.

[7] 中国营养学会. 推荐的每日膳食中营养素供给量(1988 年 10 月修订)[J]. 营养学报,1990(12):1-9.

[8] 中国营养学会. 中国居民膳食参考摄入量[M]. 北京:中国轻工业出版社,2000.

[9] 中国营养学会. 中国居民膳食营养素参考摄入量(2013 版)[M]. 北京:科学出版社,2014.

[10] KUCZMARSKI R J,OGDEN C L,GRUMMER-STRAWN L M,et al. CDC growth charts:United States [J]. Adv Data. 2000,8(314):1-27.

[11] National Health and Medical Research Council,Australian Department of Health and Ageing,New Zealand Ministry of Health. Nutrient reference values for Australia and New Zealand [M]. Canberra:National Health and Medical Research Council,2017.

[12] Food and Agriculture Organization of the United Nations,World Health Organization,United Nations University. Energy and protein requirements:report of a joint FAO/WHO/UNU expert consultation [M]. Geneva:World Health Organization,1985.

[13] 方波,刘琴,杨博,等. 男童青春期体格生长与性发育的关系[J]. 中国学校卫生,2020,41(06):821-823,829.

[14] 厚生労働省. 令和元年国民健康·栄養調査報告[R/OL]. [2023-3-21]. https://www.mhlw.go.jp/stf/seisakunitsuite/bunya/kenkou_iryou/kenkou/eiyou/r1-houkoku_00002.html.

[15] Institute of Medicine. Dietary reference intakes for sodium and potassium [M]. Washington,DC:National

Academy Press,2019.

[16] National Academies of Sciences,Engineering,and Medicine. Guiding principles for developing dietary reference intakes based on chronic disease [M]. Washington,DC:The National Academies Press,2017.

[17] 厚生労働省. 日本人 の食事摂取基準(2020 年版)[M]. 東京:厚生労働省,2020.

[18] Minister of Health and Welfare,Korean Nutrition Society. Dietary reference intakes for Koreans [M]. Seoul:KNS,2020.

[19] European Food Safety Authority. Dietary reference values for nutrients. summary report [M]. Parma: EFSA,2017.

[20] Health Council of the Netherlands. Dietary reference values for vitamins and minerals for adults [M]. The Hague:HCN,2018.

[21] French Agency for Food,Occupational and Environmental Health & Safety. ANSES OPINION on the updating of the PNNS dietary guidelines for women from menopause and men over 65 years of age [M]. Maisons-Alfort:ANSES,2019.

第三章

膳食营养素参考摄入量的应用

DRIs 的应用范围主要聚焦在公共营养领域,如人体营养状况评价、营养指导、膳食设计和营养改善。在国家营养与健康政策制定、临床营养、食品营养标准制定以及营养食品研发等领域也被广泛应用。

目前 DRIs 的作用包括预防营养缺乏病、防止营养素摄入过量及降低慢性疾病风险三个方面,构成了营养实践工作的科学基础。例如,对个体或群体的膳食进行评价和计划,制定国家食物与营养发展规划,制定营养标准,研发营养强化食品和营养补充剂,制定以食物为基础的膳食指南等,都以 DRIs 作为基本依据。

第一节 概念与原则

DRIs 的适用对象为健康的个体或以健康个体为主体组成的群体,也包括那些虽患有慢性病,如肥胖、高血压、高血糖、血脂异常等,但仍能正常生活,没有必要实施特定的膳食限制或膳食方案的人。当患者需要实施特定膳食指导、膳食疗法时,应该优先使用与该疾病有关的营养指导等文件,同时也可将 DRIs 作为基础标准参照使用。

一、DRIs 应用的概念性框架

DRIs 在专业领域常用于两个方面,包括膳食评价和膳食设计(计划)。在膳食评价工作中,DRIs 作为一个尺度,衡量个体(群体)实际摄入能量和营养素的量是否适宜;在设计和计划膳食工作中,DRIs 作为营养状况适宜的目标,为个体(群体)如何合理地摄取食物以达到这个目标提供建议(图 3-1-1)。

二、DRIs 指标的应用原则

DRIs 所包含的多项指标,可以针对个体或群体不同的应用目的提供适宜的参考数据[1]。

1. 平均需要量(EAR) 主要用于评价个体和群体的膳食,也可用于计划群体的膳食。

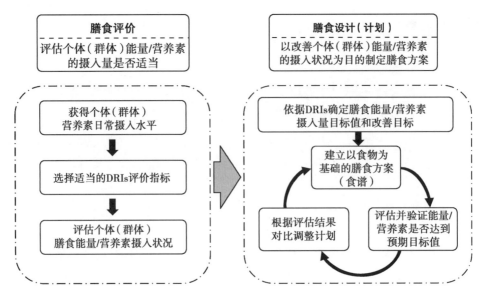

图 3-1-1　应用 DRIs 的概念性框架图

针对个体,可以评估其摄入不足的可能性。如某个体的摄入量低于 EAR−2*SD*,几乎可以肯定该个体不能达到其需要量。对于群体,可以根据某一年龄、性别组中摄入量低于 EAR 个体的百分比来评估群体中摄入不足的发生率,评价其营养素摄入情况是否适宜。EAR 也可作为制定人群推荐摄入量的基础,如果个体摄入量呈正态分布,群体的目标摄入量可以根据 EAR 和摄入量的变异来估计。为了保证摄入量低于 EAR 的个体少于 3%,推荐摄入量的平均值应在(EAR+2*SD*)以上。

2. 推荐摄入量(RNI)　RNI 是个体适宜营养素摄入水平的参考值,是健康个体膳食摄入营养素的目标值。某个体的营养素摄入量低于 RNI 并不一定表明该个体未达到适宜营养状态。

RNI 在评价个体营养素摄入量方面的用处是有限的。如某个体的摄入量低于 RNI,可以认为有摄入不足的风险;如果某个体的平均摄入量达到或超过了 RNI,可以认为该个体没有摄入不足的风险。仅凭膳食摄入一项指标或其他任何单一指标都不能作为评价个体营养状况的根据。如果个体营养素摄入量经常低于 RNI,可能提示需要进一步用生化试验或临床检查来评价其营养状况。

RNI 是根据某一特定人群中体重在正常范围内的个体的需要量设定的。对个别身高、体重超过此参考范围较多的个体,可能须按每千克体重的需要量调整其 RNI。

RNI 可作为个体膳食设计的目标值,个体以达到或超过 RNI 为目标的膳食,认为存在营养素摄入不足的风险很小。

3. 适宜摄入量(AI)　AI 是根据某个人群或亚人群能够维持指定营养状态的平均营养素摄入量。AI 是通过对群体而不是个体的观察或试验研究得到的数据。AI 与实际的平均需要量之间的关系不能确定,只能为营养素摄入量的评价提供一种不精确的参考值。AI 主要用作个体和群体的营养素摄入目标。当健康个体摄入量达到 AI 时,出现营养缺乏的危险性很小。为群体设计膳食时,可以将 AI 设定为群体营养素平均值(中位数)的目标值,人群摄入不足和过量的风险均较低。

4. 可耐受最高摄入量(UL) UL 是营养素或其他膳食成分每日摄入量的安全上限;是健康人群中几乎所有个体都不会产生毒副作用的最高摄入水平。UL 的主要用途是检查个体摄入量过高的可能,避免发生中毒。当摄入量低于 UL 时,可以肯定不会产生毒副作用。当摄入量超过 UL 时,发生毒副作用的风险增加。不高于 UL 对健康人群中最敏感的成员似乎也不至于造成风险,所以应慎重使用 UL 评估人群发生毒副作用的风险。在大多数情况下,UL 包括膳食、强化剂和添加剂等各种来源的营养素之和。

有些营养素尚未制定 UL 值,可能是由于现有的研究证据不足,难以提出确定的 UL 数值,不表示这种营养素可以随意摄入而不会发生过量危害。

5. 宏量营养素可接受范围(AMDR) AMDR 是指脂肪、蛋白质和碳水化合物较理想的摄入量范围。三种宏量营养素都可以产生能量,通常以某种营养素摄入量占摄入总能量的比例来表示。摄入量达到 AMDR 的范围可以保证人体对营养素和能量的生理需要,有利于降低慢性病的发生风险[2]。

6. 降低膳食相关非传染性疾病风险的建议摄入量(PI-NCD) 膳食营养素摄入量过高或过低导致的慢性病一般涉及肥胖、高血压、血脂异常、脑卒中、心肌梗死以及某些癌症。PI-NCD 是以膳食相关非传染性疾病一级预防为目标提出的营养素每日摄入量,其目标人群是成年人。当成年人该营养素的摄入量达到 PI,可降低其膳食相关非传染性疾病发生风险。某些营养素的 PI-NCD 可能高于 RNI 或 AI,例如维生素 C、钾等;而另一些营养素设定摄入量上限,摄入量应该低于此数值,例如钠。将 DRIs 实际应用到降低慢性病风险时,需要注意把膳食改善计划的实施当作是几年或更长时间的工作。而且,不应该局限于以营养素相关的计划实现慢性病的预防,而是要充分考虑与此慢性病相关联的其他危险因素,从综合角度制定预防措施。

DRIs 在个体和群体膳食评价和计划中的应用归纳见表 3-1-1。

表 3-1-1 DRIs 在健康个体及群体中的应用

用途	针对个体	针对群体
评价膳食	EAR:用以估计日常摄入量不足的概率 RNI、AI:日常摄入量达到或超过此水平,则摄入不足的概率很低 UL:日常摄入量超过此水平可能面临健康风险 AMDR:宏量营养素的日常摄入量低于或高于此范围,发生膳食相关疾病的风险增加 PI-NCD:营养素的摄入量达到 PI-NCD,发生膳食相关疾病的风险降低	EAR:用以估计一个群体中摄入不足个体所占的比例 AI:平均摄入量达到或超过此水平表明该人群摄入不足的概率很低 UL:用以评价人群中由于摄入过量而存在健康风险的个体所占的比例 AMDR:以人群中低于或高于此范围的比例,评价存在膳食相关疾病发生风险人群的比例 PI-NCD:用以评价人群可能存在膳食相关疾病发生风险的比例

续表

用途	针对个体	针对群体
计划膳食	RNI、AI：如果日常摄入量达到或超过此水平则摄入不足的概率很低 UL：日常摄入量低于此水平以避免摄入过量可能造成的危害 AMDR：摄入量达到上限和下限范围之内，预防宏量营养素的缺乏，或减少因其过量引起膳食相关疾病的发生风险 PI-NCD：当成年人营养素的摄入量达到PI-NCD，可降低膳食相关疾病的发生风险	EAR：作为摄入不足的切点，计划群体膳食，使摄入不足者占的比例很低 AI：用以计划平均摄入量水平，平均摄入量达到或超过此水平则摄入不足的比例很低 UL：用作控制指标，使人群中摄入过量风险的比例很低 AMDR：用以计划摄入量，增加进入AMDR范围的人员比例，可降低人群膳食相关疾病的发生风险 PI-NCD：用以计划摄入量，增加成年人营养素的摄入量达到PI-NCD的比例，可降低人群膳食相关疾病的发生风险

（编著　何宇纳　席元第　蒋　燕　荣　爽）

（工作组　黄国伟　杨月欣　肖　荣　凌文华　程义勇）

第二节　评价和设计个体膳食

膳食评价是营养状况评价的重要组成部分。虽然不能根据膳食摄入量来确定个体的营养状况，但把一个人的营养素摄入量与其相应的DRIs进行比较来评价个体的营养状况，得出的结果还是很有参考价值的。在个体膳食评价基础上，可以依据DRIs设定个体营养素目标，制定膳食计划，最终实现个体膳食改善。

一、个体膳食营养素评价方法

评价个体膳食营养状况，需要准确地收集个体的膳食摄入资料，正确选择评价参考值，合理解释所得的结果。如果把膳食情况和临床、生化及体格测量资料结合起来对个体的营养状况进行评价，则为更理想的方法。

（一）获得个体日常摄入量

个体日常摄入量是指一个人对某一膳食成分（如食物、营养素等）的长期平均每日摄入量。

获得准确的膳食摄入信息是进行个体评价的基础，但由于膳食记录经常被低报以及每日膳食的变异较大，准确获得个体日常摄入量具有一定的难度。收集个体膳食数据时应考虑以下因素[3]。

1. 影响每日间营养素摄入量的因素，包括个体食物选择丰富和单调的差异、工作日和周末的差异、季节差异、节假日和特殊事件以及食欲变化等。

2. 记录的天数,估测日常摄入量所需的天数取决于精确度的要求,达到 10% 的精确度所需天数多于 20% 精确度。

3. 对于某些营养素(如维生素 A),只在某些食物中含量很高,而这些食物又偶尔吃到,需要收集更多天数的膳食数据来获得此类营养素的日常摄入量。

估计一个人的日常摄入量需要收集多天的膳食数据,但一般的研究中,这很难实现。因此可以使用统计学方法降低日间变化的影响。

(二)选择恰当的评价指标

当评价个体某营养素摄入是否充足时,往往关注其摄入量是否达到个体的需要量。个体需要量的最好估计值是 EAR,用于评价个体的摄入水平是否不足。AI 可以作为个体营养素摄入量的目标值,用来判断个体的摄入水平是否可以排除摄入不足的问题。UL 则用于判断个体是否存在过量摄入的风险。

1. 用 EAR/RNI 评价个体膳食　对个体的膳食进行评价是为了说明该个体的日常营养素摄入量是否充足。因为无法确定每一个特定个体的实际需要量,另外每个个体每天的摄入量不同,也几乎不可能测定个体真正的日常摄入量,且摄入量的估算会有误差,直接比较个体的摄入量和需要量很困难。理论上个体日常摄入某营养素不足的概率可以用 EAR 和需要量的标准差进行计算。但由于其准确的日常摄入量几乎无法获得,只能运用统计学方法评估在一段时间内观察到的摄入量高于还是低于其需要量。这种方法基于下述假定:EAR 是个体需要量的最佳参考值;个体之间的需要量有差异,需要量的标准差是表明人群中个体对该营养素的需要量与平均需要量差异的指标;观察到的平均摄入量是个体日常摄入量的最佳估算值;某一个体的每日摄入量存在差异,称为个体内差异;摄入量个体内差异的标准差是表明观测到的摄入量与日常摄入量差异的指标。

个体的膳食营养素摄入量是否适宜,可以通过比较观测摄入量和与之相对应的年龄、性别等特征人群的 EAR 加以判断。如个体摄入量远高于 EAR,则其摄入量大概是充足的;反之,如观测的摄入量远低于 EAR,则其摄入量大概是不充足的。但在这两者之间,确定摄入量是否适宜,则相当困难。

利用日常摄入量、EAR 和营养素摄入量标准差可以计算营养素摄入不足的概率。如果用 D 来表示平均摄入量与 EAR 的差值,那么 D 值多大时才能保证(未能观察到的)日常摄入量超过(未能观察到的)需要量? 回答这个问题需要计算 D 值的标准差(SD_D),计算公式如下:

$$SD_D = \sqrt{\left(\frac{SD^2_{个体内}}{n} + SD^2_{需要量} \right)}$$

SD_D 依赖于调查天数(n),需要量的标准差($SD_{需要量}$)和个体内日间摄入量的标准差($SD_{个体内}$)。$SD_{需要量} = EAR \times CV$,对于大多数营养素,CV 在 10%~15%。烟酸是 15%,维生素 A 是 20%。$SD_{个体内}$ 如果无法获得每位个体的日间摄入量的标准差,可以从大规模有代表性

的同类人群调查数据中获得,如全国营养调查(表 3-2-1、表 3-2-2、表 3-2-3、表 3-2-4)

$$D=个体日常摄入量-EAR$$

$$Z=D/SD_D$$

表 3-2-1　4~10 岁人群个体内营养素摄入量的变异

营养素[a]	4~6 岁				7~10 岁			
	男性(n=779)		女性(n=680)		男性(n=1 195)		女性(n=1 040)	
	SD^b	$CV/\%^c$	SD	CV/%	SD	CV/%	SD	CV/%
能量	353kcal	31	347kcal	33	403kcal	29	358kcal	28
蛋白质	14g	36	14g	36	17g	35	15g	34
脂肪	19g	68	19g	72	22g	68	20g	68
碳水化合物	58g	31	56g	32	66g	29	58g	28
膳食纤维	5g	79	4g	70	7g	94	5g	71
维生素 A	379μgRE	136	425μgRE	155	639μgRE	203	341μgRE	117
维生素 E	5mg	85	5mg	80	6mg	81	6mg	85
维生素 B_1	0.2mg	43	0.2mg	44	0.3mg	44	0.3mg	42
维生素 B_2	0.3mg	50	0.2mg	50	0.3mg	47	0.2mg	42
维生素 B_6	0.1mg	426	0.1mg	735	0.1mg	439	0.1mg	354
维生素 B_{12}	0.3mg	858	0.3mg	619	0.4mg	793	0.6mg	1 307
叶酸	20μgDFE	412	15μgDFE	366	18μgDFE	341	15μgDFE	325
抗坏血酸	36mg	86	31mg	76	43mg	81	48mg	91
烟酸	4mgNE	47	4mgNE	48	5mgNE	46	5mgNE	46
钙	150mg	64	136mg	59	132mg	51	156mg	61
铁	5mg	47	5mg	47	6mg	45	6mg	46
锌	2mg	35	2mg	37	3mg	36	2mg	34
磷	197mg	34	179mg	33	213mg	30	206mg	31
钾	399mg	42	349mg	38	454mg	39	431mg	39
钠	481mg	102	503mg	107	575mg	95	589mg	106
镁	58mg	38	52mg	35	68mg	35	60mg	33
硒	15μg	53	17μg	62	19μg	57	17μg	56
铜	1mg	71	1mg	85	1.1mg	73	0.9mg	71
锰	1.2mg	39	1.1mg	37	2mg	51	1.4mg	37
碘	51μg	31	46μg	29	54μg	27	49μg	26

资料来源:2010—2012 年中国居民营养与健康状况监测。

注:[a] 营养素摄入量只来源于食物,数据不包括来源于补充剂的摄入量。

　[b] SD 为个体每日间营养素摄入标准差。

　[c] 变异系数(CV)大于 60%,每日摄入量不是正态分布,该方法可能不适用。

表 3-2-2 11~17 岁人群个体间营养素摄入量的变异

| 营养素 [a] | 11~13 岁 | | | | 14~17 岁 | | | |
| | 男性（n=803） | | 女性（n=717） | | 男性（n=669） | | 女性（n=629） | |
	SD[b]	CV/%[c]	SD	CV/%	SD	CV/%	SD	CV/%
能量	470kcal	29	411kcal	28	515kcal	28	465kcal	30
蛋白质	26g	46	18g	35	23g	35	19g	34
脂肪	26g	68	23g	69	29g	70	26g	71
碳水化合物	80g	30	68g	28	85g	28	77g	30
膳食纤维	5g	61	8g	90	7g	65	5g	58
维生素 A	689μgRE	192	497μgRE	149	965μgRE	226	813μgRE	202
维生素 E	7mg	79	7mg	83	9mg	86	8mg	81
维生素 B_1	0.4mg	43	0.3mg	43	0.4mg	44	0.3mg	43
维生素 B_2	0.3mg	42	0.3mg	44	0.4mg	47	0.3mg	50
维生素 B_6	0.2mg	705	0.1mg	339	0.1mg	327	0.1mg	282
维生素 B_{12}	0.9mg	995	0.5mg	1 748	0.9mg	1 012	0.5mg	923
叶酸	18μgDFE	307	24μgDFE	400	26μgDFE	352	24μgDFE	370
抗坏血酸	106mg	154	59mg	94	86mg	112	186mg	248
烟酸	6mgNE	48	6mgNE	55	7mgNE	47	7mgNE	53
钙	160mg	54	139mg	50	168mg	51	166mg	54
铁	6mg	39	8mg	53	12mg	60	8mg	51
锌	3mg	36	3mg	36	4mg	37	3mg	33
磷	262mg	32	242mg	32	283mg	30	250mg	31
钾	585mg	43	489mg	38	561mg	36	502mg	36
钠	717mg	103	597mg	95	696mg	89	665mg	96
镁	81mg	36	82mg	39	87mg	33	77mg	34
硒	48μg	122	19μg	56	24μg	53	19μg	51
铜	1.3mg	78	1.1mg	70	1.4mg	77	1.1mg	69
锰	1.9mg	39	2.1mg	47	2.1mg	37	1.7mg	37
碘	66μg	28	56μg	26	66μg	25	66μg	28

资料来源：2010—2012 年中国居民营养与健康状况监测。

注：[a] 营养素摄入量只是来源于食物，数据不包括来源于补充剂的摄入量。

[b] SD 为个体每日间营养素摄入标准差。

[c] 变异系数（CV）大于 60%，每日摄入量不是正态分布，该方法可能不适用。

表 3-2-3　18~64 岁人群个体内营养素摄入量的变异

营养素[a]	18~49 岁				50~64 岁			
	男性(n=11 487)		女性[b](n=14 451)		男性(n=8 578)		女性(n=10 164)	
	SD[b]	CV/%[c]	SD	CV/%	SD	CV/%	SD	CV/%
能量	537kcal	28	450kcal	28	481kcal	26	413kcal	27
蛋白质	24g	35	20g	35	21g	33	19g	34
脂肪	30g	72	27g	76	28g	73	23g	73
碳水化合物	86g	27	74g	27	79g	26	70g	28
膳食纤维	8g	70	7g	72	7g	69	7g	66
维生素 A	865μgRE	199	737μgRE	182	766μgRE	178	723μgRE	177
维生素 E	8mg	80	9mg	89	8mg	76	8mg	78
维生素 B_1	0.5mg	46	0.4mg	43	0.4mg	44	0.3mg	42
维生素 B_2	0.4mg	46	0.3mg	48	0.3mg	45	0.3mg	51
维生素 B_6	0.1mg	477	0.1mg	676	0.2mg	713	0.1mg	589
维生素 B_{12}	0.7mg	907	0.7mg	988	0.8mg	895	0.7mg	882
叶酸	24μgDFE	435	26μgDFE	462	33μgDFE	503	29μgDFE	462
抗坏血酸	62mg	80	91mg	118	57mg	73	62mg	82
烟酸	7mgNE	47	6mgNE	47	7mgNE	46	6mgNE	46
钙	183mg	54	194mg	63	188mg	54	179mg	56
铁	10mg	47	10mg	56	11mg	55	10mg	57
锌	4mg	39	4mg	39	4mg	34	4mg	42
磷	301mg	31	268mg	32	284mg	30	249mg	31
钾	607mg	38	542mg	38	575mg	37	539mg	38
钠	777mg	99	726mg	106	830mg	107	754mg	109
镁	94mg	34	85mg	35	93mg	34	84mg	35
硒	29μg	61	25μg	63	26μg	58	22μg	57
铜	1.3mg	69	1.2mg	72	1.1mg	64	1.2mg	73
锰	2.3mg	39	2mg	41	2.1mg	38	1.9mg	39
碘	79μg	28	62μg	26	69μg	25	59μg	25

资料来源:2010—2012 年中国居民营养与健康状况监测。

注:[a] 营养素摄入量只是来源于食物,数据不包括来源于补充剂的摄入量。

[b] SD 为个体每日间营养素摄入标准差。

[c] 变异系数(CV)大于 60%,每日摄入量不是正态分布,该方法可能不适用。

表 3-2-4 65 岁以上人群个体内营养素摄入量的变异

| 营养素[a] | 65~79 岁 | | | | 80 岁~ | | | |
| | 男性（*n*=4 795） | | 女性（*n*=4 621） | | 男性（*n*=523） | | 女性（*n*=654） | |
	SD^b	$CV/\%^c$	SD	$CV/\%$	SD	$CV/\%$	SD	$CV/\%$
能量	430kcal	27	380kcal	28	399kcal	28	334kcal	29
蛋白质	20g	35	18g	36	18g	34	16g	36
脂肪	24g	73	21g	73	23g	74	19g	74
碳水化合物	72g	27	65g	28	65g	28	56g	29
膳食纤维	7g	65	6g	68	6g	72	5g	65
维生素 A	633μgRE	152	535μgRE	142	586μgRE	137	404μgRE	124
维生素 E	7mg	74	7mg	77	7mg	76	5mg	68
维生素 B_1	0.3mg	43	0.3mg	44	0.3mg	41	0.3mg	45
维生素 B_2	0.3mg	48	0.3mg	47	0.3mg	42	0.2mg	44
维生素 B_6	0.2mg	775	0.2mg	727	0.1mg	350	0.1mg	469
维生素 B_{12}	0.8mg	931	0.8mg	791	1.5mg	841	0.9mg	554
叶酸	36μgDFE	554	27μgDFE	458	31μgDFE	393	26μgDFE	319
抗坏血酸	50mg	67	44mg	65	48mg	73	49mg	89
烟酸	6mgNE	48	5mgNE	48	5mgNE	43	4mgNE	44
钙	185mg	53	176mg	56	173mg	52	146mg	53
铁	10mg	54	8mg	55	10mg	63	7mg	53
锌	3mg	35	3mg	35	3mg	38	2mg	37
磷	270mg	32	246mg	33	233mg	31	198mg	31
钾	604mg	42	500mg	39	558mg	43	411mg	38
钠	694mg	99	656mg	105	568mg	86	569mg	98
镁	91mg	36	83mg	37	79mg	36	68mg	37
硒	21μg	52	21μg	59	19μg	53	18μg	59
铜	1mg	62	0.9mg	66	1mg	67	1mg	80
锰	1.9mg	37	1.8mg	42	1.9mg	43	1.5mg	42
碘	62μg	25	55μg	25	61μg	27	46μg	25

资料来源：2010—2012 年中国居民营养与健康状况监测。

注：[a] 营养素摄入量只是来源于食物，数据不包括来源于补充剂的摄入量。

[b] *SD* 为个体每日间营养素摄入标准差。

[c] 变异系数（*CV*）大于 60%，每日摄入量不是正态分布，该方法可能不适用。

计算得到的 Z 分值,通过查询 Z 检验分布表得到个体判断不充足的概率(表 3-2-5)。

表 3-2-5 D/SD_D 比值与对应的正确推断日常摄入量充足或不充足的概率

标准	推断	正确推断的概率
$D/SD_D > 2.00$	日常摄入量充足	0.98
$D/SD_D = (1.66 \sim 2.00)$	日常摄入量充足	0.95
$D/SD_D = (1.51 \sim 1.65)$	日常摄入量充足	0.93
$D/SD_D = (1.01 \sim 1.50)$	日常摄入量充足	0.85
$D/SD_D = (0.51 \sim 1.00)$	日常摄入量充足	0.70
$D/SD_D = (-0.50 \sim 0.50)$	日常摄入量充足(不足)	0.50
$D/SD_D = (-1.00 \sim -0.51)$	日常摄入量不足	0.70
$D/SD_D = (-1.50 \sim -1.01)$	日常摄入量不足	0.85
$D/SD_D = (-1.65 \sim -1.51)$	日常摄入量不足	0.93
$D/SD_D = (-2.00 \sim -1.66)$	日常摄入量不足	0.95
$D/SD_D < -2.00$	日常摄入量不足	0.98

在实际应用中,观测摄入量低于 EAR($Z \leqslant 0$)时可被认为需要进行改善,因为摄入不足的概率可达 50%;摄入量在 EAR 和 RNI 之间者($0 < Z < 2$)也可能需要适当提高,因为摄入充足的概率在 50%~98%。只有多日的观察,摄入量达到或超过 RNI 时($Z \geqslant 2$),或虽是短期观察但其结果远高于 RNI 时,才可以有把握地认为摄入量是充足的[3]。

营养素充足概率(probability of adequacy,PA)=100%-营养素不充足概率。平均营养素充足概率(mean probability of adequacy,MPA)为个体几种营养素充足概率的平均值。

2. 用 AI 评价个体膳食   某些营养素只制定了 AI 值,上述根据 EAR 进行评价的方法不适用于此类营养素,但可以使用基于统计学假说的方法,把观测的摄入量和 AI 进行比较。如果个体的日常摄入量等于或大于 AI,几乎可以肯定其膳食是适宜的;但是,如果其摄入量低于 AI,就不能对其是否适宜进行定量或定性评估。对于制定 AI 的营养素,可以用 Z 检验的方法来评估。

$$Z = \frac{\text{个体营养素日常摄入量} - \text{AI}}{SD_{\text{个体内}}} \times \sqrt{n}$$

在这种情况下,可以用定性评价或非正态分布(非参数)模型检验。

3. 用 UL 评价个体膳食   用 UL 可以在比较短时间内观测个体的日常摄入量是否过高以致可能危及健康。如果日常摄入量超过了 UL,就有可能对某些个体造成危害。有些营养素过量摄入的后果比较严重,有的后果甚至是不可逆的。

为了确定其日常摄入量是否高于 UL,可以用类似于 AI 的 Z 检验方法进行评价。

$$Z = \frac{\text{个体营养素日常摄入量} - \text{UL}}{SD_{\text{个体内}}} \times \sqrt{n}$$

对于某些营养素,摄入量可以只计算通过补充、强化和药物途径的摄入,而另外一些营养素则应把食物来源的摄入也包括在内。

个体的真正需要量和日常摄入量只能是一个估算结果,因此个体膳食适宜性评价结果常常不够精确,应当结合该个体其他方面的资料谨慎对评价结果进行解释。

摄入量不是正态分布的营养素,只能进行定性评价。如果观察多天的平均摄入量大于UL,则可能存在有副作用的危险;如观察多天的平均摄入量小于UL,应该是安全的[4]。

4. 用 EER 评价个体能量摄入　尽管根据年龄、性别、身高、体重可以用公式计算 EER,但能量和营养素需要量都存在个体间差异。如有研究表明,成年男性 EER 的标准差每天大概 200kcal,女性为 160kcal,2 倍标准差则为 400kcal 和 320kcal。如果按照摄入量 <(EER−2SD)或>(EER+2SD)定义为摄入不足或过量,在(EER ± 2SD)范围内,最好用体质指数(BMI)或体重增减来评价,而不是比较 EER。因为能通过简便且准确的方法测量身高、体重,获得 BMI,并评价能量平衡,故认为在评价能量摄入状况时采用体重变化以及BMI,比利用从膳食调查得到的能量摄入量进行评价更科学有效。

5. 用 AMDR 评价个体碳水化合物和脂肪摄入量　碳水化合物、总脂肪和脂肪酸的推荐量都是一个范围值。如果摄入量在此范围内,摄入的营养素是充分的,发生膳食相关慢性病的风险很小;如果低于或高于推荐范围,营养不足或发生膳食相关慢性病的风险增加。

(三)个体膳食评价示例

举例:王先生,65 岁,其膳食摄入数据是通过记录 7d 的进食情况而获得,同时收集体重变化、身体活动水平和其他健康相关信息,未服用营养素补充剂。

目的:判断王先生的营养素摄入量是否合理。

评价:尽管收集了几天的膳食数据,也很难确定能量平衡。可以通过王先生几天体重保持不变来判断其能量是充足的,这种方法比通过估计能量摄入量更直接。其他营养素通过计算王先生平均每日的实际摄入量与相应的 DRIs 比较,评价结果见表 3-2-6。

表 3-2-6　个体膳食评价示例

步骤	指标	有 EAR 的营养素/mg			步骤	有 AI 的营养/mg	
		维生素 B$_1$	维生素 B$_2$	钙		钾	锰
1	王先生 7 日平均摄入量	1.5	1.2	540	1	1 600[a]	5.2
2	RNI	1.4	1.4	800			
3	EAR	1.2	1.2	650			
4	D_{EAR}=7 日平均摄入量−EAR	0.3	0.0	−110			
5	$SD_{需要量}$[b]	0.12	0.12	65			
6	$SD_{个体内}$[c]	0.3	0.3	185	2	604	1.9
7	差异的标准差(SD_D)[d]	0.17	0.17	95.5			
8	Z_{EAR}[e]	1.82	0.0	−1.15			
	AI				3	2 000	4.5

续表

步骤	指标	有 EAR 的营养素/mg			步骤	有 AI 的营养/mg	
		维生素 B_1	维生素 B_2	钙		钾	锰
	D_{AI}=7 日平均摄入量–AI				4	–400	0.7
	Z_{AI}^{f}				5		0.97
9	评价(充足的信度)	大约95%	大约50%	约15%			大约70%
10	评价(定性)	可能是充足的	摄入量需要提高	摄入量需要提高	6	不评价	可能是充足的

注:[a] 摄入量低于 AI 不宜做出评价,如果摄入量不是 1 600mg,而是提高到 2 200mg,可以通过计算 Z 评分 $(2\,200-2\,000)/(604/\sqrt{7})=0.88$,基本可以认为王先生钾的摄入水平是适宜的。

[b] $SD_{需要量}$=EAR×CV(多数情况下,假设 CV=10%)

[c] 见表 3-2-1、表 3-2-2、表 3-2-3、表 3-2-4。

[d] $SD_D=\sqrt{\left(\dfrac{SD_{个体内}^2}{7}+SD_{需要量}^2\right)}$

[e] $Z_{EAR}=D_{EAR}/SD_D$,使用表 3-2-5 进行评价。

[f] $Z_{AI}=(D_{AI}/SD_{个体内})\times\sqrt{7}$

(四) 膳食评价中需要注意的问题

1. 膳食调查　评估能量以及各种营养素的摄入状态,需要比较膳食调查获得的摄入量和膳食营养素参考摄入量中各个指标所显示的数值。在实际应用中,应注意膳食调查的测量误差,即过低或过高报告以及日间变化问题。因此在实施膳食调查时,为确保更高的调查精度,需要充分考虑调查方法的标准化和精度管理问题。

从膳食调查结果推算能量和营养素摄入量时,需要借助食物成分表来完成。食物成分表中食物的营养素含量和实际调查的食品中所包含的营养素含量不一定相同,为此,利用食物成分表时,应充分考虑该误差的存在并灵活处理,包括烹调及其他加工方法所产生的影响[5]。

2. 身体状况调查　从能量管理的观点来看,身体状况中体重以及 BMI 是最重要的指标。体重变化与 BMI 变化相比,其数值变化大,因此,体重是较敏感的指标。

3. 临床检查　有时可以利用营养素缺乏的临床症状与生化检测,作为营养素摄入不足的指标。

二、个体膳食方案设计方法

为了保持和促进健康、预防膳食相关慢性病发生及其重症化而改善膳食时,为个体设计膳食首先需要根据膳食摄入状况进行评估,评价能量和营养素的摄入量是否适当。根据膳食评价结果,制定膳食改善计划,实施膳食改善,并进行验证。完成验证之后,需要再进行膳食评价。根据验证结果,完善改善计划和实施内容(图 3-2-1)。

为个体设计膳食包括设定适宜的营养素摄入目标和设计食物消费方案两个步骤,对于一般正常个体,设计达到 RNI 或 AI 并低于 UL 的膳食方案。对于某些营养素有特殊需要量

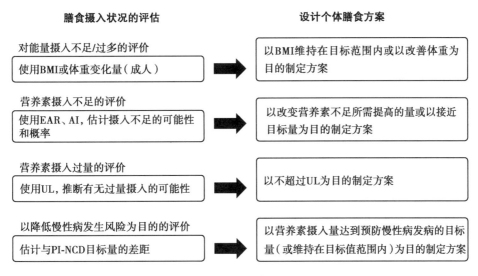

图 3-2-1　设计个体膳食方案的框架图

的个体,应针对特定营养素予以特殊考虑(图 3-2-2)。

（一）设定营养素摄入目标

为个体设计膳食时,应使用 RNI 或 AI 作为个体的摄入目标,因为达到这个目标时,个体摄入不足的可能性较低。同时在设定营养素摄入目标时应考虑使各种营养素的摄入量不超过 UL,都在安全摄入范围之内。

EAR 不是设计个体膳食的目标。如果所设计的膳食方案提供的营养素仅达到 EAR 水平,将有 50% 的概率不能满足个体的需要,这对个体来讲

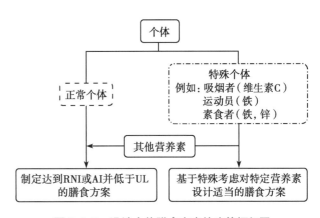

图 3-2-2　设计个体膳食方案的决策框架图

风险太大,是不能接受的。但能量的 EAR 就等于其 RNI,所以在设计膳食中能量摄入量时,建议用能量需要量(EER)作为参考值。还需要随时监测体重,根据体重的情况适时调整能量目标,保持适宜体重,调整膳食构成,使能量的来源分布合理[6]。

（二）设计膳食方案

将营养素摄入目标转化为相应的膳食方案时,常用的方法是以食物为基础的膳食指南作为依据,根据个体需要量的特殊性再进行适当调整。《中国居民膳食指南(2022)》中按照不同能量摄入水平,提供了各类食物的推荐量(表 3-2-7)。膳食指南提供的建议摄入量适用于一般健康成年人,是一个平均摄入量,无须每日都严格按照建议量摄入,在一段时间内,各类食物摄入量的平均值应当符合建议量,日常膳食基本遵循各类食物的比例。设计膳食方

表 3-2-7　不同能量摄入水平的建议食物摄入量

单位：g/d

食物种类	能量摄入水平（kcal·d⁻¹）										
	1 000	1 200	1 400	1 600	1 800	2 000	2 200	2 400	2 600	2 800	3 000
谷类	85	100	150	200	225	250	275	300	350	375	400
-全谷物	适量	适量	适量	50~150	50~150	50~150	50~150	50~150	125~200	125~200	125~200
薯类	适量	适量	适量	50	50	75	75	100	125	125	125
蔬菜ᵃ	200	250	300	300	400	450	450	500	500	500	600
水果	150	150	150	200	200	300	300	350	350	400	400
畜禽肉类	15	25	40	40	50	50	75	75	75	100	100
蛋类	20	25	25	40	40	50	50	50	50	50	50
水产品	15	20	40	40	50	50	75	75	75	100	125
乳制品	500	500	350	300	300	300	300	300	300	300	300
大豆和坚果	5	15	15	25	25	25	35	35	35	35	35
烹调用油	15~20	20~25	20~25	25	25	25	30	30	30	35	35
烹调用盐	<2	<3	<4	<5	<5	<5	<5	<5	<5	<5	<5

注：ᵃ 其中深色蔬菜占所有蔬菜的 1/2。

案时应按照同类互换、多样性原则进行调配[7]。

在经济发达国家,食品的营养成分标注比较规范,可利用食品标签来计划膳食。食品标签上的资料可用来估算宏量营养素的情况,但一般不会很好地反映微量营养素含量及其与当前的推荐摄入量的符合程度。多数情况下,设计个体膳食方案需要依靠详细的食物营养成分资料,如食物成分表[8]。

（三）验证膳食方案

完成膳食方案的设计后,应根据食物营养成分数据和 DRIs 复核所设计的膳食是否满足 RNI 和 AI,同时又不超过 UL 水平。不同地区还需要根据各地食物生产和供应的实际情况,调整各类食物中各种具体食物品种的搭配。在特定的情况下,也可使用强化食品或营养补充剂以保证特定营养素的供给。

（编著 何宇纳 蒋 燕 席元第 黄国伟）

（工作组 杨月欣 马冠生 马爱国 孙长颢 肖 荣）

第三节 评价和计划群体膳食

DRIs 可以用于评价和计划群体膳食。选取适当的 DRIs 参考值,对群体的膳食摄入状况进行评估,根据群体营养素摄入量的分布,估计人群中有摄入不足和摄入过量可能性的比例等。根据评估结果,以防止摄入不足和过量、预防慢性病发生为目的选择适当的 DRIs 参考值作为目标值,制定膳食改善计划。另外,为了达到体重和营养素的目标值,制定计划时还应同时考虑饮食行为、身体活动和生活方式等其他因素。

一、群体膳食营养素评价方法

评价群体营养素摄入量需要关注两个方面的问题。

（1）人群中可能有多大比例的个体对某种营养素的摄入量低于其需要量?

（2）有多大比例的个体日常摄入量很高,可能面临健康风险?

评价人群的营养素摄入量需要获得准确的膳食资料,调整个体本身摄入量变异的分布及影响因素,选择适当的 DRIs,并对结果进行正确解释。

人群中每个个体对某营养素的摄入量和需要量都彼此不同。如果知道人群中所有个体的日常摄入量和需要量,就可以直接算出摄入量低于其需要量的人数百分比,评估有多少个体摄入不足。但实际上经常无法获得精确的此类资料,只能用适当的统计学方法估算摄入不足的概率（图 3-3-1）。

总体而言,EAR 用以估测群体中摄入不足个体所占的比例;RNI 不用于评价群体的摄入量;平均摄入量达到或超过 AI 表明该人群摄入不足的概率很低;UL 用以估算人群中面临过量摄入健康风险的个体所占的比例。

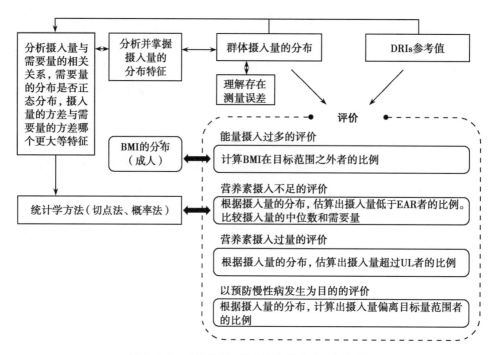

图 3-3-1　应用 DRIs 评价群体膳食理论框架图

（一）用 EAR 评价群体营养素摄入状况

1. 切点法　EAR 切点法要求营养素的摄入量和需要量之间不相关;需要量可以认为呈正态分布;摄入量的变异要大于需要量的变异。铁的需要量呈偏态分布,不适宜用 EAR 切点法。统一膳食的群体摄入量的变异较小,也不适宜用 EAR 切点法。根据现有知识,我们可以假定其他已制定 EAR 和 RNI 的营养素都符合上述条件,都可用本法进行评价[4]。EAR 切点法只需简单计数在观测人群中有多少个体的日常摄入量低于 EAR,这些个体在人群中的比例就等于该人群摄入不足个体的比例(图 3-3-2)。

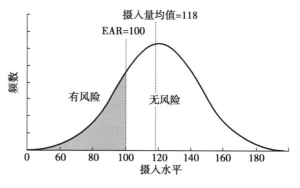

图 3-3-2　EAR 切点法评价群体膳食

2. 概率法　这是一种把需要量分布和摄入量分布结合起来的统计学方法,该方法产生一个估算值,表明有多大比例的个体面临摄入不足的风险。组内摄入量和需要量不相关或极少相关时,这种方法的效果较好。此法的概念很简单,即摄入量极低时摄入不足的概率很高,而摄入量很高时摄入不足的概率可以忽略不计。实际上,得到人群需要量的分布资料(中位数、变异度及其分布形态)后,其摄入不足的概率可以通过每一摄入水平的平均危险度加权计算求得。所以,概率法将两种分布结合在一起:需要量分布提供每一摄入水平的摄入不足危险度;日常摄入量分布提供群内各不同摄入水平及其频数[8]。

为了计算每一摄入水平的摄入不足危险度,应知道需要量分布的平均值(EAR)或需要量中位数、变异度及其分布形态。未制定 EAR 的营养素不能用概率法来估测摄入不足人群风险比例。

如图 3-3-3 所示,人群平均摄入量略高于 EAR 的情况,EAR=100;平均摄入量=115;两条曲线有相当部分重叠,一些个体存在摄入不足的风险(阴影部分),另一些个体不存在。当摄入量=115,摄入不足的概率为 25%;当摄入量=110,摄入不足的概率为 35%;当摄入量=100(平均需要量)时,摄入不足的概率为 50%;当摄入量=80,摄入不足的概率为 85%。

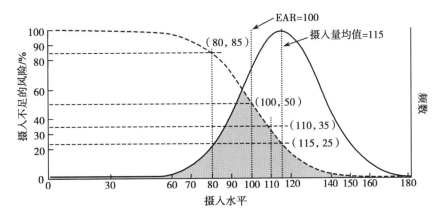

图 3-3-3　EAR 概率法评价群体膳食

(二) 用 AI 评价群体营养素摄入状况

当人群的营养素平均摄入量等于或大于该人群的 AI 时,可认为人群中发生摄入不足的概率很低(以制定 AI 所用营养指标为依据进行判断)。在各种营养素的主体报告中对每一营养素 AI 的来源及选用的评估标准均已有具体说明。当平均摄入量在 AI 以下时,无法判断群体摄入不足的程度。不宜使用平均摄入量达到 AI 百分比,或低于 AI 的人数比例来比较两组人群的摄入水平。

(三) 用 UL 评价群体营养素摄入状况

使用 UL 评价营养素摄入状况时,对于某些营养素,需要准确获得各种来源的摄入总量,对于另一些营养素,只需考虑强化、补充和作为药物的摄入量。可以根据日常摄入量的分布来确定摄入量超过 UL 者所占的比例,日常摄入量超过 UL 的个体可能面临健康风险。

通常,根据日常摄入量超过 UL 的资料来定量评估一般人群的健康风险是困难的,因为在推导 UL 时使用了不确定系数。这说明相关的营养素摄入量资料、健康危害的剂量-反应关系、由动物实验资料外推的过程、健康危害作用的严重程度以及人群的敏感性差异等方面均可能有一定程度的不准确性。所以,当前只能把 UL 作为安全摄入量的切点来使用,必须取得更多准确的人体研究资料之后,才有可能比较有把握地预测摄入量超过 UL 所带来的危害。

（四）对能量和宏量营养素摄入的评价

能量摄入量与 EER 存在相关性,需要量较高的个体摄入量也较高。如采用切点法计算摄入不足的人数会出现高估。因此切点法和概率法均不适合用来评价能量摄入。要评价能量是否充足,可按身高别体重、BMI 或其他人体测量学指标。

碳水化合物日常摄入量超出推荐范围（AMDR）的人群,可能处于罹患慢性病或必需营养素缺乏的风险之中。脂肪摄入量高于 AMDR 推荐范围上限的人,有肥胖及其并发症发生的危险[2]。

（五）衡量群体营养素摄入水平的指标

1. 人群日常摄入量（usual intake） 不管采用何种方法来评估群体中营养素摄入不足的状况,日常摄入量的分布资料都是必不可少的。这种摄入量分布资料被称为"日常摄入量分布"或"调整的摄入量分布"。要获得人群日常摄入量分布,必须对观测摄入量进行调整,以排除个体摄入量的每日间差异（个体内差异）。经过调整后的日常摄入量分布能更好地反映个体间的差异。要调整摄入量分布,至少要调查一个有代表性的亚人群,而且至少有两个独立调查日的膳食资料,或者至少有连续三天的膳食资料。即使样本人群每人只有一天的膳食资料,仍有可能对观察摄入量个体内差异进行调整。如果摄入量的分布没有适当调整（包括个体内差异调整和调查有关因素如访谈方法、询问顺序等的调整）,则不论用上述的哪种方法,均难以正确估测摄入不足的流行情况。

目前国际上比较常用的调整方法是美国国家研究委员会（NRC）和爱荷华州立大学（ISU）的方法[9]。图 3-3-4 是应用 ISU 的方法调整维生素 B_6 的摄入量,可以看出调整后获得的日常摄入量与 1 日摄入量的曲线有很大差别。如使用调查 1 日的膳食摄入量,人群中摄入量不足的百分率约为 37%；如果使用调整后的日常摄入量,则摄入不足的比例为 23%。14% 的差异是由于使用摄入量调整的方法排除个体

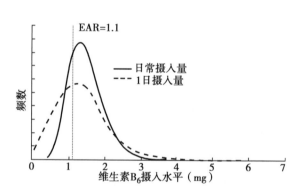

图 3-3-4 维生素 B_6 摄入量的调整曲线

内差异。故当人群平均摄入量大于或低于 EAR,如果不调整摄入量,会导致高估或低估人群中摄入不足的比例。

2. 描述人群膳食营养素摄入水平的方法 对人群日常营养素摄入量的描述性分析可以通过计算均数、中位数、分布的百分位数来表述。

由于不同年龄和不同性别人群需要量不同,有的研究人员在进行描述性分析时使用摄入量占 RNI（或 AI）的百分比。这种方法是不正确的,很容易造成错误解释,不能用于评价营养素摄入是否充足[9]。

二、计划群体膳食方案的方法

为群体计划膳食的目的是确定一个营养素日常摄入量的分布,在这一分布状态下群体摄入不足或过量的概率都很低。为人群计划膳食的方法随人群的特征不同而异,主要考虑该人群是一个相对均匀的群体(如年龄、性别、身体活动状况等比较一致),还是一个由若干营养素需要量可能不同的亚人群组成的群体。

为不同特征的群体计划膳食的方法见图 3-3-5。

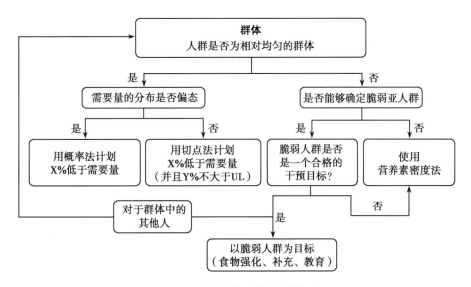

图 3-3-5　计划群体膳食的决策框架图

(一) 为均匀性群体计划膳食

计划群体膳食方案需要的步骤包括:确定膳食方案的目标;设置"目标日常营养素摄入量分布";编制食谱;评估计划膳食的结果。

1. 确定膳食方案的目标

(1)制定 EAR 和 UL 的营养素:允许 2%~3% 的个体有摄入不足的风险,另有 2%~3% 的个体有摄入过量的风险。

(2)制定 AI 的营养素:设置人群摄入量的中位数等于 AI 值。

(3)能量:选择该人群的 EER。

(4)宏量营养素:按照 AI 或 AMDR 设定蛋白质、脂肪各自提供的能量百分比。

(5)制定 PI-NCD 的营养素:设置膳食相关慢性病易感人群的摄入量达到 PI-NCD。

2. 设置"目标日常营养素摄入量分布"　设置"目标日常营养素摄入量分布(target usual nutrient intake distribution)"的目的是使摄入量达到所确定的目标,即能保证这一群体中在绝大多数情况下摄入不足和过多的概率都很低。对于有 EAR 和 UL 的营养素,绝大多数可用群体中摄入量低于 EAR 的个体所占比例表示摄入不足的概率,用摄入量超过 UL 的个体所占的比例表示摄入量过多的概率。对于有 EAR 的营养素,应用 EAR 作为切点来计算摄入不足的概率,除铁以外,都是合适的。铁的需要量不是正态分布的,必须利用已有的铁需要量分布的资料来计算摄入不足的概率[6]。

（1）"目标日常营养素摄入量分布"的概念:"目标日常营养素摄入量分布",也可称营养素摄入量期望分布。当前实际的营养素摄入量分布资料,一般不可能刚好处于满足确定的计划目标位置(图 3-3-6A),所以计划者必须把其上移或下移,也就是要加上或减去一定量的营养素,使经过处理后的摄入量分布状态能满足所确定的计划目标。这个经过调整的、处于正确位置的摄入量分布即"目标日常营养素摄入量分布"(图 3-3-6B)。

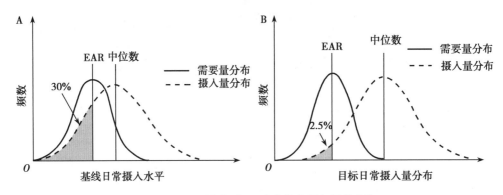

图 3-3-6　设置"目标日常营养素摄入量分布"

为了设置"目标日常营养素摄入量分布",需要使用相关人群的日常营养素摄入量分布资料。如果计划人员没有该人群的摄入量分布资料,则需要借用类似群体的摄入量分布资料来设计一个摄入量分布的资料。

（2）设置"目标日常营养素摄入量分布"

1）人群营养素摄入量为正态分布:当验证日常摄入量为正态分布后,很容易确定目标日常营养素摄入量分布。目标日常营养素摄入量分布的中位数=EAR+$Z \times SD$ 日常摄入量(Z 为曲线下低于目标百分位的面积),表 3-3-1 为不同的不充足风险水平对应的 Z 值表。

表 3-3-1　不充足风险水平对应的 Z 值表

可接受的有不充足风险的人群比例/%	Z 值	可接受的有不充足风险的人群比例/%	Z 值
0.05	3.27	3.0	1.88
0.5	2.57	5.0	1.65
1.0	2.33	10.0	1.28
1.5	2.17	15.0	1.03
2.0	2.05	25.0	0.68
2.5	1.96	50.0	0.00

群体计划膳食举例 1：如图 3-3-7，假设 EAR 为 50 单位，*SD* 日常摄入量为 18 单位，若希望人群中有不充足风险的比例不超过 2.5%，则日常营养素摄入量的中位数应达到 86 单位（$50+1.96 \times 18 \approx 86$）。

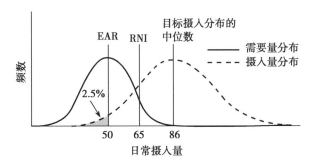

图 3-3-7　设置目标营养素摄入量分布

2）人群营养素摄入量为非正态分布：人群营养素摄入量分布极少有正态分布，不可能根据平均值和标准差来确定其分布状态，所以一般都需要了解营养素摄入量的百分位数分布。首先要确定可接受的摄入不充足的人群比例（如 2%~3%），然后规划一个日常摄入量的分布，使得摄入量不充足（低于 EAR）的人群比例达到预期值。

群体计划膳食举例 2：表 3-3-2 为一组 9~11 岁女孩锌日常摄入量的分布。该人群的现况为 10% 的人群摄入量低于 EAR，第 3 百分位数摄入量 6.3mg，第 99 百分位数摄入量为 15.5mg。假定期望目标为 3% 的人群摄入量低于 EAR（7mg），第 99 百分位数摄入量不超过 UL（23mg），现况与目标的差距 7-6.3=0.7mg。当前的摄入量分布向上移动 0.7mg，可以实现 3% 的女孩摄入量低于 EAR。第 99 百分位数上移 0.7mg 后为 16.2mg，低于 UL。

表 3-3-2　一组 9~11 岁女孩锌日常摄入量的分布

百分位数	锌摄入量/mg	百分位数	锌摄入量/mg
1	6.0	25	8.1
2	6.1	50	9.4
3	6.3	95	13.5
5	6.5	99	15.5
10	7.1		

注：平均摄入量=9.6mg，中位数=9.4mg。

"目标日常营养素摄入量分布"的中位数可以用来作为编制食谱的基点或基本依据，假定摄入量分布的形态不因计划过程而改变，"目标日常营养素摄入量分布"的中位数应该是当前摄入量分布的中位数加上（或减去）一个量，这个量是为了达到"目标日常营养素摄入量分布"需要移动的量[3]。如表 3-3-2 中 9~11 岁女孩锌摄入量的举例，该需要移动的量是每天加上 0.7mg,女孩当前摄入量的中位数是 9.4mg,所以"目标日常营养素摄入量分布"的中位数应该是(9.4+0.7)mg,即 10.1mg。

3. 编制食谱 在每一种关注的营养素都已经设置出一个"目标日常营养素摄入量分布"以后,就需要完成膳食方案(食谱)的编制。

(1)确定食谱的营养素含量目标:一般可以用"目标日常营养素摄入量分布"的中位数作为食谱中营养素含量的目标。食谱的营养素含量应该设计得比较富余,因为在绝大多数集体供餐的条件下,食物并没有被全部摄入,因此营养素的实际摄入量都要低于食谱所提供的营养素含量。

在确定食谱的时候,必须对所有观察的营养素都设立一个目标。对于只有 AI 的营养素,可以直接用 AI 作为目标,食谱的营养素含量应能达到消费人群的 AI 值。

确定食谱的能量含量目标,需要计算人群 EER 或当前能量摄入量分布的平均值。同时必须进行体重监测。

(2)设计食谱:在所有营养素目标设定完成以后,需要把营养素目标转变成食物的摄入量。一般可以利用膳食指南(如《中国居民膳食指南》和《平衡膳食宝塔》)制定食谱搭配或结构,然后再根据食物营养成分数据复查编制的食谱是否满足了 RNI 和 AI,又不超过 UL 水平。另外还可以参考已经出版的或用过的一些食谱,选择那些提供的营养素大概能够达到适宜摄入水平的食谱作为参考。如果市场上已经有规范的食物营养标签,可利用食物营养标签计划膳食。

通常食谱设计人员需要考虑各地食物生产和供应的实际情况,挑选《平衡膳食宝塔》所列举的各类食物中各种具体食物品种。在特定的情况下,也可能需要用强化食品,甚至用一些营养补充剂来保证特定营养素的供给[7]。

4. 评估计划膳食的结果 这一过程需要根据"群体膳食营养素评价方法"中的内容,判定是否达到了计划的目标。计划的目的是使该人群中摄入不足的概率不超过设定的百分数,因此必须进行评估来判定这个最基本的要求是否得到了满足。计划膳食是一个多环节的连续性的工作过程,有许多因素能够影响结果的可靠性,因此必须根据评估的结果对计划进行相应的修改。

(二)为不均匀的群体计划膳食

如果群体中对营养素或/和能量的需要量是不一致的,可用简单营养素密度法(nutrient density approach)和目标营养素密度分布法(target nutrient density distribution approach)计划膳食方案。

1. 简单营养素密度法 营养素密度(nutrient density)是一种食物或膳食中所含有营养素及其提供的能量比,表示为每 1 000kcal 的营养素重量单位数。

首先在全人群中确定一个营养素摄入目标中位数与平均能量需要量之比最高的亚人群,用该亚人群的营养素摄入量目标中位数作为计划此不均匀人群食谱的营养素密度目标,应确保其他人群的营养素摄入量不超过 UL[3]。

群体计划举例 3：表 3-3-3 为一组男女混合人群计划维生素 C 目标，在该群体中，男性维生素 C 的营养素密度目标为 52mg/1 000kcal，女性为 64mg/1 000kcal，在制定全人群的维生素 C 目标时应选择较高的值，即 64mg/1 000kcal。

表 3-3-3　计划男女混合人群的维生素 C 目标

	男性	女性	全人群
摄入量的目标中位数	138mg/d	116mg/d	
能量需要量	2 600kcal/d	1 800kcal/d	
营养素密度	52mg/1 000kcal	64mg/1 000kcal	
目标			64mg/1 000kcal

2. 目标营养素密度分布法　简单营养素密度法没有考虑人群内营养密度需要的实际分布状态。美国学者提出为不均匀人群进行计划的新方法，把每个亚人群的日常营养素摄入量的目标分布和日常能量摄入量分布相结合，得到用密度表示的日常营养素摄入量的目标分布，比较每一个亚人群的摄入量密度目标中位数，找出最高的营养素密度中位数，设定为整个人群的计划目标[9]。

目标营养素密度分布法还需要进一步研究，使用目标营养素密度分布法计划膳食是一种新的尝试，尚缺乏经验，需要在实践中总结。

3. 为群体计划膳食的注意事项　在计划膳食的工作中，无论用简单的营养素密度法还是目标营养素密度分布法，每种营养素的计划过程都要重复操作一次，而且设计食谱满足这些营养目标也需要按照上述步骤一一进行。

根据需要量最高的亚人群来确定摄入量中位数有可能大大超过其他亚人群的需要。在需要量较低的亚人群中，可能超过了有些成员的可耐受最高摄入量，计划者必须考虑到这种危险性。在这种情况下更为适宜的方式是采用营养教育或营养素补充的途径来满足需要量最高的亚人群的需要[9]。

（编著　何宇纳　蒋　燕　荣　爽　杨月欣）

（工作组　黄国伟　张立实　丁钢强　常翠青　杨晓光）

第四节　在其他方面的应用

DRIs 不仅对于评价和计划个体和群体的膳食营养起重要作用，而且可以在社会生产和生活的诸多领域得到应用。国家的许多与营养健康状况改善有关的政策、标准、法规的制定，临床营养中为患者设计膳食计划，食品企业研发营养相关的食品等均须以 DRIs 为依据。

一、在制定营养政策中的应用

任何营养政策制定都是为了保证人群的营养需求,使人群尽可能达到营养素参考摄入量,并有足够的储备量,保持人体健康状态。因此,营养政策制定都会直接或间接地应用DRIs,作为发展方向或预期达到的目标。

2017年国务院下发的《国民营养计划(2017—2030年)》将全国人均每日食盐摄入量降低20%列入主要目标,并提出开展以"三减三健"(减盐、减油、减糖,健康口腔、健康体重、健康骨骼)为重点的专项行动,这一目标和策略的制定是依据中国居民膳食盐和钠摄入状况,以 DRIs 中钠的 PI-NCD 为目标而制定的。

国家食物与营养咨询委员会受国务院委托,先后制定了《九十年代中国食物结构改革与发展纲要》《中国食物与营养发展纲要(2001—2010年)》《中国食物与营养发展纲要(2014—2020年)》以及《中国食物与营养发展纲要(2021—2035年)》,对中国农业生产、食品加工和消费起到了重要的引领作用。上述"纲要"的起草都是根据中国居民 DRIs 中有关营养素的推荐量,并考虑我国目前的食物消费模式,推算出我国粮食、肉类、奶类、蔬菜等各类食物在未来一段时期内的需求量,以便指导食物生产的合理发展。如2014—2020年的"纲要"中指出到2020年的"营养与摄入量目标",全国人均每日摄入能量2 200~2 300kcal,其中谷类食物供能比不低于50%,脂肪供能比不高于30%,人均每日蛋白质摄入量78g,其中优质蛋白质比例占45%,以及维生素和矿物质等微量营养素摄入量基本达到居民健康需求。上述目标制定均以 DRIs 为科学依据。

二、在制定《中国居民膳食指南》中的应用

《中国居民膳食指南》是基于营养学原理、紧密结合我国居民膳食消费情况和营养实际状况、指导大众合理饮食的通俗读物。膳食指南是以食物为基础制定的文件,如何通过食物搭配满足营养素的需求,需要按照 DRIs 来确定。《中国居民膳食指南》中包括了具有中国特色的"平衡膳食宝塔"。该宝塔将食物分为五大类,而且为每类食物列出了推荐的摄入量。这些食物的摄入量,是根据 DRIs 推荐的营养素摄入量换算而来。因此可以说《中国居民膳食指南》和平衡膳食宝塔的制定过程就是 DRIs 在中国人群膳食评价和膳食计划应用的范例。

此外,《中国居民膳食指南》还依据 DRIs 指出了中国居民容易缺乏的部分营养素,以及平均摄入量与膳食参考摄入量之间的差距,并在膳食指南中对如何提高其摄入量给予了明确指导。例如,《中国居民膳食指南科学研究报告(2021)》[10]指出,2015年我国居民钙的平均摄入量为356.3mg/标准人日,距离钙的摄入量目标800mg/d 相差甚远。为了改善我国居民钙营养状况,《中国居民膳食指南(2022)》建议每人每天饮奶300g,也可食用其他相当量的奶制品,可获得约300mg 钙;还建议每日食用相当于50g 黄豆的豆制品,约可得到180mg 的钙,这样再加上膳食中来源于其他食物的钙就基本达到了 DRIs 提出的推荐量。因此,DRIs 是制定膳食指南的依据和目标,膳食指南则是指导居民通过合理膳食达到营养素

参考摄入量的工具或方法,指导我国居民营养状况的改善。

三、在制定食品营养标准中的应用

国家食品标准特别是食品安全国家标准,如营养强化剂、有关营养配方食品以及营养素补充剂等标准,都涉及人体每日营养素需要量,因此在制定中均以 DRIs 作为基本依据。

（一）婴幼儿食品标准的制定

婴幼儿是生理功能最脆弱的人群之一,特别是对于不能得到母乳喂养的婴儿,婴幼儿配方食品是其唯一的营养来源,其质量、营养和安全关系着婴幼儿的健康。

根据《中华人民共和国食品安全法》的要求,我国原卫生部会同有关部门,制定并发布了系列婴幼儿食品安全国家标准,包括 GB 10765—2021《食品安全国家标准　婴儿配方食品》、GB 10767—2010《食品安全国家标准　较大婴儿和幼儿配方食品》、GB 10769—2010《食品安全国家标准　婴幼儿谷类辅助食品》、GB 10770—2010《食品安全国家标准　婴幼儿罐装辅助食品》等,上述各项标准都是以 DRIs 为基础,结合食品生产实际情况并参考国外资料而制定的。这些产品标准要求各项营养素含量既要满足婴幼儿的适宜摄入量（AI）/推荐摄入量（RNI）,又不能超过可耐受最高摄入量（UL）,为婴幼儿提供全面而均衡的营养。

（二）营养强化剂使用标准的修订

《中华人民共和国食品安全法》第二十一条明确规定,"食品安全风险评估结果是制定、修订食品安全标准和对食品安全实施监督管理的科学依据"。食品安全标准的制定、修订应该基于风险评估的结果,这对保障人民健康、保证标准的科学合理有重要的指导意义。

根据《中华人民共和国食品安全法》的要求,我国卫生部门修改并发布了 GB 14880—2012《食品安全国家标准　食品营养强化剂使用标准》。作为一项强制性基础标准,该修订后的标准在风险评估的基础上,根据我国居民 DRIs 和国外先进的数学模型,对以往批准强化的各种营养素的强化量进行了风险评估,对部分强化后存在风险（部分人群摄入量可能超过其 UL 值）的营养素,下调了其强化量上限值。该标准已于 2013 年 1 月 1 日起正式实施,对科学、合理管理和规范强化食品的生产和经营起到了关键作用。

（三）营养标签通则的制定

食品营养标签是向消费者提供食品营养信息和特性的说明,也是消费者直观了解食品营养组分、特征的有效方式。根据《中华人民共和国食品安全法》有关规定,我国卫生部门在参考国际食品法典委员会（Codex Alimentarius Commission,CAC）和国内外管理经验的基础上,组织制定并发布了 GB 28050—2011《食品安全国家标准　预包装食品营养标签通则》,（以下简称"营养标签通则"）,于 2013 年 1 月 1 日起正式实施。

营养标签通则的特点之一就是要求在标签上标示任何营养成分含量值时,都必须同时标示该含量值占营养素参考值（NRV）的百分比。NRV 是专用于食品营养标签上,比较食品营养成分含量高低的一组参考值。NRV 中这些数值的制定依据就是 RNI 和 AI。

四、在临床营养中的应用

DRIs 的适用对象主要是健康人群。另外,也适用于一些患有慢性病(如轻度高血压、血脂异常、糖尿病前期等),但能正常生活,并没有实施特定的膳食限制或膳食治疗需求的患者。其中 AMDR、PI-NCD 和 SPL 对于某些疾病高风险人群的膳食指导尤为重要。

将 DRIs 用于疾病患者时,可以根据下述三种情况决定使用方法。

1. 以治疗为目的的疾病,病情对能量和营养素的摄入量有特殊要求,应当以该种疾病相关的治疗原则为前提制定膳食营养方案,而不宜直接使用 DRIs 作为此类患者的营养治疗依据。

2. 虽然以治疗为目的,但是病情不需要考虑特殊的能量和营养素摄入量,应当以 DRIs 为基础制定其膳食营养方案。

3. 为了预防疾病而不以治疗为目的,应以 DRIs 为基础设计膳食营养方案。

以往我国住院患者的配餐都是临床营养专业人员根据其疾病状况和营养需要,按照食物成分表计算各营养素的量,配制成相应的膳食或制定食谱,以满足患者良好营养状况和疾病康复的需要。

随着临床患者需求的增加,临床配餐无论从技术上还是数量上,都已远远不能满足患者的需要,而需要发展工业化方式生产的针对临床患者的特殊食品。

为了适应这种发展趋势,目前我国已经制定并发布了针对 1 岁以下婴儿食用的 GB 25596—2010《食品安全国家标准 特殊医学用途婴儿配方食品通则》,包含了早产儿、低体重儿、乳糖不耐受者、氨基酸代谢障碍等疾病或代谢障碍患者类别。另外,已经制定针对 1 岁以上婴儿和成人食用的 GB 29922—2013《食品安全国家标准 特殊医学用途配方食品通则》。这类食品的定义是"为了满足进食受限、消化吸收障碍、代谢紊乱或特定疾病状态人群对营养素或膳食的特殊需要,专门加工配制而成的配方食品"。

在上述两类标准的制定中,各营养素的基本含量要求均以中国居民 DRIs 为基础,提出产品中各营养素的限量值,使产品既满足临床患者的营养需求,又不会出现过量的风险。同时允许根据特定疾病的情况对营养素含量进行调整,以满足目标人群的特殊需求。

五、在研发和评审营养食品中的应用

随着我国经济水平的发展,居民的膳食需求已经从食品的数量向质量转变,因此食品企业在研发新产品时也对营养给予充分的关注。满足不同人群各种营养素的需要量已经成为食品企业在研发、生产、销售过程中的重要目标,DRIs 也成为产品研发的重要指南。

国家卫生健康委员会、国家食品药品监督管理部门对食品企业从事的营养食品研发生产等活动,特别是对维生素、矿物质的强化产品,也需要根据 DRIs 进行审批。例如中国保健食品的审评,2005 年国家食品药品监督管理局印发《营养素补充剂申报与审评规定(试行)》(国食药监注〔2005〕202 号)中,对各营养素的每日摄入量有明确要求,即"适宜人群为孕妇、乳母以及 18 岁以下人群的,其维生素、矿物质每日推荐摄入量应控制在我国该人群该种营养素推荐摄入量(RNI 或 AI)的 1/3~2/3 水平",同样,适用于其他人群的补充剂产品中营养素的含量要求,也是在参考我国居民营养素参考摄入量的基础上确定的。

对于食品营养强化剂的使用也是 DRIs 应用的重要方面。随着食品工业的发展,越来越多的营养素和生物活性物质被添加到食品中,其行政许可的工作也越来越重要。目前,要求新添加的物质以及扩大使用范围、使用量均须考虑满足 RNI/AI 的程度和安全性(添加量与 UL 的关系)等,也体现了 DRIs 在产品研发中的重要价值。

(编著　席元第　张立实　黄国伟)

(工作组　丁钢强　常翠青　李　铎　王友发　杨晓光)

参 考 文 献

[1] 中国营养学会. 中国居民膳食营养素参考摄入量(2013 版)[M]. 北京:科学出版社,2014.

[2] Institute of Medicine. Dietary reference intakes for energy,carbohydrate,fiber,fat,fatty acids,cholesterol, protein,and amino acids [M]. Washington,DC:The National Academy Press,2005.

[3] Institute of Medicine. Dietary Reference Intakes:applications in dietary assessment [M]. Washington,DC: National Academies Press,2000.

[4] Institute of Medicine. Dietary reference intakes:The essential guide to nutrient requirements [M]. Washington,DC:The National Academies Press,2006.

[5] SASAKI S. Dietary Reference Intakes(DRIs)in Japan [J]. Asia Pac J Clin Nutr,2008,17(S2):420-444.

[6] BARR S I. Applications of Dietary Reference Intakes in dietary assessment and planning [J]. Appl Physiol Nutr Metab,2006,31(1):66-73.

[7] 中国营养学会. 中国居民膳食指南(2022)[M]. 北京:人民卫生出版社,2022.

[8] EFSA Panel on Dietetic Products,Nutrition,and Allergies. Scientific opinion on principles for deriving and applying Dietary Reference Values [J]. EFSA Journal,2010,8(3):1458.

[9] Institute of Medicine.The development of DRIs 1994-2004:Lessons learned and new challenges-workshop summary [M]. Washington,DC:The National Academies Press. 2008.

[10] 中国营养学会. 中国居民膳食指南科学研究报告(2021)[M]. 北京:人民卫生出版社,2021.

第四章

国外膳食营养素参考摄入量的
历史与发展

第一节　国际组织研究推进

联合国粮食及农业组织（Food and Agriculture Organization，FAO）和世界卫生组织（World Health Organization，WHO）以及欧盟均为各成员国提供了诸多膳食营养素参考摄入量建议，并为各国营养与食品领域的法律规范及政策制定提供了参考。

一、FAO 和 WHO 的膳食营养素参考摄入量

1973 年，FAO 与 WHO 联合发布了《人体蛋白质和能量需要量建议报告》[1]，是国际组织关于人体营养需要量的最早建议，并于 1985 年对蛋白质、能量的需要量进行了修订，随后陆续发布了有关脂肪、微量元素、碳水化合物的报告。2000 年 FAO 和 WHO 决定重新修订人类能量需要量，并于 2004—2010 年间陆续更新了能量、蛋白质、碳水化合物、叶酸、铁以及脂肪等营养素膳食参考摄入量的报告。

2010 年，WHO 正式成立营养指南专家咨询小组（Nutrition Guidance Expert Advisory Group，NUGAG），致力于更新预防慢性非传染性疾病的膳食摄入量相关证据，包括糖摄入对肥胖和龋齿发生风险的影响，钠和钾摄入对心血管疾病（cardiovascular diseases，CVD）发生风险的影响，以及饱和脂肪酸和反式脂肪酸摄入对 CVD 发生风险的影响等。

2012 年 WHO 指南评审委员会发布了 *WHO Handbook for Guideline Development* [2]，该手册提供了指南制定过程中的原则和程序，保证了指南制定过程中的一致性和标准化。同年，NUGAG 根据 *WHO Handbook for Guideline Development* 中的程序，采用了建议评估、制定和评价的分级（grading of recommendations assessment，development and evaluation，GRADE），评估了最新循证医学证据的等级，并根据证据等级提出相应的建议，提出能够降低成年人和儿童慢性非传染性疾病发生风险的钠、钾以及糖的推荐摄入量。随后，NUGAG 还发布了钠、钾两种矿物质以及关于糖的推荐摄入量指南[3-5]。目前 NUGAG 正在审查脂肪、碳水化合物等营养素的参考摄入量，对推动营养素参考摄入量研究进展起到

了积极作用。

二、欧盟的膳食营养素参考摄入量

欧洲经济共同体食品科学委员会（Scientific Committee for Food of EEC，SCF）自 1993 年发布能量和营养素的膳食参考值（dietary reference values，DRVs）[6]后，又进行了多次修订。欧盟各成员国中部分国家采纳了欧盟的建议，也有部分国家针对本国居民特点，制定了相应的建议值。1993 年以后，应欧盟成员国的建议，欧盟委员会要求欧盟食品安全委员会（European Food Safety Authority，EFSA）成立膳食参考值专门工作组。EFSA 建议增加适宜摄入量（adequate intake，AI）和宏量营养素参考摄入范围（reference intake ranges for macronutrients，RI）两个参数。

2009 年 9 月，EFSA 组织欧盟各成员国对修订意见稿进行讨论，并将征求的公众意见及各成员国的意见发布于 EFSA 网站以促进参考值的修订和完善。EFSA 于 2010 年发表《关于制定和应用 DRVs 的科学见解》，内容涉及制定和应用 DRVs 的一般原则[7]，并于同年 3 月发表了碳水化合物、膳食纤维和脂肪的 DRVs，同时针对不同人群提出了水的 AI。随后陆续发布了其他营养素的 DRVs。2018 年，EFSA 发布了 DRVs 汇总报告[8]，汇总了自 2010 年以来的 34 项科学意见，概述了 2010—2018 年 EFSA 对 14 种维生素与 15 种矿物质的科学修订结果。截至 2023 年，EFSA 又更新了钠、氯化物、硒、糖以及众多维生素和矿物质的 DRVs。

（编著　荣　爽　黄国伟　席元第）

（工作组　李　铎　王友发　陈　雁）

第二节　美欧国家的膳食营养素参考摄入量

从 20 世纪上半叶开始，众多美欧国家陆续发布了各自的膳食营养素参考摄入量建议。从早期的单一营养素参考摄入量建议，到一系列参考值，目前各国还提出了与慢性病风险相关的膳食营养素建议参考值。

一、美国和加拿大的膳食营养素参考摄入量

1941 年，美国开始进行膳食相关研究，以应对战争和经济萧条导致的饥饿和营养不良。美国国家研究委员会（National Research Council）于 1943 年提出了膳食营养素供给量（recommended dietary allowances，RDA）的概念，并针对能量、蛋白质、维生素及矿物质给出了相应建议，以此作为食品救济工作的基础。至 1989 年，RDA 共进行了九次修订，纳入 27 种营养素。加拿大营养委员会（Canadian Council on Nutrition）1938 年颁布了第一个膳食标准作为膳食摄入的评价基础，之后进行了四次修订，并于 1983 年更名为加拿大居民的推荐

营养素摄入量（recommended nutrient intakes for Canadians，RNIs）。

1995 年起，美国和加拿大两国的营养专家组成了膳食营养素参考摄入量（dietary reference intakes，DRIs）科学评价委员会，共同对多个营养素的参考摄入量进行修订，使用统一的 DRIs 参考值。1997 年，美国医学研究所（Institute of Medicine，IOM）发表第一份 DRIs[9]，1997—2005 年相继发表了其他 5 份 DRIs 相关出版物。2006 年，DRIs 科学评价委员会对于膳食营养素参考摄入量的前期工作成果进行了汇总，发布了《营养需求基本指南》合集[10]，这标志着美国和加拿大 DRIs 的工作框架基本形成。2010 年，新的科学证据表明钙和维生素 D 与骨骼健康、跌倒风险有关，且维生素 D 和健康结局之间存在摄入量-反应关系。DRIs 科学评价委员会又重新修订了钙和维生素 D 两种必需营养素的参考摄入量[11]，这是 1997 年以来科学评价委员会第一次对已发表的建议进行审查。

近年来，为了扩大营养素审查范围，美国和加拿大 DRIs 科学评价委员会提出了制定和修订营养素参考摄入量的提名程序，优先选定需要制定或修订 DRIs 的营养素。基于慢性病关联的科学证据（例如，随着饮食钠的摄入减少，人体血压随之降低；随机对照干预试验表明，摄入 ω-3 多不饱和脂肪酸能够改善儿童的视觉功能、降低成年人血压及心血管疾病发生风险；关于维生素 E 的新证据表明，维生素 E 与红细胞溶血相关），专家组进行营养证据再评估，最终提名了钠、ω-3 多不饱和脂肪酸、维生素 E 和镁 4 种营养素。

经过讨论，DRIs 科学评价委员会提出了三个有关慢性病终点的问题：①在 DRIs 修订中，如何选择和使用适当的慢性病终点指标？②在使用慢性病终点时，如何恰当地使用摄入量-反应关系？③在未来 DRIs 修订中，是否继续纳入慢性病终点？为解决这些关键问题，2017 年 DRIs 科学评价委员会发表了《基于慢性病制定膳食营养素参考摄入量的指导原则》，为如何建立含有与慢性病发生风险关系的 DRIs 提供指导。根据指导原则，DRIs 科学评价委员会最终决定对钠的 DRIs 进行审查，此外，考虑到钠和钾在生物学上的相互作用，同样也对钾的 DRIs 进行审查。因此，2019 年发布了经修订后的钠和钾 DRIs[12]。

独立的系统评价是更新 DRIs 过程中的重要部分，美国卫生保健和质量管理局（Agency for Healthcare Research and Quality，AHRQ）对现有证据进行深入审查，评估了有关膳食钠和钾摄入与高血压、心血管疾病（CVD）和肾脏疾病以及全因死亡发生风险的证据。因此，《基于慢性病制定膳食营养素参考摄入量的指导原则》与 AHRQ 系统审查结果共同作为钠和钾 DRIs 审查的重要指导。本次修订还增加了降低慢性病风险的参考摄入量（chronic disease risk reduction intake，CDRR），这也是美国和加拿大第一次将与慢性病相关的营养素摄入量相关内容纳入 DRIs 的修订框架中。在基于慢性病的证据研究中发现，膳食钠摄入量与 CVD、高血压之间存在因果关系，且摄入量-反应关系的证据达到中等到高强度。通过以上综合考量，委员会建议将成年人膳食钠的 CDRR 值设为低于 2 300mg/d；而钾因为证据不足，目前无法设定 CDRR 值。

综上，美国和加拿大通过成立 DRIs 科学评价委员会，共同制定和调整膳食营养素参考摄入量的修订方案，确定了与慢性病相关的膳食营养素参考摄入量指导原则。这些文件为制定和修订膳食营养素参考摄入量提供了规范化程序,并为如何充分考虑与慢性病相关的膳食营养素及科学设置参考摄入量提供了依据。

二、英国的膳食营养素参考摄入量

英国公共卫生部于 1979 年发布了本国的膳食营养素参考摄入量[13],即推荐每日营养素摄入量(recommended daily amounts,RDA)。20 世纪 80 年代后期,工作组认识到原先的 RDA 定义不清,常被误用于个体膳食评价,因此提出了新的建议。1991 年,英国公共卫生部食物和营养政策医学委员会(the Committee on Medical Aspects of Food and Nutrition Policy,COMA)决定用膳食参考值(dietary reference values,DRVs)取代 RDA[14],DRVs 采用三个新的术语来表达不同水平的参考值:平均需要量(estimated average requirement,EAR)表示某人群平均的需要量;营养素参考摄入量(reference nutrient intake,RNI)表示摄入量在此水平几乎可以肯定是适宜的;营养素参考摄入量最低参考值(lower reference nutrient intake,LRNI)表示摄入量低于此水平几乎可以肯定对大多数个体是不适宜的。在当时,英国成为第一个试图为每一种营养素制定一套参考值的国家,这些膳食参考值也影响了当时其他国家的 DRIs 概念形成和修订工作。

1994 年,在高盐摄入与高血压关联证据的基础上,COMA 建议减少人群的平均食盐摄入量至每天 6g。膳食参考值的修订工作从 2000 年开始由营养科学咨询委员会(the Scientific Advisory Committee on Nutrition,SACN)负责。2012 年 SACN 发布了包括 1 岁以下婴儿、1~18 岁儿童和青少年、19 岁及以上成年人以及孕妇、乳母的能量参考值[15]。2015 年,SACN 发布了《碳水化合物与健康》,报告集中分析了 1990 年至 2012 年 6 月间的前瞻性队列研究和随机对照试验的人群研究证据,总结了各类碳水化合物,主要包括糖和含糖食物及饮料、淀粉和淀粉基食物、膳食纤维等碳水化合物与心血管、结直肠和口腔健康的关系[16]。

2016 年,SACN 发布了《维生素 D 与健康》,研究发现文献中维生素 D 与非肌肉骨骼健康的关系不一致。因此,SACN 基于文献中维生素 D 与肌肉骨骼健康的关系,设定了 4 岁及以上人群维生素 D 的 RNI 为 $10\mu g/d$[17]。

2016 年英国公共卫生部根据 COMA 和 SACN 的建议发表了对 1~18 岁和 19 岁及以上居民膳食能量和营养素参考摄入量政府建议(government dietary recommendation,GDR)[18]。2016 年的报告对过去 25 年各种营养素的建议值进行了汇总,增加了对游离糖、膳食纤维、盐以及成年人维生素 D 膳食参考摄入量的规定;并对婴幼儿的年龄分层进行合并简化,分为 0~1 岁、2~3 岁和 4~6 岁;老年人则增加了年龄分层,分为 65~74 岁和 75 岁及以上。

三、其他欧洲国家膳食营养素参考摄入量

北欧国家(丹麦、芬兰、冰岛、挪威和瑞典)在制定膳食营养素参考摄入量建议方面有几十年的合作。1980 年发布了第一版《北欧营养建议》(*Nordic Nutrition Recommendations*,*NNR*),此后每 8 年修订一次。第 5 版 *NNR* 于 2013 年 10 月发布,主要对 2 岁以上儿童、成

年人及 75 岁以上老年人维生素 D 的参考摄入量范围(recommended intakes,RI),成年人硒的 RI 值,以及 65 岁以上老年人蛋白质 RI 值进行了修订,同时强调了脂肪和碳水化合物的质量以及膳食来源,更多地强调了饮食模式和食物类别在预防膳食相关慢性病方面的作用[19]。第 6 版 NNR 预计于 2023 年 6 月预计发布,除更新能量、宏量营养素和微量营养素推荐之外,还将为国家的食物与膳食指南、超重与肥胖以及可持续性和环境问题开发循证平台。

法国于 1981 年首次使用推荐的膳食营养素供给量(recommended dietary allowances,RDAs)。其后在 1992 年和 2003 年对 RDAs 进行了两次修订。2001 年,法国发布了一些脂肪酸的 RDAs。同年 3 月,在法国食品安全局的要求下成立了食盐工作小组,对逐步减少加工食品中盐的可行性进行评价,并于 2002 年发布食盐评价和建议报告。2006 年,对一些脂肪酸的 RDAs 进行了修订。2016 年,法国食品、职业和环境健康与安全局(French Agency for Food,Occupational and Environmental Health & Safety,ANSES)在国家健康和营养计划(Programme National Nutrition Santé,PNNS)项目的支持下,对水、能量、维生素(维生素 A、维生素 B_1、维生素 B_2、烟酸、泛酸、维生素 B_6、维生素 B_9、维生素 B_{12}、维生素 C、维生素 D、维生素 E)和矿物质(钙、铁、碘、镁、锌、铜、硒、锰、磷、钾、钠)的 RDA 进行了修订[20]。

2000 年,德国、奥地利和瑞士营养学会共同探讨膳食营养素摄入量参考值,并于 2002 年发布英文第一版,其名称缩写为 "D-A-CH Reference Values",D 代表德国,A 代表奥地利,CH 代表瑞士。"D-A-CH Reference Values" 是一个营养素摄入量参考值的集合,设定这些营养素参考值的目的是维持和促进健康和生活质量,有助于防止营养摄入不足特定疾病(如佝偻病、维生素 C 缺乏病、糙皮病)和摄入不足的症状(如皮炎、眼或脑疾病),也避免能量或某些营养素摄入过量。自 2012 年开始,D-A-CH 营养学会陆续更新修订能量和营养素的 "Reference Values"。截至 2020 年,分别修订了维生素 D、钙、叶酸、维生素 C、硒、能量、维生素 B_1、维生素 B_2、烟酸、钾、钠、维生素 B_{12}、蛋白质、锌、维生素 B_6[21]。

荷兰食物与营养协会 1989 年发布了荷兰的营养素推荐供给量建议,1992 年发布了荷兰的膳食营养素参考值(dietary reference values,DRVs),仍以预防营养摄入不足病为主要目标。荷兰卫生部 DRIs 委员会于 2000 年发布了钙、维生素 D、维生素 B_1、维生素 B_2、烟酸、泛酸和生物素的 DRVs。2001 年,该委员会发布了能量以及蛋白质、脂肪和易消化的碳水化合物的 DRVs。荷兰卫生委员会(Health Council of the Netherlands,HCN)2018 年修订了本国的维生素、矿物质参考摄入量,部分采纳欧盟的参考值[22]。此次修订要点及流程有三个重要讨论的问题:①基于荷兰不同于欧洲其他国家的特定营养环境,可以直接照搬欧盟的参考值吗? ②是否应排除欧盟关于某种特定营养素的科学证据? ③部分参考值是否与荷兰现行版本的值相差超过 10% 或更多? 基于这三个条件被选出的营养素如氟、维生素 B_6、叶酸、维生素 B_{12}、维生素 C、维生素 D、铜和锌等未采纳欧盟建议值,在本国科学家的共同努力下,对这些营养素做出了与欧盟不同的推荐值。

(编著 荣 爽 李 程 汪求真 张立实)

(工作组 王友发 李 铎 韩军花 黄承钰)

第三节 亚洲国家的膳食营养素参考摄入量

自 1970 年以来,一些亚洲国家陆续制定发布了本国的推荐膳食营养素参考摄入量。多数国家是基于国际组织并参考欧美国家的推荐膳食营养素参考摄入量,制定和修订本国的指南和建议。

一、日本的膳食营养素参考摄入量

日本于 1970 年由营养食物学会和营养师协会首次发布了日本人的营养需要量(RDAs),此后每 5 年修订一次。在 1999 年第 6 版 RDAs 中将营养需要量更名为膳食摄入标准。2005 年由厚生劳动省发布了第 7 版并改名为 DRIs-J(Dietary Reference Intakes for Japanese,DRIs-J)[23]。DRIs-J 是为健康的个体和群体制定,目的是维持和促进健康、预防生活方式相关疾病:一方面预防能量或营养素摄入不足所导致的营养摄入不足疾病;另一方面预防不良生活方式及能量和营养素摄入过量所导致的相关疾病。DRIs-J 包括 5 项内容,即平均需要量(estimated average requirement,EAR)、膳食营养素推荐供给量(recommended dietary allowance,RDA)、适宜摄入量(adequate intake,AI)、可耐受最高摄入量(tolerable upper intake level,UL)和预防生活方式相关疾病目标量(tentative dietary goal for preventing lifestyle-related diseases,DG)。DG 第一次提出是在 2010 年,最初的目的在于日本人生活方式相关疾病的"一级预防",并首次提出成人胆固醇摄入的疑问;针对日本人口老龄化情况,从 2015 版 DRIs-J 开始,生活方式相关疾病的重症化预防也被包含在 DRIs-J 的范围内,从此开始对"发病预防"和"重症化预防"分别进行研究。

2020 版 DRIs-J 在此基础上还考虑了老年人的营养不良与虚弱[24]。另外,在关于生活方式相关疾病重症化预防中,2020 版 DRIs-J 在 2015 版的基础上重新纳入了关于胆固醇摄入量的建议。研究表明,血脂异常人群胆固醇摄入过量会增加心血管疾病发生风险。许多流行病学研究中没有观察到胆固醇摄入量与心肌梗死等心血管疾病的发生率及死亡率之间的显著关联;同时,在干预胆固醇摄入量的试验中也没有观察到明确的阈值,因此,从预防生活方式相关疾病的观念出发,健康人群的 DG 值暂不改变;但在血脂异常人群中,由于胆固醇摄入量的变化与疾病人群血液中胆固醇的变化显著相关,为了防止血脂异常疾病的加重,胆固醇摄入量建议控制在 200mg/d 以内。

二、韩国的膳食推荐营养素参考摄入量

韩国推荐营养素供给量(KRDA)最初由联合国粮农组织韩国事务所于 1962 年发表,并定期修订。韩国营养学会(Koreans Nutrition Society,KNS)在 1995 年和 2000 年分别负责发布第 6 次和第 7 次 KRDA 的修订。

2005 年 11 月举办的"营养素参考摄入量-国家和国际展望"国际研讨会上正式发布第一版韩国居民营养素参考摄入量（dietary reference intakes for Koreans，KDRIs），包括蛋白质、必需氨基酸和微量营养素的平均需要量（EAR）、建议摄入量（RI）、适宜摄入量（AI）和可耐受的最高摄入量（UL），估计能量需要量（EER）和宏量营养素可接受范围（AMDR）。

2010 年，《国民营养管理法》发布，国民的营养健康有了国家标准。此后 KDRIs 每 5 年更新一次科学研究结果。2020 年发布了修订版《国民营养管理法》并发布了第二版 KDRIs[25]，本次修订设定了 CDRR。

三、其他亚洲国家的膳食营养素参考摄入量

菲律宾于 1941 年首次制定了 RDAs，并于 1947—2002 年间先后进行了数次修订。2015 版菲律宾膳食参考摄入量（2015 PDRI）[26]包括：①估计平均需要量（EAR）;②推荐能量摄入/推荐营养摄入量（REI/RNI）;③适宜摄入量（AI）;④可耐受最高摄入量（UL）;⑤宏量营养素可接受范围（AMDR）。

1944 年，印度研究基金协会营养咨询委员会（Nutrition Advisory Committee，NAC），即现在的印度医学研究理事会（Indian Council of Medical Research，ICMR）第一次尝试定义营养需求和理想的膳食营养摄入量，并于 1958—2008 年先后进行了修订，2010 发布了 RDAs，2020 年发布了 RDAs 2020 修订版[27]。

泰国于 1973 年创建了第一个泰国每日膳食营养素参考摄入量，1989 年和 2003 年进行了两次修订。2020 年发布了最新版本泰国膳食营养素参考摄入量[28]。

马来西亚的 RDA 于 1975 年由卫生部部长签发，2005 年发布了修订后的膳食营养素推荐标准 RNI，2017 年由国家食品和营养协调委员会发布了最新版本的 RNI[29]。

综合分析各国 DRIs 发展历程，早期大都来自学术团体组织，逐渐发展为国家卫生健康管理部门组织发布;膳食营养素参考摄入量多从能量和维生素开始，逐渐发展扩充至多种营养素和食物;推荐的内容从开始的单一推荐值逐渐扩展到多个，再渐渐加入降低慢性病风险的思考。所有的变化都来源于营养科学的发展和科学证据的不断充实。

（编著 蒋 燕 荣 爽 黄国伟）

（工作组 韩军花 苏宜香 郭俊生 程义勇）

参 考 文 献

[1] Food and Agriculture Organization of the United Nations，World Health Organization. Energy and protein requirements：report of a joint FAO-WHO ad hoc expert committee［R］. Geneva：World Health Organ，1973.

[2] World Health Organization. WHO handbook for guideline development［M］. Geneva：World Health Organization，2012.

[3] World Health Organization. Guideline：potassium intake for adults and children［M］. Geneva：World Health

Organization,2012.

［4］World Health Organization. Guideline:sodium intake for adults and children［M］. Geneva:World Health Organization,2012.

［5］World Health Organization. Guideline:sugars intake for adults and children［M］. Geneva:World Health Organization,2015.

［6］Scientific Committee for Food. Nutrient and energy intakes for the European Community［R］. SCF Reports,1993.

［7］EFSA Panel on Dietetic Products,Nutrition and Allergies. Scientific opinion on principles for deriving and applying dietary reference values［S］. EFSA Supporting Publications,2010.

［8］EFSA Panel on Dietetic Products,Nutrition and Allergies. Dietary reference values for nutrients summary report［S］. EFSA Supporting Publications,2017.

［9］Institute of Medicine. Dietary reference intakes for calcium,phosphorus,magnesium,vitamin D,and fluoride［S］. Washington,DC:The National Academies Press,1997.

［10］Institute of Medicine. Dietary reference intakes:the essential guide to nutrient requirements［Z］. Washington,DC:The National Academies Press,2006.

［11］Institute of Medicine. Dietary reference intakes for calcium and vitamin D［Z］. Washington,DC:The National Academies Press,2011.

［12］Institute of Medicine. Dietary reference intakes for sodium and potassium［Z］. Washington,DC:The National Academies Press,2019.

［13］Committee on Medical Aspects of Food and Nutrition Policy. Recommended daily amounts of food energy and nutrients for groups of people in the UK［Z］. COMA,1979.

［14］Committee on Medical Aspects of Food and Nutrition Policy. Dietary reference values-a guide［Z］. COMA,1991.

［15］Scientific Advisory Committee on Nutrition. Dietary reference values for energy［Z］. The Stationery Office. London:SACN,2011.

［16］Scientific Advisory Committee on Nutrition. Carbohydrates and health［R］. London:SACN,2015.

［17］Scientific Advisory Committee on Nutrition. Vitamin D and health［R］. London:SACN,2016.

［18］Nutrition Science Team. Government recommendations for energy and nutrients for males and females aged 1-18 years and 19+ years［S］. Public Health England,2016.

［19］LAMBERG-ALLARDT C,BRUSTAD M,MEYER H E,et al. Vitamin D-a systematic literature review for the 5th edition of the Nordic Nutrition Recommendations［Z］. Finland,2013.

［20］French Agency for Food,Occupational and Environmental Health & Safety. "Update of PNNS benchmarks:development of nutritional references."［M］. Maisons-Alfort:ANSES,2016:196.

［21］JUNGERT A,LINSEISEN J,WAGNER K H,et al. Revised D-A-CH reference values for the intake of vitamin B$_6$［J］. Ann Nutr Metab,2020,76（4）:213-222.

［22］Health Council of the Netherlands. Dietary reference values for vitamins and minerals for adults［M］. The Hague:Health Council of the Netherlands,2018.

［23］厚生労働省. 日本人の食事摂取基準［M］. 東京:厚生労働省,2005.

［24］厚生労働省. 日本人の食事摂取基準（2020年版）［M］. 東京:厚生労働省,2020.

[25] Minister of Health and Welfare, Korean Nutrition Society. Dietary reference intakes for Koreans [M]. Seoul: KNS, 2020.

[26] Food and Nutrition Research Institute. Philippine dietary reference intakes [M]. Manila: Food and Nutrition Research Institute, 2015.

[27] International Life Science Institute-India. Eating right for a healthy you [M]. New Delhi: ILSI-India, 2019.

[28] Nutritionist of the Ministry of Health. Dietary reference intake for Thais [M]. Bangkok: NMH, 2020.

[29] National Coordinating Committee on Food and Nutrition. Recommended nutrient intakes for Malaysia [M]. Putrajaya: Ministry of Health Malaysia, 2017.

第二篇
能量与营养素

第五章

能　量

机体需要能量维持生命活动,包括细胞代谢、神经传导、呼吸、循环及肌肉收缩和维持体温恒定等。在生命活动中伴随的能量释放、转移和利用被称为能量代谢(energy metabolism)。

1780 年,Lavoisier 用量热法测量了哺乳动物的热量产生,提出动物体内代谢消耗的氧气 O_2 量与体外燃烧相同有机物质时的耗氧量相同,并证明了呼吸过程中需消耗 O_2 并产生二氧化碳(CO_2),从此对呼吸生理和能量代谢的机制有了正确的认识。1842 年德国化学家 Liebig 首次提出碳水化合物、脂肪和蛋白质同样可以被机体氧化,纠正了 Lavoisier 认为只有碳和氢可以被氧化的观点。19 世纪后期,德国生理学家 Voit 和德国化学家 Pettenkofer 建成了能进行人体试验的"呼吸室",可准确地测量食物的摄入和排泄、O_2 的消耗、CO_2 和热的产生等,精确测定了人体的能量需要。1892 年美国农业化学家 Atwater 和物理学教授 Rose 研制了一台 Atwater-Rose 热量计,使测量不同食物的热值成为可能。20 世纪初,测定呼吸时消耗和排出气体的分析仪诞生,使气体代谢的研究方法取得飞速进展。在 20 世纪 80 年代"双标水"技术的应用,开创了人体自由活动能量消耗测定新手段。

制定膳食能量 DRIs 需要考虑不同年龄和生理特点人群的需求,因此,对成年人、老年人、孕妇和乳母、儿童青少年以及婴儿的能量 DRIs 须分别给予推荐。

成年人(包括老年人)的能量需要量(EER)采用要因加算法进行计算,公式为 EER=基础代谢率(BMR)×身体活动水平(PAL)。18~49 岁年龄组采用中国体重正常人群实测数值推算 BMR,公式为:BMR(kcal/d)=14.52W–155.88S+565.79〔W:体重(kg);S:性别(男=0,女=1)〕。50~64 岁、65~74 岁和 75 岁及以上三个年龄组的 BMR(kcal/d)较 18~49 岁组分别下调 5%、7.5% 和 10%。对于身体活动水平(PAL),采用中国正常体重人群实测 PAL 的均值和标准差计算,Ⅰ、Ⅱ和Ⅲ级分别为 1.40、1.70 和 2.00。儿童青少年的能量推荐同样采用要因加算法,其生长发育需要的能量(additional energy,AE)也须作为要因加以考虑,公式为:EER=BMR×PAL+AE,其中 BMR(kcal/d)采用 Henry 身高体重参数的预测公式,PAL 值参考日本 2020 版膳食能量 DRIs,AE 值用 PAL 增加 1% 估算。孕妇的额外能量需求基于体重的增加和组织增长,按孕期增加体重总计 11kg 分别计算孕妇各期蛋白质和脂肪的累积值,孕妇体重增加的能量消耗值使用本次 18~49 岁女性低强度身体活动水平的 EER 值,孕中期和孕晚期能量额外增加推荐值分别为 250kcal/d 和 400kcal/d,比 2013 版分别降低 50kcal/d;以中国母乳成分数据中母乳能量值为基础估算分泌乳汁的能量需要,乳母额外增加推荐值为 400kcal/d,比 2013 版降低 100kcal/d;婴儿各月龄体重增长值参考卫生行业标准 WS/T 423—2022《7 岁以下儿童生长标准》,估算 0~6 月龄婴儿的 EER 与 2013 版一致,7~12 月龄婴儿比 2013 版降低 5kcal/(kg·d)。

按照年龄段和不同 PAL 水平,中国居民膳食能量需要量见表 5-0-1 和表 5-0-2。

表 5-0-1 中国男性膳食能量需要量(EER)

PAL	I级		II级		III级	
年龄/生理阶段	MJ/d	kcal/d	MJ/d	kcal/d	MJ/d	kcal/d
0 岁~	—		0.38MJ/(kg·d)	90kcal/(kg·d)	—	
0.5 岁~	—		0.31MJ/(kg·d)	75kcal/(kg·d)	—	
1 岁~	—		3.77	900	—	
2 岁~	—		4.60	1 100	—	
3 岁~	—		5.23	1 250	—	
4 岁~	—		5.44	1 300	—	
5 岁~	—		5.86	1 400	—	
6 岁~	5.86	1 400	6.69	1 600	7.53	1 800
7 岁~	6.28	1 500	7.11	1 700	7.95	1 900
8 岁~	6.69	1 600	7.74	1 850	8.79	2 100
9 岁~	7.11	1 700	8.16	1 950	9.20	2 200
10 岁~	7.53	1 800	8.58	2 050	9.62	2 300
11 岁~	7.95	1 900	9.20	2 200	10.25	2 450
12 岁~	9.62	2 300	10.88	2 600	12.13	2 900
15 岁~	10.88	2 600	12.34	2 950	13.81	3 300
18 岁~	9.00	2 150	10.67	2 550	12.55	3 000
30 岁~	8.58	2 050	10.46	2 500	12.34	2 950
50 岁~	8.16	1 950	10.04	2 400	11.72	2 800
65 岁~	7.95	1 900	9.62	2 300	—	—
75 岁~	7.53	1 800	9.20	2 200	—	—

注:PAL 值:Ⅰ、Ⅱ和Ⅲ分别代表低强度身体活动水平、中等强度身体活动水平和高强度身体活动水平。

表 5-0-2   中国女性膳食能量需要量（EER）

PAL	Ⅰ级		Ⅱ级		Ⅲ级	
年龄/生理阶段	MJ/d	kcal/d	MJ/d	kcal/d	MJ/d	kcal/d
0 岁~	—		0.38MJ/（kg·d）	90kcal/（kg·d）	—	
0.5 岁~	—		0.31MJ/（kg·d）	75kcal/（kg·d）	—	
1 岁~	—		3.35	800	—	
2 岁~	—		4.18	1 000	—	
3 岁~	—		4.81	1 150	—	
4 岁~	—		5.23	1 250	—	
5 岁~	—		5.44	1 300	—	
6 岁~	5.44	1 300	6.07	1 450	6.90	1 650
7 岁~	5.65	1 350	6.49	1 550	7.32	1 750
8 岁~	6.07	1 450	7.11	1 700	7.95	1 900
9 岁~	6.49	1 550	7.53	1 800	8.37	2 000
10 岁~	6.90	1 650	7.95	1 900	8.79	2 100
11 岁~	7.32	1 750	8.37	2 000	9.41	2 250
12 岁~	8.16	1 950	9.20	2 200	10.25	2 450
15 岁~	8.79	2 100	9.83	2 350	11.09	2 650
18 岁~	7.11	1 700	8.79	2 100	10.25	2 450
30 岁~	7.11	1 700	8.58	2 050	10.04	2 400
50 岁~	6.69	1 600	8.16	1 950	9.62	2 300
65 岁~	6.49	1 550	7.74	1 850	—	—
75 岁~	6.28	1 500	7.32	1 750	—	—
孕早期	+0	+0	+0	+0	+0	+0
孕中期	+1.05	+250	+1.05	+250	+1.05	+250
孕晚期	+1.67	+400	+1.67	+400	+1.67	+400
乳母	+1.67	+400	+1.67	+400	+1.67	+400

注：PAL 值：Ⅰ、Ⅱ和Ⅲ分别代表低强度身体活动水平、中等强度身体活动水平和高强度身体活动水平。

1~17 岁的Ⅱ级 PAL 值分别为：1~2 岁：1.35；3~5 岁：1.45；6~7 岁：1.55；8~9 岁：1.60；10~11 岁：1.65；12~14 岁：1.70；15~17 岁：1.75。6~17 岁的Ⅰ级和Ⅲ级 PAL 值分别在本年龄段Ⅱ级 PAL 值的基础上减和加 0.20。18~64 岁：Ⅰ级 PAL 值为 1.40，Ⅱ级 PAL 值为 1.70，Ⅲ级 PAL 值为 2.00；65 岁及以上Ⅰ级 PAL 值为 1.40，Ⅱ级 PAL 值为 1.70。

"+"表示在相应年龄阶段的成年女性需要量基础上增加的需要量。

第一节　人体的能量来源

　　食物中蕴藏的化学能是人体能量的唯一来源。食物中可提供能量的物质主要为碳水化合物、脂肪和蛋白质，它们又被称为产能营养素，经过生物氧化，生成三磷酸腺苷（ATP），供给机体能量。食物在体外充分燃烧时产生的能量为食物含有的总能量（gross energy，GE），但是在体内，产能营养素并不会被完全消化和吸收，且蛋白质在体内氧化不全，因此食物中的 GE 也并不能全部被人体所利用。食物在体内氧化产生的能量用代谢能（metabolizable energy，ME）来表示，是 GE 减去粪便、尿液、大肠发酵产生气体的能量及从体表排出的能量。每克碳水化合物、脂肪及蛋白质在体内氧化产生的能量值称为能量系数，是以 ME 来计算的。

　　碳水化合物因组成及糖苷键的数目不同，其 GE 有所差别，范围为 15.6kJ/g 至 18.0kJ/g，FAO/WHO/UNU 建议[1]，当碳水化合物以单糖当量表示时，应使用 16kJ/g（3.8kcal/g）的能量系数，而对于食物中的总碳水化合物，应使用 17kJ/g（4.0kcal/g）作为能量系数，这是食物中不同形式碳水化合物的估计平均值。

　　脂肪产生的能量因甘油三酯中脂肪酸的链长和饱和程度不同也有所不同。由于膳食脂肪是包含不同脂肪酸的混合物，这些差异可被忽略，膳食脂肪的消化率约为 95%，因此，膳食脂肪的能量系数定为 37kJ/g（9.0kcal/g），即等于脂肪 GE 的 95%。

　　蛋白质在体内氧化时不如体外燃烧完全，最终产物除了二氧化碳和水外，还有尿素、尿酸、肌酐和氨等含氮物质，再加上不同蛋白质在体内的消化率不同，如豆类蛋白质消化率约为 78%，而动物类蛋白质消化率约为 97%，因此，蛋白质在体内的 ME 比体外燃烧产生的能量要低。由于膳食中通常既含有动物蛋白质又含有植物蛋白质，因此，膳食蛋白能量系数依据二者的平均值定为 17kJ/g（4.0kcal/g）。

　　此外，每克酒精在体内产生的能量约为 29kJ（7.0kcal）；每克不可利用的碳水化合物（膳食纤维）在体内产生的能量约为 8.4kJ（2.0kcal），每克有机酸体内产生的能量约为 13kJ/g（3kcal/g）[1]。

　　综上所述，油脂类属于能量密度最高的食物。动物性食物中，畜禽肉类因含脂肪较高，能量密度亦比较高；其次是鱼虾类；液态奶因含水量高，能量密度最低。植物性食物中，谷物及杂豆类因含水量低，能量密度相对较高；蔬菜水果中通常含水量比较高，是能量密度较低的食物。

　　根据中国人的膳食特点和饮食习惯，特别是为了预防 NCD，65 岁以下成年人膳食中碳水化合物、脂肪和蛋白质所提供的能量范围应分别为总能量的 50%~65%、20%~30% 和 10%~20%；65 岁及以上老年人分别为 50%~65%、20%~30% 及 15%~20%。婴幼儿时期的食物以液态为主，为满足其快速生长的能量需要，膳食脂肪供能比相应较高，4 岁以后脂肪的供能与成人相同，不宜超过总能量的 30%。

第二节 人体的能量消耗

成年人的能量消耗主要包括基础代谢、身体活动和食物热效应三方面。对于孕妇,还应包括胎儿的生长发育及母体子宫、胎盘、乳房等组织的增长和体脂储备等能量需要。对于乳母,应包括合成、分泌乳汁需要的能量。对于婴儿和儿童青少年,需加上生长发育的能量需要。

一、基础代谢及其影响因素

(一) 基础代谢

基础代谢(basal metabolism)是维持人体最基本生命活动所必需的能量消耗,是人体能量消耗的主要部分,占人体总能量消耗的45%~70%。FAO/WHO对基础代谢的定义为经过10~12小时空腹和良好的睡眠,清醒仰卧,恒温条件下(一般为22~26℃),无任何身体活动和紧张的思维活动,全身肌肉放松时所需的能量消耗,此时机体处于维持最基本的生命活动状态,能量消耗仅用于维持体温、心跳、呼吸、各器官组织和细胞功能等最基本的生命活动[2-3]。

基础代谢的水平用基础代谢率(basal metabolic rate,BMR)来表示,指机体处于基础代谢状态下,单位时间内的能量代谢量。BMR的常用单位有两类,一类为单位时间内每千克体重(或每平方米体表面积)的能量消耗,用 $kJ/(kg \cdot h)$、$kJ/(m^2 \cdot h)$ 或 $kcal/(kg \cdot h)$、$kcal/(m^2 \cdot h)$ 表示;另一类是单位时间内个体的能量消耗,用 MJ/d 或 kcal/d 表示。

由于测定基础代谢的条件很严格,很多研究用静息代谢(resting metabolism)代替基础代谢。静息代谢是一种与基础代谢很接近的代谢状态,在测定中仅省略摄入食物这个条件,测定过程要求全身处于休息状态,与测定基础代谢相同,但不是空腹,而是在进食的2~4小时后测量。此时机体仍在进行着若干正常的消化活动,这种状态比较接近于人们正常生活中处于休息的状态,在这种条件下测出的代谢率,称为静息代谢率(resting metabolic rate,RMR)。RMR与BMR相差小于10%。

(二) 影响基础代谢的因素

1. 体型和机体构成 体表面积越大,散发的热量越多。此外,人体瘦体重(lean body mass,LBM)是代谢活性组织,指人体除脂肪组织以外的骨骼、肌肉、内脏器官及神经、血管等成分的质量),其消耗的能量占基础代谢的70%~80%。而脂肪组织相对惰性,消耗的能量明显低于LBM。因此,瘦高的人基础代谢高于矮胖的人,除了前者的体表面积大之外,其LBM大也是重要原因。对于群体,平均体重对基础代谢的贡献远大于身高。

2. 年龄 婴儿、儿童和青少年生长发育快,体内合成代谢旺盛,其BMR相对较高。成年后,随着年龄的增长,基础代谢水平逐渐下降,30岁后BMR每10年下降1%~2%,67岁后,每10年下降3%~5%。

3. 性别　女性 LBM 质量所占比例低于男性,脂肪的比例高于男性,故其 BMR 比男性低。孕期妇女因需要合成新组织,BMR 增加。

4. 内分泌　许多激素对细胞代谢起调节作用,当内分泌腺(包括甲状腺、肾上腺等)分泌异常时,可影响 BMR。

5. 应激状态　一切应激状态,如发热、创伤、心理应激等均可使 BMR 升高。

此外,气候、睡眠、情绪、身体活动水平等因素都可能影响基础代谢。

二、身体活动

除基础代谢外,身体活动(physical activity)消耗的能量是影响人体总能量消耗最重要的部分,一般占总能量消耗的 25%~50%。身体活动主要分为职业活动、交通活动、家务活动和休闲活动等。人体能量需要量的不同主要是由身体活动水平的不同所致。如静态或低强度身体活动者,其身体活动的能量消耗约为基础代谢的三分之一,而高强度身体活动者如运动员,其总能量消耗可达到基础代谢的 2 倍或以上。

三、食物热效应

食物热效应(thermic effect of food,TEF)又称食物特殊动力作用(specific dynamic action,SDA),为人体摄食过程引起的额外能量消耗,是指在摄食后人体对营养素发生的一系列消化、吸收、合成、代谢转化过程中所消耗的能量。不同营养素的 TEF 也有差别,一般碳水化合物为 5%~10%,脂肪为 0~5%,而蛋白质最高,为 20%~30%[4]。成年人摄入混合膳食,每日由于 TEF 而额外增加的能量消耗,相当于总能量消耗的 10%。

四、生长发育

婴儿、儿童和青少年的生长发育需要能量,这些能量主要包括两方面:一是合成新组织所需的能量,二是储存在这些新组织中的能量。婴儿期生长发育所需的能量占总能量的比例最大,0~3 月龄约占总能量需要的 35%(第 1 个月约为 40%),4~6 月龄降到约 17.5%,至 12 月龄时降到总能量需要量的 3%,2 岁时约为 2%。青少年期生长发育所需能量占总能量需要量的 1% 左右。

五、妊娠

怀孕期间,胎儿、胎盘的增长和母体组织(如子宫、乳房、脂肪储存等)的增加需要额外的能量,此外也需要额外的能量维持这些增加的组织的代谢。

六、哺乳

哺乳期能量消耗的增加由两部分组成:一是乳汁中含有的能量,二是分泌乳汁所需要的能量。营养良好的乳母哺乳期所需要的能量部分可来源于孕期储存的脂肪。

第三节 能量消耗的测定

人体能量消耗的测定是估算能量需要量的关键。从 1985 年开始,WHO 建议各国应尽可能以实际测定的能量消耗量数据为基础,来确定人体的能量需要量。FAO/WHO/UNU 2004 年的报告提出要运用不同的方法进行测定,以获得人体能量消耗及相应的消耗模式方面的信息,从而为制定不同身体活动模式人群的能量需要量提供基础数据[2]。

一、直接测热法

机体的能量代谢伴随着氧气的消耗、二氧化碳的生成及热量的释放。通过检测机体向环境释放的热量,可以直接获得机体的能量消耗情况,这种方法称为直接测热法(direct calorimetry)。直接测热法是测量能量消耗最准确的方法,其原理是在隔热的条件下,测量机体能量代谢过程中散发的热能,包括辐射热、传导热、对流热及呼吸和皮肤产生的蒸发热,利用呼吸室(respiration chamber)来完成对能量的测量。呼吸室是特制的密封隔热的小房间,使用灵敏的温度仪测量进入和流出气体的温差,同时测定受试者身体的温度变化,根据总能量的变动,可求出受试者在特定时间内总能量的消耗[5]。

直接测热法的局限是密封隔热房间的空间有限,受试者的活动受到限制,因为如果扩大空间,获得的能量测量数据会有很大的延迟。因此其应用受到限制,一般只能测量几个小时的能量消耗。

二、间接测热法

通过检测机体氧气的消耗、二氧化碳的生成量,并利用相关公式计算获得机体的能量消耗,这种方法称为间接测热法(indirect calorimetry)。

间接测热法的原理是,根据定比定律,三大产能营养素在氧化反应时,消耗氧气的量(VO_2)与生成二氧化碳的量(VCO_2)呈一定的比例关系。不同营养素在生物氧化时所释放的能量为其生物热价。利用三大营养素的定比关系及其生物热价,可以计算机体的能量消耗状况。

Weir 公式是根据三大营养素氧化时 VCO_2 与 VO_2 的定比关系及生物热价推算出的,用来计算测量时间内能量消耗(energy expenditure,EE)的公式。该公式如下。

$$EE(kcal)=3.941 \times VO_2(L)+1.106 \times VCO_2(L)-2.17 \times UN(g)$$

如果受条件限制,不能收集尿液测定尿氮量(UN),则可使用简化的公式如下。

$$EE(kcal)=3.9 \times VO_2(L)+1.1 \times VCO_2(L)$$

间接测热法主要有以下几种方法。

(一) 代谢室法

代谢室(metabolic chamber)为一个密闭的小屋,房间的面积可达 6~7m²。组成系统包括气体过滤系统、流量控制系统、温度监测系统、气体采集系统、数据采集与存储系统、多路气体采样系统、多风扇气流循环系统以及氧气分析仪和二氧化碳分析仪。代谢室内可配有必要的生活设施,如床、椅子、桌子、电脑和洗手间等,在进行身体活动类能量消耗评价时,室内可放置跑步机、功率自行车和拉力器等运动训练器械。房间内严格控制温度和湿度,并有特殊窗口用于传递物品,如食品、废弃物等。通过监测房间内氧气浓度、二氧化碳浓度、通气流量、温度、气压等参数,可测量总能量消耗、基础能量消耗和身体活动能量消耗等。该方法测量能量代谢的误差可以达到 ≤2%,但只能进行单人测试,测量的时间不能很长,最长为72 小时。由于成本较高,也并未广泛应用。

(二) 双标水法

双标水(doubly labeled water, DLW)法作为不影响受试者活动和健康的间接能量测量技术,在人类能量代谢研究中发挥重要作用。DLW 法的原理是受试者口服含有一定量氢(^{2}H)和氧(^{18}O)稳定同位素的水(^{2}H$_2^{18}$O),此后在一定时间内收集受试者的尿液或唾液样本,测定这两种同位素浓度的变化,获得同位素随时间的衰减率。通过比较 ^{18}O 和 ^{2}H 的消除速率的差别,计算出 VCO_2,然后根据呼吸商(respiratory quotient, RQ)或者食物商(food quotient)以及经典的 Weir 公式计算出 TEE。目前 DLW 法已经广泛应用于测量各类人群的 TEE,其中包括早产儿、儿童、住院患者、肥胖人群、孕妇和乳母以及老年人等特殊人群。DLW 法具体试验流程及计算方法见国际原子能机构(international atomic energy agency, IAEA)的相关指南[6]。

已有很多研究验证了 DLW 法的可靠性。DLW 法和全身测热法(whole-body calorimetry)测得的平均 VCO_2 十分接近,可提供自由活动人群总能量消耗(total energy expenditure, TEE)的最接近值,而且能验证其他 TEE 测量方法,被认为是非常有价值的标准方法。

(三) 气体代谢法

气体代谢法是用特定的装置分析受试者一段时间内的氧气消耗量和二氧化碳生成量,再根据 Weir 公式计算能量消耗。气体代谢法可用于测量 BMR、静息代谢率(resting metabolic rate, RMR)及不同种类身体活动的能量消耗[7]。

1. 多氏袋(Douglas bag)法 多氏袋是经典的气体代谢测定装置,使用面罩将受试者的口鼻罩住,面罩通过一个装有无阻力瓣膜的三通管与多氏袋相连。瓣膜的作用是使吸入的气体与呼出的气体分流,呼出的气体用多氏袋收集,同时使用气体湿式流量计测量呼出气的体积。测试完成后分析多氏袋收集的气体中 O_2 及 CO_2 百分含量,计算机体的氧消耗量及二氧化碳呼出量。一直以来,多氏袋法被视为气体代谢法的金标准。但该方法并非实时测量,需后续对收集的气体进行分析才能得到结果。此外,该方法只能检测一段时间的能量代谢,不能做到对每次呼吸的检测,数据欠缺动态性;气体收集袋体积较大,不适合随身佩戴,只能在实验室内测量 BMR、RMR 和非常有限的身体活动项目(如跑步机上行走或跑步等)的能量消耗,不能有效评价日常生活各种活动的能量消耗情况,目前已很少使用。

2. 每次呼吸测试法(breath to breath)　随着气体浓度分析器的诞生和性能不断改善,每次呼吸测试法应运而生,该方法可即时分析每次呼吸的气体成分和通气量,使测量时气体的收集和分析过程可以同步进行,从而实现对受试者每次呼吸的氧气消耗量及二氧化碳生成量的实时监测及测量。该方法克服了传统多氏袋的不足,使气体代谢法的测试技术实现了飞跃。该方法目前有固定式和便携两种测量系统。

(1) 固定式气体代谢测量系统:固定式气体代谢测量系统是最早替代传统气体代谢法的基于每次呼吸的气体代谢测量系统。测试时用面罩将受试者口鼻罩住或用头罩将头部全部罩住(卧位),采样线、传感器和主机相连。但由于仪器体积比较大,只能在实验室内测量BMR、RMR 和一些有限的身体活动项目的能量消耗。该系统广泛用于医院临床患者(ICU、肿瘤、烧伤及重症肝病)的 RMR 检测,医院中应用的固定式气体代谢测量系统被称为代谢车(metabolic cart)。在检测 RMR 的同时,还可给出代谢状态(与传统预测公式比,小于 90%为低代谢状态,高于 110% 为高代谢状态)、呼吸商、三大产能营养素消耗比例等指标,为患者营养介入支持提供数据和结论。

(2) 便携式气体代谢测量系统:该仪器由于体积小、重量轻,测量时用面罩将受试者口鼻罩住,采样线和流量传感器等可随身佩戴,这些配件总重量一般不超过 200g,不影响人体运动,使骑自行车、跑步、登山等运动的能量代谢测试得以在真实的环境中实现,非常适合在现场、办公和家庭环境中应用。该系统除了可测量 BMR 和 RMR,还可以对大多数活动类型(除水中的活动)的能量消耗进行测量。

每次呼吸测试法的缺点是:仪器价格昂贵;电极氧化快,随着电极氧化,测定结果的准确性随之下降;便携式气体代谢测量系统的固定大小的面罩未必适合每个人,因此测定时,如呼吸气体有泄漏会影响测定结果;且此类仪器一般只能工作 1~5 小时,所以通常只能监测个体水平上的基础能量消耗、静息能量消耗和身体活动能量消耗。

三、心率监测法

心率(heart rate,HR)是比较容易准确测量的生理指标之一,且与人体机能活动状态以及能量代谢密切相关。心率监测(heart rate monitoring,HRM)法已成为简易而科学的监测和评价 TEE 和身体活动的方法。其基本原理是:对于个体,在大部分有氧运动范围内,HR 和 VO_2 之间存在明显的线性关系,尤其在中到高强度身体活动水平范围。因此,可利用 HR 和 VO_2 建立个体校准曲线,进而估计能量消耗。但 HRM 法对低强度和很高强度的身体活动能量消耗评估的准确性受到质疑。此外,心率受一些因素的影响,如体温、情绪、食物的摄入(咖啡因等)和身体的姿势等。HRM 法的优势也很明显,如经济、简便,不影响受试对象的活动,可观察较长时间内的能量消耗,可监测在水中的活动(如游泳、洗澡),所以,该方法可以在中等规模的人群研究中评估受试对象的身体活动能量消耗和总能量消耗[8]。

四、运动感应器测量法

运动感应器(motion sensor)通过监测身体活动间接地估计 TEE,最常见的是计步器和加速度计,其原理是通过佩戴运动感应器,获得相应的肢体运动或加速度信息,进而计算 TEE 和身体活动能量消耗(activity energy expenditure,AEE)。

(一)计步器(pedometer)

计步器是最早的运动感应器,可以客观计量活动总步数、持续时间、行走距离等。计步器体积小、价格低,一般可以在测量 TEE 时作为监测受试者身体活动状况的工具。但其只能监测行走总步数,测量指标有限。

(二)加速度计(accelerometers)

加速度计是电池驱动的电子运动感应器,通常佩戴于腰部,可以测量身体活动的速度和强度,并以加速度计数的形式表示。根据其内部电传感器的个数分为单轴和多轴加速度计。单轴加速度计只能测量一个方向,三轴加速度计可以测量前后、左右和上下三个方向,准确性都高于单轴加速度计。加速度计佩戴方便、舒适,可以对受试者进行较长时间的监测而不干扰其日常活动,并可提供身体活动模式信息,分析实验期内受试者的 TEE。但该法存在的缺陷是在测量等长收缩运动、身体上部活动、承重(搬运、举、推等)、骑自行车或在台阶、软的地面上等情况时,灵敏度较差,可能低估 TEE[9]。

五、调查记录法

调查记录法的准确度虽比 DLW 法差,但简单易行,而且能获得 DLW 法所得不到的数据,如身体活动模式信息以及估计某一项活动的能量消耗。但这些方法都是主观性的,其准确性在很大程度上取决于受试者的代表性和依从性。

(一)身体活动记录法

身体活动记录法(physical activity record)一般以 15 分钟为时间间隔,在特定的表格里记录 1 天 24 小时内每项活动和持续时间,通常连续记录 3 天或 7 天(包括休息日)。根据各种身体活动的强度和时间以及受试者的体重估算每天 TEE。Bratteby 等[10]将 7 天活动记录法计算的 TEE 与 DLW 法的测定值进行比较,两者之间平均差异只有 1.2%,提示活动记录法可以估计群体水平的 TEE。相对于问卷调查,活动记录法可以获得更多的身体活动信息,且准确性更好。但此方法的缺点在于:①个体水平上误差较大;②回忆偏倚,存在记录误差,且随时间增加依从性降低;③难以用于 10 岁以下的儿童;④受试者可能改变日常活动模式,影响结果的准确性。

(二)身体活动问卷法

身体活动问卷(physical activity questionnaire)调查是简单、有效的主观评估身体活动和 TEE 的工具,在大规模人群调查方面具有明显优势,但此法不能得到活动强度的定量信息,另外由于回忆偏倚,人们往往高估高强度身体活动而低估低强度的身体活动,所以问卷调查法只能粗略地估计 PAL 和 TEE。Mahabir 等的研究显示,问卷调查在评价 AEE 方面会出现显著的低估或高估,最高可达到 60%[11]。

（三）身体活动强度

身体活动记录法和活动问卷法在最后计算 TEE 时都需要用到身体活动强度的能量值。身体活动强度是指单位时间内,参加某项身体活动时,单位体重所消耗的能量。目前国际上通常使用代谢当量（metabolic equivalent,MET）作为身体活动强度的单位,其定义为相对于安静休息时身体活动的能量代谢水平。1MET 相当于每分钟每 kg 体重消耗 3.5mL 的氧气,而消耗 1L 氧气约需 5kcal 能量,因此,1MET 又相当于每小时每千克体重消耗 1.05kcal 能量,也有研究者将 1MET 取值为 1kcal/（kg·h）。

根据各种身体活动的 MET 值,可将身体活动分为静态行为（≤ 1.5METs）、低强度身体活动（>1.5~<3.0METs）、中等强度身体活动（3.0~<6.0METs）和高强度身体活动（≥6.0METs）。为了良好的健康效益,WHO 建议 18~64 岁成年人每周至少进行 150~300min的中等强度身体活动或 75~150min 的高强度身体活动或相当的中到高强度身体活动（moderate-to-vigorous physical activity,MVPA,≥3.0METs）时间,儿童平均每天至少进行60min 的 MVPA[12]。

Ainsworth 等 1993 年发表了《身体活动汇编》对多项身体活动进行了赋值,并于 2000年和 2011 年进行了两次更新[13,14]。近期我国学者也编制了中国健康成年人（18~64 岁）的《身体活动汇编》[15],研究者在需要时可进行查阅,获得受试对象各身体活动的 MET 值（如果查不到相同的活动,可以以近似的活动值代替）,再根据各身体活动的持续时间及受试对象的体重,计算出受试对象的 TEE。表 5-3-1 为 60kg 体重的人通过一天不同强度身体活动及累积时间粗略计算的 TEE 示例。示例 2 较示例 1 减少了静态活动的时间,增加了高强度身体活动时间,因此比示例 1 的 TEE 显著增加。

表 5-3-1　一日不同强度身体活动推算 TEE 示例

活动（METs）	示例 1			示例 2		
	时间/h	METs×h	EE/kcal	时间/h	METs×h	EE/kcal
睡觉（1.0）	8.0	8.0	480	8.0	8.0	480
个人护理:站着淋浴,刷牙,剃须,化妆（2.0）	0.5	1.0	60	0.5	1.0	60
躺着,看电视（1.0）	1.0	1.0	60	0.5	0.5	30
办公室工作:坐着,书桌工作写字,打字（1.3）	8.0	10.4	624	8.0	10.4	624
走路,交通通勤,室内步行（2.5）	1.0	2.5	150	1.0	2.5	150
坐着,看电视,打游戏（1.3）	3.5	4.6	273	2.0	2.6	156
家务劳动（2.8）	1.0	2.8	168	2.0	5.6	336
步行,快走（4.3）	1.0	4.3	258	1.0	4.3	258
慢跑（7.0）	0	0	0	1.0	7.0	420
合计	24	34.6	2 073	24.0	41.9	2 514

直接测热法是测量 TEE 最准确的方法,但由于经费、条件的限制,相应的研究结果非常少。有关国际组织和各个国家在制定相应人群的能量估计需要量时,首选 DLW 法的研究结果,如果 DLW 研究例数有限,多采用以 BMR 为基础的计算公式来评估各目标人群的估计能量需要量。

第四节　摄入水平与健康

一、摄入不足

个体能量摄入不足常可能因为食物短缺、特殊疾病不能顺利进食、过度节食或偏食等,导致从食物中摄入的总能量低于消耗的能量,形成能量负平衡状态。

轻度或较短时间的能量摄入不足对健康的主要影响是脂肪和肌肉丢失所致的体重降低、消瘦、体能下降等,严重的或长期能量摄入不足,又称为消瘦衰弱症(marasmus),身体各系统的功能均受到影响,主要表现为消瘦、皮下脂肪消失、头发枯黄稀疏容易脱落、双颊凹陷呈猴腮状,生长发育迟缓、月经失调、骨质疏松等,对神经内分泌、脑认知功能和免疫功能也造成损害,甚至导致昏迷。

值得注意的是,身体活动能量消耗较大的个体如运动员、高强度身体活动者,即使能量摄入正常,如果摄入的能量减去身体活动消耗的能量后仍不能满足基本生理功能时,会导致低能量可用性(low energy availability,LEA)状态。LEA 以单位瘦体重(lean body mass,LBM)的可用能量计算。正常月经及体重的女性和男性运动员的机体可用能量至少在 45kcal/kg LBM 或 40kcal/kg LBM 时方能满足其基本的生理功能。当男性运动员可用能量在 30~40kcal/kg LBM、女性运动员可用能量在 30~45kcal/kg LBM 时,视为亚临床 LEA;如果可用能量<30kcal/kg LBM 视为临床 LEA 状态,这种状态即使仅持续 5 天,也可能引起机体严重的内分泌和代谢改变,如生殖功能异常、骨健康受损、低血压、低血糖和低血脂、免疫功能降低、食欲和胃肠道功能紊乱、免疫力低下、损伤、体能或运动能力下降和抑郁等[16-17]。

二、摄入过量与慢性病的关系

当能量摄入超过消耗时会导致摄入过量。无论是来自碳水化合物、脂肪或蛋白质哪种营养素,摄入过量的直接后果是过剩的能量在体内转化为脂肪储存,并影响细胞代谢功能。长期能量摄入过量会引起多种健康问题,如超重和肥胖、血脂异常及其相关的慢性疾病。

(一)超重和肥胖

超重和肥胖是全球性的公共卫生问题。全国营养调查结果提示:我国超重和肥胖发病率持续增加,其主要原因一方面是膳食结构改变、脂肪摄入过多,另一方面是身体活动水平特别是职业活动的身体活动水平明显下降,消耗减少,结果是能量过剩。《中国居民膳食指南科学研究报告（2021）》显示，截至 2018 年，我国男性和女性超重率分别是 37.6% 和 33.2%，肥胖率分别是 16.1% 和 14.9%[18]。

（二）慢性病

能量摄入过量所致的超重、肥胖和血脂异常等可广泛累及身体多种细胞、组织器官的代谢与功能，导致相关的慢性疾病，如三高（高血糖、高血脂、高血压）、心血管代谢性疾病（冠心病、心力衰竭、脑栓塞、2 型糖尿病、代谢综合征、多囊卵巢综合征等）、恶性肿瘤、骨关节炎等，超重和肥胖可使患这些疾病的风险大幅增加，肥胖人群患高血压风险增加 5 倍，患冠心病风险增加 3.6 倍[19]。超重和肥胖人群肌肉质量降低，亦可影响身体活动能力。

第五节　营养状况评价

一、膳食摄入量

通过膳食调查记录一定时间内的食物摄入量，获得各食物中三大产能营养素的摄入量，可计算膳食能量的摄入。《中国居民膳食指南科学研究报告（2021）》中对 1982—2015 年我国居民能量摄入状况及变化趋势的分析显示，膳食能量摄入量呈下降趋势，1982 年、1992 年、2002 年、2012 年和 2015 年中国居民每标准人日膳食能量摄入分别为 2 491.1kcal/d、2 382.3kcal/d、2 250.5kcal/d、2 172.1kcal/d 和 2 007.4kcal/d[18]。这可能与生活方式的改变有关，如机械化程度提高、静态生活方式普及、身体活动水平不断降低。

二、营养状况评价

能量摄入营养状况评价主要可通过体重及体成分相关指标反映，主要指标包括体质指数、腰围及 Z 评分等。

（一）体质指数

体质指数（body mass index，BMI）是由体重结合身高派生出来的评价人体体格的常用指标。该指标被认为能较好地反映人体营养状况且测定方法便捷。

WHO 肥胖专家顾问组提出欧美国家人群超重和肥胖的 BMI 切点分别为 $25.0kg/m^2$ 和 $30.0kg/m^2$，而针对亚太地区人群的体质及肥胖特点，提出亚洲成人 BMI 在 $23.0 \sim 24.9kg/m^2$ 为超重，$25.0 \sim 29.9kg/m^2$ 为 I 级肥胖，$30.0kg/m^2$ 及以上为 II 级肥胖。我国卫生行业标准 WS/T 428—2013《成人体重判定》建议的成人体重分类为：$BMI < 18.5kg/m^2$ 为低体重，$18.5 \sim 23.9kg/m^2$ 为正常，$24.0 \sim 27.9kg/m^2$ 为超重，$\geqslant 28kg/m^2$ 为肥胖[20]。此外，《中国居民膳食指南（2022）》指出，国内外多项研究结果显示，老年人身体过瘦会导致抵抗力下降，增加死亡风险。目前形成的基本共识是老年人的体重不宜过低，BMI 的范围在 $20.0 \sim 26.9kg/m^2$ 为宜。

中国成年人 $BMI < 18.5kg/m^2$ 为低体重。我国卫生行业标准 WS/T 456—2014《学龄儿

童青少年营养不良筛查》中列出了 6~18 岁男、女学龄儿童青少年分年龄身高和分年龄 BMI 筛查消瘦的界值范围[21]。

（二）腰围

腰围可反映肥胖的程度。男性腰围≥90cm、女性腰围≥85cm 为向心性肥胖。儿童青少年则以 WS/T 611—2018《7 岁~18 岁儿童青少年高腰围筛查界值》中性别、年龄第 90 百分位数作为向心性肥胖的筛查界值[22]。

（三）Z 评分

$$Z\ 评分 = \frac{体格指标实际测定值 - 体格指标参考值中位数}{体格指标参考值标准差}$$

Z 评分主要用于评价儿童生长发育。能量摄入影响儿童的生长发育,能量摄入不足会导致营养不良、生长迟缓和消瘦,摄入过多会导致超重肥胖。WS/T 423—2022《7 岁以下儿童生长标准》中提出,年龄别体重 Z 评分（weight for age Z score,WAZ）,以 $<\bar{x}-2SD$（SD 为标准差）界定为低体重,反映近期营养不良;年龄别身高 Z 评分（height for age Z score,HAZ）,以 $<\bar{x}-2SD$ 界定为生长迟缓,反映较长期的营养不良;身高别体重 Z 评分（weight for height Z score,WHZ）,以 $<\bar{x}-2SD$ 界定为消瘦,$>\bar{x}+1SD$ 界定为超重,$>\bar{x}+2SD$ 界定为肥胖[23]。

第六节　能量需要量

膳食能量需要量是膳食营养素参考摄入量的重要组成部分。相关国际组织和不同国家地区根据社会的发展以及饮食的变迁,定期对膳食能量需要量进行修订。近年来,欧盟（EFSA,2013 年）、北欧（2012 年）、英国（2011 年）、西班牙（2019 年）、澳大利亚/新西兰（2017 年）、马来西亚（2017 年）、日本（2020 年）、韩国（2020 年）等均修订了膳食能量参考摄入量。其中,西班牙对能量的修订参考 EFSA 程序,而韩国则依照美国/加拿大的修订方法。

能量的 DRIs 是以 EAR 为基础,高于或低于 EAR 均可能带来健康风险。因此,与其他营养素不同,能量没有 UL。相关国际组织及各国对于能量 DRIs 所用的名词有所不同,如 FAO/WHO/UNU、北欧、马来西亚等使用的 RNI,欧盟使用平均需要量（average requirement,AR）,英国使用 EAR 以及美国/加拿大、日本、韩国和澳大利亚/新西兰使用估计能量需要量（estimated energy requirement,EER）。尽管名词不一样,但是理念相同。中国能量 DRIs,从 2013 版开始使用 EER。以下就不同年龄和生理特点人群膳食能量需要量的制定方法及推荐分别进行阐述。

一、成年人

健康成人的能量代谢处于平衡状态,即膳食能量摄入和能量消耗是相等的。因此,测定总能量消耗（total energy expenditure,TEE）的双标水（doubly labeled water,DLW）法多用于能量需要量的制定。美国/加拿大汇总了国际原子能机构（IAEA）数据库、美国医学研究所（IOM）2005年制定能量DRIs使用的数据库及拉丁裔研究：营养和体育活动评估研究（SOLNAS）数据库，共有5 456例成年人双标水法数据，排除PAL值低于1.0和高于2.5的人群，进行回归分析，获得了TEE的预测公式。

此外，成年人总能量消耗测定的要因加算法也是相关国际组织和多国使用的方法，公式为TEE=BMR×PAL，其中BMR为24小时的BEE，PAL（physical activity level，PAL）为身体活动水平。本次DRIs修订成年人的EER采用了要因加算法，其中BMR计算采用了中国人多项研究的整合数据。

（一）基础代谢率

TEE主要包括三部分，即基础代谢能量消耗（BEE）、身体活动能量消耗（AEE）和食物热效应（TEF）。一般来说，TEF占TEE的比例比较恒定，为10%左右，因而影响TEE的重要因素为BEE和AEE，BEE占TEE比例最大，为45%~70%，AEE则是变动最大的因素，静态身体活动者AEE约为BEE的1/3，而高强度身体活动者如运动员，其TEE可达BEE的2倍或以上。因此，TEE可由BMR及PAL决定，确定了BMR和PAL即可获得能量DRIs的数值。

测定BMR条件严格，且只能在实验室内完成，对于人群来说，需要通过实测数据制定针对一定年龄范围和性别，涵盖体重和/或身高的人群BMR预测公式。

目前通用于制定能量DRIs的BMR公式主要是FAO/WHO/UNU推荐的Schofield公式[24]以及欧盟推荐的Henry公式（或称Oxford公式）[3]。这两个公式都源于大样本人群的实测数据。Schofield公式纳入的受试对象主要是欧美人，其中40%以上是意大利高强度身体活动水平人群（士兵），并且是采用闭路方法进行检测（无法准确测量CO_2生成量），被广泛质疑高估了热带、亚洲人群及非洲女性的BMR。Henry公式删除了Schofield公式中用闭路方法检测的意大利人群的数据，并增加了4 018名热带地区人群的数据（包括儿童）。用Henry公式计算的BMR数值比Schofield公式低一些，但有研究提出Henry公式仍然高估了部分亚洲人群的BMR。此外，有些国家如日本[25]和马来西亚也有通过本国人群实测数据获得的BMR预测公式[26,27]。不同国际组织和国家、地区能量DRIs采用BMR公式见表5-6-1。

在此需特别说明的是，为了预防能量摄入过多导致的肥胖，对于目标人群代入公式的体重值一般不是人群的平均体重，而是健康体重值，使用人群的平均身高或身高中位数值，推算出目标BMI的体重值，如欧盟[28]、澳大利亚/新西兰[29]、马来西亚[30]的目标BMI为22.0kg/m²，英国[31]和北欧[32]分别为22.5kg/m²和23.0kg/m²。

本次修订对2000年以后中国积累的使用气体代谢法实测BMR的个体数据进行进一步梳理[33-34]，排除BMI<18.5kg/m²和BMI≥24.0kg/m²的研究对象，最终共纳入486人，其中男性236人、女性250人，年龄为18~45岁。经回归拟合，性别和体重可纳入公式，并有显著意义。获得的公式为：

BMR（kcal/d）=14.52W−155.88S+565.79（W：体重，单位为kg。S：性别，男性=0，女性=1。）

示例：25岁男性，体重为65kg，则其BMR=14.52×65−155.88×0+565.79=1 509.59kcal/d

表 5-6-1　不同国际组织和国家、地区的 BMR 公式来源

来源	年龄段	性别		使用国家
		男性（MJ/d）	女性（MJ/d）	
Schofield[24]	<3 岁	0.249W−0.127	0.244W−0.130	WHO/FAO/UNU;澳大利亚/新西兰;马来西亚
	3~10 岁	0.095W+2.110	0.085W+2.033	
	10~18 岁	0.074W+2.754	0.056W+2.898	WHO/FAO/UNU,澳大利亚/新西兰
	18~30 岁	0.063W+2.896	0.062W+2.036	
	30~60 岁	0.048W+3.653	0.034W+3.538	WHO/FAO/UNU;澳大利亚/新西兰;马来西亚
	>60 岁	0.049W+2.459	0.038W+2.755	
Henry[3]	<3 岁	0.255W−0.141	0.246W−0.096 5	
	3~10 岁	0.118W+3.59H−1.55	0.127W+2.94H−1.20	
		0.093 7W+2.15	0.084 2W+2.12	
	10~18 岁	0.063 2W+1.31H+1.28	0.066 6W+0.878H+1.46	
		0.076 9W+2.43	0.046 5W+3.18	
	18~30 岁	0.065 1W+1.11H+1.25	0.039 3W+1.04H+1.93	欧盟,北欧,英国,等
		0.066 9W+2.28	0.054 6W+2.33	
	30~60 岁	0.060 0W+1.31H+0.473	0.043 3W+2.57H−1.18	
		0.059 2W+2.48	0.040 7W+2.90	
		0.047 6W+2.26H−0.574	0.034 2W+2.10H−0.048 6	
	>60 岁	0.056 3W+2.15	0.042 4W+2.38	
		0.047 8W+2.26H−1.20	0.035 6W+1.76H+0.044 8	
Ganpule[25]	≥20 岁	0.048 1W+0.023 4H−0.013 8A−0.423 5	0.048 1W+0.023 4H−0.013 8A−0.970 8	日本
Poh[26]	10~12 岁	0.055 8W+3.187	0.054 4W+2.781	
	13~18 岁	0.053 4W+2.182	0.053 4W+2.182	马来西亚
Ismail[27]	19~29 岁	0.055 0W+2.480	0.053 5W+1.994	
	30~60 岁	0.043 2W+3.112	0.053 9W+2.147	

注:W 为体重,单位为 kg;H 为身高,单位为 m;A 为年龄,单位为岁。

以近 1 年采用间接测热法（indirect calorimetry，IC）测量的 41 名健康中国成年人（男性21 名，女性 20 名）的实测 BMR 数据对该公式进行了验证，结果显示预测 BMR 与实测 BMR没有显著性差异（$P>0.05$），准确率为 75.6%，公式预测性能良好。

由于该公式人群范围为 18~45 岁，而基础代谢随年龄的增加有所下降，有研究显示，30岁后 BMR 每 10 年下降 1%~2%，67 岁后，每 10 年下降 3%~5%[31]。最新的全生命周期能量消耗的研究显示，基础代谢在 50 岁左右有一个向下的拐点，且 96 岁的人能量消耗与中年期相比下降 26% 左右[35]。因此，将 50~64 岁、65~74 岁和 75 岁及以上三个年龄组的 BMR较 18~49 岁分别下调 5%、7.5% 和 10%。

（二）身体活动水平

身体活动水平（PAL）数值的获取是通过代表人群双标水测定的 TEE 及 BMR（测定或公式估算获得）来进行评估，PAL 为总能量消耗量与基础代谢消耗量的比值，公式如下：

$$身体活动水平（PAL）=\frac{总能量消耗量（TEE）}{基础代谢量（BMR）}$$

FAO/WHO/UNU 提出[2]，成人可长期维持的 PAL 在 1.40~2.40 间，PAL 达到 1.40 才能维持基本的自由生活，包括吃饭、个人护理、短距离的行走等，而 PAL>2.40 的高身体活动水平，实际上是不可能长期维持的。这个观点被相关国际组织和多数国家认可，在制定 PAL时基本都在这个范围内。

PAL 一般推荐分为三级或四级，澳大利亚/新西兰按多级进行推荐。三级推荐一般基于实测人群的 PAL 均值或中位数，如英国的 PAL 分别是实测人群的第 25、50 和 75 百分位数；北欧分别是第 15、50 和 75 百分位数；而日本分别为均值−1SD、均值和均值+1SD[36]。四级和多级推荐一般采取等距方法，最低 1.4，依次增加 0.2，最高到 2.0 或 2.2。澳大利亚/新西兰的第一级虽然是 1.2，但这是卧床状态，不是自由活动健康成人的生活状态。另外，日本还有针对老年人群制定的 PAL 值。65~74 岁各年龄组的 PAL 比上一个年龄组分别低 0.05，75岁以上没有高强度身体活动推荐，且低强度和高强度身体活动比上一个年龄组进一步降低0.05。不同国际组织和国家的 PAL 分级推荐见表 5-6-2。

表 5-6-2　不同国际组织和国家、地区的成人 PALs 分级推荐

国家、地区或国际组织	年龄/岁	PAL 分级		
三级				
		低强度	中等强度	高强度
FAO/WHO/UNU[2]	≥19	1.40~1.69	1.70~1.99	2.00~2.40
北欧[32]	18~74	1.40	1.60	1.80
英国[31]	≥18	1.49	1.63	1.78
日本[36]	18~64	1.50	1.75	2.00
	65~74	1.45	1.70	1.95
	75~	1.40	1.65	

续表

国家、地区或国际组织	年龄/岁	PAL 分级			
四级					
		静态	低活力	活跃	非常活跃
欧盟[28]	18~79	1.4	1.6	1.8	2.0
马来西亚[30]	≥18	1.4	1.6	1.8	2.0
多级					

		卧床	静态	低强度	中等强度	高强度	剧烈
澳大利亚/新西兰[29]	≥19	1.2	1.4	1.6	1.8	2.0	2.2

各国际组织或国家、地区均强调，为了达到良好的健康效应，健康成人的 PAL 应达到人群的均值以上，如欧盟、马来西亚建议在 1.6 以上，澳大利亚/新西兰建议在 1.75 以上。

为便于个体估计 PAL 的具体值，表 5-6-3 给出了根据 DLW 结果得出的各种生活方式、不同职业及休闲活动的 PAL 的数值[29,32]。

表 5-6-3　根据 DLW 测定结果估测的生活方式或职业的 PAL 值

生活方式	从事的职业或人群	PAL
1. 休息，主要是坐位或卧位	不能自理的老年人或残疾人	1.2
2. 静态生活方式/坐位工作，很少或没有高强度的休闲活动	办公室职员或精密仪器机械师	1.4~1.5
3. 静态生活方式/坐位工作，有时需走动或站立，但很少有高强度的休闲活动	实验室助理，司机，学生，装配线工人	1.6~1.7
4. 主要是站着或走着工作	家庭主妇，销售人员，侍应生，机械师，交易员	1.8~1.9
5. 高强度职业工作或高强度休闲活动方式	建筑工人，农民，林业工人，矿工，运动员	2.0~2.4
6. 每周增加 1 小时的中等强度身体活动		+0.025（增加量）
7. 每周增加 1 小时的高强度身体活动		+0.05（增加量）

本次修订 PAL，将 DLW 法测量的 TEE 数据及气体代谢法测量的 BMR 数据的中国人群研究结果进行整合[37-38]，并排除 BMI<18.5kg/m^2 和 BMI≥24.0kg/m^2 的研究对象，最终共纳入 70 名研究对象（男性和女性各 35 人），获得的 PAL 均值为 1.70 ± 0.30，沿用 2000 版和 2013 版的三个 PAL 水平，按 PAL 均值减和加一个标准差，将中国人群成人的 PAL 划定为低强度身体活动水平（PAL：1.40）、中等强度身体活动水平（PAL：1.70）及高强度身体活动水平（PAL：2.00）三个等级，65 岁~人群无高强度身体活动水平。为了保持健康体重，建议个体的 PAL 值维持在 1.70 及以上。低强度身体活动水平的人，每日进行 50~100 分钟中等强度到高强度身体活动，即可达到 1.70 的 PAL。

（三）能量需要量

依据 2015 年中国成人慢性病与营养监测数据中性别年龄区间人群身高中位数,18~49 岁人群按照 BMI=22.5kg/m², 50 岁及以上人群按照 BMI=23kg/m², 推算目标参考体重值。根据各年龄人群的目标参考体重值、BMR 和 PAL 值,计算成人的 EER,50~64 岁人群的 BMR 较 18~49 岁下调 5%。如 18~29 岁低强度身体活动水平男性,其目标参考体重值为 65.0kg,按 BMR（kcal/d）=14.52W−155.88S+565.79 公式,BMR 为 1 510kcal/d,再按 EER=BMR（kcal/d）× PAL 公式,其 EER 为 2 100kcal/d;50~64 岁低强度身体活动水平女性,其目标参考体重值为 55.0kg,将按 BMR（kcal/d）=14.52W−155.88S+565.79 公式计算的 BMR 下调 5%,其 BMR 为 1 148kcal/d,再按 EER=BMR（kcal/d）×PAL 公式,其 EER 为 1 600kcal/d。18 岁以上成人的 EER 见表 5-6-4。个体可根据千克体重 BMR 结合实际体重及 PAL 计算能量需要量。

表 5-6-4　成年人膳食能量需要量（EER）

性别	年龄/岁	目标参考体重/kg	BMR		EER		
			kcal/d	kcal/(kg·d)	PAL=1.40 kcal/d	PAL=1.70 kcal/d	PAL=2.00 kcal/d
男性	18~	65.0	1 510	23.2	2 150	2 550	3 000
	30~	63.0	1 481	23.5	2 050	2 500	2 950
	50~	63.0	1 407	22.3	1 950	2 400	2 800
女性	18~	56.0	1 223	22.0	1 700	2 100	2 450
	30~	56.0	1 209	21.6	1 700	2 050	2 400
	50~	55.0	1 148	20.9	1 600	1 950	2 300

二、老年人

65 岁以上老年人的 EER 按成年人的计算方法外推,65~74 岁和 75 岁及以上年龄组的 BMR 较 18~49 岁分别下调 7.5% 和 10%,65 岁以上人群没有高强度身体活动水平,低强度和中等强度 PAL 值与成年人一致。65 岁以上老年人的 EER 见表 5-6-5。

表 5-6-5　老年人膳食能量需要量（EER）

性别	年龄/岁	目标参考体重/kg	BMR		EER	
			kcal/d	kcal/(kg·d)	PAL=1.40kcal/d	PAL=1.70kcal/d
男性	65~	61.0	1 343	22.0	1 900	2 300
	75~	60.5	1 300	21.5	1 800	2 200
女性	65~	53.0	1 091	20.6	1 550	1 850
	75~	51.5	1 042	20.2	1 500	1 750

三、儿童和青少年

和成年人一样,儿童和青少年能量 DRIs 的制定方法,主要也是要因加算法和 TEE 公式法,和成人不同的是,儿童青少年的能量 DRIs 除了 TEE 外,还包括生长发育的能量需要。

对于儿童青少年,使用要因加算法计算其能量 DRIs 的公式为:EER=BMR×PAL+AE,AE 即生长发育的能量需要。

Schofield 公式及 Henry 公式仍是各国际组织和国家使用较多的预测儿童青少年能量的 BMR 公式。此外,日本能量 DRIs 根据年龄段给出了 kg 体重 BMR 推荐。关于 PAL 值,对 6 岁以下儿童一般没有分级推荐,计算时采用该年龄段 PAL 均值,6 岁以上儿童各国际组织和相关国家延续了和成人一样的分级方法(详见本节成人 PAL 划分)。

和婴儿期相比,儿童青少年期的生长速度明显减缓,每日 AE 约占 EER 的 1%~4%,平均 20kcal/d。FAO/WHO/UNU 建议,可以选择 PAL 值增加 1%,或者根据本国儿童的生长曲线计算每日 AE。

本次修订依然采用要因加算法计算儿童青少年能量需要量,将不同性别年龄的参考体重和身高代入 Henry 公式[2]计算儿童青少年的 BMR(表 5-6-1),参考日本青少年不同年龄不同身体活动 PAL 值(表 5-6-6),AE 用 PAL 值增加 0.01 简单估算(PAL×1.01),获得儿童青少年的 EER。

表 5-6-6　不同年龄儿童青少年 PAL 值

年龄/岁	I	II	III
1~		1.35	
2~		1.35	
3~		1.45	
4~		1.45	
5~		1.45	
6~	1.35	1.55	1.75
7~	1.35	1.55	1.75
8~	1.40	1.60	1.80
9~	1.40	1.60	1.80
10~	1.45	1.65	1.85
11~	1.45	1.65	1.85
12~	1.50	1.70	1.90
15~17	1.55	1.75	1.95

中国 1~17 岁健康儿童青少年不同身体活动水平 EER 的结果,见表 5-6-7 和表 5-6-8。

四、孕妇和乳母

(一)孕妇

孕妇的额外能量需求基于体重的增加和组织增长,即营养状况良好的孕妇,孕前体重、体成分及 PAL 在正常范围,身体健康,足月生产出正常体重、健康的单胎新生儿所需的能量。

表 5-6-7 儿童和青少年（男性）膳食能量需要量（EER）

年龄/岁	参考体重/kg	参考身高/cm	BMR MJ/d	BMR kcal/d	低强度身体活动水平 MJ/d	低强度身体活动水平 kcal/d	中等强度身体活动水平 MJ/d	中等强度身体活动水平 kcal/d	高强度身体活动水平 MJ/d	高强度身体活动水平 kcal/d
1~	11.0	82.0	2.69	643			3.77	900		
2~	13.5	91.5	3.33	795			4.60	1 100		
3~	15.5	99.5	3.56	852			5.23	1 250		
4~	17.5	106.5	3.78	904			5.44	1 300		
5~	19.5	113.0	3.99	954			5.86	1 400		
6~	22.5	121.0	4.29	1 025	5.86	1 400	6.69	1 600	7.53	1 800
7~	25.5	126.0	4.54	1 086	6.28	1 500	7.11	1 700	7.95	1 900
8~	28.5	132.0	4.81	1 150	6.69	1 600	7.74	1 850	8.79	2 100
9~	32.0	137.0	5.10	1 218	7.11	1 700	8.16	1 950	9.20	2 200
10~	35.5	142.0	5.14	1 228	7.53	1 800	8.58	2 050	9.62	2 300
11~	40.0	148.0	5.50	1 314	7.95	1 900	9.20	2 200	10.25	2 450
12~	50.0	162.0	6.30	1 507	9.62	2 300	10.88	2 600	12.13	2 900
15~17	59.5	171.5	7.03	1 680	11.09	2 600	12.34	2 950	13.81	3 300

注：由 Henry 公式计算各年龄段的 BMR（MJ/d）。0~3 岁：0.118W+3.59H−1.55；3~10 岁：0.063 2W+1.31H+1.28；10~18 岁：0.065 1W+1.11H+1.25。

表 5-6-8　儿童和青少年（女性）膳食能量需要量（EER）

年龄/岁	参考体重/kg	参考身高/cm	BMR		低强度身体活动水平		中等强度身体活动水平		高强度身体活动水平	
			MJ/d	kcal/d	MJ/d	kcal/d	MJ/d	kcal/d	MJ/d	kcal/d
1~	10.5	80.0	2.49	594			3.35	800		
2~	13.0	90.5	3.11	744			4.18	1 000		
3~	15.0	98.5	3.33	794			4.81	1 150		
4~	17.0	105.5	3.52	841			5.23	1 250		
5~	19.0	112.0	3.71	886			5.44	1 300		
6~	21.5	120.0	3.95	943	5.44	1 300	6.07	1 450	6.90	1 650
7~	24.0	125.0	4.16	993	5.65	1 350	6.49	1 550	7.32	1 750
8~	26.5	130.5	4.37	1 045	6.07	1 450	7.11	1 700	7.95	1 900
9~	29.5	136.0	4.62	1 104	6.49	1 550	7.53	1 800	8.37	2 000
10~	34.0	142.5	4.75	1 135	6.90	1 650	7.95	1 900	8.79	2 100
11~	38.5	149.5	5.00	1 195	7.32	1 750	8.37	2 000	9.41	2 250
12~	46.5	157.0	5.39	1 288	8.16	1 950	9.20	2 200	10.25	2 450
15~17	51.5	160.0	5.62	1 343	8.79	2 100	9.83	2 350	11.09	2 650

注：由 Henry 公式计算各年龄段的 BMR（MJ/d）。0~3 岁：0.127W+2.94H−1.20；3~10 岁：0.066 6W+0.878H+1.46；10~18 岁：0.039 3W+1.04H+1.93。

体重增加,BMR 会相应增加,胎儿、胎盘、子宫、乳房等组织增长,会有脂肪和蛋白质的储存,储存 1g 蛋白质约需 5.65kcal,1g 脂肪约需 9.25kcal。FAO/WHO/UNU 建议孕期的最佳增重为 12.0kg,整个孕期总的能量需求约为 321MJ(77 000kcal),分配到妊娠三期的能量分别为每日 85kcal、285kcal 和 475kcal。一般孕早期体重和组织增加很少,可以忽略或加到孕中期[2]。美国/加拿大通过对双标水研究结果的总结,孕期每周比上一周约增加 8kcal 能量消耗;体成分测量结果显示,每天组织储存的能量需要为 180kcal[4]。虽然孕期增重推荐略有不同,孕前的 TEE 基础也有差别,各国际组织和国家地区 DRIs 对孕妇三期总增加的能量推荐值差别不大。和大多数国家不同的是,英国只建议孕妇在孕末期增加 0.8MJ/d(191kcal/d)的能量摄入,理由是英国的孕妇在孕前均有较充足的营养,孕期的身体活动下降弥补了能量增加的需求。不同国际组织和国家、地区对孕期三个阶段的额外能量摄入推荐详见表 5-6-9。

表 5-6-9   不同国际组织和国家、地区孕妇的额外能量摄入推荐

国家、地区或国际组织	孕早期	孕中期	孕晚期
FAO/WHO/UNU[2]ad	0.35(85)	1.2(285)	2.0(475)
FAO/WHO/UNU[2]bd	0	1.5(360)	2.0(475)
欧盟[28]d	0.29(70)	1.1(260)	2.1(500)
北欧[32]e	430(105)	1 375(330)	2 245(540)
英国[31]d	0	0	0.8(191)
美国[4]c	0	400	530
日本[36]c	50	250	450
马来西亚[30]c	80	280	470
澳大利亚[29]d	0	1.4(335)	1.9(450)

注:[a] 为 FAO/WHO/UNU 孕妇三期分别的能量推荐。

[b] 为 FAO/WHO/UNU 将孕早期能量合并到孕中期的能量推荐。

[c] 能量单位使用 kcal/d。

[d] 能量单位使用 MJ/d(kcal/d)。

[e] 能量单位使用 kJ/d(kcal/d)。

根据我国卫生行业标准 WS/T 801—2022《妊娠期妇女体重增长推荐值标准》[39],推荐孕前正常体重(18.5kg/m² ≤ BMI<24.0kg/m²)的妇女,孕早期体重增加 0~2.0kg,孕中、晚期平均每周体重增加为 0.37kg。经计算孕期平均体重增加约为 11.0kg,孕早期为 1kg,孕中期为 5.2kg,孕晚期为 4.8kg。根据 WHO/FAO/UNU 的 2004 年数据,营养良好的孕妇,孕期平均体重增加约 12.0kg,在此期间蛋白质在体内储存平均约 597g,脂肪储存平均约 3.7kg[2]。那么,体重增重为 11.0kg 时,蛋白质和脂肪在体内的储存应分别约为 547g 和 3 392g,则孕早期、孕中期和孕晚期蛋白质和脂肪储存分别为 0g/d 和 4.8g/d、1.2g/d 和 17.3g/d 及 4.7g/d 和 15.5g/d。按照 WHO/FAO/UNU 的 2007 年关于蛋白质、氨基酸推荐数据,孕期增重 13.8kg,孕早期、孕中期和孕晚期蛋白质存储分别为 0g/d、1.9g/d 和 7.4g/d[40],以孕期平均体重增加约为 11.0kg 对

蛋白质存储量进行调整,同时调整脂肪存储量,则孕早期、孕中期和孕晚期蛋白质和脂肪储存分别为 0 和 4.8g/d、1.5g/d 和 17.0g/d 及 5.9g/d 和 13.3g/d。根据各国 DLW 法测得的数据,孕期总能量消耗与孕妇的体重增加保持一致,平均每 kg 体重的能量消耗量与孕前基本没有差别。依据妊娠各期组织增加的能量储存和体重增加的能量消耗量可估算出孕早、中、晚三期的每日能量需要的附加量。表 5-6-10 是根据 WHO/FAO/UNU[2] 的计算方法,以中国成年女性低强度身体活动的 EER 值,推算出怀孕三期体重增加 11.0kg 所需的每日能量附加量平均值。

表 5-6-10　孕期体重增加 11kg 的孕妇需增加的能量需要量 a

	孕早期(孕 1~13 周)			孕中期(孕 14~27 周)			孕晚期(孕 28~40 周)			合计	
	g/d	kJ/d	kcal/d	g/d	kJ/d	kcal/d	g/d	kJ/d	kcal/d	MJ	kcal
蛋白质储存[2]b	0	0	0	1.5	35	8.5	5.9	139	33	16.1	3 858
脂肪储存[2]c	4.8	186	45	17	658	157	13.3	515	123	128.2	30 645
体重增长 d	11e	64	15	53e	460	111	53e	1 097	262	150.7	36 026
孕期能量需要增加量	—	250	60	—	1 153	276	—	1 751	418	295.1	70 528

注:a 体重增加值参考 WS/T 801—2022《妊娠期妇女体重增长推荐值标准》,体重增加的三个时期从末次月经周期开始计算,孕早期共 91 天,孕中期共 98 天,孕晚期共 91 天。

b 每克蛋白质储存的能量值为 23.6kJ(5.65kcal)。

c 每克脂肪储存的能量值为 38.7kJ(9.25kcal)。

d 根据中国 18~50 岁低强度身体活动女性的 EER 为 1 700kcal/d(7 100kJ/d),则平均每千克体重能量消耗约为 134kJ,计算平均每日体重增长所需要的能量消耗量。

e 为每日体重增加量。

孕早期组织储存需要 186kJ/d,体重增加的能量消耗量为 64kJ/d,合计约为 250kJ/d(60kcal/d);孕中期组织储存需要 693kJ/d,体重增加的能量消耗量为 460kJ/d,合计约为 1 153kJ/d(276kcal/d);孕晚期组织储存需要 654kJ/d,体重增加的能量消耗量为 1 097kJ/d,合计约为 1 751kJ/d(418kcal/d)。

早期的能量增加需要量忽略不计,中期和晚期能量增加需要量按 50kcal 为单位取整,因此得到孕早期、孕中期和孕晚期能量附加量推荐分别为 0、1 050kJ/d(250kcal/d)和 1 670kJ/d(400kcal/d)。

对于多胎妊娠的孕妇,应在医生的指导下,酌情调整膳食能量摄入。

(二)乳母

乳母的额外能量需求主要由分泌乳汁的能量和体重变化引起的能量动员决定。在给予能量推荐时,有两种观点,第一种观点是 FAO/WHO/UNU 等大部分国际组织和国家提出的,乳汁分泌有转换效率,设定为 0.8,乳汁分泌减去体重降低提供的能量,产后 6 个月乳母每日额外需要约 500kcal 的能量。第二种观点是英国和日本等国家提出的,基于双标水测定的数据,乳母和孕前的 TEE 没有差别,而 TEE 已经涵盖了乳汁分泌转换的能量,因此产后 6 个月乳母每日额外需要约 330kcal 或 350kcal 的能量。

根据"中国 DRIs 母乳成分研究工作组"数据,产后 6 个月母乳的平均分泌量为 750mL/d,乳汁的能量密度平均为 630kcal/L,按乳汁转化效率为 0.8 计算,产后 6 个月每日母乳分泌所需的能量计算如下。

$$750\text{mL/d} \times 630\text{kcal/L} \div 1\,000 \div 0.8 \approx 590\text{kcal/d}$$

产后 6 个月乳母平均每月体重下降 0.8kg,每千克体重的能量转换系数为 27MJ(6 500kcal),每日体重减少节约的能量为:

$$0.8 \times 27 \times 1\,000 \div 30 = 720\text{kJ/d}(170\text{kcal})$$

产后 6 个月乳母的额外能量需要量为:590−170=420kcal/d,按 50kcal 为单位取整后为 400kcal/d(1.67MJ/d)。

产后 6 个月后情况比较复杂,有的乳母仍然坚持母乳喂养,有的则已断乳。坚持母乳喂养的,由于添加辅食,泌乳量减少,体重不再下降,因此应适当调节,降低额外的能量值,而断乳后则不必考虑能量的额外需要量。

五、婴儿

婴儿的膳食能量需要和儿童青少年一样,包括 TEE 和生长发育所需的能量积累,公式为:EER=TEE+AE。Butte 等通过分析 13 个婴儿双标水测定数据,得出了母乳喂养、人工喂养及混合喂养婴儿的 TEE 预测公式,并得到了 FAO/WHO/UNU 和各国的认可[41],具体见表 5-6-11。同时,根据身体成分分析的数据,FAO/WHO/UNU 给出了不同月龄及性别婴儿每克体重增长的能量需要,见表 5-6-12。各国对婴儿的能量 DRIs 推荐基本采纳 FAO/WHO/UNU 的方法,选择 1 个或 2 个合适的 TEE 公式,再根据各国认可的婴儿生长曲线计算婴儿生长发育的能量需要,两者相加即为婴儿的能量需要量。

表 5-6-11 婴儿不同喂养方式的 TEE 预测公式

喂养方式	TEE/($MJ \cdot d^{-1}$)	TEE/($kcal \cdot d^{-1}$)
母乳喂养	0.388W−0.635	92.8W−152.0
人工喂养	0.346W−0.122	82.6W−29.0
混合喂养	0.371W−0.416	88.6W−99.4

注:W 为体重,单位为 kg。

表 5-6-12 不同月龄及性别婴儿体重增加所需的能量值

月龄	每克体重增加所需能量值(男)/kJ	每克体重增加所需能量值(男)/kcal	每克体重增加所需能量值(女)/kJ	每克体重增加所需能量值(女)/kcal
0~3	25.1	6.0	26.2	6.3
4~6	11.6	2.8	15.6	3.7
7~9	6.2	1.5	7.4	1.8
10~12	11.4	2.7	9.8	2.3

采用 WHO/FAO/UNU 报告中母乳喂养和混合喂养公式分别作为 0~6 月龄和 7~12 月龄中国婴儿 TEE 的计算依据(表 5-6-11)。

根据中华人民共和国卫生行业标准 WS/T 423—2022《7 岁以下儿童生长标准》[34]中 0~12 月龄男孩和女孩年龄别体重 P_{50} 的体重值,男婴 3 月龄内平均每日增重 30.0g,4~6 月龄每日平均增重 17.8g,女婴 3 月龄内平均每日增重 32.2g,4~6 月龄每日平均增重 17.7g。根据 WHO/FAO/UNU 的报告计算 0~6 月龄体重增加的能量值(表 5-6-12),0~6 月龄婴儿 EER 计算过程如下。

$$TEE(男)=0.388×6.0-0.635=1.693MJ/d$$
$$TEE(女)=0.388×5.5-0.635=1.499MJ/d$$

体重增长的能量储备(男):(30.0×25.1+17.8×11.6)÷2=479.74kJ/d≈0.480MJ/d

体重增长的能量储备(女):(32.2×26.2+17.7×15.6)÷2=559.88kJ/d≈0.560MJ/d

EER(男):1.693+0.480=2.173MJ/d(519kcal/d,87kcal/kg·d)

EER(女):1.499+0.560=2.059MJ/d(492kcal/d,89kcal/kg·d)

男婴 7~9 个月平均每日增重 11.1g,10~12 月每日平均增重 7.8g,女婴 7~9 个月平均每日增重 10.0g,10~12 月每日平均增重 7.7g。根据 WHO/FAO/UNU 的报告(表 5-6-12)7~12 月龄体重增加的能量值,7~12 月龄婴儿 EER 计算过程如下。

$$TEE(男)=0.388×9.0-0.635=2.857MJ/d$$
$$TEE(女)=0.388×8.5-0.635=2.663MJ/d$$

体重增长的能量储备(男):(11.1×6.2+7.8×11.4)÷2=78.87kJ/d≈0.079MJ/d

体重增长的能量储备(女):(10.0×7.4+7.7×9.8)÷2=74.73kJ/d≈0.075MJ/d

EER(男):2.857+0.079=2.936MJ/d(702kcal/d,78kcal/kg·d)

EER(女):2.663+0.075=2.738MJ/d(654kcal/d,77kcal/kg·d)

按 5kcal/(kg·d)取整后,0~6 月龄婴儿的 EER 为 0.38MJ/(kg·d)[90kcal/(kg·d)],7~12 月龄婴儿的 EER 为 0.33MJ/(kg·d)[75kcal/(kg·d)]。

科技部基础资源调查专项"中国 0~18 岁儿童营养与健康系统调查与应用项目"获得我国 7~12 月龄婴儿膳食能量摄入量的中位数为 626.2kcal/d,体重中位数为 8.6kg(中国 DRIs 母乳成分研究组提供)。经计算,该研究项目的 7~12 月龄婴儿膳食能量摄入量约为 73kcal/(kg·d),按 5kcal/(kg·d)取整后为 75kcal/(kg·d),与本书推荐基本一致。

按照年龄段和不同 PAL 水平,中国居民膳食能量需要量见表 5-0-1。

(编著 卓 勤 伊木清)

(工作组 杨晓光 杨月欣 孙桂菊 夏 敏 苏宜香)

参 考 文 献

[1] FAO. Food energy-methods of analysis and conversion factors. Report of a technical workshop[M]. Rome:

FAO,2003.

［2］FAO/WHO/UNU. Human energy requirements. Report of a joint FAO/WHO/UNU expert consultation［M］. Rome:FAO,2004.

［3］HENRY C J. Basal metabolic rate studies in humans:measurement and development of new equations［J］. Public Health Nutr,2005(8):1133-1152.

［4］National Academies of Sciences,Engineering,and Medicine. Dietary Reference Intakes for Energy［M］. Washington,DC:The National Academies Press. 2023.

［5］KENNY G P,NOTLEY S R,GAGNON D. Direct calorimetry:a brief historical review of its use in the study of human metabolism and thermoregulation［J］. Eur J Appl Physiol,2017(117):1765-1785.

［6］IAEA. Assessment of body composition and total energy expenditure in humans using stable isotope techniques［M］. Vienna:International Atomic Energy Agency,2009.

［7］王欢,邱淑敏,江崇民,等. 便携式与固定式气体代谢仪测试效果的比较研究［J］. 体育科学,2011,31(8):65-71.

［8］FREEDSON P S,MILLER K. Objective monitoring of physical activity using motion sensors and heart rate［J］. Res Q Exerc Sport,2000,71(Suppl 2):S21-S29.

［9］刘阳. 基于加速度计的身体活动测量研究前沿［J］. 北京体育大学学报,2016,39(8):66-73.

［10］BRATTEBY L E,SANDHAGEN B,FAN H,et al. A 7-day activity diary for assessment of daily energy expenditure validated by the doubly labelled water method in adolescents［J］. Eur J Clin Nutr,1997,51(9):585-591.

［11］MAHABIR S,BAER D J,GIFFEN C,et al. Comparison of energy expenditure estimates from 4 physical activity questionnaires with doubly labeled water estimates in postmenopausal women［J］. Am J Clin Nutr,2006,84(1):230-224.

［12］BULL F C,A L-ANSARI S S,BIDDLE S,et al. World Health Organization 2020 guidelines on physical activity and sedentary behaviour［J］. British journal of sports medicine,2020,54(24):1451-1462.

［13］AINSWORTH B E,HASKELL W L,WHITT M C,et al. Compendium of physical activities:an update of activity codes and MET intensities［J］. Med Sci Sports Exerc,2000,32(suppl 9):S498-S504.

［14］AINSWORTH B E,HASKELL W L,HERRMANN S D,et al. 2011 Compendium of Physical Activities:a second update of codes and MET values［J］. Med Sci Sports Exerc,2011,43(8):1575-1581.

［15］邱俊强,杨俊超,路明月,等. 中国健康成年人身体活动能量消耗参考值［J］. 中国运动医学杂志,2022,41(5):335-349.

［16］MELIN A K,HEIKURA I A,TENFORDE A,et al. Availability in athletics:health,performance and physique［J］. International Journal of Sport Nutrition and Exercise Metabolism,2019(29):152-164.

［17］JOSE L,ARETA J L,TAYLOR H L,et al. Low energy availability:history,definition and evidence of its endocrine,metabolic and physiological effects in prospective studies in females and males［J］. European Journal of Applied Physiology,2021(121):1-21.

［18］中国营养学会. 中国居民膳食指南科学研究报告(2021)［M］. 北京:人民卫生出版社,2021.

［19］HASLAM D W,JAMES W P. Obesity［J］. Lancet,2005(366):1197-1209.

［20］中华人民共和国国家卫生和计划生育委员会. 中国成人体重判定:WS/T 428—2013［S/OL］. (2015-01-06)［2023-01-01］. https://www.chinanutri.cn/fgbz/fgbzhybz/201501/P020170721497677913633.pdf.

[21] 中华人民共和国国家卫生和计划生育委员会. 学龄儿童青少年营养不良筛查:WS/T 456—2014 [S/OL]. (2014-07-04)[2023-01-01]. http://www.nhc.gov.cn/eweeditor/uploadfile/2014/07/20140704142652587.pdf.

[22] 中华人民共和国国家卫生健康委员会. 7 岁~18 岁儿童青少年高腰围筛查界值:WS/T 611—2018 [S/OL]. (2018-07-04)[2023-01-01]. http://www.nhc.gov.cn/eweeditor/uploadfile/2018/07/20180704145130574.pdf .

[23] 中华人民共和国国家卫生健康委员会. 7 岁以下儿童生长标准:WS/T 423—2022 [S/OL]. (2022-09-27)[2023-01-01]. http://www.nhc.gov.cn/fzs/s7848/202211/8b94606198e8457dafb3f8355135f1a3/files/e38068f0a62d4a1eb1bd451414444ec1.pdf.

[24] SCHOFIELD W N. Predicting basal metabolic rate, new standards and review of previous work [J]. Hum Nutr Clin Nutr, 1985 (39):5-41.

[25] GANPULE A A, TANAKA S, ISHIKAWA-TAKATA K, et al. Interindividual variability in sleeping metabolic rate in Japanese subjects [J]. Eur J Clin Nutr, 2007 (61):1256-1261.

[26] POH B K, ISMAIL M N, ZAWIAH H, et al. Predictive equations for the estimation of basal metabolic rate in Malaysian adolescents [J]. Mal J Nutr, 1999 (5):1-14.

[27] ISMAIL M N, NG K K, CHEE S S, et al. Predictive equations for the estimation of basal metabolic rate in Malaysian adults [J]. Mal J Nutr, 1998 (4):81-90.

[28] EFSA Panel on Dietetic Products, Nutrition and Allergies (NDA). Scientific opinion on dietary reference values for energy [J]. EFSA J, 2013, 11 (1):3005.

[29] National Health and Medical Research Council, Australian Government Department of Health and Ageing, New Zealand Ministry of Health. Nutrient Reference Values for Australia and New Zealand [M]. Canberra: National Health and Medical Research Council, 2006.

[30] National Coordinating Committee on Food and Nutrition Ministry of Health Malaysia. Recommended Nutrient Intakes for Malaysia, a report of the Technical Working Group on Nutritional Guidelines [R/OL]. Putrajaya: Ministry of Health Malaysia, 2017. https://hq.moh.gov.my/nutrition/wp-content/uploads/2017/05/FA-Buku-RNI.pdf.

[31] The Scientific Advisory Committee on Nutrition. Dietary reference values for energy [R/OL]. The Scientific Advisory Committee on Nutrition. 2011. https://www.gov.uk/government/publications/sacn-dietary-reference-values-for-energy.

[32] Nordic Council of Ministers. Nordic Nutrition Recommendations 2012: Integrating nutrition and physical activity [R/OL]. 5th edition. Nordic Council of Ministers. 2012. https://www.norden.org/en/publication/nordic-nutrition-recommendations-2012.

[33] MAO D Q, WU J H, HUANG C Y, et al. Basal energy expenditure of Chinese healthy adults: comparison of measured and predicted values [J]. Biomedical and Environmental Science, 2020, 33 (8):566-572.

[34] WU J H, MAO D Q, ZHANG Y, et al. Basal energy expenditure, resting energy expenditure and one metabolic equivalent (1MET) value for young Chinese adults with different body weight [J]. Asia Pac J Clin Nutr, 2019, 28 (1):35-41.

[35] PONTZER H, YAMADA Y, SAGAYAMA H, et al. Daily energy expenditure through the human life course [J]. Science, 2021, 373 (6556):808-812.

［36］厚生労働省.「日本人の食事摂取基準（2020 年版）策定検討会」報告書［R/OL］.［2023-01-01］. https：//www.mhlw.go.jp/content/10904750/000586553.pdf.

［37］LIU J M,YANG X G,PIAO J H,et al. Dietary energy requirements of young adult women in China by the doubly labeled water method［J］. Asia Pac J Clin Nutr 2010,19（4）:520-525.

［38］ZHUO Q,SUN R,GOU L Y,et al. Total energy expenditure of 16 Chinese young men measured by the doubly labeled water method［J］. Biomedical and Environmental Science,2013,26（6）:413-420.

［39］中华人民共和国国家卫生健康委员会. 中华人民共和国卫生行业标准妊娠期妇女体重增长推荐值标准：WS/T 801—2022［S/OL］.（2022-08-05）［2023-01-01］. http://www.nhc.gov.cn/fzs/s7848/202208/2c1c388fcd0c47c58630e5f971ebb468/files/3e00de62d92749fbbe749427a5ab75ef.pdf.

［40］WHO/FAO/UNU Expert Consultation. Protein and amino acid requirements in human nutrition（WHO Technical Report Series,No. 935）［R］. Switzerland:WHO Press,2007.

［41］BUTTE N F,WONG W W,HOPKINSON J M,et al. Energy requirements derived from total energy expenditure and energy deposition during the first two years of life［J］. Am J Clin Nutr,2000,72（6）:1558-1569.

第六章

蛋 白 质

　　蛋白质（protein）是生物体中广泛存在的一类生物大分子，是由核酸编码的 α-氨基酸通过肽键连接而成的肽链经翻译后加工生成的具有特定立体结构的活性大分子，是人体必需的宏量营养素之一。

　　蛋白质是一切生命的物质基础，是人体细胞、组织以及多种具有重要生理功能的物质的组成成分。通过发挥催化、调节、运输、免疫、供能等作用维持机体正常的生命活动，机体的新陈代谢和生理功能都依赖蛋白质的不同形式得以正常进行。

　　1742 年 Beccari 将面粉团不断用水洗去淀粉，分离出谷蛋白。1806 年 Vauquelin 发现大豆也含这种物质，且含量丰富。1811 年 Gag-Lussac 建立碳、氢和氧的定量分析法，并发现动物组织中氮含量较高。1841 年 Liebig 根据含氮量能确定不同食物蛋白质的营养价值。1883 年 Kjeldahl 发明了测定食物中粗氮含量并推算蛋白质含量的分析法，沿用至今。19 世纪末，Fischer 证明蛋白质由氨基酸组成，并将氨基酸合成了多种短肽。1951 年 Pauling 采用 X 线晶体衍射发现了蛋白质的二级结构。1962 年 Kendrew 和 Perutz 确定了血红蛋白的四级结构，据此开创了蛋白质结构与功能的研究。20 世纪 90 年代后，融合了生物信息学、基因组学和蛋白质组学的研究达到新的顶峰。

　　氮平衡法和要因加算法是研究蛋白质需要量的传统常用方法，随着方法学的不断突破，采用先进的稳定同位素示踪技术进行人体代谢试验已逐渐成为直接研究人体蛋白质需要量的主要方法。2013 版 DRIs 依据稳定同位素示踪技术开展的我国成年人蛋白质需要量研究的结果，修订了蛋白质平均需要量和推荐摄入量。本次修订重点关注近十年来国内外发表的稳定同位素示踪技术对老年人蛋白质需要量的研究结果，修订了我国 65 岁及以上老年人蛋白质的需要量，其推荐摄入量从 0.98g/(kg·d) 提高到 1.17g/(kg·d)，即每日增加 7g。此外，提出了蛋白质 AMDR，其中 4~5 岁儿童为 8%E~20%E，6~17 岁儿童青少年为 10%E~20%E，18~64 岁成年人为 10%E~20%E，65 岁及以上老年人为 15%E~20%E，孕妇和乳母为 10%E~20%E。不同年龄段人群蛋白质参考摄入量列于表 6-0-1。

表 6-0-1   中国居民膳食蛋白质参考摄入量

年龄/阶段	EAR/(g·d⁻¹)		RNI/(g·d⁻¹)		AMDR/%Eᵃ	
	男性	女性	男性	女性	男性	女性
0 岁~	—	—	9(AI)	9(AI)	—	—
0.5 岁~	—	—	17(AI)	17(AI)	—	—
1 岁~	20	20	25	25	—	—
2 岁~	20	20	25	25	—	—
3 岁~	25	25	30	30	—	—
4 岁~	25	25	30	30	8~20	8~20
5 岁~	25	25	30	30	8~20	8~20
6 岁~	30	30	35	35	10~20	10~20
7 岁~	30	30	40	40	10~20	10~20
8 岁~	35	35	40	40	10~20	10~20
9 岁~	40	40	45	45	10~20	10~20
10 岁~	40	40	50	50	10~20	10~20
11 岁~	45	45	55	55	10~20	10~20
12 岁~	55	50	70	60	10~20	10~20
15 岁~	60	50	75	60	10~20	10~20
18 岁~	60	50	65	55	10~20	10~20
30 岁~	60	50	65	55	10~20	10~20
50 岁~	60	50	65	55	10~20	10~20
65 岁~	60	50	72	62	15~20	15~20
75 岁~	60	50	72	62	15~20	15~20
孕早期	—	+0	—	+0	10~20	10~20
孕中期	—	+10	—	+15	10~20	10~20
孕晚期	—	+25	—	+30	10~20	10~20
乳母	—	+20	—	+25	10~20	10~20

注:ᵃ %E 表示蛋白质提供的能量占总能量的百分比。

"+"表示在相应年龄阶段的成年女性需要量基础上增加的需要量。

第一节 结构与理化性质

蛋白质是由氨基酸以肽键连接形成的具有一定空间结构的高分子有机化合物。由于氨基酸的种类、数量、序列及空间结构不一样,形成了不同种类的蛋白质。人体所含蛋白质种类超过 10 万种,从构成元素上来说,主要包括碳、氢、氧、氮 4 种。氨基酸是组成蛋白质的基本结构单位,因此蛋白质的理化性质部分与氨基酸相似,如两性分离、等电点等,也有部分理化性质不同于氨基酸,如胶体性质、变性等。

一、结构

构成蛋白质基本单位的氨基酸(amino acid),是分子中具有氨基($—NH_2$)和羧基($—COOH$)的一类化合物,其通式如图 6-1-1。由一个氨基酸的 α-羧基和另一个氨基酸的 α-氨基脱水缩合形成的酰胺键,也称肽键,如图 6-1-2。多个氨基酸按一定的排列顺序由肽键连接成的长链称为肽,含 10 个以下氨基酸残基的肽称寡肽,10 个以上氨基酸残基的肽称多肽。通常氨基酸个数大于 100 的蛋白质具有稳定的高级构象。

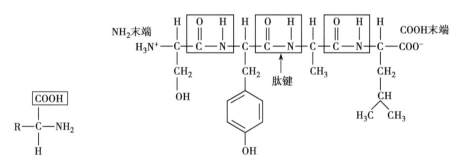

图 6-1-1 *L*-氨基酸通式,R 为侧链   图 6-1-2 氨基酸的肽键结构

由于氨基酸的羧基和氨基都在 α-碳原子上,故称为 α-氨基酸。除侧链 R 基团只有 1 个氢原子的甘氨酸外,其他 α-氨基酸的 α-碳原子都是不对称碳原子,因此氨基酸存在 L 型和 D 型两种异构体,人体蛋白质中氨基酸为 L 型。

自然界中的氨基酸有 300 多种,但构成人体蛋白质的氨基酸有 21 种,硒代半胱氨酸是第 21 个编码氨基酸,其在信使核糖核酸(mRNA)中的相应密码子为 UGA。人体不能合成或合成速度不能满足机体需要,必须由食物提供的氨基酸称为必需氨基酸(essential amino acid),包括异亮氨酸、亮氨酸、赖氨酸、蛋氨酸、苯丙氨酸、苏氨酸、色氨酸、缬氨酸和组氨酸。半胱氨酸和酪氨酸在体内分别可由蛋氨酸和苯丙氨酸转变生成,如果膳食中能直接提供这两种氨基酸,则人体对蛋氨酸和苯丙氨酸的需要量可分别减少 30% 和 50%,所以半胱氨酸和酪氨酸被称为半必需氨基酸(semi-essential amino acid)。人体可以自身合成,不一定需要从食物中直接供给的氨基酸称为非必需氨基酸（non-essential amino acid），非必需氨基酸也为人体所需要，只是在人体内可以利用其他氮源合成，而不一定必须由膳食提供。

人体在创伤、感染及某些消耗性疾病状态下，一些自身虽然能合成但合成速度不能满足机体需要，必须从食物中获得的氨基酸称为条件必需氨基酸（conditionally essential amino acid），包括一些非必需氨基酸和半必需氨基酸。例如正常情况下谷氨酰胺为非必需氨基酸，但在创伤或患病期间谷氨酰胺为必需氨基酸。此外，如果膳食中蛋氨酸和苯丙氨酸供给不足，或由于某些原因不能转化，半胱氨酸和酪氨酸则成为必需氨基酸。

二、理化性质

（一）电离性质

蛋白质分子在一定的溶液 pH 条件下可解离成带正或负电荷的基团。当蛋白质解离成正、负离子相等时，净电荷为零，此时溶液的 pH 值被称为蛋白质的等电点。

（二）胶体性质

蛋白质的分子量在 1 万~100 万道尔顿之间，其分子的直径可达 1~100nm，在胶粒范围之内。其颗粒表面大多为亲水基团，可吸引水分子，使颗粒表面形成一层水化膜，从而阻断蛋白质颗粒的相互聚集，防止溶液中蛋白质的沉淀析出。

（三）变性

在某些物理或化学因素作用下，天然蛋白质特定的空间结构可被破坏，导致理化性质改变和生物学活性丧失，称为蛋白质变性。变性蛋白质的溶解度降低，黏度增加，结晶性破坏，易被蛋白酶分解，故易于消化吸收。

（四）呈色反应

蛋白质经水解后产生氨基酸，可与水化茚三酮作用产生蓝色反应。此外，蛋白质在碱性溶液中与硫酸铜作用呈现紫色，称双缩脲反应。蛋白质的呈色反应可用于溶液蛋白质含量的测定。

（五）在紫外光谱区有特征性吸收峰

由于蛋白质分子中有含共轭双键的酪氨酸和色氨酸，因此在 280nm 波长处有特征性吸收峰，可用于蛋白质的定量测定。

第二节　消化吸收和代谢

未经消化的蛋白质不易吸收，食物蛋白质需水解成氨基酸及短肽后才能被吸收。唾液中不含水解蛋白质的酶，食物蛋白质的消化从胃开始，但主要在小肠进行。蛋白质消化后形成的氨基酸或 2~3 个氨基酸构成的短肽在小肠内吸收，与体内组织蛋白质分解产生的氨基酸共同参与体内蛋白质的合成。部分氨基酸还可合成体内其他含氮物质，如激素、神经递质等。

摄入蛋白质过多时,多余的氨基酸将会异生成葡萄糖和合成脂肪。此外,各种疾病状况引起抗原、毒素蛋白或蛋白少量通过黏膜细胞间隙进入体内,可引起肠道的炎性损伤或过敏反应。

一、消化吸收

食物蛋白质进入胃后,刺激胃黏膜分泌胃泌素,进而刺激胃黏膜壁细胞分泌盐酸、主细胞分泌胃蛋白酶原。胃蛋白酶原经盐酸活化成胃蛋白酶,从而发挥水解蛋白质的作用。食物在胃中停留的时间短,对蛋白质的消化有限。小肠是蛋白质消化的主要部位,在胰腺和小肠黏膜细胞分泌的蛋白酶作用下,未经消化或消化不完全的蛋白质被进一步水解成氨基酸和短肽。

关于氨基酸的吸收机制,一般认为主要是耗能的主动转运过程,肠黏膜细胞膜上有转运氨基酸的载体蛋白,能与氨基酸和 Na^+ 形成三联体,将其转运入细胞,Na^+ 借钠泵排出细胞外,并消耗 ATP。未被吸收的蛋白质可在肠道细菌作用下进行无氧分解,即蛋白质的腐败作用。腐败产生的大多数含氮产物对人体有害,但也可产生少量脂肪酸及维生素等。

二、代谢

所有体内蛋白质都在不断更新。蛋白质的更新包括蛋白质的合成和分解两部分。成人体内的蛋白质每天有 1%~2% 分解,其中主要是肌肉蛋白。蛋白质分解产生的氨基酸中70%~80% 被重新利用合成新的蛋白质。结构上具有共同特点的氨基酸,其代谢途径也相同,如结构有差异,则代谢方式各有特点。一般氨基酸代谢主要是脱氨基作用及由此而产生的 α-酮酸及氨的代谢。脱氨基方式包括氧化脱氨基、转氨基、联合脱氨基和非氧化脱氨基等。氨基酸脱氨基后生成的 α-酮酸进一步代谢,其途径包括:①经氨基化生成非必需氨基酸;②转变成碳水化合物及脂类;③氧化供给能量。此外,有些氨基酸还有特殊代谢途径,如氨基酸的脱羧基作用和一碳单位的代谢、含硫氨基酸、芳香氨基酸及支链氨基酸的代谢等。

三、体内分布

蛋白质含量约为体重的 16%,但在体内的分布是不均匀的。例如,肌肉中的氨基酸约占总代谢库的 50%,肝脏约占 10%,肾脏约占 4%,血浆占 1%~6%。消化吸收的大多数氨基酸(如丙氨酸、芳香族氨基酸)主要在肝脏分解,支链氨基酸主要在骨骼肌分解。血浆氨基酸是体内各组织之间氨基酸转运的主要形式。

四、排泄

人体肠道中的蛋白质不仅来源于食物(外源性蛋白质),还来源于肠道脱落的黏膜细胞和分泌的消化液中的内源性蛋白质(主要是酶类等)。每天约有 70g 内源性蛋白质进入消化道,其中大部分被消化和重吸收进入氨基酸池,而未被吸收的蛋白质由粪便排出体外。氨基酸池中游离氨基酸除来自食物外,大部分来源于体内蛋白质更新代谢中分解的氨基酸。未被合成代谢利用的氨基酸则可转变成尿素、氨、尿酸及肌酐等含氮物质,由尿和其他途径排出体外或进入糖脂代谢。由尿排出的蛋白质代谢产物受膳食蛋白质摄入量的影响,在正常情况下尿中的尿素氮占总氮的 80%,当蛋白质摄入减少时,尿素氮的比例也降低。

第三节　生 理 功 能

蛋白质是人体细胞组分中含量最为丰富、功能最多的高大分子物质,从人体细胞、组织、器官及系统的构建到功能执行的各个环节都离不开蛋白质。蛋白质对维持生命和健康发挥极其重要的生理功能。

一、构成人体细胞和组织的重要成分

蛋白质是构成人体细胞、组织、器官结构的主要物质。除水分外,细胞中蛋白质约占细胞内物质的 80%。儿童青少年的生长发育、孕妇和乳母孕育和哺喂新生命、成人体内细胞和组织的更新、机体各种损伤修补、疾病的恢复等,都需要合成大量的蛋白质。有研究证实,成人体内每日有 1%~3% 的蛋白质需要更新,如肠黏膜细胞平均 6 天更新一次,而红细胞平均 120 天更新一次。摄入适量的蛋白质将有利于儿童生长发育、成人体内蛋白质更新以及疾病康复。

二、构成体内生物活性物质

体内多种具有重要生理功能的生物活性物质绝大部分由蛋白质构成,例如:催化体内物质代谢和生理生化过程的蛋白酶;调节各种代谢活动和生理生化反应的蛋白类激素;携带和运输氧的血红蛋白;参与和维持肌肉收缩的肌纤凝蛋白、肌钙蛋白和肌动蛋白;还有在体内运输维生素 A、铁等营养素所需的专用结合蛋白。某些氨基酸代谢产生的神经递质(如 5-羟色胺),参与神经冲动的传导,此外,色氨酸在体内可代谢成烟酸,在烟酸缺乏时供机体利用。

三、免疫功能

蛋白质是构成免疫器官、免疫细胞以及免疫活性物质(如抗体、细胞因子)的物质基础。免疫细胞及免疫球蛋白可以直接抵御外来微生物及其他有害物质的入侵。大量研究显示,几乎所有形式的免疫功能均受蛋白质营养状况的影响。蛋白质-能量营养不良会损害宿主免疫力,对 T 细胞系统产生有害的影响,导致感染增加,住院患者的并发症和死亡率增加。

四、维持机体内环境稳定

蛋白质的特殊结构和性质决定了其在体内具有多种生理功能。如血液中的白蛋白、球蛋白参与调节和维持体内的酸碱平衡、胶体渗透压、水分在体内的正常分布,维持内环境的稳定以进行各种代谢活动,如神经冲动的传导、信息传递及思维活动等。受体可以识别并特异地与具有生物活性的化学信号物质结合,细胞因子能在细胞间传递信息。包括营养素在内的许多重要物质的转运都与蛋白质和氨基酸有关。此外,含有脱氧核糖核酸的核蛋白是遗传信息传递的重要物质,而遗传信息的传递和表达均与蛋白质有关。

五、供给能量

供给能量是蛋白质的次要功能。蛋白质在体内降解成氨基酸后,经脱氨基作用生成的 α-酮酸,可以直接或间接经三羧酸循环氧化分解,同时释放能量,是人体能量来源之一,1g 蛋白质在体内燃烧产生约 16.7kJ(4kcal)的能量。当机体摄入蛋白质超过其对蛋白质需要时,多余的蛋白质可发生氧化分解产生能量。

六、其他

蛋白质中蛋氨酸是体内重要的甲基供体之一,很多含氮物质如肌酸、松果素、肾上腺素、肉碱等在生物合成时须由蛋氨酸提供甲基。此外,甲基化在蛋白质和核酸的修饰加工方面也极为重要。牛磺酸是一种氨基磺酸,在胎儿和婴儿中枢神经系统和视觉系统发育中起关键作用。

第四节 摄入水平与健康

蛋白质的食物来源可分为植物性和动物性两大类。植物性食物中,谷类蛋白质含量约为 8%,作为居民的主食,由于摄入量大,是膳食蛋白质的主要来源之一。大豆富含蛋白质,其蛋白质含量较高,有 35%~40%,氨基酸组成也比较合理,在体内的利用率较高,是蛋白质的优质来源。蛋类含蛋白质 11%~14%,奶类(牛奶)一般含蛋白质约 3%,必需氨基酸种类齐全,都是人体优质蛋白质的重要来源。肉类包括家禽、畜和鱼的肌肉,新鲜肌肉蛋白质含量 15%~22%。一般而言,动物蛋白质的营养价值优于植物蛋白质。两种或两种以上食物蛋白质混合食用,可充分发挥蛋白质互补作用,提高其营养价值。

一、摄入不足

膳食中长期蛋白质摄入不足会引起机体蛋白质缺乏。蛋白质缺乏的临床表现为疲倦、体重减轻、贫血、免疫功能和应激能力下降、血浆蛋白质含量下降,尤其是白蛋白含量降低,并出现营养性水肿或极度消瘦。蛋白质缺乏在成人和儿童中都有发生,处于生长发育阶段的儿童更为敏感,易患蛋白质-能量营养不良(protein-energy malnutrition,PEM)。PEM 一般分为水肿型、消瘦型和混合型。水肿型是指能量摄入基本满足而蛋白质严重不足,以全身水肿为其特点,患者虚弱、表情淡漠、生长滞缓、头发变色变脆易脱落、易感染其他疾病;消瘦型主要由能量严重不足所致,临床表现为消瘦、皮下脂肪消失、皮肤干燥松弛、体弱无力等;混合型是指蛋白质和能量同时缺乏,临床表现为上述二型之混合。轻度的蛋白质缺乏主要影响儿童的体格生长,导致低体重和生长发育迟缓。临床上常用的蛋白质评价指标主要有血清总蛋白、白蛋白、前白蛋白以及尿肌酐,血清总蛋白低于 60g/L,白蛋白低于 35g/L,前白蛋白低于 250mg/L,尿肌酐男性低于 7mmol/24h、女性低于 5.3mmol/24h 时提示可能存在蛋白质缺乏,可结合膳食蛋白质摄入量以及体格测量指标综合评估是否存在蛋白质缺乏。人体蛋白质丢失>20% 时,生命活动就会被迫停止。这种情况见于严重贫穷和饥饿人群或久病的恶病质患者。

二、摄入过量

目前尚无蛋白质过量危害的确凿证据,因此国际组织及各国 DRIs 中均未制定蛋白质 UL 值。但是高蛋白质摄入对机体影响的研究一直是营养学研究的热点。

(一)肾功能

高蛋白摄入可引起肾小球高滤过[1-2],并可能导致肾小球损伤和蛋白尿[1],但有系统综述和 Meta 分析表明高蛋白摄入[≥1.5g/(kg·d)或≥20%E 或≥100g/d]不会对健康成人的肾功能产生不利影响[3],蛋白质摄入与肾功能和肾结石之间的联系并不确定[4]。尽管高蛋白摄入与人类慢性肾病的关系并不清楚,但是对于罹患慢性肾炎、高血压等可能损伤肾功能的患者,应适当控制蛋白质的摄入。

(二)肾结石

膳食营养素对肾结石风险影响的前瞻性研究表明,较高的动物蛋白摄入量(≥77g/d)可增加肾结石风险[5]。一项追踪 8 年的前瞻性研究显示,动物蛋白摄入超过 78g/d 与肾结石发生风险无相关[6]。

(三)骨骼健康

有研究表明高蛋白膳食可增加尿钙的排出量,但也有研究表明低蛋白膳食本身导致骨质疏松,而高蛋白膳食通常可增加钙摄入。低蛋白质和高蛋白质摄入都可能影响钙代谢,中等水平的蛋白质摄入[1.0~1.5g/(kg·d)]可维持正常的钙代谢,不改变骨骼的稳态[7]。一项 Meta 分析显示高蛋白质摄入量(>90g/d)对骨健康没有不良影响[8]。另一项系统综述和 Meta 分析显示,蛋白质摄入量在 0.8~1.3g/(kg·d)之间,增加蛋白质摄入量不影响健康成人的骨骼健康[9]。

第五节 营养状况评价

人体蛋白质营养状况评价包括膳食蛋白质摄入量、生化指标以及体格测量三方面,其中膳食蛋白质摄入量是评价机体蛋白质营养状况的基础。生化指标包括多项血液和尿液指标,虽比较灵敏,但是缺乏特异性。由于人体蛋白质营养不良常常伴随其他微量营养素的缺乏,因此蛋白质营养状况也需要从多个层次、多个角度进行综合评价。

一、膳食摄入量

膳食蛋白质摄入量不仅是评价机体蛋白质营养状况的基础,也是评价人群营养状况的基础。以蛋白质 EAR 和 RNI 作为参考。当群体的蛋白质摄入量低于 EAR,说明人群中约有 50% 的人可能存在蛋白质摄入不足的风险。个体蛋白质摄入量远低于 EAR,则表明个体蛋白质摄入量很可能不足;个体蛋白质摄入量远高于 EAR,则表明个体蛋白质摄入量可能是充足的。蛋白质 RNI 是个体每日蛋白质摄入的目标值,达到 RNI 水平时,个体蛋白质摄入不足的概率较低。

2015—2017 年中国居民营养与健康状况监测报告结果显示,中国居民平均每标准人日蛋白质摄入量为 60.4g,其中 3~5 岁儿童为 35.6g,6~11 岁儿童为 50.0g,12~17 岁儿童青少年为 61.4g,18~59 岁成人为 58.2g,60 岁及以上成人为 52.9g。我国居民膳食蛋白质摄入量变化见表 6-5-1,1982 年至 2015 年膳食蛋白质摄入水平基本稳定,但是 2015 年摄入量略低。由于我国居民动物性食物的摄入量增加,因此我国居民优质蛋白质摄入量是增加的。

表 6-5-1　我国居民膳食蛋白质人均摄入量变化

单位:g/标准人日

地区	1982 年	1992 年	2002 年	2012 年	2015 年
全国	66.7	68.0	65.9	64.5	60.4
城市	66.8	75.1	69.0	65.4	62.7
农村	66.6	64.3	64.6	63.6	58.7

资料来源:中国营养学会.中国居民膳食指南科学研究报告 2021 [M].北京:人民卫生出版社,2021。

二、生化指标

(一)血液指标

1. 白蛋白　参考范围为 35~55g/L,30~35g/L 为轻度缺乏,25~30g/L 为中度缺乏,≤25g/L 为重度缺乏。当白蛋白低于 28g/L 时,可出现水肿。但白蛋白生物半衰期约 20 天,早期缺乏时不易检出。

2. 前白蛋白　主要功能是运输甲状腺素。生物半衰期为 1.9 天。参考范围为 250~500mg/L,150~250mg/L 为轻度缺乏,100~150mg/L 为中度缺乏,≤100mg/L 为重度缺乏。

3. 总蛋白　血清总蛋白具有维持血液正常胶体渗透压和 pH、转运、免疫以及营养等多种功能。总蛋白本身代谢库较大,而且受球蛋白水平的影响,灵敏性较低。参考范围为 60~80g/L。

4. 转铁蛋白　是一种 β 球蛋白,主要在肝脏合成。转铁蛋白半衰期较短,为 8~10 天,但在体内的代谢库非常小,<0.1g/kg(bw),因此血清中转铁蛋白能快速反映机体蛋白质的营

养状况。但转铁蛋白易受一些因素的影响,如肝脏、胃肠道以及肾脏疾病、铁营养状况、大剂量抗生素治疗及炎症反应等。参考范围为 2~4g/L,1.5~2g/L 为轻度缺乏,1~1.5g/L 为中度缺乏,≤1g/L 为重度缺乏。

5. 视黄醇结合蛋白 结合并转运维生素 A 的一种血清蛋白。生物半衰期约为 12 小时,且机体代谢库非常小,仅为 0.2mg/kg(bw),是评价蛋白质营养不良急性变化的敏感指标。参考范围为 40~70μg/L,由于此指标高度敏感,即使在轻微的应激情况下,也可发生变化,因而临床上很少使用。

6. 纤维结合蛋白 该指标在蛋白质缺乏时并不能迅速反应,而在恢复时则变化较快,可能对于蛋白质营养不良的康复有灵敏的预测意义。参考范围为 200~280mg/L。

(二)尿液指标

1. 尿肌酐 是肌肉肌酸的代谢产物,尿肌酐的数量反映肌肉的数量和活动,间接反映体内肌肉中蛋白质含量。参考范围为男性 20~26mg/[24h·kg(bw)](7~18mmol/24h),女性 14~22mg/[24h·kg(bw)](5.3~16mmol/24h)。当蛋白质缺乏时,尿肌酐含量降低。

2. 肌酐身高指数(creatinine-height index,CHI) 是 24 小时尿肌酐和同性别、同身高、同年龄 24 小时预期尿肌酐的比值。3 月龄~17 岁人群的参考范围为>0.9,0.5~0.9 为不足,<0.5 为缺乏。

3. 羟脯氨酸 对儿童来说,尿羟脯氨酸反映体内胶原蛋白的合成及代谢情况。尿羟脯氨酸(单位:μmol/L)乘以体重(单位:kg)再除以尿肌酐(单位:μmol/L)可以计算尿羟脯氨酸指数,是用于评价儿童蛋白质营养状况的生化指标。1~6 岁儿童羟脯氨酸指数相对稳定,儿童营养不良时羟脯氨酸指数降低,3 月龄~10 岁儿童尿羟脯氨酸指数>2.0 为正常,1.0~2.0 为轻度缺乏,<1.0 为严重缺乏。

三、体格测量

机体蛋白质营养状况的好坏,可反映到体格上,特别是生长发育期的儿童。体格测量的指标包括身高、体重、体成分、上臂围以及皮褶厚度等。

(一)体成分

体成分是组成人体质量的脂肪重量和瘦体重(去脂体重)各组成成分的比例。在蛋白质-能量营养不良时,脂肪重量和瘦体重均降低。运用物理、化学、放射学等手段,特别是使用生物电阻抗、计算机断层扫描术、双能 X 线吸收和核磁共振等技术,可从组织、器官和整体不同水平测定身体成分。

(二)上臂肌围和上臂肌区

上臂肌围(mid-arm muscle circumference,MAMC)和上臂肌区(arm muscle area,AMA)是评价总体蛋白质储存较可靠的指标。测量上臂围(mid-arm circumference,MAC)和三头肌皮褶厚度(triceps skinfold thickness,TSF),用下列公式计算 MAMC 和 AMA。MAMC 评价的国际标准为男性 25.3cm,女性 23.2cm,测定值>90% 标准值为正常。由于上臂呈纺锤

形,因此测量易有误差。

$$MAMC(cm)=MAC(cm)-3.14\times TSF(cm)$$

$$AMA(cm^2)=\frac{\left[MAC(cm)-3.14\times TSF(cm)\right]^2}{3.14\times4}$$

第六节　膳食蛋白质参考摄入量

最初蛋白质需要量的确定主要依据人体氮平衡试验结果,近十多年来蛋白质需要量的研究方法取得了突破,特别是先进的稳定同位素示踪技术直接研究人体蛋白质的需要量。本次修订的依据是国内外文献报道的稳定同位素示踪技术对老年人蛋白质需要量的研究结果。由于缺乏蛋白质摄入过量导致健康损害的确凿证据,本次修订未能提出蛋白质的可耐受最高摄入量。

一、膳食蛋白质需要量研究方法

测定人体蛋白质平均需要量的方法主要包括氮平衡法、要因加算法以及稳定同位素示踪技术。

（一）氮平衡法

氮平衡是指氮的摄入量和排出量的关系,常用于描述体内蛋白质的营养状况,人体氮平衡有以下三种类型。

1. 摄入氮=排出氮　即 I=U+F+S,称为零氮平衡(zero nitrogen balance),表示体内蛋白质的分解与合成处于平衡状态,是蛋白质的动态平衡,多指正常成人。式中 I 为摄入氮、U 为尿氮、F 为粪氮、S 为通过皮肤及其他途径排出的氮。

2. 摄入氮>排出氮　称为正氮平衡(positive nitrogen balance),表示体内蛋白质合成大于分解。多指生长发育的儿童、青少年、孕妇、乳母以及疾病、创伤恢复期患者。

3. 摄入氮<排出氮　称为负氮平衡(negative nitrogen balance),表示体内蛋白质分解大于合成。常见于蛋白质摄入不足、吸收不良以及消耗性疾病患者。

氮平衡法是研究蛋白质需要量最常用的方法,通常给志愿受试者不同水平的蛋白质(以氮计),测定在特定时间内的受试者排出的氮量,将不同氮摄入水平及排出氮的结果代入直线回归方程,求得零氮平衡的截距点,即为达到氮平衡所需氮,再折算成蛋白质的量。氮平衡方法可反映蛋白质摄入和排出的关系,无法直接反映机体蛋白质代谢和功能状况,也难以准确测定各种途径损失的氮,可能低估蛋白质的需要量。此外,氮平衡试验还受到能量、膳食组成、机体健康状况等因素的影响。

（二）要因加算法

机体在完全不摄入蛋白质的情况下,体内蛋白质仍然进行分解和合成代谢。如一个

60kg 体重的成年男子,摄入膳食中完全不含蛋白质时,每日仍然要从尿、粪、皮肤及分泌物等途径排出约 3.2g 氮,相当于 20g 蛋白质。这种在完全不摄入蛋白质时,机体不可避免氮消耗量,称为"必要氮损失"(obligatory nitrogen losses,ONL)。蛋白质要因加算法的基本原理是以补偿"必要氮损失"(包括尿、粪、皮肤以及其他方面氮损失的总和)为基础。即在实验条件下,成人志愿者每日摄入不含任何蛋白质的食物,但提供足够的能量、微量营养素,从黏膜、上皮脱落的衰老细胞,及腺体分泌物中的蛋白质,都可以测定为必要氮损失,在此基础上再考虑个体差异,及食物蛋白质实际转变为机体蛋白质的效率,包括消化率与吸收利用率等。

(三)稳定同位素示踪技术

该技术一般是采用碳或氮的稳定同位素标记的氨基酸作为示踪剂,通过静脉输注或口服给予受试者,采集受试期间的代谢产物和血液样本,动态观察氨基酸在体内的代谢过程,通过计算呼气中 $^{13}CO_2$ 产生率和标记氨基酸的氧化率来推算氨基酸需要量。根据其标记氨基酸是否为待测氨基酸又可分为碳平衡法(carbon balance method)和指示剂氨基酸法(indicator amino acid method)。

1. 碳平衡法 稳定同位素标记的氨基酸为待测氨基酸,该方法在 20 世纪 90 年代广为应用,进入 21 世纪后逐渐被指示剂氨基酸法取代。

2. 指示剂氨基酸法 又称为指示剂氨基酸氧化法(indicator amino acid oxidation,IAAO),其稳定同位素标记的氨基酸不是待测氨基酸,而常采用 L-1-^{13}C-苯丙氨酸。其原理是当一种待测必需氨基酸缺乏时,其他必需氨基酸不能用于合成蛋白质,于是标记的必需氨基酸(L-1-^{13}C-苯丙氨酸)过多而氧化。如增加待测必需氨基酸的摄入量,标记氨基酸的氧化率即降低。当待测必需氨基酸的摄入量达到机体需要量时,标记氨基酸的氧化率降至最低,再继续增加待测必需氨基酸的摄入量,标记氨基酸的氧化率不再降低,这样即可建立待测必需氨基酸摄入量和标记氨基酸氧化率的非线性回归模型,曲线拐点对应的待测必需氨基酸的摄入量即为该必需氨基酸的需要量。指示剂氨基酸法最早用于氨基酸需要量的研究[10-14],近十多年来也用于蛋白质需要量的研究[15-21]。

与氮平衡法相比,稳定同位素氨基酸示踪法反映蛋白质合成和分解代谢之间的平衡,而氮平衡法只反映摄入氮和排出氮之间的平衡,因此稳定同位素氨基酸示踪法能更准确地评估蛋白质和氨基酸的需要量。

(四)其他方法

对于特殊人群如 6 个月内婴儿,无法用上述方法来测定蛋白质的需要量,而是根据健康婴儿摄入母乳量及营养良好乳母的乳汁中蛋白质含量来计算婴儿蛋白质的适宜摄入量。

二、膳食蛋白质参考摄入量

(一)平均需要量/推荐摄入量(适宜摄入量)

1. 成年人

(1)氮平衡法:目前大多数国家 DRIs 中仍然采用氮平衡法以及基于氮平衡法的 Meta

分析制定成年人蛋白质 EAR 和 RNI,此法制定的成年人蛋白质需要量普遍较低,2007 年 WHO/FAO/UNU 提出 18 岁以上成年人蛋白质推荐摄入量为 0.8g/(kg·d)[22]。

一些学者采用循证医学的方法来评估蛋白质需要量。2003 年美国 Rand 等对 19 项氮平衡试验的研究结果进行了 Meta 分析,提出蛋白质的 EAR 和 RNI 分别为 0.65g/(kg·d)和 0.83g/(kg·d)[23],美国 2005 年修订蛋白质需要量时采用了该项研究结果。2014 年我国学者发表的一篇 Meta 分析[24],纳入 26 项氮平衡的研究结果(1966—2012 年),得到蛋白质的 EAR 和 RNI 分别为 0.66g/(kg·d)、0.83g/(kg·d)。由于氮平衡方法存在某些不足,其结果可能会低估蛋白质需要量。

(2)稳定同位素示踪技术:目前,采用稳定同位素示踪技术研究中国人群蛋白质需要量的研究均来自杨晓光团队。2006 年姬一兵等采用 ^{13}C 标记的亮氨酸和 ^{15}N 标记的赖氨酸研究我国青年男性膳食蛋白质需要量,^{13}C 标记亮氨酸的结果表明蛋白质的 EAR 和 RNI 分别为 0.83g/(kg·d)、0.96g/(kg·d),^{15}N 标记赖氨酸的结果表明蛋白质的 EAR 和 RNI 分别为 0.84g/(kg·d)、0.96g/(kg·d)[25]。2011 年田颖等对我国青年女性膳食蛋白质需要量的研究则显示蛋白质的 EAR 和 RNI 分别为 0.91g/(kg·d)、1.09g/(kg·d)[26]。2013 年李敏等同时对我国青年男性和女性蛋白质需要量的研究表明,男性蛋白质 EAR 为 0.88g/(kg·d),RNI 为 0.98g/(kg·d),女性蛋白质 EAR 为 0.85g/(kg·d),RNI 为 0.97g/(kg·d)[27]。

稳定同位素氨基酸示踪技术可反映蛋白质合成和分解代谢之间的平衡,能更准确地评估蛋白质需要量。因此,在制定我国成年人蛋白质 EAR 和 RNI 时,主要依据我国利用稳定同位素示踪技术的研究结果,即我国成人蛋白质的 EAR 为 0.88g/(kg·d),RNI 为 0.98g/(kg·d)。结合成年人体重代表值,18~64 岁男性 EAR 和 RNI 分别为 60g/d 和 65g/d,女性 EAR 和 RNI 分别为 50g/d 和 55g/d。

2. 老年人 2003 年基于成年人氮平衡试验的 Meta 分析发现,老年人和中青年人的蛋白质需要量没有显著性差异[23]。但有研究结果表明,中年人的摄入量用于老年人不能达到氮平衡,老年人蛋白质摄入量在 1.0~1.3g/(kg·d)时才能达到氮平衡[28]。对于老年人蛋白质需要量认识的争议,源于随着年龄的增长,老年人机体在代谢上与中青年人有很大的不同,例如:蛋白质合成能力降低,瘦体组织逐步减少,而脂肪组织相对增多;消化吸收功能与排泄能力不同程度地减弱;肝脏及肾脏功能减退,与消化功能降低有相互影响;部分内分泌代谢改变,如男女分别出现雄激素及雌激素的组织浓度下降,影响了分解及合成代谢。这些改变都直接或间接影响蛋白质的需要和供给。

近十年来,部分国家修订老年人蛋白质需要量时较中青人有所增加,如 2017 年澳大利亚制定的 70 岁以上老年人蛋白质推荐摄入量男性为 1.07g/(kg·d),女性为 0.94g/(kg·d),均比中青年推荐量增加了 25%[29]。2017 年德国、奥地利和瑞士制定的成年人蛋白质推荐量为 0.8g/(kg·d),65 岁以上老年人蛋白质推荐量为 1.0g/(kg·d)[30]。另一些国家老年人蛋白质需要量没有增加,但是宏量营养素可接受范围中蛋白质供能比下限比中青年人高。其依据源于一些观察性研究、队列研究以及临床营养干预研究的结果。如近年来的研究发现,老年人易发的肌肉衰减综合征是一种伴随年龄增加而出现的以骨骼肌纤维体积和数量减少、肌力下降、结缔组织和脂肪增多等为特征的综合性退行性病征。而老年人适当增加蛋白质的摄入有助于合成肌肉蛋白质,提高肌肉质量、数量和功能。

2014年后国内外陆续报道了采用IAAO法直接研究老年人蛋白质需要量的研究结果,其中3篇针对国外老年人的研究[18-20],1篇关于中国老年人的研究[21]。李敏等研究结果表明,14名65~80岁老年人蛋白质EAR和RNI分别为0.91g/(kg·d)和1.17g/(kg·d)[21]。国外研究结果显示,6名80~87岁女性蛋白质EAR和RNI分别为0.85g/(kg·d)和1.15g/(kg·d)[18],12名65岁以上女性蛋白质EAR和RNI分别为0.96g/(kg·d)和1.29g/(kg·d)[19],6名65岁以上男性蛋白质EAR和RNI分别为0.94g/kg/d和1.24g/(kg·d)[20]。

本次修订采用国内人群研究数据,即65岁及以上老年人蛋白质EAR和RNI分别为0.91g/(kg·d)和1.17g/(kg·d)。建议优质蛋白应至少占总蛋白摄入量的50%。结合老年人体重代表值,65岁及以上男性EAR和RNI分别为60g/d和72g/d,女性EAR和RNI分别为50g/d和62g/d。

3. 儿童和青少年　1岁以后儿童仍维持旺盛的生长发育,需要充足的蛋白质和能量供给。该阶段人群的EAR可根据蛋白质的维持量和生长发育所需蛋白质储存量进行估算。2007年WHO/FAO/UNU提出儿童和青少年蛋白质安全摄入量(表6-6-1)[22]。考虑到不同国家膳食结构及蛋白质质量的差异,WHO/FAO/UNU建议可采用蛋白质消化率校正的氨基酸评分(protein digestibility-corrected amino acid score,PDCAAS)评估不同国家膳食蛋白质质量,儿童和青少年蛋白质EAR和RNI等于WHO/FAO/UNU安全摄入量除以膳食蛋白质的PDCAAS值。根据我国2016—2017年儿童与乳母营养健康监测中2~17岁人群的膳食结构,计算得到了该年龄段人群膳食蛋白质质量的PDCAAS(表6-6-2)。采用0.8作为PDCAAS值计算后得到的儿童青少年蛋白质需要量数值偏低,故采用代谢体重法并结合蛋白质供能比修订了儿童和青少年蛋白质的EAR和RNI(表6-6-3)。代谢体重法推算公式为:$EAR_{儿童}=EAR_{成人}×(体重_{儿童}/体重_{成人})^{0.75}×(1+生长系数)$,$RNI=1.25×EAR$。例如:10岁女童体重代表值为34kg、生长系数为0.15,成年女性体重代表值为55kg,成人蛋白质EAR为0.88g/(kg·d),则10岁女童蛋白质$EAR=0.88×55×(34÷55)^{0.75}×(1+0.15)≈38.8$,$RNI=38.8×1.25=48.5$,修约后10岁女童蛋白质EAR为40g/d,RNI为50g/d。

4. 孕妇和乳母

(1)孕妇:孕妇蛋白质的补充量应包括根据体重增加计算得到的蛋白质维持量和蛋白质储存量。孕期体重增加值来源于我国卫生行业标准WS/T 801—2022《妊娠期妇女体重增长推荐值标准》[31],BMI正常范围的育龄妇女($18.5kg/m^2≤BMI<24.0kg/m^2$)孕早期(0~13周)体重增长值平均为1kg,妊娠中期(14~27周)14周体重增长值为5.2kg,妊娠晚期(28~40周)13周体重增长值为4.8kg,孕期总增重为11kg。2007年WHO/FAO/UNU计算孕妇EAR和RNI时,孕期增重按13.8kg计算,孕早、中、晚期蛋白质储存量分别是0、1.9、7.4g/d[22]。按照我国孕妇孕期平均增重11kg计算,孕早、中、晚期蛋白质储存量调整后分别为0、1.5g/d、

5.9g/d。氮平衡研究结果显示健康成人维持机体蛋白质的利用率为47%[23],2012年欧洲食品安全局指出目前没有令人信服的证据表明孕期维持和储存机体蛋白质的效率会下降,因此可与健康成人一致,即蛋白质利用率为47%[32]。

表6-6-1 WHO/FAO/UNU 儿童青少年蛋白质的安全摄入量

单位:g/(kg·d)

年龄/岁	维持量	生长发育需要量	平均需要量	安全摄入量
1~	0.66	0.29	0.95	1.14
1.5~	0.66	0.19	0.85	1.03
2~	0.66	0.13	0.79	0.97
3~	0.66	0.07	0.73	0.90
4~	0.66	0.03	0.69	0.86
5~	0.66	0.06	0.69	0.85
6~	0.66	0.04	0.72	0.89
7~	0.66	0.08	0.74	0.91
8~	0.66	0.09	0.75	0.92
9~	0.66	0.09	0.75	0.92
10~	0.66	0.09	0.75	0.91
女童				
11~	0.66	0.07	0.73	0.90
12~	0.66	0.06	0.72	0.89
13~	0.66	0.05	0.71	0.88
14~	0.66	0.04	0.70	0.87
15~	0.66	0.03	0.69	0.85
16~	0.66	0.02	0.68	0.84
17~	0.66	0.01	0.67	0.83
男童				
11~	0.66	0.09	0.75	0.91
12~	0.66	0.08	0.74	0.90
13~	0.66	0.07	0.73	0.90
14~	0.66	0.06	0.72	0.89
15~	0.66	0.06	0.72	0.88
16~	0.66	0.05	0.71	0.87
17~	0.66	0.04	0.70	0.86

资料来源:WHO/FAO/UNU. Protein and amino acid requirements in human nutrition,2007.

表 6-6-2 我国 2~17 岁人群膳食蛋白质质量的 PDCAAS

年龄/岁	农村		城市	
	男性	女性	男性	女性
2~	0.89	0.88	0.93	0.93
3~	0.92	0.92	0.93	0.93
4~	0.92	0.92	0.93	0.93
5~	0.92	0.92	0.93	0.93
6~	0.93	0.93	0.93	0.93
7~	0.93	0.93	0.93	0.93
8~	0.93	0.92	0.93	0.93
9~	0.93	0.93	0.93	0.93
10~	0.92	0.92	0.92	0.92
11~	0.92	0.92	0.93	0.93
12~	0.92	0.92	0.93	0.93
13~	0.92	0.92	0.93	0.93
14~	0.92	0.92	0.93	0.93
15~	0.92	0.93	0.93	0.93
16~	0.92	0.93	0.93	0.93
17~	0.92	0.92	0.93	0.93

表 6-6-3 我国儿童和青少年蛋白质的参考摄入量

单位:g/d

年龄/岁	PDCAAS 法				代谢体重法				修订值			
	EAR		RNI		EAR		RNI		EAR		RNI	
	男性	女性	男性	女性	男性	女性	男性	女性	男性	女性	男性	女性
1~	13	12	16	15	20	20	25	25	20	20	25	25
2~	13	13	16	16	20	20	25	25	20	20	25	25
3~	14	14	17	17	25	25	30	30	25	25	30	30
4~	15	15	19	18	25	25	30	30	25	25	30	30
5~	18	17	21	20	25	25	30	30	25	25	30	30
6~	20	19	25	24	30	30	35	35	30	30	35	35
7~	24	22	29	27	30	30	40	40	30	30	40	40
8~	27	25	33	30	35	35	40	40	35	35	40	40
9~	30	28	37	34	40	40	45	45	40	40	45	45
10~	33	32	40	39	40	40	50	50	40	40	50	50
11~	37	35	45	43	45	45	55	55	45	45	55	55
12~	46	42	56	52	55	50	70	60	55	50	70	60
13~	45	41	56	51	55	50	70	60	55	50	70	60
14~	45	41	55	51	55	45	70	55	55	50[a]	70	60[a]
15~	54	44	65	55	60	45	75	60	60	50[a]	75	60
16~	53	44	65	54	60	45	75	60	60	50[a]	75	60
17~	52	43	64	53	60	45	75	60	60	50[a]	75	60

注:[a] 代谢体重法结果略低,修订值做适当调整。

本次修订采用我国 BMI 处于正常范围的妇女在孕期体重增长的建议值以及成人蛋白质平均需要量计算蛋白质维持量。根据孕期蛋白质储存量,以及孕期蛋白质利用率(47%)得到调整后的蛋白质储存量。结合蛋白质维持量和蛋白质的储存量得到应增加的平均需要量,最终得到应增加的蛋白质推荐摄入量,孕早、中、晚期每天分别增加 1.1g、10.9g、27.9g(表 6-6-4)。

表 6-6-4 妊娠期妇女增加的蛋白质推荐摄入量

孕期	体重平均增加/kg	蛋白质维持量/(g·d⁻¹)ᵃ	蛋白质储存量/(g·d⁻¹)	调整后的蛋白质储存量/(g·d⁻¹)ᵇ	增加的蛋白质平均需要量/(g·d⁻¹)ᶜ	增加的蛋白质推荐摄入量/(g·d⁻¹)ᵈ
早期	1.0	0.9	0.0	0	0.9	1.1
中期	6.2	5.5	1.5	3.2	8.7	10.9
晚期	11.0	9.7	5.9	12.6	22.3	27.9

注:ᵃ 蛋白质维持量=体重增加值×成人蛋白质平均需要量[0.88g/(kg·d)]。

ᵇ 调整后的蛋白质储存量=蛋白质储存量/孕期蛋白质利用率(0.47)。

ᶜ 增加蛋白质平均需要量=蛋白质维持量+调整后的蛋白质储存量。

ᵈ 增加蛋白质推荐摄入量=增加蛋白质平均需要量×1.25。

综合考虑,孕早期蛋白质不增加,孕中期蛋白质 EAR 和 RNI 每天分别增加 10g、15g,孕晚期蛋白质 EAR 和 RNI 每天分别增加 25g、30g。

(2)乳母:乳母蛋白质的增加应满足每日泌乳的需要。按照中国 DRIs 母乳成分研究工作组修订的母乳营养成分参考值,在前 6 个月纯母乳喂养阶段,平均每日泌乳 750mL,其中蛋白质含量为 12g/L。2007 年 WHO/FAO/UNU 报告显示产生乳蛋白的蛋白质利用率与非哺乳期成人的蛋白质沉积效率相同,即为 47%。本次采用蛋白质利用率为 47% 计算后得到哺乳期妇女蛋白质的 EAR 每天增加 20g,RNI 每天增加 25g。

5. 婴儿

(1)0~6 月龄:该阶段应纯母乳喂养。按母乳中平均蛋白质含量为 12g/L,平均每日摄入 750mL 母乳,可以计算得到 0~6 月龄婴儿蛋白质的 AI 值为 9g/d。根据 6 月龄内婴儿体重代表值为 5.75kg,可以推算 0~6 月龄婴儿蛋白质的 AI 值为 1.57g/(kg·d),修约为 1.6g/(kg·d)。

对于非母乳喂养的婴儿,考虑到配方食品中蛋白质的质量低于母乳,其蛋白质的 AI 应适当增加。但欧洲一项涉及 5 个国家的多中心随机对照研究表明[33],配方食品高蛋白摄入(2.9g/100kal 和 4.4g/100kal)可导致 2 岁内婴幼儿体重的过快增长,而低蛋白摄入(1.8g/100kal 和 2.2g/100kal)可能降低后续肥胖和超重的风险。其他多项双盲随机对照试验也表明 1.8g/100kcal 蛋白质就能满足 4 月龄内婴儿生长发育的需要量[34,35]。因此,0~6 月龄婴儿蛋白质推荐量不宜过高。

(2)7~12 月龄:7~12 月龄婴儿蛋白质的 AI 应根据母乳蛋白质摄入以及辅食蛋白质摄

入量来制定。科技部基础资源调查专项"中国 0~18 岁儿童营养与健康系统调查与应用项目"获得我国 7~12 月龄婴儿膳食蛋白质平均摄入量为 17g/d(中国 DRIs 母乳成分研究工作组提供)。因此,7~12 月婴儿蛋白质的 AI 为 17g/d。

(二) 宏量营养素可接受范围(AMDR)

与脂肪和碳水化合物相比,蛋白质供能比与慢性病发生风险的研究相对较少。英国 1 项大型前瞻性队列研究结果表明,蛋白质供能比在 14%~18% 时全因死亡率最低[36]。2007—2015 年韩国全国营养与健康监测数据表明,虽然蛋白质供能比(20%~30%)与全因死亡率没有显著相关性,但是蛋白质供能比小于 10% 时全因死亡率增加[37]。参考日本 DRIs(2020 年)中成年人蛋白质 AMDR 为 13%E~20%E,其中老年人为 15%E~20%E[38];韩国 DRIs(2020 年)中所有人群蛋白质 AMDR 为 7%E~20%E[39];法国 DRIs(2016 年)中成年人蛋白质 AMDR 为 10%E~20%E,老年人为 15%E~20%E[40]。综合考虑我国居民的膳食结构、蛋白质摄入状况,我国 18~64 岁成人蛋白质 AMDR 为 10%E~20%E,65 岁及以上老年人为 15%E~20%E。

对于孕妇和乳母,没有报道显示女性在怀孕和哺乳期间膳食蛋白质供能比会发生改变,因此孕妇和乳母膳食蛋白质 AMDR 与成年人一致,为 10%E~20%E。

各国儿童青少年蛋白质 AMDR 也有较大差别,美国 DRIs(2005 年)中 1~3 岁蛋白质 AMDR 为 5%E~20%E,4~17 岁为 10%E~30%E[41];日本 DRIs(2020 年)中 4~17 岁蛋白质 AMDR 为 13%E~20%E[38];法国 DRIs(2016 年)中 4~5 岁蛋白质 AMDR 为 6%E~16%E、6~9 岁为 7%E~17%E、10~13 岁为 9%E~19%E、14~17 岁为 10%E~20%E[40]。结合我国儿童青少年蛋白质推荐摄入量,并参考其他国家儿童青少年蛋白质 AMDR 范围,我国 4~5 岁儿童蛋白质 AMDR 为 8%E~20%E,6~17 岁为 10%E~20%E。

(三) 可耐受最高摄入量

迄今仍未有蛋白质可耐受最高摄入量的确切依据。美国科学院 1989 年出版的《膳食与健康》建议人们每日摄入蛋白质以不超过推荐供给量的两倍为宜。2007 年 WHO/FAO/UNU 的建议与此相同[22]。

(四) 氨基酸参考摄入量

关于成人必需氨基酸需求及其模式,1996 年有一次大范围的讨论,认为 1985 年 FAO/WHO/UNU 报告中 Rose 的氨基酸需要量试验设计存在提供给受试者能量过高的问题,而能量过高或过低都可以影响机体氮需要,认为 Rose 的结果偏低。报告还提出氮平衡试验中,如蛋白质的摄入量越接近机体必需的蛋白质丢失水平,蛋白质的效价就会越高,因此提供的蛋白质数量对试验有较大的影响。报告也论及氮平衡与蛋白质平衡之间不能完全看作是一致的过程,非必需的含氮化合物,包括非必需氨基酸、尿素氮也可影响实验结果。2007 年 WHO/FAO/UNU 考虑了不同方法包括氮平衡及稳定同位素示踪技术研究必需氨基酸需要量的结果,提出了成人必需氨基酸的平均需要量[22](表 6-6-5)。

婴儿、儿童和青少年必需氨基酸的需要量除了计算维持体重所需量外,还加上了伴随生

表 6-6-5　2007 年 WHO/FAO/UNU 各人群必需氨基酸的平均需要量

单位:mg/(kg·d)

年龄/岁	组氨酸	异亮氨酸	亮氨酸	赖氨酸	含硫氨基酸	芳香族氨基酸	苏氨酸	色氨酸	缬氨酸
0.5~	22	36	73	64	31	59	34	9.5	49
1~	15	27	54	45	22	40	23	6.4	36
3~	12	23	44	35	18	30	18	4.8	29
11~	12	22	44	35	17	30	18	4.8	29
15~	11	21	42	33	16	28	17	4.5	28
>18	10	20	39	30	15	25	15	4.0	26

资料来源:WHO/FAO/UNU.Protein and amino acid requirements in human nutrition,2007.

长发育所需氨基酸的量。要因加算法获得数值显示,每种必需氨基酸的平均需要量都比成人高[22](表 6-6-5)。由于缺乏个体氨基酸需要量变异的研究资料,WHO/FAO/UNU 提出氨基酸的变异系数可以参考蛋白质的变异系数,即各种必需氨基酸的安全摄入量等于平均需要量乘以 1.25。中国各年龄段人群因缺乏国内研究资料,目前无法制定必需氨基酸的平均需要量,WHO/FAO/UNU 提出的必需氨基酸的平均需要量资料可供参考。

第七节　食物蛋白质营养价值评价

由于氨基酸组成的差别,食物蛋白质的营养价值也不相同,一般来说动物蛋白质的营养价值优于植物蛋白质。评价食物蛋白质营养价值主要从“量”和“质”两个方面进行。“质”的评价方法,可概括为生物学法和化学分析法。生物学法主要是通过动物或人体试验测定食物蛋白质的在体内的消化率和利用率;化学分析法主要是通过对食物氨基酸分析,并与参考蛋白质相比较进行评价。

一、蛋白质含量

蛋白质含量是评价食物蛋白质营养价值的基础。对同类食物而言,蛋白质含量越高,其营养价值相对越高,如大米的蛋白质含量为 7%~9%,面粉的蛋白质含量为 10%~12%,燕麦的蛋白质含量为 13%~15%。因此,从蛋白质含量来看,面粉的营养价值比大米要好,燕麦更好。

二、生物学评价

(一)蛋白质消化率

蛋白质消化率(digestibility)用吸收的氮量与摄入总氮量的比值表示。粪氮除未消化的食物氮外,还有一部分来自脱落肠黏膜细胞、消化酶和肠道微生物,这部分氮称粪代谢氮,可在受试者摄入无蛋白膳食时测得,为 0.9~1.2g/d。如果不计粪代谢氮,测得的消化率称表观消化率(apparent digestibility),如果考虑粪代谢氮,测得的消化率称真消化率(true digestibility)。食物蛋白质消化率受蛋白质性质、构成、食物加工程度、烹调方法、膳食纤维以及机体蛋白质营养状况等因素的影响。

$$蛋白质表观消化率(\%)=\frac{摄入氮-粪氮}{摄入氮}\times100\%$$

$$蛋白质真消化率(\%)=\frac{摄入氮-(粪氮-粪代谢氮)}{摄入氮}\times100\%$$

(二)蛋白质的生物价值

蛋白质的生物价(biological value,BV)指食物蛋白质被吸收后在体内储留的氮与被吸收氮的比值。它反映食物蛋白质吸收后在体内真正被利用的程度。

$$BV(\%)=\frac{氮储留量}{氮吸收量}=\frac{摄入氮-(粪氮-粪代谢氮)-(尿氮-内源尿氮)}{摄入氮-(粪氮-粪代谢氮)}\times100\%$$

(三)蛋白质功效比值

蛋白质功效比值(protein efficiency ratio,PER)是指处于生长阶段的幼年动物(断乳大鼠喂养 28d),在实验期内体重增加的克数和摄入受试蛋白质的克数之比,计算平均每摄入1g 受试蛋白质时动物所增加的体重克数。试验常以酪蛋白作为对照组,其功效比值为 2.5,作为参考标准来校正被测蛋白的 PER。由于所测蛋白质主要被用来提供生长需要,所以该指标被广泛用作婴幼儿食品中蛋白质的营养评价指标。

$$PER=\frac{动物增加的体重(g)}{摄入食物蛋白质(g)}$$

三、评分评价

(一)氨基酸评分

氨基酸评分(amino acid score,AAS)也称为氨基酸化学评分,是反映被测食物蛋白质氨基酸构成和利用率的指标。通常是将被测食物蛋白质的某种必需氨基酸含量与推荐的参考蛋白质该必需氨基酸含量进行比较,一般常用赖氨酸、含硫氨基酸、苏氨酸和色氨酸。氨基酸评分的缺点是没有考虑食物蛋白质的消化率。

$$AAS=\frac{每克待测蛋白质中氨基酸含量(mg)}{每克参考蛋白质中氨基酸含量(mg)}$$

(二)蛋白质消化率校正的氨基酸评分

1991 年,FAO/WHO 专家们提出用蛋白质真消化率乘以 AAS 得到的蛋白质消化率校正的氨基酸评分(protein digestibility-corrected amino acid score,PDCAAS)。此法被认

为优于 PER 法,可对除孕妇和 1 岁以下婴儿外的所有人群摄入的食物蛋白质进行评价。WHO/FAO/UNU 提出在计算 PDCAAS 时,AAS 的评分参考模式应采用不同年龄人群必需氨基酸的平均需要量[22]。

(三) 可消化必需氨基酸评分

2013 年 FAO 膳食蛋白质质量评估的专家咨询会认为蛋白质消化率和氨基酸消化率存在较大的差别,建议采用可消化必需氨基酸评分(digestible indispensable amino acid score,DIAAS)替代 PDCAAS 来评价蛋白质质量,并针对不同人群提出了 DIAAS 的氨基酸评分参考模式[42],详见表 6-7-1。必需氨基酸消化率应来自人体回肠必需氨基酸真消化率,在人体资料不易获取的情况下,可采用处于生长期的猪(其次采用生长期的大鼠)为实验动物以获得回肠必需氨基酸消化率。

$$DIAAS(\%) = \frac{每克膳食蛋白质中可消化的必需氨基酸含量(mg)}{每克参考蛋白质中相同的可消化的必需氨基酸含量(mg)} \times 100\%$$

表 6-7-1 不同人群 DIAAS 的评分参考模式

单位:mg/g 蛋白

必需氨基酸	婴儿	儿童	其他人群
	出生~6 月龄	6 月龄~3 岁	
组氨酸	21	20	16
异亮氨酸	55	32	30
亮氨酸	96	66	61
赖氨酸	69	57	48
蛋氨酸+胱氨酸	33	27	23
苯丙氨酸+酪氨酸	94	52	41
苏氨酸	44	31	25
色氨酸	17	8.5	6.6
缬氨酸	55	43	40

资料来源:FAO Expert Consultation. Dietary protein quality evaluation in human nutrition,2013.

(编著 李 敏 杨晓光)

(工作组 杨月欣 李 程 孙桂菊 张 坚 朱文丽 程义勇)

参 考 文 献

[1] KO G J,RHEE C M,KALANTAR-ZADEH K,et al. The effects of high-protein diets on kidney health and longevity [J]. J Am Soc Nephrol,2020,31(8):1667-1679.

［2］OBA R,KANZAKI G,SASAKI T,et al. Dietary protein intake and single-nephron glomerular filtration rate［J］. Nutrients,2020,12（9）:2549.

［3］DEVRIES M C,SITHAMPARAPILLAI A,BRIMBLE K S,et al. Changes in kidney function do not differ between healthy adults consuming higher-compared with lower- or normal-protein diets:a systematic review and meta-analysis［J］. J Nutr,2018,148（11）:1760-1775.

［4］PEDERSEN A N,KONDRUP J,BORSHEIM E. Health effects of protein intake in healthy adults:a systematic literature review［J］. Food Nutr Res,2013（57）:21245. doi:10.3402/fnr.v57i0.21245.

［5］CURHAN G C,WILLETT W C,RIMM E B,et al. A prospective study of dietary calcium and other nutrients and the risk of symptomatic kidney stones［J］. N Engl J Med,1993,328（12）:833-838.

［6］CURHAN G C,WILLETT W C,KNIGHT E L,et al. Dietary factors and the risk of incident kidney stones in younger women:Nurses Health Study Ⅱ［J］. Arch Intern Med,2004,164（8）:885-891.

［7］KERSTETTER J E,O'BRIEN K O,INSOGNA K L. Low protein intake:the impact on calcium and bone homeostasis in humans［J］. J Nutr,2003,133（3）:855S-861S.

［8］SHAMS-WHITE M M,CHUNG M,DU M,et al. Dietary protein and bone health:a systematic review and meta-analysis from the National Osteoporosis Foundation［J］. Am J Clin Nutr,2017,105（6）:1528-1543.

［9］DARLING A L,MANDERS R J F,SAHNI S,et al. Dietary protein and bone health across the life-course:an updated systematic review and meta-analysis over 40 years［J］. Osteoporos Int,2019,30（4）:741-761.

［10］RIAZI R,WYKES L J,BALL R O,et al. The total branched-chain amino acid requirement in young healthy adult men determined by indicator amino acid oxidation by use of L-［1-^{13}C］phenylalanine［J］. J Nutr,2003,133（5）:1383-1389.

［11］HSU J W,GOONEWARDENE L A,RAFI M,et al. Aromatic amino acid requirements in healthy men measured by indicator amino acid oxidation［J］. Am J Clin Nutr,2006,83（1）:82-88.

［12］TURNER J M,HUMAYUN M A,ELANGO R,et al. Total sulfur amino acid requirement of healthy school-aged children as determined by indicator amino acid oxidation technique［J］. Am J Clin Nutr,2006,83（3）:619-623.

［13］HUMAYUN M A,TURNER J M,ELANGO R,et al. Minimum methionine requirement and cysteine sparing of methionine in healthy school-age children［J］. Am J Clin Nutr,2006,84（5）:1080-1085.

［14］CHAPMAN K P,COURTNEY-MARTIN G,MOORE A M,et al. Lysine requirement in parenterally fed postsurgical human neonates［J］. Am J Clin Nutr,2010,91（4）:958-965.

［15］HUMAYUN M A,ELANGO R,BALL R O,et al. Reevaluation of the protein requirement in young men with the indicator amino acid oxidation technique［J］. Am J Clin Nutr,2007,86（4）:995-1002.

［16］ELANGO R,HUMAYUN M A,BALL R O,et al. Protein requirement of healthy school-age children determined by the indicator amino acid oxidation method［J］. Am J Clin Nutr,2011,94（6）:1545-1552.

［17］STEPHENS T V,PAYNE M,BALL R O,et al. Protein requirements of healthy pregnant women during early and late gestation are higher than current recommendations［J］. J Nutr,2015,145（1）:73-78.

［18］TANG M H,MCCABE G P,ELANGO R,et al. Assessment of protein requirement in octogenarian women with use of the indicator amino acid oxidation technique［J］. Am J Clin Nutr,2014,99（4）:891-898.

［19］RAFII M S,CHAPMAN K,OWENS J,et al. Dietary protein requirements of female adults >65 years determined by the indicator amino acid oxidation technique is higher than current recommendations［J］. J

Nutr,2015,145（1）:18-24.

［20］RAFII M S,CHAPMAN K,ELANGO R,et al. Dietary protein requirement of men >65 years old determined by the indicator amino acid oxidation technique is higher than the current estimated average requirement［J］. J Nutr,2016,146（4）:681-687.

［21］MAO D Q,CHEN F G,WANG R,et al. Protein requirements of elderly Chinese adults are higher than current recommendations［J］. The Journal of Nutrition,2020,150（5）:1208-1213.

［22］WHO/FAO/UNU Expert Consultation. Protein and amino acid requirements in human nutrition（WHO Technical Report Series,No. 935）［R］. Switzerland:WHO Press,2007.

［23］RAND W M,PELLETT P L,YOUNG V R. Meta-analysis of nitrogen balance studies for estimating protein requirements in healthy adults［J］. Am J Clin Nutr,2003,77（1）:109-127.

［24］LI M,SUN F,PIAO J H,et al. Protein requirements in healthy adults:a meta-analysis of nitrogen balance studies［J］. Biomed Environ Sci,2014,27（8）:606-613.

［25］姬一兵. 中国青年男性膳食蛋白质参考摄入量研究［D］. 北京:中国疾病预防控制中心,2007.

［26］TIAN Y,LIU J,ZHANG Y,et al. Examination of Chinese habitual dietary protein requirements of Chinese young female adults by indicator amino acid method［J］. Asia Pac J Clin Nutr,2011,20（3）:390-396.

［27］LI M,WANG Z L,GOU L Y,et al. Evaluation of the protein requirement in Chinese young adults by using the indicator amino acid oxidation technique［J］. Biomed Environ Sci,2013,26（8）:655-662.

［28］MORAIS J A,CHEVALIER S,GOUGEON R. Protein turnover and requirements in the healthy and frail elderly［J］. J Nutr Health Aging,2006,10（4）:272-283.

［29］National Health and Medical Research Council,Australian Government Department of Health and ageing, New Zealand Ministry of Health. Nutrient reference values for Australia and New Zealand［R］. Canberra: National Health and Medical Research Council,2006.

［30］RICHTER M,BAERLOCHER K,BAUER J M,et al. German Nutrition Society（DGE）. Revised reference values for the intake of protein［J］. Ann Nutr Metab,2019,74（3）:242-250.

［31］中华人民共和国国家卫生健康委员会. 妊娠期妇女体重增长推荐值标准:WS/T 801—2022［S/OL］. （2022-08-05）［2023-01-01］. http://www.nhc.gov.cn/fzs/s7848/202208/2c1c388fcd0c47c58630e5f971e bb468/files/3e00de62d92749fbbe749427a5ab75ef.pdf.

［32］European Food Safety Authority. Scientific opinion on dietary reference values for protein［J］. EFSA Journal,2012,10（2）:2557.

［33］KOLETZKO B,VON KRIES R,CLOSA R,et al. Lower protein in infant formula is associated with lower weight up to age 2 years:a randomized clinical trial［J］. Am J Clin Nutr,2009,89（6）:1836-1845.

［34］RAIHA N C,FAZZOLARI-NESCI A,CAJOZZO C,et al. Whey predominant,whey modified infant formula with protein/energy ratio of 1.8g/100kcal:adequate and safe for term infants from birth to four months［J］. J Pediatr Gastroenterol Nutr,2002,35（3）:275-281.

［35］TURCK D,GRILLON C,LACHAMBRE E,et al. Adequacy and safety of an infant formula with a protein/energy ratio of 1.8g/100kcal and enhanced protein efficiency for term infants during the first 4 months of life［J］. J Pediatr Gastroenterol Nutr,2006,43（3）:364-371.

［36］HO F K,GRAY S R,WELSH P,et al. Associations of fat and carbohydrate intake with cardiovascular disease and mortality:prospective cohort study of UK Biobank participants［J］. BMJ,2020（368）:m688.

［37］KWON Y J,LEE H S,PARK J Y,et al. Associating intake proportion of carbohydrate,fat,and protein with all-cause mortality in Korean adults［J］. Nutrients,2020,12（10）:3208.

［38］厚生労働省.「日本人の食事摂取基準（2020 年版）策定検討会」報告書［R/OL］.［2023-01-01］. https://www.mhlw.go.jp/content/10904750/000586553.pdf.

［39］The Korean Nutrition Society. 2020 Dietary reference intakes for Korea:energy and macronutrients［R/OL］. Sejong:Ministry of Health and Welfare,2020. http://www.mohw.go.kr/upload/viewer/skin/doc.html? fn=1608684513122_20201223092638.pdf&rs=/upload/viewer/result/202306/.

［40］Agence nationale de sécurité sanitaire alimentation,environnement,travail. Actualisation des repères du PNNS:élaboration des références nutritionnelles［R/OL］. Maisons-Alfort:Agence nationale de sécurité sanitaire alimentation,environnement,travail,2016. https://www.anses.fr/fr/system/files/ NUT2012SA0103Ra-2.pdf.

［41］Institute of Medicine. Dietary reference intakes for energy,carbohydrate,fiber,fat,fatty acids,cholesterol, protein,and amino acids（2005）［R］. Washington,DC:The National Academies Press,2005.

［42］FAO Expert Consultation. Dietary protein quality evaluation in human nutrition［J］. FAO Food Nutr Pap, 2013（92）:1-66.

第七章

脂 类

脂类（lipids）是人体必需的宏量营养素之一，是脂肪和类脂的统称，包括甘油酯、磷脂、糖脂和固醇类。脂肪又称甘油三酯（triglyceride，TG），由 1 分子甘油和 3 分子脂肪酸通过酯键结合而成。脂肪酸分为饱和脂肪酸（saturated fatty acid，SFA）和不饱和脂肪酸（unsaturated fatty acid，UFA），后者包括单不饱和脂肪酸（monounsaturated fatty acid，MUFA）和多不饱和脂肪酸（polyunsaturated fatty acid，PUFA）两类。根据不饱和脂肪酸碳链上第一个双键从甲基端的起始部位将其分为 n-3、n-6 和 n-9 PUFA。其中 n-6 PUFA 系列的亚油酸和 n-3 PUFA 系列的 α-亚麻酸是人体正常生理活动所必需但自身不能合成的必需脂肪酸。

脂肪是人体能量的重要来源，也是人体重要的体成分和能量的储存形式。磷脂是生物膜脂质双层的基本骨架。胆固醇在脑和神经系统中含量丰富，也是合成维生素 D、胆汁酸、固醇类激素的前体，对钙磷代谢、脂肪的消化吸收以及物质代谢具有重要的作用。然而，随着经济的发展，居民膳食结构发生了重大改变，动物性食物及脂肪摄入量增加，与脂肪代谢相关的多种慢性病发生率不断上升。2015 年我国城市居民膳食中脂肪提供的能量已达到 36.4%，农村居民也已经达到 33.2%，与脂肪过量摄入相关的慢性病，如肥胖、心脑血管疾病、肿瘤等发生率亦显著上升。脂类营养的研究引起人们极大关注，对膳食脂肪参考摄入量及其与健康关系的研究也成为营养科学研究的重点之一。

由于缺乏脂肪 EAR 相关研究，无法制定 RNI，同时由于缺乏相关证据，对脂肪的 UL 也不做估算。本次采用 AMDR 对脂肪 DRIs 做出推荐，通过脂肪或脂肪酸供能占总能量的百分比（%E）来表示相对应的 AMDR。而对婴幼儿的必需脂肪酸，依据健康人群摄入量的中位数或参照 WHO、FAO 等国际组织数据来制定其 AI。对于一些膳食中含量较低且人体需要量相对较低的脂肪酸，如二十碳五烯酸（eicosapentaenoic acid，EPA）和二十二碳六烯酸（docosahexaenoic acid，DHA），则采用绝对量（mg/d）来表示。

与 2013 版 DRIs 相比，0~6 月龄婴儿亚油酸（linoleic acid，LA）的 AI 从 7.3%E 增加到 8.0%E，α-亚麻酸（α-linolenic acid，ALA）的 AI 从 0.87%E 增加到 0.90%E。新增 3~17 岁儿童青少年 EPA+DHA 的 AI。具体指标推荐如表 7-0-1 和表 7-0-2 所示。

表 7-0-1　中国居民膳食脂肪和脂肪酸 AMDR

年龄/阶段	总脂肪/%Eª	SFA/%Eª	n-6 PUFA/%Eª	n-3PUFA/%Eª	EPA+DHA/（mg·d⁻¹）
0 岁～	—	—	—	—	—
0.5 岁～	—	—	—	—	—
1 岁～	—	—	—	—	—
3 岁～	—	—	—	—	—
4 岁～	20~30	<8	—	—	—
7 岁～	20~30	<8	—	—	—
11 岁～	20~30	<8	—	—	—
12 岁～	20~30	<8	—	—	—
18 岁～	20~30	<10	2.5~9.0	0.5~2.0	250~2 000
30 岁～	20~30	<10	2.5~9.0	0.5~2.0	250~2 000
50 岁～	20~30	<10	2.5~9.0	0.5~2.0	250~2 000
65 岁～	20~30	<10	2.5~9.0	0.5~2.0	250~2 000
75 岁～	20~30	<10	2.5~9.0	0.5~2.0	250~2 000
孕早期	20~30	<10	2.5~9.0	0.5~2.0	—
孕中期	20~30	<10	2.5~9.0	0.5~2.0	—
孕晚期	20~30	<10	2.5~9.0	0.5~2.0	—
乳母	20~30	<10	2.5~9.0	0.5~2.0	—

注：ª%E 表示该营养素提供的能量占总能量的百分比。

表 7-0-2　中国居民膳食脂肪及脂肪酸适宜摄入量

年龄/阶段	总脂肪/%Eª	LA/%Eª	ALA/%Eª	EPA+DHA/（mg·d⁻¹）
0 岁～	48	8.0（150mgᵇ）	0.90	100 DHA
0.5 岁～	40	6.0	0.67	100 DHA
1 岁～	35	4.0	0.60	100 DHA
3 岁～	35	4.0	0.60	200
4 岁～	—	4.0	0.60	200
7 岁～	—	4.0	0.60	200
11 岁	—	4.0	0.60	200
12 岁～	—	4.0	0.60	250
18 岁～	—	4.0	0.60	—
30 岁～	—	4.0	0.60	—
50 岁～	—	4.0	0.60	—
65 岁～	—	4.0	0.60	—
75 岁～	—	4.0	0.60	—
孕早期	—	+0	+0	250（DHA 200）
孕中期	—	+0	+0	250（DHA 200）
孕晚期	—	+0	+0	250（DHA 200）
乳母	—	+0	+0	250（DHA 200）

注：ª %E 表示该营养素提供的能量占总能量的百分比。

ᵇ 为花生四烯酸 ARA 的含量，150mg。

"—"表示未制定。"+"表示在相应年龄阶段的成年女性需要量基础上增加的需要量。

第一节 结构与理化性质

脂类是脂肪（fat）和类脂（lipoid）的总称，是一类不溶于水而易溶于有机溶剂的非极性化合物。

一、结构

脂肪又称甘油三酯（triglyceride，TG）、三酰甘油（triacylglycerol）或三酸甘油酯，由1分子甘油和3分子脂肪酸通过酯键结合而成。在体内亦有少量被2个或1个脂肪酸酯化的甘油二酯或甘油一酯存在。甘油三酯的基本结构如图7-1-1所示。如果TG中的三个酯酰基相同时，称为简单TG，如三个酯酰基任何两个不同或三个各不相同时，称为混合TG。

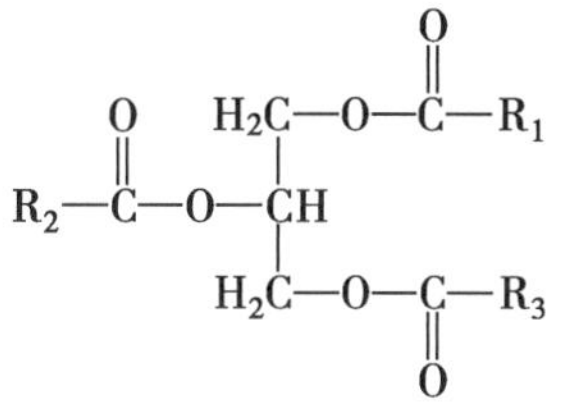

图 7-1-1 甘油三酯的基本结构

脂肪酸（fatty acid）是由不同数量碳原子数组成的直链烃，其末端氢原子被羧基取代，结构式为 $CH_3(CH_2)_nCOOH$。脂肪酸是构成TG、磷脂的重要成分，自然界游离脂肪酸（free fatty acid，FFA）很少。高等动植物脂肪中的脂肪酸碳链长度多在C14~C22之间，且多为偶数。2010年FAO专家委员会报告将脂肪酸分为短链（C4~C6）、中链（C8~C12）、长链（C14~C20）和极长链（>C22）脂肪酸。根据碳链上有无双键和双键数目，脂肪酸分为饱和脂肪酸（SFA）和不饱和脂肪酸（UFA），后者包括单不饱和脂肪酸（MUFA）和多不饱和脂肪酸（PUFA）两类。根据碳链上第一个双键从甲基端起始的部位将PUFA分为n-3、n-6和n-9 PUFA。由不同脂肪酸组成的脂肪，其理化特性不同，TG的熔点也随脂肪酸的碳链长度和饱和程度的增加而升高。如含有2~3个长链饱和脂肪酸的TG熔点可达到甚至超过55℃或以上，在常温下为固态，常称为脂。而含有2~3个不饱和脂肪酸的脂肪，在常温下多为液态，常称为油。

（一）饱和脂肪酸

饱和脂肪酸（SFA）碳链中不含双键。其中，中、短链脂肪酸因碳原子数目少，所构成的脂肪熔点较低，极性较高，在肠道不需要胆汁乳化且易于消化吸收，经门静脉进入肝脏代谢，能迅速产生能量。随碳原子数目的增加，熔点逐渐增高，极性逐渐消失，如牛和羊的体脂及其乳中的脂肪（黄油，butter）因含有较多的硬脂酸（C18:0），必须经胆汁乳化才能消化吸收。

（二）不饱和脂肪酸

不饱和脂肪酸（UFA）碳链中含一个或多个不饱和键。绝大多数植物种子和坚果所含脂肪以UFA为主，随不饱和程度的增加，其熔点降低，室温下呈液态，在体内易被胆汁乳化，较 SFA 易于消化吸收。

1. 单不饱和脂肪酸 单不饱和脂肪酸（MUFA）碳链上仅含有一个不饱和键，如棕榈油酸（palmitoleic acid，C16：1 n-7）、油酸（oleic acid，C18：1 n-9）、芥子酸（erucic acid，C22：1 n-9）。油酸是最常见的 MUFA，广泛存在于动物脂肪和植物油中。

2. 多不饱和脂肪酸 多不饱和脂肪酸（PUFA）碳链中含有两个或两个以上不饱和键。根据其第一个双键所在碳原子的位置分为 n-3、n-6 UFA，其中 n-6 系的亚油酸（linoleic acid，LA，C18：2 n-6）和 n-3 系的 α- 亚麻酸（α-linolenic acid，ALA，C18：3 n-3）是人体必需脂肪酸，能在体内衍生出多种重要产物，如 n-6 衍生物花生四烯酸（arachidonic acid，ARA，C20：4 n-6），n-3 衍生物二十碳五烯酸（eicosapentaenoic acid，EPA，C20：5 n-3）和二十二碳六烯酸（docosahexaenoic acid，DHA，C22：6 n-3）。

3. 反式脂肪酸 反式脂肪酸（trans fatty acid，TFA）是含有反式非共轭双键结构的不饱和脂肪酸的总称。即双键上的氢原子连在碳原子的两侧，碳链以直链形式构成空间结构，成为顺式脂肪酸的几何异构化分子（图 7-1-2、图 7-1-3）。

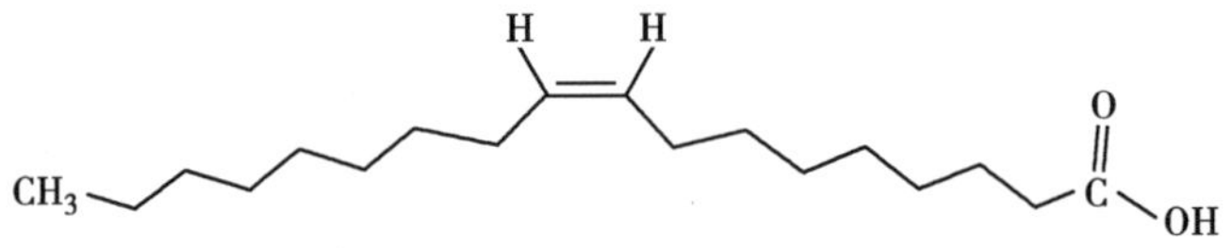

图 7-1-2 顺式脂肪酸（油酸）结构

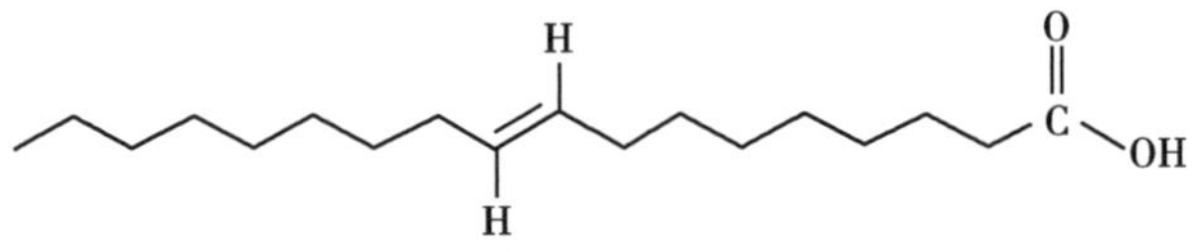

图 7-1-3 反式脂肪酸（反油酸）结构

TFA 多产生于油脂氢化、脱臭或精炼过程（经 250℃以上高温处理），脂肪酸的一部分双键被氢化饱和，另一部分双键发生异构，由顺式转变为反式构型，如人造奶油含 TFA 7%~18%。此外，反刍动物（如牛、羊）前胃中的微生物也能合成少量 TFA，因而反刍动物的脂肪（如牛体脂、黄油等）及其乳制品中也存在少量 TFA。

二、类脂的化学结构

类脂包括磷脂（phospholipid）、固醇类（steroids）及固醇酯（sterol ester）。

磷脂按其构成分为两类：一类是磷酸甘油酯（phosphoglycerides），另一类是鞘脂（sphingolipid）。磷酸甘油酯由 1 分子甘油与 2 分子脂肪酸和 1 分子磷酸及含氮化合物构成，亦称为甘油磷脂。磷脂可因含氮化合物不同而不同，与胆碱结合的磷脂称为磷脂酰胆碱，即卵磷脂（lecithin），与乙醇胺结合的磷脂称为磷脂酰乙醇胺，即脑磷脂（cephalin），由丝氨酸构成的磷脂为磷脂酰丝氨酸。鞘脂由脂肪酸与鞘氨醇（sphingol）或二氢鞘氨醇以酰胺键结合而成。含磷酸者为鞘磷脂（sphingophospholipid），含糖者为鞘糖脂（glycosylsphingolipid）。磷脂的基本结构见图 7-1-4。

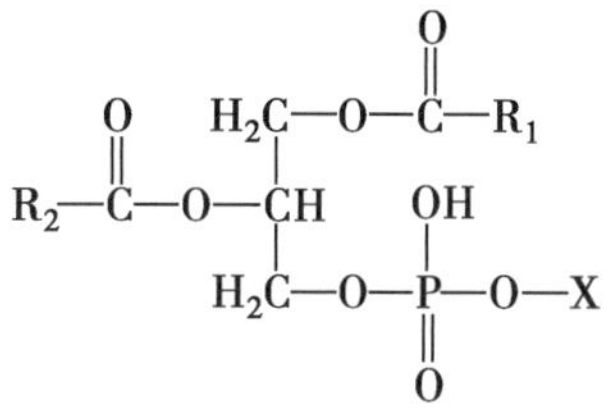

　　固醇类也称甾醇类，具有环戊烷多氢菲的基本结构。固醇类包括动物体内的胆固醇（cholesterol）和植物体内的植物固醇（plantsterol 或 phytosterol），后者又称为植物甾醇。固醇可因其分子中 C_3 羟基和 C_{17} 连接的侧链碳原子数及取代基团的不同而形成不同种类的固醇。胆固醇与植物固醇的区别在于侧链的不同，相比于胆固醇，植物甾醇在 C-24 位增加了侧链，例如，谷甾醇（sitosterol）的侧链为乙基，菜油甾醇（campesterol）的侧链为甲基（图 7-1-5）。胆固醇是人体中主要的固醇类化合物，在脑、肝脏和肾脏中的含量很高，是最常见的动物固醇，胆固醇与胆固醇酯的结构见图 7-1-6。植物固醇主要有 β-谷固醇、豆固醇，存在于谷类和豆类。麦角固醇存在于酵母和真菌类植物中，在紫外线照射下可合成维生素 D_2。

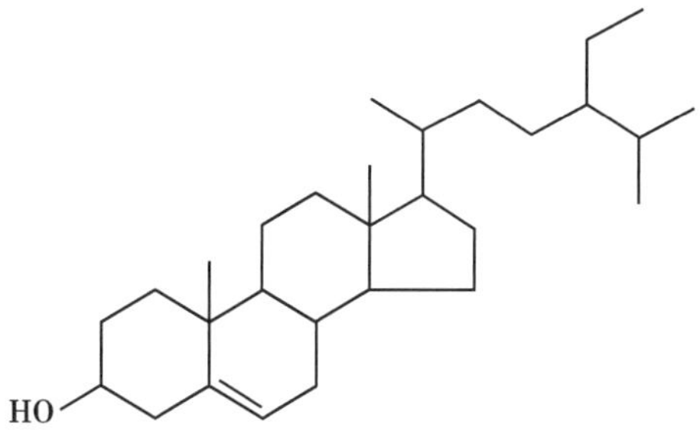

图 7-1-4　磷脂的基本结构

注:X 为含氮碱基或醇类物;R_1、R_2 为脂酰基的烃基;根据 X 可将磷酸甘油酯分为以下主要类型:X=—OH（磷脂酸）;X=—$OCH_2CH_2N^+(CH_3)_3$（卵磷脂）;X=—$OCH_2CH_2NH_3$（脑磷脂）;X=—$OCH_2CHCOO^-(NH_3)$（磷脂酰丝氨酸）;X=肌醇（磷脂酰肌醇）。

谷甾醇 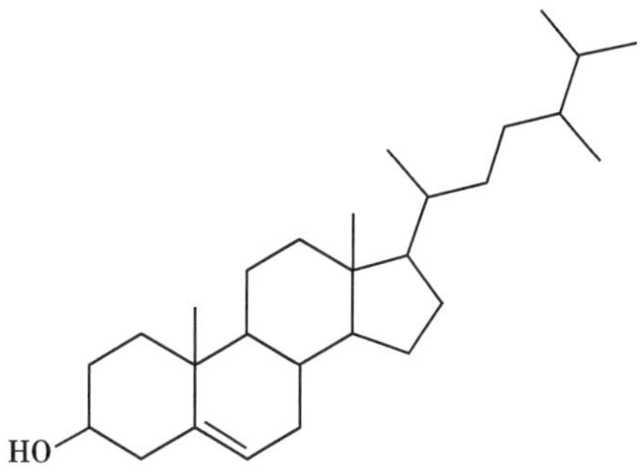　　　　　　　　　　菜油甾醇

图 7-1-5　谷甾醇与菜油甾醇的结构

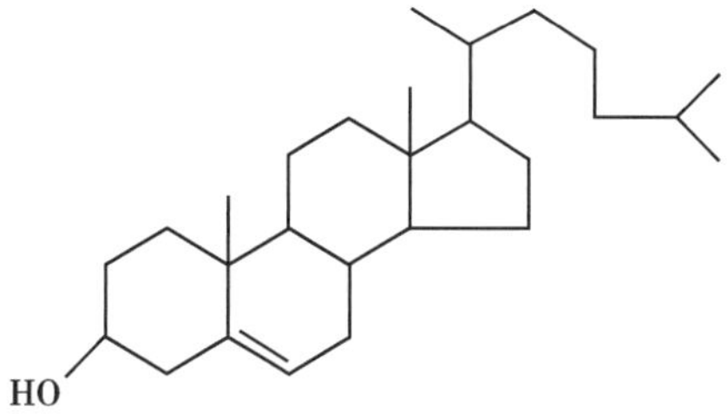

胆固醇 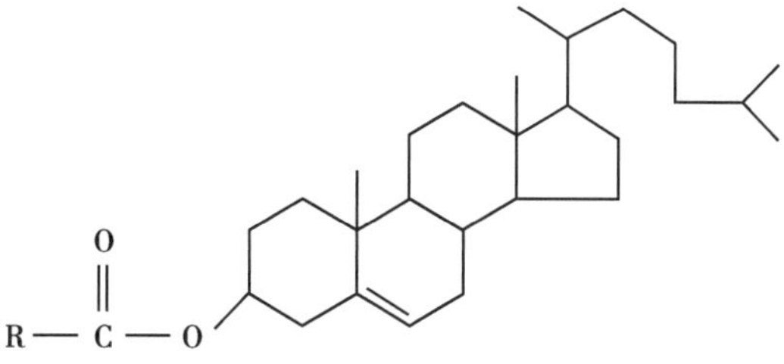　　　　　　　　　　胆固醇酯

图 7-1-6　胆固醇与胆固醇酯的基本结构

第二节　消化吸收和代谢

膳食中的脂类主要为脂肪,少量磷脂、胆固醇及胆固醇酯,均需经消化吸收才能被机体利用。脂类的消化吸收主要在小肠进行。

一、消化吸收

(一) 脂肪的消化吸收

唾液中无消化脂肪的酶,胃液中虽含有少量脂肪酶,但胃液酸度很强,不适于脂肪酶作用。胃蠕动能促使食糜进一步磨碎,并刺激胃肠黏膜产生胃肠激素,刺激胰液和胆汁分泌。脂肪随食糜进入小肠,经胆汁中胆盐、胆固醇和卵磷脂的乳化作用,形成分散在水相内直径 $3\sim10\mu m$ 的脂肪微粒,以与胰脂酶充分接触而发挥水解作用。

脂肪的消化主要在小肠进行。借助于胆汁中胆汁酸盐的乳化作用,胰脂酶能特异地催化三酰甘油的 1、3 位酯键水解,生成 2-单酰甘油(2-monogly cerides,MG)及 2 分子脂肪酸[1]。胰脂酶的水解作用依赖辅脂酶的参与。胰脂酶对 TG 的水解率与其脂肪酸碳链的长短、不饱和键的数目有关。中短链 SFA 和 PUFA 比长链 SFA 更容易被水解。在胰脂肪酶作用下约 70% 的 TG 被水解为 2-甘油单酯和 2 分子脂肪酸,其余约 20% 的 TG 被小肠黏膜细胞分泌的肠脂酶继续水解为脂肪酸和甘油。未被消化的少量脂肪则随胆盐由粪便排出。

在小肠中被水解生成的 MG 和游离脂肪酸(FFA)及少量未被水解的脂肪可掺入到由胆盐聚合而成的微胶粒中形成水溶性复合物(混合微粒),通过肠上皮表面静水层进入肠黏膜细胞内。在滑面内质网上,FFA 和 MG 重新酯化成 TG,并在粗面内质网上与磷脂、胆固醇、载脂蛋白形成乳糜微粒,经肠绒毛的中央乳糜管汇合入淋巴管,通过淋巴系统进入血液循环。

一般而言,熔点低的脂肪易于吸收;摄入量少时吸收率高;由 UFA 构成的脂肪比 SFA 构成的脂肪易于吸收。由中短链脂肪酸构成的脂肪,无需胆盐乳化即可经门静脉被吸收入肝脏。一般情况下,食物脂肪几乎完全被吸收。餐后 2 小时吸收率 24%~41%,4 小时吸收率 53%~71%,6 小时吸收率 68%~86%,12 小时吸收率 97%~99%。此外,婴儿脂肪吸收率低而易发生消化不良;老年人的脂肪吸收和代谢比年轻人慢。

(二) 类脂的消化吸收

1. **磷脂**　活化的磷脂酶 A_2 在小肠可将膳食中的磷脂水解成脂肪酸和溶血磷脂,或继续水解。卵磷脂水解成甘油、磷酸及胆碱,脑磷脂水解成甘油、磷酸及乙醇胺。小部分磷脂在胆盐的协助下,可不经消化直接吸收。被吸收的磷脂水解产物在肠黏膜细胞内重新合成磷脂并与 TG 等组成乳糜微粒经淋巴系统进入血液循环。

2. **胆固醇**　由于膳食结构的不同,机体从膳食中摄入的胆固醇量存在很大差异。一般情况下,人体自身每日可合成的胆固醇量约为 1g。

食物中的胆固醇酯可经胰液和肠液中的胆固醇酯水解酶水解成胆固醇和脂肪酸。胆固醇借助胆盐的乳化被肠黏膜细胞吸收。80%~90% 被吸收的胆固醇在肠黏膜细胞内与长链脂肪酸结合重新酯化为胆固醇酯。胆固醇酯、游离胆固醇、磷脂、TG 及由肠黏膜细胞合成的脱辅基蛋白共同形成乳糜微粒,经淋巴系统进入血液循环。淋巴和血液中的胆固醇大部分以胆固醇酯的形式存在。膳食中的脂肪和 SFA 有提高胆固醇吸收的作用。未被吸收的胆固醇在小肠下段被细菌转化为粪固醇,由粪便排出。

各种植物固醇(如豆固醇、谷固醇)在肠道吸收率很低,并有干扰和抑制胆固醇吸收的作用。其他影响胆固醇吸收的因素还包括不被肠道酶消化的多糖,如纤维素、半纤维素、果胶等,因其易和胆盐形成复合物,影响乳糜微粒的形成,而降低胆固醇吸收。此外,随着年龄增长,胆固醇吸收有所增加,这一点在绝经后的女性群体中特别明显。肠道细菌能使胆固醇还原为不易吸收的粪固醇,降低胆固醇吸收。

二、代谢

(一) 脂类的转运和分布

无论是外源性还是内源性的 TG 均与载脂蛋白(apoprotein)结合为脂蛋白复合体,经血液循环运输到其他组织利用或至脂肪组织储存。亲水的蛋白质和类脂(如磷脂)携带着非极性的脂类在血液中运输,这一运输形式是由载脂蛋白、磷脂、胆固醇酯、胆固醇和 TG 所组成,称为血浆脂蛋白复合体。复合体中含 TG 多者密度低,少者密度高。按密度的大小可将血浆脂蛋白分为四类,即乳糜微粒、极低密度脂蛋白、低密度脂蛋白和高密度脂蛋白。

1. 乳糜微粒　乳糜微粒(chylomicron,CM)是运输外源性 TG 及胆固醇酯的主要形式。其中 90% 是 TG,其余为磷脂、蛋白质和胆固醇,密度<0.94g/mL。当血液经过脂肪组织、肝脏、肌肉的毛细血管时,经管壁脂蛋白脂酶的作用,CM 中的 TG 不断水解成脂肪酸和甘油。这些水解产物大部分进入细胞被利用或在细胞内重新合成脂肪而储存。CM 的血浆半衰期仅为 5~15 分钟,这一过程进行得很快,正常人空腹 12~14 小时后,血浆中几乎检不出 CM。

2. 极低密度脂蛋白　极低密度脂蛋白(very low density lipoprotein,VLDL)是内源性脂肪的主要运输形式,密度为 0.94~1.06g/mL,主要由肝实质细胞合成。VLDL 主要成分也是 TG,但磷脂和胆固醇的含量比 CM 多,由 TG 依赖糖在肝细胞中转变,也可由脂库中脂肪动员的 FFA 在肝细胞内重新合成。VLDL 的半衰期为 6~12 小时。

3. 低密度脂蛋白　低密度脂蛋白(low density lipoprotein,LDL)由 VLDL 转变而来,是内源性胆固醇(肝内合成)转运的主要形式,密度为 1.019~1.063g/mL。与 VLDL 相比,LDL 中胆固醇增多,TG 显著下降。约 50% 的 LDL 在肝内降解。约 2/3 的 LDL 经受体途径被组织细胞摄取,与溶酶体融合被水解。约 1/3 的 LDL 被巨噬细胞吞噬清除。LDL 的半衰期为 2~4 天。

4. 高密度脂蛋白　高密度脂蛋白(high density lipoprotein,HDL)是指 CM 在肝脏或小肠内经脂蛋白脂酶作用分解 TG 后,其水解产物、表层的磷脂及游离胆固醇所形成双层脂类组成的颗粒。

　　HDL 可与肝细胞膜的 HDL 受体结合,被肝细胞摄取并降解,其中的胆固醇用于合成胆汁酸或直接通过胆汁排出体外。HDL 从周围组织转运胆固醇到肝脏进行降解和代谢,防止胆固醇沉积在血管壁上,甚至已经沉积的胆固醇,亦能由 HDL 予以转移。但需要注意的是,HDL 水平异常升高可能降低其保护心血管的作用,甚至增加心血管疾病发生风险[2]。肝脏和小肠是 HDL 的主要降解部位。少量 HDL 亦可在肾脏、肾上腺及卵巢等器官内降解,其半衰期为 3~5 天。

　　哺乳动物体内的脂肪组织分为两种:一种是含储脂较多的白色脂肪组织(white adipose tissue);另一种是含线粒体、细胞色素较多的褐色脂肪组织(brown adipose tissue),后者较前者更容易分解供能。正常人体脂类占体重的 14%~19%,肥胖者可超过 30%。其中脂肪约占 95%,绝大部分以 TG 形式储存于脂肪组织内,称为“储脂”,分布于皮下组织、脏器周围、腹腔、肌纤维间,因营养状况和机体活动量而增减,也称为动脂或可变脂。类脂约占脂类的 5%,主要分布在生物膜和神经组织,如细胞膜是由磷脂、糖脂和胆固醇等组成的类脂层,神经组织中含有较高的磷脂和糖脂。类脂在体内稳定,不易受营养状况和机体活动影响,故称“定脂”。

(二)必需脂肪酸及其代谢

　　人体能合成多种脂肪酸,包括 SFA、MUFA 和 PUFA,但亚油酸(LA)和 α-亚麻酸(ALA)是人体需要而不能自身合成,必须依赖食物提供的脂肪酸,称为必需脂肪酸(essential fatty acid,EFA)。此外,人体也不能将 n-6 PUFA 转化成 n-3 PUFA。

　　以 n-6 系 LA 为前体合成的 ARA,以 n-3 系 ALA 为前体合成的 EPA 是体内最重要的类二十烷酸(eicosanoids),其衍生物包括前列腺素(prostaglandin)、血栓素(thromboxane)和白三烯(leukotriene)。此外,n-3 系 ALA 体内代谢的终产物 DHA 为脑组织和视网膜中含量最多的脂肪酸。由于两条合成通路共用同一脱饱和酶和碳链延长酶,使合成过程存在竞争。因此,作为前体参与代谢的 LA 和 ALA 的数量,以及其衍生物 EPA 和 ARA 的数量都将通过底物与酶的作用对转化途径及其相关产物产生影响。必需脂肪酸代谢途径见图 7-2-1。

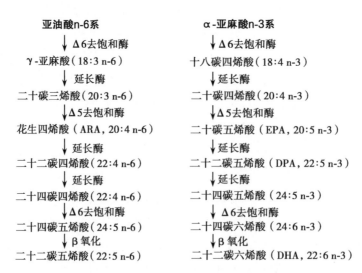

图 7-2-1　必需脂肪酸及其衍生物的转化途径

资料来源:FAO. Fats and fatty acids in human nutrition.2010.

研究表明,在人体内,由 ALA 转化为 EPA 和 DHA 的转化率以及由 LA 转化为 ARA 的转化率并不高,尤其 ALA 在人体内转化为 DHA 的转化率很低,加上膳食中 ALA 的摄入量本身就不高,所以膳食中摄入足量的 EPA 和 DHA 是必要的。

第三节　生　理　功　能

1927 年,Evas 和 Burr 发现缺乏脂肪严重影响实验动物的生长和繁殖。1929 年,Burr 发现断乳大鼠不摄入脂肪即影响其生长,出现鳞状皮肤、尾部坏死和死亡率增加等问题。人类长期不摄入含脂肪的膳食会发生皮炎、伤口难以愈合等问题,而通过口服或静脉滴注给予富含多不饱和脂肪酸的脂肪,可使症状消失。婴儿缺乏必需脂肪酸,大脑发育延缓,可导致认知功能下降;而老年人缺乏必需脂肪酸,会加速其大脑功能衰退[3]。

一、脂肪的生理功能

人体内的脂肪主要分布在皮下、腹腔和肌肉纤维之间,因其所含的脂肪酸碳链长短、饱和程度和结构不同而发挥不同功能。

（一）构成人体成分并提供和储存能量

细胞膜中含有大量脂类以维持正常细胞的结构和功能。脂肪也是构成体成分的重要物质,脂肪一般占体重的 14%~19%。

脂肪是人体重要的能量来源。当人体摄入能量过多时,可转变为脂肪储存于体内。当机体需要时,在脂肪分解酶的作用下,细胞中的脂肪可被分解为甘油和脂肪酸进入血液循环,和食物中被吸收的脂肪一起氧化释放出能量供机体所需。

（二）提供必需脂肪酸

必需脂肪酸必须由食物提供,包括 n-6 系的 LA 和 n-3 系的 ALA。必需脂肪酸及其衍生物参与维持生物膜的正常功能,参与胆固醇转运代谢,同时还是合成前列腺素的前体。此外,必需脂肪酸是脑、神经组织以及视网膜中含量最高的脂肪酸。必需脂肪酸缺乏可引起生长迟缓以及神经和视觉方面的疾病。尽管 ARA 可由 LA 转化而来,但婴儿对 ARA 的合成能力可能不足或母乳提供的 ARA 可能不能满足婴儿的生理需要,因此各国对 0~6 月龄婴儿的 ARA 摄入量提出了 AI 值。

（三）提供脂溶性维生素

脂溶性维生素在食物中与脂类共存,包括维生素 A、维生素 D、维生素 E 和维生素 K。脂溶性维生素的吸收与肠道中的脂类密切相关,脂肪可刺激胆汁分泌,协助脂溶性维生素吸收。

（四）维持体温及保护脏器

由于脂肪是热的不良导体,皮下脂肪有助于维持体温恒定。体脂对体内各器官具有支撑和衬垫作用,可降低震动对脏器的损害,保护脏器;此外,腹腔中的脂肪在胃肠蠕动中起到润滑作用。

(五) 节约蛋白质作用

充足的膳食脂肪摄入可保护蛋白质,令其不被作为能源物质,有助于蛋白质有效发挥其他生理功能。

(六) 改善食物的感官性状和促进食欲

膳食脂肪可改善食物的色、香、味、形等感官性状,从而起到促进食欲的作用。膳食脂肪可刺激十二指肠产生肠抑胃素,使肠蠕动受到抑制,从而减缓胃排空的速度,进而增强饱腹感。

二、类脂的生理功能

类脂包括磷脂和固醇类。含有磷酸的脂类为磷脂,具有亲水性和亲脂性的双重特性,主要包括磷酸甘油酯和神经鞘脂,在脑、神经和肝脏组织中含量丰富。固醇类主要包括胆固醇和植物固醇,食物中的胆固醇主要来自动物内脏和蛋黄等食物,而植物固醇的主要来源为植物油和坚果等食物。

(一) 维持生物膜的结构与功能

磷脂是生物膜的主要成分,按质量计,占生物膜的 50%~70%。由于其具有极性和非极性的双重特性,磷脂可帮助脂类和脂溶性物质通过细胞膜,促进细胞内外的物质交流。磷脂缺乏可造成细胞膜结构受损,细胞膜通透性改变,从而引发皮疹。

(二) 参与脑和神经组织的构成

磷脂是脑和神经组织的结构脂,约占脑组织干重的 25%。神经髓鞘干重的 97% 也是脂类,其中 11% 为卵磷脂,5% 为神经鞘磷脂。食物磷脂被消化吸收后释放出胆碱,与乙酰结合形成神经递质——乙酰胆碱,可加快大脑细胞间的信息传递,增强学习记忆力和思维功能。胆固醇作为神经纤维的重要绝缘体,在神经髓鞘中含量丰富,其生物学作用是防止神经冲动从一条神经纤维向其他神经纤维扩散,故是神经冲动定向传导的结构基础。

(三) 改善脂肪吸收和利用

磷脂是一种优良的乳化剂,有利于脂肪的吸收、转运和代谢。磷脂与蛋白质结合形成的脂蛋白可通过血液运输脂类至身体各组织器官利用,防止胆固醇在血管内壁沉积、降低血液黏稠度,对预防动脉粥样硬化具有一定作用。

(四) 合成维生素和激素的前体

胆固醇可在体内转化成 7-脱氢胆固醇,而后在皮肤中经紫外线照射后转变成维生素 D_3。此外,胆固醇也是机体合成性激素(睾酮和雌二醇)、肾上腺素等激素的原料。

第四节　摄入水平与健康

人类膳食脂肪主要来源于动物的脂肪组织、肉类、坚果以及大豆等种子类。天然食物中含有多种脂肪酸,多以 TG 形式存在。大多数动物脂肪含 40%~60% 的 SFA、30%~50% 的 MUFA 及少量的 PUFA;而植物油则含 10%~20% 的 SFA 以及 80%~90% 的不饱和脂肪酸。但亦有例外,如椰子油中 SFA 月桂酸(C12:0)和豆蔻酸(C14:0)的比例超过 90%,而 MUFA、PUFA 的比例分别为 5% 和 1%~2%。

作为人体不可缺少的三大宏量营养素之一,脂类摄入不足或者过量都会对健康产生不良影响。目前,有关脂类摄入过量所带来危害的研究较多,各类膳食脂肪酸与常见慢性病之间的关系较为明确。

一、摄入不足与慢性病的关系

(一)膳食总脂肪

作为机体能量的来源之一,膳食脂肪缺乏可导致能量摄入不足。此外,膳食脂肪是人体获得必需脂肪酸的重要途径。由膳食脂肪摄入不足而造成的必需脂肪酸缺乏则可引起生长迟缓、生殖障碍、皮疹以及肾脏、肝脏、神经和视觉疾病。膳食脂肪缺乏还可引起脂溶性维生素不足或缺乏,进而出现脂溶性维生素缺乏症。

需要指出的是,磷脂参与脂肪的转运和代谢,因此,长期缺乏类脂可使脂肪代谢受阻。

(二)单不饱和脂肪酸

地中海地区居民膳食脂肪供能比达到甚至超过总能量的 40%,但其血 TC 水平及心血管疾病发病率远低于其他欧美国家。研究人员将其归因于橄榄油,特别是其中的 MUFA。因此,近年来陆续有研究探究了膳食 MUFA 摄入量与心血管疾病发生风险的关联。一项纳入了 2 369 名伊朗成年人的队列研究表明,与最低三分位组(9.5%E)相比,高膳食 MUFA 摄入(11.9%E)可显著降低心血管疾病发生风险[4]。也有 Meta 分析表明,膳食 MUFA 摄入量与心血管疾病发生风险没有关联[5]。另一篇纳入 32 项队列研究的 Meta 分析表明,膳食 MUFA 摄入量与心血管疾病死亡率没有显著关联[6]。美国护士健康研究和卫生专业人员随访队列研究表明,植物源 MUFA 摄入可降低心血管疾病死亡率[7]。因此,众多预防相关慢性病的饮食指南建议增加单不饱和脂肪酸的摄入。但由于膳食 MUFA 的具体摄入量与心血管疾病之间的关联尚未达成共识,有待进一步明确,其推荐摄入量尚未被纳入大多数国家、地区和国际组织制定的膳食脂肪酸 DRIs 中。

(三)多不饱和脂肪酸

有研究表明,将来自 SFA 的 1% 供能比由 n-6 PUFA 取代可降低血浆中 TG 和 LDL-C 的含量[8]。另有 Meta 分析表明,高膳食 n-6 PUFA 摄入可降低血浆中总胆固醇的含量[9]。

LA 是膳食 n-6 PUFA 的主要来源,也是必需脂肪酸。近年来,LA 摄入量与心血管疾病发生风险的关联也得到了关注。纳入了 13 项队列研究的 Meta 分析表明,取代饱和脂肪酸的 LA 供能比每增加 5%,冠心病发生风险降低 9%[10]。而另一项荷兰人群队列研究则显示,在 3.6%E~8.0%E 范围内,LA 摄入量与冠心病发生风险没有关联[11]。此外,地中海膳食模式人群中每日额外补充 30g 坚果,可将糖尿病发生风险降低 52%,这被认为与坚果中所富含的 LA 有关[12]。

目前,来自深海鱼的 n-3 PUFA 摄入与心血管疾病发生以及死亡风险之间的关联较为明确。一项纳入 55 338 名 50~64 岁人群的队列研究表明,海洋性 n-3 PUFA 摄入对不同心血管疾病的预防作用不同,其中,对降低大动脉粥样硬化发生风险的作用最为显著[13]。一项纳入 25 项队列研究的 Meta 分析发现,海洋性 n-3 PUFA 摄入量每增加 80mg/d,心血管疾病死亡风险可降低 4%[14]。血脂异常和高血压是心血管疾病发生的危险因素。Meta 分析显示,n-3 PUFA 对血脂和血压的调节均具有显著作用。膳食 ALA 摄入每增加 1g/d,TG、TC 和 LDL-C 可分别降低 0.001 6mmol/L、0.007 1mmol/L 和 0.006 1mmol/L,且该作用对亚洲人群以及高脂血症患者更为显著[15]。膳食补充 EPA 和 DHA 对降低血清 TG 也具有显著作用[16]。Meta 分析显示,膳食 EPA 和 DHA 补充可显著降低血脂异常患者舒张压和收缩压水平[17]。此外,一项针对中国高血压患者为期 12 周的 RCT 研究结果显示,每日补充 2g EPA 和 DHA 可显著降低受试者收缩压以及血清中血管紧张素 II 的水平[18]。

在过去的几十年间,尽管有不少研究报道了膳食 n-3 PUFA 摄入与糖尿病发生风险之间的关联,但其结论仍存在争议。2019 年一项中国的前瞻性队列研究显示,低水平 n-3 PUFA 摄入可能与较高的 2 型糖尿病(T2DM)风险有关[19]。地区、种族等因素对 n-3 PUFA 与糖尿病发生风险相互关系有不一样的影响。2016 年一项前瞻性队列研究的 Meta 分析显示,在亚洲人群中,n-3 PUFA 与糖尿病发生风险呈负相关,在西方人群中则呈现正相关[20]。此外,有 Meta 分析指出,摄入鱼类、海洋性 n-3 PUFA 和 ALA 并不能显著影响 T2DM 发生风险,而亚组分析表明,亚洲人群摄入鱼类和海洋性 n-3 PUFA 可降低 T2DM 发生风险,摄入高剂量鱼类和海洋性 n-3 PUFA 对西方人群则是危险因素[21]。另有研究专门分析了 ALA 摄入量与 T2DM 发生风险的关联,发现当 ALA 摄入量为 560mg/d 时,T2DM 发生风险最低[22]。2019 年一项 Meta 分析发现,在糖尿病和心血管疾病(CVD)患者体内,n-3 PUFA 通过降低 LDL-C 和 TC 的合成、改善肝脏脂质谱、提高肝脏中受体活性、改善胰岛素功能和葡萄糖耐受性等方式影响胰岛素的代谢和脂质分布[23]。我国有学者开展的随机双盲干预研究发现,鱼油可以降低绝经后 T2DM 女性血清 TG、HDL-C 水平[24],针对老年 T2DM 患者,增加 EPA+DHA 摄入同样有降低血清 TG 和升高 HDL 水平的作用[25]。

除 n-6 PUFA 和 n-3 PUFA 的摄入量外,有研究认为,n-6 PUFA 和 n-3 PUFA 比值也会改变机体代谢状况,从而改变一些慢性代谢性疾病的发生风险。日本一项横断面研究发现,相比于 n-6/n-3 PUFA 为 3.9:1 的健康成年人,n-6/n-3 PUFA 为 5.8:1 的成年人 10 年心血管疾病发生风险显著上升[26]。从已有的研究结果来看,我国居民膳食 n-6/n-3 PUFA 存在较大差异。对 1 096 名南京市老年居民的膳食调查发现,n-6/n-3 PUFA 均值达到 12.7:1[27]。对 3 973 名浙江省城乡居民的膳食调查发现,n-6/n-3 PUFA 均值为 5.26:1。同时,该项研究指出,当 n-6/n-3 PUFA 为 4:1~6:1 时,人体可保持较好的代谢状态[28]。然而,纳入 30 项队列研究的 Meta 分析表明,血浆中 LA 含量与心血管疾病发生风险呈负相关[29]。因此,n-6/n-3 PUFA 与慢性病的发生风险依然存在争议。马来西亚 RNI 修订委员会指出,当

n-6/n-3 PUFA 低于 4∶1 时,心血管疾病死亡率可降低 70%。然而,该比例仅在日本部分地区达到[30]。目前,WHO、FAO 以及大多数国家均未对 n-6/n-3 PUFA 做出推荐。因此,本次修订暂不制定 n-6 PUFA 和 n-3 PUFA 比值的推荐值。

二、摄入过量与慢性病的关系

(一)膳食总脂肪

膳食总脂肪过量可增加肥胖症、高血压以及心血管疾病的发生风险。1980 年,美国膳食指南最先提出,为降低慢性病发生风险,膳食脂肪供能比上限不应超过 30%。有研究显示,在一定范围内,膳食脂肪供能比每下降 1%,体重可相应减少 0.19kg[31]。此外,多项针对代谢性疾病患者的研究显示,降低脂肪供能比可改善糖脂代谢。虽然,有韩国人群队列研究显示,脂肪供能比在 30%~40% 时,全因死亡率最低[32],但是没有证据显示脂肪供能比在该范围内对慢性病发生风险的影响。因此,目前 WHO 仍推荐膳食脂肪供能比上限为 30%。

(二)饱和脂肪酸

饱和脂肪酸(SFA)多存在于动物脂肪和乳脂中(主要是由 14 个及以上碳原子构成的长链 SFA),长期摄入过量可增加心血管疾病发生以及死亡风险。有美国人群队列研究发现,SFA 供能比超过 10%,冠心病发生风险显著增加[33]。另有一项 Meta 分析发现,SFA 供能比与心血管疾病死亡率呈非线性相关,当供能比达到 11% 时,死亡率最高[34]。然而,SFA 不易被氧化成有害物质,且一定量的 SFA 有助于 HDL 的形成,因此不应完全限制 SFA 的摄入。此外,由 8~12 个碳原子构成的中链 SFA(如椰子油中含量较高)不需要胆汁乳化,可直接被小肠吸收,且吸收后无须形成乳糜微粒,可由门静脉直接进入肝脏,并在细胞内快速氧化产生能量。中链 SFA 目前多用于特殊医学用途配方食品(简称特医食品)中。

(三)反式脂肪酸

近年来,反式脂肪酸(TFA)摄入过量带来的危害逐渐引起关注。2005 年美国护士队列研究显示[35],膳食 TFA 为 2.8%E 的人群发生冠心病的风险是膳食 TFA 为 1.3%E 的人群的 1.33 倍。有研究表明,反式脂肪酸可升高血浆 LDL-C 水平,同时降低 HDL-C 水平,从而增加冠心病的发生风险。反式脂肪酸供能比每增加 2%,心血管疾病发生风险增加 23%[36],并且,长期高 TFA 摄入可引起血管炎症、氧化应激等反应从而加速动脉粥样硬化的进展[37]。此外,TFA 的过量摄入还是糖尿病、肿瘤等疾病发生的危险因素[38]。

(四)胆固醇

有研究显示膳食胆固醇摄入量与高胆固醇血症的发生密切相关,但与心血管疾病发生之间的关系并不明确[39]。有研究指出,即使胆固醇摄入量达到 768mg/d,也未见与心血管疾病和死亡率之间存在相关关系[40]。

蛋类是膳食胆固醇的主要来源之一。已有大量研究报道了蛋类摄入量与心血管疾病发生或死亡风险的关联,但结论尚不明确。一项汇集 6 个美国队列研究的分析结果显示,膳食胆固醇或鸡蛋的摄入量与心血管疾病发生风险和全因死亡率呈正相关[41]。另有两项美国人群队列研究指出,健康成年人提高鸡蛋摄入可增加心血管疾病及全因死亡率[42,43]。有法国队列研究发现,相较于不摄入者,每周摄入 4~7 个鸡蛋可使成年女性高血压发生风险上升14%[44]。此外,有英国队列研究则报道了每周摄入 ≥5 个鸡蛋可增加糖尿病或糖耐量异常患者脑卒中发生风险的研究结果[45]。一项汇集了 3 个国际大型前瞻性队列,包括来自 50 个国家 17.7 万名受访者的研究显示,摄入富含胆固醇的鸡蛋与血脂水平、主要心血管事件和死亡率之间没有显著相关[46]。另有西班牙和芬兰人群研究也发现,鸡蛋摄入与脑卒中发生以及心血管疾病死亡风险没有关联[47-48]。值得注意的是,有中国人群研究也指出,每日摄入>1 个鸡蛋与心血管疾病发生风险无关[49]。每周摄入 3~6 个鸡蛋时,中国人群心血管疾病及全因死亡风险最低[50]。鉴于目前研究结果不一致,尚无法针对慢性病发生风险制定胆固醇摄入阈值。

需要说明的是,胆固醇是细胞膜的重要成分,也是胆汁、性激素、肾上腺素等机体活性物质的合成原料。因此,目前对健康人群不再严格限制胆固醇的摄入。

第五节　人体脂类营养状况评价

人体脂类营养状况评价包括膳食总脂肪及必需脂肪酸摄入量评价,脂代谢相关生化指标检测以及体格检查。

一、膳食摄入量

通过膳食调查获得一定时间内消耗食物的种类和数量,通过食物日平均摄入量,计算膳食总脂肪和主要脂肪酸摄入量或构成百分比,与推荐的参考摄入量进行比较,初步判断每日膳食脂肪及主要脂肪酸摄入量是否合理。自 1982 年以来,我国居民膳食总脂肪摄入量变化见表 7-5-1。庞邵杰等[51]根据 2015—2017 年中国居民营养与健康状况监测数据,分析得到我国成年人膳食脂肪酸摄入中位数,结果见表 7-5-2。

表 7-5-1　我国居民膳食总脂肪人均摄入量变化

单位:g/标准人日

地区	1982 年	1992 年	2002 年	2012 年	2015 年
全国	48.1	58.3	76.3	79.9	79.1
城市	68.3	77.7	85.6	83.8	80.4
农村	39.6	48.3	72.7	76.2	78.1

资料来源:中国营养学会.中国居民膳食指南科学研究报告(2021)[M].北京:人民卫生出版社,2021.

表 7-5-2 我国成年人脂肪酸摄入中位数

单位:g/标准人日

脂肪酸	总摄入	城市			农村		
		总摄入	男性	女性	总摄入	男性	女性
饱和脂肪酸	15.9	16.2	18.1	14.8	15.6	17.5	14.1
单不饱和脂肪酸	27.4	26.7	30.3	24.2	27.8	31.1	25.2
多不饱和脂肪酸	16.2	16.6	18.6	15.0	16.0	17.9	14.4
n-3 多不饱和脂肪酸	1.6	1.4	1.6	1.3	1.7	2.0	1.6
n-6 多不饱和脂肪酸	13.8	14.4	16.1	13.0	13.3	14.9	12.0

二、生化指标

(一) 血脂测定

血脂被认为是反映人体脂肪代谢的最重要指标,常规包括血清 TC、TG、HDL-C 和 LDL-C 四项。根据《中国成人血脂异常防治指南(2016 年修订版)》,我国居民血清中 TC、TG 和 LDL-C 的合适水平分别为<5.2mmol/L,<1.7mmol/L 和<3.4mmol/L。当以上三项指标分别大于等于 6.2mmol/L,2.3mmol/L 以及 4.1mmol/L 时,则被认为血脂异常。而边缘性血脂升高的水平指血清中 TC、TG 和 LDL-C 分别为 5.2~6.2mmol/L,1.7~2.3mmol/L,3.4~4.1mmol/L。另外血清 HDL-C 水平低于 1.0mmol/L 为降低。

(二) 红细胞膜磷脂脂肪酸的构成

红细胞膜磷脂脂肪酸的构成被认为是评价体内 n-6 和 n-3 PUFA 营养状况的生物标志物。测定时可通过提取红细胞膜,利用高效液相色谱法或气相色谱法测定各种脂肪酸水平。但目前并无统一评价标准。

(三) 血中必需脂肪酸水平

由于 LA 和油酸(oleic acid,OA,C18:1 n-9)在去饱和代谢中,竞争 Δ6 去饱和酶,导致由亚油酸经去饱和酶作用生成的 ARA 减少,而由 OA 经去饱和酶作用产生的二十碳三烯酸增多,后者没有必需脂肪酸活性。因此,可以通过检测血液中二十碳三烯酸与 ARA 的比值,作为人体必需脂肪酸营养状况的评价指标。当比值>0.2 时,可认为 EFA 不足,比值>0.4 时为必需脂肪酸缺乏,并可能出现临床症状。

三、体格测量

脂肪作为生热系数最高的宏量营养素,长期摄入过多可能导致肥胖、体脂含量增加,体格检查可间接评价脂肪的营养状况。营养学常用的体格评价指标,如身高、体重、皮褶厚度、围度测量(胸围、头围、腰围、臀围)等可作为能量摄入(包括脂肪摄入)的参考指标。其中下面几项指标对评价脂肪的营养状况具针对性。

（一）体脂含量

体脂含量是评价脂代谢的直观指标,由于脂肪在正常人体内的含量及分布有较大差异,脂肪含量及分布的测定比较困难,可采用双能 X 线吸收法、生物电阻抗法、磁共振成像法等测量体脂含量。近年来,利用体成分分析仪测定体内脂肪含量及分布的方法得到普及,但其准确度仍有待提高。男性体脂含量 20%~25%、女性 25%~30% 为轻度肥胖;男性体脂含量 25%~30%、女性 30%~35% 为中度肥胖;男性>30%、女性>35% 为重度肥胖。

（二）腰围

腰围可反映腹部脂肪的积累程度,但不适用于孕妇及腹水患者。男性腰围 ≥90cm、女性腰围 ≥85cm 为向心性肥胖。儿童青少年则以 WS/T 611—2018《7 岁~18 岁儿童青少年高腰围筛查界值》中性别、年龄第 90 百分位数作为向心性肥胖的筛查界值。

（三）皮褶厚度

皮褶厚度是衡量个体营养状况和肥胖程度较好的指标,反映人体皮下脂肪含量,它与全身脂肪含量具有一定的线性关系。测定部位有上臂肱二头肌、肱三头肌、肩胛下角皮褶厚度等,可分别代表肢体和躯干的皮下脂肪堆积情况,对判断肥胖和营养不良有重要意义。WHO 推荐选用肩胛下角、三头肌和脐旁三个测量点。瘦、中等和肥胖的界限,男性分别为<10mm、10~40mm 和>40mm;女性分别为<20mm、20~50mm 和>50mm。

第六节　膳食脂肪及脂肪酸的参考摄入量

在脂肪膳食营养素参考摄入量（DRIs）的制定中,应考虑到其预防缺乏症的必需性,同时还须考虑脂肪过量摄入与慢性病的关联。宏量营养素可接受范围（AMDR）已被用于各国家、地区及国际组织修订的脂肪 DRIs 当中。AMDR 的下限（L-AMDR）用于满足对能量的需求以及预防缺乏,其上限（U-AMDR）用于对慢性病的预防。因此,本次修订中,采用 AMDR 对脂肪 DRIs 做出推荐。其中,成年人通过脂肪或脂肪酸供能占总能量的百分比（%E）来表示相对应的 AMDR;而对婴幼儿的必需脂肪酸,依据健康人群摄入量的中位数或参照国际组织数据来制定其适宜摄入量（AI）。此外,对于一些膳食中含量较低且人体需要量少的脂肪酸,如 EPA 和 DHA,则采用绝对量（mg/d）来表示其 DRIs。

一、膳食脂肪供能比的参考摄入量

（一）成年人

《中国居民营养与慢性病状况报告（2020 年）》指出,我国居民脂肪供能比持续上升,人均为 34.6%。其中,城市和农村居民膳食脂肪供能比分别为 36.4% 和 33.2%,均突破了 2013 版 DRIs 所推荐的 30% 上限。农村地区首次突破 30%E 上限。因此,本次修订重点研究成年人脂肪 U-AMDR 是否突破 30%E。

2017 年,欧洲食品安全局(EFSA)[52]和澳大利亚卫生部专家委员会[53]建议成人膳食脂肪 AMDR 为 20%E~35%E。同时,EFSA 专家委员会指出,根据膳食模式和身体活动强度,部分健康人群的 U-AMDR 可突破 35%E 的上限[52]。2012 年,北欧理事会专家委员会根据各类脂肪酸的推荐值范围提出成人膳食脂肪 AMDR 为 25%E~40%E[54]。脂肪供能比低于 20% 可能会导致脂溶性维生素和必需脂肪酸摄入不足。然而专家委员会同时指出,维持适宜的脂肪供能比(约 30%)并减少饱和脂肪酸(SFA)摄入可降低心血管疾病发生风险[54]。有中国人群研究发现,脂肪供能比每增加 10%,女性血清 LDL-C 水平异常和 TG 水平异常发生风险分别增加 10% 和 7%[55]。此外,我国一项纳入 307 名 18~35 岁成年人的 RCT 研究发现,在保持蛋白质供能比(14%)一定的情况下,与脂肪供能比为 30% 以及 40% 相比,脂肪供能比为 20% 对体重、腰围以及血浆胆固醇的降低作用更为显著,且该变化与肠道布劳特氏菌属及厌氧杆菌属菌群丰富度变化关联[56],提示长期高脂膳食可通过改变健康人群肠道菌群影响人体脂代谢。

此外,我国健康与营养调查结果显示,以超重和肥胖为结局变量,我国成年男性和女性膳食脂肪供能比较适宜的切点值分别为 27% 和 26%。以高血压为结局变量,我国成年男性和女性膳食脂肪供能比较适宜的切点值则分别为 26% 和 25%[57]。综合上述资料,本次仍推荐成年人膳食脂肪 AMDR 为 20%E~30%E。

(二)老年人

一项涉及我国 15 省 60 岁以上老年居民营养状况的横断面研究发现,我国老年居民的平均脂肪供能比也已超过 30%(34.2%),且地区差异大,北方城市(30.1%)低于南方城市(36.6%)[58]。而一项包含 10 371 名 50~79 岁健康美国女性的 RCT 发现,相较于高脂膳食组(平均 37.7%E),低脂膳食组(平均 25.3%E)人群体重、腰围、血压以及血清胆固醇水平显著降低[59]。该研究结果提示了将脂肪供能比维持在 30% 以下在老年人群中的健康效应。因此,推荐老年人膳食脂肪摄入量与成人相同,也为 20%E~30%E。

(三)儿童和青少年

由脂肪摄入过多而导致的儿童青少年超重及肥胖发生率在全球范围内呈上升趋势。一项涉及我国 7~17 岁儿童青少年的横断面研究指出,相较于低膳食脂肪供能比(<25%),高脂肪供能比(≥30%)可将肥胖发生风险提升 20%[60],提示脂肪供能比超过 30% 对儿童以及青少年的潜在危害。因此,推荐我国 4~17 岁儿童青少年膳食脂肪 AMDR 也与成人相同,为 20%E~30%E。

(四)孕妇和乳母

对于孕妇和乳母,虽然女性在怀孕和哺乳期间膳食脂肪摄入量会增加,但由于摄入总能量的增加,脂肪供能比不会发生改变。因此,我国孕妇和乳母脂肪 AMDR 与成年人相同,为 20%E~30%E。

(五)婴幼儿

基于婴儿在 0~6 月体重快速增长而胃容量较小,在生命的前 6 个月,膳食总脂肪应该贡献 40%~60% 的能量，以满足婴儿生长中对于能量的需求和组织沉积中对于脂肪的需求。众所周知，营养良好的乳母的乳汁能满足 0~6 月龄婴儿的营养需要。因此，根据母乳中脂肪的含量及泌乳量可以计算出 0~6 月龄婴儿脂肪的 AI。

2013 年以来，我国开展的母乳总脂肪含量的调查研究非常多[61-64]，中国营养学会母乳脂类研究专家工作组纳入中国母乳成熟乳样本 1 866 例，分析乳汁中总脂肪含量的均值 ± 标准差为 (3.6 ± 1.1) g/100mL[65]。中国 DRIs 母乳成分研究工作组提供母乳脂肪含量数值为 3.4g/100mL，按照 0~6 月龄婴儿每日摄入母乳 750mL，母乳能量 630kcal/L 计，计算得到脂肪供能比为 48.6%。依此推荐 0~6 月龄婴儿脂肪的 AI 为 48%E，根据 FAO 推荐，0~6 月龄婴儿脂肪 AMDR 应在 40%E~60%E。

7~12 月龄婴儿的食物除了母乳以外，还包括相应辅食。这个阶段脂肪摄入量应该逐渐减少，脂肪供能比相应降低。EFSA 推荐该阶段婴儿膳食脂肪的 AI 为 40%E。根据科技部基础资源调查专项"中国 0~18 岁儿童营养与健康系统调查与应用项目"最新资料（中国 DRIs 母乳成分研究工作组提供），我国 7~12 月龄婴儿膳食脂肪 AI 为 37.4%E。依据代谢体重法计算 7~12 月龄婴儿膳食脂肪 AI 为 37.1%E，与其十分接近。有研究表明[66]，膳食能量密度、营养密度和喂养频率对于这个阶段婴儿喂养和生长的影响，比膳食脂肪含量更重要。因此，推荐 7~12 月龄婴儿膳食脂肪 AI 适当保持较高水平，为 40%E。

FAO 及 EFSA 报告指出，1~3 岁幼儿膳食脂肪供能比应逐渐降低至 35%E。由于我国未有该年龄段幼儿膳食脂肪摄入量系统数据，借鉴 FAO 建议，推荐我国 1~3 岁幼儿膳食脂肪 AI 为 35%E。

二、膳食脂肪酸参考摄入量

（一）饱和脂肪酸

目前未见有关饱和脂肪酸（SFA）摄入不足而导致缺乏症的研究报道。然而，SFA 摄入过多可增加高胆固醇血症以及动脉粥样硬化的发生风险。因此，仅提出 SFA 的 U-AMDR。

一项美国队列研究表明，SFA 供能比超过 10% 可显著增加冠心病发生风险[33]。另一项纳入了来自 18 个国家 125 287 名参与者的横断面研究则发现血压可随 SFA 供能比增加而上升[67]。关于我国居民膳食饱和脂肪酸的摄入情况，一项对浙江省城乡居民进行的营养调查发现，SFA 供能比平均值为 6.91%，且 SFA 供能比在 7%~10% 时能维持人体良好代谢状态[28]。此外，2015 年我国营养监测数据显示，居民 SFA 日均供能比均值为 7.8%。其中，城市地区为 8.2%，农村地区为 7.5%。综上所述，推荐成人膳食 SFA 上限（U-AMDR）为 10%E。

目前，针对我国儿童及青少年（4~17 岁）SFA 摄入量与营养健康状况的研究较少。有研究报道，7~16 岁糖脂代谢正常组青少年 SFA 供能比应小于 8%，而糖脂代谢异常组 SFA 的供能比为 8.4%[68]。同时，参考 FAO 在 2010 年时给出的推荐值，4~17 岁人群 SFA 摄入量上限（U-AMDR）推荐为 8%E。0~6 月龄婴儿饱和脂肪酸的需要以母乳为参考，我国母乳脂肪中饱和脂肪酸占总脂肪平均值为 36.4%[65]，供能约 18%E；对于 1~3 岁幼儿，目前尚无证据提出 SFA 的上限（U-AMDR）。

（二）n-6 多不饱和脂肪酸

n-6 多不饱和脂肪酸（n-6 PUFA）包括亚油酸（LA）、γ-亚麻酸和 ARA。膳食 LA 是膳食 n-6 PUFA 的主要来源，为必需脂肪酸，同时也是 ARA 的前体。在健康成人的脂肪组织内，约有 10% 的脂肪酸为 LA。当人体内的 LA 处于较低水平时，该部分 LA 可从脂肪组织中释放以预防 LA 缺乏症的发生。基于 LA 作为必需脂肪酸的重要作用以及其作为 n-6 PUFA 的主要成员，有必要设定我国居民 LA 的 AI 并在此基础上提出 n-6 PUFA 的 AMDR。

澳大利亚[53]、欧洲食品安全局[52]以及 FAO 都推荐儿童及成人 LA 的 AI 为 4%E。另有研究表明，在 0~10.4g/d（约为 0~5%E）范围内，女性 T2DM 患病风险与 LA 的摄入量呈负相关[69]。因此，推荐我国儿童及成人 LA 的 AI 为 4.0%E。

FAO 推荐成年人 n-6 PUFA 的 AMDR 为 2.5%E~10%E。2014 年意大利在其 DRIs 中推荐 n-6 PUFA 的 AMDR 为 4%E~8%E[70]。另有研究表明，在 1%E~8%E 范围内时，冠心病发生风险与 LA 供能比呈负相关，且 LA 供能比每增加 5% 用于取代 SFA，冠心病发生风险可降低 9%[10]。此外，n-6 PUFA 摄入超过 10%E 易导致细胞膜处于过氧化状态。综上，推荐我国成人 n-6 PUFA 的 AMDR 为 2.5%E~9.0%E。

母乳是确定婴儿早期（0~2 岁）脂肪和脂肪酸的 AI 或其他建议值的理想模型。为了满足生长发育需要，婴儿膳食中的 LA 应当至少能提供 0~6 月龄婴儿总能量的 3%~4.5%，ALA 提供的能量应当至少占总能量的 0.5%。

国内不同研究发现成熟乳中 LA 平均含量差异很大，母乳中 LA 的含量受乳母膳食的影响。中国 DRIs 母乳成分研究工作组经对中外健康母亲、足月儿成熟乳大样本数据的系统统计分析得到母乳中 LA 含量为 17.6%（占总脂肪酸的比例），脂肪酸约为总脂肪的 96%，按照母乳每日摄入 750mL 计，0~6 月龄婴儿 LA 摄入量为 4.3g/d。综合考虑 LA 作为必需脂肪酸以及过量 LA 摄入可能存在过氧化和对免疫功能产生不良影响的风险，推荐 0~6 月龄婴儿 LA 的 AI 为 4.2g/d，约为总能量的 8.0%。

7~12 月龄婴儿 LA 的 AI 按照代谢体重法计算，约占总能量的 5.96%，能量推荐值按照 700kcal 计算，亚油酸摄入为 4.72g/d。据此，推荐 7~12 月龄婴儿 LA 的 AI 为 4.7g/d，占总能量的 6.0%。

ARA 是母乳中含量相对稳定的脂肪酸。综合国内关于母乳中 ARA 含量分析的结果，母乳中 ARA 含量平均值为 0.56%（占总脂肪酸），计算日均摄入量为 145mg/d。FAO 在 2010 年推荐 ARA 的 AI 为 0.2%E~0.3%E（108~162mg/d）。推荐 0~6 月龄婴儿 ARA 的 AI 为 150mg/d。

（三）n-3 多不饱和脂肪酸

n-3 多不饱和脂肪酸（n-3 PUFA）主要包括 ALA、EPA、DHA 及 DPA，其中 ALA 是膳食中最主要的 n-3 PUFA，不能由人体自身合成，是必需脂肪酸。ALA 是膳食中 n-3 PUFA 的主要形式,需对其 AI 值作出推荐。此外,虽然 EPA 和 DHA 在体内可由 ALA 代谢衍生得到,但是其转化效率十分有限,EPA 和 DHA 最好能从膳食中提供。因此,有必要对 EPA 和 DHA 单独设定 AMDR。

FAO 专家委员会指出,ALA 在 0.5%E~0.6%E 时,可预防必需脂肪酸缺乏症。EFSA 推荐 ALA 的 AI 为 0.5%E。有研究显示,广州市中老年居民膳食 ALA 日均供能比为 0.58%[71]。上海地区素食者 ALA 日均摄入量为 1 669mg(约为 0.74%E),高于普食者日均 1 299mg(约为 0.58%E)[72]。结合我国居民 ALA 摄入现状,推荐成人 ALA 的 AI 为 0.60%E。

三项 Meta 分析结果显示,膳食 n-3 PUFA 摄入可降低亚洲人群 T2DM 发生风险[20-21,73]。有膳食营养调查表明,我国南京、广州和上海部分地区居民 n-3 PUFA 日均摄入量分别为 2.92g、1.29g 以及 1.65g,对应供能比分别约为 1.3%,0.58% 和 0.74%,均在 FAO 推荐的 0.5%E~2%E 范围内。因此,推荐我国居民成人 n-3 PUFA 的 AMDR 为 0.5%E~2.0%E。

由于目前我国尚缺乏儿童及青少年 ALA 以及总 n-3 PUFA 摄入量的资料,考虑到该人群膳食构成已成人化,推荐儿童及青少年 ALA 的 AI 值以及 n-3 PUFA 的 AMDR 与成人相同,分别为 0.6%E 和 0.5%E~2.0%E。

母乳中含有相对较高水平的 n-3 PUFA,这对视觉、运动和认知功能至关重要。母乳中最重要和最普遍的三种 n-3 PUFA 是 ALA、EPA 和 DHA。

2010 年 FAO 指出,有足够的证据表明,0~6 月龄婴儿 ALA 的 AI 为 0.2%E~0.3%E。澳大利亚、新西兰以及美国对于 0~6 月龄 n-3 PUFA 推荐的 AI 为 0.5g/d,日本则为 0.9g/d。母乳中 ALA 主要来源为烹调油,饮食习惯可影响母乳中 ALA 含量。收集我国 1997—2020 年有关母乳中 α-ALA 含量的 30 项(4 407 例)研究,ALA 平均含量为总脂肪酸的 1.8%,推算出 0~6 月龄婴儿 ALA 摄入量为 441mg/d。考虑 n-3α-亚麻酸对免疫的调节作用,以及使 n-6 亚油酸与 n-3 亚麻酸比例在适宜比值范围内,推荐我国 0~6 月龄婴儿 ALA 的 AI 为 500mg/d,约 0.90%E。

7~12 月龄婴儿 ALA 的 AI 按照体重代谢法计算,约占 0.67%E,能量推荐值按照 700kcal 计算,ALA 摄入量为 520mg/d。据此,推荐 7~12 月龄婴儿 ALA 的 AI 为 520mg/d,占总能量的 0.67%。

(四)EPA 和 DHA

由于 ALA 在体内转化为 DHA 的效率有限,应考虑制定 EPA+DHA 的 AMDR。此外,由于生命早期胎儿和幼儿体内 DHA 聚集以供脑和视觉发育,应考虑对 DHA 有特殊需求的人群设定 DHA 的 AI。

FAO 在 2010 年报告指出,0~6 月龄婴儿体内合成 DHA 有限,DHA 为其条件必需脂肪酸,推荐 AI 为 0.10%E~0.18%E 或 0.20%FA~0.36%FA。EFSA 推荐 0~6 月龄婴儿 DHA 摄入量为 0.10%E~0.18%E(54~98mg)。综合我国成熟乳中 DHA 含量的 31 个(4 151 例)研究,DHA 含量在总脂肪酸中含量的平均值为为 0.40%,推算出 DHA 摄入量为 104mg/d。推荐我国 0~6 月龄婴儿 DHA 的 AI 为 100mg/d。

有研究表明[74],婴儿摄入的 DHA 与 ARA,其含量比值范围在 1.4∶1~2∶1 之间,对视力和脑发育可能有一定帮助。

7~24 月龄婴幼儿,由于 DHA 对视功能和脑发育的关键作用,FAO 将其 AI 定为 10~12mg/kg 体重。EFSA 推荐 7~12 月龄婴儿 DHA 的 AI 为 100mg/d。因此,推荐我国 0.5~2 岁婴儿 DHA 的 AI 为 100mg/d。

由于目前尚未有 EPA 和 DHA 在儿童和青少年人群中的详细研究,本次修订参考 FAO、欧盟、北欧等推荐值,3~11 岁人群 EPA+DHA 的 AI 值为 200mg/d,12~17 岁人群 EPA+DHA 的 AI 值为 250mg/d。

有 Meta 分析显示,长期膳食暴露 EPA 和 DHA 对降低大动脉硬化发生风险作用显著[13],且每日摄入 EPA+DHA 大于 250mg 可降低致死性心血管疾病的发生风险[75]。考虑到 EPA 和 DHA 过量摄入可能存在的风险,例如引起出血和房颤等,将我国成年人 EPA+DHA 的 AMDR 定为 250~2 000mg/d,与 FAO 设定值一致。

EFSA 专家委员会将孕妇和乳母的 EPA+DHA 的 AI 定为 250mg,其中 DHA 的 AI 为 200mg,100mg 用于胎儿和婴儿体内 DHA 的积累,其余部分补充母体内 DHA 的氧化损失[52]。现推荐孕妇和乳母 EPA+DHA 的 AI 为 250mg/d,其中 200mg 为 DHA。

(五) 单不饱和脂肪酸

FAO 在 2010 年的报告中仅提出了单不饱和脂肪酸(MUFA)的计算公式,即 MUFA(%E)=总脂肪(%E)–SFA(%E)–PUFA(%E)–TFA(%E),无具体推荐量。目前,国际上仅有欧盟委员会在 2012 年对 MUFA 的 AMDR 做出推荐,1 岁以上人群均为 10%E~20%E[54]。由于目前尚缺少关于我国居民 MUFA 供能比的最新大规模营养调查数据,因此暂不设定 MUFA 的 AMDR,仅提出原则,即在控制膳食总脂肪供能比以及 SFA 供能比,同时满足 n-6 PUFA 和 n-3 PUFA 的适宜摄入量的前提下,其余膳食脂肪供能由 MUFA 提供。

(六) 反式脂肪酸

研究显示,反式脂肪酸(TFA)供能比每增加 2%,心血管疾病发生风险可增加 23%[36]。2016 年,WHO 专门发布了有关 TFA 对血脂影响的报告。其中指出,用顺式脂肪酸取代由工业生产得到的 1%E 的 TFA 后,血浆 TC、TG 以及 LDL-C 浓度显著降低,而 HDL-C 浓度显著上升[76]。目前,各个国家以及 FAO 均只设定 TFA 的 AMDR 上限为 1%E。因此,本次制定我国 1 岁以上儿童及成人 TFA 的 AMDR 上限为 1%E。

(七) 胆固醇

人体自身可以合成胆固醇,即内源性胆固醇,占人体需要量的 70%。《中国居民膳食营养素参考摄入量(2013 版)》没有推荐膳食胆固醇的摄入量。2015 年中国成人慢性病与营养监测结果显示,60 岁及以上老年人群膳食胆固醇摄入量 217.4mg/d,城市 264.0mg/d,农村 168.8mg/d,与 2002 年全国居民营养与健康状况调查结果相比,略微降低;显示我国居民膳食胆固醇摄入仍保持在适度水平。鉴于目前关于膳食胆固醇摄入与血脂代谢和 CVD 死亡风险之间的关系仍存在争议,暂不设定膳食胆固醇的 AMDR。对于心脑血管疾病患者,建议参考对应疾病防控指南中的相关建议控制膳食胆固醇的摄入。

各年龄组的膳食脂肪和脂肪酸的参考摄入量见表 7-0-1 和表 7-0-2。

（编著　孙桂菊　张　坚　王瑛瑶）

（工作组　苏宜香　廖　望　李　程　杨晓光　黄承钰　郭俊生）

参 考 文 献

[1] RAMIREZ M,AMATE L,GIL A. Absorption and distribution of dietary fatty acids from different sources [J]. Early Human Development,2001,65 (Suppl 2):S95-S101.

[2] BAILEY A,MOHIUDDIN S S. Biochemistry,high density lipoprotein [M/OL]. [2023-02-02]. StatPearls Publishing,2022. https://www.ncbi.nlm.nih.gov/books/NBK549802/.

[3] YEHUDA S,RABINOVITZ S,MOSTOFSKY D I. Essential fatty acids and the brain:from infancy to aging [J]. Neurobiology of Aging,2005,26:(Suppl 1):98-102.

[4] MIRMIRAN P,HOUSHIALSADAT Z,BAHADORAN Z,et al. Association of dietary fatty acids and the incidence risk of cardiovascular disease in adults:the Tehran Lipid and Glucose Prospective Study [J]. BMC Public Health,2020,20(1):1743.

[5] SCHWINGSHACKL L,HOFFMANN G. Monounsaturated fatty acids and risk of cardiovascular disease: synopsis of the evidence available from systematic reviews and meta-analyses [J]. Nutrients,2012,4(12): 1989-2007.

[6] SCHWINGSHACKL L,HOFFMANN G. Monounsaturated fatty acids,olive oil and health status:a systematic review and meta-analysis of cohort studies [J]. Lipids in Health and Disease,2014,13(1):154.

[7] GUASCH-FERR M,ZONG G,WILLETT W C,et al. Associations of monounsaturated fatty acids from plant and animal sources with total and cause-specific mortality in two US prospective cohort studies [J]. Circulation research,2019,124(8):1266-1275.

[8] MENSINK R P. Effects of saturated fatty acids on serum lipids and lipoproteins:a systematic review and regression analysis [R]. Geneva:World Health Organization,2016.

[9] HOOPER L,AL-KHUDAIRY L,ABDELHAMID A S,et al.. Omega-6 fats for the primary and secondary prevention of cardiovascular disease [J]. Cochrane Database of Systematic Reviews,2018(7):CD011094.

[10] FARVID M S,DING M,PAN A,et al. Dietary linoleic acid and risk of coronary heart disease:a systematic review and meta-analysis of prospective cohort studies [J]. Circulation,2014,130(18):1568-1578.

[11] DE GOEDE J,GELEIJNSE J M,BOER J M A,et al. Linoleic acid intake,plasma cholesterol and 10-year incidence of CHD in 20 000 middle-aged men and women in the Netherlands [J]. British Journal of Nutrition,2012,107(7):1070-1076.

[12] SALAS-SALVAD J,BULL M,BABIO N,et al. Reduction in the incidence of type 2 diabetes with the Mediterranean Diet:results of the PREDIMED-Reus nutrition intervention randomized trial [J]. Diabetes Care,2011,34(1):14-19.

[13] VEN S K,BORK C S,JAKOBSEN M U,et al. Marine n-3 polyunsaturated fatty acids and the risk of ischemic stroke [J]. Stroke,2019,50(2):274-282.

［14］JIANG L,WANG J,XIONG K,et al. Intake of fish and marine n-3 polyunsaturated fatty acids and risk of cardiovascular disease mortality:a meta-analysis of prospective cohort studies［J］. Nutrients,2021,13（7）: 2342.

［15］YUE H,QIU B,JIA M,et al. Effects of α-linolenic acid intake on blood lipid profiles:a systematic review and meta-analysis of randomized controlled trials［J］. Critical Reviews in Food Science and Nutrition, 2021,61（17）:2894-2910.

［16］ZHANG H J,GAO X,GUO X F,et al. Effects of dietary eicosapentaenoic acid and docosahexaenoic acid supplementation on metabolic syndrome:a systematic review and meta-analysis of data from 33 randomized controlled trials［J］. Clinical Nutrition,2021,40（7）:4538-4550.

［17］GUO X F,LI K L,LI J M,et al. Effects of EPA and DHA on blood pressure and inflammatory factors:a meta-analysis of randomized controlled trials［J］. Critical Reviews in Food Science and Nutrition,2019, 59（20）:3380-3393.

［18］YANG B,SHI L,WANG A-M,et al. Lowering effects of n-3 fatty acid supplements on blood pressure by reducing plasma angiotensin Ⅱ in inner Mongolia hypertensive patients:a double-blind randomized controlled trial［J］. Journal of Agricultural and Food Chemistry,2018,67（1）:184-192.

［19］ZHANG Y,ZHUANG P,MAO L,et al. Current level of fish and omega-3 fatty acid intakes and risk of type 2 diabetes in China［J］. The Journal of Nutritional Biochemistry,2019（74）:108249.

［20］CHEN C,YANG Y,YU X,et al. Association between omega-3 fatty acids consumption and the risk of type 2 diabetes:A meta-analysis of cohort studies［J］. Journal of Diabetes Investigation,2017,8（4）:480-488.

［21］ZHENG J S,HUANG T,YANG J,et al. Marine N-3 polyunsaturated fatty acids are inversely associated with risk of type 2 diabetes in Asians:a systematic review and meta-analysis［J］. PLoS One,2012,7（9）: e44525.

［22］NEUENSCHWANDER M,BARBARESKO J,PISCHKE C R,et al. Intake of dietary fats and fatty acids and the incidence of type 2 diabetes:a systematic review and dose-response meta-analysis of prospective observational studies［J］. PLoS Medicine,2020,17（12）:e1003347.

［23］NATTO Z S,YAGHMOOR W,ALSHAERI H K,et al. Omega-3 fatty acids effects on inflammatory biomarkers and lipid profiles among diabetic and cardiovascular disease patients:a systematic review and meta-analysis［J］. Scientific Reports,2019（9）:18867.

［24］XIA H,WANG Y,YANG X,et al. Effects of dietary supplementation of fish oil on glucolipid metabolism among postmenopausal women with type-2 diabetes and hypertriglyceridaemia［J］. Current Topics in Nutraceutical Research,2017,15（3/4）:141-149.

［25］WANG F,WANG Y,ZHU Y,et al. Treatment for 6 months with fish oil-derived n-3 polyunsaturated fatty acids has neutral effects on glycemic control but improves dyslipidemia in type 2 diabetic patients with abdominal obesity:a randomized,double-blind,placebo-controlled trial［J］. European Journal of Nutrition,2017,56（7）:2415-2422.

［26］MINOURA A,WANG D H,SATO Y,et al. Association of dietary fat and carbohydrate consumption and predicted ten-year risk for developing coronary heart disease in a general Japanese population［J］. Acta Medica Okayama,2014,68（3）:129-135.

［27］宋志秀,杨立刚,王月环,等. 南京市中老年居民膳食脂肪酸摄入状况［J］. 中国老年学杂志,2013（23）: 5957-5959.

［28］胡浙芳. 膳食脂肪酸摄入与代谢综合征关系的流行病学研究［D］. 宁波：宁波大学，2014.

［29］MARKLUND M，WU J H，IMAMURA F，et al. Biomarkers of dietary omega-6 fatty acids and incident cardiovascular disease and mortality：an individual-level pooled analysis of 30 cohort studies［J］. Circulation，2019，139（21）：2422-2436.

［30］Nutritiion Devision，Ministry of Health Malaysia. Recommended Nutrient Intakes for Malaysia：A Report of the Technical Working Group on Nutritional Guidelines［M］. Putrajaya：National Coordinating Committee on Food and Nutrition，Ministry of Health Malaysia，2017.

［31］HOOPER L，ABDELHAMID A，MOORE H J，et al. Effect of reducing total fat intake on body weight：systematic review and meta-analysis of randomised controlled trials and cohort studies［J］. BMJ，2012（345）：e7666.

［32］KWON Y J，LEE H S，PARK J Y，et al. Associating intake proportion of carbohydrate，fat，and protein with all-cause mortality in korean adults［J］. Nutrients，2020，12（10）：3208.

［33］ZONG G，LI Y，WANDERS A J，et al. Intake of individual saturated fatty acids and risk of coronary heart disease in US men and women：two prospective longitudinal cohort studies［J］. BMJ，2016（355）：i5796.

［34］KIM Y，JE Y，GIOVANNUCCI E L. Association between dietary fat intake and mortality from all-causes，cardiovascular disease，and cancer：a systematic review and meta-analysis of prospective cohort studies［J］. Clinical Nutrition，2021，40（3）：1060-1070.

［35］OH K，HU F B，MANSON J E，et al. Dietary fat intake and risk of coronary heart disease in women：20 years of follow-up of the nurses' health study［J］. American Journal of Epidemiology，2005，161（7）：672-629.

［36］MOZAFFARIAN D，KATAN M B，ASCHERIO A，et al. Trans fatty acids and cardiovascular disease［J］. New England Journal of Medicine，2006，354（15）：1601-1613.

［37］HADJ AHMED S，KHARROUBI W，KAOUBAA N，et al. Correlation of trans fatty acids with the severity of coronary artery disease lesions［J］. Lipids in Health and Disease，2018，17（1）：52.

［38］ISLAM M A，AMIN M N，SIDDIQUI S A，et al. Trans fatty acids and lipid profile：A serious risk factor to cardiovascular disease，cancer and diabetes［J］. Diabetes & Metabolic Syndrome，2019，13（2）：1643-1647.

［39］BERGER S，RAMAN G，VISHWANATHAN R，et al. Dietary cholesterol and cardiovascular disease：a systematic review and meta-analysis［J］. The American Journal of Clinical Nutrition，2015，102（2）：276-294.

［40］TRUMBO P R，SHIMAKAWA T. Tolerable upper intake levels for trans fat，saturated fat，and cholesterol［J］. Nutrition Reviews，2011，69（5）：270-278.

［41］ZHONG V W，VAN HORN L，CORNELIS M C，et al. Associations of dietary cholesterol or egg consumption with incident cardiovascular disease and mortality［J］. JAMA，2019，321（11）：1081-1095.

［42］CHEN G C，CHEN L H，MOSSAVAR-RAHMANI Y，et al. Dietary cholesterol and egg intake in relation to incident cardiovascular disease and all-cause and cause-specific mortality in postmenopausal women［J］. The American Journal of Clinical Nutrition，2021，113（4）：948-959.

［43］ZHUANG P，WU F，MAO L，et al. Egg and cholesterol consumption and mortality from cardiovascular and different causes in the United States：a population-based cohort study［J］. PLoS Medicine，2021，18（2）：e1003508.

[44] MACDONALD C J,MADIKA A L,BONNET F,et al. Cholesterol and egg intakes,and risk of hypertension in a large prospective cohort of French women [J]. Nutrients,2020,12(5):1350.

[45] GUO J,HOBBS D A,COCKCROFT J R,et al. Association between egg consumption and cardiovascular disease events,diabetes and all-cause mortality [J]. European Journal of Nutrition,2018,57(8): 2943-2952.

[46] DEHGHAN M,MENTE A,RANGARAJAN S,et al. Association of egg intake with blood lipids, cardiovascular disease,and mortality in 177,000 people in 50 countries [J]. The American Journal of Clinical Nutrition,2020,111(4):795-803.

[47] ABDOLLAHI A M,VIRTANEN H E,VOUTILAINEN S,et al. Egg consumption,cholesterol intake,and risk of incident stroke in men:the Kuopio Ischaemic Heart Disease Risk Factor Study [J]. The American Journal of Clinical Nutrition,2019,110(1):169-176.

[48] ZAMORA-ROS R,CAYSSIALS V,CLERIES R,et al. Moderate egg consumption and all-cause and specific-cause mortality in the Spanish European Prospective into Cancer and Nutrition(EPIC-Spain) study [J]. European Journal of Nutrition,2019,58(5):2003-2010.

[49] XU L,LAM T H,JIANG C Q,et al. Egg consumption and the risk of cardiovascular disease and all-cause mortality:Guangzhou Biobank Cohort Study and meta-analyses [J]. European Journal of Nutrition,2019, 58(2):785-796.

[50] XIA X,LIU F,YANG X,et al. Associations of egg consumption with incident cardiovascular disease and all-cause mortality [J]. Science China Life Sciences,2020,63(9):1317-1327.

[51] 庞邵杰,贾珊珊,方微,等. 中国18~59岁居民膳食脂肪酸的摄入状况及食物来源分析[J]. 营养学报, 2022,44(4):366-370.

[52] EFSA. Dietary reference values for nutrients summary report [R]. New York:Wiley Online Library,2017.

[53] CAPRA S. New nutrient reference values for Australia and New Zealand:implementation issues for nutrition professionals [J]. Nutrition & Dietetics,2006,63(2):64-66.

[54] Nordic Council of Ministers. Nordic nutrition recommendations 2012:integrating nutrition and physical activity [R]. Stockholm:Nordic Council of Ministers,2014.

[55] ADAIR L S,GORDON-LARSEN P,DU S F,et al. The emergence of cardiometabolic disease risk in Chinese children and adults:consequences of changes in diet,physical activity and obesity [J]. Obesity Reviews,2014,15(Suppl 1):49-59.

[56] WAN Y,WANG F,YUAN J,et al. Effects of dietary fat on gut microbiota and faecal metabolites,and their relationship with cardiometabolic risk factors:a 6-month randomised controlled-feeding trial [J]. Gut, 2019,68(8):1417-1429.

[57] 中国营养学会. 中国居民膳食指南科学研究报告(2021)[M]. 北京:人民卫生出版社,2021.

[58] 苏畅,姜红如,贾小芳,等. 中国十五省(自治区、直辖市)老年居民膳食脂肪摄入状况[J]. 中国食物与营养,2019,25(8):12-15.

[59] VAN HORN L,ARAGAKI A K,HOWARD B V,et al. Eating pattern response to a low-fat diet intervention and cardiovascular outcomes in normotensive women:The Women's Health Initiative [J]. Current Developments in Nutrition,2020,4(3):21.

[60] 宋玮琦,南颖,孙宇,等. 中国7~17岁儿童青少年宏量营养素摄入与超重肥胖的关系[J]. 中华疾病控制杂志,2021,25(5):521-527.

［61］林麒,李国波,葛品,等. 母乳脂肪酸含量分析及影响因素研究［J］. 中国预防医学杂志,2014,15（07）: 663-667.

［62］何光华,李归浦,周兵,等. 沪浙地区不同泌乳期母乳脂肪酸组成及分布研究［J］. 中国食品学报,2019, 19（04）:249-257.

［63］NI M,WANG Y,WU R,et al. Total and Sn-2 fatty acid profile in human colostrum and mature breast milk of women living in inland and coastal areas of China［J］. Annals of Nutrition and Metabolism,2021,77（1）: 29-37.

［64］周锦,荣爽,王瑛瑶,等. 我国不同泌乳期母乳的脂肪酸构成特征研究［J］. 食品工业科技,2020,41 （19）:251-259.

［65］中国营养学会母乳脂类研究专家工作组. 母乳脂类成分研究和婴儿食品脂类含量与范围专家意 见［J］. 营养学报,2021,43（1）:319-321.

［66］UAUY R,DANGOUR A D. Fat and fatty acid requirements and recommendations for infants of 0-2 years and children of 2-18 years［J］. Annals of Nutrition and Metabolism,2009,55（1-3）:76-96.

［67］MENTE A,DEHGHAN M,RANGARAJAN S,et al. Association of dietary nutrients with blood lipids and blood pressure in 18 countries:a cross-sectional analysis from the PURE study［J］. The Lancet Diabetes & Endocrinology,2017,5（10）:774-787.

［68］冯一,王旭磊,费俊,等. 肥胖儿童糖脂代谢与膳食摄入［J］. 临床儿科杂志,2010,28（9）:818-822.

［69］ZHUANG P,SHOU Q,WANG W,et al. Essential fatty acids linoleic acid and α-linolenic acid sex-dependently regulate glucose homeostasis in obesity［J］. Molecular Nutrition & Food Research, 2018,62（17）:1800448.

［70］MARANGONI F,AGOSTONI C,BORGHI C,et al. Dietary linoleic acid and human health:Focus on cardiovascular and cardiometabolic effects［J］. Atherosclerosis,2020（292）:90-98.

［71］代小维,何丽萍,张波,等. 广州中老年居民膳食 n-3 脂肪酸摄入水平与血脂关系的研究［J］. 营养学 报,2014,36（3）:218-223.

［72］陈嘉韵,李若谷,李安娜,等. 上海地区素食人群 ω-3 脂肪酸摄入情况［J］. 卫生研究,2021,50（4）: 558-563.

［73］WU J H Y,MICHA R,IMAMURA F,et al. Omega-3 fatty acids and incident type 2 diabetes:a systematic review and meta-analysis［J］. British Journal of Nutrition,2012,107（Suppl 2）:S214-S227.

［74］AKABAS S R,DECKELBAUM R J. Summary of a workshop on n-3 fatty acids:current status of recommendations and future directions［J］. The American Journal of Clinical Nutrition,2006,83（Suppl 6）: 1536S-1538S.

［75］MUSA-VELOSO K,BINNS M A,KOCENAS A,et al. Impact of low v. moderate intakes of long-chain n-3 fatty acids on risk of coronary heart disease［J］. British Journal of Nutrition,2011,106（8）: 1129-1141.

［76］BROUWER I A. Effect of trans-fatty acid intake on blood lipids and lipoproteins:a systematic review and meta-regression analysis［R］. Geneva:World Health Organization,2016.

第八章

碳水化合物

碳水化合物(carbohydrate,CHO)是由碳、氢、氧三种元素组成,含有多羟基醛类或酮类的有机化合物,包括单糖、寡糖及多糖,其分子通式通常为 $C_m(H_2O)_n$。膳食碳水化合物广泛存在于谷物、薯类和豆类等植物性食物中,是人类能量的主要来源。

1850 年,人类第一次在动物体内证明碳水化合物分解为葡萄糖,再合成为糖原的代谢过程。1998 年,WHO/FAO 按照聚合度(degree of polymerization,DP)将碳水化合物分为三类:糖、寡糖和多糖。不同类别的碳水化合物代谢途径不同,健康作用也不同。糖和淀粉类是人类日常膳食最常见的能源物质,经消化吸收后可升高血糖,刺激胰岛素分泌,维持正常血糖水平;超过机体需要时可转化为糖原和脂肪储存于体内。膳食纤维则不能被人体小肠消化吸收,通过结肠发酵影响肠道菌群,进而影响人体健康。

本次修订根据每天成人大脑对碳水化合物的需要量,且为避免糖异生的情况下,推算成人碳水化合物的 EAR 为 120g/d。从预防营养相关疾病方面的需求以及三大宏量营养素之间的适宜供能比出发,建议 1 岁以上人群碳水化合物 AMDR 为 50%E~65%E。碳水化合物的组成成分中,建议添加糖摄入不超过 50g/d,最好低于 25g/d;建议成人如饮酒应限量,一天酒精摄入量不超过 15g,任何形式的酒精对人体健康都无益处。膳食纤维的参考摄入量将在第 14 章单独表述。不同年龄阶段碳水化合物的推荐摄入量如表 8-0-1 所示。

表 8-0-1 中国居民膳食碳水化合物的参考摄入量

年龄/阶段	碳水化合物		年龄/阶段	碳水化合物	
	EAR/(g·d⁻¹)	AMDR/%E		EAR/(g·d⁻¹)	AMDR/%E
0 岁~	60(AI)	—	孕早期	+10	50~65
0.5 岁~	80(AI)	—	孕中期	+20	50~65
1 岁~	120	50~65	孕晚期	+35	50~65
12 岁~	150	50~65	乳母	+50	50~65
18 岁~	120	50~65			

注:"+"表示在相应年龄阶段的成年女性需要量基础上增加的需要量。

第一节　结构与理化性质

碳水化合物(carbohydrate,CHO)是构成生命的重要组成部分,是为人体提供能量的三种宏量营养素中最经济的营养素。碳水化合物由 C、H、O 三种元素组成,分子中 H 和 O 的比例通常为 2:1,与水分子中的比例一样,故称为碳水化合物,可用通式 $C_m(H_2O)_n$ 表示。但也有鼠李糖($C_6H_{12}O_5$)、脱氧核糖($C_5H_{10}O_4$)等少数碳水化合物并不符合该通式。19 世纪,德国化学家 Andreas Marggraf 首次把淀粉分解为糖,并命名为葡萄糖。1998 年,WHO/FAO 按照聚合度(degree of polymerization,DP)将碳水化合物分为三类:糖、寡糖和多糖[1]。常见碳水化合物分类如表 8-1-1。

表 8-1-1　主要的膳食碳水化合物分类

分类(DP)	亚组	组成
糖(1~2)	单糖	葡萄糖、半乳糖、果糖
	双糖	蔗糖、乳糖、麦芽糖、海藻糖
	糖醇	麦芽糖醇、山梨醇、木糖醇、乳糖醇
寡糖(3~9)	低聚异麦芽糖	麦芽糊精
	其他寡糖	棉子糖、水苏糖、低聚果糖
多糖(≥10)	淀粉	直链淀粉、支链淀粉、变性淀粉
	非淀粉多糖	纤维素、半纤维素、果胶、亲水胶质物

从化学结构来说,碳水化合物是多羟基的醛或酮及其缩合物衍生物的总称。不同的碳水化合物有着不同的化学结构、风味、甜度和食物来源。德国化学家 Fisher(1902 年诺贝尔奖获得者)等人经过多年研究,在 19 世纪末用化学方法确定了葡萄糖的构型和开链式结构。开链式结构的提出,解释了许多单糖的化学性质,如具有醛基则能发生银镜反应、氧化还原反应等;具有醇羟基则能发生成酯、成醚反应等。但是仍有一些现象不能解释,英国化学家 Norman Haworth 提出了一种平面环状结构的表示方法(Haworth 式),解释了糖的结构和性质相关的众多疑惑,目前科学界广泛使用这两种结构式。

一、糖

糖(sugar),指 DP 为 1~2 的碳水化合物,包括单糖和双糖,糖醇是糖的水解产物。2015 年,WHO/FAO 制定的 *Guideline:sugars intake for adults and children* 中,提出了游离糖(free sugar)的概念,指制造商、厨师或消费者添加到食品和饮料中的单糖(如葡萄糖、果糖)和双糖(如蔗糖),以及蜂蜜、糖浆、果汁和浓缩果汁中的天然糖[2]。添加糖指在加工和制备食品时,添加到食物或者饮料中的糖或糖浆,而不包括天然存在的糖类,如牛奶中的乳糖和水果中的果糖。由于难以区分食物中天然存在的糖和添加到食物中的糖,添加糖的定义在世界范围内还没有达成普遍共识。

（一）糖的结构

单糖(monosaccharide)是指通常条件下不能再被水解为分子更小的糖也是构成寡糖和多糖的基本单元。根据羰基所处位置的不同分为醛糖(aldose)和酮糖(ketose)两大类。还可根据单糖中碳原子的个数将其分为丙糖、丁糖、戊糖、己糖及庚糖。常见单糖分子结构见图 8-1-1。食物中最常见的单糖是葡萄糖(glucose)和果糖(fructose)。葡萄糖和果糖的化学式都为 $C_6H_{12}O_6$,但原子排列不同。葡萄糖在自然界中分布极广,存在于人血液中的葡萄糖被称为血糖。葡萄糖是许多碳水化合物,如蔗糖、麦芽糖、淀粉、糖原、纤维素等的组成单元。果糖也广泛存在于水果和蜂蜜中,菊科植物(如洋蓟和菊苣)中含量尤多。果糖是所有的糖中最甜的一种,其甜度是蔗糖的 1.2~1.8 倍。

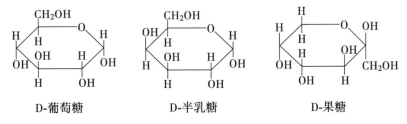

D-葡萄糖　　　　　　D-半乳糖　　　　　　D-果糖

图 8-1-1　常见单糖的分子结构式

双糖(disaccharide),又称"二糖"。由两个单糖分子通过糖苷键连接而形成的化合物的统称。最重要的双糖是蔗糖(sucrose)、麦芽糖(maltose)和乳糖(lactose),它们分子式都是 $C_{12}H_{22}O_{11}$,但结构式不同(见图 8-1-2)。蔗糖水解后生成一分子葡萄糖和一分子果糖。甘蔗和甜菜为工业上制蔗糖的主要原料。麦芽糖是淀粉酶水解淀粉的产物,含有两个葡萄糖分子,自然界中似乎并不存在天然的麦芽糖。α-麦芽糖含有α-1,4 糖苷键;β-麦芽糖含有 β-1,4 糖苷键。乳糖主要存在于哺乳动物乳汁中,是由葡萄糖和 β-半乳糖以 β-1,4 糖苷键结合,在工业上,乳糖是由牛乳制干酪时所得的副产品。

大多数糖醇是由糖分子氢化还原后,将原本分子中的醛基或酮基还原成羟基形成的。赤藓糖醇的来源比较特殊,是由解脂假

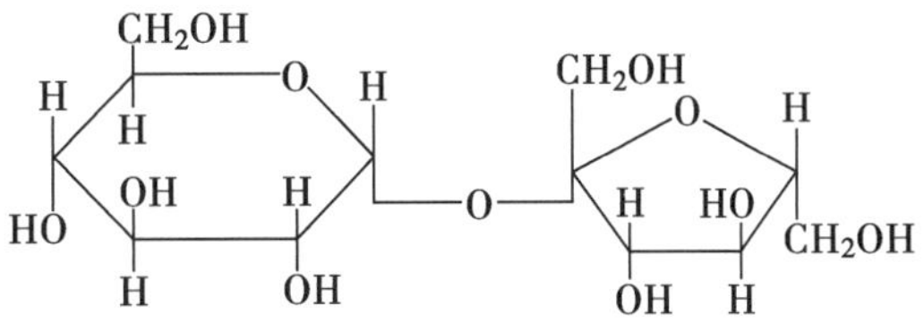

蔗糖

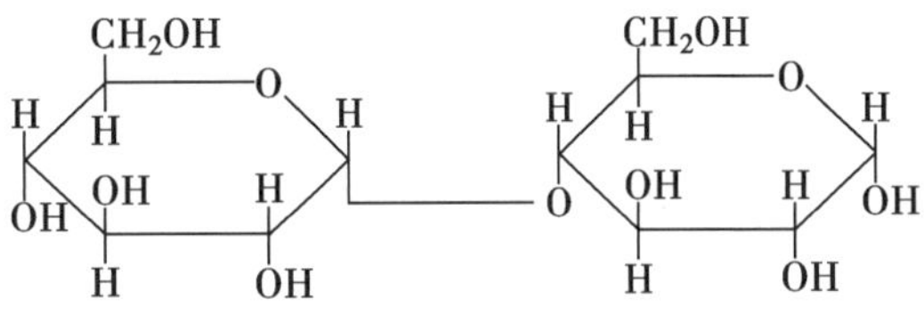

麦芽糖

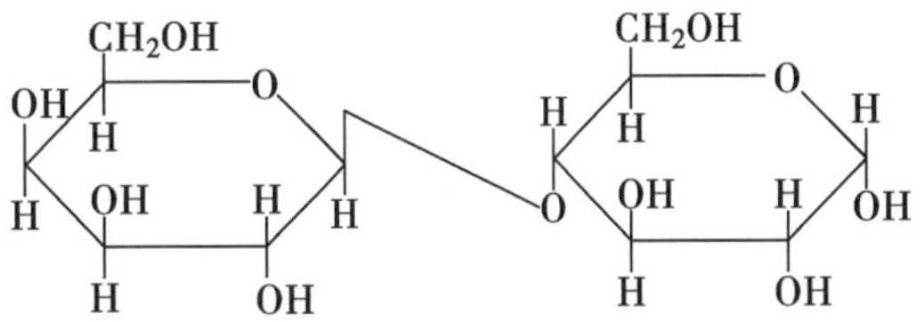

乳糖

图 8-1-2　常见双糖的分子结构式

丝酵母菌等酵母发酵葡萄糖而得到。糖醇由于具有和糖类似的化学结构,因此很多物理性质都和糖相似。糖醇的甜度大多是蔗糖的 60%~90%。在食品工业上,糖醇是重要的甜味剂和湿润剂,如甘露醇、麦芽糖醇、乳糖醇、木糖醇和混合糖醇等。

（二）糖的理化性质

糖典型的物理共性是甜度、亲水性和旋光性。蔗糖（sucrose）、D-果糖（D-fructose）、葡萄糖（glucose）是蜂蜜和多数水果等天然甜味的主要来源。以蔗糖为参照,糖的甜度依次为果糖>蔗糖>葡萄糖>麦芽糖>半乳糖。糖是带有极性基团的分子,对水有较大亲和能力,可以吸引水分子,或溶解于水。这个性质常应用于食品加工中的吸水和保湿。多种糖都是异构化合物,即具有相同的结构式但在空间配置上不同。如基于葡萄糖倒数第二个碳原子空间位置的不同,有 D-葡萄糖和 L-葡萄糖两个异构体;平面偏振光的旋转又形成（+）葡萄糖和（−）葡萄糖。在溶液中糖的链状和环状结构（α、β）之间可相互转变,最后达到一个平衡,称之为变旋现象。

糖的化学性质主要有:①氧化还原反应:在氧化剂、金属离子（如铜）、酶的作用下,开链的单糖发生多种形式的氧化;单糖可以被还原为相应的糖醇,如 D-葡萄糖被还原为 D-葡萄糖醇（D-山梨醇）。②糖醛反应:如 Molish 反应可以鉴定单糖是否存在,Seliwannoff 反应可区分醛糖和酮糖。③酯化:最常见的有磷酸糖脂和硫酸糖脂。葡萄糖的核苷二磷酸脂,如尿苷二磷酸葡糖（uridine diphosphate glucose,UDPG）参与部分多糖的生物合成。④糖苷化:单糖环状结构上的半缩醛羟基与醇或酚的羟基缩合脱水成为缩醛式衍生物。⑤糖脎反应:发生在醛糖和酮糖的链状结构上。糖脎易结晶,根据结晶形状可以判断单糖的种类。⑥褐变反应:指与氨基化合物（蛋白质类）相遇,生成褐色化合物的现象。

二、寡糖

寡糖（oligosaccharide）,亦称低聚糖,目前已知的几种有重要功能作用的寡糖有低聚果糖、低聚木糖、低聚异麦芽糖、低聚半乳糖等。其甜度通常只有蔗糖的 30%~60%,并与其结构及分子质量有关。市场上的寡糖类产品,一般使用测定聚合度（DP）的平均数来归类。如菊粉和葡聚糖是含有不同聚合度糖的混合物,这些混合物中有寡糖也有多糖。

（一）化学结构

寡糖是由 3~9 个单糖分子通过糖苷键构成的聚合物,根据糖苷键和结合糖的不同,寡糖有着不同名称和结构[3]。以下介绍几种主要寡糖的组成和结构。

1. 低聚果糖和菊粉　两者都属于果聚糖,主要来源于植物,如洋葱,菊苣（或菊芋）、大蒜等。低聚果糖（fructo-oligosaccharide,FOS）是蔗糖中的果糖基以 β-1,2 糖苷键与 1~3 个果糖分子结合成的低聚糖。菊粉（inulin）是 2~60 个果糖聚合的多聚体,是植物储存性多糖。从天然植物中提取的菊粉同时含有长链与短链,其中短链菊粉平均聚合度 DP ≤ 9,属于寡糖,长链菊粉 DP>10,不属于寡糖。菊粉的分子式表示为 GFn,其中 G 代表终端葡萄糖单位,F 代表果糖分子,n 代表果糖的单位数。

2. 低聚木糖　低聚木糖(xylooligosaccharide)又称木寡糖,由 2~7 个木糖分子以 β-1,4 糖苷键连接,形成的具有直链或支链的低聚合度的,并以木二糖、木三糖、木四糖为主要成分的混合物,分子式为 $(C_5H_{10}O_5)_n$,n 为 2~7。

3. 其他低聚糖　低聚异麦芽糖、低聚半乳糖等也是常见的寡糖类。低聚异麦芽糖(isomalto-oligosaccharide,IMO)又称为异麦芽低聚糖、异麦芽寡糖等,是淀粉糖的一种,主要成分为葡萄糖分子间以 α-1,6 糖苷键结合的异麦芽糖、潘糖、异麦芽三糖及四糖以上的低聚糖。低聚异麦芽糖在自然界中作为支链淀粉或多糖的组成部分。

(二)理化性质

低聚糖由单糖组成,具有与单糖相似的物理和化学性质,也有其独特性。低聚糖都可以形成晶体,可溶于水,有甜味;都具有旋光性。低聚糖根据其分子结构的不同,分为还原糖及非还原糖两种。还原糖具有与单糖相同的性质,如在水溶液中有变旋现象,可形成糖苷、糖脎,还原费林试剂等。非还原糖不具有这些性质,可被酸或酶水解,水解产物是组成该低聚糖的单糖。一般来说,由两个半缩醛羟基结合的糖苷键最易水解,这类寡糖的共同特点是耐热、稳定、无毒等,多数难以被胃肠消化吸收,甜度低、能量低等。从分析角度,寡糖和多糖的区分基于在 80% 乙醇溶液中的溶解度,能沉淀的为多糖。寡糖常常与蛋白质或者脂类共价结合,以糖蛋白或者糖脂形式存在,连接的共价键有两大类,N-糖苷键型和 O-糖苷键型。

三、多糖

多糖(polysaccharide)为 DP≥10 的碳水化合物,由许多单糖分子通过糖苷键(一般为 1,4 及 1,6 糖苷键)结合而成。由于构成多糖的单糖形式、数量以及连接方式等不同,所形成的多糖结构极为复杂、数量及种类庞大。大多数多糖没有固定的分子量,部分多糖的分子结构尚不清晰。多糖是重要的能量储存形式,也是细胞骨架类物质。按照多糖组成和消化性能,也可以分为均一性的可消化性的淀粉多糖、非均一性的抗消化性的非淀粉多糖。

(一)化学结构

1. 淀粉　淀粉(starch)由葡萄糖聚合而成,因聚合方式不同分为直链和支链淀粉(图 8-1-3)。直链淀粉(amylose)是一个线性结构,是由 D-葡萄糖残基以 α-1,4 糖苷键连接而成的多苷链。相对分子量为 $3.2×10^4~1.6×10^5$ 甚至更大,相当于 200~980 个葡萄糖残基。富含直链淀粉的食物也容易“老化”,形成难消化的抗性淀粉。支链淀粉(amylopectin)是枝杈状结构,相对分子量在 $1×10^5~1×10^6$,相当于 600~6 000 个葡萄糖残基。支链淀粉易糊化,消化率较高。直链淀粉遇碘产生蓝色反应,支链淀粉遇碘产生棕色反应。部分食物中直链和支链淀粉的含量见表 8-1-2。

2. 非淀粉多糖　非淀粉多糖(non-starch polysaccharides,NSP)是植物细胞壁的组成成分。NSP 是由 5 碳糖(如木糖和阿拉伯糖)、6 碳糖(如半乳糖、甘露糖)和醛糖类组成的支链和直链多糖的混合物,如纤维素、植物胶质等。

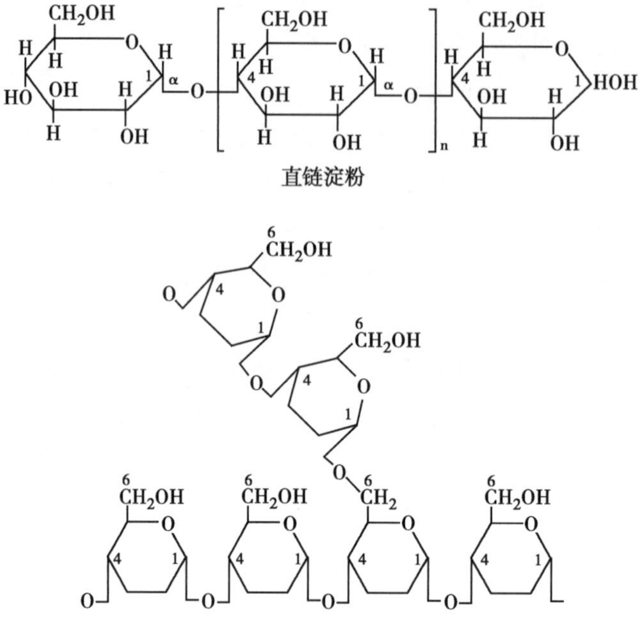

直链淀粉

支链淀粉

图 8-1-3 直链和支链淀粉的结构

表 8-1-2 部分食物中直链和支链淀粉的含量

单位:%

食物	直链淀粉	支链淀粉	食物	直链淀粉	支链淀粉
普通玉米	24	76	马铃薯	20	80
蜡质玉米	0.8	99.2	小麦	25	75
高直链玉米	70	30	稻米(籼米)	84	16

　　纤维素是由 D-葡萄糖残基构成的多糖,由 β-1,4 糖苷键相连接而成,分子呈直线型。纤维素分子以氢键构成平行的微晶束,约 60 个分子为一束。纤维素无还原性,在酸性条件下,长时间加压、加热才会溶解,最终产物是葡萄糖。因为人体没有分解纤维素的酶类,所以不能利用纤维素。

　　3. 其他多糖　糖原(glycogen)也称动物淀粉,是一种广泛分布于哺乳类及其他动物

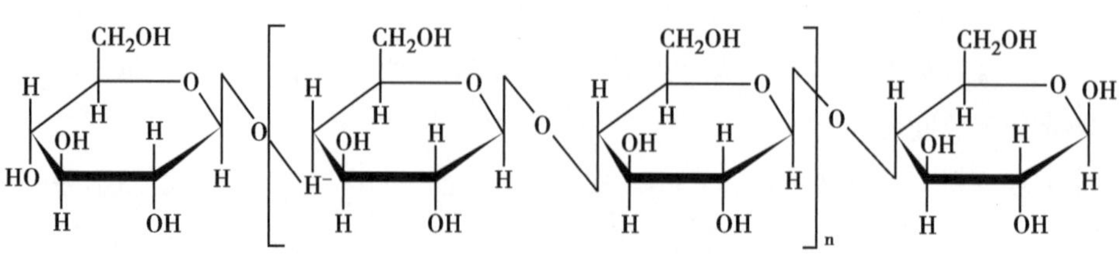

图 8-1-4 纤维素的结构

肝、肌肉等组织的、多分散性的高度分支的葡聚糖，以 α-1,4 糖苷键连接的葡萄糖为主链，并有相当多 α-1,6 分支的多糖[4]。植物和菌类细胞代谢产生 DP>10 的多糖也非常多。根据食物来源可分为真菌多糖、人参多糖、枸杞多糖、香菇多糖、甘薯多糖、银杏多糖等。一般由 100 个以上甚至几千个单糖组成，其性质不同于单糖，如甜味和强还原性已经消失。另一类结合多糖包括与氨基酸及脂类结合的糖复合物，如糖脂、糖蛋白和蛋白多糖等，由于其功能与碳水化合物完全不同，也不为能量来源，故不在此描述。

(二) 理化性质

在性质上与单糖和低聚糖不同，多糖一般不溶于水，无甜味，不形成结晶，无还原性。在酶或酸的作用下，水解成单糖残基数不等的片段，最后成为单糖。多糖可根据其水解物相同或不同，分为均一多糖或混合多糖。多糖在水溶液中形成胶体，虽然具有旋光性，但无变旋现象、无还原性。

第二节　消化吸收和代谢

碳水化合物的吸收和代谢包括两个重要方面：小肠中的消化和结肠细菌发酵。一方面，食物中可消化的 CHO 经消化吸收，在肠壁和肝脏几乎全部转变为葡萄糖，然后通过氧化分解直接提供能量，或合成糖原储存备用，或转变成脂肪。另一方面，不消化的 CHO 在结肠发酵，仅提供少量能量，但其发酵产物对人体有重要的生理价值。

一、消化吸收

碳水化合物的消化吸收取决于食物中天然存在形式、化学结构和构象，必须在特异性酶的催化下，分解成单糖才能被机体吸收[5]。碳水化合物的消化从口腔开始，但食物停留时间短，消化程度有限。淀粉首先经唾液中的 α-淀粉酶初步消化，到达小肠后，通过小肠上端胰腺分泌的胰淀粉酶继续被消化。小肠是碳水化合物消化吸收的主要部位。食物中的淀粉和糖原被胰淀粉酶作用于 α-1,4 糖苷键，水解成为 α-糊精、麦芽寡糖、麦芽糖，再经小肠黏膜上皮细胞刷状缘的 α-糊精酶、麦芽糖酶等继续分解为葡萄糖（图 8-2-1）。

单糖直接在小肠吸收，双糖经双糖酶水解后再吸收，部分寡糖和多糖水解成葡萄糖后在小肠吸收，在小肠未被消化的部分到结肠后经细菌发酵可部分被吸收，这些糖类的吸收均为耗能的主动转运过程。各种单糖吸收速率不同，若以葡萄糖的吸收速率为 100，则半乳糖为 110，果糖为 43，甘露糖为 19，阿拉伯糖为 9。

小肠黏膜上皮细胞刷状缘葡萄糖苷酶缺乏，可影响相应碳水化合物吸收。我国人群普遍缺乏乳糖酶，常出现乳糖不耐受。膳食纤维在小肠中不能被消化，但可部分在结肠被细菌酵解。二糖糖醇（麦芽糖醇、异麦芽糖醇、乳糖醇）在小肠中酶的作用下部分水解，单糖糖醇通过被动扩散吸收。

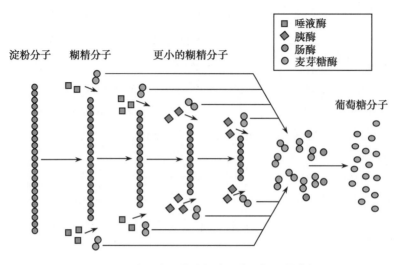

图 8-2-1 淀粉分子被消化酶逐步分解为葡萄糖

可以在人体小肠被消化吸收的膳食碳水化合物称"升糖碳水化合物（glycaemic carbohydrates）"。消化、吸收的速度与碳水化合物本身的结构（如支链和直链淀粉）、类型（如淀粉或非淀粉多糖）有关。此外，食物的其他化学组成（如脂肪、蛋白质）及其含量，加工方式（如时间、温度、压力等），性状（如颗粒大小、软硬、生熟、稀稠）都对其消化和吸收产生影响[6]。不同类型的碳水化合物吸收率不同，引起的餐后血糖应答水平也不同[7]。食物血糖生成指数（glycemic index，GI）表示某种含有一定量碳水化合物的食物升高血糖效应与标准食品（通常为等量葡萄糖）升高血糖效应之比。GI 值越高，说明这种食物升高血糖的效应越强[8]。标准食品（葡萄糖）GI 为 100，GI≤55 为低 GI 食物；55<GI≤70 为中 GI 食物；>70 则为高 GI 食物。糖的结构一定程度上会影响 GI，如抗性淀粉<直链淀粉<支链淀粉；单糖的 GI 与消化代谢途径有关，如葡萄糖>果糖>半乳糖。表 8-2-1 列出了常见食物的 GI[9]。表 8-2-1 列出了常见食物的 GI[9]。

表 8-2-1 常见食物的血糖生成指数

食物名称	GI	食物名称	GI	食物名称	GI
葡萄糖	100	玉米片	78.5	熟甘薯	76.7
馒头	88.1	玉米粉	68.0	熟马铃薯	66.4
面包	87.9	大麦粉	66.0	南瓜	75.0
面条	81.6	荞麦面条	59.3	甘薯（生）	54.0
大米	83.2	荞麦	54.0	薯粉	34.5
烙饼	79.6	果糖	23.0	藕粉	32.6
油条	74.9	蔗糖	65.0	西瓜	72.0
小米	71.0	乳糖	46.0	胡萝卜	71.0

资料来源：杨月欣.中国食物成分表标准版：第一册[M].6 版.北京：北京大学医学出版社,2018.

二、结肠发酵

在小肠未消化的碳水化合物到达结肠后,被结肠菌群酵解,产生氢气、甲烷、二氧化碳和短链脂肪酸等一系列产物。发酵产生的物质如短链脂肪酸(乙酸、丁酸及丙酸等)很快被肠壁吸收并被机体代谢。乙酸入血并被肝脏、肌肉和其他组织吸收。在反刍类动物中,丙酸是葡萄糖的前体,但不是人类的主要碳水化合物代谢途径。丁酸能够调节上皮细胞的更新,影响细胞凋亡。一些不消化碳水化合物的酵解产物对肠道有良好的健康作用,如促进肠道特定菌群的生长繁殖,具有"益生元(prebiotics)"作用。

三、转化利用

(一) 转运

绝大部分的膳食碳水化合物在小肠上皮被分解为单糖,在细胞膜内外的跨膜转运需要通过相应的转运体来完成。哺乳动物体内的单糖转运体分为两大家族,分别为 Na⁺-依赖型葡萄糖转运体(Na⁺-dependent glucose transporter,SGLT)和易化性单糖转运体(facilitated glucose transporter,GLUT)。人体小肠对碳水化合物的吸收过程中,SGLT1 和 GLUT2 起重要的作用,见图 8-2-2。SGLT1 特异性转运 D-葡萄糖和 D-半乳糖,转运过程是 Na⁺ 依赖性

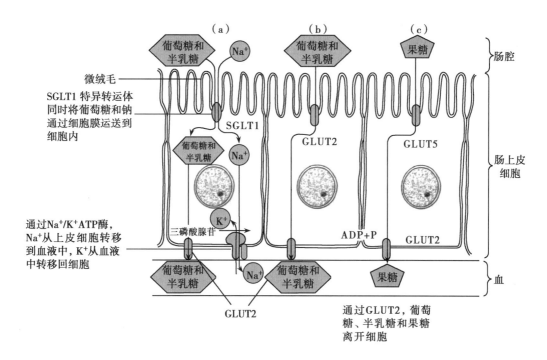

图 8-2-2　单糖进入肠细胞的转运过程

注:(a)葡萄糖和半乳糖的主动运输需要 ATP 和钠。

(b)当肠腔葡萄糖水平高时,GLUT2 促进葡萄糖和半乳糖进入肠细胞;葡萄糖和半乳糖也可以在 GLUT2 的帮助下排出细胞。

(c)果糖通过 GLUT5 运输进入肠上皮细胞,通过 GLUT2 运输出细胞。

耗能过程。GLUT2 特异性转运 D-果糖,通过易化作用将底物顺浓度差转运入上皮细胞,转运过程不依赖 Na$^+$,也不消耗能量。GLUT1 分子几乎存在于体内所有组织,负责调节葡萄糖的摄取,也是中枢神经系统的重要成分,保证足够的葡萄糖分子由血浆转运进入中枢神经系统。人体转运葡萄糖、半乳糖和果糖的能力几乎没有上限,一个健康成人估计每天超过 10kg/d。

（二）利用

碳水化合物是最经济的产能营养素,可以直接被利用。血糖被输送至全身各组织细胞中,氧化分解成二氧化碳和水,同时释放出大量能量,供人体利用或转化为细胞的组成部分。葡萄糖是大脑的主要能源,在正常环境中,大脑中没有糖原或不储存能量,中枢神经系统直接利用葡萄糖来维持生命活动。机体在缺氧应激情况下将进行糖酵解,葡萄糖降解成丙酮酸并伴随着 ATP 的生成,然后在氧缺乏的情况下丙酮酸被还原为乳酸。剧烈运动时,糖酵解在肌肉中进行,产生的乳酸大部分由血液运到肝脏,转变为糖原或葡萄糖,葡萄糖再由血液运至肌肉氧化或合成糖原,这一过程即为乳酸循环(lactic acid cycle)。

（三）储存

1. 合成糖原储存　葡萄糖在肝脏和肌肉分别合成为肝糖原和肌糖原,糖原是肌肉和肝脏碳水化合物的储存形式。肝脏是含糖原最丰富的器官,骨骼肌的浓度相对较低,但由于肌肉量多,肌肉仍是储存糖原的主要场所。人体储存葡萄糖的能力有限,成年人一般只能储存 400~500g 葡萄糖,其中 200~300g（平均 245g）是作为肌糖原储存于肌肉中（表 8-2-2）。

表 8-2-2　成人组织中糖和糖原的含量

组织	占组织量/%	总含量/g
肌肉糖原	0.07	245
肝糖原	6.00	108
血液和细胞外液中的糖	0.08	17
机体碳水化合物总量		370

2. 转化为脂肪　当食物提供的葡萄糖多于组织需要时,过量部分最终转化为脂肪,并沉积在机体脂肪组织中。早在 1988 年,有人做了类似短期碳水化合物过量喂养试验研究（900g/d）,研究显示当糖原储存满足后,过量的碳水化合物将转化为脂肪。如果以 450g 葡萄糖为过量的切点,每天大约产生 150g 脂肪,相当于多余碳水化合物中有 33% 转化为脂肪储存起来。

（四）排泄

碳水化合物的排泄与消化率有关。可消化的糖和淀粉的代谢产物主要是二氧化碳和水,可经尿液、呼气或肠道排出。不可消化的膳食纤维因其来源不同,其代谢产物差别较大,主要包括甲烷、氢、短链脂肪酸和二氧化碳,其中甲烷、氢和二氧化碳均由呼吸道和肠道排出,短链脂肪酸可在结肠重吸收或部分随粪便排出。

第三节　生　理　功　能

碳水化合物是生命细胞结构的主要成分及主要供能物质,具有重要生理功能。机体中碳水化合物的存在形式主要包括葡萄糖、糖原和含糖的复合物,碳水化合物的生理功能与碳水化合物种类和在机体内存在的形式有关。

一、提供和储存能量

膳食碳水化合物是人类最经济和最主要的能量来源。每克葡萄糖在体内氧化可以产生16.7kJ(4kcal)的能量。在大多数国家的居民膳食中,维持人体健康所需要能量的一半左右由碳水化合物提供。膳食纤维在小肠不消化或部分消化,平均每克提供8.4kJ(2kcal)能量[1]。

糖原是肌肉和肝脏碳水化合物的储存形式,肝脏约储存机体内1/3的糖原。一个糖原分子含有超过五万个葡萄糖单位,糖原与支链淀粉有基本相同的结构(葡萄糖单位的分支链),糖原的分支更多。一旦机体需要,肝脏中的糖原可分解为葡萄糖以提供能量。机体利用肝糖原储备可将血糖水平在两餐之间维持在一定范围内。当肝糖原耗尽时,机体启动糖异生,某些氨基酸将转变为葡萄糖,以维持代谢稳态。

碳水化合物在体内释放能量较快,供能也快,是神经系统和心肌的主要能源,也是肌肉活动时的主要燃料,对维持神经系统和心脏的正常供能,增强耐力,提高工作效率都有重要意义。胰岛素是机体促进糖原合成的主要激素,特别是对于在运动中促进肌糖原合成起着重要调节作用。

二、构成组织及重要生命物质

碳水化合物也是构成机体组织的重要物质,参与细胞的组成和多种活动。每个细胞中都有碳水化合物,其含量约为2%~10%,主要以糖脂、糖蛋白和蛋白多糖的形式存在。分布在细胞膜、细胞器膜、细胞质及细胞间基质中,糖和脂形成的糖脂是细胞与神经组织的结构成分之一。脑和神经组织中含大量复合糖脂,主要分布在髓鞘、肾上腺、胃、脾脏、肝脏、肺脏、胸腺等。糖蛋白(如黏蛋白与类黏蛋白)是构成软骨、骨骼和眼球的角膜、玻璃体的组成成分,同时也在消化道、呼吸道分泌的黏液中存在。骨和腱中的类黏蛋白,血浆中的前白蛋白,α1-、α2-、β-、γ-球蛋白,凝血酶原、纤维蛋白原、运铁蛋白,激素中的甲状腺素、促甲状腺激素、促卵泡激素、促红细胞生成素,酶中的蛋白酶、核酸酶、糖苷酶、水解酶等都是糖蛋白。蛋白多糖则存在于骨、软骨、肌腱、韧带、角膜、皮肤、血管、脐带、关节液、玻璃液中。结缔组织的细胞间基质,主要由胶原和蛋白多糖所组成。

碳水化合物也是一些具有重要生理功能物质的组成成分,比如核糖核酸和脱氧核糖核酸两种重要生命物质均含有D-核糖,即5碳醛糖;一些抗体、酶和激素中含有糖基结构;葡萄糖参与还原型烟酰胺腺嘌呤二核苷酸磷酸（nicotinamide adenine dinucleotide phosphate，NADPH）的制造等。

三、节约蛋白质作用

机体需要的能量，主要由碳水化合物提供，当膳食中碳水化合物供应不足时，机体为了满足自身对葡萄糖的需要，则通过糖异生（gluconeogenesis）作用产生葡萄糖。由于脂肪一般不能转变成葡萄糖，所以机体首先动用体内蛋白质，如肌肉、肝脏、肾脏及心脏中的蛋白质，进而对人体各器官或组织造成损害。而摄入足够量的碳水化合物时，则能保证膳食蛋白质的合理利用，防止体内蛋白质过度转变为葡萄糖，减少蛋白质的消耗，即节约蛋白质作用（protein sparing action）。

四、抗生酮作用

脂肪在体内分解代谢，需要葡萄糖的协同作用。脂肪酸被分解所产生的乙酰基需要与草酰乙酸结合进入三羧酸循环，而最终被彻底氧化和分解产生能量。当膳食碳水化合物供应不足时，草酰乙酸供应相应减少；而体内脂肪或食物脂肪被动员并加速分解为脂肪酸来供应能量。在此过程中，由于草酰乙酸不足，脂肪酸不能彻底氧化而产生过多的酮体（乙酰乙酸、β-羟基丁酸及丙酮），以致发生酮血症和酮尿症[10]。膳食中充足的碳水化合物可以防止上述现象的发生，因此称为碳水化合物的抗生酮作用（antiketogenesis）。

五、解毒作用

经糖醛酸途径生成的葡萄糖醛酸（glucuronic acid），是体内一种重要的结合解毒方式。葡萄糖醛酸在肝脏能与许多有害物质如细菌毒素、酒精、重金属等结合，以消除或减轻这些物质的毒性或生物活性，从而起到解毒作用。研究证实，不消化碳水化合物在肠道菌的作用下发酵所产生的短链脂肪酸也有较好的解毒和促进健康作用。

六、调节肠道功能

非淀粉多糖类，如果胶、抗性淀粉、功能性低聚糖等抗消化的碳水化合物具有吸水性，能保持水分和加大大粪便容积，进而能刺激肠道蠕动，而利于排便。此外，抗消化的碳水化合物有利于结肠内的发酵，能促进肠道菌群增殖和短链脂肪酸生成。近年来已证实某些不消化的碳水化合物在结肠发酵，可以选择性地刺激肠道细菌生长，特别是促进某些有益菌群的增殖（如乳酸杆菌和双歧杆菌），在清除肠道毒素（氨和酚等），减少肠道可能出现的健康风险，维持肠道健康等方面均有重要作用[11]。

第四节　摄入水平与健康

碳水化合物主要来源于植物性食物如谷物、蔬菜和水果。一般谷物中碳水化合物的含量在 70%~80%,是我国居民的碳水化合物的主要来源。杂豆类如绿豆、红豆含碳水化合物 60% 左右,水果、蔬菜类食物含有一定量的膳食纤维和糖类。最近有研究系统综述了碳水化合物质量对人体正常生理代谢以及疾病进程的影响,证明天然食物尤其是全谷物的摄入可提高整体膳食质量,具有重要健康意义。

一、摄入不足

人体储存葡萄糖的能力有限,成年人一般只能储存 400~500g 葡萄糖,其中 200~300g 是作为肌糖原储存于肌肉中。实际生活中,由于碳水化合物资源丰富且廉价,很少出现摄入不足和缺乏现象。偶尔发生低血糖也可以很容易得到纠正,除非是人为禁食等不当饮食行为导致的"饥饿"情况。

在饥饿、禁食或某些病理状态下,细胞中的碳水化合物储备(如糖原)耗竭,为了维持血糖浓度的稳定和满足脑组织的供能,体内的糖异生反应被激活,加强脂肪动员。大量的脂肪酸经过 β-氧化供能的同时产生酮体,严重情况下可导致酮症酸中毒。

在一些膳食研究中,把碳水化合物供能比相对低的膳食称为低碳饮食(low carbohydrate diet,LCD),碳水化合物供能比有的定为 ≤40%,有的为 <30%,不同研究结果因此有所不同。2019 年,美国国家脂类协会(National Lipid Association,NLA)将低碳饮食定义为每日总能量中 10%~25% 来自碳水化合物,即每天食用 50~130g 碳水化合物;极低碳饮食则定义为每日总能量中来自碳水化合物的占比低于 10%,即每天食用少于 50g 碳水化合物。低碳饮食与降低 2 型糖尿病、肥胖、心血管疾病的发生风险有关[12,13],极低碳水化合物的生酮饮食对缓解难治性癫痫的作用得到一定证实[14]。

尽管有研究认为,只要提供足够的蛋白质和脂肪,膳食中就可以不需要碳水化合物或只需要极低水平碳水化合物,因为人体可以通过糖异生从蛋白质和脂肪合成葡萄糖。但是相关动物实验显示,缺乏碳水化合物饮食可引起孕鼠、孕狗的后代低出生体重、高死亡率,甚至死胎。在长期低碳水化合物膳食减肥人群中,可以观察到呕吐、严重酸中毒、便秘和口臭等症状,酮体的积累还会增加心血管疾病等慢性病发生风险。

二、摄入过量与慢性病的关系

碳水化合物是人体重要的供能营养素,可通过影响生理和代谢过程,以各种方式影响人类健康。

（一）总碳水化合物

高碳水化合物摄入量对血脂水平有一定影响,但是受到膳食脂肪摄入量的影响。在饱和脂肪（酸）摄入量保持不变的条件下,碳水化合物摄入量的变化对血浆低密度脂蛋白胆固醇（low density lipoprotein cholesterol,LDL-C）没有显著影响;但在高碳水化合物联合低脂膳食下,可升高 LDL-C,同时增加心血管疾病的发生风险[15-17]。一般认为,过量的碳水化合物摄入,可引起体内碳水化合物氧化率增加[18];长期高碳水化合物摄入可促进糖尿病发生和发展。一项纳入 281 个研究,共 13 164 365 名参与者的 Meta 分析显示,膳食碳水化合物摄入量高的人群,代谢综合征发生风险增高,全因死亡率增加[19]。宏量营养素的摄入是互相影响的,因此以综合整体方式考虑膳食宏量营养素的摄入比例对健康结局的意义更为重要。

（二）糖

膳食中的糖常指添加糖,主要来源包括软饮料、运动饮料、蛋糕、饼干、馅饼、水果酱、乳制品和糖果等。过高添加糖摄入可增加多种健康风险。多项研究显示,添加糖摄入过多可能增加肥胖、心血管疾病的发病风险,但不能排除与能量摄入增加有关的干扰因素。但由于难以区分添加糖和食物中本身的糖,WHO 采用游离糖概念。2014 年 WHO 营养与口腔健康合作中心针对糖摄入与龋齿发生风险进行了全面的系统评价,纳入的文献大多针对儿童青少年研究,较为一致地显示增加添加糖的摄入可能与龋齿的发生风险增加有关;但如果控制糖摄入量不超过能量 10%（约 50g）时,可以降低龋齿发生率。世界卫生组织的《成人和儿童糖摄入量指南》建议,成年人和儿童应将每天的游离糖摄入量降至其总能量摄入的10% 以下,进一步降低到 5% 以下或者每天大约 25g（6 茶匙）可有更多健康益处。确凿证据表明,将游离糖的摄入量保持在总能量摄入的 10% 以下,可降低超重、肥胖和蛀牙的发生风险。

第五节　营养状况评价

碳水化合物在体内可直接供能,或转化为糖原短期储存,或转化为脂肪长期储存。由于食物中碳水化合物来源丰富,人类碳水化合物缺乏极少发生。碳水化合物的营养评价缺乏特异性指标,一般使用膳食碳水化合物和膳食纤维摄入量等进行评价。

一、膳食摄入量

碳水化合物摄入量评价常采用膳食调查方法获得。膳食调查是调查对象在一定时间内通过膳食摄取的能量和各种营养素的数量和质量,用来评定该调查对象能量和各种营养素通过膳食得到满足的程度。通过调查食物碳水化合物摄入量和供能比,结合人体测量资料和生化检验等,可以对个体进行营养状况的综合判定。

截至 2022 年,我国组织完成了六次全国营养调查或监测,2015—2017 年中国居民营养与健康监测结果显示,粮谷物为我国居民摄入碳水化合物的主要来源。我国不同年龄段居民,其碳水化合物摄入量分别为:3~5 岁儿童 175.3g,6~11 岁儿童 196.3g,12~17 岁青少年 253.8g,成人 251.8g,60 岁以上老年人 241.2g,见表 8-5-1。过去 30 年,我国居民碳水化合物的摄入量呈明显下降趋势,如表 8-5-2 所示。

表 8-5-1　我国不同年龄段居民碳水化合物摄入量

单位:g/标准人日

年龄段	平均	男性	女性
2 岁~	159.8	164.2	154.2
3 岁~	167.3	172.7	160.4
4 岁~	177.2	182.6	170.3
5 岁~	181.7	181.4	182.0
6 岁~	182.8	183.5	182.1
7 岁~	189.6	193.2	186.0
9 岁~	197.6	201.0	194.2
11 岁~	214.4	217.3	211.4
12 岁~	237.6	246.5	228.8
15 岁~	271.6	288.2	255.1
18 岁~	246.5	267.1	231.1
30 岁~	253.5	275.9	235.4
50 岁~	251.5	269.9	235.5
65 岁~	240.7	257.4	223.2
75 岁~	219.8	233.6	205.3

资料来源:2015—2017 年中国居民营养与健康状况监测。

表 8-5-2　中国成人碳水化合物的平均摄入量(标准人日)

	1992 年	2002 年	2012 年	2015—2017 年
碳水化合物供能比/%	66.2	58.6	58.9	51.9
碳水化合物摄入量/g	382.9	321.2	300.8	266.7

资料来源:中国居民营养与慢性病状况报告(2015),2015—2017 年中国居民营养与健康状况监测。

二、生化指标

虽然血中葡萄糖和酮体水平与碳水化合物摄入密切相关,但在针对碳水化合物营养评价的人体测量和生化指标方面,长期以来都没有较好的评价方法。

特殊情况下,酮体也可以作为健康人碳水化合物缺乏的评价指标。饥饿时,尤其是碳水化合物摄入不足,同时糖原储存也不足时,机体脂肪动员加强,促进脂肪酸 β-氧化及酮体生成。

碳水化合物和血糖水平密切相关,血糖的来源主要是碳水化合物肠道吸收、糖原分解和糖异生作用。血糖过高或过低都会对健康产生影响。虽然摄入富含碳水化合物的食物直接影响血液中的葡萄糖水平,但除了摄入食物外,血糖水平受到机体严格调控,包括受神经、内分泌激素(特别是胰岛素、胰高血糖素、糖皮质激素、肾上腺素等)、组织器官如细胞膜转运体等的调节。糖化血红蛋白(glycosylated hemoglobin,HbA$_{1c}$)是红细胞中的血红蛋白与血清中的糖类(主要指葡萄糖)通过非酶反应相结合的产物。通常认为,糖化血红蛋白浓度可有效地反映过去 8~12 周平均血糖水平。

三、体格检查

碳水化合物作为最主要的供能宏量营养素,长期摄入过多可能导致肥胖,长期摄入缺乏也可能导致偏瘦,因此体格检查可间接评价碳水化合物的营养状况。营养学常用的体格评价指标,如身高、体重、皮褶厚度、围度测量(胸围、头围、腰围、臀围)等可作为能量摄入包括碳水化合物摄入的参考指标之一。

第六节　膳食碳水化合物参考摄入量

碳水化合物参考摄入量研究主要有以下几方面:一是满足人体碳水化合物的基础需要量,特别是大脑的需要,以及为节约蛋白质和限制脂肪分解;二是膳食碳水化合物适宜供能比对健康影响的意义重大,从预防膳食相关疾病方面的需求考虑,建立碳水化合物的可接受范围(AMDR);三是由于不同碳水化合物组分在吸收代谢、健康效应等方面的作用不同,还应分别考虑糖、膳食纤维等组分的作用和参考摄入量建议。

基于预防膳食相关疾病方面的需求,碳水化合物的研究引起广泛关注。但是由于目前实验数据有限,以及碳水化合物与能量、蛋白质和脂肪三者之间的复杂关系,仅有美国和韩国等少数国家制定了碳水化合物平均需要量(EAR)以及推荐摄入量(recommended nutrient intake,RNI)。多数国家仅推荐使用膳食参考摄入量的供能适宜范围。我国 2013 版 DRIs 已提出"宏量营养素的可接受范围"(AMDR),本次修订在 2013 年版基础上,仅有较小调整。

一、平均需要量

评估碳水化合物需要量,通常需要考虑以下几个方面:满足脑组织以及葡萄糖依赖组织的需要量,以减少糖异生及不可逆的蛋白质和氮损失,避免酮症酸中毒以及相关疾病发生风险,以及避免体内蛋白质分解等。此外,人体内源性碳水化合物的产生和能量消耗也是必须要考虑的因素。

(一) 成年人

碳水化合物的主要作用是为机体组织提供能源物质——葡萄糖,尤其是大脑及其他神经组织、红细胞、肾小管、睾丸及骨骼肌等。虽然大脑只占体重 2% 左右,但消耗的能量约占基础代谢的 20%,正常情况下葡萄糖是大脑唯一的能量来源。

除食物提供的外源性葡萄糖之外,机体也可以产生内源性葡萄糖。内源性葡萄糖主要来自肝糖原分解,必要时肝脏还将利用从肌肉释放出的乳酸和氨基酸、从脂肪组织释放出来的甘油进行糖异生,并把产生的葡萄糖通过血液转运到其他相关组织利用。1996—1997 年,Chandramouli 和 Landau 等人[20]的研究证明,一个健康成人禁食一夜后,为满足代谢需要从肝脏和肾存储糖原释放的葡萄糖约为 2mg/(kg·min),一个 70kg 的个体即为 140mg/min,相当于每天 200g 碳水化合物,其中至少一半用于神经系统的基础需要。1988 年,有研究显示,为了避免蛋白质的糖异生作用和限制脂肪分解,来源于碳水化合物的能量至少需占总能量的 25%[21]。近年有关碳水化合物需要量的新研究较少。2005 年,美国食物和营养委员会主要依据大脑葡萄糖利用情况,估计儿童及成年人的碳水化合物最小需要量为 100g/d,并假设变异系数为 15%,将 RNI 定为 130g/d[22]。

参考国际相关的葡萄糖消耗研究(见表 8-6-1),以碳水化合物满足体内脑组织需要和避免蛋白质及脂肪的糖异生为目标,1 岁以上人群的碳水化合物的最低需要量为 100g/d,考虑人群范围广,以及其他组织也需要利用葡萄糖,建议成人人群 EAR 为 120g/d。根据我国实际能量和碳水化合物的摄入量情况,本次仍不制定 RNI。

表 8-6-1 估计的脑组织葡萄糖消耗[23]

人群	体重/kg	脑重/g	葡萄糖的消耗/($g \cdot kg^{-1} \cdot d^{-1}$)	葡萄糖的消耗/($g \cdot d^{-1}$)
新生儿	3.2	399	11.5	37
1 岁~	10	997	10.1	101
5 岁~	19	1 266	6.8	129
青少年	50	1 360	2.7	135
成人	70	1 400	1.4	98

(二) 老年人

尽管一些观察性研究显示老年人群碳水化合物摄入水平与慢性病发生风险有关,但是没有证据显示在满足脑组织需要和避免糖异生方面,老年人群对碳水化合物的需求与年轻人群有差异。因此该年龄段人群碳水化合物 EAR 与成人一致,仍为 120g/d。

(三) 儿童和青少年

1 岁以上儿童和青少年,脑组织对葡萄糖需要量近似于成人,故建议 1~11 岁人群碳水化合物 EAR 为 120g/d。但考虑青春期生长发育、身体活动和能量需要因素,建议 12~17 岁青少年碳水化合物 EAR 为 150g/d。

(四)孕妇和乳母

有研究认为,怀孕早期额外需要的能量不高,但因为早孕反应影响进食量,可导致酮症酸中毒,并影响胚胎的神经系统发育,所以保证早孕妇女足够的碳水化合物摄入极为重要,至孕中晚期能量需要增加,加上需要额外提供胎儿大脑约 33g/d 葡萄糖作为能量,建议孕早和孕中期碳水化合物 EAR 分别增加 10g/d 和 20g/d。孕晚期碳水化合物 EAR 增加35g/d。

哺乳期对能量的需求增加,对碳水化合物的需求也相应增加。中国 DRIs 母乳成分研究工作组研究提供的数据显示,母乳中的碳水化合物含量约为 7g/100mL,在整个哺乳期间,碳水化合物最主要成分乳糖浓度变化很小。按照每位乳母每天平均分泌 750mL 计算,额外需添加约为 52.5g 碳水化合物。乳糖合成所需前体物质葡萄糖必须增加。因此,乳母必须从摄入的碳水化合物中获得更多的葡萄糖,以防止哺乳期妇女内源性蛋白质的消耗,以及内源性或外源性脂肪甘油的糖异生增加。建议乳母碳水化合物 EAR 额外增加 50g/d。

(五)婴儿

1. 0~6 月龄婴儿 母乳被认为是婴儿的最佳食物来源,能够满足婴儿最初几个月的全部营养需要。母乳中的碳水化合物以乳糖为主,还有少量葡萄糖、半乳糖和低聚糖等。乳糖易被婴儿肠道系统消化吸收,在小肠中分解为葡萄糖和半乳糖,通过肝门静脉进入循环系统。

在过渡乳后,碳水化合物含量基本稳定,与泌乳阶段及乳母膳食摄入量变化的关系不大。按照本次中国 DRIs 母乳成分研究工作组修订的母乳营养成分参考值,碳水化合物含量为 7g/100mL,6 个月内的婴儿平均每天摄取 750mL 的母乳,可以计算得出其中含有大约52.5g 的碳水化合物。考虑到还有母乳低聚糖、半乳糖、葡萄糖等的存在,经计算并修约取整,确定 0~6 个月婴儿的碳水化合物适宜摄入量(adequate intake,AI)为 60g/d。本次调整,是由于采用的母乳碳水化合物含量标准变化引起数值变化。美国、韩国、澳大利亚和新西兰制定的碳水化合物 AI 为 60g/d,一些国家没有制定婴幼儿的碳水化合物 AI 值。

2. 7~12 月龄婴儿 7~12 月龄婴儿碳水化合物需要量的制定,以母乳 600mL/d 中的碳水化合物量为基础,加上添加辅食中的碳水化合物量来估算。由于数据不足,多数国家并未制定 7~12 月龄婴儿的碳水化合物推荐量。美国、澳大利亚和新西兰制定的碳水化合物 AI 中 7~12 月龄婴儿为 95g/d,韩国为 90g/d。根据科技部基础资源调查专项"中国 0~18 岁儿童营养与健康系统调查与应用项目"获得的最新资料(中国 DRIs 母乳成分研究工作组提供),我国 7~12 月龄婴儿膳食碳水化合物平均摄入量为 77.7g/d(59.6~98.0g/d)。按照代谢体重法计算,以 0~6 月龄婴儿碳水化合物 AI 60g 为基础,根据中国婴儿标准体重,采用公式 $AI_{7~12月龄}=AI_{0~6月龄}\times(体重_{7~12月龄}/体重_{0~6月龄})^{0.75}$,推算 7~12 月龄男婴儿碳水化合物 AI 为75.5g/d,女婴儿碳水化合物 AI 为 76.6g/d。两种方法推算结果基本一致,经数据修约后,推荐 7~12 月龄婴儿的碳水化合物 AI 为 80g/d,略低于 2013 版 DRIs 中的 85g/d。

二、碳水化合物的可接受范围

近年来关于三大营养素膳食供能比和健康关系的研究较多,根据碳水化合物与体重、胰岛素抵抗、糖尿病、炎症、血脂等方面的关系的研究,以及长期心血管结局和全因死亡率的流行病学研究,碳水化合物的健康作用一直存在非一致性结果。原因可能是饮食长期回顾性研究具有局限性,也可能与人群差异以及碳水化合物的类型有关。因此,研究结果均不能构成对经典的三大营养素能量分布范围的实质性改变。

(一) 成年人

Seidelmann 等[24]2018 年在 *The Lancet Public Health* 发表的一项随访长达 25 年超过43 万人的研究表明,总碳水化合物摄入量和期望寿命之间存在着 U 型关联(图 8-6-1)。碳水化合物供能比低于 30% 的人预期寿命将缩短 4 年,碳水化合物供能比为 30%~40% 的人,其期望寿命预计将缩短 2~3 年,碳水化合物供能比超过 65% 的人,其期望寿命预计将缩短 1 年。与低、高水平碳水化合物组相比,中等水平碳水化合物饮食(碳水化合物供能比为50%~55%),期望寿命较高并且其死亡风险大幅降低[25]。2015—2017 年中国居民营养与健康监测结果显示,平均每标准人日碳水化合物摄入量占供能比为 51.9%(266.7g/d)。回顾全谷物、碳水化合物、膳食纤维等对体重、糖尿病、血脂的影响,以及主要不良心脏事件的最新流行病学和干预研究结果,认为大量摄入膳食纤维和全谷物对代谢健康有积极影响,而高糖和精制碳水化合物的饮食对心脏代谢健康有负面影响。

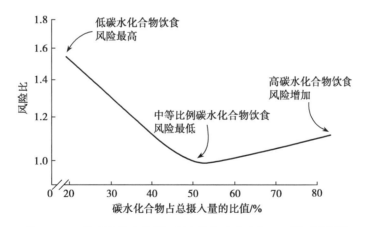

图 8-6-1　总碳水化合物摄入量和期望寿命之间 U 型关联图[24]

综合分析,推荐每天膳食碳水化合物供能比为总能量的 50%~65%。若成人能量为2 000kcal,按中间值计算实际摄入量约为 287g(250~325g),这个数值包括了所有糖和不消化碳水化合物(包括膳食纤维)的摄入量总和。其他人群因能量推荐值不同,其碳水化合物摄入量也相应不同,如儿童碳水化合物摄入量则相对减少。

澳大利亚和新西兰(2017 年)、欧盟 EFSA(2017 年)、日本和韩国(2020 年)也重新评估了膳食纤维和碳水化合物的人群需要量。欧洲食品安全局(EFSA)在 2017 年重新审定碳水化合物推荐摄入量,建议碳水化合物的 AMDR 为总能量的 45%~60%[26]。欧盟专家组认为目前尚不清楚碳水化合物的绝对膳食需求,主要根据脂肪和蛋白质的推荐量计算得出。

美国膳食指南指出,碳水化合物供能比为 50%~55% 时总死亡率最低且期望寿命最长,而碳水化合物供能比为 55%E~65%E 时,总死亡率有所上升且平均期望寿命略有缩减。另根据碳水化合物摄入量对肥胖、冠心病、血脂及糖耐量的影响,将总碳水化合物的可接受范围(AMDR)定为总能量的 45%~65%[27]。英国营养科学咨询委员会 2015 年重新审定碳水化合物推荐摄入量,认为在日常英国饮食中总碳水化合物摄入量与心血管疾病、2 型糖尿病或结直肠癌的发病率没有关联,没有证据证明需要改变英国之前设定的约 50% 总膳食能量的总碳水化合物膳食推荐摄入量[28]。日本在制定了蛋白质和脂肪的摄入量或目标范围基础上,确定碳水化合物能量贡献目标为总能量的 50%~65%[29]。

(二) 儿童和青少年

虽然碳水化合物的研究在儿童中不多,但是基于身高、体重增加以及能量需求,理论上儿童的饮食中需要大量的健康碳水化合物来维持能量产生和正常生长。推荐摄入健康的碳水化合物,而不是精制糖和简单碳水化合物,如饮料和甜点。儿童和青少年碳水化合物能量贡献目标定为总能量的 50%~65%。

(三) 婴儿

基于碳水化合物特别是乳糖对婴儿的必需性,一直以来,婴儿碳水化合物并没有如同脂肪一样设立供能比的范围。但 Foman 等研究显示,为婴儿提供为期 104 天含有 34%E 或 62%E 碳水化合物的配方奶粉,结果显示,食用两种配方奶粉的婴儿在身高或体重方面无显著差异,也没有影响 6~12 月龄整个阶段摄入的总膳食能量。因此对于婴儿,暂不制定碳水化合物的 AMDR。

三、碳水化合物的其他组成成分

(一) 膳食纤维

全谷物、蔬菜、水果富含膳食纤维和微量营养素,是良好碳水化合物、膳食纤维和营养素的天然来源。特别是燕麦、大麦、小米及各种杂豆等。建议成人膳食纤维适宜摄入量 25~30g/d。有关膳食纤维的内容详见第 14 章。

(二) 添加糖

天然存在的糖类,如牛奶中的乳糖和水果中的果糖,对人体无健康危害。需要限制的"糖类"是在食品加工和制备时添加到食物或者饮料中的糖或糖浆,即添加糖。中国营养学会《中国居民膳食指南科学研究报告(2021)》对添加糖与健康进行了评价。结果表明过量添加糖可增加龋齿的发病风险,综合评价等级为 B 级。认为当糖摄入量<10% 能量(约 50g)时,龋齿发生率下降;当添加糖摄入量<5% 能量(约 25g)时,龋齿发病率显著下降。添加糖摄入可能增加肥胖发生风险,其关联与是否控制总能量有关,综合评价等级为 C 级。在不控

制能量摄入情况下,减少糖的摄入能减少体重的增加;在控制总能量时,减少糖的摄入未见对体重造成影响。因此,本次修订对添加糖的推荐摄入水平仍维持为每天不超过50g/d,最好低于25g/d。

WHO建议在成人和儿童中将游离糖的摄入量减少到总能量摄入量的10%以下,并且建议在未来将其进一步减少至5%以下。美国、北欧和加拿大所推荐的添加糖的供能比均不超过10%;英国所推荐的添加糖供能比较低,不足5%;而巴西、澳大利亚、德国、爱尔兰等国家仅建议限制或不摄入含添加糖的食物,未提出具体的数值。西方国家人均糖摄入水平较高,虽然目前我国人均添加糖摄入水平还较低,但在青少年等重点人群中,饮料摄入持续增加,需要引起重视。

(三) 酒精

酒精也是碳水化合物的一种,碳水化合物的能量里应包含来自酒精的能量,但这并不意味着可以用摄入酒精来代替摄入碳水化合物。

Meta分析证实少量饮酒发生心血管疾病、脑梗死事件最少,存在最低的所谓J型关系。此外,WHO国际癌症研究中心(International Agency for Research on Cancer)依据许多流行病学研究的结果,把"酒类"和"酒类中的乙醇"分为一组,发现饮酒与口腔、咽、喉、食道、肝脏、大肠、女性乳腺癌的危险上升之间存在因果关系。虽然目前尚缺乏中国人研究资料,中国人与欧美等人种酒精代谢酶的活性或者遗传背景也可能有所不同,但还是倡导限量摄入酒精。

很少有研究论文来探讨酒精在人体中的有效供能问题,以中国人为研究对象的论文就更少。从维持体重、健康的观点来说,酒精还可能成为体重增加的能量来源。儿童青少年、孕妇、乳母不应饮酒,成人如饮酒应限量,一天饮酒的酒精摄入量不超过15g,任何形式的酒精对人体健康都无益处。

(编著　杨月欣　向雪松　王　竹)
(工作组　杨晓光　苏宜香　李　程　朱　婧　朱文丽)

参 考 文 献

[1] FAO/WHO. Carbohydrates in human nutrition. Report of a Joint FAO/WHO Expert Consultation [J]. FAO Food Nutr Pap, 1998(66):1-140.

[2] WHO. Information note about intake of sugars recommended in the WHO guideline for adults and children [R]. World Health Organization, 2015.

[3] ROBERFROID M, GIBSON G R, DELZENNE N. The biochemistry of oligofructose, a nondigestible fiber: an approach to calculate its caloric value [J]. Nutr Rev, 1993, 51(5):137-146.

[4] ACHESON K J, SCHUTZ Y, BESSARD T, et al. Glycogen storage capacity and de novo lipogenesis during massive carbohydrate overfeeding in man [J]. Am J Clin Nutr, 1988, 48(2):240-247.

[5] LEVIN R J. Digestion and absorption of carbohydrates: from molecules and membranes to humans [J]. Am

J Clin Nutr,1994,59(Suppl 3):690s-698s.

[6] 刘静,李恒,王竹等. 食醋添加量、水分含量及食物颗粒对血糖应答的影响[J]. 卫生研究,2008(04):445-447.

[7] PASMANS K,MEEX R C R,VAN LOON L J C,et al. Nutritional strategies to attenuate postprandial glycemic response[J]. Obes Rev,2022,23(9):e13486.

[8] 中华人民共和国国家卫生健康委员会. 食物血糖生成指数测定方法:WS/T 652-2019[S]. 北京:中国标准出版社,2019.

[9] 杨月欣. 中国食物成分表标准版[M]. 北京:北京大学医学出版社,2018.

[10] CROSBY L,DAVIS B,JOSHI S,et al. Ketogenic Diets and Chronic Disease:Weighing the Benefits Against the Risks[J]. Front Nutr,2021(8):702802.

[11] GE Y,AHMED S,YAO W,et al. Regulation effects of indigestible dietary polysaccharides on intestinal microflora:an overview[J]. J Food Biochem,2021,45(1):e13564.

[12] SINGH M,HUNG E S,CULLUM A,et al. Lower carbohydrate diets for adults with type 2 diabetes[J]. Diabet Med,2022,39(3):e14674.

[13] DONG T,GUO M,ZHANG P,et al. The effects of low-carbohydrate diets on cardiovascular risk factors:A meta-analysis[J]. PLoS One,2020,15(1):e0225348.

[14] SOURBRON J,KLINKENBERG S,VAN KUIJK S M J,et al. Ketogenic diet for the treatment of pediatric epilepsy:review and meta-analysis[J]. Childs Nerv Syst,2020,36(6):1099-1109.

[15] HO F K,GRAY S R,WELSH P,et al. Associations of fat and carbohydrate intake with cardiovascular disease and mortality:prospective cohort study of UK Biobank participants[J]. BMJ,2020(368):m688.

[16] MENTE A,DE KONING L,SHANNON H S,et al. A systematic review of the evidence supporting a causal link between dietary factors and coronary heart disease[J]. Arch Intern Med,2009,169(7):659-669.

[17] LUDWIG D S,HU F B,TAPPY L,et al. Dietary carbohydrates:role of quality and quantity in chronic disease[J]. BMJ,2018(361):k2340.

[18] SCHWARZ J M,NEESE R A,TURNER S,et al. Short-term alterations in carbohydrate energy intake in humans. Striking effects on hepatic glucose production,de novo lipogenesis,lipolysis,and whole-body fuel selection[J]. J Clin Invest,1995,96(6):2735-2743.

[19] LIU Y S,WU Q J,LV J L,et al. Dietary Carbohydrate and Diverse Health Outcomes:Umbrella Review of 30 Systematic Reviews and Meta-Analyses of 281 Observational Studies[J]. Front Nutr,2021,8:670411.

[20] CHANDRAMOULI V,EKBERG K,SCHUMANN W C,et al. Quantifying gluconeogenesis during fasting[J]. Am J Physiol,1997,273(6):E1209-E1215.

[21] LIFSCHITZ C H,BOUTTON T W,CARRAZZA F,et al. A carbon-13 breath test to characterize glucose absorption and utilization in children[J]. J Pediatr Gastroenterol Nutr,1988,7(6):842-847.

[22] MEDICINE I O. Dietary Reference Intakes for Energy,Carbohydrate,Fiber,Fat,Fatty Acids,Cholesterol,Protein,and Amino Acids[M]. Washington,DC:The National Academies Press,2005.

[23] KALHAN S C,KILIç I. Carbohydrate as nutrient in the infant and child:range of acceptable intake[J]. Eur J Clin Nutr,1999,53(Suppl 1):S94-S100.

[24] SEIDELMANN S B,CLAGGETT B,CHENG S,et al. Dietary carbohydrate intake and mortality:a

prospective cohort study and meta-analysis［J］. Lancet Public Health,2018,3（9）:e419-e428.

［25］KODAMA S,SAITO K,TANAKA S,et al. Cardiorespiratory fitness as a quantitative predictor of all-cause mortality and cardiovascular events in healthy men and women:a meta-analysis［J］. Jama,2009,301(19): 2024-2035.

［26］EFSA. Dietary Reference Values for nutrients Summary report［J］. EFSA Supporting Publications,2017, 14(12):e15121.

［27］US Department of Agriculture,US Department of Health and Human Services. Dietary Guidelines for Americans,2020-2025［R/OL］. Department of Agriculture and US Department of Health and Human Services. 2020. https://health.gov/our-work/nutrition-physical-activity/dietary-guidelines/current-dietary-guidelines.

［28］The Stationery Office:The Scientific Advisory Committee. Carbohydrates and Health［R］. The Stationery Office:The Scientific Advisory Committee,2015.

［29］田中清,菜原晶子,津川尚子. 日本人の食事摂取基準2020年版におけるビタミンD［J］. ビタミン, 2020,94（7）:375-381.

第九章

常 量 元 素

常量元素是指在人体内含量大于体重 0.01% 的矿物质,包括钙、磷、钾、钠、镁、氯、硫等,占体重的 4%~5%;其中钙、钾、钠和镁为金属元素,磷、氯和硫为非金属轻元素。常量元素按照在人体内含量多少排列,依次为钙、磷、钾、钠、硫、氯和镁。

常量元素是人体组成的必需元素,分布在身体各个部位,发挥着多种多样的作用。其主要生理功能包括:①构成机体组织的重要组分,如骨骼和牙齿中的钙、磷、镁,蛋白质中的硫、磷等;②在细胞内外液中与蛋白质一起调节细胞膜的通透性、控制水分流动、维持正常渗透压和酸碱平衡;③维持神经和肌肉的正常兴奋性,如钾、钠、钙、镁等离子;④构成酶的成分或激活酶的活性,如氯离子激活唾液淀粉酶,镁离子激活磷酸转移酶等;⑤参与血液凝固过程,如钙离子。

为了保证膳食常量元素的适量摄入,我国曾多次对膳食常量元素的参考摄入量进行修订。2000 年以前,我国仅制定了膳食钙的推荐每日膳食供给量(RDA)。在 2000 年修订时,除钙外,增加了磷、钾、钠、氯和镁。由于研究资料尚不足以确定平均需要量,则依据 1992 年全国营养调查结果和参照国外资料,提出了这些膳食常量元素的适宜摄入量(AI)。2013 年修订时,除上述 6 种常量元素外,又增加了硫;其中钙、磷和镁的研究资料较多,可以提出平均需要量,将原来钙、磷和镁的 AI 修订为推荐摄入量(RNI),婴儿暂不修订。鉴于钾和钠在预防高血压等慢性病中的作用,对钾和钠提出了降低膳食相关非传染性疾病风险的建议摄入量(PI-NCD)。本版修订依据中国居民最新代表体重与膳食能量需要量,以及国内外最新研究证据对上述常量元素的推荐摄入量进行调整;同时对常量元素生理功能、缺乏与过量的危害、营养状况评价以及膳食参考摄入量等方面的最新研究进行了论述。其中,硫的需要量研究资料较少,还不足以制定 AI。本版修订的膳食常量元素参考摄入量见表 9-0-1。

表 9-0-1 中国居民膳食常量元素参考摄入量

单位:mg/d

年龄/阶段	钙			磷			钾		钠		镁		氯
	EAR	RNI/AI	UL	EAR	RNI	UL	AI	PI-NCD	AI	PI-NCD	EAR	RNI	AI
0 岁~	—	200(AI)	1 000	—	105(AI)	—	400	—	80	—	—	20(AI)	120
0.5 岁~	—	350(AI)	1 500	—	180(AI)	—	600	—	180	—	—	65(AI)	450
1 岁~	400	500	1 500	250	300	—	900	—	500~700[a]	—	110	140	800~1 100[b]
4 岁~	500	600	2 000	290	350	—	1 100	1 800	800	≤1 000	130	160	1 200
7 岁~	650	800	2 000	370	440	—	1 300	2 200	900	≤1 200	170	200	1 400
9 岁~	800	1 000	2 000	460	550	—	1 600	2 800	1 100	≤1 500	210	250	1 700
12 岁~	850	1 000	2 000	580	700	—	1 800	3 200	1 400	≤1 900	260	320	2 200
15 岁~	800	1 000	2 000	600	720	—	2 000	3 600	1 600	≤2 100	270	330	2 500
18 岁~	650	800	2 000	600	720	3 500	2 000	3 600	1 500	≤2 000	270	330	2 300
30 岁~	650	800	2 000	590	710	3 500	2 000	3 600	1 500	≤2 000	270	320	2 300
50 岁~	650	800	2 000	590	710	3 500	2 000	3 600	1 500	≤2 000	270	320	2 300
65 岁~	650	800	2 000	570	680	3 000	2 000	3 600	1 400	≤1 900	260	310	2 200
75 岁~	650	800	2 000	570	680	3 000	2 000	3 600	1 400	≤1 800	250	300	2 200
孕早期	+0	+0	2 000	+0	+0	3 500	+0	+0	+0	+0	+30	+40	+0
孕中期	+0	+0	2 000	+0	+0	3 500	+0	+0	+0	+0	+30	+40	+0
孕晚期	+0	+0	2 000	+0	+0	3 500	+0	+0	+0	+0	+30	+40	+0
乳母	+0	+0	2 000	+0	+0	3 500	+400	+0	+0	+0	+0	+0	+0

注:[a]1 岁~为 500mg/d,2 岁~为 600mg/d,3 岁~为 700mg/d。[b]1 岁~为 800mg/d,2 岁~为 900mg/d,3 岁~为 1 100mg/d。

"+"表示在相应年龄阶段的成年女性需要量基础上增加的需要量。

第一节 钙

钙（calcium），化学符号 Ca，由英国科学家 Humphry Davy 于 1808 年最早用电解法分离获得并命名。钙是自然界中分布最广泛的元素之一，约占地壳重量的 3%。在人体的含量仅次于氧、碳、氢和氮，排第五位，是人体含量最多的矿物元素。钙具有多种生理功能，是构成骨骼和牙齿的主要成分，调节神经肌肉的兴奋性和血管的收缩与舒张，维持生物膜的完整性和跨膜转运，参与多种激素和神经递质的释放、体内信号传导以及凝血过程等。

1~17 岁儿童青少年钙的 EAR 采用要因加算法推算。EAR 为骨钙储留量与内源性钙流失量之和除以钙真实吸收率（true fractional calcium absorption，TFCA）。其中，骨钙储留量采用全身骨矿物质含量（bone mineral content，BMC）的年均增加值及其含钙量来估计；内源性钙流失包括内源性粪钙（endogenous fecal calcium，EFC）、尿钙和经皮流失钙。

18~49 岁成年人 EAR 主要依据钙平衡法来确定。采用美国人群达到钙平衡时的摄入量 9.4mg/[kg（bw）·d]，结合我国人群的平均体重及成年早期的适当增加的钙储留需求，推算 EAR 为 650mg/d。考虑 10% 的变异系数并修约后，推算 RNI 为 800mg/d。孕妇与乳母补钙不影响母体及婴儿骨健康，怀孕及哺乳次数不影响中老年时期骨健康，提示不需要额外增加 EAR，其 RNI 与同龄女性一致。根据成年人发生奶碱综合征时钙摄入的中位剂量和补钙导致肾结石和冠心病风险增加的钙摄入量，最终 UL 确定为 2 000mg/d。钙与多种慢性病风险有关，但鉴于增加钙摄入量对降低慢性非传染性疾病风险的证据尚不充足，暂不制定 PI-NCD。中国居民膳食钙参考摄入量见表 9-1-1。

一、理化性质

钙为银白色的金属，原子序数 20，相对原子质量 40.078，熔点 842℃，沸点 1 484℃，密度 1.55g/cm³。钙的化学性质活泼，能与水、酸反应；加热时，几乎能还原所有的金属氧化物，在自然界多以离子状态或化合物形式存在。

二、消化吸收与代谢

（一）消化吸收

膳食中的钙大多以不可溶的复合物形式存在。通过胃酸及酶的作用，钙从复合物中游离出来，只有溶解状态的钙才能被吸收。

钙主要在小肠吸收，吸收率一般为 20%~60%。主动吸收主要在十二指肠和空肠的上部完成。当钙摄入量较低时，肠黏膜细胞的钙结合蛋白通过跨细胞转运主动吸收钙，该过程依赖于 1,25-(OH)$_2$D$_3$ 及肠道维生素 D 受体的作用[1]。当钙摄入量较高时，钙以被动吸收的形式进入血液，该过程主要在空肠和回肠段完成，吸收率取决于肠道与血液之间的钙离子浓

表 9-1-1 中国居民膳食钙参考摄入量

单位:mg/d

年龄/阶段	EAR	RNI/AI	UL
0 岁~	—	200（AI）	1 000
0.5 岁~	—	350（AI）	1 500
1 岁~	400	500	1 500
4 岁~	500	600	2 000
7 岁~	650	800	2 000
9 岁~	800	1 000	2 000
12 岁~	850	1 000	2 000
15 岁~	800	1 000	2 000
18 岁~	650	800	2 000
30 岁~	650	800	2 000
50 岁~	650	800	2 000
65 岁~	650	800	2 000
75 岁~	650	800	2 000
孕早期	+0	+0	2 000
孕中期	+0	+0	2 000
孕晚期	+0	+0	2 000
乳母	+0	+0	2 000

注:"+"表示在相应年龄阶段的成年女性需要量基础上增加的需要量。

度梯度。在钙摄入量增加时,吸收率降低但吸收总量增加。膳食钙经肠道吸收入血液的比例为钙的 TFCA,简称"钙吸收率"。

总体上,吸收率与骨骼增长速度呈正相关。各年龄段人群钙吸收率分别为:婴儿早期为 60%,1~3 岁幼儿约为 45%,4~8 岁儿童为 24%~36%,9~17 岁少儿为 30%~50%,成年人大多在 26%~30%,女性 40 岁以后钙吸收率随年龄增长而降低[1-2]。钙吸收率检测时,所用钙负荷低时吸收率可提高至 40%~60%。

（二）代谢

1. 分布、储存及调节 足月新生儿体内含钙约 30g,成年时根据全身 BMC 推测含钙量为 600~1 200g[1,3]。体内约 99.3% 的钙储存于骨骼和牙齿,0.6% 的钙存在于软组织,0.03% 和 0.06% 的钙存在于血浆和细胞外液。钙在骨骼中以羟磷灰石结晶 $[Ca_{10}(PO_4)_6(OH)_2]$ 的形式存在,钙占 BMC 总重的 32%[1]。血钙浓度较为稳定,几乎全部存在于血清中。其中,46% 的血清钙与蛋白质结合,47.5% 为游离钙,6.5% 与有机酸或无机酸结合成复合钙。成年人在钙平衡时,每天从骨质吸收和储存入骨骼的钙量约为 400mg[1]。机体内钙的内稳态由甲状旁腺激素（parathyroid hormone，PTH）、降钙素和 1,25-(OH)$_2$D 三者相互作用，将血液钙离子浓度维持在稳定的生理范围，即 2.25~2.75mmol/L。

2. 生命周期中骨钙的储留与流失　胎儿期骨钙储留主要在孕中期和孕晚期，该时期共 6 个月，胎儿的平均钙储留量为 167mg/d，至足月时新生儿体内储备约 30g 钙。欧美基于婴儿期 BMC 的增量推算婴儿骨钙储留量约 120mg/d[1-2]。根据在我国八省市 10 818 名 3~18 岁儿童青少年调查所得的全身 BMC 值[4]，推算每天钙储留量，0~3.5 岁儿童为 126mg/d，4~11 岁男童和 4~10 岁女童为 67mg/d，12~17 岁的男性和 11~15 岁的女性钙储留分别达 148mg/d 和 116mg/d，至 18 岁时男性和女性 BMC 分别达到 2 322g 和 1 902g，体内含钙 743g 和 608g（图 9-1-1）。美国营养与健康调查（NHANES）结果显示，男性 BMC 峰值在 20~30 岁，比 18 岁组增加约 3.5%，80 岁以上组比峰值降低 13%，推算 60 岁后平均钙流失约 9mg/d；女性 BMC 峰值在 35~40 岁，比 18 岁组增加约 6.5%，80 岁以上组 BMC 比峰值降低 30%，推算 50 岁后平均钙流失率为 10~20mg/d[3]（图 9-1-2）。

3. 排泄　人体摄入的钙主要通过肠道和泌尿系统排泄，少量经皮肤（汗液、皮屑、毛发

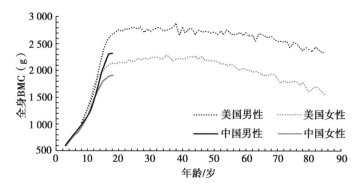

图 9-1-1   中国 3~18 岁及美国 8~85 岁人群全身 BMC 水平

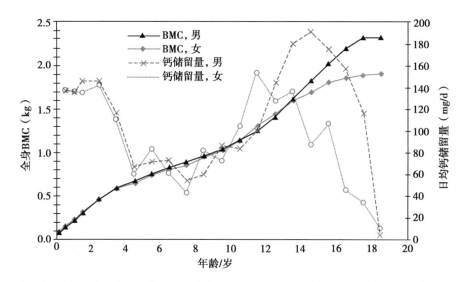

图 9-1-2   全国八省市 3~18 岁儿童青少年全身 BMC 水平及依据 BMC 推算的日均钙储留量

和指/趾甲）排出。此外，女性在哺乳期，由乳汁排出钙 160~250mg/d[1]。

（1）肾脏排出：肾脏是体循环中排出钙的主要途径。尿钙排出量为 1.0~3.5mg/[kg（bw）·d]。各年龄段人群尿钙排出量如下：1~4 岁幼儿约 2.2mg/[kg（bw）·d]；3~10 岁儿童为 2.2~2.8mg/[kg（bw）·d]；11~17 岁男性为 0.86~2.0mg/[kg（bw）·d]、女性为 1.8~3.5mg/[kg（bw）·d]；成年人平均为 2.0mg/[kg（bw）·d]，其中孕妇和老年女性尿钙排出量升高[2]。

（2）肠道排出：肠道排出的钙包括两部分[5]，一部分为膳食中未吸收的钙，另一部分为血循环中的钙经消化液或脱落细胞排入消化道后，未被重吸收的钙，这部分钙称为 EFC，即身体肠道途径损失钙。EFC 的排出量与身体的大小和血钙浓度有关。消化液中钙的重吸收率与肠道内膳食的离子钙相同。EFC 的日均排出量为 100~150mg/d，其中成年人约 2.1mg/[kg（bw）·d]，3~14 岁儿童约 1.5mg/[kg（bw）·d][1]。

（3）皮肤排出：经皮的钙排出量主要受体表面积、出汗量和血钙浓度的影响。

三、生理功能

（一）构成骨骼和牙齿的主要成分

钙是骨骼和牙齿的主要成分，人体内 99% 以上的钙存在于骨骼和牙齿中，钙占矿物质总量的 32%。

（二）调节神经肌肉的兴奋性

钙离子与钾、钠和镁离子动态平衡，共同调节神经肌肉的兴奋性，包括骨骼肌、心肌的收缩，平滑肌及非肌肉细胞的活动和神经兴奋性的维持。当血钙低于正常范围时，神经肌肉的兴奋性增强，可引起肌肉抽搐；而浓度过高时可损害肌肉收缩功能，影响心率与正常呼吸。

（三）维持生物膜的完整性和通透性

钙离子在维持生物膜的完整性和通透性上起重要作用，从而维持细胞功能和参与部分酶的激活。

（四）信号传导

细胞内钙离子参与调节多种激素和神经递质的释放。钙作为细胞内第二信使，介导激素的调节作用，如调节消化、能量及脂肪代谢相关激素的产生等。

（五）其他

钙作为辅助因子，参与血液凝固，有助于止血与伤口的愈合。此外，也与调节血压、铁的跨膜转运等生理功能有关。

四、摄入水平与健康

钙的主要食物来源为奶及其制品、豆腐、叶菜、花菜和豆荚及辣椒类蔬菜、贝壳类和鱼类、柑橘类水果等。常见每 100g 食物的钙含量范围如下：鲜奶 100~110mg，豆腐 110~140mg，深绿色叶菜和菜花为 50~130mg，柑橘类水果 20~30mg，贝壳类多高于 200mg，鱼类 50~150mg，蛋类约 50~60mg；畜禽肉类、瓜果及根茎类蔬菜和大多数水果含钙量低，一般小于 20mg;硬度高的饮水含钙可达 6~14mg。

（一）摄入不足

1. 血钙过低 正常生理状态下,机体不会出现体液和细胞内液钙的缺乏或过量。病理状态下可出现血钙过低,并导致神经的过度兴奋,引起腓肠肌痉挛和其他部位肌肉痉挛等。

2. 骨骼钙化不良与骨质疏松 钙和/或维生素 D（VD）缺乏主要表现为骨钙营养不良。生长期儿童需要较多的钙,长期缺钙则导致骨骼钙化不良,严重者出现骨骼变形和佝偻病。成年人钙缺乏可导致骨质疏松症甚至骨折。

（二）摄入过量

钙摄入过量的主要不良后果包括高钙血症、高钙尿症、血管及软组织钙化、肾结石、奶碱综合征,以及干扰其他矿物质的吸收等。

1. 高钙血症与高钙尿症 当血清钙水平达到或超过 110mg/L（2.75mmol/L）时称为高钙血症。血钙水平超过 120mg/L 时,可导致高钙尿症的出现。高钙尿症是指尿钙女性超过 250mg/d,男性超过 275mg/d。

2. 奶碱综合征 奶碱综合征以高钙血症、代谢性碱中毒和急性肾功能损伤的症状为特征。最早为给予大剂量碳酸氢钠、磷酸钙和奶治疗消化性溃疡所致的副作用,后期主要因大剂量补充钙和 VD 所致。

（三）与慢性病的关系

1. 骨骼健康 补钙与骨健康结果尚存争议。在基础膳食钙达到 600~800mg/d 或 800mg/d 以上者,额外补充钙 800~1 200mg/d,可增加儿童青少年和成年人（含乳母）的骨密度（bone mineral density,BMD）,但 2 岁或以上增幅一般小于 2%。多项 Meta 分析显示单独补钙或联合补充 VD 不降低或仅轻度降低中老年人骨折风险（最高降幅<14%）[6-7]。

2. 心脑血管健康 成年人膳食钙摄入越高,高血压及代谢综合征风险越低。补钙可显著降低 LDL-C、血压、体脂、血糖、胰岛素抵抗指数以及孕妇子痫前期风险,但无证据显示补钙对糖尿病和高血压发生风险有影响,且中老年在膳食摄入 1 000mg/d 的基础上补充 1 200mg/d 钙,心脑血管病（CVD）和冠心病风险分别增加 15% 和 16%[8]。

3. 肾结石 食物来源的钙摄入量与肾结石呈负相关,当钙与食物一起摄入时,钙可阻止膳食中草酸的吸收,从而减少肾结石形成的风险。但大剂量的补钙（>1 000mg/d）可增加肾结石的风险[6]。

4. 死亡 膳食钙和补充钙与全因死亡、CVD 死亡风险均呈 U 型关系,中等剂量的膳食钙（600~1 200mg/d）所对应的全因死亡和 CVD 死亡风险较低。膳食钙摄入与癌症死亡风险呈负相关[9]。

五、营养状况评价

钙营养状况评价的方法较多,包括膳食调查、钙平衡试验、血钙和尿钙、骨代谢标志物、骨密度和骨盐含量测定等,但缺乏特异和敏感的单一指标,需要在排除 VD 缺乏后,综合膳食钙摄入量和上述其他指标来评价。

（一）膳食摄入量

采用膳食调查方法,获得人体日均钙摄入量,与推荐量比较和评价。我国人群钙摄入量较低。如图 9-1-3 所示,1991—2018 年我国成年人平均钙摄入量为 345~412mg/d[10]。18~49 岁成年人钙摄入量性别和城乡分布呈现男性比女性高 30~50mg/d,城市高于农村 20~40mg/d。在 2 岁~75 岁各年龄组人群中,4~6 岁组摄入量最低(约 260mg/d),4 岁以上摄入量随年龄而增加,到 50~59 岁组达高峰(约 400mg/d),老年人摄入量略有降低。孕期妇女钙摄入量均值为 660~820mg/d。

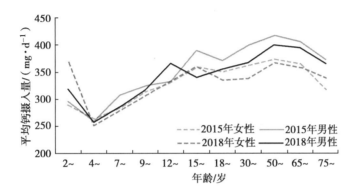

图 9-1-3　中国居民 2015 年和 2018 年各年龄段人群平均钙摄入量

（二）生化指标

血钙浓度变化范围很小,尿钙易受到体内 PTH 和近期膳食因素的影响,个体差异大。因此,血钙和尿钙均不适合用于评价体内钙的营养状况。骨代谢标志物可间接反映中短期骨钙平衡情况。反映骨形成的指标有骨特异性碱性磷酸酶、骨钙素等;反映骨吸收的有尿脱氧吡啶啉、Ⅰ型胶原交联 N-端肽等。

（三）体格及功能检查

1. 钙平衡试验　钙平衡试验是用于评价人体钙 EAR 的重要方法。成年人骨量稳定期可通过零钙平衡的摄入量来确定 EAR。生长期人群因骨骼生长需要储留钙,可用达到平台效应时的最低摄入量为 EAR[1-2]。另外,钙平衡试验也可提供要因加算法所需的钙代谢参数。

2. 骨健康的评价

（1）骨矿物质:常用双能 X-线骨密度仪(DXA)和 CT 测量 BMC 和 BMD。BMC 中含钙量相对较为稳定,约为 32%,可以用来确定全身钙储留或流失量,是要因加算法中制订 DRIs 的重要参数。WHO 定义成年人 BMD 低于白人女性骨峰值的 2.5 个标准差(即 T 值< −2.5)时为骨质疏松,T 值介于−2.5~−1.0 为低骨量。

（2）钙相关骨病:严重缺钙和/或 VD,在儿童期可致佝偻病,成年期可致骨质疏松症或骨质疏松性骨折。佝偻病为判断钙或 VD 严重缺乏的指标,不能以不发生佝偻病来确定儿童期的钙需要量。因骨折发病率低,以骨折作为结局来评估钙需要量需要大样本长时间的研究。

六、膳食钙参考摄入量

钙的 DRIs 包括 AI、EAR、RNI 和 UL。因钙与慢性病关系的证据尚不充分,暂不制订 PI-NCD。

(一)平均需要量/推荐摄入量(适宜摄入量)

根据国内外有关钙需要量的研究,参考国际上 DRIs 研究方法,除婴儿继续采用适宜摄入量(AI)外,其他年龄段和孕妇及乳母的膳食钙参考摄入量为基于 EAR 计算的推荐摄入量(RNI)。钙的 EAR 变异系数为 10%,RNI=EAR×1.2。同年龄人群男性和女性的 EAR 和 RNI 值推荐值一致,分别修约至 50mg/d 和 100mg/d。

1. 成年人   30~49 岁成年人的 EAR 为达到零钙平衡时的钙摄入量。18~29 岁的成年人 EAR 是以 30~49 岁成年人钙平衡摄入量为基础,加上钙储留所需要增加的钙摄入量而得到的。50 岁或以上的中老年人结合平衡法与补钙对 BMD 和骨折的试验结果确定 EAR。

(1)18~49 岁:平衡试验显示达到钙平衡时,美国 19~75 岁男女综合摄入量为 741mg/d 或 9.4mg/[kg(bw)·d][11],澳洲 17~59 岁男性为 750mg/d[12]。基于美国人群结果 9.4mg/[kg(bw)·d],按我国男性和女性体重代表值分别为 65kg 和 56kg,推算我国男性和女性 EAR 分别为 611mg/d 和 526mg/d。我国人群从 18~29 岁股骨颈及腰椎 BMD 增长 9%~11%,推算该年龄段的钙储留平均约为 16mg/d,按 30% 吸收率需增加钙摄入 52mg/d。考虑骨钙增长后的 EAR,18~29 岁男女平均为 638mg/d。30 岁后虽没有钙储留的需要,但鉴于适量增加摄入有助于延缓骨质疏松的发生,EAR 推荐值维持不变。因此,18~49 岁人群 EAR 和 RNI 推荐值分别确定为 650mg/d 和 800mg/d。

(2)50~64 岁:广州中老年妇女钙平衡研究结果显示,当钙摄入量达到 735mg/d 时可实现钙平衡[13],与美国和澳洲人群结果相似[11-12],EAR 估计值为 735mg/d。骨密度研究显示,当钙摄入量达到 800mg/d 时,即使额外补充 800~1 200mg/d,不同部位 BMD 仅小幅增加 0.8%~1.8%,对降低骨折风险无显著临床意义[14],提示摄入 800mg/d 能满足本年龄段人群维持骨健康的需要。因此,50~64 岁人群 EAR 修订为 650mg/d,RNI 为 800mg/d。

2. 老年人   老年人(65 岁及以上)单独研究的证据较少,钙平衡结果参照中老年人合并结果,即达到钙平衡时的摄入量国内外约为 735~750mg/d[11-13]。此外,在钙摄入量达到 800mg/d,每天补充 800~1 200mg 对降低老年人骨折风险无显著临床意义[14]。考虑我国老年人通过膳食实际可达到的摄入水平[10]及补钙的临床效果,老年人的 EAR 和 RNI 不额外增加。因此,老年人 EAR 修订为 650mg/d,RNI 为 800mg/d。

3. 儿童青少年   儿童青少年钙 EAR 采用要因加算法推算。EAR=(钙储留量 + 尿钙 + EFC + 皮肤流失钙)/钙吸收率。其中,钙储留量通过全身 BMC 随年龄的年均变化值来推算。钙储留量(mg/d)=ΔBMC(mg/年)× 32% 钙含量 /365(d)。尿钙采用对应年龄段人群 24 小时尿钙测量值。EFC 和皮肤流失钙因缺乏国内资料,参照美国健康研究院(IOM)和欧盟食品安全局(EFSA)所推荐的单位体重或体表面积估计值。其中,1~17 岁人群 EFC 为 1.5mg/[kg(bw)·d],皮肤流失钙按体表面积计算[1-2],约为 40 × [体重(kg)/60]^{0.67}mg/d。要因加算相关参数、EAR 和 RNI 推算值详见表 9-1-2。

表 9-1-2 儿童青少年 EAR 和 RNI 要因加算法推算表

年龄/岁	体重/kg		骨钙储留a/(mg·d⁻¹)		尿钙b/(mg·d⁻¹)		EFCc/(mg·d⁻¹)		皮肤钙d/(mg·d⁻¹)		生理需要量e/(mg·d⁻¹)		吸收率/%		EAR 计算值/(mg·d⁻¹)			RNI 推算值/(mg·d⁻¹)
	男	女	男	女	男	女	男	女	男	女	男	女	男	女	男	女	平均	平均
1~	13.5	13.0	126	126	30	29	20	20	15	14	191	188	45	45	424	418	421	505
4~	19.5	19.0	85	85	49	48	29	29	19	19	182	180	35	35	520	513	516	619
7~	27.0	25.0	90	90	68	63	41	38	23	22	221	212	33	33	671	643	657	789
9~	35.5	34.0	90	109	89	85	53	51	28	27	260	272	33	33	788	825	807	968
12~	49.5	46.5	172	116	89	116	74	70	35	34	371	336	45	40	823	839	831	998
15~	59.5	51.5	149	61	101	144	89	77	39	39	378	321	45	40	841	804	822	987

注：a 骨钙储留量：根据全身 BMC 值年龄段差值推算[4]。

b 体重取年龄中间值。

c 内源性粪钙（endogenous fecal calcium，EFC）为 1.5mg/[kg(bw)·d][2]。

d 皮肤流失钙：40×[体重(kg)/60]$^{0.67}$ mg/d[2]。

e 生理需要量＝骨钙储留量＋尿钙＋EFC＋皮肤流失钙；EAR 推算值＝生理需要量/吸收率。

（1）1~3岁：研究显示该年龄段幼儿的钙吸收率为45%，尿钙约为2.2mg/[kg（bw）·d][2,15]。我国0~3.5岁婴幼儿BMC增长约500g，推算骨钙储留值为126mg/d[4]，与国外报道的120mg/d相似[2]。基于我国儿童体重1~3岁代表值，按中间值分别为男13.3kg和女10.0kg，推算该年龄段男性和女性尿钙分别为30mg/d和29mg/d，EFC均为20mg/d，皮肤流失钙分别为15mg/d和14mg/d[1-2]。采用要因加算法，得到1~3岁男童和女童的平均EAR为421mg/d，设CV10%计算RNI为505mg/d，修约后为400mg/d和500mg/d。

（2）4~6岁：参考3~5岁儿童钙平衡试验结果，在钙摄入量为500mg/d时，吸收率为36%，尿钙为2.5mg/[kg（bw）·d][1-2,16]。基于BMC的增加值推算该年龄骨钙增量为69mg/d[4]，因该值远低于EFSA推算值的120mg/d[2]，考虑我国大城市儿童BMC比全国同龄人高约23%[4,21]，骨钙增量按比例增加至85mg/d。按4~6岁男童和女童体重代表值分别为19.5kg和19.0kg推算，尿钙分别为49mg/d和48mg/d，EFC均为29mg/d，经皮损失钙分别为19mg/d和19mg/d[2]。采用要因加算法，推算的4~6岁男童和女童平均EAR和RNI分别为516mg/d和619mg/d，修约后为500mg/d和600mg/d。

（3）7~8岁：钙代谢研究显示该年龄儿童在钙摄入量为700~1 100mg/d时，钙吸收率为29%~33%、尿钙为2.5mg/[kg（bw）/·d][1-2,16]。我国该年龄段儿童骨钙增量参照4~6岁调整后约为90mg/d[4,21]。按7~8岁男童和女童体重代表值分别为27.0kg和25.0kg推算，男童和女童的尿钙分别为68mg/d和63mg/d、EFC分别为41mg/d和38mg/d，经皮流失钙分别为23mg/d和22mg/d[2]；钙摄入量接近700mg/d时，吸收率为33%。通过要因加算法，得到7~8岁男童和女童平均EAR和RNI推算值分别为657mg/d和789mg/d，修约后为650mg/d和800mg/d。

（4）9~11岁：钙代谢研究显示，在钙摄入量约为1 000mg/d时，美国9~11岁儿童的钙吸收率均值为30%~33%、尿钙均值为2.5mg/[kg（bw）/·d][1-2,18]。我国9~11岁儿童基于BMC增加值推算骨钙增量男女平均为100mg/d[4]，接近于EFSA估计的111mg/d[2]。按9~11岁男性和女性体重代表值分别为35.5kg和34.0kg推算，男性和女性尿钙分别为89mg/d和85mg/d，EFC分别为53mg/d和51mg/d，经皮流失钙分别为28mg/d和27mg/d。因我国儿童钙摄入量偏低，吸收率按美国少儿高值33%计[1-2]。按要因加算法，算得9~11岁男童和女童平均EAR和RNI的推算值分别为807mg/d和968mg/d，修约后为800mg/d和1 000mg/d。

（5）12~14岁：基于我国12~14岁少儿BMC增速，推算骨钙储留量男性为172mg/d、女性为116mg/d[4]。参考美国三项代谢试验钙吸收率的均值43%[19]，鉴于钙储留量男性高于女性，推算吸收率男性为45%，女性为40%。尿钙取多项研究的均值，男性和女性分别为1.8mg/[kg（bw）/·d]和2.5mg/[kg（bw）/·d][18-20]。按12~14岁男性和女性体重代表值分别为49.5kg和46.5kg推算，男性和女性的尿钙分别为89mg/d和116mg/d，EFC分别为74mg/d和70mg/d，经皮损失钙为35mg/d和34mg/d[2]。按要因加算法计算，12~14岁男性和女性的平均EAR和RNI的推算值分别为831mg/d和998mg/d，修约后为850mg/d和

1 000mg/d。

（6）15~17岁：基于我国15~17岁少年BMC增长值，推算骨钙储留量男性为149mg/d、女性为61mg/d[4]。钙代谢研究显示本年龄段人群钙吸收率与12~14岁儿一致[1-2]，男性和女性分别为45%和40%。尿钙参考美国华裔少儿[19]和北京15岁少儿[20]两项研究结果的均值，男性和女性分别为1.7mg/[kg（bw）·d]和2.8mg/[kg（bw）·d]。按15~17岁男性和女性体重代表值分别为59.5kg和51.5kg推算，男性和女性的尿钙分别为101mg/d和144mg/d，EFC分别为89mg/d和77mg/d，经皮损失钙均为39mg/d[2]。按要因加算法，15~17岁男性和女性平均EAR和RNI推算值分别为822mg/d和987mg/d，修约后为800mg/d和1 000mg/d。

4. 孕妇和乳母

（1）孕妇：钙代谢研究显示，孕中期和孕晚期胎儿平均储留钙约为100mg/d和200mg/d，钙吸收率分别为56%和62%，较孕前期的36%大幅增加，按代谢试验期1 200mg/d的钙摄入量计算，孕中晚期钙吸收量平均每天增加了276mg；而孕中晚期每天的尿钙排出仅增加了58mg和76mg，吸收增加量减去尿钙排出增加量后可基本满足胎儿钙储留[1]。平衡试验亦显示，补钙并不增加孕妇钙储留量，系统综述显示孕期补钙并不改善母体和新生儿的BMD[5]。孕期补钙1 500mg/d反而显著降低产后12个月妇女的BMD[5]。另外，孕期BMD降低为暂时的生理反应，产后1~2年内可完全恢复甚至超过孕前水平[5]。生育次数对妇女晚年骨健康亦无负面影响，当钙摄入量接近成年人推荐量时，生育次数越多骨质疏松性骨折风险越低[5]。综上，妊娠并不额外增加妇女钙需要量，孕妇EAR和RNI推荐值与同龄妇女相同。

（2）乳母：研究显示，乳母经乳汁流失钙约160~250mg/d，但可通过减少尿钙排出和增加骨钙动员来满足额外需求。哺乳期骨钙流失是可恢复性的生理性变化，且不受膳食钙的影响。2~6个月的哺乳，小梁骨的骨盐含量虽可流失3%~10%，但在哺乳期结束后，骨密度以每月0.5%~2.0%速度恢复，通常在断奶后6~12个月可完全恢复[5]。Meta分析显示，在正常钙摄入量（562~1 333mg/d）的基础上补充钙600mg/d或1 000mg/d达6~18个月并不能改善乳母BMD[22-23]。即使在摄入量为300~400mg/d的低钙摄入人群，哺乳期补钙1 500mg/d也不增加乳汁的钙含量[5]。此外，在钙摄入量接近普通成年人RNI时，哺乳次数及哺乳时间对更年期BMD及老年骨折风险也无显著影响。一些研究甚至发现，哺乳时间越长髋骨骨折的风险越低[5]。综上，乳母无须额外增加钙摄入，EAR与RNI推荐值维持与同龄女性一致。

5. 婴儿　婴儿AI值采用健康婴儿的实际摄入量来估计。0~6个月婴儿钙AI值按母乳喂养婴儿摄入量计算。中国0~6月龄婴儿母乳摄入量平均为0.75L/d，按乳汁钙含量270mg/L计算，则摄入量为203mg/d。科技部基础资源调查专项"中国0~18岁儿童营养与健康系统调查与应用项目"获得我国7~12月龄婴儿膳食钙平均摄入量为345.6mg/d（中国DRIs母乳成分研究工作组提供）。据此，0~6月龄和7~12月龄婴儿AI值分别修订为200mg/d和350mg/d。

（二）可耐受最高摄入量

钙摄入过量产生有害作用主要是通过钙补充剂而非通过食物摄入所致。制定UL时，婴幼儿以不显著增高尿钙和影响其他矿物质的吸收和利用,成年人以奶碱综合征、肾结石和心血管疾病为观察结局。

1. 婴幼儿　婴幼儿的 UL 确定依据参考国际相似年龄段大剂量补钙对婴幼儿尿钙和铁营养状态影响的研究结果。在 3.5~6.0 月龄的婴儿补钙至摄入总量达 1 560~1 741mg/d,对尿钙和铁营养状态无显著影响[24-25]。1~6 岁幼儿补钙至摄入总量达 1 800mg/d,三个月后对尿钙/肌酐比和铁、镁营养状态无显著作用[26]。提示钙未观察到有害作用剂量(NOAEL)0~6 月龄婴儿为 1 700mg/d,1~6 岁儿童为 1 800mg/d。考虑一定安全系数,0~6 月婴儿和 7 月龄~3 岁婴幼儿的 UL 分别确定为 1 000mg/d 和 1 500mg/d。

2. 儿童和青少年　补钙对骨健康试验结果显示,儿童青少年在基础膳食钙摄入约为 700mg/d 时,补钙 800~1 000mg/d 不引起高尿钙和肾结石[1],显示儿童青少年可以长期耐受 1 800mg/d 的钙摄入量。结合幼儿 UL 推荐值和儿童青少年体重的增长,4~17 岁儿童青少年钙摄入量 UL 推荐值为 2 000mg/d。

3. 成年人　按奶碱综合征钙摄入量中位数为 7.0g/d[1],不确定系数为 2,成年人 UL 约 3 500mg/d。补钙试验显示,在膳食摄入钙约 1 000mg/d 的基础上补充钙 1 200mg/d 和 VD 400IU/d,肾结石发生风险增加 17%[6]。Meta 分析显示,在平均膳食摄入钙 827mg/d 的基础上,补钙约 1 000mg/d,CVD 和冠心病风险分别增加 15% 和 16%[8]。上述研究提示,总钙摄入量接近或超过 2 000mg/d,肾结石和 CVD 风险增加,按低健康风险原则,18 岁及以上成年人(含孕妇和乳母)钙 UL 建议为 2 000mg/d。

(编著　陈裕明　苏宜香)

(工作组　杨月欣　杨雪锋　黄承钰　李　颖　朱善宽)

参 考 文 献

[1] Institute of Medicine. Dietary reference intakes for calcium and vitamin D[M]. Washington,DC:The National Academies Press,2011.

[2] EFSA Panel on Dietetic Products,Nutrition and Allergies. Scientific opinion on dietary reference values for calcium[J]. EFSA J,2015,13(5):4101.

[3] NHANES. NHANES 1999-2006 DXA Multiple Imputation Data Files[EB/OL]. [2023-01-01]. https://wwwn.cdc.gov/Nchs/Nhanes/Dxa/Dxa.aspx.

[4] LIU J T,WANG L,SUN J H,et al. Bone mineral density reference standards for Chinese children aged 3-18:cross-sectional results of the 2013-2015 China Child and Adolescent Cardiovascular Health(CCACH)Study[J]. BMJ Open,2017,7(5):e014542.

[5] 中国营养学会. 中国居民膳食营养素参考摄入量(2013 版)[M]. 北京:科学出版社,2014.

[6] US Preventive Services Task Force,GROSSMAN D C,CURRY S J,et al. Vitamin D,calcium,or combined supplementation for the primary prevention of fractures in community-dwelling adults:US Preventive Services Task Force Recommendation Statement[J]. JAMA,2018,319(15):1592-1599.

[7] LIU C,KUANG X,LI K,et al. Effects of combined calcium and vitamin D supplementation on osteoporosis

in postmenopausal women：a systematic review and meta-analysis of randomized controlled trials［J］. Food Funct，2020，11（12）：10817-10827.

［8］MYUNG S K，KIM H B，LEE Y J，et al. Calcium supplements and risk of cardiovascular disease：a meta-analysis of clinical trials［J］. Nutrients，2021，13（2）：368.

［9］NAGHSHI S，NAEMI M，SADEGHI O，et al. Total，dietary，and supplemental calcium intake and risk of all-cause cardiovascular，and cancer mortality：a systematic review and dose-response meta-analysis of prospective cohort studies［J］. Crit Rev Food Sci，2022，62（21）：5733-5743.

［10］黄秋敏，王柳森，张兵，等. 1991—2015 年我国九省（自治区）成年人膳食微量营养素摄入的变化趋势及其人口学特征［J］. 环境与职业医学，2019，36（5）：410-417.

［11］HUNT C D，JOHNSON L K. Calcium requirements：new estimations for men and women by cross-sectional statistical analyses of calcium balance data from metabolic studies［J］. Am J Clin Nutr，2007，86（4）：1054-1063.

［12］NORDIN B E，MORRIS H A. Recalculation of the calcium requirement of adult men［J］. Am J Clin Nutr，2011，93（2）：442-445.

［13］CHEN Y M. Calcium requirement study in Chinese postmenopausal women［D］. Hong Kong：The Chinese University of Hong Kong，2003.

［14］TANG B M，ESLICK G D，NOWSON C，et al. Use of calcium or calcium in combination with vitamin D supplementation to prevent fractures and bone loss in people aged 50 years and older：a meta-analysis［J］. Lancet，2007，370（9588）：657-666.

［15］翟凤英，张李伟，王传现，等. 北京城区学龄儿童青少年骨矿含量正常参考值研究［J］. 卫生研究，2004，33（2）：172-175.

［16］LYNCH M F，GRIFFIN I J，HAWTHORNE K M，et al. Calcium balance in 1-4-y-old children［J］. Am J Clin Nutr，2007，85（3）：750-754.

［17］AMES S K，GORHAM B M，ABRAMS S A. Effects of high compared with low calcium intake on calcium absorption and incorporation of iron by red blood cells in small children［J］. Am J Clin Nutr，1999，70（1）：44-48.

［18］MATKOVIC V，ILICH J Z，ANDON M B，et al. Urinary calcium，sodium，and bone mass of young females［J］. Am J Clin Nutr 1995，62（2）：417-425.

［19］ABRAMS S A，HICKS P D，HAWTHORNE K M. Higher serum 25-hydroxyvitamin D Levels in school-age Children are inconsistently associated with increased calcium absorption［J］. J Clin Endocrinol Metab，2009，94（7）：2421-2427.

［20］WU L，MARTIN B R，BRAUN M M，et al. Calcium requirements and metabolism in Chinese-American boys and girls［J］. J Bone Mineral Res，2010，25（8）：1842-1849.

［21］YIN J，ZHANG Q，LIU A L，et al. Factors affecting calcium balance in Chinese adolescents［J］. Bone，2010，46（1）：162-166.

［22］CAI G Q，TIAN J，WINZENBERG T，et al. Calcium supplementation for improving bone density in lactating women：a systematic review and meta-analysis of randomized controlled trials［J］. Am J Clin Nutr，2020，112（1）：48-56.

［23］ZHANG Z Q，CHEN Y M，WANG R Q，et al. The effects of different levels of calcium supplementation on the bone mineral status of postpartum lactating Chinese women：a 12-month randomised，double-blinded， controlled trial[J]. Br J Nutr,2016,115(1):24-31.

[24] SARGENT J D,DALTON M A,O'CONNOR G T,et al. Randomized trial of calcium glycerophosphate-supplemented infant formula to prevent lead absorption[J]. Am J Clin Nutr,1999,69(6):1224-1230.

[25] DALTON M A,SARGENT J D,O'CONNOR G T,et al. Calcium and phosphorus supplementation of iron-fortified infant formula:no effect on iron status of healthy full-term infants[J]. Am J Clin Nutr,1997,65(4):921-926.

[26] MARKOWITZ M E,SINNETT M,ROSEN J F. A randomized trial of calcium supplementation for childhood lead poisoning[J]. Pediatrics,2004,113(Pt 1):e34-e39.

第二节　磷

磷（phosphorus）是人体必需常量元素之一,化学符号为 P,由德国 Hennig Brand 医生于 1669 年从尿残渣中发现并命名。磷在地壳中含量丰富,并广泛存在于动植物细胞内。19 世纪,科学家们相继从动物脂肪和细胞核中提取到含磷化合物,并逐渐认识到磷对于生物体的重要作用。

磷存在于人体所有的细胞中,是构成骨骼和牙齿的重要物质,也是生物膜以及 RNA 和 DNA 等遗传物质的重要组成成分。此外,磷还以多种形式参与能量的储存和释放、糖脂代谢以及体内酸碱平衡的调节等重要生理过程。膳食中磷含量丰富,在正常饮食的情况下一般不会出现磷缺乏。近年来,磷酸盐常作为食品配料和食品添加剂被世界各国广泛应用于各类食品中。研究发现,较高的血清磷水平和膳食磷摄入量可显著增加心血管疾病、肾脏疾病等的风险。磷摄入过量带来的危害值得关注。

根据食物成分估算的膳食磷摄入量因忽略了含磷的食品添加剂被低估,因此磷的膳食参考摄入量的制定采用根据血清磷水平推算的方法。以成年人血清磷低限 0.87mmol/L 作为基础,根据血清磷水平与磷吸收和摄入量的关系,以混合膳食磷的吸收率 60% 估算 18~29 岁成年人磷 EAR,按变异系数 10% 推算 RNI。30 岁以上人群的 EAR 和 RNI 以 18~29 岁年龄组为参照,采用代谢体重法推算。0~6 月龄婴儿膳食磷 AI 值根据乳汁磷含量与平均每日乳汁摄入量确定。7~12 月龄婴儿磷的 AI 值以 0~6 月龄和 18~29 岁两年龄组的 AI（或 RNI）值为参照,采用代谢体重法推算。UL 值的制定是以成年人血清磷浓度高限 1.45mmol/L 为依据,首先估算膳食磷 NOAEL,再根据不确定系数（UF）推算成年人和老年人的 UL 值,其余年龄组未设定 UL。鉴于膳食磷摄入降低膳食相关非传染性疾病风险的证据尚不充足,暂不制定 PI-NCD。中国居民膳食磷参考摄入量见表 9-2-1。

一、理化性质

磷为非金属元素,原子序数 15,相对原子质量为 30.974。单质磷有多种同素异形体,常

表 9-2-1 中国居民膳食磷参考摄入量

单位:mg/d

年龄/阶段	EAR	RNI	UL
0 岁~	—	105(AI)	—
0.5 岁~	—	180(AI)	—
1 岁~	250	300	—
4 岁~	290	350	—
7 岁~	370	440	—
9 岁~	460	550	—
12 岁~	580	700	—
15 岁~	600	720	—
18 岁~	600	720	3 500
30 岁~	590	710	3 500
50 岁~	590	710	3 500
65 岁~	570	680	3 000
75 岁~	570	680	3 000
孕早期	+0	+0	3 500
孕中期	+0	+0	3 500
孕晚期	+0	+0	3 500
乳母	+0	+0	3 500

注:"+"表示在相应年龄阶段的成年女性需要量基础上增加的需要量。

见的有白磷和红磷。白磷也称黄磷,为无色至黄色蜡状固体,熔点 44.1℃,沸点 280℃,密度 1.82g/cm³。几乎不溶于水,但易溶于二硫化碳,因易自燃,故一般须保存在水中。白磷有剧毒且化学性质活泼,在空气中极易氧化,放置于暗处可发出磷光。红磷为紫红色无定型粉末,不溶于水,也不溶于二硫化碳,无特殊的磷光且无毒。在自然界中,磷以磷酸盐的形式存在,其中磷酸二氢盐易溶于水,磷酸氢盐和磷酸盐中除钾、钠和铵盐外,几乎都不溶于水[1]。

二、消化吸收和代谢

(一)消化吸收

食物中的磷为有机态和无机态的混合物,经小肠磷酸酶水解后,转化为无机磷酸盐的形式,由小肠上皮细胞吸收,以空肠吸收最快。肠腔中磷浓度低时,以载体转运主动吸收为主;浓度高时则以浓度扩散被动吸收为主。人体对于无机磷的吸收率大于有机磷。在混合膳食中,成人总磷净吸收率为 55%~70%,摄入含磷量较低的膳食,磷吸收率可增至 90%。婴儿和儿童膳食磷吸收率为 65%~90%;19~30 岁妇女磷吸收率为 60%,妊娠时增至 70%。母乳中磷吸收率最高,为 85%~90%;其次是牛奶,为 72%;含有植酸的大豆配方乳磷吸收率较低[1,3]。

维生素 D、适宜的钙/磷比值(1.4∶1)、酸性环境等可促进磷的吸收[1,4];食物中的植酸、钙、锶、铝等阳离子以及含氢氧化铝的解酸剂等则抑制磷的吸收,美拉德反应产物也可降低磷的吸收。与钙相同,磷的吸收也受甲状旁腺激素(parathyroid hormone,PTH)和 $1,25-(OH)_2D_3$ 等调节。

(二) 代谢

成人体内磷含量为 600~900g,占体重的 1% 左右。体内 85% 以上的磷存在于骨骼和牙齿中;14% 的磷与蛋白质、脂肪、碳水化合物及其他有机物结合,分布在骨骼肌、皮肤、神经组织等软组织中;其余 1% 分布于生物膜和体液中。分布在软组织和体液中的这部分磷又称为"磷池"。骨骼中的磷主要为无机磷酸盐(如羟磷灰石),生物膜和软组织中的磷大部分以有机磷(如磷蛋白和磷脂等)形式存在。约 3/4 的血浆磷为有机磷,1/4 为无机磷,其他生物体液中主要以磷酸氢盐形式存在。

体内磷平衡取决于机体内外环境之间磷的交换,即磷的摄入、吸收和排泄之间的相对平衡,机体磷稳态受甲状旁腺-肾脏-骨骼轴的调节[5]。

未经肠道吸收的磷从粪便排出,占总磷排出量的 30%。吸收的磷主要是通过肾脏排泄。正常情况下,血清中无机磷酸盐通过肾小球过滤,其中 80%~90% 的磷在近曲小管和远曲小管被重吸收,未被重吸收的磷由尿排出,约占总排出量的 70%。PTH、PTH 相关蛋白、降钙素、转化生长因子-α、成纤维细胞生长因子 23、糖皮质激素和肾脏磷负荷过多等因素均可抑制肾小管对磷的重吸收,增加尿磷排泄。胰岛素、胰岛素样生长因子 1、甲状腺激素、$1,25-(OH)_2D_3$、表皮生长因子和磷摄入不足等因素可促进磷的重吸收,减少尿磷排泄。

三、生理功能

(一) 构成骨骼和牙齿的重要成分

在骨骼和牙齿中磷主要以无定形的磷酸钙[$Ca_3(PO_4)_2$]和结晶的羟磷灰石[$Ca_{10}(PO_4)_6(OH)_2$]形式存在。骨骼组织不仅是磷的主要储存器官,而且在与"磷池"交换、维持体内磷平衡中发挥重要作用。

(二) 参与能量和糖脂代谢

磷以化合物的形式直接参与能量的储存和释放。产能营养素在体内氧化时所释放出的能量以高能磷酸键的形式储存于腺苷三磷酸(ATP)和磷酸肌酸(CP)分子中。当人体需要能量时,高能磷酸键断裂释放出能量并游离出磷酸根。此外,磷参与多种酶系的辅酶或辅基组成,如焦磷酸硫胺素(TPP)、黄素腺嘌呤二核苷酸(FAD)等,这些物质参与能量代谢和生物氧化体系中的重要环节[1-2]。磷还参与糖脂代谢,在糖的有氧氧化、无氧酵解、磷酸戊糖通路或脂肪 β 氧化、脂肪合成、卵磷脂和脑磷脂代谢中都离不开含磷化合物,如 6-磷酸葡萄糖、6-磷酸果糖、1,6-二磷酸果糖、α-磷酸甘油、磷酸胆碱等。

(三) 构成生物膜和遗传物质的重要成分

磷脂是一类含有磷酸基团的脂类,是细胞膜和其他生物膜的重要成分。具有亲水端和疏水端的磷脂分子在水溶液中可形成脂质双分子层的空间结构,为细胞和细胞器创造一个相对稳定的内环境,与周围环境进行物质运输、能量交换、信息传递等基本代谢活动[2]。

磷酸与嘌呤或嘧啶碱基、核糖或脱氧核糖构成核苷酸,是遗传物质 RNA 和 DNA 的重要成分,参与生物的遗传、发育、生长等基本生命活动[2]。

（四）调节体内酸碱平衡

体内钠、钾等阳离子和碳酸、磷酸、蛋白质等阴离子构成体液缓冲系统,维持血液 pH 在 7.35~7.45 的正常范围内,以保证人体新陈代谢正常进行[2]。

四、摄入水平与健康

磷在食物中分布广泛,动物性食物和植物性食物都富含磷。海产品、瘦肉、蛋、奶、动物肝脏、肾脏等富含蛋白质的食物中磷含量丰富;此外,植物性食物如紫菜、花生、干豆类、坚果、粗粮等也是磷的良好来源。磷在植物性食物中主要存在形式是植酸,在动物性食物中主要以磷酸氢盐形式存在[2]。除了天然食物,近年来加工食品和预包装食品中的含磷添加剂也是膳食磷的重要来源[6]。我国居民膳食磷摄入量约 1 000mg/d[7],但这一摄入量未包括含磷食品添加剂中的磷。磷摄入不足和摄入过量对机体都会产生不良的影响。

（一）摄入不足

由于许多食物富含磷,故正常饮食一般不会造成磷摄入不足。纯母乳喂养的早产儿,因母乳含磷量较低,不足以满足早产儿骨磷沉积的需要,可因磷摄入不足发生磷缺乏[8],进而出现佝偻病样骨骼异常。长期补钙、输注高营养物质的早产儿,患有甲亢、做过甲状腺切除术的妇女,长期静脉营养的病人,创伤和败血症病人,以及长期服用氢氧化铝、氢氧化镁或碳酸铝一类结合剂和服用利尿剂的病人容易发生低磷血症（hypophosphatemia）。低磷血症主要引起 ATP 合成不足和红细胞内 2,3-二磷酸甘油酯减少,导致组织缺氧。初始可无症状,随后出现厌食、贫血、全身乏力,严重者可有肌无力、"肌病步态"（俗称鸭步）、骨痛、佝偻病、病理性骨折、易激动、感觉异常、精神错乱、抽搐、昏迷,甚至死亡。这些严重症状常在血清无机磷水平降至 0.32mmol/L（10.0mg/L）以下才会出现[9]。

（二）摄入过量

一般情况下,天然食物来源的磷不会导致磷摄入过量。但含磷添加剂或补充剂在食品工业的广泛使用,使得摄食者总磷摄入增加。对于肾功能降低的患者、透析患者,临床上大量口服、灌肠、或静脉注射含磷酸盐制剂的患者,可发生高磷血症（hyperphosphatemia）[10]。磷摄入过量主要影响钙的代谢,造成肾性骨病以及血管、肾脏等非骨组织的转移性钙化等。

1. 干扰钙吸收和代谢　一般认为,膳食中磷钙比值超过 3:1,即为高磷膳食。高磷摄入时血清 1,25（OH）$_2$D$_3$ 浓度降低,导致钙的吸收率降低。机体缺钙时对高磷摄入的生理耐受性降低。若每天钙摄入量低于 400mg,磷摄入量高于钙时,对钙吸收影响更大。有研究表明,膳食中的钙磷比例低于 1:2 即可致血磷升高、尿钙排出量增加,干扰钙代谢,使骨吸收增加[11]。

2. 肾性骨病　又称肾性骨营养不良症,是由于钙、磷及维生素 D 代谢障碍,继发甲状旁腺机能亢进、酸碱平衡紊乱、慢性肾功能衰竭等引起的骨骼病变。持续性的高血磷、低血钙状态，可诱发继发性甲状旁腺功能亢进性骨病和纤维性骨炎，还可导致骨质脱钙和骨质疏松症等。

3. **转移性钙化**　高磷血症最明显的危害是引起非骨组织钙化[12]。血管钙化是心脑血管疾病发生、发展的独立危险因素[13]。虽然钙和磷都参与这种异位矿化，但由于机体对钙水平的调节作用更强，故钙浓度对异位矿化的影响不大，而细胞外液中磷浓度升高则成为钙、磷超饱和的主要原因。尤其当肾功能障碍时，磷的清除率降低，血磷升高，磷与钙结合在血管或肾组织沉积，进一步加重肾脏损伤，增加死亡风险[14]。

（三）与慢性病的关系

近年来的研究表明，较高的血清磷水平和膳食磷摄入可显著增加心血管疾病、高血压、糖尿病、代谢综合征等疾病的风险以及全因死亡风险[15]。尤其肾功能受损的人群，正常偏高的血清磷浓度即可导致其肾脏功能的恶化并增加其死亡风险。但总体上，磷与慢性病的关系证据不足，暂不制定其 PI-NCD。

五、营养状况评价

由于缺乏敏感的反映磷营养状况的生物学标志物，目前有关磷营养状况评价的研究较少。现有研究主要根据膳食磷摄入量、尿磷和血清磷浓度等进行评价。

（一）膳食摄入量

食物成分表提供的食物磷含量主要是天然食物中的磷。含无机磷的食品添加剂在食品工业的广泛使用，使得人群总磷摄入量大大增加。美国采用化学分析法估计的膳食磷摄入量远高于通过食物频率问卷获得的估计值，两者相差 250~350mg/d[16]。目前为止，国内外均没有在营养标签中标明磷或磷酸盐含量。因此，仅依据食物成分表中的磷含量进行膳食磷摄入量评估时，可低估 20%~25%[17]。

（二）生化指标

1. **尿磷**　尿磷排泄通常可反映膳食磷摄入情况，但它受到许多因素的调节，如机体钙-磷平衡状态、甲状旁腺功能和肾脏功能等，限制了其作为磷摄入的生物标志物的应用[4]。

2. **血清磷**　血清无机磷简称血清磷，不包括红细胞及血浆中的有机磷酸酯和磷脂。血清磷浓度在一天内会发生生理波动，仅一次空腹血清磷的测量值难以准确反映人体磷营养状况，而在人体中开展 24 小时实时监测血清磷动态变化的方法并不可行。因此，目前仍以血清无机磷浓度作为评价磷营养状况的指标。正常成年人血清磷浓度范围为0.87~1.45mmol/L（27~45mg/L）[18]。当血清磷浓度低于 0.87mmol/L（27mg/L），可诊断为低磷血症；高于 1.45mmol/L（45mg/L），可诊断为高磷血症[10]。

3. **其他**　血清钙、磷之间存在一定的浓度关系，成年人[Ca]×[P]乘积的值正常范围为30~40（[Ca]、[P]浓度单位均为 mg/dL）。如钙磷乘积过高，磷酸钙晶体沉积在软组织中的风险则大大增加；钙磷乘积过低，会加速骨吸收，导致佝偻病和软骨病。其他与钙磷代谢相关的因素，如 PTH、成纤维细胞生长因子 23 水平等也可在一定程度上反映磷的营养状况。

六、膳食磷参考摄入量

(一) 平均需要量/推荐摄入量(适宜摄入量)

1. 成年人　血清磷水平与磷的吸收和摄入量的关系见图 9-2-1[3]。如果血清磷水平在该年龄正常值的低限以上,则可认为其磷摄入量是适宜的,即可满足健康机体细胞和骨骼形成的需要。因此将维持正常血清磷水平下限的膳食磷摄入量作为膳食磷的 EAR 值[19]。

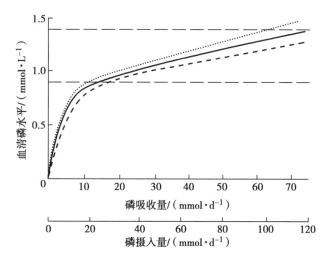

图 9-2-1　成年人血清磷与磷吸收量和摄入量之间的关系[3]

根据血清磷水平,可从图 9-2-1 估算出相应的膳食磷摄入量。图中实线可表示为下述经验性估算方程式:$Pi=0.007\,65 \times AbsP + 0.819\,4 \times [1-e^{(-0.263\,5 \times AbsP)}]$,式中 Pi 为血清磷水平,AbsP 为磷吸收量。图中两条平行于横轴的虚线分别表示正常人群血清磷低限值(0.87mmol/L)和高限值(1.45mmol/L)。实线曲线上下的两条虚线分别表示与磷吸收量对应的血清磷水平平均值上下 15% 的范围。成人混合膳食磷吸收率按 60% 外推,则可得到膳食磷摄入量。表 9-2-2 是根据该公式从正常成人血清磷水平估算所得的膳食磷摄入量。

我国正常成年人血清磷浓度低限为 0.87mmol/L,根据上述公式计算,得到磷 EAR 为

表 9-2-2　正常成年人磷摄入量与血清无机磷值之间对应关系

血清磷/ (mmol·L⁻¹)	磷吸收量/ (mmol·d⁻¹)	磷摄入量*/ (mg·d⁻¹)	血清磷/ (mmol·L⁻¹)	磷吸收量/ (mmol·d⁻¹)	磷摄入量*/ (mg·d⁻¹)
0.20	1.0	52	1.00	24.0	1 240
0.40	2.4	124	1.20	50.0	2 583
0.60	4.4	227	1.40	76.0	3 927
0.80	8.6	444	1.45	82.4	4 257
0.87	11.6	599	1.60	102.0	5 270

注:* 磷摄入量(mg/d)为磷吸收量(mmol/d)除以吸收率 60%,再乘以 31 算得。

599mg/d,CV 按 10% 计算,RNI 则为 719mg/d。修约后,将 18~29 岁成年人 RNI 确定为 720mg/d。以 18~29 岁年龄组为参照,采用代谢体重法推算 30 岁以上各年龄组人群膳食磷的 EAR 和 RNI 值,结果见表 9-2-1。

2. 老年人 对于 65 岁及以上各年龄段老年人,以 18~29 岁成年人 EAR 为基础,根据代谢体重法推算其 EAR 为 570mg/d,并设 CV 为 10%,计算得到 RNI 为 680mg/d。

3. 儿童和青少年 由于儿童和青少年的血清磷与磷摄入量的关系尚不明确,磷平衡以及组织磷含量的资料有限,故建议 1 岁以上儿童和青少年磷的 EAR 值在成人磷 EAR 值的基础上,采用代谢体重法推算,$EAR_{儿童及青少年}= EAR_{成年人}×(体重_{儿童及青少年}/体重_{成年人})^{0.75}×(1+$ 生长系数),1~3 岁生长系数取 0.3,4~14 岁生长系数取 0.15,15~17 岁生长系数取 0.075(男、女生长系数均值)。然后按 CV 为 10% 计算并修约后,确定各年龄段 RNI 分别为:1~3 岁为 300mg/d,4~6 岁为 350mg/d,7~8 岁为 440mg/d,9~11 岁为 550mg/d,12~14 岁为 700mg/d 以及 15~17 岁为 720mg/d。

4. 孕妇和乳母 妊娠时磷吸收率为 70%,非妊娠妇女磷吸收率为 60%[3],维持正常血清磷下限的磷摄入量分别应为 514mg/d 和 599mg/d。孕妇磷摄入同时要满足胎儿的需要。研究结果显示,足月产婴儿出生时体内磷量为 17.1g,胎儿平均每日磷储存量约为 61mg[19],按妊娠时磷吸收率 70% 推算,孕妇磷摄入量应增加 87mg/d,即孕妇的 EAR 应为 601mg/d。此值与非妊娠妇女的 EAR 十分接近,故无须因妊娠而额外增加磷的摄入量。乳母因泌乳造成磷丢失增加,但研究发现乳母磷的骨吸收量增加,尿磷排出量减少[19],血清磷浓度仍维持较高水平,故哺乳期妇女也无须额外补充磷。

5. 婴儿 0~6 月龄婴儿 AI 以平均每日乳汁摄入量(0.75L)和"中国 DRIs 母乳成分研究工作组"提供的乳汁磷含量(140mg/L)计算,为 105mg/d。以 0~6 月龄婴儿和 18~29 岁成年人 AI(磷参照 RNI)为基础,采用代谢体重法分别推算 7~12 月龄婴儿磷的 AI 值。从 0~6 月龄婴儿 AI 推算 $AI_{7~12月龄}= AI_{0~6月龄}×(体重_{7~12月龄}/体重_{0~6月龄})^{0.75}$,7~12 月龄婴儿的 AI 约为 144mg/d;从成年人 AI(磷参照 RNI)推算,$AI_{7~12月龄}= AI_{成人}×(体重_{7~12月龄}/体重_{成人})^{0.75}×(1+$ 生长系数),生长系数取 0.3,男女分别计算后取平均值,7~12 月龄婴儿的 AI 约为 220mg/d。两组数值取其均数,经修约后,7~12 月龄婴儿 AI 值为 180mg/d。

(二) 可耐受最高摄入量

欧洲食品安全局食品添加剂委员会基于动物毒理学实验结果对含磷食品添加剂的安全性进行了评估,提出磷的 ADI 为 40mg/kg(bw)[20]。但目前磷的 UL 值仍然以正常成年人血清磷水平上限作为估算基础。我国正常成年人血清磷上限为 1.45mmol/L,磷吸收量为 82.4mmol/d,吸收率以 60% 计,磷摄入量为 4 257mg/d,此值为 NOAEL,成年人 UF 为 1.2,则 UL 为 3 548mg/d,修约后为 3 500mg/d。考虑到老年人肾功能易损伤,设 UF 为 1.4,修约后 UL 为 3 000mg/d。其他年龄段因研究资料不充分,暂不制定相应的 UL。

(编著　杨雪锋　黄承钰)

(工作组　赵文华　于　康　杨丽琛　郭红卫)

参 考 文 献

［1］中国营养学会. 中国居民膳食营养素参考摄入量（2013 版）［M］. 北京：科学出版社,2014：176-183.

［2］ERDMAN J W,MACDONALD I A,ZEISEL S H. Present knowledge in Nutrition［M］. 10th ed. New York：Wiley-Blackwell,2012：447-458.

［3］Institute of Medicine. Dietary reference intakes for calcium,phosphorus,magnesium,vitamin D and fluoride［M］. Washington,DC：National Academy Press,1997：146-189.

［4］EFSA Panel on Dietetic Products,Nutrition,Allergies,European Food Safety Authority（EFSA）. Scientific opinion on dietary reference values for phosphorus［J］. EFSA J,2015,13（7）：4185.

［5］夏维波. 磷稳态的调节与骨骼矿化［J］. 中华骨质疏松和骨矿盐疾病杂志,2011,12（4）：217-223.

［6］CARRIGAN A,KLINGER A,CHOQUETTE S S,et al. Contribution of food additives to sodium and phosphorus content of diets rich in processed foods［J］. J Ren Nutr,2014,24（1）：13-19.

［7］于冬梅,何宇纳,郭齐雅,等. 2002—2012 年中国居民能量营养素摄入状况及变化趋势［J］. 卫生研究, 2016,45（04）：527-533.

［8］OZER BEKMEZ B,OGUZ S S. Early vs late initiation of sodium glycerophosphate：impact on hypophosphatemia in preterm infants ＜32 weeks ［J］. Clin Nutr,2022,41（2）：415-423.

［9］GEERSE D A,BINDELS A J,KUIPER M A,et al. Treatment of hypophosphatemia in the intensive care unit：a review ［J］. Crit Care,2010,14（4）：R147.

［10］GOYAL R, JIALAL I. Hyperphosphatemia ［M/OL］. Treasure Island：StatPearls Publishing,2022. http：//www.ncbi.nlm.nih.gov/books/NBK551586/.

［11］KEMI V E,KARKKAINEN M U,RITA H J,et al. Low calcium：phosphorus ratio in habitual diets affects serum parathyroid hormone concentration and calcium metabolism in healthy women with adequate calcium intake ［J］. Br J Nutr,2010,103（4）：561-568.

［12］TAKEDA E,YAMAMOTO H,YAMANAKA-OKUMURA H,et al. Increasing dietary phosphorus intake from food additives：potential for negative impact on bone health ［J］. Adv Nutr,2014,5（1）：92-97.

［13］HISAMATSU T,MIURA K,FUJIYOSHI A,et al. Serum magnesium,phosphorus,and calcium levels and subclinical calcific aortic valve disease：a population-based study ［J］. Atherosclerosis,2018（273）： 145-152.

［14］PALMER S C,HAYEN A,MACASKILL P,et al. Serum levels of phosphorus,parathyroid hormone, and calcium and risks of death and cardiovascular disease in individuals with chronic kidney disease：a systematic review and meta-analysis ［J］. JAMA,2011,305（11）：1119-1127.

［15］CHANG A R,LAZO M,APPEL L J,et al. High dietary phosphorus intake is associated with all-cause mortality：results from NHANES Ⅲ ［J］. Am J Clin Nutr,2014,99（2）：320-327.

［16］OENNING L L,VOGEL J,CALVO M S. Accuracy of methods estimating calcium and phosphorus intake in daily diets ［J］. J Am Diet Assoc,1988,88（9）：1076-1080.

［17］CARRIGAN A,KLINGER A,CHOQUETTE S S,et al. Contribution of food additives to sodium and phosphorus content of diets rich in processed foods［J］. J Ren Nutr,2014,24（1）：13-19.

［18］孙长颢. 营养与食品卫生学［M］. 8 版. 北京：人民卫生出版社,2017.

［19］NORDIN B E C. Phosphorus［J］. J Food Nutr,1989（45）：62-75.

[20] EFSA Panel on Food Additives and Flavourings, YOUNES M, AQUILINA G, et al. Scientific Opinion on the re-evaluation of phosphoric acid-phosphates di-, tri- and polyphosphates（E338-341, E343, E450-452）as food additives and the safety of proposed extension of use［R/OL］.［2023-01-01］. EFSA, 2019. https://pharmacentral.com/wp-content/uploads/2021/07/efsa-journal-2019-re%E2%80%90evaluation-of-phosphoric-acid-phosphates-di%E2%80%90tri%E2%80%90and-polyphosphates-e-338-e-341-e-343.pdf.

第三节　钾

钾（potassium），化学式为 K，1807 年由英国化学家 Humphry Davy 分离并命名为 kalium。1938 年 McCollum 等的研究证明钾是一种必需营养素。1997 年美国高血压联合委员会第 6 次报告提出预防高血压的膳食钾摄入量。

体内钾在细胞内参与糖和蛋白质代谢。钾离子能通过细胞膜与细胞外的 H^+-Na^+ 交换，维持细胞正常的渗透压和酸碱平衡。通过激活钠钾 ATP 酶产生能量，维持细胞内外钾钠离子浓度梯度，产生膜电位，维持神经肌肉的应激性。心肌细胞内外适宜的钾浓度可维持心肌的自律性、传导性和兴奋性，从而维持心肌的正常功能。

人体的钾主要来自食物，蔬菜和水果是钾主要的食物来源。膳食钾约 85% 在小肠吸收。吸收的钾通过钠钾泵（钠钾 ATP 酶）将钾转入细胞内。体内 98% 的钾存在于细胞内。膳食调查和生化指标是评价钾营养状况的主要手段。以成人膳食钾摄入量和日常摄入量资料为主要依据，结合维持钾平衡的摄入量，本次修订仍建议成年人膳食钾的 AI 为 2 000mg/d；依据钾在降低高血压等慢性病风险中的作用，本次修订采用 3 600mg/d 作为中国成年人膳食钾的 PI-NCD 值。以儿童和青少年膳食钾摄入量为基础，应用代谢体重法从成年人参考摄入量外推，综合提出不同年龄组儿童青少年膳食钾的参考摄入量。中国居民膳食钾参考摄入量见表 9-3-1。

表 9-3-1　中国居民膳食钾参考摄入量

单位:mg/d

年龄/阶段	AI	PI-NCD	年龄/阶段	AI	PI-NCD
0 岁~	400	—	30 岁~	2 000	3 600
0.5 岁~	600	—	50 岁~	2 000	3 600
1 岁~	900	—	65 岁~	2 000	3 600
4 岁~	1 100	1 800	75 岁~	2 000	3 600
7 岁~	1 300	2 200	孕早期	+0	+0
9 岁~	1 600	2 800	孕中期	+0	+0
12 岁~	1 800	3 200	孕晚期	+0	+0
15 岁~	2 000	3 600	乳母	+400	+0
18 岁~	2 000	3 600			

注:"+"表示在相应年龄阶段的成年女性需要量基础上增加的需要量。

一、理化性质

钾的原子序数是 19，相对原子质量为 39.098 3，熔点 63.25℃，沸点 760℃，密度 0.862g/cm³，是一种银白色金属。钾的化学性质活泼，在空气中加热会燃烧。钾的氧化态为 +1 价，只形成 +1 价的化合物。钾离子火焰呈紫色，可用焰色反应和火焰光度计检测。动植物体内都含有钾，主要以离子状态存在。

二、消化吸收和代谢

(一) 消化吸收

人体的钾主要来自食物，成年人每日从膳食中摄入的钾为 1 759~3 910mg，儿童每日从膳食中摄入的钾为 19.5~117.3mg/kg（bw）。摄入的钾大部分由小肠吸收，吸收率约为 85%。

(二) 代谢

细胞外液的钾通过钠钾泵（钠钾 ATP 酶）转入细胞内。体内钾主要存在于细胞内，约占钾总量的 98%，其他存在于细胞外液。钠钾泵利用 ATP 水解的能量将细胞内的 3 个 Na^+ 转到细胞外，2 个 K^+ 交换到细胞内，从而使细胞内保持较高浓度的钾。胰岛素通过改变细胞内钠离子的浓度，刺激钠钾 ATP 酶的活性，增加酶的合成，从而促进钾离子转移到横纹肌、脂肪组织、肝脏以及其他组织细胞。β2 肾上腺素通过刺激钠钾 ATP 酶，促进细胞外液 K^+ 转入细胞内。也可通过刺激葡萄糖酵解使血糖上升，进而刺激胰岛素分泌，再促进 K^+ 进入细胞内。醛固酮或酸碱平衡障碍也影响钾离子向细胞内转移。

正常成年人体内钾约为 1 955mg/kg（bw），成年男性略高于女性，为 1 759~2 150mg/kg（bw），女性约为 1 642mg/kg（bw），儿童约为 1 564mg/kg（bw）。体内可交换的钾为总含量的 85%~92%。钾在体内的分布与器官大小及其细胞的数量和质量有关，其中约 70% 储存于肌肉，10% 在皮肤，红细胞内占 6%~7%，骨内占约 6%，脑内占 4.5%，肝内占 4.0%。正常人血清钾浓度为 136.8~215.0mg/L，约为细胞内钾浓度的 1/25。

摄入的钾主要由肾脏、肠道和皮肤排出体外。其中 80%~90% 由肾脏排出；12% 由粪便排出，但当肾功能衰竭时，自肠道排出的钾可达摄入量的 35%；由汗液排出钾的比例很少，在 3% 左右，但是在高温环境从事体力活动导致大量出汗时，每日从汗液排出的钾比例明显增加，有时可达 5 865mg。钾的排泄量与膳食钾摄入量密切相关。膳食钾摄入量增加，尿钾排出量随之增高，因此尿钾含量变化可反映膳食钾的摄入状况。

由于体内钾主要由肾排出，因此肾脏是维持钾平衡的主要调节器官。肾脏每日滤过的钾为 23 459~27 369mg，但绝大部分会在近端肾小管以及髓袢被重新吸收。每日排出的钾从远端肾小管，特别是远端的连接小管和皮质及髓质的集合小管排泄。醛固酮可促使 K^+ 排泄。血 pH 增高可抑制底侧 K^+ 的泵入以及管腔侧膜对 K^+ 的通透性，使 K^+ 排出减少，反之则排出增加。血容量可通过影响肾小球滤过液在远端肾小管及集合管的流量而影响 K^+ 的排泄。血容量还可影响醛固酮的分泌，进一步影响 K^+ 的排泄。

三、生理功能

(一)参与糖和蛋白质代谢

葡萄糖和氨基酸经过细胞膜进入细胞合成糖原和蛋白质时,必须有适量的钾离子参与。合成糖原时,每1g糖原的合成约需5.9mg钾。合成蛋白质时,每1g蛋白质的合成需要17.6mg钾。三磷酸腺苷的生成过程中也需要一定量的钾,如果钾缺乏,糖和蛋白质的代谢将受到影响。

(二)维持细胞正常的渗透压和酸碱平衡

钾主要存在于细胞内,维持细胞内渗透压。钾离子能通过细胞膜与细胞外的 H^+-Na^+ 交换,起到调节酸碱平衡的作用。当细胞失钾时,细胞外液中 H^+-Na^+ 可进入细胞内,引起细胞内酸中毒和细胞外碱中毒。反之,细胞外钾离子内移,氢离子外移,可引起细胞内碱中毒与细胞外酸中毒。

(三)维持神经肌肉的应激性

细胞内的钾离子和细胞外的钠离子联合作用,可激活钠钾 ATP 酶而产生能量,维持细胞内外钾钠离子浓度梯度,产生膜电位。当膜去极化时,在轴突产生动作电位,激活肌肉纤维收缩并引起突触释放神经递质。当血钾降低时,膜电位上升,细胞膜极化过度,应激性降低,发生松弛性瘫痪。当血钾过高时,可使膜电位降低,致细胞不能复极化而应激性丧失,也可造成肌肉麻痹。

(四)维持心肌的正常功能

心肌细胞内外的钾浓度与心肌的自律性、传导性和兴奋性有密切关系。钾缺乏时,心肌兴奋性增高;钾过高时心肌自律性、传导性和兴奋性又受到抑制;二者均可引起心律失常。在心肌收缩期,肌动蛋白与肌球蛋白和 ATP 结合前,钾从细胞内移出,舒张期内移。缺钾或钾过多,均可引起钾的迁移,从而使心肌功能失常。

(五)降低血压的作用

许多研究证实补钾对高血压及正常血压者具有降低血压的作用,对高血压患者的作用较正常血压者强,对钠敏感者的作用尤其明显。钾降低血压的作用可能与钾直接促进尿中钠排除,对肾素血管紧张素系统和交感神经系统的抑制作用,改善压力感受器的功能,以及直接影响外周血管阻力等因素有关。

四、摄入水平与健康

大部分食物都含有钾,蔬菜和水果是钾主要的食物来源。每100g各类食物,其钾含量范围如下:谷类100~200mg,豆类600~800mg,蔬菜和水果200~500mg,肉类150~300mg,鱼类200~300mg。钾含量较高的常见食物有黄豆、蚕豆、赤小豆、豌豆、冬菇、竹笋、紫菜等。

(一)摄入不足

钾摄入不足常见于长期禁食、少食、偏食或厌食者。由于肾脏的保钾功能较差,钾摄入减少可引起体内钾缺乏。体内钾总量减少可引起神经肌肉、消化、心血管、泌尿、中枢神经等系统发生功能性或病理性改变。轻度钾缺乏无明显症状。钾缺乏超过10%表现为肌肉无力及瘫痪、心律失常、横纹肌溶解综合征及肾功能障碍等。肌肉无力一般从下肢开始,表现为无力、站立不稳或登楼困难。随着钾缺乏加重,可影响到躯干和上肢肌力,甚至影响呼吸肌,导致呼吸衰竭。钾缺乏导致的心律失常包括房性或室性期前收缩、窦性心动过缓、房室传导阻滞等,严重时可见室性心动过速、心室扑动或颤动。横纹肌溶解综合征常见于严重缺钾。在肌肉收缩时,肌肉组织相对缺血,可出现横纹肌溶解,肌球蛋白大量从肾排出,有时可诱发急性肾功能衰竭。长期缺钾,可出现肾功能障碍,表现为多尿、夜尿、口渴、多饮等,尿量多而比重低。

(二)摄入过量

钾摄入过量可引起血钾浓度升高,血钾浓度高于5.5mmol/L时,可出现毒性反应,称高钾血症。一般摄入富含钾的食物不会导致钾过量,体内钾和血钾浓度增高的原因主要是非食物来源的摄入过多和/或排出困难。钾过多可使细胞外 K^+ 上升,静息电位下降,心肌自律性、传导性和兴奋性受抑制以及细胞内碱中毒和细胞外酸中毒等。表现为极度疲乏和四肢无力,下肢较重。早期表现为行走困难、肌肉张力减低、腱反射消失等,随后可上升至躯干肌群及上肢,呈上升性松弛软瘫,出现吞咽、呼吸及发音困难,严重时可因呼吸肌麻痹而猝死。心血管系统可见心率缓慢、心音减轻、心律失常等。

(三)与慢性病的关系

钾对降低高血压等慢性病风险具有重要作用,血压与膳食钾、尿钾、总钾量或血清钾呈负相关。基于钾与高血压、脑卒中及冠心病等慢性病的研究证据,WHO钾摄入量指南推荐成人钾的摄入量至少达到3 510mg/d。

五、营养状况评价

膳食摄入量和生化指标是评价钾营养状况的主要手段。测定血清钾浓度和24小时尿钾的排出量是了解机体是否存在钾缺乏或过量的重要方法。

(一)膳食摄入量

膳食调查得到的食物消费量数据与食物中钾含量数据相结合,可以推算膳食钾摄入量,依据钾膳食参考摄入量可以评价群体或个体的营养状况。

(二)生化指标

1. 血清钾 正常血清钾浓度为3.5~5.5mmol/L,如果低于3.5mmol/L,表明身体钾缺乏。血清钾浓度3.0~3.5mmol/L为轻度缺钾,缺乏症状较少;血清钾浓度2.5~3.0mmol/L为中度缺钾,多有缺乏症状;血清钾浓度低于2.5mmol/L,为重度缺钾,可出现严重缺乏症状。当血清钾超过5.5mmol/L时,可出现高钾血症。当血清钾升至7.0~8.0mmol/L时,可出现明显钾过量症状,心肌内传导受抑制,导致心电图明显改变。

2. 尿钾 尿钾排出量可反映体内钾平衡状态。正常情况下24小时尿钾排出量约

1 955mg,24 小时排出量低于 977mg,可能钾缺乏,24 小时排出量低于 390mg 则为钾缺乏。

六、膳食钾参考摄入量

有关人体对钾的需要量的研究不多,确定 EAR 的研究资料尚不充分,因此不能制定 RNI。目前各国仍以膳食钾摄入量资料为主要依据,结合维持钾平衡的摄入量或钾在降低高血压等慢性病风险中的作用,提出钾的 AI 和 PI-NCD[11]。

(一) 适宜摄入量

1. 成年人   参考我国历次全国居民营养调查、队列研究和总膳食研究得到的钾摄入量,并且考虑钾对于血压的影响,制定成年人膳食钾适宜摄入量。1992 年全国营养调查结果显示我国居民平均每标准人日钾摄入量为 1 871.3mg。在 2002 年中国居民与营养状况调查、2010—2012 年和 2015—2017 年中国居民营养与健康状况监测结果中,我国居民平均每标准人日钾摄入量分别为 1 700.1mg、1 610.4mg 和 1 547.2mg[1];覆盖 15 个省(自治区、直辖市)的 "中国健康与营养调查(China Health and Nutrition Survey,CHNS)" 队列研究分析结果显示,成年人 2015 年和 2018 年膳食钾的平均摄入量分别为 1 745.8mg/d 和 1 622.5mg/d;采用美国国家癌症研究所(NCI)的方法计算成年人钾的日常摄入量(usual intake,UI),则 2015 年和 2018 年成年人钾的 UI 均值分别为 1 747.2mg/d 和 1 619.3mg/d;2009—2013 年第五次中国总膳食研究的结果显示平均每标准人日钾的摄入量为 2 384.5mg[2]。考虑到不同研究得到的成年人膳食钾摄入量的差异,同时钾摄入过低不利于降低高血压等慢性病风险,因此本版修订对成年人膳食钾的 AI 不做调整,仍为 2 000mg/d[3]。

2. 老年人   "中国健康与营养调查(CHNS)" 队列研究分析结果显示,65~74 岁和 75 岁及以上人群 2018 年膳食钾 UI 的均值分别为 1 597.3mg/d 和 1 405.8mg/d。鉴于钾摄入过低不利于降低高血压等慢性病风险,因此本版修订老年人膳食钾的 AI 与成年人一致,仍为 2 000mg/d[3]。

3. 儿童和青少年   以成年人膳食钾 AI 值为基础,采用代谢体重法,依据公式 $AI_{儿童及青少年}$ = $AI_{成人}$×(体重$_{儿童及青少年}$/体重$_{成人}$)$^{0.75}$×(1+ 生长系数),推算儿童和青少年各年龄段 AI。1~3 岁、4~6 岁、7~8 岁、9~11 岁、12~14 岁和 15~17 岁膳食钾的 AI 分别为 839mg/d、981mg/d、1 228mg/d、1 528mg/d、1 734mg/d 和 2 022mg/d。儿童和青少年膳食钾摄入量数据也为其膳食钾 AI 的确定提供依据。图 9-3-1 显示了 "中国健康与营养调查(CHNS)" 2015 年和 2018 年不同年龄组儿童青少年膳食钾 UI 的均值。在各年龄段代谢体重外推数值和膳食钾 UI 中选择较高值,取整数处理,修订各年龄段儿童和青少年膳食钾的 AI 分别为:1~3 岁 900mg/d、4~6 岁 1 100mg/d、7~8 岁 1 300mg/d、9~11 岁 1 600mg/d、12~14 岁 1 800mg/d 和 15~17 岁 2 000mg/d。

4. 孕妇和乳母   目前的研究资料表明,孕期钾需要量无明显增加[4],且健康的女性在孕期一般不会发生低钾血症[5]。有报告推测,妇女妊娠期间胎儿组织所需的钾为 12.5g,日均需钾 46mg,通常的膳食可以提供,因此孕期不需要另行补充钾[4]。本次修订孕妇膳食钾的 AI 不增加,仍为 2 000mg/d。

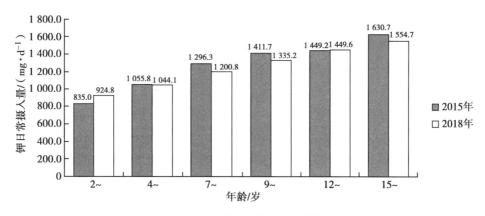

图 9-3-1 儿童青少年膳食钾日常摄入量

乳母因泌乳而引起钾的丢失量约为 367mg/d,吸收率按 85% 计,应额外补充 431mg/d,取整数处理,将乳母膳食钾的额外添加量确定为 400mg/d。

5. 婴儿 中国 0~6 月龄健康、纯母乳喂养的婴儿日均母乳摄入量为(776.6 ± 141.5)g,即 749.6mL/d;取整数则 0~6 月龄母乳摄入量为 0.75L/d[6]。按照"中国 DRIs 母乳成分研究工作组"和文献[7]给出的母乳钾含量 490.0mg/L 计算,则 0~6 月龄婴儿每日钾摄入量为 367mg,取整数处理修订为 400mg/d。

科技部基础资源调查专项"中国 0~18 岁儿童营养与健康系统调查与应用项目"获得我国 7~12 月龄婴儿膳食钾平均摄入量为 617mg/d(中国 DRIs 母乳成分研究工作组提供)。因此,经修约后,7~12 月龄婴儿钾的 AI 值为 600mg/d,这与代谢体重法推算结果一致。

(二)降低膳食相关非传染性疾病风险的建议摄入量

许多研究已经证实,钾对降低高血压等慢性病风险具有重要作用[8-14],血压与膳食钾、尿钾、总钾量或血清钾呈负相关[12,15-16]。补钾对高血压及正常血压者都有降低血压的作用,对高血压患者的作用较正常血压者强,对钠敏感者的作用尤为明显[7-9]。给高血压患者补充钾,可减少降压药的用量[10]。Aburto 等的一篇 Meta 分析纳入了 22 项(包含 1 606 例受试者)涉及血压、血脂、儿茶酚胺浓度和肾功能的随机对照试验,11 项(包含 127 038 例调查对象)涉及全死因死亡率、心血管疾病、卒中或冠心病的队列研究。随机对照试验的 Meta 分析结果发现,仅在高血压患者中发现了显著的降压作用,与对照组相比,钾摄入增加使成年人收缩压降低 3.49(95%CI:1.82~5.15)mmHg,舒张压降低 1.96(95%CI:0.86~3.06)mmHg。钾摄入达 3 518~4 691mg/d 时的降压作用最大,可使收缩压下降 7.16(95%CI:1.91~12.41)mmHg,舒张压下降 4.01(95%CI:-0.42~8.44)mmHg。高钾摄入对血脂和儿茶酚胺浓度或肾脏功能无不良反应[17]。高钾摄入虽然与心血管疾病或冠心病发生之间的相关性无统计学意义,但与脑卒中发生风险呈负相关(风险比 0.76,95%CI:0.66~0.89),可使脑卒中的风险降低 24%。Vinceti 等的一篇纳入 16 项队列研究的 Meta 分析结果显示钾摄入量与脑卒中风险呈显著负相关,每天摄入 3 510mg 钾发生脑卒中的风险最低[18]。基于钾与高血压、心血管疾病、脑卒中及冠心病等慢性病的研究证据,2012 年 WHO 钾摄入量指南推荐成人钾的摄入量至少达到 3 510mg/d[19]。

鉴于钾对血压的作用,并考虑达到的可能性,日本提出了膳食钾的目标摄入量(DG)。根据日本成年人钾摄入量的中位数 2 168mg/d 与 2012 年 WHO 推荐的钾摄入量 3 510mg/d 的平均值,按不同性别不同年龄分组的平均体重确定 DG,成年男性和女性的 DG 分别为高于 3 000mg/d 和高于 2 600mg/d[4]。

参考 WHO 推荐的钾摄入量和日本 DG 的制定方法,我国在 2013 版 DRIs 中制定了膳食钾的 PI-NCD,即 18 岁以上成年居民膳食钾的 PI-NCD 为 3 600mg/d。近年来有关研究对该值提供了更多的支持性证据,因此本次修订钾 PI-NCD 仍与 2013 版保持一致。

以成年人 PI-NCD 值为基础,采用代谢体重法推算 4 岁以上儿童和青少年膳食钾的 PI-NCD:4~6 岁为 1 800mg/d、7~8 岁为 2 200mg/d、9~11 岁为 2 800mg/d、12~14 岁为 3 200mg/d、15~17 岁为 3 600mg/d。由于膳食钾摄入对降低慢性非传染性疾病风险的性别差异资料不充分,因此钾的 PI-NCD 暂不分性别。

(三) 可耐受最高摄入量

如果肾功能正常,从日常膳食中摄入的钾不会引起代谢异常。目前尚未见到因膳食摄入钾引起高钾血症的报道。由于资料不足,因此不设定 UL。

(编著　王惠君)

(工作组　孙长颢　张万起　贾小芳　朴建华)

参 考 文 献

[1] 赵丽云,何宇纳. 中国居民营养与健康状况监测报告[2010—2013]之一:膳食与营养素摄入状况[M]. 北京:人民卫生出版社,2018.

[2] 吴永宁,赵云峰,李敬光. 第五次中国总膳食研究[M]. 北京:科学出版社,2018.

[3] 中国营养学会. 中国居民膳食营养素参考摄入量(2013 版)[M]. 北京:科学出版社,2014.

[4] 日本居民膳食摄入标准编写委员会. 日本居民膳食摄入标准(2020 版)[M]. 东京:厚生劳动省,2019: 273-277.

[5] EFSA Panel on Dietetic Products,Nutrition and Allergies,Turck D. Dietary reference values for potassium [J]. EFSA Journal,2016,14(10):4592.

[6] 孙忠清,杨振宇. 0~6 月龄纯母乳喂养儿每日母乳摄入量评估[J]. 营养学报,2013,35(2):134-136,141.

[7] WEI M,DENG Z,LIU B,et al. Investigation of amino acids and minerals in Chinese breast milk[J]. Journal of the science of food and agriculture,2020,100(10):3920-3931.

[8] WHELTON P K,HE J,CUTLER J A,et al. Effects of oral potassium on blood pressure. Meta-analysis of randomized controlled clinical trials[J]. JAMA,1997,277(20):1624-1632.

[9] GELEIJNSE J M,KOK F J,GROBBEE D E. Blood pressure response to changes in sodium and potassium intake:a metaregression analysis of randomised trials[J]. Journal of Human Hypertension,2003,17(7): 471-480.

［10］BRASCHI A，NAISMITH D J. The effect of a dietary supplement of potassium chloride or potassium citrate on blood pressure in predominantly normotensive volunteers［J］. The British Journal of Nutrition，2008，99（6）：1284-1292.

［11］SIANI A，STRAZZULLO P，GIACCO A，et al. Increasing the dietary potassium intake reduces the need for antihypertensive medication［J］. Annals of Internal Medicine，1991，115（10）：753-759.

［12］LI M，YAN S M，LI X，et al. Association between blood pressure and dietary intakes of sodium and potassium among US adults using quantile regression analysis NHANES 2007-2014［J］. Journal of Human Hypertension，2020，34（5）：346-354.

［13］ZANETTI D，BERGMAN H，BURGESS S，et al. Urinary albumin，sodium，and potassium and cardiovascular outcomes in the UK biobank：observational and mendelian randomization analyses［J］. Hypertension，2020，75（3）：714-722.

［14］WILLEY J，GARDENER H，CESPEDES S，et al. Dietary sodium to potassium ratio and risk of stroke in a multi-ethnic urban dwelling population：The Northern Manhattan Study［J］. Stroke，2017，48（11）：2979-2983.

［15］LELONG H，BLACHER J，BAUDRY J，et al. Individual and combined effects of dietary factors on risk of incident hypertension：prospective analysis from the NutriNet-Santé cohort［J］. Hypertension，2017，70（4）：712-720.

［16］SUN H B，SUN M. Age- and gender-dependent associations of blood pressure and serum sodium and potassium-renal and extrarenal regulations［J］. Journal of the American Society of Hypertension，2018，12（5）：392-401.

［17］ABURTO N J，HANSON S，GUTIERREZ H，et al. Effect of increased potassium intake on cardiovascular risk factors and disease：systematic review and meta-analyses［J］. BMJ，2013（346）：f1378.

［18］VINCETI M，FILIPPINI T，CRIPPA A，et al. Meta-analysis of potassium intake and the risk of stroke［J］. Journal of the American Heart Association，2016，5（10）：e004210.

［19］WHO. Guideline：potassium intake for adults and children［R］. Geneva：World Health Organization，2012.

第四节　钠

钠（sodium），化学符号 Na，1807 年由英国化学家 Humphry Davy 首先分离得到。当初 Davy 用电解苏打的方法（通较大电流将苏打熔化）在阴极得到了金属钠，并将其命名为 sodium。钠是人体必需的常量元素之一，是机体的一种重要电解质。

有关人类钠需要量的研究资料有限，且无足够的研究数据确定钠的平均需要量（EAR），因此尚无法提出钠的推荐摄入量（RNI）。目前美国、澳大利亚、韩国等以试验膳食摄入量资料为主要依据，提出了钠的适宜摄入量（AI）。国际食盐合作研究组研究了全球 52 个地区年龄为 20~59 岁共 10 079 人的 24 小时尿钠，尿钠排出范围为 0.2~242mmol/24h。美国 DASH（Dietary Approaches to Stop Hypertension）研究发现，含有 1 500mg 钠水平的膳食有利于预防高血压，而且不会出现钠的缺乏问题。本次对成年人钠的 AI 建议为 1 500mg/d。65 岁以上人群则在成年人 1 500mg/d 的基础上采用代谢体重法推算。

钠的生理功能包含调节细胞外液的容量与渗透压,维持酸碱平衡,维持正常血压,以及参与能量代谢、ATP 的生成和利用等。国内外研究表明,钠摄入过多与高血压、脑卒中、心血管疾病以及胃癌等有关;另外,钠摄入过多还可增加全因死亡风险。根据 2012 年WHO 专家委员会发布的《成年人和儿童钠摄入量指南》,成年人钠摄入量的推荐值为不超过 2 000mg/d,本次修订采用 ≤ 2 000mg/d 为中国成年人的膳食钠的 PI-NCD。65 岁以上人群则在 2 000mg/d 的基础上按代谢体重法推算。目前尚缺乏孕妇、哺乳期妇女钠的需求量与成年女性不同的证据,因此孕妇与乳母钠的 PI-NCD 与非孕和非哺乳期妇女相同,为≤ 2 000mg/d。中国居民膳食钠参考摄入量见表 9-4-1。

表 9-4-1　中国居民膳食钠参考摄入量

单位:mg/d

年龄/阶段	AI	PI-NCD	年龄/阶段	AI	PI-NCD
0 岁~	80	—	18 岁~	1 500	≤ 2 000
0.5 岁~	180	—	30 岁~	1 500	≤ 2 000
1 岁~	500	—	50 岁~	1 500	≤ 2 000
2 岁~	600	—	65 岁~	1 400	≤ 1 900
3 岁~	700	—	75 岁~	1 400	≤ 1 800
4 岁~	800	≤ 1 000	孕早期	+0	+0
7 岁~	900	≤ 1 200	孕中期	+0	+0
9 岁~	1 100	≤ 1 500	孕晚期	+0	+0
12 岁~	1 400	≤ 1 900	乳母	+0	+0
15 岁~	1 600	≤ 2 100			

注:"+"表示在相应年龄阶段的成年女性需要量基础上增加的需要量。

一、理化性质

钠为银白色立方体结构金属,原子序数为 11,相对原子质量为 22.99,熔点 97.794℃,沸点 882.940℃,密度为 0.971g/cm³。其原子的最外层只有 1 个电子,很容易失去,有强还原性,因此钠的化学性质很活泼。它在自然界中不能以游离态存在,而以化合物的形式分布。

二、消化吸收和代谢

(一) 消化吸收

人体摄入的钠在小肠几乎完全被吸收。在空肠中,钠通过三种形式被吸收:①钠与葡萄糖、氨基酸一起被吸收,这是一个主动耗能过程。②通过钠钾 ATP 酶的作用,Na^+ 与 H^+ 交换而进入空肠黏膜。钠在回肠和结肠也是通过钠钾 ATP 酶被主动吸收。③钠通过空肠黏膜紧密结合处,与水及 Cl^- 一起进入细胞间液。钠进入肠黏膜后,经细胞的底侧膜,通过钠钾 ATP 酶的作用,被泵入间质液而进入血管内。目前已知的影响钠在肠道吸收的因素较少。促进因素有葡萄糖、血管紧张素 II。抑制因素有促胰液素、胰高血糖素及胆固醇等。正常血浆钠浓度为 140mmol/L,细胞间液中钠的浓度为 145mmol/L。

(二) 代谢

正常人体内钠的含量浓度为 60mmol/kg(bw),其中 50% 分布于细胞外液,10% 在细胞内液,40% 在骨骼中。体内钠分为可交换钠和非交换钠,前者约占总钠量的 70%,不可交换钠主要存在于骨骼中,吸附在致密长骨中的羟磷灰石晶体表面。可交换钠与血浆中的钠进行着弥散平衡。

正常情况下,每日摄入的钠只有少部分是机体所需,大部分则通过尿液、粪便、皮肤排出,如果出汗不多,也无腹泻,98% 以上摄入的钠自尿中排出。每日从粪便中排出的钠不足 10mg。钠还可从汗中排出,不同个体汗中钠的浓度变化较大,平均含钠盐(NaCl)2.5g/L,最高可达 3.7g/L。在热环境下,中等强度劳动 4 小时,可使人体丢失钠盐 7~12g。

钠离子在肾小球过滤后被肾小管和集合管重吸收,最终只有约 1% 肾小球滤过量的钠通过尿液排出。体内钠的稳态平衡主要是通过肾素-血管紧张素-醛固酮系统、心房尿钠肽(心钠素)等调节,即通过调节肾小球对钠的滤过率、肾小管的重吸收、远曲小管的离子交换作用和激素的分泌来调节钠的排泄量,以保持体内钠平衡。肾脏可接受的钠量范围很宽,肾小球的过滤作用与肾小管的重吸收保持了平衡,钠摄取量增加,其排泄量也增加,反之排泄量也会减少。因此,人体对钠摄入水平的适应性很大。

交感神经系统调节肾脏控制钠储留与排泄:改变肾脏的血流量,控制肾素的释放,通过 α 或 β 受体对肾小管作用。交感神经中枢在钠过多时抑制,而钠耗空时兴奋。

三、生理功能

(一) 调节细胞外液的容量与渗透压

钠主要存在于细胞外液,约占细胞外液中阳离子含量的 90%,与其相对应的阴离子一起构成的渗透压也占细胞外液渗透压的 90%,因此,钠对细胞外液的容量和渗透压的维持具有重要的作用。同样,细胞内液的钾也构成渗透压,以维持细胞内水分的稳定。人体细胞外液中的钠与细胞内液中钾含量的平衡,是细胞内外水分恒定的根本条件。

如体内钠的含量过多,其渗透压也将随之改变。人体为了保持一定的渗透压,就会吸收大量的水分,使整个细胞外液的容量增多,从而导致心脏负荷过重,造成机体水肿;钠过多还将使血压升高。反之,当机体丢失的钠过多时,则使细胞外液的钠量降低,渗透压下降,由于此时细胞内钾构成的渗透压未变,水进入细胞,细胞内液钾的浓度被稀释,细胞外液容量减少,这些改变可能促使血压下降。

(二) 维持酸碱平衡

血浆中的碳酸氢钠缓冲系统占全血缓冲能力的 35%,而体内钠离子的含量可以影响碳酸氢钠的消长;钠在肾脏重吸收时与氢离子交换,以排出体内的酸性代谢产物,从而保持体液酸碱度的恒定。

(三) 维持正常血压

钠通过调节细胞外液的容量,维持正常血压。细胞外液钠浓度的持续变化,对血压产生影响。人群膳食调查与干预研究结果表明,膳食中的钠过多,钾过少,钠钾比值偏高,可引起血压升高。

(四) 其他功能

体液中钠、钾、钙、镁等离子保持一定的浓度和适当的比例是维持神经肌肉应激性所必需的,而钠离子的正常浓度是保证这一功能的重要因素。钠与能量代谢、ATP 的生成和利用有关。

四、摄入水平与健康

钠在食物中广泛存在,每 100g 谷类中含钠 1.0~21.5mg,每 100g 薯类含 2.7~58.2mg;每 100g 干豆类含 1.8~21.2mg,每 100g 蔬菜类含 3~180mg,每 100g 水果类含 0.7~55.6mg,每 100g 畜肉类含 36.7~84.2mg,每 100g 水产类含 8.6~2 011.7mg。人体钠来源主要为食盐、含钠的调味品(如酱油、味精)等。一般盐渍或腌制肉类、酱咸菜类、发酵豆制品等食物钠含量较高。食盐与钠的换算关系为:食盐(g)= 钠(g)×2.54。

(一) 摄入不足

一般情况下,机体缺钠的情况较少。当血浆钠轻度减少并伴有渗透压的降低时,即可抑制抗利尿激素(ADH)的分泌,使肾脏对水的重吸收减少,排出低渗尿,直至血浆钠恢复正常。但在某些情况下,例如:禁食、少食、膳食中钠盐限制过严,钠的摄入量极低时;由于高温、重体力劳动而过量出汗;胃肠道疾患、反复呕吐、腹泻使钠过量丢失时;因慢性肾脏疾病、原发性慢性肾上腺皮质功能减退症(Addison disease,又称艾迪生病)、抗利尿激素分泌失调综合征、糖尿病酮症酸中毒、利尿剂的应用等而导致肾性失钠等,均可引起机体缺钠。血浆钠浓度<135mmol/L 时,即为低钠血症。体内钠元素的含量低于健康人的正常含量,则细胞的水分、渗透压、应激性、分泌以及排泄等都将受到影响。此外,缺钠还会影响细胞对氨基酸和葡萄糖的吸收,减少胃液的分泌。

人体缺钠的临床表现可分为三个等级。早期症状不明显。当失氯化钠量为 0.5g/kg,则尿液中的氯化物含量减少,为轻度缺钠,其主要症状有淡漠、倦怠、无神;当失氯化钠量为 0.5~0.75g/kg,尿中无氯化物,为中度缺钠,患者出现恶心、呕吐、脉细弱、血压降低及痛性痉挛等症状;机体失氯化钠量为 0.75~1.25g/kg 时为重度至极重度缺钠,可出现表情淡漠、昏迷、外周循环衰竭等临床表现,严重时可导致休克及急性肾功能衰竭而死亡。

(二) 摄入过量

正常情况下,钠摄入过多并不会在体内蓄积,但某些疾病可引起体内钠过多,如心源性水肿、肝硬化腹水期、肾病综合征、肾上腺皮质功能亢进、蛛网膜下腔出血、脑肿瘤等都可能引发高钠血症。临床表现除原有的症状外,还可出现水肿、体重增加、血容量增大、血压偏高、脉搏加快、心音增强等。

急性过量食用食盐(35~40g)可引起急性中毒,出现水肿、血压上升、血浆胆固醇升高、脂肪清除率下降以及胃黏膜上皮细胞破裂等。

(三)与慢性病的关系

长期摄入过量的钠(食盐),可增加高血压、脑卒中和胃癌等疾病的发生风险,也会增加全因死亡的风险。

五、营养状况评价

钠的营养状况一般可通过膳食调查和尿钠的测定予以评价。

(一)膳食摄入量

采用膳食调查方法,获得人体日均钠摄入量,与推荐量比较,进行评价。《中国居民营养与慢性病状况报告(2020年)》显示,我国居民每标准人日的钠摄入量为 6 046mg。

(二)生化指标

钠摄入量很高时,机体钠可维持在基础水平,从尿液排出的钠接近其摄入量,且在正常状况下(出汗不多、无腹泻),摄入的钠约 98% 从尿液排出,据此可用平衡试验或测定尿钠排出量来评价机体的钠营养状况。正常成年人 24 小时尿钠排出量为 87~260mmol(2 000~6 000mg)。儿童与成年人血清钠浓度正常值均在 136~146mmol/L。

六、膳食钠参考摄入量

有关人体钠需要量的研究资料十分有限,且无足够的研究数据可供参考来确定钠的平均需要量(EAR),因此尚无法提出钠的推荐摄入量(RNI)。目前,世界各国以膳食摄入量资料为主要依据,结合钠对高血压、心血管疾病的危害,提出膳食钠的适宜摄入量(AI)和降低膳食相关非传染性疾病风险的建议摄入量(PI-NCD)或目标摄入量(DG)。美国、澳大利亚、韩国等以试验膳食摄入量资料为主要依据,提出了钠的适宜摄入量(AI),日本以预防慢性病为目标,提出了钠的目标摄入量(DG)。

(一)适宜摄入量

1. 成年人 我国每标准人日钠的摄入量为 6 046mg;如果以膳食调查结果确定成年人 AI,则 AI 值过高,不利于预防与控制高血压,且远远高于 WHO 提出的建议摄入量。国际食盐合作研究组[1]调查了全球 52 个地区年龄为 20~59 岁共 10 079 人的 24 小时尿钠,尿钠排出范围为 0.2mmol/24h(巴西雅若马印第安人)~242mmol/24h(中国北方)。钠属于必需营养素,如果膳食摄入的钠太低,难以满足人体的生理需要。美国 DASH 研究发现,含有 1 500mg 钠的膳食有利于预防高血压,而且不会出现钠的缺乏问题[2]。有研究表明,人体在 40℃环境中,每天 10 小时,5 天后,1 500mg/d 钠可以使其达到钠平衡[3]。因此,本次对我国成年人钠的 AI 建议为 1 500mg/d。

2. 老年人　成年人钠的 AI 建议为 1 500mg/d,65 岁以上老年人则在成年人 1 500mg/d 的基础上采用代谢体重法推算。$AI_{老年}= AI_{成人}×(体重_{老年}/体重_{成人})^{0.75}$,男女分别计算后取平均值,修约得到 65~74 岁和 75 岁~老年人的 AI 均为 1 400mg/d。

3. 儿童和青少年　由于缺乏儿童和青少年钠需要量的资料,因此以成年人 AI 为基础,采用代谢体重法推算儿童和青少年各年龄段 AI,$AI_{儿童及青少年}= AI_{成人}×(体重_{儿童及青少年}/体重_{成人})^{0.75}×(1+ 生长系数)$,男女分别计算后取平均值,修约后得到儿童和青少年各年龄段 AI,1 岁为 500mg/d、2 岁为 600mg/d、3 岁为 700mg/d、4~6 岁为 800mg/d、7~8 岁为 900mg/d、9~11 岁为 1 100mg/d、12~14 岁为 1 400mg/d 和 15~17 岁为 1 600mg/d。

4. 孕妇和乳母　目前尚缺乏孕妇、哺乳期妇女钠的需要量与一般成年女性不同的证据,因此孕妇与乳母钠的 AI 与一般成年女性相同,为 1 500mg/d。

5. 婴儿

（1）0~6 月龄:中国母乳钠含量为 110mg/L(数据来自"中国 DRIs 母乳成分研究工作组"),按每日哺乳量 0.75L 计算,得出 0~6 月龄婴幼儿的 AI 值为 110mg/L×0.75L/d= 82.5mg/d,修约后为 80mg/d。

（2）7~12 月龄:科技部基础资源调查专项"中国 0~18 岁儿童营养与健康系统调查与应用项目"获得我国 7~12 月龄婴儿膳食钠平均摄入量为 179.6mg/d(中国 DRIs 母乳成分研究工作组提供)。因此,经修约后,7~12 月龄婴儿钠的 AI 值为 180mg/d。

（二）降低膳食相关非传染性疾病风险的建议摄入量

大量研究证实,高钠摄入和高血压密切相关[4-6]。全球 52 个地区参加的国际食盐合作研究项目的结果表明,钠与伴随年龄增加的血压上升之间呈显著正相关[1]。对中国 14 组人群的研究表明,膳食钠摄入量平均每增加 2g,则收缩压和舒张压分别升高 2.0mmHg (1mmHg=0.133kPa)及 1.2mmHg(中国高血压防治指南修订委员会,2013)。研究表明,降低钠的摄入量,可降低血压和预防高血压[7-9]。Huang[8] 等系统综述表明,24 小时尿钠排泄量减少与血压降低相关,24 小时尿钠排泄量每减少 50mmol,收缩压和舒张压分别可降低 1.10mmHg(95%CI:0.66~1.54mmHg,P<0.001）和 0.33mmHg(95%CI:0.04~0.63mmHg,P= 0.03)。生命早期钠摄入对成年后血压影响的研究显示,围产期、哺乳期和青春期盐暴露会影响生命后期的血压水平[6,10]。此外,长期高盐摄入还可增加脑卒中、心血管疾病、胃癌的发生风险及增加全因死亡风险[11-14]。

适当减少盐摄入可降低血压,对心血管疾病的预防有益[15-17]。我国北方地区的调查结果显示高血压患者中盐敏感者占 58%,高血压家族史阳性青少年中 40% 为盐敏感者。已报道的研究中研究对象的钠摄入范围很大,如钠的摄入量范围可达 2.7~11.0g/d,且评价膳食钠的方法在不同的试验中也有差异,因此,目前尚难以确定钠对血压影响的确切切点。美国 DASH 研究取得了良好的降压效果,其试验膳食中增加了钾的摄入、降低饱和脂肪酸和总脂肪的摄入,根据尿钠测定结果,试验对象钠的摄入量分别为 3.3g/d、2.5g/d 和 1.5g/d。其结果表明:摄入钠 2.5g/d 时的血压较 3.3g/d 时低,下降曲线比较平坦,钠摄入量从 2.5g/d 到 1.5g/d

时,血压变化曲线呈现为一个陡峭的下降,钠对血压的影响是非线性的[18]。WHO《成年人和儿童钠摄入量指南》[19]中系统综述发现,成年人降低钠摄入量,收缩压降低3.39mmHg(95%CI 2.46~4.31),舒张压降低1.54mmHg(95%CI 0.98~2.11)。在此基础上提出了成年人和儿童钠摄入量的推荐值:成年人不超过2 000mg/d,儿童按照能量需要量由成年人的钠摄入量推算。此外,美国和加拿大2019年发布成年人膳食钠的降低慢性病风险的参考摄入量(chronic disease risk reduction intake,CDRR)为2 300mg/d[20]。韩国2020年发布的成年人膳食钠的CDRR也为2 300mg/d。参考WHO推荐的钠推荐摄入量的制定方法和相关研究证据,我国在DRIs2013版中制定了中国成年人预防高血压的钠的PI-NCD,为2 000mg/d。近年来有关研究提供了更多的支持性证据。综上,本次制定建议采用≤2 000mg/d作为中国成年人钠的PI-NCD。

65岁以上老年人的PI-NCD则在成年人基础上采用代谢体重法推算,$PI\text{-}NCD_{老年}=PI\text{-}NCD_{成人}\times(体重_{老年}/体重_{成人})^{0.75}$,男女分别计算后取平均值,修约后得到65岁以上老年人膳食钠的PI-NCD,65~74岁人群为≤1 900mg/d、75岁以上人群为≤1 800mg/d。

以成年人PI-NCD为基础,采用代谢体重法推算4岁以上儿童和青少年各年龄段膳食钠的PI-NCD,$PI\text{-}NCD_{儿童及青少年}=PI\text{-}NCD_{成人}\times(体重_{儿童及青少年}/体重_{成人})^{0.75}\times(1+生长系数)$,男女分别计算后取平均值,修约后得到4岁以上儿童和青少年膳食钠的PI-NCD,4~6岁为≤1 000mg/d、7~8岁为≤1 200mg/d、9~11岁为≤1 500mg/d、12~14岁为≤1 900mg/d、15~17岁为≤2 100mg/d。

目前尚缺乏孕妇、哺乳期妇女钠的需要量与非孕及非哺乳期妇女不同的证据,因此孕妇与乳母钠的PI-NCD与非孕和非哺乳期妇女相同,为≤2 000mg/d。

（三）可耐受最高摄入量

尽管高钠摄入可导致高血压,但由于钠摄入与血压的关系是累积和连续的,没有明显的临界值,此外,其他因素如体重、运动、钾摄入、膳食模式、饮酒以及遗传因素等也会影响血压,目前难以确定钠对血压影响的NOAEL,所以很难精确地确定其UL值。因此,本次修订不设定钠的UL值。

（编著 高 超 郭红卫）

（工作组 郭俊生 秦立强 丁钢强 张 丁）

参 考 文 献

[1] Intersalt Cooperative Research Group. Intersalt:an international study of electrolyte excretion and blood pressure. Results for 24 hour urinary sodium and potassium excretion[J]. BMJ,1988,297(6644):319-328.

[2] LIN P H,AICKIN M,CHAMPAGNE C,et al. Food group sources of nutrients in the dietary patterns of the DASH-Sodium trial[J]. J Am Diet Assoc,2003,103(4):488-496.

[3] ALLSOPP A J,SUTHERLAND R,WOOD P,et al. The effect of sodium balance on sweat sodium secretion

and plasma aldosterone concentration［J］. Eur J Appl Physiol Occup Physiol,1998,78（6）:516-521.

［4］MENTE A,O'DONNELL M J,RANGARAJAN S,et al. Association of urinary sodium and potassium excretion with blood pressure［J］. N Engl J Med,2014,371（7）:601-611.

［5］蔡婷,黄晓玲,曾雁冰,等. 中国居民高血压的危险因素 Meta 分析［J］. 现代预防医学,2015,42（05）: 831-836.

［6］LEYVRAZ M,CHATELAN A,DA C B,et al. Sodium intake and blood pressure in children and adolescents:a systematic review and meta-analysis of experimental and observational studies［J］. Int J Epidemiol,2018,47（6）:1796-1810.

［7］HE F J,MARRERO N M,MACGREGOR G A. Salt and blood pressure in children and adolescents［J］. J Hum Hypertens,2008,22（1）:4-11.

［8］HUANG L,TRIEU K,YOSHIMURA S,et al. Effect of dose and duration of reduction in dietary sodium on blood pressure levels:systematic review and meta-analysis of randomised trials［J］. BMJ,2020（368）: m315.

［9］XU A,MA J,GUO X,et al. Association of a Province-Wide Intervention With Salt Intake and Hypertension in Shandong Province,China,2011-2016［J］. JAMA Intern Med,2020,180（6）:877-886.

［10］GELEIJNSE J M,HOFMAN A,WITTEMAN J C,et al. Long-term effects of neonatal sodium restriction on blood pressure［J］. Hypertension,1997,29（4）:913-917.

［11］O'DONNELL M,MENTE A,RANGARAJAN S,et al. Urinary sodium and potassium excretion,mortality, and cardiovascular events［J］. N Engl J Med,2014,371（7）:612-623.

［12］AFSHIN A,SUR P J,FAY K A,et al. Health effects of dietary risks in 195 countries,1990—2017:a systematic analysis for the Global Burden of Disease Study 2017［J］. The Lancet,2019,393（10184）: 1958-1972.

［13］WU X,CHEN L,CHENG J,et al. Effect of dietary salt intake on risk of gastric cancer:a systematic review and Meta-analysis of case-control studies［J］. Nutrients,2022,14（20）:4260.

［14］WU B,YANG D,YANG S,et al. Dietary salt intake and gastric cancer risk:a systematic review and Meta-analysis［J］. Front Nutr,2021（8）:801228.

［15］O'DONNELL M,MENTE A,ALDERMAN M H,et al. Salt and cardiovascular disease:insufficient evidence to recommend low sodium intake［J］. Eur Heart J,2020,41（35）:3363-3373.

［16］IKEDA N,YAMASHITA H,HATTORI J,et al. Reduction of cardiovascular events and related healthcare expenditures through achieving population-level targets of dietary salt intake in Japan:a simulation model based on the National Health and Nutrition Survey［J］. Nutrients,2022,14（17）:3606.

［17］MENTE A,O'DONNELL M,RANGARAJAN S,et al. Urinary sodium excretion,blood pressure, cardiovascular disease,and mortality:a community-level prospective epidemiological cohort study［J］. Lancet,2018,392（10146）:496-506.

［18］SACKS F M,SVETKEY L P,VOLLMER W M,et al. Effects on blood pressure of reduced dietary sodium and the Dietary Approaches to Stop Hypertension（DASH）diet. DASH-Sodium Collaborative Research Group［J］. N Engl J Med,2001,344（1）:3-10.

［19］World Health Organization. Guideline:Sodium Intake for Adults and Children［R］. Geneva:World Health Organization,2012.

［20］Macfarlane A J,Cogswell M E,Dejesus J M,et al. A report of activities related to the Dietary Reference

Intakes from the Joint Canada-US Dietary Reference Intakes Working Group [J]. American Journal of Clinical Nutrition, 2019, 109（2）:251-259.

第五节 镁

镁（magnesium），化学符号 Mg，1808 年由英国化学家 Humphry Davy 通过电解岩土，首次分离出了元素镁，1831 年由法国科学家 Antoine-Alexandre-Brutus Bussy 命名。1934 年首次发现人类镁缺乏病，证实镁是人体必需的常量元素。镁是数百种酶的辅助因子，这些酶系统调节人体的各种生化反应，如参与蛋白质合成、调节肌肉和神经功能。人体内 99% 的镁位于细胞内（60% 存在于骨骼细胞，40% 存在于软组织、肌肉和器官），血清中的镁低于总量的 1%。人体镁主要通过肠道吸收、肾脏重吸收与排泄、骨组织镁转换进行生理调节。

目前我国成年人膳食镁 EAR 是参考美国和日本成年人镁平衡试验结果 4.5mg/kg（bw），结合我国居民的体重代表值计算得到的；采用 CV 为 10% 计算得到 RNI。儿童和青少年膳食镁 EAR 是根据代谢体重法推算而得的。鉴于膳食镁摄入降低膳食相关非传染性疾病风险的证据尚不充足，暂不制定 PI-NCD。中国居民膳食镁参考摄入量见表 9-5-1。

表 9-5-1 中国居民膳食镁参考摄入量

单位:mg/d

年龄/阶段	EAR	RNI	年龄/阶段	EAR	RNI
0 岁~	—	20（AI）	30 岁~	270	320
0.5 岁~	—	65（AI）	50 岁~	270	320
1 岁~	110	140	65 岁~	260	310
4 岁~	130	160	75 岁~	250	300
7 岁~	170	200	孕早期	+30	+40
9 岁~	210	250	孕中期	+30	+40
12 岁~	260	320	孕晚期	+30	+40
15 岁~	270	330	乳母	+0	+0
18 岁~	270	330			

注:"+"表示在相应年龄阶段的成年女性需要量基础上增加的需要量。

一、理化性质

镁的原子序数为 12，相对原子质量为 24.305，密度为 1.738g/cm³，熔点为 649℃，沸点为 1 090℃。镁具有活泼的金属特性，能与卤素、氧、氮、氢、硫等多种非金属反应生成相应的离子化合物。镁可与卟啉形成络合物，其中叶绿素是最重要的络合物。

二、消化吸收和代谢

(一) 消化吸收

膳食镁在整个肠道均可吸收,以空肠末端和回肠为主,吸收率30%~50%。当镁摄入量低时其吸收率提高,摄入量高时则吸收率降低。膳食中的氨基酸、乳糖等可促进镁的吸收;过多的磷酸、草酸、植酸、膳食纤维摄入及蛋白质摄入量低于30g/d均可抑制镁的吸收。

(二) 代谢

成年人体内镁含量为20~38g,其中骨骼镁含量占60%~65%,肌肉占27%,肝、心、胰等占6%~7%。红细胞镁含量为2.2~3.1mmol/L,血清镁含量为0.75~0.95mmol/L。体内镁转换以细胞外液部分最快,其次为细胞内镁。虽然骨组织的镁转换较慢,但其集中在羟磷灰石结晶表面,可与周围交换,从而维持镁水平。

人体血清镁水平较为恒定,肾脏是调节镁平衡的重要器官。肾小球滤过的镁约65%在髓袢被重吸收,20%~30%在近曲小管被重吸收。血清镁浓度低时,刺激甲状旁腺素(parathyroid hormone,PTH)分泌,肾小管重吸收增加,降低尿镁排出;血清镁浓度过高时,肾小管重吸收减少,增加尿镁排出。

肾脏也是镁的主要排泄器官,人体每日从尿液中排出的镁约占镁摄入量的1/3~1/2(50~120mg);肾上腺皮质分泌的醛固醇,可调节肾脏排泄镁的速率。经粪便和汗液仅排出少量镁。

三、生理功能

(一) 激活多种酶的活性

镁作为酶的激活剂,与细胞内许多重要成分形成复合物而激活酶系,参与人体300余种酶促反应。

1. 激活磷酸转移酶及水解肽酶系的活性 镁对葡萄糖酵解和脂肪、蛋白质、核酸的生物合成等起重要调节作用。Mg^{2+}作为氧化磷酸化的重要辅助因子,影响线粒体的功能,与能量代谢关系十分密切。

2. 激活细胞膜上的钠钾ATP酶活性 镁具有调节细胞内外钠、钾的作用,而钠钾ATP酶是镁的依赖性酶,当细胞内游离镁浓度低时,可降低钠钾ATP酶活性,促使心肌细胞内的钾向细胞外迁移,造成细胞内钾浓度降低。镁还可激活钙泵,钙泵是镁依赖性钙ATP酶,能将钙从细胞内泵出至细胞外。

3. 环磷酸腺苷(cAMP)激活剂 许多激素、神经递质及其他细胞因子需通过细胞信号传导cAMP的调节发挥作用。镁作为cAMP的激活剂,可促进细胞内cAMP的产生。

(二) 抑制钾、钙离子通道

镁可封闭钾通道的外向性电流,阻止钾的外流。当镁摄入不足时,该作用受到阻滞。作为钙的阻断剂,镁具有抑制钙通道的作用:通过对钙通道的直接作用及刺激蛋白磷酸酯酶,抑制钙通过膜通道内流;当镁浓度降低时,抑制作用则减弱,进入细胞的钙增多,可导致细胞钙超载。

（三）调节激素分泌

血浆镁的变化直接影响 PTH 的分泌,但其作用仅为钙的 30%~40%。正常情况下,血浆镁增加可抑制 PTH 分泌,血浆镁水平下降则兴奋甲状旁腺,促使镁从骨骼、肾脏、肠道组织转移至血中,但其量甚微。当镁水平极端低下时反而促使甲状旁腺功能低下,引起低血钙,经补充镁后即可恢复。PTH 过多可引起血清镁降低,尿镁增加,镁呈负平衡。PTH 又可提高镁的需要量,引起相对缺镁。

（四）促进骨骼生长

镁在骨骼中的含量仅次于钙、磷,是维持骨细胞结构与功能的必需元素,具有促进骨骼、牙齿生长的作用。在极度低镁时,甲状旁腺功能低下,引起低血钙,可刺激 PTH 分泌,促进骨吸收。Carpenter 等开展的镁补充干预双盲试验结果显示,补充 300mg/d 镁的试验组人群,其骨矿物质含量显著高于对照组[1]。镁对骨矿物质代谢的调节作用与钙调蛋白有关,镁缺乏可改变钙的代谢及钙调激素,补充镁则可改善骨矿物质密度[2]。

（五）调节胃肠道功能

硫酸镁溶液经十二指肠时,可使奥迪括约肌松弛,短期胆汁流出,促使胆囊排空,具有利胆作用。碱性镁盐可中和胃酸。Mg^{2+} 在肠道中吸收缓慢,促使水分滞留,具有导泻作用。低浓度镁可减少肠壁张力和蠕动,有解痉作用,并有对抗毒扁豆碱的作用。

四、摄入水平与健康

镁元素广泛存在于食物中,全谷物、坚果、大豆及其制品、绿叶蔬菜等均富含镁;饮水中也含有少量镁,但镁含量因地区或饮水种类不同而存在差异。镁含量高于 300mg/100g 的常见食物有麸皮、南瓜子和山核桃等。

（一）摄入不足

健康人一般不会发生镁摄入不足。酗酒导致的呕吐与腹泻[3]、镁吸收障碍、排泄过多、饥饿以及长期应用缺镁的肠外营养等可能引起镁摄入不足,进而造成镁缺乏,影响钙和骨骼代谢。镁缺乏可导致低钙血症,其原因主要是甲状旁腺功能受损,PTH 分泌减少,破骨细胞对 PTH 反应性低下,骨再吸收降低,引起骨矿化,表面钙镁交换受损[4]。镁缺乏早期表现为神经肌肉兴奋性亢进,常见的临床表现为肌肉震颤、手足抽搐、反射亢进、共济失调,有时出现幻觉,严重时出现谵妄、精神错乱等症状。

（二）摄入过量

正常情况下,肠、肾和甲状旁腺等能调节镁代谢,健康人不易发生镁中毒。患有肾功能不全、糖尿病酮症、肾上腺皮质功能不全、肺部疾患及关节炎,偶尔大量注射或口服镁盐等可能引起镁中毒。腹泻是评价镁中毒的临床指标。

（三）与慢性病的关系

国外有些研究表明镁在预防高血压、糖尿病等慢性病方面有一定的作用,但结果尚不一致。Dominguez 等人基于多篇随机对照试验的荟萃分析显示,与对照组相比,接受镁补充剂的受试者的血压值显著降低[5];Han 等荟萃分析表明膳食镁摄入量与高血压发病风险呈负相关[6],但另一项对 1 378 名参与者平均随访 7 年的墨西哥队列研究显示两者之间无显著关联[7]。2020 年以来的两篇荟萃分析显示镁摄入可降低糖尿病发病风险[8-9],但 Nanri 等人的前瞻性研究发现膳食镁摄入量与 2 型糖尿病之间并无显著关联[10]。

国内相关领域的研究较少。丁钢强团队基于"中国健康与营养调查(CHNS)"的队列研究分析显示,在平均随访 12.56 年的成年人中膳食镁摄入量在 339~467mg/d 内与高血压发病风险呈非线性负相关[11];与膳食镁摄入较低人群(202.8mg/d)相比,高膳食镁摄入(370.7mg/d)人群代谢综合征发生风险降低 16%($HR=0.84$,$95\%CI$:$0.71~0.99$)[12];膳食镁摄入量在 240mg/d 时糖尿病发病风险最低[13]。

此外,部分研究显示镁摄入可降低中风与心脑血管病死亡率[14]、增加骨密度、降低骨折的风险[15]。适量增加镁摄入还可能降低肺癌、结肠癌和直肠癌风险[16-17]。

综上,膳食镁摄入降低膳食相关非传染性疾病风险的证据尚不充足,暂不制定镁的 PI-NCD 值。

五、营养状况评价

镁的营养状况一般通过膳食调查以及血清镁、游离 Mg^{2+} 和尿镁的测定作为评价的主要手段。

(一)膳食摄入量

《中国居民营养与慢性病状况报告(2020 年)》显示我国 18~59 岁成年人膳食镁摄入量为 251.8mg/d(男性 271.7mg/d,女性 235.7mg/d),与 1992 年和 2002 年开展的全国营养调查结果相比,分别下降了 103.5mg/d 和 55.5mg/d。

(二)生化指标

1. 血清镁 血清镁虽然不能反映镁的营养状态,但由于其测试方便,临床上以血清镁低于 0.7mmol/L 诊断低镁血症。

2. 细胞内的游离 Mg^{2+} 主要分布于红细胞、骨骼肌细胞及外周淋巴细胞中,通常使用镁专用荧光染料进行测定。与血清镁相比,细胞内镁浓度能更好地反映机体镁的营养状况。

3. 尿镁 采用半定量负荷试验,注射一定量镁盐后,测定尿中镁含量,评价机体镁的水平。人体尿镁浓度约为 3.0~4.5mmol/L。

六、膳食镁参考摄入量

人体对镁的需要量研究尚不充分,目前各国仍以早期的镁平衡试验结果为主要依据确定 EAR,暂不制定镁的 PI-NCD 值。

(一)平均需要量/推荐摄入量(适宜摄入量)

1. 成年人 我国缺乏镁平衡试验的资料,参考美国和日本成年人镁平衡试验结果,维持镁正平衡的膳食镁摄入量约为 4.5mg/kg(bw)[18-20],以此为基础,根据中国 18~29 岁成年男、女性体重代表值（分别为65kg、56kg），与4.5mg/kg（bw）相乘得到18~29岁成年男性、女性膳食镁的EAR分别为292.5mg/d和252.0mg/d，取平均值、修约后，得到中国18~29岁成年人镁的EAR为270mg/d；设CV为10%计算得到RNI，经修约后为330mg/d。其他年龄段成年人的EAR和RNI依据相应的体重代表值作类似计算，具体数值见表9-5-1。

2. 老年人 65周岁及以上各年龄段老年人仍以4.5mg/kg（bw）为基础，根据男、女性体重代表值分别计算后，取平均值推算EAR，并设CV为10%计算RNI值。

3. 儿童青少年 1岁以上儿童和青少年镁的EAR值以18~29岁成人镁EAR值为基础，采用代谢体重法，$EAR_{儿童及青少年} = EAR_{18~29岁} \times (体重_{儿童及青少年}/体重_{18~29岁})^{0.75} \times (1+生长系数)$，1~3岁生长系数取0.3，4~14岁生长系数取0.15，15~17岁生长系数取0.075，男女分别计算后取均值，修约后得到儿童和青少年各年龄段EAR，1~3岁、4~6岁、7~8岁、9~11岁、12~14岁、15~17岁分别为110mg/d、130mg/d、170mg/d、210mg/d、260mg/d和270mg/d。设CV为10%，计算并修约，确定各年龄段儿童青少年的RNI，具体数值见表9-5-1。

4. 孕妇和乳母 孕妇在整个怀孕期间瘦体重增加7.5kg，按1.0kg瘦体重含镁470mg以及镁生物利用率为40%计算，孕妇的EAR需额外增加约30mg/d，孕妇的RNI需额外增加约40mg/d[20]。因女性在哺乳期和非哺乳期的尿镁浓度相似，乳母镁的RNI不额外增加。

5. 婴儿 0~6月龄婴儿按每日750mL母乳摄入量和乳汁镁含量25mg/L（中国DRIs母乳成分研究工作组提供）计算，结果为18.75mg/d，经修约后AI值为20mg/d。7~12月龄婴儿以0~6月龄婴儿AI值和成年人AI值（镁参照RNI值）为基础，采用代谢体重法推算。采用代谢体重公式从0~6月龄婴儿AI推算，$AI_{7~12月龄} = AI_{0~6月龄} \times (体重_{7~12月龄}/体重_{0~6月龄})^{0.75}$，得到7~12月龄婴儿的AI约为28.0mg/d；采用代谢体重公式从成人AI推算，$AI_{7~12月龄} = AI_{18~29岁}$（镁参照RNI）$\times (体重_{7~12月龄}/体重_{18~29岁})^{0.75} \times (1+生长系数)$，生长系数取0.3，得到7~12月龄婴儿的AI约为99.4mg/d。取二者均值为63.7mg/d，经修约后AI值为65mg/d。

（二）可耐受最高摄入量

一般从食物和水中摄入的镁不会引起毒性反应。美国、日本和韩国虽提出镁的UL值为360mg/d，但均不包括食物和水来源的镁。我国尚缺乏相关研究资料，暂不制定镁的UL。

（编著 王志宏）

（工作组 丁钢强 韩 枫 黄振武 赵文华）

参 考 文 献

[1] CARPENTER T O，DELUCIA M C，ZHANG J H，et al. A randomized controlled study of effects of dietary magnesium oxide supplementation on bone mineral content in healthy girls [J]. The Journal of Clinical Endocrinology And Metabolism，2006，91（12）：4866-4872.

[2] RUDE R K，SINGER F R，GRUBER H E. Skeletal and hormonal effects of magnesium deficiency [J]. Journal of the American College of Nutrition，2009，28（2）：131-141.

［3］KARAKELLEOGLU C,ORBAK Z,OZTURK F,et al. Hypomagnesaemia as a mortality risk factor in protein-energy malnutrition［J］. Journal of Health,Population,and Nutrition,2011,29（2）:181-182.

［4］顾景范,杜寿玢,郭长江. 现代临床营养学［M］. 北京:科学出版社,2009.

［5］DOMINGUEZ L,VERONESE N,BARBAGALLO M. Magnesium and Hypertension in Old Age［J］. Nutrients,2020,13（1）:139.

［6］HAN H,FANG X,WEI X,et al. Dose-response relationship between dietary magnesium intake,serum magnesium concentration and risk of hypertension:a systematic review and meta-analysis of prospective cohort studies［J］. Nutrition Journal,2017,16（1）:26.

［7］HUITRÓN-BRAVO G G,DENOVA-GUTIÉRREZ E,DE JESÚS GARDUÑO-GARCÍA J,et al. Dietary magnesium intake and risk of hypertension in a Mexican adult population:a cohort study［J］. BMC Nutrition,2015,1（1）:6.

［8］李惟怡,焦莹莹,张思婷,等. 膳食镁摄入与 2 型糖尿病关系的 meta 分析［J］. 环境与职业医学,2022,39（9）:988-995.

［9］ZHAO B,ZENG L,ZHAO J,et al. Association of magnesium intake with type 2 diabetes and total stroke:an updated systematic review and meta-analysis［J］. BMJ Open,2020,10（3）:e032240.

［10］NANRI A,MIZOUE T,NODA M,et al. Magnesium intake and type Ⅱ diabetes in Japanese men and women:the Japan Public Health Center-based Prospective Study［J］. European Journal of Clinical Nutrition,2010,64（10）:1244-1247.

［11］王柳森,王惠君,王志宏,等. 我国成年人膳食镁摄入与高血压发病风险的相关性［J］. 环境与职业医学,2022,39（9）:974-980.

［12］JIAO Y,LI W,WANG L,et al. Relationship between dietary magnesium intake and metabolic syndrome［J］. Nutrients,2022,14（10）:2013.

［13］焦莹莹,王柳森,姜红如,等. 我国 15 个省份成年人膳食镁摄入对糖尿病发病风险的影响［J］. 环境与职业医学,2022,39（9）:981-987.

［14］FANG X,WANG K,HAN D,et al. Dietary magnesium intake and the risk of cardiovascular disease,type 2 diabetes,and all-cause mortality:a dose-response meta-analysis of prospective cohort studies［J］. BMC medicine,2016,14（1）:210.

［15］FARSINEJAD-MARJ M,SANEEI P,ESMAILLZADEH A. Dietary magnesium intake,bone mineral density and risk of fracture:a systematic review and meta-analysis［J］. Osteoporos Int,2016,27（4）:1389-1399.

［16］DANA N,KARIMI R,MANSOURIAN M,et al. Magnesium intake and lung cancer risk:A systematic review and meta-analysis［J］. International Journal for Vitamin and Nutrition Research,2021,91（5/6）:539-546.

［17］MENG Y,SUN J,YU J,et al. Dietary intakes of calcium,iron,magnesium,and potassium elements and the risk of colorectal cancer:a meta-analysis［J］. Biological trace element research,2019,189（2）:325-335.

［18］LAKSHMANAN F L,RAO R B,KIM W W,et al. Magnesium intakes,balances,and blood levels of adults consuming self-selected diets［J］. The American journal of clinical nutrition,1984,40（Suppl 6）:1380-1389.

［19］Institute of Medicine Standing Committee on the Scientific Evaluation of Dietary Reference I. Dietary

Reference Intakes for Calcium, Phosphorus, Magnesium, Vitamin D, and Fluoride [R]//The national academies collection: reports funded by National Institutes of Health. Washington DC: National Academies Press(US), 1997.

[20] 厚生労働省. 日本人の食事摂取基準(2020年版)[M]. 東京: 厚生労働省, 2020.

第六节　氯

氯(chloride),化学符号Cl,1774年由瑞典化学家Carl Wilhelm Scheele发现,1810年由英国化学家Humphry Davy确定并定名。氯是人体必需常量元素之一。

氯的生理功能包括调节细胞内外液容量与维持渗透压、维持体液酸碱平衡、参与血液CO_2运输等。

目前尚缺乏充足的研究资料确定氯的EAR值,部分国家基于氯化钠的分子组成,推算出氯的AI值。本次氯AI值的修订也采用该方法,成人氯AI值为2 300mg/d。中国居民膳食氯参考摄入量见表9-6-1。

表9-6-1　中国居民膳食氯参考摄入量

单位:mg/d

年龄/阶段	AI	年龄/阶段	AI
0 岁~	120	18 岁~	2 300
0.5 岁~	450	30 岁~	2 300
1 岁~	800	50 岁~	2 300
2 岁~	900	65 岁~	2 200
3 岁~	1 100	75 岁~	2 200
4 岁~	1 200	孕早期	+0
7 岁~	1 400	孕中期	+0
9 岁~	1 700	孕晚期	+0
12 岁~	2 200	乳母	+0
15 岁~	2 500		

注:"+"表示在相应年龄阶段的成年女性需要量基础上增加的需要量。

一、理化性质

氯为卤族元素,原子序数为17,相对原子质量为35.453。氯的化学性质非常活泼,具有强氧化能力,能与许多金属和非金属元素直接化合形成氯化物。氯气(Cl_2)是一种黄绿色且具有刺激性气味的有毒气体,在自然界中除火山喷气里含有微量外,很少存在。但氯化物在自然界中广泛存在,其中绝大部分又以氯化钠(NaCl)形式蕴藏在海水里。

二、消化吸收和代谢

(一)消化吸收

胃肠液富含氯化物,其中胃液是主要来源[1]。氯在肠道内以 Cl^- 形式被吸收,净吸收主要发生在远端小肠和近端结肠。Cl^- 通过三种不同的途径在肠腔内被吸收:①细胞旁路途径;②包括 Na^+/H^+ 和 Cl^-/HCO_3^- 耦合的电中性途径;③HCO_3^- 依赖的 Cl^- 吸收途径。Cl^- 在健康机体的肠道中被充分吸收,粪便中浓度很低(10~15mmol/L)[2]。

(二)代谢

健康成人的血清 Cl^- 浓度为96~106mmol/L。据估计,成人体内氯含量为85~115g,约占体重的 0.15% [3]。其中约88%存在于细胞外液,组织液中 Cl^- 浓度约为115mmol/L。细胞内 Cl^- 浓度较低,如红细胞中约为70mmol/L,肌肉组织中约为3mmol/L等。

99%以上 Cl^- 在肾脏被重吸收[4],肾脏排泄 Cl^- 与 Na^+ 和 K^+ 的排泄有关。机体氯平衡的调控与钠平衡相关,受肾素-血管紧张素-醛固酮系统和皮质醇的调控。肾脏是 Cl^- 的主要排泄途径,粪便中的氯化物损失很小。一般情况下,健康成人汗液中的 Cl^- 浓度为20~40mmol/L。

三、生理功能

(一)调节细胞内外液容量与维持渗透压

Cl^- 和 HCO_3^- 是细胞外液中两种主要阴离子,而在细胞内液中,Cl^- 是主要阴离子,它们与 Na^+ 和 K^+ 一起调节细胞内外液的容量和维持渗透压[5]。

(二)维持体液酸碱平衡

机体处于酸碱平衡状态与机体缓冲系统的缓冲作用和神经内分泌系统的调节作用有关。在血浆中,HCO_3^-/H_2CO_3(CO_2)是最主要的缓冲对,缓冲作用最大。当 Cl^- 变化时,细胞外液中的 HCO_3^- 的浓度也随之变化,以维持阴阳离子的平衡,反之,当 HCO_3^- 浓度改变时,Cl^- 相随变化,以维持细胞外液的平衡。补充 Cl^- 可以校正由疾病或利尿剂引起的代谢性碱中毒。

(三)参与血液 CO_2 运输

氯转移是机体二氧化碳运输的一个重要环节。CO_2 进入红细胞后,在碳酸酐酶参与下,与水结合成碳酸,再离解为 H^+ 与 HCO_3^-,从而导致红细胞中 HCO_3^- 增高。H^+ 会与血红蛋白结合,HCO_3^- 会离开红细胞,进入血浆。每一个 HCO_3^- 进入血浆,一个 Cl^- 都会离开血浆进入红细胞以维持电中性。反之,红细胞内的 HCO_3^- 浓度低于血浆时,氯离子由红细胞移入血浆,HCO_3^- 转入红细胞,而使血液中大量的 CO_2 得以输送至肺部排出体外。

(四)其他

Cl^- 参与胃酸的形成。胃酸能激活胃蛋白酶原,促进维生素 B_{12} 和铁的吸收,帮助消化食物,激活唾液淀粉酶分解淀粉。

四、摄入水平与健康

膳食中的氯绝大部分来源于氯化钠,仅少量来自氯化钾。酱油,盐渍、腌制或烟熏食品,酱咸菜以及咸味食品等都含有丰富的氯化钠,也是氯的食物来源。一般天然食物中氯的含量差异较大。天然水中也含有少量氯,从饮水中获得的氯约为40mg/d。膳食氯摄入不足或过量均不常见。

(一) 摄入不足

目前报道的膳食氯摄入不足,与给婴儿喂以含氯低(1~2mmol/L)的配方奶粉有关,导致低氯血症。在婴儿中,低氯血症可导致生长障碍、嗜睡、易怒、厌食、胃肠道症状和虚弱以及低钾代谢性碱中毒和血尿等[6]。

(二) 摄入过量

高氯血症通常是由于严重腹泻导致粪便中 HCO_3^- 丢失,或者是机体水分异常流失、细胞外液量减少或肾小管氯离子重吸收增加、过量服用盐类($NaCl$、NH_4Cl、$CaCl_2$)或摄入某些药物(可的松、乙酰唑胺)所致。高氯血症通常伴随代谢性酸中毒,可能导致疲倦、肌肉无力、极度口渴、黏膜干燥、高血压等[7]。

五、营养状况评价

血清 Cl^- 浓度受稳态机制的严格调控,所以血清 Cl^- 浓度不是氯营养状态的敏感指标。目前尚无有效的生物标志物用于评价机体氯营养状况。

六、膳食氯参考摄入量

目前还没有足够的研究资料确定氯的平均需要量(EAR),只能提出氯的适宜摄入量(AI)。

由于人体摄入的氯主要来自食物加工和烹调过程中加入的氯化钠,因此膳食氯的 AI 值是以钠的 AI 值及氯化钠分子组成摩尔数计算,修约得到氯的 AI 值[8]。计算公式如下:

$$AI_{Cl} = \frac{35.5}{23} \times AI_{Na}$$

不同年龄的适宜摄入量(AI)见表9-6-1。

(编著 王晓黎)

(工作组 肖 荣 杨丽琛 杨雪锋 常翠青)

参 考 文 献

[1] MUREK M, KOPIC S, GEIBEL J. Evidence for intestinal chloride secretion [J]. Experimental physiology, 2010, 95(4):471-478.

［2］KIELA P R, GHISHAN F K. Physiology of intestinal absorption and secretion［J］. Best Practice & Research Clinical Gastroenterology, 2016, 30（2）: 145-159.

［3］BEREND K, VAN HULSTEIJN L H, GANS R O. Chloride: the queen of electrolytes?［J］. European journal of internal medicine, 2012, 23（3）: 203-211.

［4］GREGER R. Physiology of renal sodium transport［J］. The American journal of the medical sciences, 2000, 319（1）: 51-62.

［5］Meletis C D. Chloride: The forgotten essential mineral［J］. South Ogden: Mineral Resources International, 2003.

［6］GROSSMAN H, DUGGAN E, MCCAMMAN S, et al. The dietary chloride deficiency syndrome［J］. Pediatrics, 1980, 66（3）: 366-374.

［7］NAGAMI G T. Hyperchloremia-Why and how［J］. Nefrologia, 2016, 36（4）: 347-353.

［8］STROHM D, BECHTHOLD A, ELLINGER S, et al. Revised reference values for the intake of sodium and chloride［J］. Annals of Nutrition and Metabolism, 2018, 72（1）: 12-17.

第七节 硫

硫（sulfur），化学符号 S，1777 年法国化学家 Antoine Lavoisier 证明硫是一种非金属元素。18 世纪后半叶，德国化学家米切里希和法国化学家波美等人发现硫具有不同的晶形，提出硫具有同素异形体。硫是生命必需的常量元素之一，在构成成年人体重的矿物质中位居第三。

世界范围内尚未有国家或地区制定硫的 DRIs。目前为止也没有我国居民硫的摄入状况的资料，需求量估算证据不足，因此暂不制定中国居民膳食硫 DRIs。

一、理化性质

硫的原子序数为 16，相对原子质量为 32.065。纯硫呈淡黄色晶体，无味，无嗅，质地柔软，有多种同素异形体，主要是菱形硫和单斜硫。硫溶于苯、甲苯、四氯化碳和二硫化碳，微溶于乙醇和乙醚，不溶于水。化合价为 –2、+2、+4 和 +6。化学性质比较活泼，能与氧、金属、氢气、卤素（除碘外）及已知的大多数元素化合，还可以与强氧化性的酸、盐、氧化物、浓的强碱溶液反应。生命细胞中的含硫氨基酸（sulfur amino acids/sulfur-containing amino acids，SAA）和其他一些有机化合物中的硫为 –2 价，处于最低的氧化状态（如—S—，—S—S—，—SH）。硫在地壳中的含量占第 14 位，每千克土壤中平均含硫酸盐 850mg，每升海水中平均含硫酸盐 885mg。在人体内硫约占体重的 0.25%。

二、消化吸收与代谢

（一）消化吸收

机体大部分的硫酸盐是通过摄取蛋白质来源的蛋氨酸和半胱氨酸获得的。而蛋白质中的含硫氨基酸则要分解后才能被吸收。游离氨基酸、硫化物、维生素 B_1（又称硫胺素）、吡哆醇和生物素不分解就可以吸收，无机硫酸盐主要在回肠以易化扩散的方式吸收，有机硫基本上按含硫氨基酸吸收机制转运吸收，主要吸收部位在小肠。

（二）代谢

人体内的硫主要以含硫化合物的形式存在，其中，蛋氨酸可以代谢转变为半胱氨酸和胱氨酸，半胱氨酸和胱氨酸也可以互变。

硫代谢后大部分经尿排出体外。随尿排出的硫代谢产物主要为游离的或酯化硫酸盐、牛磺酸、硫代硫酸盐等[1]。硫酸盐是半胱氨酸氧化降解的主要分解代谢物。上消化道未吸收的硫酸盐则通过结肠，或经粪便排泄，或重吸收，或经厌氧菌作用产生代谢物如硫化氢。

三、生理功能

（一）参与构成各种蛋白质、酶类、肽和激素等

硫通过硫化物形式在体内各组织器官中发挥不同的生物学作用。其中最主要的是含硫氨基酸（蛋氨酸和半胱氨酸），它们参与构成各种蛋白质、酶类、肽（谷胱甘肽）和激素（胰岛素、肾上腺皮质激素）等。含硫维生素有维生素 B_1 和生物素。另外，同型半胱氨酸、牛磺酸、S-腺苷甲硫氨酸、α-硫辛酸、辅酶 A、肝素、金属硫蛋白等都是重要含硫化合物。它们几乎参与体内所有类别代谢活动，发挥各种生理功能。作为硫氰酸酶的成分参与解毒作用；构成含硫氨基酸，参与抗氧化作用；调节包括免疫反应在内的各种生理活动。

（二）促进蛋氨酸的氧化还原循环

大量流行病学证据表明，高同型半胱氨酸血症与动脉粥样硬化和其他心血管疾病的风险增加有关[2]。在动物模型中，H_2S 参与脂肪代谢[3]和介导血管舒张[4]，其缺乏会导致动脉粥样硬化和高血压的发展[5]。

神经退行性疾病中 H_2S 水平普遍降低，多项动物研究支持 H_2S 的神经保护作用[6]。细胞内谷胱甘肽浓度的降低与心血管疾病[7]和脂肪变性[8]的病因有关。

（三）其他作用

其他含硫化合物还有属糖胺聚糖（曾称黏多糖）类的硫酸软骨素、硫酸皮肤素、硫酸角质素、硫酸乙酰肝素等，它们均是结缔组织基质成分，起到保护关节的重要作用。角蛋白含有大量的胱氨酸，起到保持皮肤、头发和指甲健康的作用。

四、摄入水平与健康

硫的主要膳食来源是含硫氨基酸。谷胱甘肽也是膳食硫的来源之一。水果和蔬菜提供的谷胱甘肽占 50% 以上，肉类提供的谷胱甘肽少于 25%。甲磺酰甲烷是硫循环中的一种重要的不稳定形式，被认为是人类膳食中硫的另一个来源。

含硫氨基酸主要存在于动物蛋白、谷类蛋白和豆类蛋白中。与植物蛋白相比，动物蛋

白有更高的蛋白利用率,因此摄入同等量蛋白的情况下,动物蛋白可提供更多的含硫氨基酸。与动物蛋白相比,植物蛋白中蛋氨酸的含量通常较低[9]:植物蛋白中每100g蛋白质含有0.5~2g蛋氨酸,而动物蛋白中每100g蛋白质通常含有2~3g蛋氨酸[10]。常见的植物性食物中,蛋氨酸含量由高到低依次为糙米、土豆、玉米、小麦、大豆、豌豆[10]。燕麦和玉米还富含半胱氨酸。粗玉米粉虽然赖氨酸含量低,但含硫氨基酸含量却很高,每克玉米蛋白约含44mg含硫氨基酸。一般认为1g蛋白质应该含有不少于17mg的含硫氨基酸(如小麦蛋白)[1]。

(一)摄入不足

一般情况下不会发生硫摄入不足,因此目前尚未发现人类存在硫缺乏症[11]。毛发低硫营养不良(trichothiodystrophy,TTD)是一种罕见的常染色体隐性遗传病,表现为特征性的头发短、脆,发硫含量异常低下。该病患者存在高硫基质蛋白合成障碍,导致头发胱氨酸或蛋氨酸缺乏以及多种皮肤、神经症状[12]。

(二)摄入过量

饮水中含有过量的硫酸盐可能导致渗透性腹泻和稀便。这种不良反应通常持续时间较短,但对于婴幼儿更为严重。一项包括170个家庭274名6.5~30周龄的婴幼儿的试验结果表明,发生腹泻的婴幼儿饮水中硫酸盐浓度的中位数为289mg/L,平均每日硫酸盐摄入量为28mg/kg(bw)[13]。另有研究也显示,暴露于超过600mg/L硫酸盐浓度饮水的婴幼儿会发生腹泻[14]。

(三)与慢性病的关系

1. 炎症性肠病 硫与炎症性肠病有关。代谢组学研究发现,患者粪便中含硫代谢物明显增加[15]。在溃疡性结肠炎(ulcerative colitis,UC)患者粪便中发现大量硫酸盐还原菌和较高水平的H_2S,肠腔中过量的硫酸盐将会加重黏膜解毒系统的负担,引起结肠上皮炎症[16]。蛋氨酸限制饮食可以降低UC小鼠的结肠炎评分以及炎症水平,提高其抗氧化水平[17]。

2. 结直肠癌 硫与结直肠癌发病可能有关,结直肠癌患者甲硫醇等含硫代谢物的含量明显高于健康个体[18]。硫代谢可能作为缺氧条件下癌细胞的能量来源。

五、营养状况评价

(一)膳食摄入量

目前为止没有我国居民硫摄入状况的资料。美国第三次国家健康和营养监测调查(NHANES Ⅲ)显示,若每日摄入的混合膳食约含100g蛋白质,硫从食物有机硫(以2g蛋氨酸+2g半胱氨酸计算)摄入约64%,从食物无机硫摄入约19%,从水和饮料摄入约17%。硫摄入量约1 500mg/d[1]。

(二)生化指标

可用于判别硫营养状况的生物标志物目前尚不明确。尿中硫酸盐24小时排出量与尿中尿素24小时排出量有密切关联,尿素是膳食蛋白质代谢的最终产物,有人提出用尿硫酸盐排出量作为衡量人体含硫氨基酸代谢的指标[4]。

六、膳食硫参考摄入量

在蛋白质摄入充足的人群中,未发现硫酸盐缺乏的情况。即满足含硫氨基酸需求的膳食,即可满足硫的需求。因此,目前国内外尚未制定膳食硫参考摄入量[1],本次修订亦未制订硫的膳食参考摄入量。

(编著 蔡美琴)

(工作组 孙长颢 苑林宏 王志宏)

参考文献

[1] IOM. Dietary reference intakes for water, potassium, sodium, chloride, and sulfate [R]. Washington DC: National Academies Press, 2005:424-448.

[2] KUMAR A, PALFREY H A, PATHAK R, et al. The metabolism and significance of homocysteine in nutrition and health [J]. Nutr Metab (Lond), 2017 (14):78.

[3] CARTER R N, MORTON N M. Cysteine and hydrogen sulphide in the regulation of metabolism: insights from genetics and pharmacology [J]. J Pathol, 2016, 238 (2):321-332.

[4] WU D, HU Q, ZHU D. An update on hydrogen sulfide and nitric oxide interactions in the cardiovascular system [J]. Oxid Med Cell Longev, 2018 (2018):4579140.

[5] YANG G, WU L, JIANG B, et al. H_2S as a physiologic vasorelaxant: hypertension in mice with deletion of cystathionine gamma-lyase [J]. Science, 2008, 322 (5901):587-590.

[6] KIMURA H. Signaling by hydrogen sulfide (H_2S) and polysulfides (H_2S_n) in the central nervous system [J]. Neurochem Int, 2019 (126):118-125.

[7] BAJIC V P, VAN NESTE C, OBRADOVIC M, et al. Glutathione "redox homeostasis" and its relation to cardiovascular disease [J]. Oxid Med Cell Longev, 2019 (2019):5028181.

[8] ENGIN A. Non-Alcoholic Fatty Liver Disease [J]. Adv Exp Med Biol, 2017 (960):443-467.

[9] VAN VLIET S, BURD N A, VAN LOON L J. The skeletal muscle anabolic response to plant-versus animal-based protein consumption [J]. J Nutr, 2015, 145 (9):1981-1991.

[10] GORISSEN S H M, CROMBAG J J R, SENDEN J M G, et al. Protein content and amino acid composition of commercially available plant-based protein isolates [J]. Amino Acids, 2018, 50 (12):1685-1695.

[11] INSEL P M, TURNER R E, ROSS D. Discovering Nutrition [M]. 3rd ed. New York: Jones and Bartlett publishers, 2002.

[12] ITIN P H, SARASIN A, PITTELKOW M R. Trichothiodystrophy: update on the sulfur-deficient brittle hair syndromes [J]. J Am Acad Dermatol, 2001, 44 (6):891-920.

[13] ESTEBAN E, RUBIN C H, MCGEEHIN M A, et al. Evaluation of infant diarrhea associated with elevated levels of sulfate in drinking water: a case-control investigation in south dakota [J]. Int J Occup Environ Health, 1997, 3 (3):171-176.

[14] CHIEN L, ROBERTSON H, GERRARD J W. Infantile gastroenteritis due to water with high sulfate content [J]. Can Med Assoc J, 1968, 99 (3):102-104.

［15］DUBOC H,RAJCA S,RAINTEAU D,et al. Connecting dysbiosis,bile-acid dysmetabolism and gut inflammation in inflammatory bowel diseases［J］. Gut,2013,62（4）:531-539.

［16］SINGH S B,LIN H C. Hydrogen sulfide in physiology and diseases of the digestive tract［J］. Microorganisms, 2015,3（4）:866-889.

［17］LIU G,YU L,FANG J,et al. Methionine restriction on oxidative stress and immune response in dss-induced colitis mice［J］. Oncotarget,2017,8（27）:44511-44520.

［18］ISHIBE A,OTA M,TAKESHITA A,et al. Detection of gas components as a novel diagnostic method for colorectal cancer［J］. Ann Gastroenterol Surg,2018,2（2）:147-153.

第十章

微 量 元 素

微量元素（microelement）是指人体内含量小于体重 0.01% 的矿物质，是人体中的重要生理活性物质。微量元素包括铁、碘、锌、铜、硒、氟、铬、锰、钼等数十种，其中有 20 余种是维持生命健康的"必需微量元素"。

1996 年 FAO/IAEA/WHO 的专家委员会将"必需微量元素"进行重新分析归类，共分为三类：第一类为人体必需的微量元素，有铁（Fe）、碘（I）、锌（Zn）、硒（Se）、铜（Cu）、铬（Cr）、钼（Mo）、钴（Co）8 种；第二类为人体可能必需的微量元素，有锰（Mn）、硼（B）、镍（Ni）、钒（V）、硅（Si）5 种；第三类为具有潜在毒性，但在低剂量时，对人体可能具有必需功能的微量元素，包括氟（F）、砷（As）、锂（Li）、锡（Sn）、铅（Pb）、镉（Cd）、汞（Hg）、铝（Al）8 种。

人体必需微量元素的主要生理功能为：①酶和维生素必需的活性因子。如呼吸酶含有铁和铜，碳酸酐酶含有锌，谷胱甘肽过氧化物酶含有硒，精氨酸酶含有锰，维生素 B_{12} 含有钴。②构成某些激素或参与激素的作用。如甲状腺素含有碘，胰岛素含有锌，铬是葡萄糖耐量因子的重要组成部分，铜参与肾上腺类固醇的生成等。③参与基因的调控和核酸代谢。锌是调节基因启动子的金属应答元件结合转录因子（metal responsive element-binding transcription factor，MTF）和金属应答元件（metal response element，MRE）主要成分，能正向或负向调节多种基因表达；核酸代谢需要锌、铜、铬、锰等微量元素参与。④参与特殊的生理功能。含铁的血红蛋白可携带和运送氧到各组织，锌可构成锌指蛋白调控多种酶的功能。

为了保证膳食微量元素的适量摄入，中国营养学会曾多次对膳食微量元素的参考摄入量进行修订。2000 年制定了膳食锌、硒的 EAR，碘、锌、硒的 RNI 和 UL；对铁、铜、氟、铬、锰、钼提出了 AI 和 UL。2013 年开展了系统全面的修订，制定了碘的 EAR，将铁、铜、钼的 AI 修订为 EAR 和 RNI，特别是依据中国人体需要量的研究资料，对硒的 EAR、RNI 和碘的 UL 进行了修订。本版修订依据中国居民最新代表体重与膳食能量需要量，以及国内外最新研究证据对上述微量元素的推荐摄入量进行调整；同时对微量元素生理功能、缺乏与过量的危害、营养状况评价方面的内容给予更新。铅、镉、汞和铝均具有蓄积毒性并且危害大，未纳入修订中。新修订的膳食微量元素参考摄入量见表 10-0-1。

表10-0-1　中国居民膳食微量元素参考摄入量

年龄阶段	铁/mg·d^{-1} EAR 男	EAR 女	RNI 男	RNI 女	UL	碘/μg·d^{-1} EAR	RNI	UL	锌/mg·d^{-1} EAR 男	EAR 女	RNI 男	RNI 女	UL	硒/μg·d^{-1} EAR	RNI	UL	铜/mg·d^{-1} EAR	RNI	UL	氟/mg·d^{-1} AI	UL	铬/μg·d^{-1} AI	锰/mg·d^{-1} AI	UL	钼/μg·d^{-1} EAR	RNI	UL
0 岁~	—	—	0.3	0.3(AI)	—	—	85(AI)	—	—	—	1.5(AI)		—	—	15(AI)	55	—	0.3(AI)	—	0.01	—	0.2	0.01	—	—	3(AI)	—
0.5 岁~	7	7	10	10	—	—	115(AI)	—	—	—	3.2(AI)		—	—	20(AI)	80	—	0.3(AI)	—	0.23	—	5	0.7	—	—	6(AI)	—
1 岁~	7	7	10	10	25	65	90	—	3.2	3.2	4.0	4.0	—	20	25	80	0.26	0.3	2.0	0.6	0.8	15	1.5	—	8	10	200
4 岁~	7	7	10	10	30	65	90	200	4.6	4.6	5.5	5.5	200	25	30	120	0.30	0.4	3.0	0.7	1.1	15	2.0	3.5	10	12	300
7 岁~	9	9	12	12	35	65	90	250	5.9	5.9	7.0	7.0	250	30	40	150	0.38	0.5	3.0	0.9	1.5	20	2.5	5.0	12	15	400
9 岁~	12	12	16	16	35	65	90	250	5.9	5.9	7.0	7.0	250	40	45	200	0.47	0.6	5.0	1.1	2.0	25	3.0	6.5	15	20	500
12 岁~	12	14	16	18	40	80	110	300	7.0	6.3	8.5	7.5	300	50	60	300	0.56	0.7	6.0	1.4	2.4	30	4.0	9.0	20	25	700
15 岁~	12	14	16	18	40	85	120	500	9.7	6.5	11.5	8.0	500	50	60	350	0.59	0.8	7.0	1.5	3.5	30	4.0	10	20	25	800
18 岁~	9	12	12	18	42	85	120	600	10.1	6.9	12.0	8.5	600	50	60	400	0.62	0.8	8.0	1.5	3.5	30	4.5	11	20	25	900
30 岁~	9	12	12	18	42	85	120	600	10.1	6.9	12.0	8.5	600	50	60	400	0.60	0.8	8.0	1.5	3.5	30	4.5	11	20	25	900
50 岁~	9	8[a] 12[b]	12	10[a] 18[b]	42	85	120	600	10.1	6.9	12.0	8.5	600	50	60	400	0.60	0.8	8.0	1.5	3.5	25	4.5	11	20	25	900
65 岁~	9	8	12	10	42	85	120	600	10.1	6.9	12.0	8.5	600	50	60	400	0.58	0.8	8.0	1.5	3.5	25	4.5	11	20	25	900
75 岁~	9	8	12	10	42	85	120	600	10.1	6.9	12.0	8.5	600	50	60	400	0.57	0.7	8.0	1.5	3.5	25	4.5	11	20	25	900
孕早期	—	+0	—	+0	42	+75	+110	500	—	+1.7	—	+2.0	500	+4	+5	400	+0.10	+0.1	8.0	+0	3.5	+1	—	11	+0	+0	900
孕中期	—	+7	—	+7	42	+75	+110	500	—	+1.7	—	+2.0	500	+4	+5	400	+0.10	+0.1	8.0	+0	3.5	+3	—	11	+0	+0	900
孕晚期	—	+10	—	+11	42	+75	+110	500	—	+1.7	—	+2.0	500	+4	+5	400	+0.10	+0.1	8.0	+0	3.5	+5	—	11	+0	+0	900
乳母	—	+6	—	+6	42	+85	+120	500	—	+4.1	—	+4.5	500	+15	+18	400	+0.50	+0.7	8.0	+0	3.5	+5	+0.2	11	+4	+5	900

注：[a] 无月经；[b] 有月经。
"+"表示在相应年龄阶段的成年女性需要量基础上增加的需要量。"—"表示未制定或未涉及。

第一节 铁

铁（iron），化学符号 Fe，是人体必需微量元素之一。早在 1932 年已确认无机铁参与血红蛋白的合成，阐明了铁在人体中的基本作用。铁参与体内氧的运送和组织吸收过程，维持正常的造血功能。膳食铁摄入不足是贫血最常见的病因，此外铁过量也被报道与多种慢性疾病风险增加有关。

本次修订中成年男性和育龄女性的铁生理需要量均采用在我国人群中以稳定同位素标记试验得到的直接测量结果，青年男性每日为 14μg/kg（bw），育龄女性每日为 21μg/kg（bw）。结合我国人群的体重代表值和铁吸收率得出相应的 EAR。进一步通过 RNI=EAR（1+2*CV*），推算成年男性 RNI 为 12mg/d，育龄女性为 18mg/d。其他年龄组人群根据各自铁生理需要量特点和吸收率，以要因加算法分别得出相应的 EAR 和 RNI。UL 值的设定仍选择胃肠反应为危害评估依据，根据不同年龄段的 LOAEL 或 NOAEL 值，设定相应 UF 值后，得到各年龄段的 UL 值。目前铁与慢性非传染性疾病之间的剂量-效应关系证据仍有限且结论不一致，暂未制订 PI-NCD。中国居民膳食铁参考摄入量见表 10-1-1。

表 10-1-1　中国居民膳食铁参考摄入量

单位:mg/d

年龄/阶段	EAR		RNI		UL
	男性	女性	男性	女性	
0 岁~		—		0.3（AI）	—
0.5 岁~		7		10	—
1 岁~		7		10	25
4 岁~		7		10	30
7 岁~		9		12	35
9 岁~		12		16	35
12 岁~	12	14	16	18	40
15 岁~	12	14	16	18	40
18 岁~	9	12	12	18	42
30 岁~	9	12	12	18	42
50 岁~	9	8(无月经) 12(有月经)	12	10(无月经) 18(有月经)	42
65 岁~	9	8	12	10	42
75 岁~	9	8	12	10	42
孕早期	—	+0	—	+0	42
孕中期	—	+7	—	+7	42
孕晚期	—	+10	—	+11	42
乳母	—	+6	—	+6	42

注:"+"表示在相应年龄阶段的成年女性需要量基础上增加的需要量。

一、理化性质

铁的原子序数是 26。自然界中铁由 ^{54}Fe（天然丰度 5.8%）、^{56}Fe（91.72%）、^{57}Fe（2.2%）和 ^{58}Fe（0.28%）四种稳定性同位素构成，平均相对原子质量为 55.85，熔点为 1 538℃，沸点为 2 750℃。铁的化学性质相当活泼，在固体状态下以金属或铁化合物形式存在。在水溶液中则以两种氧化状态存在，即亚铁（Fe^{2+}）形式及高铁（Fe^{3+}）形式。两种形式的铁在外环境条件改变时很容易互相转换，这也是铁的氧化还原作用的关键，即通过提供或接受电子起催化作用。

二、消化吸收和代谢

（一）消化吸收

铁的吸收主要在十二指肠和空肠上端，胃和小肠的其余部分也吸收少量的铁。膳食铁分为血红素铁和非血红素铁，小肠黏膜上皮细胞对血红素铁的吸收率远高于非血红素铁。膳食中铁的吸收率差异很大（从小于 1% 到大于 50%），与机体铁储存、生理病理状况、膳食中铁的含量及存在形式，以及膳食中影响铁吸收的食物成分都有密切关系。

（二）代谢

1. 转运 血红蛋白分解的铁或由肠道吸收的铁转运到组织都依靠血浆中的运铁蛋白（transferrin，Tf）来完成。运铁蛋白将大部分铁转运到骨髓用于生成新的红细胞；其余被用来合成其他含铁化合物，如肌红蛋白、细胞色素等；或运送至需要铁的所有细胞与含铁的酶类；在女性的妊娠期，铁也被运送至胎盘以提供胎儿的生长所需。

2. 储存与代谢 正常人体内的铁含量为 30~40mg/kg（bw），其中约 2/3 是功能性铁，其余以贮存性铁形式存在。功能性铁包括血红蛋白铁、肌红蛋白铁、血红素酶类和运输铁等。大多数功能性铁是以血红蛋白的形成存在，即带有铁卟啉辅基的蛋白质。铁在体内的贮存以铁蛋白和含铁血黄素这两种基本形式，主要存在于肝脏、网状内皮细胞和骨髓。个体间贮存铁的数量差异很大，与机体铁营养状况和性别有关。机体铁的基本丢失是由皮肤、呼吸道、胃肠道和泌尿系统黏膜细胞新陈代谢导致细胞脱落死亡所致。人体每日损失的铁主要经粪便排出；经汗液、皮肤细胞脱落和尿液也排出少量铁。

3. 平衡 铁的平衡是指一种稳定的状态，即从膳食中吸收的铁既可补充机体铁的实际丢失又可满足其特殊需要（如生长、发育等）。机体通过调节铁代谢的各个环节，包括铁的吸收、转运、利用、贮存及丢失以保持这种平衡，并预防体内铁缺乏和过量。

三、生理功能

机体中主要的含铁化学基团为 Fe-S 复合物和血红素。以它们为基础，构成许多具有生物活性的功能蛋白，发挥相应的生理功能。铁的主要生理功能包括参与体内氧的运送和组织呼吸过程，维持正常的造血功能，以 Fe-S 基团形式参与一系列的基本生化反应，包括调节酶活性、线粒体呼吸作用、核糖体生物合成、基因表达等。此外,铁可以增加中性粒细胞和吞噬细胞的吞噬功能,增强机体的抗感染能力。

四、摄入水平与健康

根据第五次中国总膳食研究结果,我国居民膳食铁主要来源于谷类和蔬菜,占总摄入来源超过 60%。铁含量较高的食物有动物肝脏、黑木耳、紫菜(干)、芝麻酱、鸭血、猪血、牛羊肉和苋菜等。

(一) 摄入不足

当机体缺铁时,铁损耗及其危害是一个从轻到重的渐进过程,一般可分为三个阶段。第一阶段是铁减少(iron depletion,ID)期,仅有铁储存减少,表现为血清铁蛋白降低。第二阶段是红细胞生成缺铁(iron deficiency erythropoiesis,IDE)期,其特征是因缺乏足够的铁而影响血红蛋白合成或导致机体含铁酶减少及铁依赖性酶活性降低,但尚未出现贫血。第三阶段是缺铁性贫血(iron deficiency anemia,IDA)期。

铁缺乏的成年人冷漠呆板,儿童则易烦躁,对周围环境不感兴趣。需要注意的是 2 岁以下婴幼儿的铁缺乏可导致不可逆的神经发育损伤,这一影响可持续至成年。发展至缺铁性贫血时常引起疲劳乏力、头晕、心悸、工作和学习能力下降等,并可影响机体的免疫功能。

(二) 摄入过量

急性铁中毒是在服入大剂量治疗铁剂后发生的短暂现象。最明显的局部影响是胃肠道出血性坏死,其表现为恶心、呕吐和血性腹泻,并可造成严重低血压、休克、昏迷、凝血不良、代谢性酸中毒等全身性影响。

由于机体无主动排铁的功能,铁在身体中的长期过量蓄积可导致铁负荷过度继而出现慢性中毒症状。过量铁可参与体内自由基的生成,催化过氧化氢通过 Haber-Weiss-Fenton 反应产生羟自由基和超氧阴离子,从而引起过氧化作用或细胞膜脂质和细胞内化合物的交联反应,导致脂肪酸、蛋白质和核酸的明显损害,加速细胞老化和死亡,并可引起多器官的组织纤维化。

(三) 与慢性病的关系

近年来,大多数流行病学研究表明,膳食铁摄入过量可增加糖尿病、心血管疾病、代谢综合征、癌症、非酒精性脂肪肝等疾病的风险;同时也有研究显示,膳食铁摄入过低与心血管疾病和慢性肾病有关[1]。铁与糖尿病和心血管疾病因果关系的证据较强,但具体的剂量-效应关系研究仍有限,且结论不一致,暂不支持制定 PI-NCD。

五、营养状况评价

目前常用以下指标检测及评价人体的铁营养状况。

（一）生化指标

1. 血清铁蛋白（serum ferritin, SF）　可反映机体贮存铁状况，铁缺乏时 SF 降低。但当机体贮存铁完全或几乎完全被耗竭时，SF 不能提供组织铁缺乏的进一步信息，且存在炎症或亚临床感染时 SF 也会增高。WHO 推荐的 12μg/L 或 15μg/L 目前较广泛被用作铁缺乏的判定界值。

2. 运铁蛋白饱和度（transferrin saturation, TS）　TS 是用血清铁含量除以总铁结合力（total iron-binding capacity, TIBC）计算而得，易随着血清铁的波动而变化。成年人 TS 小于 16% 被认为是铁缺乏，对于婴儿和儿童，判断铁缺乏的界值分别为 12% 和 14%。

3. 运铁蛋白受体（transferrin receptor, TfR）　血清或血浆 TfR 是目前认为较可靠的鉴定机体铁缺乏的指标，与组织缺铁的程度呈负相关。它不受炎症性疾病及其他慢性疾病影响，尤其是在感染、妊娠、轻度到中度铁蛋白缺乏时，是一个很有诊断价值的指标。但目前尚无统一的诊断界值。

4. 血红蛋白（hemoglobin, Hb）　Hb 是诊断缺铁性贫血最常用的指标。但在评价铁营养状况时缺乏灵敏性和特异性。若 Hb 是唯一可得到的测量指标，那么通过一段时间的补铁后 Hb 值升高，则可判定是缺铁性贫血。

5. 平均红细胞体积（mean corpuscular volume, MCV）和红细胞体积分布宽度（red cell volume distribution width, RDW）　MCV 反映整体红细胞体积的大小，RDW 是反映周围红细胞大小异质性的参数。缺铁性贫血的特征性改变为低 MCV 和高 RDW，即小细胞不均一性贫血，一般在 MCV<80fL、RDW>15% 时提示铁缺乏。

6. 网织红细胞血红蛋白含量（reticulocyte hemoglobin content, CHr）　网织红细胞半衰期仅 1~2 天，因此该指标可反映体内近期红细胞生成时铁缺乏状态，具有很高的灵敏度和特异性。有国内研究采用骨髓铁染色为金标准，提出可将 CHr 27.2pg 作为我国成年人缺铁性贫血诊断的判定界值[2-3]，但仍有待进一步验证。

（二）体格及功能检查

当铁缺乏导致缺铁性贫血时，可出现贫血体征，表现为患者唇、口腔黏膜、眼睑或甲床苍白，但不具有特异性。

六、膳食铁参考摄入量

当前，各国在制定铁 DRIs 时，大多采用要因加算法计算铁的生理需要量，即将不同生理阶段机体对铁的需求进行加合（如基本铁丢失、月经铁丢失、生长期铁蓄积等），得到相应的总需要量，再结合本国膳食模式下铁的吸收率制定出 EAR 进而推算出 RNI。本次修订基于上述原理，结合近年研究进展，引入了我国最新的研究证据。

（一）采用要因加算法计算的各类参数

1. 基本铁丢失　目前有关基本铁丢失最经典的研究仍是 Green 等（1968）的报道[4]，采用放射性同位素 ^{55}Fe 稀释法获得的人体试验数据显示，基本铁丢失量与体重有关，来自三个种族共 41 名平均体重 68.6kg 的男子日均铁丢失为 0.96mg,即 14μg/kg(bw)。2005 年 Fomon 团队首次报道用稳定同位素标记法测定 13~26 月龄婴儿铁生理需要量[5]。2018 年杨晓光团队[6]利用稳定同位素 ^{58}Fe 静脉点滴标记法,对我国 12 名 22~24 岁的青年男性持续追踪观察了 1 155 天,通过约 14 次的追踪采血和微量血质谱分析技术得到该人群每日铁丢失为 14.04μg/kg(bw)。这一结果与上述 Green 的报道结果一致。本次修订以我国青年男性铁丢失的直接测量数据为基础(体重平均值为 67.4kg),通过代谢体重法外推出 0.5 岁以上各年龄段的基本铁丢失量(表 10-1-2)。

表 10-1-2 我国各年龄段人群基本铁丢失量

年龄/阶段	体重代表值/kg		基本铁丢失 [a]/(mg·d^{-1})	
	男性	女性	男性	女性
0.5 岁~	8.75		0.21	
1 岁~	13.5	13.0	0.29	0.28
4 岁~	19.5	19.0	0.38	0.37
7 岁~	27.0	25.0	0.48	0.46
9 岁~	35.5	34.0	0.59	0.57
12 岁~	50.0	46.5	0.77	0.73
15 岁~	59.5	51.5	0.87	0.78
18 岁~	65.0	56.0	0.93	0.84
30 岁~	63.0	55.0	0.91	0.82
50 岁~	63.0	55.0	0.91	0.82
65 岁~	61.0	53.0	0.89	0.80
75 岁~	60.5	51.5	0.89	0.78

注:[a] 基本铁丢失(mg/d)=0.96mg/d×(各人群代表体重/67.4)$^{0.75}$。

2. 月经铁丢失 我国有关健康女性月经失血量方面的数据不多,大多集中在 20 世纪 80 年代,采用的是碱性正铁血红素比色法。失血量取其平均值约为 40mL,以月经周期为 28 天计算,则平均每天月经失血损失铁取值为 0.65mg(表 10-1-3)。

表 10-1-3 我国女性月经丢失铁量

年龄/阶段	月经血量/(mL/月)	月经周期/(d/月)	铁丢失量/(mg/d)[a]
11 岁~	27.5	28	0.45
14 岁~	30.9	28	0.51
18~49 岁	40.0	28	0.65

注:[a] 铁丢失量(mg/d)=[月经血量(mL/月)/我国女性月经周期的中间值(d/月)]×Hb 浓度(0.135g/mL)[9]×Hb 中的铁浓度(3.39mg/g)[10]。

郭玉凤等 2010 年报道我国汉族女生的初潮平均年龄为 12.47 岁,其中城市女生为12.35 岁,乡村女生为 12.59 岁[7]。但我国目前缺乏对这一年龄段女性月经血量的相关报道。参考西方人群数据[8]中 14 岁以上女生月经血量为每月 30.9mL,由此可导致每日约 0.51mg的铁丢失;对 14 岁以下的女生,按照月经丢失铁量的中位数 0.45mg/d 进行估算。

3. 生长期铁的蓄积 幼儿及青春期少年随着生长发育可使铁在体内蓄积,包括 Hb中的铁蓄积,贮存铁的增加及非储存性铁的增加(组织中的铁)[8]。特别是生长加速期,女孩在月经初潮前生长加快,月经来潮后生长还在继续,因此铁需要量较大。男孩在青春期Hb 总量和含量均有明显增加,其增加量甚至超过经期女性的铁需要量。由于生长速度个体差异很大,有些青春期少年铁需要量明显高于平均水平。Hb 中的铁蓄积推算见表 10-1-4。关于贮存铁的增加及非储存性铁的增加将在下面儿童青少年铁的 EAR 和 RNI 推算中介绍。

表 10-1-4 Hb 中铁蓄积

性别	年龄/岁	年龄中间值/岁	代表体重/kg	体重增长/(kg/年)[a]	血液量/L[b]	Hb 浓度/(g·L⁻¹)[c]	Hb 量/g[d]	Hb 浓度增加/[g/(L·年)][e]	Hb 蓄积量/(mg·d⁻¹)[f]
男/女	0~	0.25	6.75	—	—	—	—	—	—
	0.5~	0.75	8.75	3.29	—	120	—	—	0.26
男性	1~	2.5	13.5	2.29	0.97	123	118	—	0.19
	4~	5.5	19.5	2.35	1.42	127	180	—	0.29
	7~	8.0	27	3.10	1.98	130	258	—	0.34
	9~	10.5	35.5	3.96	2.62	134	350	—	0.50
	12~	13.5	50.0	4.00	3.71	137	512	1.4	0.43
	15~	16.5	59.5	1.95	4.43	150	666	3.4	0.35
	18~	24.0	65.0	0.30	—	—	—	—	—
	30~49	40.0	63.0	—	—	—	—	—	—
女性	1~	2.5	13.0	2.14	0.99	124	122	—	0.19
	4~	5.5	19.0	2.35	1.44	127	183	—	0.23
	7~	8.0	25.0	3.10	1.89	130	246	—	0.35
	9~	10.5	34	3.96	2.57	133	340	—	0.42
	12~	13.5	46.5	2.92	3.51	136	477	1.1	0.27
	15~	16.5	51.5	1.13	3.89	136	527	0.28	0.10

续表

性别	年龄/岁	年龄中间值/岁	代表体重/kg	体重增长/（kg/年）[a]	血液量/L[b]	Hb浓度/（g·L⁻¹）[c]	Hb量/g[d]	Hb浓度增加/[g/（L·年）][e]	Hb蓄积量/（mg·d⁻¹）[f]
女性	18~	24.0	56.0	0.27	—	—	—	—	—
	30~49	40.0	55.0						

注：[a] 各年龄段的体重增长按照比例分配的方法求得[11]。例如:0.5岁以上组的体重增加量(kg/年)=｛[0.5岁以上组的平均体重(kg)−0岁组的平均体重(kg)]/(0.75岁−0.25岁)+[1岁以上组的平均体重(kg)−0.5岁组的平均体重(kg)]/(2.5岁−0.75岁)｝/2。上式中,对于12岁以下的人群,某年龄段平均体重指该年龄段男孩、女孩代表体重的平均值(表10-1-1)。另外,12岁以上的体重增加量应分性别计算,在计算与9岁以上的体重增加时,分别减去9岁以上组男孩代表体重和女孩代表体重。相类似地,计算9岁以上的体重增加时,因未区分性别,用12岁以上组平均体重(48.25kg)减去9岁以上的平均体重(34.75kg)。

[b] 血液量(BV)根据Hawkins等的回归公式[12]:男孩BV(L)=0.075 3×体重(kg)−0.05,女孩BV(L)=0.075 3×体重(kg)+0.01。

[c] Hb浓度(g/L)根据Beaton计算公式[13]:0~13岁男孩Hb=119g/L+1.4g/(L·年)×年龄(岁),女孩Hb=121g/L+1.1g/(L·年)×年龄(岁)。上表中12~14岁年龄层人群Hb浓度用0~13岁的计算公式。14~18岁男孩:Hb=94.3+3.4g/(L·年)×年龄(岁),女孩:Hb=131+0.28g/(L·年)×年龄(岁)。

[d] Hb量(g)=血液量(L)×Hb浓度(g/L)。

[e] Hb浓度增加[g/(L·年)]根据Beaton计算公式中的参数计算[13]。

[f] Hb蓄积量计算公式(IOM,2001):7~12月龄Hb铁蓄积量(mg/d)=体重增加量(kg/年)×Hb浓度(120g/L)×1kg体重相当的血容量(0.070L/kg)×Hb中的铁含量(3.39mg/g)/(365d/年);1~10岁Hb铁蓄积量(mg/d)=[大一年龄段的Hb量(g)−本年龄段的Hb量(g)]×Hb中的铁浓度(3.39mg/g)/[大一年龄段的中间年龄(年)−本年龄段的中间年龄(年)]/365(d/年);上表中9~11岁年龄层人群用该公式计算。11~17岁男孩Hb铁蓄积量(mg/d)=｛代表体重(kg)×Hb浓度增加量[g/(L·年)]+体重增加量(kg/年)×Hb浓度(g/L)｝×1kg体重相当的血容量(0.075L/kg)×Hb中的铁含量(3.39mg/g)/365(d/年);11~17岁女孩Hb铁蓄积量(mg/d)=｛代表体重(kg)×Hb浓度增加量[g/(L·年)]+体重增加量(kg/年)×Hb浓度(g/L)｝×1kg体重相当的血容量(0.066L/kg)×Hb中的铁含量(3.39mg/g)/365(d/年)。

4. 吸收率 由于膳食中的血红素铁和非血红素铁吸收率差别很大,设定吸收率的代表值时需要根据膳食中两者的构成比例来计算。第五次中国总膳食研究数据显示,居民总膳食铁摄入量中,动物性食物来源的铁占14%,因此本次修订取14%作为我国居民膳食中血红素铁的来源。不同研究报道的血红素铁吸收率差异较大,为15%~35%,本次修订仍参考Hallberg等的报道[9],取其吸收率为25%。杨丽琛等[14]利用双标稳定性同位素法研究了我国城市健康青年男性在代表性膳食模式下的非血红素铁吸收率,该结果可作为参考人群的代表性数值(11.5%)。因此,本次修订过程中成年人非血红素铁吸收率设为11%,则总铁吸收率为:14%×25%+86%×11%=12.9%。考虑到我国各地膳食结构的差异,尤其是影响铁吸收的植酸、维生素C等的差异,将成年人铁吸收率仍定为10%,以保证更多人能够有充足的铁摄入。

常素英[15]等报道了24~31月龄幼儿对辅食中添加的FeSO₄吸收率是8%。因此本次修订中4岁以下幼儿的铁吸收率仍维持2013版中的8%。

对于孕妇,孕早期阶段的铁吸收率被认为与成年女性接近,仍取 10%,而孕中期和孕晚期的铁吸收率可比早期增加 1~3 倍,均定为 25%。

5. 需要量的个体差异 对于需要量的个体差异的 CV,考虑到儿童生长速度差别较大,且不同膳食模式可直接影响个体对铁的吸收和利用,因此本次修订中 0.5~6 岁均采用了 20% 的 CV 值;其他年龄段采用 15%,育龄女性采用稳定同位素标记试验获得的 CV 值,为 25%。

(二)平均需要量/推荐摄入量(适宜摄入量)

1. 成年人

(1)18~49 岁:对成年男性而言,因没有生长发育的需要,对铁的需要量等于基本丢失量(表 10-1-2)。成年女性铁需要量为基本铁丢失量(表 10-1-2),加上月经铁丢失量(表 10-1-3)。以要因加算法,采用吸收率 10% 和 CV 值 15% 计算得到的结果如表 10-1-5 所示。

表 10-1-5 18~49 岁人群铁需要量和膳食推荐摄入量要因加算法结果

单位:mg/d

性别	年龄	基本铁丢失	月经铁丢失	总铁需要量	EAR[a]	RNI[b]
男性	18 岁~	0.93	—	0.93	9	12
	30~49 岁	0.91	—	0.91	9	12
女性	18 岁~	0.84	0.65	1.49	15	20
	30~49 岁	0.82	0.65	1.47	15	20

注:[a] EAR= 总铁需要量/吸收率。

[b] RNI=EAR(1+2CV)。

Finch 曾在 1959 年报道采用放射性 ^{55}Fe 测定 6 名平均年龄为 37.5 岁的育龄女性的平均铁丢失为 20μg/[kg(bw)·d](含月经丢失)[16]。2018 年杨晓光团队首次报道采用静脉点滴稳定同位素 ^{58}Fe 标记,7 名 21~23 岁的青年非孕期女性日均铁丢失为 20.69μg/[kg(bw)·d][6]。随后该团队又进一步采用口服标记的方式在 26~35 岁的育龄非孕期女性中进行验证,经近 900 天的追踪,分别采用回归法或公式法计算日均铁丢失,两种方法结果间没有显著性差异[17]。最终以 16 名同时有公式法和回归法结果的研究对象,取其铁丢失的均值为 21μg/[kg(bw)·d],代入该年龄段代表体重,取值得到的育龄非孕期女性 EAR 为 12mg/d。上述试验中铁需要量的 CV 值约为 25%,计算得到 RNI 为 18mg。该结果略低于表 10-1-5 中要因加算法的数值,鉴于该证据为中国人群直接测量结果,采纳为本次修订中育龄女性的铁 EAR 和 RNI。

(2)50 岁以上:若 50 岁~女性仍有月经,则与 30~49 岁年龄段相同,EAR 和 RNI 分别为 12mg/d 和 18mg/d。中老年男性和绝经期女性的铁需要量按照表 10-1-2 计算得到的 EAR 取值分别为 9mg 和 8mg,则 RNI 取值分别为 12mg/d 和 10mg/d。

2. 儿童和青少年

（1）1~11岁：本次修订中，该年龄组儿童分为4个年龄段，分别为1~3岁、4~6岁、7~8岁和9~11岁。该年龄组儿童的铁需要量均包括四个部分（基本铁丢失量+Hb中的铁蓄积量+非储存性铁的增加量+贮存铁的增加量）。基本铁丢失量：见表10-1-2中数据。Hb中的铁蓄积量：见表10-1-4中数据，并取男孩和女孩该项数值的平均值。非储存性铁和贮存铁的增加量见表10-1-6，其中非储存性组织中铁浓度为0.7mg/kg（bw）。有文献报道[18]，贮存铁的增加约占总铁存储的12%。由此得出这4个年龄段儿童总铁需要量。1~3岁儿童膳食铁吸收率为8%，CV为20%；4~6岁儿童铁吸收率为10%，CV为20%；7~11岁儿童膳食铁吸收率为10%，CV为15%。分别计算得到4个年龄组的EAR和RNI（表10-1-6）。

表10-1-6　儿童和青少年铁需要量和膳食推荐摄入量

单位：mg/d

性别	年龄	基本铁丢失	Hb铁蓄积量	非储存性铁增加量[a]	贮存铁的增加量[b]	月经铁丢失	总铁需要量	EAR[c]	RNI[d]
男/女	0.5岁~	0.21	0.26	0.006	0.04	—	0.51	7	10
男	1岁~	0.29	0.19	0.004	0.03	—	0.51	7	10
	4岁~	0.38	0.29	0.005	0.04	—	0.72	7	10
	7岁~	0.48	0.34	0.006	0.05	—	0.88	9	12
	9岁~	0.59	0.50	0.008	0.07	—	1.17	12	16
	12岁~	0.77	0.43	0.001	—	—	1.20	12	16
	15~17岁	0.87	0.35	0.001	—	—	1.22	12	16
女	1岁~	0.28	0.19	0.004	0.03	—	0.50	7	10
	4岁~	0.37	0.23	0.005	0.03	—	0.64	7	10
	7岁~	0.46	0.35	0.006	0.05	—	0.87	9	12
	9岁~	0.57	0.42	0.008	0.06	—	1.06	12	16
	12岁~	0.73	0.27	0.001	—	0.45	1.45	14	18
	15~17岁	0.78	0.10	0	—	0.51	1.39	14	18

注：[a] 非存储性组织铁增加量（mg/d）=体重增加量（kg/年）×非存储性组织中铁浓度[mg/kg（bw）]/365（d/年）。其中，非存储性组织中铁浓度（Smith and Rios，1974）：7月龄~10岁为0.7mg/kg（bw），11~17岁为0.13mg/kg（bw）。

[b] 1~10岁存储铁的增加约占总铁存储的12%[17]。即：存储铁的增加量（mg/d）=0.12×（Hb铁蓄积量（mg/d）+非储存性组织铁增加量（mg/d）/（1–0.12）。

[c] EAR=总铁需要量/吸收率。7月龄~3岁组儿童的膳食铁吸收率为8%；其他组膳食铁吸收率为10%。

[d] RNI=EAR（1+2CV）。7月龄~6岁组CV为20%；其他组CV为15%。

（2）12~17岁：与上述年龄组儿童不同的是，我们假设贮存性铁的增加在11岁以后已降为0；而此年龄段的女生开始出现月经初潮。因此铁的需要包括：基本铁丢失量+Hb铁蓄积量+非储存性铁的增加量+女生月经铁的丢失量。同样，基本铁丢失量：见表10-1-2中数据。

Hb 中的铁蓄积：见表 10-1-4 中数据，分性别表示。非存储性铁增加的计算公式见表 10-1-6，其中非存储性组织中铁浓度为 0.13mg/kg（bw）。而月经铁的丢失如表 10-1-3 所示，12~14 岁组女孩的月经铁损失为 0.45mg/d，15~17 岁组女孩的月经铁损失为 0.51mg/d。由此分别得到 12~14 岁和 15~17 岁青少年的总铁需要量。考虑到 12~17 岁青少年膳食铁吸收率为 10%，CV 为 15%，分别计算得到 12~14 岁和 15~17 岁青少年的 EAR 和 RNI（表 10-1-6）。

3. 孕妇和乳母

（1）孕妇：怀孕期间的铁需要除了基本的铁损失外，还包括：①随胎儿的成长增加的铁储量；②胎盘、脐带中的铁储备量；③随循环血量及红细胞数量的增加，Hb 中蓄积铁的增加量。

1）基本的铁丢失：与非孕期的成年女性相当，如表 10-1-2 所示，平均每日丢失 0.84mg 铁。整个孕期（280 天）丢失的铁取值为 230mg。

2）因胎儿的成长增加的铁储量和胎盘、脐带中的铁储备量：不同的文献给出的数值不尽相同，因没有更充分的证据显示哪项研究得出的数值更可靠，所以我们仍采用 FAO/WHO（1988）的数据，即早、中、晚各约 93 天孕期需要铁储备分别为 25mg、100mg、190mg，以满足胎儿成长及胎盘中铁储备需要。

3）因循环血量及红细胞数量的增加，Hb 中蓄积铁的增加量：尽管这方面有许多报道，但被广泛接受的仍是 FAO/WHO（1988）提出的约 500mg 铁量。且认为这种需求增加主要集中在孕中后期，而在孕早期变化不大。

将上述三项数据汇总得到要因加算法结果见表 10-1-7。但最终孕早期女性的 EAR 和 RNI 取值与非孕期育龄女性相同，分别为 12mg/d 和 18mg/d，以保障在孕早期机体可达到较好的铁储备水平。

表 10-1-7　孕妇铁需要量和膳食推荐摄入量要因加算法结果

单位：mg/d

孕期	基本铁丢失	胎儿成长及胎盘中铁储备	Hb 铁蓄积量	总铁需要量	EAR[a]	RNI[b]
孕早期	0.84	0.27	0	1.11	11	14
孕中期	0.84	1.1	2.7	4.64	19	25
孕晚期	0.84	2.0	2.7	5.54	22	29

注：[a] EAR 计算时取孕早期铁吸收率 10%，孕中期和孕晚期的吸收率 25%。
　　[b] RNI=EAR（1+2CV），CV 为 15%。

（2）乳母：一般情况下 6 个月的母乳喂养期间月经未恢复，此时的铁需要量包括基本的铁损失和母乳中分泌的铁。基本铁丢失仍采用成年女性数据，为 0.84mg/d。乳母因泌乳损失的铁量为 0.3mg/d（详细计算见下文中 0~6 月龄婴儿数据）。考虑到目前完全纯母乳喂养率较低，对于混合喂养的婴儿，乳母可能在 6 个月左右已恢复月经，针对这部分人群则需考虑其月经铁损失。且为保证这一人群整体的铁需要量，乳母的铁需要均包括月经铁丢失，即

0.65mg/d（表 10-1-3）。

因此，乳母最终的铁需要量为 1.79mg/d。乳母的铁吸收率与一般育龄女性接近，仍采用 10%，则 EAR 为 18mg/d；取 CV 为 15%，则 RNI 为 24mg/d。

4. 婴儿

（1）0~6 月龄：对该年龄段的婴儿，从母乳（0.75L/d）中摄入的铁可维持此阶段生长发育的需要。"中国 DRIs 母乳成分研究工作组"推荐的我国母乳铁含量为 0.30mg/L。因此，0~6 月龄婴儿铁的 AI 值为：0.75L/d×0.30mg/L=0.225mg/d，取值为 0.3mg/d。

（2）7~12 月龄：7~12 月龄婴儿铁需要包括四个部分（基本铁丢失量+Hb 中的铁蓄积量+非存储性组织铁的增加量+存储铁的增加量）。基本铁丢失如表 10-1-2 所示为 0.21mg/d。Hb 中的铁蓄积如表 10-1-4 所示为 0.26mg/d。非存储性组织铁增加和存储铁增加如表 10-1-5 所示分别为 0.006mg/d 和 0.04mg/d。所以，7~12 月龄婴儿铁的需要量为 0.52mg/d。此年龄段婴儿膳食铁吸收率为 8%，CV 为 20%，则 EAR 取值为 7mg/d，RNI 为 10mg/d。

（三）可耐受最高摄入量

在制定 UL 过程中，首先需按照风险评估的要求，进行铁过量的危险识别，并确定相应的剂量-效应关系。McGuigan（1996）的研究表明摄入铁 20~60mg/kg 时会出现急性毒性。低剂量时一般为肠胃刺激，而高剂量则会出现系统毒性。美国、加拿大等国在制定铁的 UL 时，仅选定了肠胃反应作为唯一的危害评估依据。虽然肠胃反应不如其他可能的副作用严重（如急性铁中毒、干扰锌的吸收、心脑血管疾病、癌症等），但这是对铁来说唯一有确切证据的剂量-反应关系的有害作用[19]。

1. 成年人 Frykman 等（1994）针对瑞典成年男女开展了一项双盲对照研究，获得了铁的 LOAEL[20]。该研究中每天补充 60mg 铁（富马酸亚铁，非血红素铁）的人群中便秘频率和总的副作用发生率明显高于对照组和 18mg/d 补充组。另根据相关数据，估计此受试人群平均膳食铁摄入量为 11mg/d。由此获得总摄入量为 70mg/d 的 LOAEL。

由于被选为关键效应的肠胃反应有其自限性且使用的数据为 LOAEL，选择 UF 为 1.5 来推算 UL。我们采用美国男女平均体重（68.5kg）数据代替北欧人群的体重，并以我国成年人平均体重（60.5kg）进行折算，取值得到我国成年人的铁 UL 为 42mg/d（70mg/d×60.5kg/68.5kg/1.5=41.2mg/d）。

2. 儿童和青少年 Reeves 等（1985）对 124 名 11~14 月龄的婴儿采用更高剂量（30mg/d）的非血红素铁补充 3 个月，未观察到有害肠胃反应[21]。该年龄段婴幼儿膳食来源铁取值为 10mg/d，因此得到婴幼儿的 NOAEL 为 40mg/d。以 1~3 岁儿童的 UF 为 1.6 来推算，其 UL 为 25mg/d。

Chen 等对中国成都 445 名 3~6 岁非贫血儿童进行研究，其中 98 名儿童连续六个月服用硫酸亚铁制剂（相当于每日 1~2mg/kg 的元素铁），结果发现，补铁组与服用安慰剂组儿童（104 名）在呼吸道感染和腹泻疾病的发病率没有显著性差异[22]。根据《2015—2017 年中国居民营养与健康状况监测报告》，3~5 岁儿童每日膳食铁摄入量取值为 11.9mg[23]。因此 3~6 岁儿童的 NOAEL 取值为 40mg/d［1.5mg/（kg·d）×19.25kg+11.9mg/d=40.78mg/d］。对 4~6 岁、7~8 岁、9~11 岁、12~14 岁和 15~17 岁分别设 UF 为 1.4、1.2、1.2、1.0 和 1.0，相应的 UL 为 30mg/d、35mg/d、35mg/d、40mg/d 和 40mg/d。

3. 孕妇和乳母 由于孕妇及乳母的相关数据不充分，使用与一般成年人同样的 UL 值，即 42mg/d。

4. 婴儿 给 1 个月大的婴儿以 5mg/d 的剂量补充非血红素铁长达 1 年，或给 3 月龄的婴儿以 10mg/d 的剂量补充非血红素铁达 21 个月，与安慰剂组相比均未出现有害胃肠反应。但另有研究发现，补铁对于铁缺乏的婴幼儿是有益的，但对于铁充足的婴幼儿具有潜在危害性。如给 4~9 月龄婴儿补充铁剂 1mg/［kg（bw）·d］后（相当于我国婴儿约 8mg/d），部分婴儿出现身长和头围发育不良及腹泻发生率增高等胃肠反应。而最近一项研究显示，对 6~12 月龄营养良好、非缺铁的婴儿每日补充含 1.2mg/100mL 或 0.4mg/100mL 铁的配方奶粉，两组婴儿的神经发育方面并无显著差异。鉴于给婴儿补充铁剂结果不一致，难以确定 NOAEL 和 LOAEL 值，暂不设定 UL。

（编著 杨丽琛）

（工作组 李 颖 郭俊生 冯 杰 李增宁）

参 考 文 献

［1］单晓云,冯杰,杨丽琛. 铁与常见慢性病关系的研究进展［J］. 卫生研究,2022,51（4）:529-531.

［2］CAI J,WU M,REN J,et al. Evaluation of the efficiency of the reticulocyte hemoglobin content on diagnosis for iron deficiency anemia in Chinese adults［J］. Nutrients,2017,9（5）:450.

［3］ZHANG H D,CAI J,WU M,et al. Verification of the cut-off value of the reticulocyte hemoglobin content to diagnose iron deficiency［J］. Biomed Enviro Sci,2020,33（7）:543-546.

［4］GREEN R,CHARLTON R,SEFTEL H,et al. Body iron excretion in man:a collaborative study［J］. Am J Med,1968,45（3）:336-353.

［5］FOMON S J,NELSON S E,SERFASS R E,et al. Absorption and loss of iron in toddlers are highly correlated［J］. J Nutr,2005,135（4）:771-777.

［6］CAI J,REN T,ZHANG Y,et al. Iron physiological requirements in Chinese adults assessed by the stable isotope labeling technique［J］. Nutr Metab,2018,15（1）:29.

［7］周鸿雁,郭玉凤. 我国汉族女生月经初潮年龄变化趋势及影响因素研究［J］. 当代体育科技,2016,6（27）:175-177.

［8］IOM. Dietary reference intakes for vitamin A,vitamin K,arsenic,boron,chromium,copper,iodine,iron,manganese,molybdenum,nickel,silicon,vanadium,and zinc［M］. Washington DC:National Academies Press（US）,2001:342.

［9］HALLBERG L,ROSSANDER-HULTÉN L. Iron requirements in menstruating women［J］. Am J Clin Nutr,1991,54（6）:1047-1058.

［10］SMITH N J,RIOS E. Iron metabolism and iron deficiency in infancy and childhood［J］. Adv Pediatr,1974

（21）：239-280.

［11］SASAKI S. Dietary reference intakes（DRIs）in Japan［J］. Asia Pac J Clin Nutr，2008，17（2）：420-444.

［12］HAWKINS W W. Iron，copper and cobalt，in：Nutrition：A comprehensive treatise［M］. New York：Academic Press，1964：309-337.

［13］BEATON G H，COREY P N，CATHY S. Conceptual and methodological issues regarding the epidemiology of iron deficiency and their implications for studies of the functional consequences of iron deficiency［J］. Am J Clin Nutr，1989，50（3）：586-588.

［14］YANG L C，ZHANG H D，WANG J，et al. Non-heme iron absorption and utilization from typical whole Chinese diets in young Chinese urban men measured by a double-labeled stable isotope technique［J］. PLoS One，2016，11（4）：e0153885.

［15］CHANG S，HUANG Z，MA Y，et al. Mixture of ferric sodium ethylenediaminetetraacetate（NaFeEDTA）and ferrous sulfate：an effective iron fortificant for complementary foods for young Chinese children［J］. Food Nutr Bull，2012，33（2）：111-116.

［16］FINCH C A. Body iron exchange in man［J］. J Clin Invest，1959，38（2）：392-396.

［17］LU J，CAI J，REN T，et al. Physiological requirements for iron in women of reproductive age assessed by the stable isotope tracer technique［J］. Nutr Metabo，2019，16（1）：55.

［18］DALLMAN P R. Iron deficiency in the weanling：a nutritional problem on the way to resolution［J］. ActaPaediatr Scand Suppl，1986（323）：59-67.

［19］SCHUMANN K，ETTLE T，SZEGNER B，et al. On risks and benefits of iron supplementation recommendations for iron intake revisited［J］. J Trace Elem Med Biol，2007，21（3）：147-168.

［20］FRYKMAN E，BYSTROM M，JANSSON U，et al. Side effects of iron supplements in blood donors：superior tolerance of heme iron［J］. The Journal of Laboratory and Clinical Medicine，1994，123（4）：561-564.

［21］REEVES J D，YIP R. Lack of adverse side effects of oral ferrous sulfate therapy in 1-year-old infants［J］. Pediatrics，1985，75（2）：352-355.

［22］CHEN K，CHEN X-R，ZHANG L，et al. Effect of simultaneous supplementation of vitamin A and iron on diarrheal and respiratory tract infection in preschool children in Chengdu City，China［J］. Nutrition，2013，29（10）：1197-1203.

［23］赵丽云，丁钢强，赵文华. 2015—2017 年中国居民营养与健康状况监测报告［M］. 北京：人民卫生出版社，2022：77.

第二节　碘

碘（iodine），化学符号 I。19 世纪初，法国科学家 Coourtois 从海藻灰中首次发现了单质碘，并于 1814 年命名。19 世纪末，人们又发现甲状腺具有聚集碘的能力，并从甲状腺中分离出碘，之后关于碘与甲状腺功能关系的研究便陆续开展。直到 20 世纪初，碘被认为是人体必需微量元素之一，碘缺乏可造成甲状腺肿大，补充碘可预防其发生。瑞士和美国于 20 世纪 20 年代首先采用了食盐加碘的措施，我国从 1995 年开始实施食盐加碘措施来预防和控制碘缺乏病（iodine deficiency disorder，IDD）。

根据 Fisher 等开展的甲状腺放射性碘蓄积研究,按照我国 18~29 岁成年人男性和女性体重代表值分别推导得出 EAR,取平均值得出成年人的碘 EAR 为 85μg/d,取 *CV* 为 20%,计算成年人 RNI 为 120μg/d,并依据体重代表值推导出其他年龄段的 EAR 和 RNI。1~6 岁儿童碘 EAR 是基于 Ingenbleek 和 Malvaux 等的碘平衡试验得到的 65μg/d,其他年龄段儿童碘 EAR 是根据代谢体重法由成年人推导而来的;孕妇和乳母 EAR 是成年女性 EAR 的基础上额外增加孕期新生儿碘蓄积量以及乳母乳汁碘的丢失量,并计算得到孕妇和乳母相应的 RNI。成年人碘 UL 是基于张万起等人的 RCT 研究结果,得出中国成年人碘 UL 为 600μg/d。7~14 岁儿童以及孕妇碘 UL 是基于我国高碘暴露人群的流行病学调查结果得到的。按照年龄和生理阶段,具体 DRIs 数值见表 10-2-1。

表 10-2-1 中国居民膳食碘参考摄入量

单位:μg/d

年龄/阶段	EAR	RNI	UL	年龄/阶段	EAR	RNI	UL
0 岁~	—	85(AI)	—	30 岁~	85	120	600
0.5 岁~	—	115(AI)	—	50 岁~	85	120	600
1 岁~	65	90	—	65 岁~	85	120	600
4 岁~	65	90	200	75 岁~	85	120	600
7 岁~	65	90	250	孕早期	+75	+110	500
9 岁~	65	90	250	孕中期	+75	+110	500
12 岁~	80	110	300	孕晚期	+75	+110	500
15 岁~	85	120	500	乳母	+85	+120	500
18 岁~	85	120	600				

注:"+"表示在相应年龄阶段的成年女性需要量基础上增加的需要量。

一、理化性质

碘为卤族元素,原子序数为 53,相对原子质量为 126.904,熔点 113℃,沸点 184℃,属强氧化剂,具有毒性和腐蚀性,常温下为黑色或蓝黑色的晶体,在 0~55℃,晶体碘会缓慢地升华,升华后易凝华。碘能以 I_2、I^- 或 IO_3^- 等多种形式存在,可与多种元素发生化学反应,碘单质遇淀粉会变蓝紫色。碘主要以碘酸盐和碘化物的形式存在,在自然界分布广泛,岩石、土壤、水、动植物和空气中都含有微量碘。碘的化合物大都溶于水并随水的流动而转移,因此陆地环境中的碘含量受水冲淋和流动的影响较大。碘在自然界的分布不均匀,大部分内陆地区的土壤碘含量低,而海水含碘量最为丰富和稳定,有"碘库"之称,其碘浓度为 50~60μg/L。

二、消化吸收和代谢

(一) 消化与吸收

人体碘的来源:80%~90% 来自食物,10%~20% 来自饮水(高水碘地区除外),不足 5% 来自空气。消化道、皮肤、呼吸道和黏膜均可吸收碘。食物中的碘有无机碘和有机碘两种形式。无机碘(碘化物)在胃和小肠几乎 100% 被吸收;有机碘一般在消化道被消化、脱碘后,以无机碘形式被吸收。

膳食摄入的碘通过小肠上皮细胞进入血液,主要被甲状腺摄取和浓集,以甲状腺激素和其他碘化物形式储存于甲状腺组织中。其他脏器如唾液腺、乳腺、胎盘、生殖腺和胃黏膜也可以摄取或浓集碘。碘摄入充足时,体内约 50% 的碘聚集于甲状腺,健康成年人甲状腺组织内含碘量为 8~15mg。

(二) 代谢

人体内的碘主要储存在甲状腺。停止碘摄入后,甲状腺储存的碘只够维持机体 2~3 个月的需要。理论上,在碘营养适宜状态下,人体排出的碘几乎等于摄入的碘,肾脏排出碘占总排出量的 80% 以上,粪中的碘主要是未被吸收的有机碘,占总排出量的 10% 左右。肺及皮肤排出的碘较少,但大量出汗时可达到总排出量的 30%。乳腺能从血浆中浓集碘通过乳汁分泌,乳母每日因哺乳损失至少 30μg 碘。随着婴儿生长和泌乳量的增加,丢失的碘量也会随之增多,这是乳母易发生碘缺乏的原因之一。

三、生理功能

碘的生理功能是通过甲状腺激素来完成的。甲状腺利用碘和酪氨酸合成甲状腺激素,包括三碘甲腺原氨酸(triiodothyronine,T_3)和甲状腺素(thyroxine),又称四碘甲腺原氨酸(tetraiodothyronine,T_4)。在促甲状腺激素(thyroid stimulating hormone,TSH)的刺激下,碘离子通过甲状腺细胞基底膜上钠碘转运体(sodium-iodide symporter,NIS)逆浓度梯度转运,从血液进入甲状腺细胞内,在过氧化物酶催化下进行碘的有机化,形成的碘化物与酪氨酸残基结合,生成一碘酪氨酸和二碘酪氨酸,再耦合生成甲状腺激素 T_3、T_4。甲状腺激素的主要活性形式为 T_3,其生理功能如下。

(一) 促进生长发育

甲状腺激素与生长激素具有协同作用,调控婴幼儿、儿童和青少年的生长发育。甲状腺激素可刺激骨化中心的发育成熟,使软骨骨化,促进长骨和牙齿生长。

(二) 促进脑发育

在脑发育的关键时期(从妊娠开始至出生后 2 岁),神经系统的发育必须依赖甲状腺激素。神经元的增殖、迁移、分化,神经突起的分化和发育,特别是树突、树突棘、突触及神经联系的建立,以及神经纤维的髓鞘形成等,都需要甲状腺激素的参与。

（三）调节新陈代谢

通过促进产能物质的分解代谢，增加氧耗量，产生能量，影响基础代谢率，从而增强能量代谢，维持新陈代谢和保持体温。

（四）对其他器官系统功能的影响

甲状腺激素是维持机体基础性活动的激素，因此对机体几乎所有系统都有不同程度的影响，如心血管系统、神经系统、消化系统及肌肉等。

四、摄入水平与健康

我国居民膳食的碘主要来源之一是碘盐，富含碘的食物有海带、紫菜等。此外，高水碘地区的饮用水也是膳食碘的主要来源。碘摄入过少或过多都会对机体产生危害。

（一）摄入不足

机体因缺碘所导致的一系列障碍统称为 IDD，其临床表现取决于缺碘的程度、缺碘时机体所处的发育时期以及机体对缺碘的反应性或代偿适应能力。IDD 是世界上最严重的流行性疾病之一，其原因是世界大部分地区的土壤缺碘。碘缺乏的典型症状为甲状腺肿大，学龄儿童甲状腺肿大率是衡量一个地区碘缺乏与否的重要指标。胚胎对碘缺乏非常敏感，克汀病（cretinism）是重度碘缺乏造成的最严重的疾病，是胎儿期碘缺乏导致的甲状腺功能不足引起的不可逆性神经损伤，表现为严重的智力障碍。不同发育时期 IDD 的临床表现见表 10-2-2。

表 10-2-2 不同发育时期碘缺乏病的表现

发育时期	表现
胎儿期	流产、死胎、先天畸形
	围产期死亡率增高、婴幼儿期死亡率增高
	地方性克汀病
	神经型：智力落后、聋哑、斜视、痉挛性瘫痪、不同程度的步态和姿态异常
	黏肿型：黏液性水肿、生长激素缺乏性侏儒症、智力落后
	神经运动功能发育落后
	胎儿甲状腺功能减退
新生儿期	新生儿甲状腺功能减退、新生儿甲状腺肿
儿童期和青春期	甲状腺肿
	青春期甲状腺功能减退
	地方性亚临床克汀病（亚克汀）
	智力发育障碍、体格发育障碍
	单纯聋哑
成人期	甲状腺肿及其并发症
	甲状腺功能减退
	智力障碍

此外,轻中度的碘缺乏也会对健康造成危害,孕期轻中度碘缺乏,会减缓胎儿生长发育以及影响子代的认知功能发育。

（二）摄入过量

我国碘地理环境比较复杂,碘缺乏地区和高水碘地区并存,高水碘地区居民存在碘过量的风险。碘过多病（iodine excessive disorder,IED）主要表现为甲状腺功能减退症、甲状腺肿大、自身免疫性甲状腺疾病、甲状腺功能亢进症、甲状腺癌等。目前报道碘过量摄入人群最常见的是以 TSH 水平升高为表现的亚临床甲状腺功能减退。

五、营养状况评价

人体主要通过膳食来获取碘,因此膳食碘摄入可直接反映人体碘营养状况。对于人群碘营养状况,通常采用尿碘中位数来评价,此外也可采用甲状腺功能相关指标来评价碘营养对人体的影响。

（一）膳食碘摄入

采用碘食物频率问卷调查不同食物摄入频率,计算膳食碘摄入量,可反映人群的碘营养状况。为提高问卷评价的准确性,建议不同地区根据当地居民饮食习惯、食物碘和水碘含量设计地区特异性碘专用食物频率问卷。

（二）生化指标

成人、学龄儿童群体尿碘中位数在 100~199μg/L 提示该人群碘营养适宜;而孕妇尿碘中位数处于 150~249μg/L,提示孕妇人群碘营养适宜。垂体-甲状腺轴激素（包括 TSH、T_3、T_4 等）水平,反映碘营养对甲状腺功能的影响。此外,唾液碘、血清碘浓度和甲状腺球蛋白也可作为碘营养评价的指标[1-2]。

（三）体格及功能检查

甲状腺体积是反映长期碘营养状态的有效指标,碘缺乏以及碘过量均可导致甲状腺体积的增大,儿童甲状腺肿率大于 5% 提示该人群碘营养不良。

六、膳食碘参考摄入量

（一）平均需要量/推荐摄入量（适宜摄入量）

1. 成年人　甲状腺放射性碘蓄积研究可用于估计碘 EAR。Fisher 等开展的甲状腺放射性碘代谢研究表明平均蓄积量为 96.5μg/d[3];对 274 名甲状腺功能正常人的研究显示,碘摄取和转换率为 91.2μg/d[3]。基于此,2001 年美国/加拿大以 95μg/d 为成人（男女平均体重为 68.5kg）碘 EAR。近年来,我国张万起等人开展碘平衡试验,计算出成人碘平衡值为 110.5μg/d[4]。我国杨晓光等人进行的膳食干预碘平衡试验,得出我国成年男性的碘最低需要量为 60μg/d[5]。鉴于目前我国研究尚无定论,仍采用 Fisher 等的试验结果,再根据我国 18~29 岁成年男性体重代表值 65kg 和女性体重代表值 56kg 分别进行计算男性 EAR 约为 90μg/d（95μg/d×65kg/68.5kg）和女性 EAR 约为 80μg/d（95μg/d×56kg/68.5kg）,取平均值,得出我国成年人碘 EAR 约为 85μg/d,设变异系数 CV 为 20%,分别计算男女 RNI 分别为 130μg/d 和 110μg/d(RNI=1.4EAR),取平均值得到我国成年人碘 RNI 为 120μg/d。目前关于成年人不同年龄段、不同性别之间对碘需要量的差异的相关研究数据较少,因此 30 岁以上人群的碘 EAR 由 18~29 岁成年人的 EAR 依据各年龄段男女体重代表值推导而来,并计算RNI,具体数值见表 10-2-1。

2. 儿童和青少年 Ingenbleek 和 Malvaux[6]对 12 名 1.5~2.5 岁患蛋白质-能量营养不良的儿童进行为期 4 天的碘平衡试验,平均碘摄入量为 14.4μg/d,呈负平衡。营养状况恢复后再进行 4 天碘平衡试验,其中 7 名儿童平均碘摄入量为 63.5μg/d,达正平衡。此外,Malvaux 等[7]研究表明,8 岁儿童摄入 20~40μg/d 的碘时出现负碘平衡(排出量 > 摄入量,−26~−23μg/d),提示 8 岁儿童碘平均需要量最低为 65μg/d(40+26μg/d)。参考上述两项研究,建议我国 1~8 岁儿童的 EAR 均为 65μg/d。其他年龄组儿童 EAR 用代谢体重法从成年人 EAR 推导而来,经计算,9~11 岁、12~14 岁和 15~17 岁儿童青少年的碘 EAR 分别为 65μg/d、80μg/d 和 85μg/d。同样设 CV 为 20%,则碘 RNI(1.4EAR)分别是:1~3 岁、4~6 岁、7~8 岁、9~11 岁为 90μg/d,12~14 岁、15~17 岁分别为 110μg/d 和 120μg/d。

3. 孕妇和乳母 根据新生儿每日碘的蓄积量或胎儿碘蓄积量加上成年女性的碘 EAR可估算孕妇的碘 EAR。Delange 和 Burgi[8]等人研究估计新生儿甲状腺平均每天积蓄碘量为 50~100μg,并且每日接近 100% 的碘都会被转换,因此估计新生儿甲状腺碘蓄积量为75μg/d。成年女性的碘 EAR(80μg/d)和新生儿碘蓄积量(75μg/d)合计约为 160μg/d。此外,Dworkin 等[9]研究证实孕妇摄入碘为 160μg/d 时可达到碘平衡,与上述计算结果吻合。据此,建议我国孕妇碘 EAR 应在成年女性 EAR 的基础上加 75μg/d;孕妇的碘 RNI 应在成年女性 RNI 的基础上增加 110μg/d(75μg/d×1.4=105μg/d,取值 110μg/d)。此外,目前对于不同孕期的碘需要量差异尚无证据,因此孕早、中、晚期孕妇 EAR 均为 160μg/d,RNI 为 230μg/d。哺乳期妇女碘的 EAR 应是成年女性 EAR 基础上额外增加平均每日乳汁中碘的损失量约为85μg/d,详细计算见下文中 0~6 月龄婴儿。因此,乳母 EAR 约为 170μg/d,RNI 则在成年女性基础上约增加 120μg/d(85×1.4=119μg/d),为 240μg/d。

4. 婴儿 0~6 月龄婴幼儿碘的主要来源是母乳,从母乳中摄入的碘作为婴幼儿 AI。母乳碘含量受母体碘营养状况影响,基于中国 DRIs 母乳成分研究工作组推荐的乳碘含量112μg/L,每日摄乳量按 0.75L/d 计算,得出 0~6 月龄婴幼儿的 AI 值为 0.75L/d×112μg/L=84μg/d,取值为 85μg/d。7~12 月龄婴儿的 AI 采用代谢体重公式从 0~6 月龄 AI 推算,7~12月龄婴儿的 AI 为 115μg/d[$AI_{7~12月龄}=AI_{0~6月龄}×F$,$F=(体重_{7~12月龄}/体重_{0~6月龄})^{0.75}$]。

(二)可耐受最高摄入量

碘 UL 的制定依据主要是通过对人体调查研究中碘过量指标的观测,包括 TSH 升高、甲状腺肿或甲状腺机能减退症的风险增加等。1988 年 Gardner 等[10]和 Paul 等[11]的研究表明,当每日碘摄入量分别为 1 800μg 和 1 700μg 时,会出现 TSH 升高。因此,美国食品与营养委员会和加拿大卫生部选择碘摄入量 1 700μg 以及 UF 为 1.5 来确定碘的 UL 为 1 100μg/d。

海岛或半岛国家日本和韩国日常膳食碘含量远高于其他国家,其成年人碘 UL 分别设立为 3 000μg/d 和 2 400μg/d。我国张万起等[12]对 256 位健康成年人进行随机双盲碘干预试验,补充碘酸钾形式的碘(0~2 000μg/d)。结果发现,每日碘摄入总量 564μg/d 为"未观察到有害作用剂量(NOAEL)",以 UF 为 1,根据公式 UL=NOAEL/UF,得到中国居民成年人碘的 UL 约为 600μg/d。

我国多项流行病学调查结果显示,孕妇尿碘浓度超过 250μg/L 时,会出现亚临床甲状腺功能减退(TSH 升高)[13-15]。以往研究数据显示孕妇尿量约为 1.8L,根据膳食摄入碘约 90% 经尿排出,换算膳食碘摄入量约为 500μg/d(250×1.8/0.90=500μg/d)。最近,基于我国长期不同水碘暴露的 744 名孕妇碘营养流病调查结果,在精确测定和综合评估 24 小时尿碘排泄量和甲状腺功能相关指标的基础上,进一步证实当碘摄入量大于 500μg/d 时,孕妇甲状腺功能紊乱患病率显著增加[16]。综上结果,孕妇的每日碘摄入量不应超过 500μg/d,设立 UF 为 1,得出我国孕妇的碘 UL 为 500μg/d。乳母尚无直接研究数据,暂设定其 UL 水平与孕妇相同。

我国 7~14 岁儿童碘 UL 是目前世界范围内首个直接来源于儿童的人群研究证据,利用我国存在的高水碘自然环境,对不同水碘环境下长期自然暴露的儿童开展流行病学调查,得到不同碘摄入量梯度,研究发现碘摄入过量与儿童的甲状腺体积存在剂量反应关系,在摄入量大于 150μg/d 时,儿童的甲状腺体积明显增大;在碘摄入量大于 250μg/d 时,7~10 岁儿童的甲状腺肿大率大于 5%,而在摄入量大于 300μg/d 时,11~14 岁儿童的甲状腺肿大率大于 5%。因此,该反应剂量可作为基准剂量,得出我国 7~8 岁儿童的碘 UL 为 250μg/d,9~11 岁的碘 UL 为 250μg/d,12~14 岁儿童的 UL 为 300μg/d[17,18],4~6 岁、15~17 岁儿童碘 UL 按体重由成年人 UL 推导而来,而 1~3 岁儿童 UL 缺乏充分资料暂不制定。

综合上述结果,建立我国居民碘膳食参考摄入量见表 10-2-1。

(编著 张万起)

(工作组 霍军生 程义勇 韩 雯 程义勇)

参 考 文 献

[1] GUO W X, PAN Z Y, ZHANG Y, et al. Saliva Iodine concentration in children and its association with iodine status and thyroid function [J]. J Clin Endocrinol Metab, 2020, 105(9): E3451-E3459.

[2] PAN Z Y, CUI T K, CHEN W, et al. Serum iodine concentration in pregnant women and its association with urinary iodine concentration and thyroid function [J]. Clin Endocrinol(Oxf), 2019, 90(5): 711-718.

[3] FISHER D A, ODDIE T H. Thyroid iodine content and turnover in euthyroid subjects: validity of estimation of thyroid iodine accumulation from short-term clearance studies[J]. J Clin Endocrinol Metab, 1969, 29(5): 721-727.

[4] TAN L, TIAN X X, WANG W Q, et al. Exploration of the appropriate recommended nutrient intake of iodine in healthy Chinese women: an iodine balance experiment [J]. Br J Nutr, 2019, 121(5): 519-528.

[5] YANG L L, WANG J, YANG J J, et al. An iodine balance study to explore the recommended nutrient intake

of iodine in Chinese young adults［J］. Br J Nutr, 2020, 124（11）:1156-1165.

［6］INGENBLEEK Y, MALVAUX P. Iodine balance studies in protein-calorie malnutrition［J］. Arch Dis Child, 1974, 49（4）:305-309.

［7］MALVAUX P, BECKERS C, VISSCHER M D. Iodine balance studies in nongoitrous children and in adolescents on low iodine intake［J］. J Clin Endocrinol Metab, 1969, 29（1）:79-84.

［8］DELANGE F, BURGI H. Iodine deficiency disorders in Europe［J］. Bull World Health Organ, 1989, 67（3）: 317-325.

［9］DWOKIN H J, JACQUEZ J A, BEIERWALTES W H. Relationship of iodine ingestion to iodine excretion in pregnancy［J］. J Clin Endocrinol Metab, 1966, 26（12）:1329-1342.

［10］GARDEN D F, CENTOR R M, UTIGER R D. Effects of low dose oral iodide supplementation on thyroid function in normal men［J］. Clin Endocrinol（Oxf）, 1988, 28（3）:283-288.

［11］PAUL T, MEYERS B, WITORSCH R J, et al. The effect of small increases in dietary iodine on thyroid function in euthyroid subjects［J］. Metabolism, 1988, 37（2）:121-124.

［12］SANG Z N, WANG P P, YAO Z X, et al. Exploration of the safe upper level of iodine intake in euthyroid Chinese adults: a randomized double-blind trial［J］. Am J Clin Nutr, 2012, 95（2）:367-373.

［13］SANG Z N, WEI W, ZHAO N, et al. Thyroid dysfunction during late gestation is associated with excessive iodine intake in pregnant women［J］. J Clin Endocrinol Metab, 2012, 97（8）:E1363-E1369.

［14］SHI X G, HAN C, LI C Y, et al. Optimal and safe upper limits of iodine intake for early pregnancy in iodine-sufficient regions: a cross-sectional study of 7 190 pregnant women in China［J］. J Clin Endocrinol Metab, 2015, 100（4）:1630-1638.

［15］YANG L C, LI M, LIU X B, et al. Evaluation of iodine nutritional status among pregnant women in China ［J］. Thyroid, 2020, 30（3）:443-450.

［16］WU W, ZHANG N F, GUO W X, et al. Adverse effects on the thyroid of Chinese pregnant women exposed to long-term iodine excess: optimal and safe tolerable upper intake levels of iodine［J］. Nutrients, 2023, 15 （7）:1635.

［17］CHEN W, LI X, WU Y L, et al. Associations between iodine intake, thyroid volume, and goiter rate in school-aged Chinese children from areas with high iodine drinking water concentrations［J］. Am J Clin Nutr, 2017, 105（1）:228-233.

［18］CHEN W, ZHANG Y X, HAO Y M, et al. Adverse effects on thyroid of Chinese children exposed to long-term iodine excess: optimal and safe tolerable upper intake levels of iodine for 7- to 14-y-old children［J］. Am J Clin Nutr, 2018, 107（5）:780-788.

第三节　锌

锌（zinc），化学符号 Zn。1869 年锌首次被证明是黑曲霉菌生长的必需元素，1926 年被确认为高等植物生命中所必需的元素，1934 年被证明是动物所必需的元素。1961 年 Prasad 等对伊朗地区的儿童食欲减退、生长发育迟缓、性发育不良进行流行病学调查，首次揭示了锌对人体营养的重要作用。1974 年,美国国家科学院研究委员会宣布锌是人体必需元素并制定了推荐膳食供给量(RDA)[1]。

目前国际组织及其他国家均采用要因加算法计算成年人锌的生理需要量。影响膳食锌参考摄入量的主要因素之一是膳食锌的吸收。根据我国报道的植酸与锌的分子比[2],分别选择 26% 和 36.2% 为成年男性和女性的膳食锌吸收率(fractional zinc absorption,FAZ)[3],计算出男女成年人 EAR 分别为 10.1 和 6.9mg/d,采用 CV10% 计算得出 RNI 分别为 12.0 和 8.5mg/d。参考 WHO、美国医学研究院的食物营养委员会(Food and Nutrition Board/Institute of Medicine,FNB/IOM)及国际锌营养咨询小组(International Zinc Nutrition Consultative Group,IZiNCG)提出的锌需要量,结合我国人群吸收率、母乳成分等数据,计算出其他年龄段以及孕妇与乳母的 EAR 和 RNI。基于成年人群数据推断锌的 LOAEL 为 60mg/d,采用 1.5 的不确定系数,计算锌的 UL 为 40mg/d,再根据中国人群代表体重外推至儿童和青少年。按照性别、年龄段及生理状况,中国居民膳食锌参考摄入量推荐数值见表 10-3-1。

表 10-3-1　中国居民膳食锌参考摄入量

单位:mg/d

年龄/阶段	EAR		RNI		UL
	男	女	男	女	
0 岁~	—		1.5(AI)		—
0.5 岁~	—		3.2(AI)		—
1 岁~	3.2		4.0		9
4 岁~	4.6		5.5		13
7 岁~	5.9		7.0		21
9 岁~	5.9		7.0		24
12 岁~	7.0	6.3	8.5	7.5	32
15 岁~	9.7	6.5	11.5	8.0	37
18 岁~	10.1	6.9	12.0	8.5	40
30 岁~	10.1	6.9	12.0	8.5	40
50 岁~	10.1	6.9	12.0	8.5	40
65 岁~	10.1	6.9	12.0	8.5	40
75 岁~	10.1	6.9	12.0	8.5	40
孕早期	—	+1.7	—	+2	40
孕中期	—	+1.7	—	+2	40
孕晚期	—	+1.7	—	+2	40
乳母	—	+4.1	—	+4.5	40

注:"+"表示在相应年龄阶段的成年女性需要量基础上增加的需要量。

一、理化性质

锌的原子序数是30,相对原子质量65.409,熔点为419.53℃,沸点为907℃,多以 Zn^{2+} 状态存在。锌是一种强电子接受体,与硫醇和胺的电子供体的结合力很强,具有快速的配体交换作用,在金属酶的催化作用中有重要意义。细胞内锌的化学性质主要涉及硫醇和咪唑配体,锌与硫醇的结合是调节锌细胞水平的重要机制。

二、消化吸收和代谢

(一)消化吸收

锌在成年男性体内总量约为2.5g,成年女性约为1.5g,非均匀地分布于人体大部分组织、器官、体液中。口服锌的吸收主要在十二指肠和近侧小肠处,锌与小分子肽构成复合物后,主要经主动转运机制被吸收。在肠腔中锌达生理水平时,刷状缘摄取锌呈现饱和动力学特点。肠腔锌浓度更高时,摄取量呈线性增加,表明锌结合到黏膜细胞表面没有特异性。缺锌可引起锌摄取增加。当锌与低分子量配体(如某些氨基酸和有机酸)或螯合物[如乙二胺四乙酸(EDTA)]形成复合物时,可促进锌的吸收。食物中蛋白质含量增加可提高锌的吸收和生物利用率。铁锌比很高时,铁会抑制锌的吸收。高磷(含高磷的盐)膳食的摄入不影响锌的吸收,但是植酸是抑制锌吸收的主要因素之一。

影响锌摄入的首要因素是FAZ,FAZ的膳食因素包括食物中锌含量与膳食组成成分,其中植酸是膳食中抑制锌吸收的主要因素。通常设计单餐次或全膳食(一天或几天)来研究锌吸收,一般以全膳食法作为金标准。WHO专家委员会将单餐次与全膳食试验都纳入了适用范围,但是目前多数是单餐次的试验数据[4]。FNB/IOM 及 IZiNCG 选择全膳食的试验数据[5-6]来计算膳食锌吸收率(表10-3-2)。

Yang 等研究了我国城市18~22岁青年女性全膳食锌的吸收率,实际植酸含量为301mg,锌 10.2mg,植酸与锌分子比为3,在此"城市标准膳食"条件下,青年女性全膳食法的锌吸收率为36.2%[3]。

(二)代谢

小肠内被吸收的锌在门静脉血中与白蛋白结合进入肝脏,随后释放到血液中。循环血中的锌以不同速率进入肝外组织。这些组织的锌周转率不同,中枢神经系统和骨骼摄入锌的速率较低,能长时间结合而不易被机体代谢利用;进入毛发的锌也不能被组织利用,并随毛发的脱落而丢失;胰、肝、肾、脾中锌的积聚速率最快,周转率最高;红细胞和肌肉中锌的交换速率则低得多。体内近90%的锌为慢转换性锌,不能为代谢提供可利用锌,其余可被代谢过程利用的锌被称作快速可交换锌池(exchangeable zinc pool,EZP),有 100~200mg 锌。在正常膳食锌水平时,粪便是锌排泄的主要途径。当体内锌处于平衡状态时,约90%摄入的锌由粪便排出,其余部分从尿、汗、头发中排出或丢失。锌在体内的生物半衰期约为280天。

表 10-3-2　WHO、FNB/IOM、IZiNCG 估计的膳食锌吸收率

	WHO[a]			FNB/IOM[b]	IZiNCG[c]	
观察对象				19~50 岁男性	20 岁以上成年人	
膳食设计	单餐或全膳食			全膳食	全膳食	
膳食特点	高精加工	混合/精加工素食	非精加工	混合(半精制膳食，EDTA 处理大豆蛋白)	混合/精加工素食	非精加工
植酸与锌分子比	<5	5~15	>15	<5	4~18	>18
锌吸收率/%	50	30	15	41	男性:26 女性:34	男性:18 女性:25

注：[a] WHO 按膳食中植酸与锌分子比，将锌的吸收利用度分为高、中、低三个水平，即植酸与锌分子比 <5、5~15 及 >15。当每餐锌摄入为 3~5mg 时，三个水平锌的吸收率分别为 45%~55%、30%~35% 及 10%~15%。

[b] FNB/IOM 在估计锌吸收水平时，选择了 10 个来自北美和欧洲的成年男性混合性或半合成膳食（植酸与锌分子比<5）的实验数据，根据全膳食中锌含量和锌吸收量的数据进行回归分析，并将男性结果应用于女性。

[c] IZiNCG 选择全膳食试验的数据，包括北美及欧洲以外的研究及成年女性的研究。对其中 15 个有植酸与锌分子比的数据进行回归分析，得到锌吸收率的回归方程：logit FAZ=1.136 5−0.612 9×lnZn（mg）−0.316 4×ln（植酸与锌分子比）。采用植酸与锌分子比为 11 代表混合性膳食，成年男女在满足各自生理需要量时锌的吸收率分别为26% 和 34%；采用植酸与锌分子比为 24 代表非精加工各类膳食，成年男女在满足各自生理需要量时锌的吸收率分别为 18% 和 25%。

三、生理功能

锌具有催化功能、结构功能和调节功能。锌通过约 2 800 种蛋白质和酶，在人体发育、认知行为、创伤愈合、味觉、免疫调节等方面发挥着重要作用[7]。

（一）催化功能

锌是动物、植物和微生物体内多种酶的组成部分，这些酶称为锌金属酶。目前研究较多的有转录酶、醇脱氢酶、碳酸酐酶和碱性磷酸酶，缺锌会影响这些酶的催化功能，导致一系列代谢紊乱以及病理变化。

（二）结构功能

1985 年在蛙体内发现的锌指蛋白证实了锌的结构功能[8]。在蛋白质的结构中，锌指蛋白普遍具有 4 个半胱氨酸，使锌与四面体复合物相结合，有的锌指蛋白中以组氨酸代替半胱氨酸。锌指结构存在于各种参与细胞分化和增殖、信号转导、细胞黏附或转录的蛋白中。目前膳食锌营养与锌指蛋白之间的关系还没有得到广泛的论证，但是丰富的锌指结构可满足总锌的需求，为锌代谢的平衡提供物质基础。此外，锌也参与维持酶的结构功能，如铜锌超氧化物歧化酶中，铜在活化部位，锌维持酶结构[9]。

（三）调节基因表达

目前有 10 种锌转运蛋白（zinc transporter，ZnT）将锌和其他金属离子从细胞质内转入细胞器内腔或细胞外，14 种锌铁调控转运蛋白（ZRT/IRT-like protein，ZIP）将锌从细胞外

间隙或细胞器中转入细胞质[9]。位于顶膜的 ZIP4 是膳食锌吸收进入小肠上皮细胞所必需的。另外,有十几种金属硫蛋白(metallothionein,MT)参与调节锌的贮存释放,它们大多数受金属反应元件结合转录子-1(MTF-1)调控。膳食锌可调节小肠不同部位的 ZnT、ZIP、MT 与 MTF-1 转录表达及相互作用,从而调节锌和其他金属元素的吸收,影响能量和代谢平衡[7]。

四、摄入水平与健康

锌在食物中广泛存在,但食物中锌含量差别很大,吸收利用率也不相同。锌含量较高的食物依次是肉类、蛋类、豆类和水产类。谷类和乳制品也含有较丰富的锌。我国居民膳食锌的主要来源为谷类和肉类,占总摄入来源的 70% 以上。过细的加工过程可导致大量的锌丢失,如小麦加工成精面粉约丢失 80% 锌。

(一)摄入不足

锌摄入不足导致的缺乏首先是减少内源性锌损失并产生代偿性适应,表现为生长缓慢而组织锌浓度无明显减少,当体内稳定机制的调节仍不能满足需要时,则出现锌缺乏的临床症状。先天性锌吸收不良引起的锌缺乏(肠病性肢端皮炎)并不常见。常见锌缺乏症状有:味觉障碍、生长发育不良、腹泻、皮肤干燥或皮疹、反复性口腔溃疡、免疫力减退、性发育或功能障碍、认知能力差、胎儿宫内发育迟缓、畸形率增高、流产早产等[10]。

(二)摄入过量

急性锌中毒较少,一般见于职业中毒、口服或静脉注射大剂量的锌或误服。摄入 4~8g 锌后的毒性症状包括恶心、呕吐、腹泻、发烧和嗜睡。在锌补充研究中可见血脂和免疫反应的变化。长期高锌摄入与其他微量元素的代谢存在交互作用。铜对高锌剂量特别敏感,摄入 50mg/d 的锌可影响红细胞铜锌超氧化物歧化酶活性,摄入 450~660mg/d 的锌可观察到较低的铜和铜蓝蛋白水平以及贫血。随着纳米技术的推广,需要重视食品中的纳米氧化锌的毒性[11]。

(三)与慢性病及其他疾病的关系

一些研究报道锌摄入有利于减少某些疾病风险,但膳食锌、锌补充剂与总死亡、心血管疾病、糖尿病、认知功能障碍的关系以及对孕妇和婴儿健康的有益作用还需更充足的循证医学证据[7]。

五、营养状况评价

目前仍缺乏敏感的锌营养状况的评价指标,研究较多的有血清/血浆锌、发锌及含锌酶的活性等,多组学技术也被用于筛选锌缺乏的生物标志物和诊断个体锌缺乏。

(一)膳食摄入量

膳食锌摄入量用于发现处于缺锌危险的个体和群体,但锌的吸收受膳食植酸等因素的影响。

（二）生化指标

血浆锌水平能够反映膳食锌缺乏，但是受近期饮食、机体炎症以及用药等影响，只有在锌摄入非常低的情况下能很好评价锌状态。发锌可作为慢性锌缺乏的参考指标，具有采样方便、检测方法简便的优点，但受头发生长速度、环境污染、洗涤方法、采集部位的影响，因而不是判断锌营养状况的可靠指标。缺锌时，血浆和红细胞 MT 水平明显降低，可灵敏地反映人体锌营养状况，但铜、铁等其他金属元素也可诱导 MT 合成，所以其实用价值尚待进一步研究。基因组分析、细胞因子表达和 microRNA 表达谱也可揭示人类膳食锌缺乏和稳态。我国研究者利用多组学技术在缺锌小鼠中筛选生物标志物，并在缺锌人群和锌补充随机对照试验加以验证，最终发现谷胱甘肽硫转移酶 ω-1 是诊断锌缺乏的可靠的潜在生物标志物[12]。

（三）体格及功能检查

味觉、暗适应能力等功能检查也可以反映锌营养状况，但是这些指标评价锌缺乏是非特异的。

营养发育生物标志物（biomarkers of nutrition for development，BOND）锌专家小组推荐用膳食锌摄入量、血浆锌水平、婴幼儿与儿童年龄别身高来评估锌营养状况[13]。

六、膳食锌参考摄入量

（一）推荐摄入量（适宜摄入量）

WHO、FNB/IOM 以及 IZiNCG 各自召集专家委员会研究人类锌需要量，以及对满足人体需求的相应膳食摄入量提出建议[4-6,14]。目前均采用要因加算法估计锌需要量。锌生理需要量是维持机体生理功能所必需的摄入量，包括以补充经肠道和非肠道途径丢失的内源性锌和其他需要。非肠道途径锌丢失包括尿液、表皮丢失（脱落的皮肤、头发、指甲、汗液）以及青少年和成年人的精液或经期血等丢失的锌。其他需要量包括生长期儿童和孕妇增加组织中的锌以及哺乳期妇女经乳汁传递给婴儿的锌。

1. 成年人　FNB/IOM 根据 17 篇已发表的研究估计尿液锌平均浓度为 0.63mg/d。FNB/IOM 采用一项 11 名成年男子的研究显示，在 28~35d 的试验周期中，研究对象表皮和汗液锌平均丢失 0.54mg/d。FNB/IOM 采用的两篇文献中，11 名男子精液锌含量为 0.11mg/mL，根据平均射精量 2.8mL 及平均每周射精 2.45 次将精液锌丢失量定为每天 0.1mg（2.8mL×2.45次÷7d×0.11mg/mL）。FNB/IOM 参考采用放射性同位素或稳定同位素标记技术的 10 个北美或欧洲全膳食吸收研究，推导出锌的生理需要量。IZiNCG 纳入了欧美以外的 9 个人群试验的研究数据进行分析，当锌吸收量等于所有途径丢失的内源性锌总量时，经肠道排出的内源性锌是 1.54mg/d，见图 10-3-1。基于欧美人群数据估计的非肠道丢失的锌为 1.27mg（0.63mg+0.54mg+0.1mg），根据中国 18~29 岁男性体重代表值（65.0kg）推算我国成年男性的非肠道丢失为 1.09mg。加上经肠道排出的内源性锌得到我国成年男性每日锌生理需要量为 2.63mg（1.09mg+1.54mg）。Ma 等的研究显示每日平均锌摄入量为 10.6mg 时，其植酸与锌的分子比为 11.1[2]。参考 IZiNCG 提出的摄入锌与吸收锌的关系图，在满足生理需

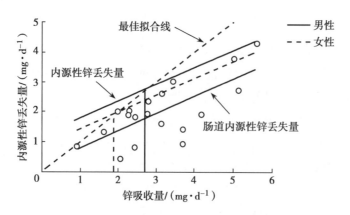

图 10-3-1　内源性锌丢失量与锌吸收量关系示意图

资料来源：International Zinc Nutrition Consultative Group（IZiNCG）. Food Nutr Bull［J］. 2004（25）：S91-S204.

要量时，混合性膳食（分子比为 11 代表混合性膳食）的吸收率为 26%，由于缺少我国成年男性的数据，故选择 26% 作为该人群膳食锌吸收率。因此，成年男性锌的 EAR 为 10.12mg/d（2.63mg/d÷26%=10.12mg/d），设 CV 值为 10%，则 RNI 为 12.14mg/d，取值为 12.0mg/d。

上述三个委员会均用成年男子的数值经过体重调整后的数据估计女性尿液和表皮锌丢失，分别为 0.44mg/d 和 0.46mg/d。FNB/IOM 估计月经平均锌丢失量为 0.1mg/d。IZiNCG 估计女性内源性肠道锌丢失量为 1.86mg/d。因此成年女性每日锌生理需要量为 2.86mg（0.44mg+0.46mg+0.1mg+1.86mg）。根据中国 18~29 岁女性体重代表值（56.0kg）推算我国成年女性锌生理需要量为每日 2.49mg，该人群膳食锌吸收率采用我国青年女性全膳食锌的吸收率 36.2%[3]。因此，成年女性锌的 EAR 为 6.88mg/d（2.49mg/d÷36.2%=6.88mg/d），设 CV 值为 10%，则 RNI 为 8.26mg/d，取值为 8.5mg/d。

2. 老年人　Li 等研究了我国老年人代表性膳食的植酸与锌的分子比和锌吸收率[15]，发现其吸收率接近普通成年人水平，所以建议与成年人的推荐量保持一致。

3. 儿童和青少年　WHO、FNB/IOM 及 IZiNCG 对 1~3 岁儿童锌的生理需要量提出的最高值为 0.83mg/d，为安全起见，选择 0.83mg/d 为该年龄段儿童锌的生理需要量。由于缺少相关资料，在制定儿童青少年 RNI 时采用成年人锌吸收率进行估算。根据成年男性 26% 的吸收率计算，1~3 岁儿童锌的 EAR 为 3.19mg/d，设 CV 值为 10%，则 RNI 为 3.83mg/d，取值为 4.0mg/d。

WHO、FNB/IOM 及 IZiNCG 对 4~6 岁儿童锌的生理需要量最高值为 FNB/IOM 提出的 1.20mg/d，因此选择 1.20mg/d 为该年龄段儿童锌的生理需要量。采用 26% 的吸收率计算 4~6 岁儿童锌的 EAR 为 4.62mg/d，设 CV 值为 10%，则 RNI 为 5.54mg/d，取值为 5.5mg/d。

7~8 岁和 9~11 岁两个年龄段儿童锌的生理需要量选择 IZiNCG 提出的 7~10 岁儿童的 1.53mg/d，采用 26% 的吸收率计算锌的 EAR 为 5.88mg/d，设 CV 值为 10%，则 RNI 为 7.06mg/d，取值为 7.0mg/d。

12~14 岁年龄段男孩锌的生理需要量选择 WHO 提出的 12~15 岁男孩的 1.82mg/d,采用 26% 的吸收率计算,12~14 岁男孩锌的 EAR 为 7.00mg/d,设 *CV* 值为 10%,则 RNI 为 8.40mg/d,取值为 8.5mg/d。我国汉族女生 2010 年的初潮年龄已提前至 12.47 岁。该年龄段女孩锌的生理需要量选择 WHO 提出的 12~15 岁女孩的 1.55mg/d,加上每日平均月经丢失的 0.1mg,推算该年龄段女孩锌的生理需要量为 1.65mg/d,仍采用同年龄段男孩 26% 的吸收率计算 12~14 岁女孩锌的 EAR 为 6.35mg/d,设 *CV* 值为 10%,则 RNI 为 7.62mg/d,取值为 7.5mg/d。

15~17 岁年龄段男孩的锌生理需要量,选择 IZiNCG 提出的 14~18 岁的 2.52mg/d,按 26% 的吸收率计算 15~17 岁男孩锌的 EAR 为 9.69mg/d,设 *CV* 值为 10%,则 RNI 为 11.63mg/d,取值为 11.5mg/d。该年龄段女孩的锌生理需要量选择 IZiNCG 提出的 14~18 岁的 1.98mg/d,再加上每日平均月经丢失的 0.1mg,该年龄段女孩锌的生理需要量为 2.08mg/d。考虑该年龄段已接近成年人,按成年女性外推选择按吸收率 32% 计算 15~17 岁女孩锌的 EAR 为 6.50mg/d,设 *CV* 值为 10%,则 RNI 为 7.80mg/d,取值为 8.0mg/d。

4. 孕妇和乳母 WHO 估计孕早期、孕中期和孕晚期的锌额外需要量分别为 0.1mg/d、0.3mg/d 和 0.7mg/d,FNB/IOM 估计值为 0.16mg/d、0.39mg/d 和 0.63mg/d。尽管可能高估孕早期和中期的锌需要量,IZiNCG 仍建议使用 0.70mg/d 作为整个孕期的额外需要量。我国缺少孕妇锌生理需要量和吸收利用研究资料,去除月经丢失的成年女性的生理需要量和增加孕期的额外需要得到的孕妇锌生理需要量为 3.09mg/d(2.49mg–0.1mg+0.70mg)。选择孕妇锌吸收率与成年女性吸收率相同,即 36.2%。孕妇 EAR 为 8.54mg/d,设 *CV* 值为 10%,则 RNI 为 10.25mg/d,取值为 10.5mg/d。

我国多项研究测定了母乳中锌水平,各研究所得结果差异明显。综合考虑后"中国 DRIs 母乳成分研究工作组"推荐我国母乳平均锌水平为 2.0mg/L,估计乳母锌额外需要量为 1.50mg/d(2.0mg/L×0.75L/d)。哺乳期妇女锌的生理需要量参考成年女性的生理需要量,再加上经哺乳的锌丢失量,得到哺乳期妇女锌生理需要量为每天 3.99mg(2.49mg+1.50mg)。选择 36.2% 为哺乳期妇女锌吸收率。哺乳期妇女锌的 EAR 为 11.02mg/d,设 *CV* 值为 10%,则 RNI 为 13.22mg/d,取值为 13.0mg/d。

5. 婴儿 以母乳摄入量和锌含量来确定 0~6 月龄婴儿 AI。"中国 DRIs 母乳成分研究工作组"推荐我国母乳锌含量为 2.0mg/L,平均每日母乳摄入量为 0.75L,则 6 个月内婴儿每日来自母乳的锌摄入量为 1.50mg,因此 0~6 月龄婴儿 AI 为 1.5mg/d。

科技部基础资源调查专项"中国 0~18 岁儿童营养与健康系统调查与应用项目"获得我国 7~12 月龄婴儿膳食锌平均摄入量为 3.2mg/d(中国 DRIs 母乳成分研究工作组提供)。因此,7~12 月婴儿锌的 AI 为 3.2mg/d。

（二）可耐受最高摄入量

有研究显示长期补充锌的不良影响主要是抑制免疫反应、降低高密度脂蛋白和铜营养水平等。Yadrick 等用 50mg/d 锌(+10mg 膳食锌)干预 18 名 25~40 岁成年人 10 周,观察铁、铜和锌的生理状况,发现血红蛋白、红细胞压积及转运铜蛋白无明显改变,推断锌的 LOAEL 为 60mg/d[16],设 UF 为 1.5,成年人锌的 UL 为 40mg/d。由于缺少儿童、青少年的 NOAEL 或 LOAEL 相关数据,其 UL 根据体重比从成人 UL 外推计算,数值与 IOM 及 IZiNCG 的推荐相接近[17]。由于缺少婴儿的相关数据,而且生理功能有别于一般人群,因此,暂不制定该人群的 UL。

(编著　秦立强　杨晓光)

(工作组　杨月欣　凌文华　陈裕明)

参考文献

[1] PRASAD A S. Discovery of human zinc deficiency:its impact on human health and disease [J]. Adv Nutr, 2013,4(2):176-190.

[2] MA G,LI Y,JIN Y,et al. Phytate intake and molar ratios of phytate to zinc,iron and calcium in the diets of people in China [J]. Eur J Clin Nutr,2007,61(3):368-374.

[3] YANG L,YANG X,PIAO J,et al. Studies on zinc bioavailability from a representative diet in Chinese urban women of childbearing age using a double label stable isotope technique [J]. J Trace Elem Med Biol,2005, 19(2-3):159-164.

[4] WHO/FAO. Vitamin and mineral requirements in human nutrition[M]. 2nd ed. Geneva:WHO,2013.

[5] IOM. Dietary reference intake for vitamin A,vitamin K,arsenic,boron,chromium,copper,iodine,iron, manganese,molybdenum,nickel,silicon,vanadium,and zinc [M]. Washington DC:National Academy Press,2001.

[6] International Zinc Nutrition Consultative Group. Assessment of the risk of zinc deficiency in populations and options for its control [J]. Food Nutr Bull,2004(25):S91-S204.

[7] LI J,CAO D,HUANG Y,et al. Zinc intakes and health outcomes:an umbrella review [J]. Front Nutr,2022 (9):798078.

[8] COLEMAN J E. Zinc proteins:enzymes,storage proteins,transcription factors,and replication proteins [J]. Annu Rev Biochem,1992(61):897-946.

[9] PADJASEK M,KOCYŁA A,KLUSKA K,et al. Structural zinc binding sites shaped for greater works:Structure-function relations in classical zinc finger,hook and clasp domains [J]. J Inorg Biochem,2020(204):110955.

[10] WAPNIR R A. Zinc deficiency,malnutrition and the gastrointestinal tract [J]. J Nutr,2000,130(Suppl 5): 1388S-1392S.

[11] SHARMA R,GARG R,KUMARI A. A review on biogenic synthesis,applications and toxicity aspects of zinc oxide nanoparticles [J]. EXCLI J,2020(19):1325-1340.

[12] WANG M,FAN L,WEI W,et al. Integrated multi-omics uncovers reliable potential biomarkers and adverse effects of zinc deficiency [J]. Clin Nutr,2021,40(5):2683-2696.

[13] KING J C,BROWN K H,GIBSON R S,et al. Biomarkers of nutrition for development(BOND)-zinc review [J]. J Nutr,2015,146(4):858S-885S.

[14] DE BENOIST B,DARNTON-HILL I,DAVIDSSON L,et al. Conclusions of the joint WHO/UNICEF/ IAEA/IZiNCG interagency meeting on zinc status indicators [J]. Food Nutr Bull,2007,28(Suppl 3):

S480-S484.

［15］LI Y J,LI M,LIU X B,et al. Zinc absorption from representative diet in a Chinese elderly population using stable isotope technique［J］. Biomed Environ Sci,2017,30（6）:391-397.

［16］YADRICK M K,KENNEY M A,WINTERFELDT E A. Iron,copper,and zinc status:response to supplementation with zinc or zinc and iron in adult females［J］. Am J Clin Nutr,1989,49（1）:145-150.

［17］WUEHLER S,DE ROMAÑA D L,HAILE D. Reconsidering the tolerable upper levels of zinc intake among infants and young children:a systematic review of the available evidence［J］. Nutrients,2022（14）:1938.

第四节　硒

硒（selenium）,化学符号 Se,1817 年由瑞典化学家 Jöns Jakob Berzelius 发现。Schwarz 和 Foltz 于 1957 年发现硒是阻止大鼠食饵性肝坏死的第 3 因子的主要组分,确认硒具有动物营养作用。1973 年美国学者 Rotruck 等发现硒是谷胱甘肽过氧化物酶（glutathione peroxidase,GPx）的必要组分。同时期,中国克山病防治研究组发现缺硒是克山病流行的主要原因,补硒能有效地预防克山病急性发作,首次证实硒是人体的必需微量元素。近些年来,有研究还发现硒摄入过量还可能增加人群 2 型糖尿病（type 2 diabetes mellitus,T2DM）的患病风险。

本次修订中基于我国最新研究数据对 0~6 月龄婴儿 AI 值进行了重新核算,结果数值无变化;其余仅依据最新年龄分组及体重代表值作出了相应调整。推荐中国居民膳食硒参考摄入量见表 10-4-1。

表 10-4-1　中国居民膳食硒参考摄入量

单位:μg/d

年龄/阶段	EAR	RNI	UL	年龄/阶段	EAR	RNI	UL
0 岁~	—	15（AI）	55	30 岁~	50	60	400
0.5 岁~	—	20（AI）	80	50 岁~	50	60	400
1 岁~	20	25	80	65 岁~	50	60	400
4 岁~	25	30	120	75 岁~	50	60	400
7 岁~	30	40	150	孕早期	+4	+5	400
9 岁~	40	45	200	孕中期	+4	+5	400
12 岁~	50	60	300	孕晚期	+4	+5	400
15 岁~	50	60	350	乳母	+15	+18	400
18 岁~	50	60	400				

注:"+"表示在相应年龄阶段的成年女性需要量基础上增加的需要量。

一、理化性质

硒的原子序数是 34,相对原子质量为 78.96。单质硒有灰色金属光泽,熔点 217℃,沸点 684.9℃。在周期表中位于ⅥA 氧族,硒与硫同族,两者理化性质相似。硒的外层电子构型为 $3d^{10}4s^24p^4$,使其具有 -2、0、+4、+6 多种化学价态,其中 +4 和 +6 常见,可构成各种特性的无机和有机硒化物,前者如硒酸盐(selenate,硒酸根化学式 SeO_4^{2-})和亚硒酸盐(selenite,亚硒酸根化学式 SeO_3^{2-});后者如硒半胱氨酸(selenocysteine,Sec)和硒蛋氨酸(selenomethionine,SeMet)。

二、消化吸收与代谢

(一) 消化吸收

动物实验表明,硒主要在小肠中以不同的方式被吸收。SeMet 和 Sec 是膳食中的主要硒组分。SeMet 以一种蛋氨酸类似的途径和主动吸收机制被吸收,吸收率达 90% 以上,但 Sec 的吸收机制尚不清楚。SeO_4^{2-} 和 SeO_3^{2-} 是常用的补硒形式,人体吸收率可达 80% 以上。SeO_4^{2-} 在小肠是主动吸收,SeO_3^{2-} 是被动吸收。

硒在体内的吸收、转运、贮存和分布、排出会受许多外界因素影响,主要是膳食中硒的化学形式和量;另外性别、年龄、健康状况,以及食物中是否存在硫、重金属、维生素等化合物也影响硒在体内的吸收与代谢。

总体来讲,膳食中的硒吸收率都较高,吸收率高低相对次序为:SeMet 和 Sec>SeO_4^{2-}>SeO_3^{2-}。吸收率受机体硒营养状态影响较小。

(二) 代谢

硒几乎存在于所有组织器官和体液中,以肝和肾中浓度最高,以肌肉中总量最多,约占人体总硒量的一半。

硒在体内大致分为两个代谢库。一个是可调节硒代谢库,由机体硒状态严格调节,它包括膳食中除 SeMet 以外的各种形式硒,以及动用 SeMet 代谢库时的 SeMet 降解产物;另一个是 SeMet 代谢库,只以 SeMet 形式存在,不被机体硒状态所调节。

不同形态的硒,其代谢途径虽然不同,但均需先代谢生成负二价硒化物(Se^{2-}),Se^{2-} 再经硒代磷酸盐合成酶(selenophosphate synthetase,SPS)催化,形成硒代磷酸盐,其硒可置换丝氨酰转运 RNA(ser-tRNA^{ser})所携带丝氨酸中的氧而转换为 Sec 的 tRNA(Sec-tRNA$^{[ser]sec}$),方可用于合成硒蛋白。肝脏合成硒蛋白 P(selenoprotein P,SELENOP)并将其分泌到血液中,SELENOP 供应肝外其他组织细胞所需要的硒[1]。

若 SPS 催化反应被抑制,那么 Se^{2-} 就会由 S-腺苷甲硫氨酸(S-adenosylme-thionine,SAM)参与,经甲基转移酶生成具有更强抗癌活性的代谢中间产物甲基硒醇或进一步甲基化形成二甲基硒或三甲基硒随呼出气或尿液分别排出。

经尿排出的硒占总硒排出量的 50%~60%,随硒摄入量变化而变化,肾脏起调节作用。

在正常生理状态下,尿液中硒的主要形式是单甲基化硒糖(monomethyated selenosugar)。人体平衡实验表明,当硒摄入量在一定范围内(8.8~226μg/d)时,粪硒排出量恒定在40%~50%。呼出气和汗液中排出的硒极少,只有在硒摄入剂量很高时才形成具有浓烈大蒜味的二甲基硒随呼气排出。

三、生理功能

进入体内的硒绝大部分与蛋白质结合,称之为"含硒蛋白"(selenium-containing protein)。其中,由 mRNA 上的三联密码子 UGA 编码 Sec 掺入的蛋白质称为"硒蛋白"(selenoprotein)。目前认为只有硒蛋白具有生物功能,且被机体硒营养状态所调节。在人体中已发现 25 种硒蛋白,营养学领域对它们的生理功能仍在不断探索[2]。

(一)抗氧化作用

硒是若干抗氧化酶(如 GPx)的组成成分,这些抗氧化酶通过消除脂质氢过氧化物,阻断活性氧和自由基而发挥抗氧化损伤作用。

(二)免疫作用

几乎所有免疫细胞中都存在硒,其增强机体免疫功能的机制尚有待进一步的探索。1995 年 Beck 等人的一项研究结果引起学术界的极大关注:柯萨奇病毒无毒株在低硒小鼠体内发生了基因突变而变成致病病毒,而在硒摄入充足的小鼠体内却无此现象,此为宿主硒营养状态导致病原体遗传发生改变的首例报告。

(三)调节甲状腺激素

硒是 3 种碘化甲腺原氨酸脱碘酶(iodothyronine deiodinase,DIO)的必需组分,可通过调节甲状腺激素(主要是 T_4 在脱碘酶 DIO2 催化下脱碘转变为高活性的 T_3)水平进而影响机体全身代谢。因此,应密切关注低硒摄入量地区居民患甲状腺疾病的风险[3]。而甲状腺激素代谢可影响到婴幼儿生长发育,所以其后代更应得到关注[4]。

(四)解毒与排毒

硒与金属的结合力很强。硒蛋白(如血浆 SELENOP)与体内的汞、铅、镉等许多重金属结合,形成金属硒蛋白复合物而发挥解毒、排毒作用。

(五)保障男性生殖健康

谷胱甘肽过氧化物酶 4(GPx4)在精子发生发展的过程中发挥重要作用。GPx4 以磷脂过氧化物为催化底物,因此也被称为磷脂过氧化氢谷胱甘肽过氧化物酶(phospholipid hydroperoxide glutathione peroxidase,PHGPx),是唯一能利用磷脂过氧化物的酶,且能清除胸腺嘧啶过氧化物。动物研究发现,GPx4 的催化效率和表达水平可调控细胞存活和增殖之间的平衡,如果 GPx4 肽链中的 Sec 被同系氨基酸(丝氨酸和半胱氨酸)替代,GPx4 的活性将会显著降低,并导致雄性不育或动物死亡[5]。

(六)参与细胞铁死亡

最近有研究表明[6],GPx4 为细胞铁死亡(ferroptosis)发生机制的重要参与者。

四、摄入水平与健康

我国土壤含硒量变化幅度较大。植物性食物中硒含量取决于环境土壤中的硒含量与分布;动物性食物的硒含量受其饲料产地的影响,但动物自身有"缓冲作用",即在硒缺乏时趋于储留硒,过多时又趋于排出硒。

随着食物流通发展,适宜硒地区或高硒地区的食物或其加工产品可被输送到低硒地区,增加低硒地区居民膳食硒的摄入,改善其硒营养状况。虽然《中国食物成分表》不适合用来计算缺硒或高硒居民膳食硒摄入量,但可以用来比较不同食物间硒含量的高低,以供指导选择所需的食品。常见的食物中,魔芋精粉(350.15μg/100g 可食部)、猪肾(156.77μg/100g 可食部)和蘑菇(10.64~98.44μg/100g 可食部)中硒含量较高。

(一) 摄入不足

目前未见人或动物"单纯硒缺乏"疾病报道,但"硒缺乏"是引起克山病和大骨节病的重要因素之一。克山病(Keshan disease)是一种以多发性心肌坏死灶为主要病变的地方性心肌病,低硒地区居民适量补硒后可以有效预防新发病例。大骨节病是一种地方性、多发性、变形性骨关节病,严重影响青少年骨发育和成年后劳动生活能力。补硒可以缓解一些症状,对病人干骺端改变有促进修复、防止恶化的较好效果。因此,目前认为低硒是大骨节病发生的因素之一。

此外,若每日膳食硒摄入量不足,那么机体各种硒蛋白无法充分表达,会影响机体诸多生理功能的正常发挥,如甲状腺激素代谢、免疫和生殖。

(二) 摄入过量

20 世纪 60 年代,在我国高硒地区曾发生过摄入高硒玉米而出现头发全部脱落的急性中毒病例,该患者硒的摄入量高达 38mg/d。该地区还出现大量的慢性硒中毒患者,中毒体征主要是头发脱落和指甲变形。

(三) 与慢性病的关系

国内外早期的动物和人体试验研究表明,硒具有显著的抗癌活性。近十多年来,大量证据表明[7-14],硒的摄入量超过生理需要量可增加患 T2DM 的风险。系统综述和荟萃分析表明,硒的每日摄入量达到 80μg 以上(血浆 SEPP1 浓度和血浆 GPx3 酶活性均应处于饱和状态)就有可能出现 T2DM 的风险升高[15]。

五、营养状况评价

目前可用于评价硒营养状况的方法包括膳食摄入量调查及生化指标检测,其中生化指标检测包括全血及其血浆,红细胞、毛发、指/趾甲和尿液等生物样本总硒含量以及血浆/血清 GPx3 活性和 SELENOP 含量等[16]。

(一) 膳食摄入量

双份饭法调查膳食硒摄入量也可准确评价硒营养状况。我国科学工作者从 20 世纪 60 年代起,得到了大量人体硒营养评价指标的科学数据以及膳食硒摄入量与全血(或血浆)或发硒测定值之间的若干相关回归公式。

$$\log\left[\text{膳食硒摄入量（µg/d）}\right]=1.304\log\left[\text{全血硒（mg/L）}\right]+2.931$$

$$\log\left[\text{膳食硒摄入量（µg/d）}\right]=1.624\log\left[\text{血浆硒（mg/L）}\right]+3.389$$

$$\log\left[\text{膳食硒摄入量（µg/d）}\right]=1.141\log\left[\text{发硒（mg/L）}\right]+1.968$$

（二）生化指标

根据上述回归方程式，可用全血（血浆）或发硒测定值来推算膳食硒摄入量，避免采集和测定双份饭硒含量的麻烦和困难。各项硒指标的正常值范围为：全血硒为 0.89~7.1µmol/L（0.07~0.56mg/L）；血浆硒为 0.82~4.2µmol/L（0.065~0.33mg/L）；尿硒为 0.15~2.2mmol/L（12~174mg/L）；发硒为 4.5~45µmol/kg（0.36~3.6mg/kg）；指/趾甲硒为 5.7~57µmol/kg（0.45~4.5mg/kg）。

六、膳食硒参考摄入量

（一）平均需要量/推荐摄入量（适宜摄入量）

人体对硒的需要量研究有限，主要集中于成年人。由于若干人体试验均未见人体血浆硒和 GPx3 活性在不同性别间有显著差异，因此在制定膳食硒 RNI 或 AI 值时不分男女。

1. 成年人　1983 年中国预防医学科学院杨光圻等在低硒的四川省克山病病区，选择 18~49 岁健康男子为试验对象。向各组受试对象分别补充不同水平的 SeMet，以血浆 GPx3 达到饱和作为正常生理功能指标。结果得到，使血浆 GPx3 达到饱和的最低剂量组为 30µg/d 组。加上每日膳食中硒平均摄入量（10.9±0.6）µg（记录食物摄入量，按当地食物含硒量计算得到），因此以 41µg/d 作为膳食硒需要量。2000 年版《中国居民膳食参考摄入量》中，采用 41µg/d 作为我国成年人的平均需要量（EAR）值，设变异系数为 10%，计算出我国成年人的 RNI=EAR×1.2=41×1.2=50µg/d。2000 年以后，随着人们对血浆 SEPP1 重要性的认识逐渐增加，我国学者夏弈明和美国学者 Burk[17] 以 "血浆硒蛋白和 GPx3 达到饱和时硒摄入量" 作为指标，在我国低硒地区之一的四川省凉山州冕宁县回坪乡，分别于 2001 年和 2007 年先后两次开展人体补硒（以 SeMet 形式）干预研究，以期获得使硒蛋白达到饱和平台时我国居民硒的 EAR 数据。在 2001 年的基础上，提高硒的补充剂量和延长试验周期为 40 周后，2007 年获得的结果显示：使平均体重 58kg 受试者（男、女各半）的血浆 GPx3 活性达到饱和平台的最小膳食摄入量为 35µg/d（最小补充剂量为 21µg/d+当地居民膳食日平均硒摄入量 14µg/d）；使血浆 SEPP1 含量达到饱和平台的最小膳食摄入量为 49µg/d（最小补充剂量为 35µg/d+当地居民膳食日平均硒摄入量 14µg/d）。由于 49µg/d 是同时可满足成年人血浆 SEPP1 和 GPx3 合成的摄入量，因此将 49µg/d 校正体重为 60.5kg 的 50µg/d 视为中国成年人 EAR，同样设变异系数为 10%，相应地调整我国成年人的 RNI 值为 60µg/d。老年人的推荐摄入量与成年人相一致。

2. 儿童和青少年　1 岁以上儿童和青少年的 EAR 值由上述修订的我国成年人 EAR 和代谢体重法推算，0.5~3 岁儿童生长系数为 0.3，4~13 岁为 0.15，14~18 岁为 0.075，据此计算儿童和青少年 EAR 结果为:1~3 岁为 20μg/d;4~6 岁为 25μg/d;7~8 岁为 30μg/d;9~11 岁为 40μg/d;12~14 岁为 50μg/d;15~17 岁为 50μg/d。采用 CV 为 10%,可计算出我国 1 岁以上儿童和青少年不同年龄阶段的 RNI 值,分别取值为:1~3 岁为 25μg/d;4~6 岁为 30μg/d;7~8 岁为 40μg/d;9~11 岁为 45μg/d;12~14 岁为 60μg/d;15~17 岁为 60μg/d。

3. 孕妇和乳母 孕妇因体内胎儿发育的需要而对硒的需求量有所增加,乳母则因泌乳丢失需要相应补充硒。

(1)孕妇:由于胎儿发育每日平均需要 4μg 硒,考虑硒的生物利用率高,因此孕妇 EAR 需要在成年女性的 EAR 基础上增加 4μg/d,即我国孕妇的 EAR 值为 50μg/d+4μg/d=54μg/d。同样设 CV 为 10%,RNI 值为 65μg/d。

(2)乳母:我国乳母平均每日从乳中丢失 15μg 硒,需额外补充,因此在成年女性的 EAR 基础上增加 15μg/d。由此,我国乳母的 EAR 值为 50μg/d+15μg/d=65μg/d。同样设 CV 为 10%,RNI 值为 78μg/d。

4. 婴儿

(1)0~6 月龄婴儿:AI 值主要依据母乳或补充食物中的硒含量确定。2014 年在四川省凉山州、北京市西城区和湖北省恩施州三地的乳母硒营养状况调查发现,母乳中的硒含量较 1998 年 Dodge 等的调查结果[18]有较大幅度增加。该研究利用电感耦合等离子体质谱仪(inductively coupled plasma mass spectrometer,ICP-MS)测定来自三个地区共计 264 名乳母的血浆和乳汁中的总硒含量。根据公式 log[膳食硒摄入量(μg/d)]=1.623·Log[血浆硒(μg/L)]+3.433,推算乳母膳食硒摄入水平。将膳食硒摄入量处于 RNI 和 UL 之间(78~400μg/d)的乳母定义为"适硒乳母"。利用乳母产后第 42 天乳汁硒含量实测均值和婴儿乳汁日均摄入量(0.55L/d)计算婴儿的日均硒摄入量,公式如下:

日均硒摄入量(μg/d)=乳汁硒含量均值(μg/L)× 婴儿乳汁日均摄入量(L/d)

经计算,北京(适硒)地区筛选出的"适硒乳母"所对应婴儿的日均硒摄入量为 15μg/d,与 2013 年版《中国居民膳食参考摄入量》中 0~6 月龄婴儿的 AI 值一致。因此沿用先前计算依据及方法:我国适宜硒地区乳母乳汁硒含量平均值为 19.8μg/L,经推算 0~6 月龄婴儿 AI 为 15μg/d(19.8μg/L×0.75L/d)。具体结果见表 10-4-2。

表 10-4-2 中国婴儿出生后 42 天的硒摄入量

分组	n	乳汁硒含量均值 /(μg·L⁻¹)	婴儿日均硒摄入量 /(μg·d⁻¹)
所有乳母	264	26.7	14.69
北京乳母	128	28.7	15.79
所有适硒乳母	64	28.4	15.62
凉山适硒乳母	3	14.6	8.03
恩施适硒乳母	6	64.3	35.39
北京适硒乳母	57	27.8	15.29

根据"中国 DRIs 母乳成分研究工作组"的调查结果,母乳硒含量的中位数为 11.0μg/L,以此计算出来 0~6 月婴儿硒的每日摄入量为 8.25μg/d,为了保障婴儿硒的营养需要,依然推荐 0~6 月婴儿 AI 为 15μg/d。

(2)7~12 月龄婴儿:因缺乏婴儿辅食中硒含量的资料,因此采用代谢体重法从 0~6 月龄婴儿 AI 值推算,分别求得男婴、女婴 AI 值,得 7~12 月龄婴儿 AI 值为 20.6μg/d;再采用代谢体重法从成人 RNI 值推算,7~12 月龄婴儿生长系数为 0.3,经计算得 7~12 月龄婴儿 AI 值为 18.3μg/d,取两者均值,得 7~12 月龄婴儿的 AI 值,取值为 20μg/d。

(二)可耐受最高摄入量

杨光圻等进行的膳食硒安全量研究是迄今唯一的以探讨硒 UL 为目的的人体试验研究。该试验得到成人个体的 LOAEL 和 NOAEL 值分别为 900μg/d 和 600μg/d。现以 NOAEL 计算 UL,设定不确定系数(UF)为 1.5,则 UL=600/1.5=400μg/d。

高硒地区母乳中硒含量平均值为 1.12μmol/L(88.5μg/L),相当于硒摄入量 88.5μg/L×0.75L=66μg/d。由于乳母无硒中毒症状,此值可以看作为婴儿 NOAEL;设 UF=1.2,0~6 月龄婴儿 UL=66/1.2=55μg/d,相当于 9μg/[kg(bw)·d]。在 1986 年恩施地区硒中毒调查中得到母乳硒最高值 1.56μmol/L(123μg/L),并未见婴儿出现硒中毒症状。因此建议婴儿的 UL 为 55μg/d。7~12 月龄婴儿 UL 以 9μg/[kg(bw)·d]计算得 80μg/d。1 岁以上儿童和青少年的 UL 值由成年人 UL 按公式计算,即 UL(儿童)=UL(成人)×(体重儿童/体重成人),不同年龄段存在差异(表 10-4-1)。

(编著 黄振武 韩 枫)

(工作组 杨晓光 杨雪锋 黄承钰 马玉霞)

参 考 文 献

[1] BURK R F,HILL K E. Regulation of selenium metabolism and transport[J]. Annu Rev Nutr,2015(35):109-134.

[2] KRYUKOV G V,CASTELLANO S,NOVOSELOV S V,et al. Characterization of mammalian selenoproteomes[J]. Science,2003(300):1439-1443.

[3] WU Q,RAYMAN M P,LV H J,et al. Low population selenium status is associated with increased prevalence of thyroid disease[J]. J Clin Endocrinol Metab,2015,100(11):4037-4047.

[4] HAN F,LIU Y Q,PANG X H,et al. Low selenium intake is associated with postpartum weight retention in Chinese women and impaired physical development of their offspring[J]. Br J Nutr,2021,126(10):1498-1509.

[5] MANNES A M,SEILER A,BOSELLO V,et al. Cysteine mutant of mammalian GPx4 rescues cell death induced by disruption of the wild-type selenoenzyme[J]. FASEB J,2011,25(7):2135-2144.

[6] SEIBT T M,PRONETH B,CONRAD M. Role of GPx4 in ferroptosis and its pharmacological implication[J]. Free Radic Biol Med,2019(133):144-152.

［7］STRANGES S,MARSHALL J R,NATARAJAN R,et al. Effects of long-term selenium supplementation on the incidence of type 2 diabetes:a randomized trial［J］. Ann Intern Med,2007,147(4):217-223.

［8］LIPPMAN S M,KLEIN E A,GOODMAN P J,et al. Effect of selenium and vitamin E on risk of prostate cancer and other cancers:the selenium and vitamin E cancer prevention trial(SELECT)［J］. JAMA,2009,301(1):39-51.

［9］MCLUNG J P,RONEKER C A,MU W,et al. Development of insulin resistance and obesity in mice overexpressing cellular glutathione peroxidase［J］. Proc Natl Acad Sci USA,2004,101(24):8852-8857.

［10］MISU H,TAKAMURA T,TAKAYAMA H,et al. A liver-derived secretory protein,selenoprotein P,causes insulin resistance［J］. Cell Metab,2010,12(5):483-495.

［11］MITA Y,NAKAYAMA K,INARI S,et al. Selenoprotein P-neutralizing antibodies improve insulin secretion and glucose sensitivity in type 2 diabetes mouse models［J］. Nat Commun,2017,8(1):1658.

［12］ZHOU L,LUO C,YIN J,et al. Diverse associations of plasma selenium concentrations and SELENOP gene polymorphism with metabolic syndrome and its components［J］. Oxid Med Cell Longev,2020(2020):5343014.

［13］CARDOSO B R,BRAAT S,GRAHAM R M. Selenium status is associated with insulin resistance markers in adults:findings from the 2013 to 2018 National Health and Nutrition Examination Survey(NHANES)［J］. Front Nutr,2021(8):696024.

［14］OO S M,MISU H,SAITO Y,et al. Serum selenoprotein P,but not selenium,predicts future hyperglycemia in a general Japanese population［J］. Sci Rep,2018,8(1):16727.

［15］VINCETI M,FILIPPINI T,WISE L A,et al. A systematic review and dose-response meta-analysis of exposure to environmental selenium and the risk of type 2 diabetes in nonexperimental studies［J］. Environ Res. 2021(197):111210.

［16］COMBS G F. Biomarkers of selenium status［J］. Nutrients,2015,7(4):2209-2236.

［17］XIA Y,HILL K E,LI P,et al. Optimization of selenoprotein P and other plasma selenium biomarkers for the assessment of the selenium nutritional requirement:a placebo-controlled,double-blind study of selenomethionine supplementation in selenium-deficient Chinese subjects［J］. Am J Clin Nutr,2010(92):525-531.

［18］DODGE M L,WANDER R C,XIA Y,et al. Glutathione peroxidase activity modulates fatty acid profiles of plasma and breast milk in Chinese women［J］. J Trace Elem Med Biol,1999,12(4):221-230.

第五节 铜

铜(copper),化学符号 Cu,是人体必需的微量元素,其在组织或体液中浓度较为恒定,浓度范围低于 50μg/g。1878 年 Fredrig 首次从章鱼血的蛋白质中分离出铜,并将这种含铜蛋白质称为铜蓝蛋白(ceruloplasmin)。1912 年首次将肝豆状核变性［又称威尔逊病(Wilson disease)］与铜代谢联系起来。1928 年确定了铜是哺乳动物的必需微量元素。1962 年证实体内铜代谢紊乱导致门克斯病(Menkes disease)。铜在体内的功能主要包括参与能量生成、铁代谢、造血功能、神经递质的产生以及自由基清除等。铜摄入不足、机体需求量增加、吸收不良等是导致铜缺乏的原因。铜缺乏可导致贫血以及神经、免疫、皮肤、心血管、骨骼的异常。基于国外对成人不同膳食铜的干预试验结果得到铜的 EAR 值（0.70mg/d），并依据中国成人平均体重（60.5kg），采用 CV 为 15%，计算出我国成年人（18~29 岁）铜的 EAR 为 0.62mg/d，30 岁以上各年龄组人群铜的 EAR 和 RNI 值依据各年龄组体重代表值计算调整。采用成人 EAR 和代谢体重法推算得出 1~17 岁儿童的 EAR 值，采用 CV 为 15%，依据各年龄段儿童的 EAR 值计算得出不同年龄儿童的 RNI 值。妊娠期妇女铜的需要量包括满足自身和胎儿生长发育所需的量之和；哺乳期妇女铜的 EAR 需要补加泌乳丢失的铜量，CV 为 15%，计算后得出哺乳期妇女铜的 RNI 值。依据我国健康乳母的乳汁铜含量平均值及每日泌乳量计算 0~6 月龄婴儿铜的 AI 值。7~12 月龄婴儿铜的 AI 值是采用代谢体重法分别由 0~6 月龄婴儿和成人的铜 AI 值计算后取均值推算得出。根据人群铜膳食补充试验结果确定铜的 NOAEL，不确定系数 UF 取 1.2，计算后得到成人的 UL；儿童和青少年的 UL 参照与成年人的体重代表值比值，根据公式 UL$_{儿童}$=UL$_{成人}$×（体重$_{儿童}$/体重$_{成人}$）计算后得出。中国居民不同人群膳食铜参考摄入量如表 10-5-1 所示。

表 10-5-1　中国居民膳食铜参考摄入量

单位：mg/d

年龄/阶段	EAR	RNI	UL	年龄/阶段	EAR	RNI	UL
0 岁~	—	0.3（AI）	—	30 岁~	0.60	0.8	8.0
0.5 岁~	—	0.3（AI）	—	50 岁~	0.60	0.8	8.0
1 岁~	0.26	0.3	2.0	65 岁~	0.58	0.8	8.0
4 岁~	0.30	0.4	3.0	75 岁~	0.57	0.7	8.0
7 岁~	0.38	0.5	3.0	孕早期	+0.10	+0.1	8.0
9 岁~	0.47	0.6	5.0	孕中期	+0.10	+0.1	8.0
12 岁~	0.56	0.7	6.0	孕晚期	+0.10	+0.1	8.0
15 岁~	0.59	0.8	7.0	乳母	+0.50	+0.7	8.0
18 岁~	0.62	0.8	8.0				

注："+"表示在相应年龄阶段的成年女性需要量基础上增加的需要量。

一、理化性质

铜是过渡金属元素，在元素周期表中位于第 29 位，相对原子质量为 63.546，熔点 1083.4℃，沸点 2567℃。铜的氧化还原性质使它特别适合释放和接受电子，尤其是将电子直接传递给氧分子。食物中的铜主要是一价（Cu^+）或二价铜（Cu^{2+}），包括一价乙酸铜，二价乙酸铜，Cu^+-谷胱甘肽，Cu^+-半胱氨酸，Cu^{2+}-组氨酸；而饮水中的铜主要是二价。生物体系中的 Cu^{2+} 和 Cu^+ 可以互相转化。Cu^+ 在有氧或其他电子接受体存在的情况下很容易被氧化成

Cu^{2+};Cu^{2+} 可以从抗坏血酸盐或还原谷胱甘肽接受电子而还原为 Cu^+。这一可逆过程是铜化合物参与生化反应的功能基础。体内大部分铜以金属蛋白有机复合物的形式存在,并以酶的形式发挥生物学作用。人体内的含铜蛋白可分为三大类:第一类是深蓝色蛋白质,存在于许多含铜的氧化酶中;第二类也存在于多种含铜的氧化酶中,但不是蓝色的,可用电子顺磁共振仪测出;第三类既非蓝色又不能被电子顺磁共振仪测出,但也存在于许多酶中。

二、消化吸收和代谢

(一) 消化吸收

成人膳食铜的吸收率在 20%~50% 之间,并受饮食铜摄入量的影响,如摄入量为 1mg/d 时,其吸收率约为 55%;当摄入量为 8mg/d 时,其吸收效率则下降到 20% 以下。年龄和性别对铜吸收未见明显影响,但不同食物来源的铜吸收率存在明显的差异,植物性和动物性食物中铜的吸收率分别为 33.8% 和 41.2%。膳食中其他营养素也可影响铜的吸收,如过量的锌摄入可诱导肠道内金属硫蛋白的合成,并与铜结合将铜隔离在肠细胞中从而阻碍铜的吸收,但当食物中锌:铜≤15:1 时铜的吸收则不受影响。

在哺乳动物中,消化道(胃、十二指肠、小肠末端)通过主动和被动转运机制吸收膳食中的铜。人体铜吸收率与摄入量呈负相关关系,并易受其他金属如铁或锌的竞争抑制,在 12%~75% 范围内波动。膳食中的铜在经过胃和肠道时,释放出铜离子或铜氨基酸复合物,而后与肠道中的高分子量蛋白质(主要是超氧化物歧化酶和金属硫蛋白)结合后运输到肠黏膜上。铜主要通过主动转运被肠道细胞吸收,肠细胞中的金属还原酶可将 Cu^{2+} 还原为 Cu^+,通过铜转运体 1(copper transporter 1,Ctr1)将 Cu^+ 转运至细胞内。位于肠细胞基底膜一侧的 Ctr1 也可以将铜从血液运输到肠细胞。胃肠道的吸收也可能通过紧密连接(旁细胞)扩散发生。因此,由 Ctr1 或被动吸收摄取的铜的量可能取决于摄入剂量、机体铜营养状况,以及胃肠道运输时间。

(二) 代谢

成人体内通常含有 100~120mg 的 Cu^{2+},并广泛分布于生物组织中,其中有 50%~70% 存在于肌肉和骨骼中,10% 存在于肝脏,5%~10% 在血液中。铜的生物半衰期为 13~33 天。铜在体内的代谢过程见图 10-5-1。各组织中铜的含量最低者不足 $1\mu g/kg$,高者超过 $10\mu g/kg$,以肝、肾、心、头发和脑中最高,脾、肺、肌肉和骨骼次之,脑垂体、甲状腺和胸腺最低。骨骼和肌肉中含有人体中超过一半的铜。

人血液中的铜主要分布于红细胞和血浆,在红细胞中约 60% 的铜存在于铜锌超氧化物歧化酶(copper-zinc superoxide dismutase,Cu/Zn-SOD)中,其余 40% 与其他蛋白质和氨基酸松弛地结合。正常人红细胞中铜为 $14.2~15.7\mu mol/L$。血浆中铜约有 93% 牢固地结合于铜蓝蛋白,其余 7% 与白蛋白和氨基酸结合。与白蛋白疏松结合的铜是运输、吸收、排泄的重要形式和中间环节,也是合成各种细胞蛋白的原料。

铜主要以血浆铜蓝蛋白、白蛋白结合铜和小分子结合铜的形式通过血浆运送至组织器

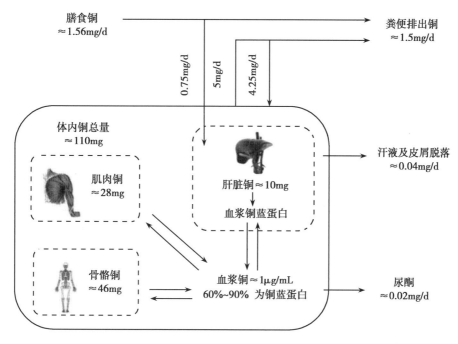

图 10-5-1 铜在体内的代谢过程

资料来源：BOST M，HOUDART S，OBERLI M，et al. Dietary copper and human health：Current evidence and unresolved issues［J］. J Trace Elem Med Biol，2016（35）：107-115.

官被摄取和利用。铜伴侣蛋白是铜稳态调节的重要实现者，能将所运载的铜精确运送至结合位点，参与目的蛋白装配，同时具有保护机体免受游离铜离子的毒性作用的功能。

约 80% 的内源性铜可通过胆汁排泄到胃肠道中，其中 10%~15% 可随胃酸、肠液被重吸收，其余大部分随粪便一起排出体外，少量（0.2~0.5μmol）由尿液、汗液（<50μg）排出。内源性铜的排泄量明显受铜摄入量的影响。铜摄入量低时几乎没有内源性铜的排泄且铜周转率低，铜摄入量增加时内源性铜的排泄增加且周转加快。

三、生理功能

铜作为多种金属酶的辅助因子参与许多生理生化过程，包括细胞呼吸、神经递质和激素的生物合成、抗自由基以及促进弹性蛋白、胶原蛋白和角蛋白的交联等。已知含铜酶有单胺氧化酶、亚铁氧化酶 I（铜蓝蛋白）、亚铁氧化酶 II、细胞色素 C 氧化酶、多巴胺 β-羟化酶、超氧化物歧化酶、单酚单氧酶等。铜结合蛋白有金属硫蛋白、转铜蛋白、血凝因子 V、低分子质量配体（包括氨基酸和多肽）等。这些铜结合蛋白和酶参与的主要生物学过程包括下述几个方面。

（一）维持正常造血功能

铜能维持铁的正常代谢，有利于血红蛋白合成和红细胞成熟。具有铁氧化酶作用的亚铁氧化酶 I（铜蓝蛋白）和亚铁氧化酶 II 可催化 Fe^{2+} 成为 Fe^{3+}，使铁离子结合到运铁蛋白而发挥其生物学作用。铜蓝蛋白还可将铁从小肠腔和储存点运送到红细胞生成点,调节铁的吸收和转运,促进骨髓细胞与红细胞的生成,以及血红蛋白的形成,从而维持正常的造血功能。

(二)促进结缔组织形成

铜是体内赖氨酰氧化酶的辅基,赖氨酰氧化酶可以催化胶原肽链中赖氨酸残基上 ω-氨基的氧化脱氢作用,并产生醛赖氨酸。醛赖氨酸可使胶原交联成网。因此,铜可通过赖氨酰氧化酶促进结缔组织中胶原蛋白和弹性蛋白的交联,为形成结缔组织所必需。故铜在皮肤和骨骼的形成、骨矿化、心脏和血管系统的结缔组织完善过程中起重要作用。

(三)维护中枢神经系统的健康

铜能增强细胞色素氧化酶活性,参与调节神经细胞中儿茶酚胺的生物合成,促进磷脂合成,从而维持神经系统结构和功能。已有研究发现缺铜可致脑组织萎缩,灰质和白质变性,神经元减少,精神发育停滞,运动障碍等。

(四)参与黑色素形成及维护毛发正常结构

铜是酪氨酸酶的辅基,酪氨酸酶能催化酪氨酸羟基化转变为多巴(dopa,即 3,4-二羟苯丙氨酸),多巴氧化生成苯二酮,并进而转变为黑色素,黑色素为皮肤、毛发和眼睛所必需。先天性酪氨酸酶缺乏会引起毛发脱色,出现白化病。巯基氧化酶还具有维护毛发的正常结构及防止其角化的作用,铜缺乏时毛发角化并出现具有铜丝样头发的卷发综合征,称为门克斯病(Menkes disease)。

(五)保护机体细胞免受超氧阴离子的损伤

含铜酶在保护机体免受过氧化损伤方面有重要作用。有三种以上含铜酶具有抗氧化作用,包括广泛分布的超氧化物歧化酶(superoxide dismutase,SOD)、细胞外的铜蓝蛋白和主要在细胞内的铜硫蛋白等。铜是 Cu/Zn-SOD 的辅助因子和调节因子。铜蓝蛋白具有血清抗氧化酶作用,是自由基和超氧化离子的清除剂,并可保护特别容易被羟基氧化和破坏的不饱和脂肪酸。血清中一定浓度的铜蓝蛋白能够抑制正铁细胞色素 C-氧化还原酶的还原作用,发挥类似于 SOD 对氧自由基的清除功能。

四、摄入水平与健康

食物是人体铜的主要来源,铜在食物中的含量为 0.5~37μg/g。肝脏、牡蛎、贝类和坚果是铜的良好来源,动物的肝和肾、谷类胚芽部分、豆类等食物中次之,奶类和蔬菜类食物中的含量最低。

(一)摄入不足

引起铜缺乏的原因可分为先天性和后天性两种,前者主要由遗传性铜代谢紊乱引起,如门克斯病;最常见的铜缺乏是后天性的,如早产儿和婴儿体内铜储备不足、摄入不足、怀孕和哺乳期需求增加、吸收不良等。其他系统紊乱、疾病或治疗亦可增加后天性铜缺乏的风险,如乳糜泻、克罗恩病、肠道吸收疾病、获得性免疫缺陷综合征(AIDS)和自身免疫病等。长期使用高剂量解酸剂或其他阳离子螯合物会降低机体对铜的吸收能力,接受腹膜透析治疗的病人会损失较多的血浆铜蓝蛋白。

铜缺乏对机体功能影响较大,可引起以下健康危害。

1. 贫血 表现为血红蛋白合成减少、白细胞减少、全血细胞减少等。

2. 神经损害 胚胎期神经系统发育不完全及婴儿期中枢神经系统的广泛损害;成年期神经系统的脱髓鞘,引起脊髓病或脊髓神经病(痉挛性瘫痪或痉挛性共济失调步态)以及进展性单侧或双侧视神经病变。

3. 心血管受损 心电图异常、心脏收缩功能受损、线粒体呼吸机能受损和心肌肥大等,常伴有压力超载症状如高血压和主动脉狭窄。

4. 门克斯病 多发生在男性,幼儿门克斯病多以骨骼缺陷如骨质减少和自发性肋骨骨折为特征。患儿血液、肝和脑中铜含量低,血清铜及血浆铜蓝蛋白含量减少,铜的吸收量降低。

5. 皮肤损伤 皮肤的角化缺陷以及皮肤和头发的脱色现象;伤口以及褥疮愈合延迟。

(二)摄入过量

机体具有铜代谢的自身调节机制,故铜中毒在人体中较为少见。人体急性铜中毒偶见于误食铜盐、食用铜污染的食物或饮料。急性或短期铜中毒主要表现为胃肠道的刺激症状。饮用水中铜的摄入量达到 6mg/L[相当于每天 0.14mg/kg(bw)]时,成人即可出现明显的胃肠道反应,如恶心、呕吐症状;较高剂量的急性铜中毒还可刺激呕吐中枢而引起剧烈呕吐;大剂量急性铜中毒患者可表现为口腔有金属味、流涎、上腹疼痛、恶心呕吐及严重腹泻。

慢性铜中毒表现为肝脏中铜积聚及慢性间质性肝炎。慢性铜中毒初期血铜浓度正常或偏高,肝脏中铜逐渐聚积,导致肝细胞肿大及含铜库普弗细胞(Kupffer cell)的灶性坏死;病情持续发展后出现溶血危象,肝脏中会产生广泛变性、点状坏死、炎细胞浸润及胆汁淤积;也可由于肾脏铜浓度升高致肾脏损伤。慢性铜中毒可导致肝豆状核变性,表现为慢性肝脏损伤和/或精神损伤,并伴有肾功能障碍,眼、血液及骨骼病变也较常见;病人肝铜水平较高,但血浆铜蓝蛋白和血液中铜浓度却较低。

五、营养状况评价

评估全身铜含量的金标准是肝活检染色法,但因其侵害性限制了其常规应用。此外,肝铜含量高并不一定会导致组织受损,如新生儿肝铜水平与肝豆状核变性患者相近,但未观察到任何毒性反应。目前,尚缺乏反映机体铜缺乏的灵敏、特异性指标。

血清铜和铜蓝蛋白浓度是评价铜代谢的常用指标,正常人血清铜范围为 10.0~24.6μmol/L(640~1 560μg/L),血清铜蓝蛋白水平为 180~400mg/L。然而,这两个指标受生理和病理状态影响较大,如女性妊娠期血清铜可比非妊娠期水平高出 1 倍,急、慢性炎症时血清铜蓝蛋白水平显著增加。含铜酶如红细胞 Cu/Zn SOD-1、血小板细胞色素 C 氧化酶、血浆二胺氧化酶、组织中赖氨酰氧化酶和肽酰甘氨酸 α 酰胺化单加氧酶(peptidylglycine alpha amidating monooxygenase,PAM)的活性都曾被用作反映铜缺乏的生物标志物,但实验证明这些指标均不足以灵敏而特异地反映铜缺乏,且易受健康状况与应激反应的影响。研究表明营养不良儿童的外周血单核细胞超氧化物歧化酶1铜伴侣蛋白(copper chaperone for superoxide dismutase 1,CCS1)升高,健康成人血单核细胞中的CCS1在中度铜过量时明显降低,因此铜伴侣蛋白可能是既反映铜缺乏又反映铜过量的生物标志物。

六、膳食铜参考摄入量

（一）平均需要量/推荐摄入量（适宜摄入量）

1. 成年人 目前仍缺少中国人铜需要量的研究数据。国外学者对11名男性健康成人进行90天不同膳食铜的干预试验发现,摄入0.79mg/d不会导致血清铜、铜蓝蛋白和SOD活性的明显下降[1]。采用较低水平膳食铜干预90天后发现,当铜的摄入量为0.388mg/d时,11名男性成年人中有8人血清铜、铜蓝蛋白和SOD活性降低[2],据此确定满足一半人群铜的需要量应超过0.388mg/d,但不超过0.79mg/d。从这两个研究数据构建的线性剂量反应模型中发现,0.55mg/d的量不能维持半数男性的铜需要。

另有研究发现,如果膳食铜摄入量为0.57mg/d,10名女性研究对象的血清铜、铜蓝蛋白没有明显下降,但有8人的血小板铜浓度显著降低,若服用铜补充剂,则血小板铜浓度会恢复升高[3],说明对超过半数的女性研究对象来说,0.60mg/d可能是一个边缘摄入水平。另给予12名20~59岁的健康男性铜含量分别为0.7mg/d、1.6mg/d和6.0mg/d的饮食干预,8周后发现低铜饮食组的表观和真吸收率(分别为41%和48%)与高铜饮食组(分别为45%和48%)相比无显著差异,但低铜饮食组与中、高铜饮食组相比内源铜损失量显著降低(低铜组0.45mg/d,中铜组0.81mg/d,高铜组2.46mg/d),未观察到饮食干预引起的生物化学变化[4]。

目前尚无资料显示机体对铜的需要量存在性别差异,综合上述研究结果考虑,0.70mg/d的铜摄入量应可覆盖男性和女性半数人群的需要,因而将其视作为铜的EAR(男女平均体重68.5kg)。根据中国18~29岁人群体重代表值(男65kg,女56kg)计算出我国成年人男性铜的EAR为0.66mg/d［0.70mg/d×(65kg/68.50kg)］,女性铜的EAR为0.57mg/d［0.70mg/d×(56kg/68.50kg)］,男女EAR取平均值后约为0.62mg/d。采用CV为15%[5],则成年人(18~29岁)铜的RNI为0.806mg/d(0.62mg/d×1.3)。30岁以上各年龄组人群铜的EAR和RNI值依据各年龄组体重代表值计算调整,数据取值见表10-5-1。

2. 儿童和青少年 目前缺少儿童或青少年铜的EAR研究数据,故采用成人EAR和代谢体重法推算,0.5~3岁儿童生长系数为0.3,4~13岁为0.15,14~18岁为0.075,据此计算儿童EAR结果为:1~3岁EAR为0.26mg/d,4~6岁为0.30mg/d,7~8岁为0.38mg/d,9~11岁为0.47mg/d,12~14岁为0.56mg/d,15~17岁为0.59mg/d。采用CV为15%[5],则不同年龄儿童铜的RNI=EAR×1.3,计算结果为:1~3岁0.34mg/d,4~6岁0.39mg/d,7~8岁0.49mg/d,9~11岁0.61mg/d,12~14岁0.73mg/d,15~17岁0.77mg/d。数据取值见表10-5-1。

3. 孕妇和乳母 妊娠期妇女对铜的需要量包括满足自身和满足胎儿生长发育所需的量。由于我国缺乏妊娠期妇女铜的EAR研究数据,本版修订参考国外研究资料[6],即胎儿所需铜总量为 13.7mg，妊娠期为 280 天，妊娠期铜生物利用率为 60%，则我国孕妇铜 EAR 应补加 0.082mg/d。CV 取值为 15%，则孕妇 RNI 应增加 0.107mg/d（1.3×0.082mg/d）。数据取值见表 10-5-1。

哺乳期妇女铜的 EAR 需要补加泌乳丢失的铜量 0.30mg/d，考虑 60% 的生物利用率，则乳母铜的 EAR 约需补加 0.50mg/d。同样，CV 取值为 15%[5]，则乳母 RNI 应增加 0.65mg/d（1.3×0.50mg/d）。数据取值见表 10-5-1。

4. 婴儿 我国部分地区健康乳母的乳成分检测分析结果显示，乳汁铜含量为 0.27~0.41mg/L，平均值为 0.38mg/L[7-8]。0~6 月龄婴儿的 AI 为 0.38mg/L×0.75L/d=0.285mg/d，数值取值为 0.3mg/d。7~12 月龄婴儿缺乏辅助食物的铜含量，则采用代谢体重法从 0~6 月婴儿的 AI 推算为 0.39mg/d，从成人代谢体重法推算为 0.25mg/d，取两者均值 0.32mg/d，7~12 月龄婴儿 AI 取值为 0.3mg/d（见表 10-5-1）。

（二）可耐受最高摄入量

有研究表明，向 9 名成年男子连续给予含铜 1.6mg/d（18 天）、7mg/d（为正常膳食条件下补充量，12 天）和 7.8mg/d（18 天）的试验膳食后发现，长期高铜摄入可对机体铜状态、抗氧化、免疫功能的相关指标产生影响[9]。24 名健康成人摄入铜含量为 7mg/d 的膳食后未观察到 DNA 损伤和肝功能方面的毒副作用[10]。给予 7 名成年人铜含量为 10mg/d 的膳食 12 周后未观察到肝功能指标的改变，美国食物和营养委员会据此确定了铜的 NOAEL 为 10mg/d，不确定系数 UF 定为 1，结果得到铜的 UL 为 10mg/d[6]。最近的研究发现，铜摄取量在 0.57~6.9mg/d 范围内时血浆、血清铜浓度恒定[11]。虽然血浆和血清铜浓度的升高不能作为判定铜摄入健康危害的可靠依据，但 6.9mg/d 是一个值得参考的数值。采用随机对照双盲实验设计，为 60 名健康成年人每日补充 8mg 的铜制剂 6 个月，未观察到血清铜蓝蛋白以及肝脏转氨酶水平的明显改变[12]。欧盟食品科学委员会（Scientific Committee on Food, SCF）确定成人 UL 为 5mg/d。美国、加拿大、澳大利亚、新西兰规定的成年人 UL 为 10mg/d。国际膳食补充剂协会联盟（*International Alliance of Dietary Food Supplement Associations*, IADSA）确定 UL 为 9mg/d。WHO 建议成人男性和女性平均安全范围上限分别为 12mg/d 和 10mg/d。

中国居民膳食铜 UL 的修订，根据人群铜的膳食补充试验以铜的 NOAEL 为 10mg/d，铜的不确定系数 UF 定为 1.2[5]，得到成人铜的 UL 为 8mg/d（10mg/d÷1.2=8.33mg/d）。儿童和青少年 UL 参照与成年人的体重代表值的比值，根据公式 UL$_{儿童}$=UL$_{成人}$×（体重$_{儿童}$/体重$_{成人}$）得出，计算结果取值见表 10-5-1。

（编著 苑林宏）

（工作组 肖 荣 王惠君 秦立强 蔡云清）

参 考 文 献

［1］TURNLUND J R,KEEN C L,SMITHR G. Copper status and urinary and salivary copper in young men at three levels of dietary copper［J］. Am J Clin Nutr,1990（51）:658-664.

［2］TURNLUND J R,KEYES W R,PEIFFER G L,et al. Copper absorption,excretion,and retention by young men consuming low dietary copper determined by using the stable isotope 65Cu［J］. Am J Clin Nutr,1998（67）:1219-1225.

［3］MILNE D B,NIELSEN F H. Effects of a diet low in copper on copper-status indicators in postmenopausal women［J］. Am J Clin Nutr,1996（63）:358-364.

［4］HARVEYL J,MAJSAK-NEWMAN G,DAINTY J R,et al. Adaptive responses in men fed low-and high-copper diets［J］. Br J Nutr,2003（90）:161-168.

［5］中国营养学会. 中国居民膳食营养素参考摄入量（2013 版）［M］. 北京:科学出版社,2014:264.

［6］IOM. Dietary reference intakes for vitamin A,vitamin K,arsenic,boron,chromium,copper,iodine,iron,manganese,molybdenum,nickel,silicon,vanadium,and zinc［M］. Washington DC:National Academy Press,2001:179-553.

［7］刘建. 石家庄市乳母的乳成分动态变化与婴儿生长发育的影响因素研究［D］. 石家庄:河北医科大学,2013.

［8］王文玲,王燕侠,吴岐珍,等. 产妇血、乳汁与婴儿血微量元素水平及相关性分析［J］. 中国医师杂志,2015,17（7）:984-991.

［9］TURNLUNDJ R,JACOBR A,KEENC L,et al. Long-term high copper intake:effects on indexes of copper status,antioxidant status,and immune function in young men［J］. Am J Clin Nutr,2004（79）:1037-1044.

［10］O'CONNOR J M,BONHAM M P,TURLEY E,et al. Copper supplementation has no effect on markers of DNA damage and liver function in healthy adults（FOODCUE project）［J］. Ann Nutr Metab,2003（47）:201-206.

［11］BOST M,HOUDART S,OBERLI M,et al. Dietary copper and human health:Current evidence and unresolved issues［J］. J Trace Elem Med Biol,2016（35）:107-115.

［12］ROJAS-SOBARZO L,OLIVARES M,BRITO A,et al. Copper supplementation at 8mg neither affects circulating lipids nor liver function in apparently healthy Chilean men［J］. Biol Trace Elem Res,2013（156）:1-4.

第六节　氟

氟（fluorine）,化学符号 F,1886 年由法国化学家 Henri Mojssan 成功分离。1996 年 WHO 将氟归类为"具有潜在毒性,但低剂量时可能是人体某些功能所必需的元素"。氟与牙釉质构建和骨骼发育密切相关,体内缺乏时能引起龋齿和骨质疏松,摄入过量时会显著增加氟斑牙和氟骨症的发生风险。

本次 DRIs 修订,根据 2006 和 2008 年武汉、重庆市正常人群膳食氟摄入量的调查结果,取这两次膳食氟摄入量均值 1.5mg/d 作为成年人氟的 AI 值,0~0.5 岁婴儿采用母乳含量计算 AI 值为 0.01mg/d,其他年龄组人群 AI 值基于代谢体重法推算得出。此外,结合我国不同地区总氟摄入与氟斑牙(dental fluorosis)、氟骨症(skeletal fluorosis)调查数据,制定我国成年人群的 UL 为 3.5mg/d,9~11 岁人群 UL 值为 2.0mg/d;12~14 岁人群 UL 值为 2.4mg/d;15~17 岁人群为 3.5mg/d;除 0~1 岁婴儿外,9 岁以下年龄人群 UL 值按照体重比法进行推算。按照性别、年龄段及生理状况,中国居民膳食氟参考摄入量见表 10-6-1。

表 10-6-1　中国居民膳食氟参考摄入量

单位:mg/d

年龄/阶段	AI	UL	年龄/阶段	AI	UL
0 岁~	0.01	—	30 岁~	1.5	3.5
0.5 岁~	0.23	—	50 岁~	1.5	3.5
1 岁~	0.6	0.8	65 岁~	1.5	3.5
4 岁~	0.7	1.1	75 岁~	1.5	3.5
7 岁~	0.9	1.5	孕早期	+0	3.5
9 岁~	1.1	2.0	孕中期	+0	3.5
12 岁~	1.4	2.4	孕晚期	+0	3.5
15 岁~	1.5	3.5	乳母	+0	3.5
18 岁~	1.5	3.5			

注:"+"表示在相应年龄阶段的成年女性需要量基础上增加的需要量。

一、理化性质

氟原子序数为 9,相对原子质量为 18.998,熔点为 −219.66℃,沸点为 −188.12℃。氟化合价为 −1,在所有元素中,氟的电负性最大,化学性质极其活泼,是一种强氧化剂,它能与大多数含氢的化合物发生反应。氟在自然界中常以化合物和络合物的形式存在,绝大多数氟化物均可溶于水。

二、消化吸收和代谢

(一)消化吸收

通常情况下,氟主要经消化道吸收,通过皮肤和呼吸道吸收的氟很少,但在空气污染严重地区,空气中增多的氟化物常以氟尘、微粒等形式经呼吸道进入人体。膳食和饮水中的氟主要在胃部通过被动扩散被吸收。

(二)代谢

氟吸收入血后,以离子形式分布到全身,主要沉积于骨骼和牙齿中。氟与骨骼间形成一种可逆的螯合代谢池,骨骼中的氟可以根据生理需要快速地动员或在骨重建过程中缓慢地动员。氟在骨骼中的沉积与年龄呈负相关。

每日摄入的氟约有 50% 通过肾脏排出,其余通过粪便、汗液、毛发、唾液等方式排出。

三、生理功能

(一) 构建牙釉质

氟是牙齿的重要组成成分。氟被牙釉质中的羟磷灰石吸附后,在牙齿表面形成一层坚硬的氟磷灰石保护层,这一保护层具有抗酸性、抗腐蚀性,并能抑制嗜酸细菌的活性和抵抗某些酶对牙齿的损害,进而预防龋齿的发生。

(二) 参与骨骼构成

人体骨骼固体的 60% 为骨盐(主要为羟磷灰石),而氟能与骨盐结晶表面的离子进行交换,形成氟磷灰石而成为骨盐的组成部分。骨盐中的氟含量适宜时,骨质坚硬,而且有利于钙和磷在骨骼中的利用与沉积,加速骨骼的形成,并降低硫化物的溶解度,对骨吸收起抑制作用,维护骨骼的健康。

四、摄入水平与健康

除茶叶、海鱼、海带、紫菜等少数食物中氟含量较高,一般食物中含氟量较低。在我国,饮水是氟的主要来源,饮水中氟含量取决于地理环境中氟元素水平。饮水、燃煤污染食物、饮用砖茶是我国地方性氟中毒的重要来源。

(一) 摄入不足

氟缺乏对人体有一定的危害,较明显的表现是龋齿,也可以引起骨质疏松的发病率增加。

(二) 摄入过量

体内氟过量可引起氟中毒。氟中毒不仅影响骨骼和牙齿,而且还会影响到神经、消化、内分泌等多个系统。

1. 氟斑牙　在人体中,牙齿对氟最为敏感。氟斑牙是慢性氟中毒时最早出现且最明显的症状,氟斑牙多发于恒牙,表现为:牙面无光泽、出现不透明斑块、粗糙似粉笔或牙面呈黄褐色甚至黑色,或有牙缺损、牙釉质损坏脱落等症状。

2. 氟骨症　氟骨症是氟中毒较为严重的症状,机体在氟斑牙的基础上会出现骨和关节结构和功能上的改变,表现为:骨骼疼痛、变形、骨折、骨样硬化、骨软化症、骨质疏松及形成外生骨疣。

3. 对神经系统的影响　氟可透过血脑屏障在脑组织中蓄积[1]。过量氟暴露会影响大脑生理过程,导致出现各种神经精神状况,早期大脑快速发育期间,过量的氟可导致神经性病变,出现记忆力减退、精神不振、失眠、认知能力损伤和智力缺陷等症状[1]。

4. 其他　氟过量还会引起胃肠道不适[2],干扰甲状腺的功能[3],影响血清中雌二醇水平[4]等。

五、营养状况评价

通常采用生化指标反映人体氟营养状况,包括血氟、尿氟、唾液氟、指/趾甲氟。

血氟和尿氟水平是反映人体氟水平的重要指标,唾液氟、指/趾甲氟也可以用来评价人体氟水平。血氟虽能够稳定、直接地反映人体内氟水平,但是血氟水平常常受到环境和地理位置等众多因素影响,因此目前我国没有明确的血氟正常水平参考值。尿氟可间接反映人体氟摄入水平,包括近期的吸收情况及一段时期蓄积水平,是目前评价氟营养状况的最佳指标。针对氟中毒的防治,我国制定了尿氟水平正常范围的上限值,儿童尿氟为 1.4mg/L,成人尿氟为 1.6mg/L[5]。唾液氟是反映短期氟摄入的间接指标,目前唾液腺导管里的唾液中的氟含量已被用作氟化物暴露的生物标志物,用来评估氟化物的生物利用度。指/趾甲氟便于收集以及储存,是监测氟化物真实长期的暴露和对健康损害研究的首选指标,可作为确定近几个月氟过量的指标。

六、膳食氟参考摄入量

(一) 适宜摄入量

目前没有足够的资料能够确定氟的 EAR,故根据我国健康人群(即未出现龋齿及氟斑牙和氟骨病的人群)每日氟的总膳食摄入量(食物和水)来推定氟的 AI 值。

1. 成年人 1992 年中国总膳食研究[6]中首次调查了氟的总膳食摄入量,结果显示成年男性氟的总膳食摄入量为 1.53mg/d,成年女性氟的总膳食摄入量为 1.36mg/d;2000 年对我国 4 个不同膳食类型地区各类食物中氟含量进行调查并估算每日氟摄入量,得出中国居民氟的总膳食摄入量为 1.73mg/d(包含食物和水)[7];2006 和 2008 年武汉和重庆市报道的正常人群氟的总膳食摄入量均值分别为 1.84mg/d[8] 和 1.13mg/d[9]。根据 2006 年和 2008 年调查得到的两次总膳食氟摄入量,计算其平均值为 1.49mg/d,因此推荐成年人氟的 AI 值为 1.5mg/d。

2. 儿童和青少年 使用代谢体重法从成年人外推得出儿童和青少年的 AI 值,成长系数 0.5~3 岁为 0.3,4~13 岁为 0.15,14~18 岁为 0.075,得出不同年龄组不同性别氟 AI 值,再计算相同年龄组男性、女性 AI 的均值,得到该年龄组的 AI 分别取值为:1~3 岁为 0.6mg/d,4~6 岁为 0.7mg/d,7~8 岁为 0.9mg/d,9~11 岁为 1.1mg/d,12~14 岁为 1.4mg/d,15~17 岁为 1.5mg/d。

3. 孕妇和乳母 没有明确研究资料表明,怀孕或哺乳期氟的摄入量相对地增加或减少。因此,孕妇和乳母氟的 AI 值相对成年女性并未改变。

4. 婴儿 0~6 月龄婴儿氟的主要来源是母乳,所以通过母乳中的氟含量来确定 AI 值。根据资料显示我国正常母乳中氟含量一般为 0.005~0.010mg/L[10],婴儿母乳摄入量约为 0.75L/d,据此推算 0~6 月龄婴儿氟摄入量为 0.003 8~0.007 5mg/d;"中国 DRIs 母乳成分研究工作组" 推荐我国母乳氟含量为 0.008mg/L,据此推算 0~6 月龄婴儿氟摄入量为 0.006mg/d。

有报道提出,饮用水氟含量和乳母血液中的氟含量对母乳氟含量的影响不大[11]。国内研究显示我国氟中毒病区(fluorosis ward)与非病区母乳中氟含量并没有显著性差异,并且都在正常范围内。因此 0~6 月龄婴儿的 AI 取值为 0.01mg/d。

7~12 月龄婴儿的 AI 值可以根据摄入的母乳中氟含量加上辅食中氟含量确定,但我国缺乏婴儿辅食中氟含量的资料,因此采用代谢体重法从 0~6 月龄婴儿 AI 值推算,求得男婴、女婴 AI 值,取两者均数,得 7~12 月龄婴儿的 AI 值为 0.014mg/d;再采用代谢体重公式从成年人 AI 值推算,得其 AI 值为 0.46mg/d。取二者均值,7~12 月龄婴儿氟的 AI 值为 0.23mg/d。

(二)可耐受最高摄入量

2003 年美国国家环境保护局制定氟的 NOAEL 为 0.06mg/(kg·d),并根据 NOAEL 及 UF 为 1,推算出氟经口长期摄入的参考剂量(reference dose,RfD)是 0.06mg/[kg(bw)·d][12]。按我国成年人平均体重为 60.5kg 推算,我国成年人氟摄入的 RfD 为 3.63mg/d。我国是高氟地区,各地开展了大量总氟摄入量与氟斑牙及氟骨症关系的流行病学调查研究[13-18],调查结果显示,总氟摄入量低于 3.5mg/d 可避免氟斑牙及氟骨症的发生。基于国内外数据,建议我国成年人 UL 值为 3.5mg/d。

我国关于总氟摄入量与氟斑牙、氟骨症的流行病学调查,除成年人外,多集中在 8 岁以上儿童和青少年(表 10-6-2),因此该年龄段人群的 UL 值以调查数据为主;8 岁以下儿童 UL 按照体重比法,由成年人 UL 推出。WS/T 87—2016《人群总摄氟量》规定 8~15 岁总氟摄入量允许限值为 2.4mg/d[19],结合近年来文献报道,8~12 岁青少年总氟摄入量超过 2.06mg/d 时氟斑牙患病率增加,建议 8~11 岁 UL 值为 2.0mg/d;12~14 岁青少年 UL 值参考国家卫生行业标准 2.4mg/d;15 岁以上人群总氟摄入量低于 3.5mg/d 时未出现氟斑牙和氟骨症,建议 UL 值为 3.5mg/d。目前尚无资料表明,怀孕及哺乳期女性对氟过量或氟中毒更敏感,所以孕妇和乳母氟的 UL 值仍与成年女性相同。我国关于婴儿氟摄入过量方面的资料有限,不足以制定 UL 值。

表 10-6-2   我国不同地区人群总氟摄入量与氟斑牙及氟骨症的关系

时间/年	地区	年龄/岁	总氟摄入量/（mg·d⁻¹）	氟斑牙患病率/%	氟骨症患病率/%
1995	河北省	18~	3.4	—	0
1996	全国范围内选取的燃煤型氟病区	8~15	2	0	—
		15~	3	—	0
	全国范围内选取的饮水型氟病区	8~15	2.5	0	—
		15~	3.5	—	0
1998	河北省	7~15	2.1	30	—
2006	湖北省	18~	4.48	53.1	6.9
2008	江苏省	18~	2.50	—	<4.17

续表

时间/年	地区	年龄/岁	总氟摄入量/（mg·d^{-1}）	氟斑牙患病率/%	氟骨症患病率/%
2014	安徽、河南、河北、江苏、山东、陕西省	8~12	2.06	28.2	—

注：总氟摄入量为每日从空气、水、膳食摄氟量总和（mg/d）。

（编著　孙长颢）

（工作组　郭红卫　高　超　苑林宏　马爱国）

参 考 文 献

［1］GRANDJEAN P. Developmental fluoride neurotoxicity：an updated review［J］. Environmental Health，2019，18（1）：110.

［2］FOLLIN-ARBELE B，MOUM B. Fluoride：a risk factor for inflammatory bowel disease？［J］. Scand J Gastroenterol，2016，51（9）：1019-1024.

［3］MALIN A J，RIDDELL J，MCCAGUE H，et al. Fluoride exposure and thyroid function among adults living in Canada：Effect modification by iodine status［J］. Environ Int，2018，121（Pt 1）：667-674.

［4］MA Q，HUANG H，SUN L，et al. Gene-environment interaction：does fluoride influence the reproductive hormones in male farmers modified by ERα gene polymorphisms？［J］. Chemosphere，2017（188）：525-531.

［5］中华人民共和国卫生部. 人群尿氟正常值：WS/T 256—2005［S/OL］.（2005-06-16）［2023-01-01］. http://www.nhc.gov.cn/cmsresources/zwgkzt/wsbz/new/20080130162137.pdf.

［6］陈君石，高俊全. 1992 年中国总膳食研究-化学污染物（二）不同年龄组的比较［J］. 卫生研究，1997（04）：41-47.

［7］诸洪达，王继先，陈如松，等. 中国人食品中元素浓度和膳食摄入量研究［J］. 中华放射医学与防护杂志，2000（06）：9-15.

［8］夏涛，刘俊玲，徐凯，等. 武汉市城区居民总摄氟量调查［J］. 中国公共卫生，2006（01）：114-115.

［9］张洁，陈静，王正虹，等. 重庆市燃煤型氟中毒病区煤氟调查分析［J］. 现代预防医学，2009，36（19）：3629-3632，3634.

［10］周长江，施晨英，任令飞. 母乳氟含量与其婴儿尿氟含量关系的探讨［J］. 中国卫生检验杂志，2000（05）：598-599.

［11］EKSTRAND J. Fluoride intake in early infancy［J］. J Nutr，1989，119（12 Suppl）：1856-1860.

［12］ERDAL S，BUCHANAN S N. A quantitative look at fluorosis，fluoride exposure，and intake in children using a health risk assessment approach［J］. Environ Health Perspect，2005，113（1）：111-117.

［13］刘原，林少彬，王倩，等. 适宜、安全水氟浓度及总摄氟量的研究［J］. 卫生研究，1995（6）：335-339.

［14］梁超轲，孙淑庄，魏赞道. 人群总摄氟量卫生标准研究进展［J］. 国外医学 卫生学分册，1996（5）：39-42.

［15］韩永成，刘原，杨世明，等. 儿童总摄氟量与氟牙症关系的研究［J］. 北京口腔医学，1998（2）：11-14.

［16］蹇曾山，陈思强. 氟中毒患病率与氟摄入量的关系［J］. 公共卫生与预防医学，2006，17（5）：82-83.

［17］向全永,周明浩,武鸣,等. 人体总摄氟量与氟骨症的剂量-效应关系［J］. 中华地方病学杂志,2008（2）: 196-200.

［18］陈媛,熊传龙,张继国,等. 膳食营养因素对氟斑牙的影响研究［J］. 环境与健康杂志,2016,33（2）:124-127.

［19］中华人民共和国国家卫生和计划生育委员会. 人群总摄氟量:WS/T 87—2016［S/OL］.（2016-06-02）［2023-01-01］. http://www.nhc.gov.cn/ewebeditor/uploadfile/2016/06/20160614115151597.pdf.

第七节 铬

铬（chromium）,化学符号Cr,1797年由法国化学家Vauquelin从铬铅矿中发现。1948年,铬被确认为动植物的组成成分;1954年铬被证实具有生物学活性;1959年从猪胃中提取出一种称为葡萄糖耐量因子（glucose tolerance factor,GTF）的含铬化合物,该化合物能修复大鼠的糖耐量受损,由此铬被确定是动物的必需微量元素。1968年首次有研究报道了营养不良的婴幼儿口服250μg铬（CrCl$_3$）可改善葡萄糖清除率。1977年的临床研究发现,补充铬可纠正接受全肠外营养（total parenteral nutrition,TPN）的病人出现的葡萄糖耐量异常情况,至此,铬才被确定为人体所必需的微量元素。

由于当前缺乏我国健康人群膳食铬摄入量的数据,因此成年人的铬AI值是基于美国学者设计的22种均衡膳食中铬的平均含量（13.4μg/1 000kcal）,结合中国各年龄段人群［中等身体活动水平（PAL）］的膳食能量需要量推算得到的;老年人采用同样的方法计算AI值;儿童和青少年人群的AI值通过代谢体重法从成年人AI值推导得出;孕期妇女的AI值为成年女性AI与根据能量推算得到的孕期不同阶段额外增加量之和;哺乳期妇女的AI值为成年女性AI与根据能量推算得到的哺乳期额外增加量之和;0~6月龄婴儿的AI值采用母乳中铬的含量与摄入母乳的量计算;7~12月龄婴儿的AI值采用代谢体重法分别从0~6月龄婴儿和成年人的AI值推算后取均值得出。

按照性别、年龄段及生理状况,中国居民膳食铬参考摄入量见表10-7-1。

一、理化性质

铬的原子序数是24,相对原子质量为51.996,熔点为（1 857±20）℃,沸点为2 672℃,是一种银白色有光泽的多价硬金属。铬的化学性质不活泼,常温下对氧稳定。铬能溶于盐酸、硫酸和高氯酸,遇硝酸后钝化。铬常见的化合价有+2、+3和+6价,其中Cr^{2+}不稳定,可很快被氧化为Cr^{3+}。铬在自然界的主要存在形式是铬铁矿,天然食品和生物体中的铬均为Cr^{3+}。

表 10-7-1 中国居民膳食铬参考摄入量

单位:μg/d

年龄/阶段	AI		年龄/阶段	AI	
	男性	女性		男性	女性
0 岁~		0.2	30 岁~	35	30
0.5 岁~		5	50 岁~	30	25
1 岁~		15	65 岁~	30	25
4 岁~		15	75 岁~	30	25
7 岁~		20	孕早期	—	+0
9 岁~		25	孕中期	—	+3
12 岁~	33	30	孕晚期	—	+5
15 岁~	35	30	乳母	—	+5
18 岁~	35	30			

注:"+"表示在相应年龄阶段的成年女性需要量基础上增加的需要量。

二、消化吸收和代谢

(一) 消化吸收

铬可通过消化道、呼吸道、皮肤及黏膜吸收,但机体对铬的吸收率很低。Cr^{6+} 较 Cr^{3+} 易于吸收,有机铬比无机铬易于吸收。当机体缺乏铬或膳食中铬含量低时,对铬的吸收率会提高,膳食中铬含量高时吸收率降低。草酸盐、吡啶羧酸盐、抗坏血酸均可增加 Cr^{3+} 的吸收,高浓度的植酸盐能抑制其吸收;此外,阿司匹林、吲哚美辛等能阻断前列腺素合成的药物会增加口服 $^{51}CrCl_3$ 后血液、尿液、组织中的 Cr^{3+} 含量,而前列腺素 E_2 类似物会使血液和组织中的 Cr^{3+} 含量降低[1]。

(二) 代谢

Cr^{3+} 不能穿过细胞膜,其可通过与血浆中的 α-球蛋白结合,由转铁蛋白运送到组织细胞中。胰岛素水平升高可刺激转铁蛋白受体从细胞内的小囊泡移位到细胞膜,携带铬的转铁蛋白与细胞膜上的转铁蛋白受体结合后通过内吞作用进入细胞。在细胞内,ATP 驱动的质子泵可降低内吞小泡的 pH,并使铬从转铁蛋白中释放出来,从而实现 Cr^{3+} 由细胞外向细胞内的转运过程[2]。铬在人体组织中主要分布于肝脏、脾脏、软组织和骨骼[3]。机体吸收的铬主要经由尿液排泄,少部分经由毛发、汗液和胆汁排泄。研究表明,经由尿液排泄的铬主要为"低分子量的铬结合物"(low-molecular-weight chromium-binding substance,LMWCr)[4]。同时,铬的排出量受摄入量及膳食因素的影响,如膳食补充铬后,尿铬含量升高;高糖膳食可促进尿铬的排泄[5]。另外,机体处于特殊生理状态(如哺乳),或应激状态(如剧烈运动、外伤等)时,铬的排出也可增加。

三、生理功能

(一) 参与糖代谢的调节

铬可增强胰岛素的作用。Cr^{3+} 通过形成 GTF 的方式协同胰岛素发挥生理作用,当 Cr^{3+} 与 LMWCr 聚合时,能增强胰岛素受体酪氨酸激酶的活性[6],因此在铬缺乏的状态下,体内胰岛素的功能降低。有研究表明,2 型糖尿病患者补充铬后,空腹血糖、胰岛素水平、糖化血红蛋白和胰岛素抵抗指数得到改善[7]。

(二) 促进蛋白质合成和生长发育

铬可调节蛋白质的代谢。铬在体内可通过协助胰岛素的作用而促进蛋白质的合成。铬还可与血液中焦磷酸盐、核蛋白、蛋氨酸、丝氨酸等结合,对蛋白质代谢起调节作用。铬对蛋白质代谢的影响一方面可能是通过提高葡萄糖利用效率,减少生糖氨基酸分解;另一方面可能是通过调控胰岛素、胰岛素样生长因子等内分泌激素,间接促进蛋白质的合成。营养不良的儿童补铬后,其生长速率较未补铬的营养不良儿童显著增加[8],说明铬可影响儿童生长发育。

四、摄入水平与健康

膳食铬的主要来源是谷类、肉类、鱼贝类、坚果类和豆类,我国居民膳食铬的主要来源为谷类和蔬菜类。食物精制过程中铬丢失严重,用不锈钢制品烹调和盛装酸性食品时,铬可以溶出并增加食物含铬量。

(一) 摄入不足

人体长期摄入铬含量较低的食物和水会导致铬缺乏。此外,长期接受 TPN 而未补充铬的病人可出现糖耐量下降、神经病变、呼吸商降低等症状,补充铬后上述症状得到改善[9]。

(二) 摄入过量

铬的毒性与其价态有明显的相关性:金属铬几乎无毒,Cr^{3+} 属于低毒物质,Cr^{6+} 毒性最强。食物中的铬均为 Cr^{3+},其毒性较低。Cr^{6+} 来源于工业生产,从事铬作业(主要是电镀、涂漆行业)或吸入含铬浓度高的粉尘、烟雾或皮肤接触铬化合物均可引起 Cr^{6+} 中毒。

1. 急性毒性　人体口服铬酸盐的致死剂量约为 3g,铬急性中毒引起的临床表现包括胃黏膜充血溃疡、肾组织坏死、脑水肿、内脏器官出血等。短期大量接触 Cr^{6+} 可引起肝脏、肾脏、肺损伤[10]。

2. 慢性毒性　研究显示暴露于高浓度 Cr^{3+} 的工人可能出现肾脏损伤[11]。此外,国际癌症研究机构(International Agency for Research on Cancer,IARC)确认 Cr^{6+} 化合物属于"对人类是致癌物"的物质。人类长期接触 Cr^{6+} 可导致接触性皮炎、皮肤黏膜及鼻黏膜溃疡和职业性哮喘。

3. 生殖及遗传毒性　成年小鼠长期摄入 Cr^{3+} 和 Cr^{6+} 化合物均会导致生育和繁殖能力受损[12]。女性在怀孕期间暴露于较高水平的铬可能会引起胎膜早破[13],增加分娩低出生体重儿的风险[14]。此外,过量摄入 Cr^{3+} 和 Cr^{6+} 均能增加机体氧化应激、导致 DNA 损伤[15-16]。

五、营养状况评价

目前主要通过生化指标进行机体铬的营养状况评价,用于机体铬的营养状况评价的主要生化指标有 24h 尿铬、血铬、发铬和能反映 Cr^{6+} 水平的红细胞中铬。

尿铬可以反映机体在一段时间内对总铬的吸收、保留和排泄状况,由于单点尿铬检测波动较大,所以常以 24h 尿铬水平对补铬者的营养状况进行评价。血液中铬浓度也可反映机体吸收铬的总量,但其含量较低,较难检测。在控制良好的实验条件下,人发铬水平可以较好地反映机体的铬水平。此外,红细胞中的铬水平在反映机体 Cr^{6+} 暴露方面有较好的特异性[17]。

六、膳食铬参考摄入量

(一) 适宜摄入量

当前没有足够的资料能够确定铬的 EAR,因此本次仍修订铬的 AI。

1. 成年人 由于缺乏针对中国健康人群膳食铬摄入量的数据,因此本次修订参考美国学者设计的 22 份均衡膳食中的铬平均含量为 13.4μg/1 000kcal 的数据[18],结合我国不同年龄段人群中等 PAL 时的膳食能量需要量推算。如我国 18~29 岁中等 PAL 人群能量需要量(男性 2 550kcal/d,女性 2 100kcal/d),根据计算,18~29 岁男性的铬 AI 值为 35μg/d(13.4μg/1 000kcal×2 550kcal/d),18~29 岁女性的铬 AI 值为 30μg/d(13.4μg/1 000kcal×2 100kcal/d)。

2. 老年人 老年人群的铬 AI 值计算方法同上述成年人的铬 AI 值计算方法。具体数值见表 10-7-1。

3. 儿童和青少年 目前没有足够的资料可直接得到儿童和青少年的铬 AI 值,故采用成年人 AI 和代谢体重法推算,0.5~3 岁儿童生长系数为 0.3,4~13 岁为 0.15,14~18 岁男性为 0.15,女性为 0。据此计算儿童和青少年 AI,具体数值见表 10-7-1。

4. 孕妇和乳母 孕妇的铬 AI 值为成年女性的 AI 与孕期不同阶段额外增加量之和。但目前没有孕期铬摄入量增加值的确切数据,因此根据孕早期、孕中期、孕晚期能量需要量的增加值分别为 0kcal/d、250kcal/d、400kcal/d,各乘以 13.4μg/1 000kcal 后,得到孕早期、孕中期、孕晚期铬摄入量的增加值分别约为 0μg/d、3.0μg/d、5.0μg/d。综上,我国孕早期妇女的铬 AI 值为 30μg/d(30 +0μg/d),孕中期妇女的铬 AI 值为 33μg/d(30μg/d+3μg/d),孕晚期妇女的铬 AI 值为 35μg/d(30μg/d+5μg/d)。

乳母的铬 AI 值为成年女性的 AI 与哺乳期额外需要量之和。由于乳母对铬的吸收率难以确定,因此无法直接得出哺乳期的额外增加量。但哺乳期能量需要量的增加值为 400kcal/d,乘以 13.4μg/1 000kcal 后,得到乳母须增加的铬摄入量取值为 5.0μg/d。综上,我国乳母的铬 AI 值为 35μg/d(30μg/d+5μg/d)。

5. 婴儿 0~6 月龄婴儿的铬 AI 值根据"中国 DRIs 母乳成分研究工作组"推荐的母乳

中铬含量 0.252μg/L 和我国 0~6 月龄婴儿的母乳摄入量 0.75L/d,计算得到其 AI 值为 0.2μg/d（0.252μg/L×0.75L/d）。

由于缺乏辅食中铬含量的数据,因此采用代谢体重法分别从 0~6 月龄婴儿的铬 AI 值和成年人的铬 AI 值推算 7~12 月龄婴儿的铬 AI 值,再取二者平均值。最终得出 7~12 月龄男婴和女婴的铬 AI 值均为 5μg/d。

（二）可耐受最高摄入量

尽管一些研究结果表明 Cr^{3+} 可能具有潜在的毒性,但现有资料尚不能确定其毒性作用以及膳食铬的 UL 值。

（编著　李　颖）

（工作组　何更生　王志宏　霍军生　张万起）

参 考 文 献

[1] KAMATH S M,STOECKER B J,DAVIS-WHITENACK M L,et al. Absorption,retention and urinary excretion of chromium-51 in rats pretreated with indomethacin and dosed with dimethylprostaglandin E2,misoprostol or prostacyclin [J]. J Nutr,1997,127（3）:478-482.

[2] CLODFELDER B J,EMAMAULLEE J,HEPBURN D D,et al. The trail of chromium（Ⅲ）in vivo from the blood to the urine:the roles of transferrin and chromodulin [J]. J Biol Inorg Chem,2001,6（5/6）:608-617.

[3] LIM T H,SARGENT T,KUSUBOV N. Kinetics of trace elementchromium（Ⅲ）in the human body [J]. Am J Physiol,1983,244（4）:R445-R454.

[4] EDWARDS K C,GANNON M W,FRANTOM P A,et al. Low-molecular-weight chromium-binding substance（LMWCr）may bind and carry Cr（Ⅲ）from the endosome [J]. J Inorg Biochem,2021（223）:111555.

[5] KOZLOVSKY A S,MOSER P B,REISER S,et al. Effects of diets high in simple sugars on urinary chromium losses [J]. Metabolism,1986,35（6）:515-518.

[6] HUA Y,CLARK S,REN J,et al. Molecular mechanisms of chromium in alleviating insulin resistance [J]. J Nutr Biochem,2012,23（4）:313-319.

[7] ASBAGHI O,FATEMEH N,MAHNAZ R K,et al. Effects of chromium supplementation on glycemic control in patients with type 2 diabetes:a systematic review and meta-analysis of randomized controlled trials [J]. Pharmacol Res,2020（161）:105098.

[8] GüRSON C T,SANER G. Effects of chromium supplementation on growth in marasmic protein:calorie malnutrition [J]. Am J Clin Nutr,1973,26（9）:988-991.

[9] JEEJEEBHOY K N,CHU R C,MARLISS E B,et al. Chromium deficiency,glucose intolerance,and neuropathy reversed by chromium supplementation,in a patient receiving long-term total parenteral nutrition [J]. Am J Clin Nutr,1977,30（4）:531-538.

[10] CHAKRABORTY R,RENU K,ELADL M A,et al. Mechanism of chromium-induced toxicity in lungs,liver,and kidney and their ameliorative agents [J]. Biomed Pharmacother,2022（151）:113119.

［11］TSUCHIYAMA T,TAZAKI A,AL HOSSAIN M A,et al. Increased levels of renal damage biomarkers caused by excess exposure to trivalent chromium in workers in tanneries［J］. Environ Res,2020（188）:109770.

［12］ELBETIEHA A,AL-HAMOOD M H. Long-term exposure of male and female mice to trivalent and hexavalent chromium compounds:effect on fertility［J］. Toxicology,1997,116（1/2/3）:39-47.

［13］HUANG S,XIA W,LI Y,et al. Association between maternal urinary chromium and premature rupture of membranes in the Healthy Baby Cohort study in China［J］. Environ Pollut,2017（230）:53-60.

［14］XIA W,HU J,ZHANG B,et al. A case-control study of maternal exposure to chromium and infant low birth weight in China［J］. Chemosphere,2016（144）:1484-1489.

［15］PAN C H,JENG H A,LAI C H. Biomarkers of oxidative stress in electroplating workers exposed to hexavalent chromium［J］. J Expo Sci Environ Epidemiol,2018,28（1）:76-83.

［16］AMBREEN K,KHAN F H,BHADAURIA S,et al. Genotoxicity and oxidative stress in chromium-exposed tannery workers in North India［J］. Toxicol Ind Health,2014,30（5）:405-414.

［17］DEVOY J,GÉHIN A,MÜLLER S,et al. Evaluation of chromium in red blood cells as an indicator of exposure to hexavalent chromium:An in vitro study［J］. Toxicol Lett,2016（255）:63-70.

［18］ANDERSON R A,BRYDEN N A,POLANSKY M M. Dietary chromium intake. Freely chosen diets, institutional diet,and individual foods［J］. Biol Trace Elem Res,1992（32）:117-121.

第八节 锰

锰（manganese），化学符号 Mn，1774 年由瑞典化学家 Gahn 分离纯化并命名。1913 年发现锰是动物组织成分之一，直到 1931 年以后才通过实验观察到动物缺锰时会出现生长不良、骨骼异常、生殖功能障碍、运动失调以及碳水化合物和脂肪代谢紊乱等症状，从而确认锰是动物的必需微量元素。但迄今为止尚未发现人类在正常膳食条件下发生锰缺乏。1996 年，FAO/IAEA/WHO 联合专家委员会将锰归类为人体"可能必需的微量元素"。锰通过胃肠道吸收进入体内，经胆汁排泄到肠道，随粪便排出，机体通过对胃肠道吸收和胆汁排泄的调节维持体内锰的稳态平衡。口服锰的毒性很小，很少见到因膳食摄入锰过多而发生锰中毒。目前尚未找到用于锰营养状况评价的可靠标志物。

目前制定膳食锰 RNI 的证据不足，采用"2015—2017 年中国居民营养与健康状况监测"成年人锰摄入量数据和代谢试验数据的均值作为成年人锰的 AI 值，男性为 4.5mg/d，女性为 4.0mg/d。基于成年人 AI 值，采用代谢体重法推算其他年龄组人群的 AI 值。文献报道，全素食模式和西方膳食模式下从食物中摄入锰 10.9mg/d 时依然安全，所以 11mg/d 可以作为锰的 NOAEL 值，取 UF 为 1，将我国成人锰的 UL 值定为 11mg/d。中国居民膳食锰 DRIs 见表 10-8-1。

表 10-8-1 中国居民膳食锰参考摄入量

单位:mg/d

年龄/阶段	AI		UL	年龄/阶段	AI		UL
	男性	女性			男性	女性	
0 岁~	0.01		—	30 岁~	4.5	4.0	11.0
0.5 岁~	0.7		—	50 岁~	4.5	4.0	11.0
1 岁~	2.0	1.5	—	65 岁~	4.5	4.0	11.0
4 岁~	2.0	2.0	3.5	75 岁~	4.5	4.0	11.0
7 岁~	2.5	2.5	5.0	孕早期	—	+0	11.0
9 岁~	3.5	3.0	6.5	孕中期	—	+0	11.0
12 岁~	4.5	4.0	9.0	孕晚期	—	+0	11.0
15 岁~	5.0	4.0	10.0	乳母	—	+0.2	11.0
18 岁~	4.5	4.0	11.0				

注:"+"表示在相应年龄阶段的成年女性需要量基础上增加的需要量。

一、理化性质

锰是一种过渡元素,相对原子质量为 54.938,熔点 1 244℃,沸点 1 962℃,自然界中存在 -3 到 $+7$ 价共 11 种化合价态,其中,Mn^{2+} 和 Mn^{3+} 是锰在生物系统中的主要形式。锰金属酶和一些锰激活酶中的锰大多是 Mn^{2+},由于 Mn^{2+} 的化学性质和 Mg^{2+} 相似,因而很多由锰激活的酶也可以被镁激活。Mn^{3+} 是锰超氧化物歧化酶(Mn-superoxide dismutase,MnSOD)中锰的化合价态,体内一部分锰以 Mn^{3+} 的形式与运铁蛋白结合而被吸收。

二、消化吸收和代谢

(一)消化吸收

锰在消化道吸收缓慢且不完全,有报道称成年人锰的摄入范围在 2~9mg/d 的情况下,有 1%~5% 通过胃肠道吸收。锰的吸收部位主要在十二指肠,在肠道细胞内锰以 Mn^{2+} 的形式与二价金属转运蛋白(divalent metal transporter-1,DMT1)结合而被吸收。锰的吸收程度与化学形式和氧化状态有关,有机锰吸收高于无机锰,Mn^{2+} 吸收高于 Mn^{3+}。

影响锰吸收的因素很多,其中关键因素之一为膳食锰的摄入量,锰的膳食摄入量与锰的吸收率呈明显负相关[1];另一关键因素是膳食铁的摄入量,由于锰和铁的吸收均经由转铁蛋白,缺铁时锰的吸收显著增加[2]。Finley[3]等报告锰的吸收与血清铁蛋白浓度呈明显负相关,而男女间血清铁蛋白浓度不同,导致对锰的需要量有性别差异[4]。另外,过多的膳食钙、膳食纤维、植酸及素食等因素会降低机体对膳食锰的吸收。

（二）代谢

从肠道吸收的锰经门静脉进入肝脏,主要通过运铁蛋白、α_2-巨球蛋白和白蛋白转运到肝外组织。成年人体内锰的总量约为 10~40mg。机体组织平均锰浓度通常为 0.1~1μg/g 湿重,肝脏、胰腺、肾脏等脏器中锰浓度较高,骨骼和脂肪组织中锰浓度较低[5]。对于能量需要较高的脑组织中锰含量报道结果不一致,但脑组织是锰诱导毒性的主要靶器官[6]。

锰通过胆汁排泄到小肠,随粪便排出体外,摄入的锰有 97% 以上经粪便排出,正常人粪便内锰含量为 40~50mg/kg;尿锰值变化较大,但占锰排泄总量的比例很小(约占 1%)。在正常的锰摄入范围内,人体可通过对胃肠道吸收和胆汁排泄的调节而使机体锰水平处于稳态平衡。

另外,锰还可通过汗液、指甲及胎盘排出,妇女月经失血也伴有锰的丢失。对于哺乳期妇女来说,通过乳汁供给婴儿也流失一定量的锰。

三、生理功能

锰在体内主要通过锰金属酶或锰激活酶发挥生理作用[7],锰金属酶包括保护线粒体膜的锰超氧化物歧化酶,负责尿素合成的精氨酸酶,参与糖原异生作用的丙酮酸羧化酶等。体内锰激活酶的种类很多,包括水解酶、激酶和十碳酰化酶,在蛋白多糖合成和骨形成中极为重要的木糖基转移酶和葡萄糖基转移酶,以及影响碳水化合物代谢的磷酸烯醇式丙酮酸脱羧酶等。由此可见,锰在参与骨形成,调节氨基酸、胆固醇和碳水化合物代谢,维持神经递质的合成与代谢以及脑功能等诸多方面发挥重要作用。

四、摄入水平与健康

各类食物中普遍含有锰,总的来说植物性食物中的锰含量较高,动物性食物中的锰含量较低。植物性食物如干果类、谷类、豆类制品等的锰含量较为丰富,另外部分茶叶中锰含量较高,饮茶也是我国居民锰摄入的一个重要来源。

（一）摄入不足

迄今尚未见到人类在正常膳食条件下发生锰缺乏的报道。在特殊条件下,如摄入合成膳食或接受全肠外营养且未添加锰的人,短期内即会出现皮炎、低胆固醇血症等异常现象。1973 年 Doisy 报道一名志愿者的饮食中缺乏维生素 K 和锰(0.34mg/d)持续 6.5 个月后,出现了低胆固醇血症、鳞片状皮炎、毛发脱色等症状,仅补充维生素 K 不能恢复[8]。1987 年 Friedman 对 7 名成年男性进行的一项耗竭-补充试验发现,受试者连续 39 天摄入锰含量为 0.11mg/d 的低锰膳食,有 5 名出现短暂性皮炎、结晶性粟粒疹,给予 $MnCl_2$ 后上述症状消失[9]。

（二）摄入过量

通过膳食摄入锰而发生中毒的报道极少。吸入性锰中毒是人体内锰过量导致神经毒性的主要原因[10],长期饮用锰污染的水也是造成慢性锰中毒原因之一[11]。临床上,慢性肝病患者出现锰神经毒性,这可能是因为胆汁中锰的清除受损,导致循环中锰浓度升高。另外,全肠外营养导致的高浓度循环锰也与锰中毒有关[12]。

五、营养状况评价

目前尚无可用来评价锰营养状况的可靠的生物学标志物。临床上常用血锰和尿锰水平作为评价指标。

六、膳食锰参考摄入量

(一) 适宜摄入量

1. 成年人 锰的代谢实验中仅有一项耗竭-补充试验[9]。1987 年 Friedman 对 7 名受试者首先给予 2.59mg/d 的锰含量充足膳食 21 天建立基线数据,再给予 0.11mg/d 的低锰膳食 39 天(耗竭期);然后分别连续给予 2 个 5 天的锰补充膳食,使锰的膳食摄入量达到 1.53mg/d 或 2.55mg/d(补充期)。但在耗竭期的末期,7 名受试者中有 5 名出现短暂性皮炎、结晶性粟粒疹及血脂改变等锰缺乏症状,补充 $MnCl_2$ 后上述症状消失,因此依据该试验无法得出锰的平均需要量。

由于机体可以在较为宽泛的锰摄入范围内通过调节锰的吸收和排泄而维持锰的稳态平衡,因此锰的平衡试验结果不一致。其中 Freeland-Graves 等采用回归分析法进行锰需要量的测定,5 名青年健康男性受试者(平均体重 70.1kg)在普通膳食(含锰 1.21mg/d)中补充不同量的 $MnSO_4$,使锰的总摄入水平达到 5 个不同的水平,连续观察锰平衡状况 105 天,发现当膳食锰摄入水平为 1.21mg/d 时锰呈负平衡状态,而摄入达 2.65mg/d 和 3.75mg/d 时锰呈正平衡状态。根据锰摄入量和平衡回归方程式推算,在锰摄入量为 0 时,锰的必要损失为 0.392mg/d,结合储留率 11.24%,得出受试者锰需要量为 3.5mg/d 或者 50μg/ [kg(bw)·d] [13],可以为锰的需要量制定提供一定的参考。

EFSA 2013 年发布了锰膳食推荐摄入量的科学意见[14],对已发表的锰平衡试验进行分析,认为在持续 11~60 天的平衡试验中,当锰摄入量大于 2.5mg/d 时,锰代谢基本处于零平衡和正平衡状态,结合欧盟成年人每天锰平均摄入量大多数在 3mg/d 左右,将欧盟成人锰 AI 值建议为 3mg/d,欧盟成员国大多参考该推荐值;而 IOM 直接依据 1991—1997 年 "总膳食研究" 结果(男性平均锰膳食摄入量为 2.1~2.3mg/d,女性平均锰膳食摄入量为 1.6~1.8mg/d)[15],将其上限值 2.3mg/d 和 1.8mg/d 分别作为男性和女性锰的 AI 建议值;一些德语国家(德国、奥地利、瑞士)认为没有足够的科学证据得出锰的 AI。

我国未见有关锰的人体代谢试验报告和有关因膳食摄入锰缺乏或过量导致疾病的报告。"2015—2017 年中国居民营养与健康状况监测" 显示我国居民成年男性和成年女性锰平均摄入量分别为 5.4mg/d 和 4.7mg/d[16]。考虑到我国成年人膳食结构的变迁,膳食锰的摄入量呈现逐步降低的趋势[17],若以膳食调查结果来估计 AI 可能会偏高,若以 Freeland-Graves 推荐折算的锰需要量 3.0mg/d(根据中国成年人平均体重 60.5kg 推算)来估计推荐摄入量 3.6mg/d,则有可能因膳食结构差异而偏低。为此,综合考虑国内外相关资料,采用中国居民营养与健康状况监测锰摄入量数据和 Freeland-Graves 代谢试验数据的均值作为成人锰的 AI 值,男性为 4.5mg/d,女性 4.2mg/d,取值为 4.0mg/d,将上述数据作为成年人全年龄段的 AI 值。

2. 儿童和青少年 用代谢体重法从成人外推得出儿童和青少年的 AI 值:1~3 岁男性为 2.0mg/d,女性为 1.5mg/d;4~6 岁男性为 2.0mg/d,女性为 2.0mg/d;7~8 岁男性为 2.5mg/d,女性为 2.5mg/d;9~11 岁男性为 3.5mg/d,女性为 3.0mg/d;12~14 岁男性为 4.5mg/d,女性为 4.0mg/d;15~17 岁男性为 5.0mg/d,女性为 4.0mg/d。

3. 孕妇和乳母 由于妊娠妇女额外增加锰摄入的资料有限,因此孕妇采用成年女性的锰摄入量。

我国乳母 AI 是在原有成年女性 AI 值的基础上,根据每天乳汁损失量 0.007 5mg,除以锰的消化吸收率 4%,计算得出膳食中每天需要增加的锰摄入量,取值为 0.2mg(0.007 5mg/0.04)。

4. 婴儿 0~6 月龄婴儿的 AI 值,主要依据母乳中的锰的含量确定。根据"中国母乳成分研究工作组"推荐的母乳锰含量为 0.01mg/L,授乳量 0.75L/d 计算,得出 0~6 月龄婴儿的 AI 值为 0.01mg/L×0.75L/d=0.007 5mg/d,取值为 0.01mg/d。

7~12 月龄婴儿的 AI 值由摄入的母乳加上辅食中锰的含量确定,但中国还没有婴儿辅食中锰含量的资料。因此,采用代谢体重公式从 0~6 月龄 AI 推算,7~12 月龄婴儿的 AI 取值为 0.02mg/d。再采用代谢体重公式从成人 AI 推算,7~12 月龄婴儿的 AI 取值为 1.30mg/d,取两者均值设定 7~12 月龄婴儿锰的 AI 为 0.7mg/d。

（二）可耐受最高摄入量

1999 年 Greger[18] 报道称全素食模式和西方膳食模式下,由食物中摄入的锰含量达到 10.9mg/d 时依然安全,IOM 认为该数值可以看作是锰的 NOAEL,根据 UF=1,取整将 11mg/d 作为成人的 UL 值。日本、韩国均采用该数据制定本国成人的 UL 值。

EFSA[14] 认为锰暴露对人体产生神经影响的实际阈值水平尚未确定,依据现有的动物实验和人体试验资料不足以得出锰的 UL 值,欧盟、澳大利亚等国家未提出锰的 UL 值。

我国的膳食模式多以植物性食物为主,未见因膳食摄入锰而发生中毒的人群研究报道。因此综合上述研究资料,采用 11mg/d 作为成人的 UL 值,不区分性别。

18 岁以下儿童锰 UL 值制定采用体重比法,计算结果列于表 10-8-1 中。

目前尚无孕妇和乳母因锰摄入过量导致中毒的报道,因此孕妇和乳母的 UL 值与成年女性保持一致。

由于缺乏婴幼儿的数据,因此不对 3 岁以内婴幼儿进行锰 UL 值的推荐。

（编著 霍军生）

（工作组 丁钢强 黄振武 王晓黎 李 岩）

参 考 文 献

［1］DAVIDSSON L，CEDERBLAD A，HAGEBO E，et al. Intrinsic and extrinsic labeling for studies of manganese absorption in humans［J］. J Nutr，1988，118（12）：1517-1521.

［2］ROSSANDER-HULTEN L，BRUNE M，SANDSTROM B，et al. Competitive inhibition of iron absorption by manganese and zinc in humans［J］. Am J Clin Nutr，1991，54（1）：152-156.

［3］FINLEY J W，PENLAND J G，PETTIT R E，et al. Dietary manganese intake and type of lipid do not affect clinical or neuropsychological measures in healthy young women［J］. J Nutr，2003，133（9）：2849-2856.

［4］FINLEY J W，JOHNSON P E，JOHNSON L K. Sex affects manganese absorption and retention by humans from a diet adequate in manganese［J］. Am J Clin Nutr，1994，60（6）：949-955.

［5］ATSDR（Agency for Toxic Substances and Disease Registry，US Department of Health and Human Services）. Toxicological profile for manganese［A/OL］.［2023-01-01］. https://stacks.cdc.gov/view/cdc/12399/cdc_12399_DS1.pdf？download-document-submit=Download.

［6］SACHSE B，KOLBAUM A E，ZIEGENHAGEN R，et al. Dietary manganese exposure in the adult population in Germany：what does it mean in relation to health risks？［J］. Mol Nutr Food Res，2019，63（16）：e1900065.

［7］World Health Organization. Trace elements in human nutrition and health［M］. Geneva：WHO，1996：163-167.

［8］DOISY E. Trace Substances in Environmental Health［M］. 6th ed. Columbia MO：University of Missouri，1973：193-199.

［9］FRIEDMAN B J，FREELAND-GRAVES J H，BALES C W，et al. Manganese balance and clinical observations in young men fed a manganese-deficient diet［J］. J Nutr，1987，117（1）：133-143.

［10］PERSOONS R，ARNOUX D，MONSSU T，et al. Determinants of occupational exposure to metals by gas metal arc welding and risk management measures：a biomonitoring study［J］. Toxicol Lett，2014，231（2）：135-141.

［11］LU S Y，ZHANG H M，SOJINU S O，et al. Trace elements contamination and human health risk assessment in drinking water from Shenzhen，China［J］. Environ Monit Assess，2015，187（1）：4220.

［12］SANTOS D，BATOREU C，MATEUS L，et al. Manganese in human parenteral nutrition：considerations for toxicity and biomonitoring［J］. Neurotoxicology，2014（43）：36-45.

［13］FREELAND-GRAVES J H，BEHMARDI F，BALES C W，et al. Metabolic balance of manganese in young men consuming diets containing five levels of dietary manganese［J］. J Nutr，1988，118（6）：764-773.

［14］EFSA Panel on Dietetic Products，Nutrition and Allergies. Scientific Opinion on Dietary Reference Values for manganese［J］. EFSA Journal，2013，11（11）：3419.

［15］Institute of Medicine（US）Panel on Micromutrients. Dietary reference intakes for vitamin A，vitamin K，arsenic，boron，chromium，copper，iodine，iron，manganese，molybdenum，nickel，silicon，vanadium，and zinc［M］. Washington DC：National Academies Press（US），2001：797.

［16］赵丽云，丁钢强，赵文华. 2015—2017年中国居民营养与健康状况监测报告［M］. 北京：人民卫生出版社，2022.

[17] 黄秋敏,王柳森,张兵,等. 1991—2015年我国九省(自治区)成年人膳食微量营养素摄入的变化趋势及其人口学特征[J]. 环境与职业医学,2019,36(5):410-417.

[18] GREGER J L. Nutrition versus toxicology of manganese in humans:evaluation of potential biomarkers[J]. Neurotoxicology,1999,20(2/3):205-212.

第九节 钼

钼(molybdenum),化学符号 Mo,1778年瑞典化学家 Scheele 在分解辉钼矿时得到一种白色未知元素氧化粉末,4年后由 Hjelm 还原得到黑金属粉,并命名为钼。1996年 FAO/IAEA/WHO 联合专家委员会将钼归类为人体"必需的微量元素"。钼通过钼金属酶发挥其生理功能。钼主要在胃肠道被吸收,通过尿液排出体外,机体通过对尿钼排泄的调节维持体内钼的稳态平衡。在正常膳食条件下人体不会发生钼缺乏,经口摄入钼中毒的资料也很少。

1995年,Turnlund 等针对美国成人进行的钼耗竭补充试验结果显示,钼的最低需要量为25μg/d。采用该数据推算得出我国成人钼的 EAR 为20μg/d,取 CV 值为10%,得到 RNI 取值为25μg/d。其他年龄组人群钼 EAR 采用代谢体重法由成年人的数据推导而来。人体试验显示,钼摄入量达1 490μg/d 时未见毒副反应,设定 NOAEL 为1 490μg/d,UF 为1.2,根据我国成年人平均体重与受试体重比得出我国成人 UL 值为900μg/d。儿童青少年的钼 UL 值按其体重比分别推算得出。中国居民膳食钼参考摄入量见表10-9-1。

表 10-9-1 中国居民膳食钼参考摄入量

单位:μg/d

年龄/阶段	EAR	RNI	UL	年龄/阶段	EAR	RNI	UL
0 岁~	—	3(AI)	—	30 岁~	20	25	900
0.5 岁~	—	6(AI)	—	50 岁~	20	25	900
1 岁~	8	10	200	65 岁~	20	25	900
4 岁~	10	12	300	75 岁~	20	25	900
7 岁~	12	15	400	孕早期	+0	+0	900
9 岁~	15	20	500	孕中期	+0	+0	900
12 岁~	20	25	700	孕晚期	+0	+0	900
15 岁~	20	25	800	乳母	+4	+5	900
18 岁~	20	25	900				

注:"+"表示在相应年龄阶段的成年女性需要量基础上增加的需要量。

一、结构和理化性质

钼是一种过渡元素,相对原子质量 95.940,钼的熔点为 2 617℃,沸点为 4 612℃,具有–2 到 +6 八种价态,其中 +6、+5、+4 为钼在生物系统中的价态。在含钼金属酶中,钼与钼蝶呤结合形成钼辅因子,存在于钼酶的活性部位;钼的另一种存在形式是钼酸盐,血液和尿液中的钼主要是钼酸根离子(MoO_4^{2-})。

二、消化吸收和代谢

(一) 消化吸收

膳食及饮水中无机钼化合物在胃肠道被吸收,吸收后通过与蛋白质如 $α_2$-巨球蛋白结合进行转运,血液中的部分钼通过被红细胞摄取而得到运输,在红细胞中,大多数钼与蛋白质结合。钼在人体内的吸收率在 57%~98%,在混合膳食中,钼的生物利用率大约为 76%[1]。膳食中的铜和硫酸盐影响钼在人体的吸收。

(二) 代谢

人体各种组织均含钼,成人体内钼的最高储存量为 9mg[2],肝脏和肾脏是钼含量最高的器官,主要以钼酶的形式存在[3]。钼主要通过尿液排泄,尿液中钼的排出量与膳食钼的摄入量相关。当摄入低钼膳食时,约 60% 通过尿排泄,当摄入高钼膳食时,超过 90% 钼迅速通过尿排出[4]。钼在体内的稳态平衡主要依赖于人体对尿钼排泄的调节,很少一部分钼经粪便排出。

三、生理功能

钼通过钼金属酶在体内的氧化还原反应发挥电子传递作用。在人类身体中,迄今只鉴定出 4 种含钼金属酶:黄嘌呤氧化酶、亚硫酸盐氧化酶、醛氧化酶和线粒体酰胺肟还原酶[5]。钼金属酶参与含硫氨基酸和杂环化合物(包括嘌呤、嘧啶、蝶呤和吡啶)的分解代谢,以及芳香醛的代谢。

四、摄入水平与健康

钼广泛存在于各种食物中,干豆和谷类是钼的良好来源,某些蔬菜如芦笋、深色绿叶类蔬菜也含有大量的钼。动物肝脏、肾中含量丰富。目前我国食物的钼含量数据不足。

(一) 摄入不足

在正常膳食条件下人体不会发生钼缺乏。1981 年 Abumrad[6]等报道 1 例 Crohn 氏病患者接受了 12 个月的全肠外营养治疗后出现膳食钼缺乏,病人出现烦躁不安、心动过速、呼吸急促、夜盲等症状,进而发展到昏迷。每日补充 300μg 钼酸铵后临床症状消退。

(二) 摄入过量

人体对钼有很强的内稳态调节机制,经口摄入钼化物中毒的数据很少。研究报道,生活在亚美尼亚地区的居民每日钼摄入量高达 10~15mg,而当地居民的高尿酸血症和痛风症状可能与此有关[7]。动物的生殖毒性研究显示,高剂量的钼引起对大、小鼠的胚胎发生、发育的不良影响[8]。2008 年,Meeker 等[9]报道男性不育症(精子活力受损)与血液钼水平的升高有关。

五、营养状况评价

目前尚未找到可以用来评价钼营养状况的可靠标志物[10]。尿钼、血钼(血浆、全血)水平可以反映近期钼的摄入情况,并且两者与膳食钼的摄入有很好的相关性。大规模营养监测常采用血钼和尿钼监测人群钼水平[11]。

六、膳食钼参考摄入量

(一)平均需要量/推荐摄入量

1. 成年人 钼的需要量研究中仅有一项耗竭补充试验。1995 年 Turnlund 等采用耗竭补充方法对 4 名青年男性给予低钼膳食(22μg/d)102 天后,用相同膳食补充钼(467μg/d)18 天,结果膳食钼含量为 22μg/d 时机体基本能维持平衡,加上估计皮肤、汗液等丢失的 3μg/d,提出 25μg/d 为钼的最低需要量[12]。

同年 Turnlund 等[4]对 4 名青年男性进行了钼平衡试验,试验分 5 个阶段,每个阶段 24 天,每阶段膳食钼摄入量分别为 22、72、121、467、1 490μg/d。研究显示钼的吸收随摄入量增高而增加,膳食钼的吸收率为 88%~93%。2006 年 Novotny[13]等基于上述钼耗竭补充试验,采用房室动力学模型对钼在体内的代谢进行分析,结果显示膳食钼吸收率为 76%,要维持血浆钼水平的稳定所需膳食钼摄入量为 43μg/d。2007 年 Novotny[14]等基于上述钼平衡试验,采用房室模型计算出维持血浆不同钼浓度的膳食摄入量。

机体可以在较为宽泛的摄入范围内维持钼的稳态平衡,依据平衡试验难以确定钼的需要量;采用房室动力学模型方法进行钼的推荐摄入量计算需要确定理想的血浆钼浓度,因此 IOM[15]、日本[16]、韩国、澳大利亚、新西兰等国家或机构均采用 Turnlund 等[12]的耗竭-补充试验结果进行膳食钼推荐摄入量的制定。EFSA[10]认为人体有可能在更低的钼摄入水平维持钼平衡,认为现有的试验不足以支撑钼膳食 RNI 的制定,应根据钼的膳食摄入量进行钼 AI 的制定。

我国采用上述耗竭补充试验结果进行钼膳食 RNI 的制定。由我国成年人平均体重与受试者体重比得出我国成人钼 EAR 为 20μg/d(25μg/d×60.5kg/76.4kg)。设变异系数 CV 为 10%,得到 RNI 值,取值为 25μg/d。

2. 儿童和青少年 目前缺少儿童或青少年钼的 EAR 研究数据,故采用成年人 EAR 和代谢体重法推算儿童和青少年 EAR,同样设变异系数 CV 为 10%,各年龄阶段的 EAR 和 RNI 值见表 10-9-1。

3. 孕妇和乳母 中国成年女性参考体重为 56kg,根据 WS/T 801—2022《妊娠期妇女体重增长推荐标准》，采用代谢体重法从成年人 EAR 值推算，孕早、中和晚期的 EAR 值分别为 20μg/d、21μg/d、22μg/d，取均值为 20μg/d。设 *CV* 值为 10%，则孕早期、孕中期、孕晚期 RNI 取均值为 25μg/d。

哺乳期妇女钼的 EAR 需要补加泌乳丢失的钼量 3μg/d，详细计算见下文 0~6 月龄婴儿 AI。考虑 76% 的生物利用率，则乳母钼的 EAR 在上述成人 EAR 的基础上约须补加 4μg/d。设 *CV* 值为 10%，乳母 RNI 补加 5μg/d（4μg/d×1.2）。

4. 婴儿　我国 0~6 月龄婴儿钼参考摄入量根据我国母乳中钼含量值推算并制定。"中国 DRIs 母乳成分研究工作组"确定母乳钼含量为 4.0μg/L。按照 0~6 月龄婴儿母乳推荐摄入量 0.75L/d 计算 0~6 月龄婴儿钼 AI 为 3μg/d。

7~12 月龄婴儿因缺乏辅食中钼含量的资料，采用代谢体重法从 0~6 月龄婴儿的 AI 值推算，为 5μg/d，从成年人推算为 7μg/d，取其均值 6μg/d 作为 7~12 月龄 AI。

（二）可耐受的最高摄入量

关于人体钼的安全摄入量的资料较少。有报道在钼的膳食摄入量为 0.14~0.29mg/［kg（bw）·d］的人群中观察到高尿酸血症和痛风症状[7]。美国国家环境保护局按此剂量进行人群 UL 制定，后来研究认为该报告中的高尿酸血症和痛风症状与钼的关系是可疑的。1990 年 Fungwe 等[17]进行了钼对大鼠生殖影响的实验，得出大鼠的 NOAEL 为 0.9mg/kg（bw），LOAEL 为 1.6mg/kg（bw）。IOM 依据大鼠实验结果进行 UL 值制定[15]，实验中钼对大鼠生殖毒性的 NOAEL 为 0.9mg/kg（bw），设 UF 为 30，按人体平均体重为 68.5kg 计算得到 UL 约为 2 000μg/d。

1995 年 Turnlund 等[12]的钼平衡试验中（详细见平均需要量/推荐摄入量部分），钼的最高摄入量达 1 490μg/d，这是迄今能检索到的钼摄入量最高的人体干预试验，暂将 1 490μg/d 作为人体钼的 NOAEL 值。因考虑实际数值会更高些，不确定系数 UF 可以设为 1，但又考虑试验食用期仅 24 天，故 UF 设为 1.2。通过我国成年人平均体重与受试者体重比得出我国成年人钼 UL 为 900μg/d（1 490μg·d⁻¹/1.2 × 60.5kg/82kg）。

1 岁以上儿童和青少年钼的 UL 由成人 UL 按体重比推算，取值列于表 10-9-1。

因缺乏孕妇与乳母资料，故不另行制定钼 UL 值。因资料不足暂不制定 1 岁内婴儿钼的 UL。

（编著　霍军生）

（工作组　马爱国　蔡美琴　李　岩　刘小立）

参 考 文 献

［1］NOVOTNY J A，TURNLUND J R. Molybdenum kinetics in men differ during molybdenum depletion and repletion［J］. J Nutr，2006，136（4）：953-957.

［2］SCHROEDER H A，BALASSA J J，TIPTON I H. Essential trace metals in man：molybdenum［J］. J Chronic

Dis,1970,23（7）:481-499.

［3］NOVOTNY J A. Molybdenum nutriture in Humans［J］. Journal of Evidence-Based Complementary & Alternative Medicine,2011,16（3）:164-168.

［4］TURNLUND J R,KEYES W R,PEIFFER G L. Molybdenum absorption,excretion,and retention studied with stable isotopes in young men at five intakes of dietary molybdenum［J］. Am J Clin Nutr,1995,62（4）: 790-796.

［5］HAVEMEYER A,LANG J,CLEMENT B. The fourth mammalian molybdenum enzyme mARC:current state of research［J］. Drug Metab Rev,2011,43（4）:524-539.

［6］ABUMRAD N N,SCHNEIDER A J,STEEL D,et al. Amino acid intolerance during prolonged total parenteral nutrition reversed by molybdatetherapy［J］. Am J Clin Nutr,1981,34（11）:2551-2559.

［7］KOVALSKIY V,YAROVAYA G,SHMAVONYAN D. Changes of Purine Metabolism in Man and Animals Under Conditions of Molybdenum Biogeochemical Provinces［J］. Zh Obse Biol,1961（22）:179-191.

［8］SCHROEDER H A,MITCHENER M. Toxic effects of trace elements on the reproduction of mice and rats［J］. Arch Environ Health,1971,23（2）:102-106.

［9］MEEKER J D,ROSSANO M G,PROTAS B,et al. Cadmium,lead,and other metals in relation to semen quality:human evidence for molybdenum as a male reproductive toxicant［J］. Environ Health Perspect, 2008,116（11）:1473-1479.

［10］EFSA Panel on Dietetic Products,Nutrition and Allergies. Scientific opinion on dietary reference values for manganese［J］. EFSA Journal,2013,11（11）:3149.

［11］HAYS S M,MACEY K,PODDALGODA D,et al. Biomonitoring equivalents for molybdenum［J］. Regul Toxicol Pharmacol,2016（77）:223-229.

［12］TURNLUND J R,KEYES W R,PEIFFER G L,et al. Molybdenum absorption,excretion,and retention studied with stable isotopes in young men during depletion and repletion［J］. Am J Clin Nutr,1995,61（5）: 1102-1109.

［13］NOVOTNY J A,TURNLUND J R. Molybdenum kinetics in men differ during molybdenum depletion and repletion［J］. J Nutr,2006,136（4）:953-957.

［14］NOVOTNY J A,TURNLUND J R. Molybdenum intake influences molybdenum kinetics in men［J］. J Nutr,2007,137（1）:37-42.

［15］Institute of Medicine（US）Panel on Micromutrients. Dietary reference intakes for vitamin A,vitamin K, arsenic,boron,chromium,copper,iodine,iron,manganese,molybdenum,nickel,silicon,vanadium,and zinc［M］. Washington DC:National Academies Press（US）,2001.

［16］厚生劳働省.「日本人の食事摄取基準（2020年版）策定検讨会」报告书［R/OL］.［2023-01-01］. https://www.mhlw.go.jp/content/10904750/000586553.pdf.

［17］FUNGWE T V,BUDDINGH F,DEMICK D S,et al. The role of dietary molybdenum on estrous activity, fertility,reproduction and molybdenum and copper enzyme activities of female rats［J］. Nutrition Research,1990,10（5）:515-524.

第十节　其他微量元素

一、钴

钴（cobalt），化学符号 Co，是维生素 B_{12} 的重要组成成分，1735 年由瑞典化学家 G Brandt 首次发现。1948 年美国学者 Rickes 和英国的 Smith 及 Parker 发现维生素 B_{12} 含有钴。1996 年 FAO/IAEA/WHO 联合专家委员会将钴归类为人体必需的微量元素。

（一）理化性质

钴的原子序数是 27，相对原子质量为 58.933，熔点 1 495℃，沸点 2 870℃。

（二）消化吸收和代谢

1. 消化吸收　人体含钴总量为 1.1~1.5mg。经口摄入的钴在小肠上部被吸收，与铁共用一个运载通道。食物钴以有机和无机形式存在。维生素 B_{12} 含有约 4% 的钴。人体钴的吸收率为 5%~45%，当铁缺乏时，钴的吸收率增加。

2. 代谢　Co^{2+} 吸收入血后，大部分与白蛋白结合，游离或离子态的 Co^{2+} 浓度为总钴浓度的 5%~12%。钴主要通过尿液、粪便和胆汁排出，一般不在体内蓄积。

（三）生理功能

体内的钴主要以维生素 B_{12} 的形式发挥生理作用。有机形式的钴是维生素 B_{12} 的必要成分，并在神经细胞中形成一些蛋白质和神经递质。研究表明，膳食钴具有抗氧化和抗炎功能[1]。此外，钴已被用于治疗难治性贫血。

（四）摄入水平与健康

人体从膳食中每天可摄入钴 5~20μg，目前尚未发现钴缺乏症的病例。钴的中毒症状常表现为头晕、恶心、呕吐、体重降低、四肢感觉异常、视力和听力损伤。过量钴的摄入会诱发心血管疾病、高血压和糖尿病等，也会引起过敏性皮炎。血液中钴浓度升高可通过刺激成纤维细胞的活化引起组织纤维化[2]。妊娠期暴露于过量钴会导致流产。

（五）营养状况评价

钴暴露主要源于职业接触或环境中的重金属污染，通常通过检测红细胞中的钴含量来评价当前钴的暴露情况。而当钴主要通过皮肤暴露时，可用尿钴作为暴露的生物标志物。

（六）膳食钴参考摄入量

有关钴的研究资料还不足以制定膳食钴的 DRIs。有研究者分析了钴的动物和人群试验资料[3]，建议钴口服摄入的每日参考剂量（RfD）为 0.03mg/[kg（bw）·d]。

二、硼

硼（boron），化学符号 B，1808 年由英国的 Humphry Davy、法国的 Joseph Louis Gay-

Lussac 和 Louis-Jacques Thénard 用钾还原硼酸而制得。1996 年 FAO/IAEA/WHO 联合专家委员会将硼归类为人体可能必需的微量元素。

（一）理化性质

硼的原子序数是 5，相对原子质量 10.811，熔点 2 076℃。沸点 3 927℃。硼在食物中多以四硼酸钠或有机硼酸酯形式存在。

（二）消化吸收和代谢

1. 消化吸收　经膳食摄入的无机硼 85% 以上在肠道内以被动扩散的形式吸收。在血液中多以 $B(OH)_3$ 和 $B(OH)_4^-$ 阴离子形式运输。

2. 代谢　体内约 70% 的硼经尿液排泄，约 13% 的硼经粪便排泄，还有小部分从汗液排出。

（三）生理功能

硼的生理功能主要是参与骨骼发育、胚胎形成、代谢调节及免疫应答、维持细胞膜功能和稳定，还可调节血脂水平并预防肥胖，改善炎症和氧化应激[4]。此外，硼摄入可改善大脑电生理功能，促进眼手协调、注意力集中和暂时性记忆能力的提升，是一种神经保护剂；天然有机硼影响口腔和肠道微生物，可调节肠道菌群；硼还是氟中毒的重要解毒剂，可纠正过量氟导致的钙、磷失衡，改善氟中毒所致的肝脏在凝血功能方面的损伤[5]。

（四）摄入水平与健康

膳食硼摄入量一般为 0.8~1.5mg/d，其正常血浆硼浓度为 20~75μg/L。

事故性摄入硼酸和硼砂化合物可引起硼中毒。硼中毒初始症状包括：恶心、呕吐、胃部不适和腹泻。剂量增高时，可出现皮肤潮红、兴奋、惊厥、抑郁和心血管衰竭。接触稍高剂量硼还可引起发育毒性和生殖毒性。队列研究表明，出生前后暴露于过量硼会抑制婴儿生长发育[6]。

（五）膳食硼参考摄入量

有关硼的研究资料还不足以制定膳食硼的 DRIs。2001 年美国和加拿大研究获得硼的 NOAEL 是 9.6mg/[kg(bw)·d]。

三、镍

1751 年，瑞典矿物学家 Axel Cronstedt 研究了红砷镍矿，从中分离出了一种金属，将其命名为镍（nickel，化学符号 Ni）。1996 年 FAO/IAEA/WHO 联合专家委员会将镍归类为人体可能必需的微量元素。

（一）理化性质

镍原子序数为 28，相对原子质量为 58.693，熔点 1 453℃，沸点 2 732℃。

（二）消化吸收和代谢

1. 消化吸收　食物中镍大多以无机形式存在。食物镍吸收率一般低于 10%，水中可溶性镍吸收率可提高 1 倍。镍在肠道内通过被动扩散吸收或由铁转运系统载体吸收。

2. 代谢　未被吸收的镍主要从粪便排出,而被人体吸收的镍主要从尿液排出,其次是从汗液和胆汁排出。

（三）生理功能

在蛋氨酸代谢中镍与维生素 B_{12} 和叶酸有交互作用,或在同型半胱氨酸合成蛋氨酸,以及丙酰辅酶 A 转换成琥珀酰辅酶 A 过程中发挥作用。镍能促进补体系统功能。

（四）摄入水平与健康

膳食镍摄入量一般为 70~260μg/d,其正常血浆镍浓度为 1~23μg/L。

镍在低剂量时可诱发过敏性皮炎、过敏性黏膜炎和肠易激综合征[7]。高镍可以诱导缺血心肌细胞超微结构改变,使冠状动脉痉挛加剧、供血不足,加重心肌损伤,可引起过敏性哮喘,损伤甲状腺和胰腺功能,并可引起氧化应激和激活下丘脑-垂体-肾上腺轴（the hypothalamic-pituitary-adrenal axis,HPA）。吸收过量的镍可通过损伤 DNA 或使细胞周期失调引发癌症,且镍具有神经毒性[8]。纳米镍会引发氧化应激和细胞凋亡,还会损害生殖系统功能。

（五）膳食镍参考摄入量

有关镍的研究资料还不足以制定膳食镍的 DRIs。2001 年美国和加拿大依据 90 天灌胃法暴露镍盐的亚慢性大鼠实验和 2 年膳食添加法暴露镍盐的慢性大鼠实验获得的大鼠可溶性镍 NOAEL 为 5mg/[kg(bw)·d]。

四、钒

自 1831 年瑞典化学家 Sefstrom 发现了钒（vanadium,化学符号 V）。1978 年 Cantley 等发现钒酸根对 ATP（三磷酸腺苷）酶的抑制作用,引起了人们对钒酸根抑制或促进磷酸根代谢酶作用的研究。1996 年 FAO/IAEA/WHO 联合专家委员会将钒归类为人体可能必需的微量元素。

（一）理化性质

钒原子序数为 23,相对原子质量为 50.941,熔点 1 910℃,沸点 3 407℃,钒能生成不同价态的化合物,其中以五价钒的化合物较稳定。钒在食物中通常是以 VO^{2+} 或 HVO_4^{2-} 形式存在。

（二）消化吸收和代谢

1. 消化吸收　钒的吸收率通常小于 5%,但与其氧化状态有关,如五价钒酸阴离子吸收率是四价氧钒阳离子的 3~5 倍。

2. 代谢　在血液中的钒酸阴离子很快转换成氧钒阳离子,与白蛋白、铁蛋白或运铁蛋白结合而转运至细胞。未被吸收的钒从粪便排出,而被人体吸收代谢的钒主要从尿液排出,少量由胆汁排出。

（三）生理功能

钒酸盐能够促进骨质分化,有抗炎和抗 RNA 病毒作用,可促进脂质代谢,抑制胆固醇合成,减轻诱发动脉硬化的程度,缓解神经退行性疾病。中国的一项研究表明,妊娠期高血压和钒暴露呈负相关。钒能够改善甘油三酯血症和胰岛素抵抗,降低血糖,改善糖尿病[9]。在一定程度上,钒通过抑制肿瘤细胞增殖,诱导细胞凋亡,限制肿瘤细胞的侵袭转移潜能,从而延缓肿瘤的生长和扩散[10]。

（四）摄入水平与健康

膳食钒摄入量一般为 10~60μg/d。钒的毒性与其化学形式和价态有关,其毒性随化合价的升高而增加,+5 价钒及其盐类毒性最大。钒主要对呼吸道、眼和皮肤有刺激作用,能影响胃肠、神经系统和心脏功能,有神经和生殖毒性,妊娠期暴露会影响胎儿早期生长发育,严重的还会导致死亡[11]。

（五）膳食钒参考摄入量

有关钒的研究资料还不足以制定膳食钒的 DRIs。2001 年美国和加拿大依据动物实验研究得到钒引起肾毒性的 LOAEL 为 7.7mg/[kg（bw）·d]。

五、硅

1787 年,Lavoisier 首次发现硅（silicon,化学符号 Si）存在于岩石中,1823 年,Berzelius 用金属还原分离法将四氟化硅与金属钾或将氟硅酸钾与金属钾共热,首次制得粉状单质硅。1996 年 FAO/IAEA/WHO 联合专家委员会将硅归类为人体可能必需的微量元素。

（一）理化性质

硅的原子序数是 14,相对原子质量为 28.086,熔点 1 410℃,沸点 2 355℃。由于硅易与氧结合,自然界中没有游离态的硅,主要以氧化物和硅酸盐的形式存在。

（二）消化吸收和代谢

人体血液中的硅主要是以硅酸的形式存在,且不与蛋白结合。人体内的硅主要存在于结缔组织中。摄入人体内的硅有 50% 从尿液排出。

（三）生理功能

膳食补充硅对于改善某些慢性疾病,如高血压、高血脂等可能有一定意义。流行病学调查观察到膳食硅与男性和绝经前女性骨密度呈正相关;给低骨量妇女补充硅可增加其骨密度。硅可促进体内铝的排泄,防止铝吸收和滞留体内[12]。在低浓度时,硅通过诱导抗凋亡作用和降低 TNF-α 水平来减轻炎症,起到神经保护作用[13]。硅还可以提高皮肤的修复能力,促进皮肤再生。

（四）摄入水平与健康

膳食硅摄入量一般为 14~62mg/d。高浓度硅急性中毒可致死,慢性中毒可致免疫紊乱、肝肾纤维玻璃样变、肾小球束纤维化和肾结石。硅对人体最大的危害是引起硅沉着病,长期大量吸入 SiO_2 粉尘会引起肺纤维化疾病。此外,二氧化硅还会损害眼角膜,过量暴露甚至会引起炎症和眼睛钙化。

（五）膳食硅参考摄入量

参考目前有关硅的国内外研究资料还不足以制定硅的 DRIs 值。国外有研究者通过动物和人群试验提出硅的可推荐摄入量为 25mg/d。

六、砷

砷（arsenic，化学符号 As）是一种广泛分布于自然界的非金属元素。尽管在公元 317 年中国炼丹家葛洪用雄黄、松脂和硝石三种物质炼制得到单质砷，但西方化学史家认为 Magnus A 是砷的发现者，他于 1250 年将雄黄和肥皂共同加热得到砷。人们对砷具有毒性和可用作药物的认识已有几千年，直到 1975 年之后若干研究提示低剂量砷对动物可能具有有益生物学作用。1996 年 FAO/IAEA/WHO 联合专家委员会将砷归类为有潜在毒性，但可能具有功能作用的微量元素。

（一）理化性质

砷原子序数为 33，相对原子质量为 74.922，熔点：817℃，沸点：614℃，主要以化合物形式（三价砷和五价砷）广泛存在于地表、水、大气、食物及生物体内。

（二）消化吸收和代谢

1. 消化吸收　人体内 90% 的无机砷和砷盐类从水中摄入，从膳食摄入的砷 60%~70% 都会被人体吸收。

2. 代谢　砷被吸收后进入肝脏形成亚砷酸盐。摄入的砷主要从尿液排出。

（三）生理功能

早在 2 000 多年前，以 As_2O_3 为代表的砷制剂就被我国传统中医用于治疗银屑病、梅毒等疾病。Uthus 等研究发现砷可能在蛋氨酸代谢过程中发挥着重要作用。低剂量的砷参与人体淋巴细胞中过氧化氢酶基因表达的调节，以及组蛋白的甲基化过程。

（四）摄入水平与健康

我国一般人群从膳食中摄入无机砷为 75~100μg/d。稻米中含有较多的砷，研究表明中国人群从稻米中摄入无机砷的估计平均值为 10.5μg/d，95% 置信区间为 0.1~75.3μg/d[14]。

砷对人体的危害主要是由无机砷引起的，且三价砷毒性大于五价砷。地方性砷中毒和工业环境所致职业性砷中毒，以及误服砷制剂是急慢性砷中毒的主要原因。低浓度砷可引发癌症，包括乳腺癌、肺癌和泌尿系统癌症等，也与糖尿病、高血压、肺功能损伤和心血管疾病、抑郁症有关，还可导致神经系统障碍和生殖系统功能损伤[15]。

（五）营养状态评价

与指甲和头发相比，趾甲生长速度慢，不易受到外源性污染，是砷的重要生物标志物，对慢性病研究中无机砷暴露的检测有重要意义[16]。

（六）膳食砷参考摄入量

参考目前有关砷的国内外研究资料还不足以制定砷的 DRIs。

1988 年美国环保局（Environmental Protection Agency，EPA）通过综合风险信息系统

（integrated risk information system，IRIS）在从饮水和食物摄入砷而未患皮肤癌的若干人群研究中得到 NOAEL 为 0.8μg/kg（bw），RfD 为 0.3μg/kg（bw）。

2009 年 EFSA 和 2010 年 FAO/WHO 食品添加剂联合专家委员会基于对高暴露人群进行流行病学研究得到的资料，通过量子线性模型计算，分别得到砷增加癌症发病率风险 1% 的基准剂量下限范围 0.3~8μg/kg（bw）和增加癌症发病率风险 0.5% 的基准剂量下限范围 2~7μg/kg（bw）。另外，美国有毒物质和疾病登记署（Agency for Toxic Substances and Disease Registry，ATSDR）为便于公共卫生人员筛查有害物质对健康潜在影响，而设定最低风险剂量（minimal risk level，MRL），它是人体暴露于危险物质，但没有明显（非癌症）有害健康影响的估计值。人体口服砷 MRL 为 0.3μg/kg（bw）（基于对皮肤慢性毒性影响）和 5μg/kg（bw）（基于对胃肠道急性毒性影响）。

七、锂

1817 年，瑞典化学家 Arfvedson 在透锂长石中发现锂（lithium，化学符号 Li），并将其命名为 lithium，元素符号定为 Li。1996 年 FAO/IAEA/WHO 联合专家委员会将锂归类为有潜在毒性，但可能具有功能作用的微量元素。

（一）理化性质

锂的原子序数是 3，相对原子质量为 6.941，熔点 80.54℃，沸点 1 342℃，银白色、质软，是密度最小的金属。

（二）消化吸收和代谢

1. 消化吸收 锂离子能沿着整个胃肠道被充分吸收，其他途径如皮下、肌肉等亦易被吸收。

2. 代谢 机体摄入的锂主要从尿液排出。

（三）生理功能

自 Cade 在 1949 年发现锂盐可有效地治疗躁狂抑郁症以来，锂在全世界范围内得以应用，并成为长期治疗双相情感障碍最有效的方法。锂可以稳定情绪，改善炎症，进行免疫调节，增强诱导性多能干细胞的生成，提高心血管功能。饮用水中锂的增加可降低痴呆的发病率，并且饮用水中锂的含量与一般人群自杀率降低呈剂量依赖性。

（四）摄入水平与健康

锂的主要食物来源为蘑菇（如猴头菇等），菇类具有较好的生物富集作用，可以培养富集锂的药用蘑菇以补充锂。锂富集蘑菇的消化吸收率为 70%，非富集蘑菇为 27%[17-18]。膳食锂摄入量不超过 100μg/d。

过量的锂对人体的危害可分为局部和全身两个方面。局部危害主要是对皮肤、黏膜的腐蚀和直接刺激作用；全身危害主要表现为对神经系统、心血管系统、内分泌系统等方面的影响。

（五）膳食锂参考摄入量

参考目前有关锂的国内外研究资料还不足以制定锂的 DRIs。

八、锡

锡（stannum，化学符号 Sn）是人类最早发现的元素之一，远在两三千年前就存在含锡合金的工具。1996 年 FAO/IAEA/WHO 联合专家委员会将锡归类为有潜在毒性，但可能具有一些必需功能的元素。

（一）理化性质

锡原子序数为 50，相对原子质量为 118.710，熔点 231.89℃，沸点 2 260℃，主要以二氧化物和各种硫化物的形式存在。

（二）消化吸收和代谢

锡主要分布于人体肾、肝、骨、胸腺等组织器官中。在人体内存在无机和有机两种形式。被吸收的无机锡主要从尿液排出，其余则随胆汁排出。有机锡化合物 90% 从粪便排出，余下随尿液及胆汁排出。

（三）生理功能

有机锡具有抗肿瘤的作用，仿铂型有机锡抗癌配合物 $R_2SnCl_2(N^\frown N)$ 对 P388 淋巴白血病显示有较好的抗癌活性。有机锡化合物还能明显地抑制大鼠脑组织中蛋白激酶 C 的活性，从而抑制肿瘤细胞的增殖。此外，锡可预防牙周炎。

（四）摄入水平与健康

1. 摄入不足　女性妊娠期缺锡会导致新生儿先天无脑畸形的风险增加。

2. 摄入过量　大多数无机锡化合物属于低毒或微毒类，长时间吸入二氧化硅、烟雾或粉尘可引起锡肺；有机锡化合物多数有毒，多为神经毒性。其毒性与连接在锡原子上的原子基团的种类和数量有关。美国成年人尿锡含量与糖尿病发生风险呈正相关[19]。

（五）膳食锡参考摄入量

参考目前有关锡的国内外研究资料还不足以制定锡的 DRIs。

九、锶

1790 年英国化学家 Adair Crawford 首次对锶（strontium，化学符号 Sr）进行了研究确认，1808 年英国化学家 Davy H 利用电解法，从碳酸锶中分离出金属锶，命名为 strontium。

（一）理化性质

锶的原子序数是 38，相对原子质量为 87.620，熔点 769℃，沸点 1 384℃，银白色软金属。

（二）消化吸收和代谢

1. 消化吸收　锶在肠道通过被动扩散吸收和依赖维生素 D 主动吸收，吸收率为 5%~25%。

2. 代谢　锶与钙是同族元素，皆属二价化合态，含钙较多的器官也含有较多的锶。锶吸收后入血,大部分沉积到牙齿和骨骼中。机体吸收的锶主要由尿排出,少量由胆汁和汗液排出。

(三) 生理功能

锶是骨骼的重要组成部分,可维护骨骼健康,对心血管可能具有保护作用,能维持生殖健康,具有抗炎、抗氧化、抑制脂肪生成作用,对于降低癌症和糖尿病发生风险可能有一定作用。研究表明锶具有促进成骨细胞生长和抑制破骨细胞形成的双重功效。目前雷奈酸锶已在临床上作为绝经后妇女骨质疏松症治疗的药物之一[20]。

(四) 摄入水平与健康

锶摄入过量可能导致低血钙症和佝偻病的发生,以高锶土壤生产的谷物为主要食物的农村儿童,佝偻病的患病率有所增加[20]。

(五) 膳食锶参考摄入量

参考目前有关锶的国内外研究资料还不足以制定锶的 DRIs。

(编著　何更生　李　颖)

(工作组　孙长颢　霍军生　秦立强)

参 考 文 献

[1] GLADE M J,MEGUID M M. A glance at antioxidant and antiinflammatory properties of dietary cobalt [J]. Nutrition,2018(46):62-66.

[2] XUE K,QIAN Y,WANG Z,et al. Cobalt exposure increases the risk of fibrosis of people living near E-waste recycling area [J]. Ecotoxicology and Environmental Safety,2021(215):112145.

[3] FINLEY B L,MONNOT A D,PAUSTENBACH D J,et al. Derivation of a chronic oral reference dose for cobalt [J]. Regulatory Toxicology and Pharmacology,2012,64(3):491-503.

[4] RONDANELLI M,FALIVA M A,PERONI G,et al. Pivotal role of boron supplementation on bone health:A narrative review [J]. Journal of Trace Elements in Medicine and Biology,2020(62):126577.

[5] ABDELNOUR S A,ABD EL-HACK M E,SWELUM A A,et al. The vital roles of boron in animal health and production:A comprehensive review[J]. J Trace Elem Med Biol,2018(50):296-304.

[6] HJELM C,HARARI F,VAHTER M. Pre- and postnatal environmental boron exposure and infant growth: Results from a mother-child cohort in northern Argentina [J]. Environmental Research,2019(171):60-68.

[7] AHLSTRÖM M G,THYSSEN J P,MENNÉ T,et al. Short contact with nickel causes allergic contact dermatitis:an experimental study [J]. British journal of dermatology,2018,179(5):1127-1134.

[8] GUO H,DENG H,LIU H,et al. Nickel carcinogenesis mechanism:cell cycle dysregulation [J]. Environmental Science and Pollution Research,2021,28(5):4893-4901.

[9] HUANG Y,LIU F,ZHANG F,et al. Vanadium(Ⅳ)-chlorodipicolinate alleviates hepatic lipid accumulation by inducing autophagy via the LKB1/AMPK signaling pathway in vitro and in vivo[J]. Journal of Inorganic Biochemistry,2018(183):66-76.

[10] LEÓN I E,BUTENKO N,Di VIRGILIO A L,et al. Vanadium and cancer treatment:Antitumoral

mechanisms of three oxidovanadium（Ⅳ）complexes on a human osteosarcoma cell line［J］. Journal of Inorganic Biochemistry,2014（134）:106-117.

［11］LI C,WU C,ZHANG J,et al. Associations of prenatal exposure to vanadium with early-childhood growth: A prospective prenatal cohort study［J］. Journal of Hazardous Materials,2021（411）:125102.

［12］DOMINGO J L,GÓMEZ M,COLOMINA M T. Oral silicon supplementation:an effective therapy for preventing oral aluminum absorption and retention in mammals［J］. Nutrition Reviews,2011,69（1）:41-51.

［13］GARCIMARTÍN A,MERINO J J,SANTOS-LÓPEZ J A,et al. Silicon as neuroprotector or neurotoxic in the human neuroblastoma SH-SY5Y cell line［J］. Chemosphere,2015（135）:217-224.

［14］ZHOU Z,KANG Y,LI H,et al. Estimating inorganic arsenic exposure from rice intake in Chinese Urban Population［J］. Environmental Pollution,2020（263）:114397.

［15］MOON K A,OBEROI S,BARCHOWSKY A,et al. A dose-response meta-analysis of chronic arsenic exposure and incident cardiovascular disease［J］. International Journal of Epidemiology,2017,46（6）: 1924-1939.

［16］SIGNES-PASTOR A J,GUTIÉRREZ-GONZÁLEZ E,GARCÍA-VILLARINO M,et al. Toenails as a biomarker of exposure to arsenic:A review［J］. Environmental Research,2021（195）:110286.

［17］DE ASSUNÇÃO L S,DA LUZ J M,DA SILVA MDE C,et al. Enrichment of mushrooms:an interesting strategy for the acquisition of lithium［J］. Food Chemistry,2012,134（2）:1123-1127.

［18］RZYMSKI P,NIEDZIELSKI P,SIWULSKI M,et al. Lithium biofortification of medicinal mushrooms Agrocybe cylindracea and Hericium erinaceus［J］. Journal of Food Science and Technology,2017,54（8）: 2387-2393.

［19］LIU B,SUN Y,LEHMLER H J,et al. Association between urinary tin concentration and diabetes in nationally representative sample of US adults［J］. J Diabetes,2018,10（12）:977-983.

［20］位秀丽,张秀琴,周毅德. 锶与人体健康关系［J］. 微量元素与健康研究,2020,37（05）:70-72.

第十一章

脂溶性维生素

脂溶性维生素（lipid-soluble vitamin）是指不溶于水，可溶于脂肪、非极性溶剂（如苯、乙醚及氯仿等）或极性较弱的乙醇等溶剂的一类维生素，包括维生素 A、维生素 D、维生素 E 和维生素 K；其膳食来源一般为油脂和脂质含量丰富的食物。

脂溶性维生素的特点：①既不参与构成机体结构也不能提供能量，但通过其原型或代谢产物，参与机体代谢过程。②一般不能在体内合成，必须由食物提供；但维生素 D 和维生素 K 可在体内部分合成，皮肤内 7-脱氢胆固醇经日光中紫外线照射后可合成维生素 D，肠道中的部分菌群合成一定量的维生素 K，所以在制定这两种维生素膳食参考摄入量（DRIs）时，主要基于膳食来源。③膳食摄入不足，短期内不易出现缺乏，但长期过量摄入则可因蓄积而中毒。④脂溶性维生素在食物中以不同分子结构或前体化合物（维生素原）形式存在，不同结构或形式的脂溶性维生素在生理功能方面可能存在一定的差异。

脂溶性维生素的 DRIs 曾进行多次修订。本次维生素 A 的 DRIs 修订是对维生素 A 需要量计算公式中的变量系数进行调整，并采用中国人群新的体重代表值，对平均需要量（EAR）、推荐摄入量（RNI）、可耐受最高摄入量（UL）进行修订。维生素 D 推荐量的修订是以骨骼健康指标为依据，研究了维生素 D 摄入量与血清 25（OH）D 之间的关系，EAR 和 RNI 维持不变，基于维生素 D 与高钙血症之间关系的证据，UL 数值也维持不变。本次修订中，维生素 E 的 AI 值、UL 值维持不变。维生素 K 的 AI 值未作调整，且仍不能制定其 UL 值。尽管对于维生素 K_2 与骨骼健康之间的关系已有较多研究，但其现有证据不足以提出制定维生素 K_2 或修订维生素 K 的 DRIs 数值。脂溶性维生素对慢性病预防作用的研究为 DRIs 制定提供了重要参考，但现有的数据还不能支持制定降低膳食相关非传染性疾病风险的建议摄入量（PI-NCD）。新修订的脂溶性维生素 DRIs 数据见表 11-0-1。

表 11-0-1 中国居民膳食脂溶性维生素参考摄入量

年龄/阶段	维生素 A/（μgRAE[a]/d）					维生素 D/（μg/d）			维生素 E/（mgα-E[b]/d）		维生素 K/（μg/d）
	EAR		RNI		UL[c]	EAR	RNI	UL	AI	UL	AI
	男	女	男	女							
0 岁~	—		300（AI）		600	—	10（AI）	20	3	—	2
0.5 岁~	—		350（AI）		600	—	10（AI）	20	4	—	10
1 岁~	250	240	340	330	700	8	10	20	6	150	30
4 岁~	280	270	390	380	1 000	8	10	30	7	200	40
7 岁~	300	280	430	390	1 300	8	10	45	9	300	50
9 岁~	400	380	560	540	1 800	8	10	45	11	400	60
12 岁~	560	520	780	730	2 400	8	10	50	13	500	70
15 岁~	580	480	810	670	2 800	8	10	50	14	600	75
18 岁~	550	470	770	660	3 000	8	10	50	14	700	80
30 岁~	550	470	770	660	3 000	8	10	50	14	700	80
50 岁~	540	470	750	660	3 000	8	10	50	14	700	80
65 岁~	520	460	730	640	3 000	8	15	50	14	700	80
75 岁~	500	430	710	640	3 000	8	15	50	14	700	80
孕早期	—	+0	—	+0	3 000	+0	+0	50	+0	700	+0
孕中期	—	+50	—	+70	3 000	+0	+0	50	+0	700	+0
孕晚期	—	+50	—	+70	3 000	+0	+0	50	+0	700	+0
乳母	—	+400	—	+600	3 000	+0	+0	50	+3	700	+5

注：[a] RAE 为视黄醇活性当量。

[b] α-TE 为 α-生育酚当量。

[c] UL 不包括来自膳食维生素 A 原类胡萝卜素的 RAE，单位为 μg/d。

"+"表示在相应年龄阶段的成年女性需要量基础上增加的需要量。

第一节 维 生 素 A

维生素 A（vitamin A）是指具有视黄醇生物活性的一大类化合物的总称，一般包括视黄醇（retinol）和类似物，以及维生素 A 原类胡萝卜素（provitamin A carotenoids）。维生素 A 的发现始于对食物治疗夜盲症效果的观察。1 500 多年前我国就有对夜盲症的描述和"肝能明目"的记载。1913 年，美国耶鲁大学与威斯康星州立大学的研究人员先后报道了被称为"脂溶性 A"的物质，并由此开启了对维生素 A 的研究。

维生素 A 包括来源于动物性食物的视黄醇和视黄酯等，以及来自植物性食物的维生素 A 原类胡萝卜素。维生素 A 原类胡萝卜素在人体内转变为维生素 A 的效率存在很大差异。为了保障植物性食物来源维生素 A 的营养安全，采用视黄醇活性当量（retinol activity equivalent，RAE）来表达膳食中维生素 A 的总量。

　　膳食维生素 A 需要量是基于人体视黄醇代谢动力学模型来估计的。当肝脏视黄醇含量低于每克肝脏 20μg 时，人体就会出现明显的维生素 A 缺乏的临床表现。故将此含量确定为可接受的肝脏维生素 A 最低储备量；再考虑体内维生素 A 总储备与肝脏维生素 A 储备量的比值、肝重与体重比值（简称肝体比）、每日维生素 A 损失占总储备量的百分比、摄入的维生素 A 在体内的储存效率，以及参考体重等参数，依据 Olson 公式，获得维生素 A 的 EAR。儿童和青少年的 EAR 同样利用该公式，同时考虑不同年龄段人群的肝体比和生长系数。孕期和哺乳期妇女的 EAR 则分别在非孕、非哺乳妇女基础上，额外增加胎儿体内储备和分泌乳汁的需要。上述人群在 EAR 的基础上，取变异系数 20% 计算 RNI。

　　按照纯母乳喂养婴儿维生素 A 摄入量水平，制定 0~6 月龄婴儿的 AI 值；7~12 月龄的 AI 值则通过代谢体重法分别从 0~6 月婴儿 AI 和成人 RNI 双向推算取均值。

　　依据视黄醇 LOAEL 为 15mg/d，选择 UF 为 5.0，确定成人维生素 A 的 UL 为 3 000μg/d。依据婴儿补充视黄醇的资料确定 LOAEL 为 6 000μg/d，选择 UF 为 10.0 计算 UL 为 600μg/d。儿童和青少年的 UL 按体重比例从成人 UL 推算。孕前或孕早期摄入维生素 A 导致畸变的 NOAEL 为 4 500μg/d，选择 UF 为 1.5，确定孕妇和乳母的 UL 均为 3 000μg/d。

　　修订得到的不同年龄阶段维生素 A 膳食参考摄入量见表 11-1-1。

表 11-1-1　中国居民膳食维生素 A 参考摄入量

年龄/阶段	EAR/(μg RAE·d⁻¹) 男	女	RNI/(μg RAE·d⁻¹) 男	女	ULª/(μg·d⁻¹)
0 岁~	—	—	300（AI）		600
0.5 岁~	—	—	350（AI）		600
1 岁~	250	240	340	330	700
4 岁~	280	270	390	380	1 000
7 岁~	300	280	430	390	1 300
9 岁~	400	380	560	540	1 800
12 岁~	560	520	780	730	2 400
15 岁~	580	480	810	670	2 800
18 岁~	550	470	770	660	3 000
30 岁~	550	470	770	660	3 000
50 岁~	540	470	750	660	3 000
65 岁~	520	460	730	640	3 000
75 岁~	500	430	710	600	3 000
孕早期	—	+0	—	+0	3 000
孕中期	—	+50	—	+70	3 000
孕晚期	—	+50	—	+70	3 000
乳母	—	+400	—	+600	3 000

注：ª UL 不包括来自膳食维生素 A 原类胡萝卜素的 RAE，单位使用 μg/d。

　　"+"表示在相应年龄阶段的成年女性需要量基础上增加的需要量。

一、结构与理化性质

维生素A是指所有具有视黄醇生物活性的一类化合物。可提供视黄醇生物活性的物质有两类:其一是指视黄醇及其代谢产物,以及具有相似结构的合成类似物,这一类也称为类视黄醇物质,或预先形成的维生素A,主要膳食来源为动物性食物中含有的视黄醇和视黄酯。另一类物质是维生素A原类胡萝卜素,是指来自植物性食物、在体内可以转化生成视黄醇的类胡萝卜素,它们是膳食视黄醇的前体物质,主要包括β-胡萝卜素、α-胡萝卜素和β-隐黄质。

视黄醇和类似物的化学结构特征是由20碳结构构成,具有一个β-紫罗酮环、一个由4个头尾相连的类异戊二烯单元组成的侧链,在C-15位结合了一个羟基(视黄醇),或者醛基(视黄醛),或者羧酸基(视黄酸),或者酯基(视黄酯)(图11-1-1)。类胡萝卜素为类聚异戊二烯化合物或萜类化合物,一般是由两分子的二十个碳原子组成,已经发现自然界中存在600多种形式的类胡萝卜素,其中只有少部分具有维生素A原活性,如β-胡萝卜素、α-胡萝卜素和β-隐黄质。

视黄醇是维生素A的最主要形式。视黄醇纯品为黄色片状结晶,相对分子质量为286.46,分子式$C_{20}H_{30}O$。视黄醇可被氧化为视黄醛;视黄醛具备视黄醇的全部生物活性,可被逆向还原为视黄醇,还可进一步被氧化成视黄酸;视黄酸只具备视黄醇的部分生物活性,不能满足视觉或动物繁殖的需要。参与视觉循环的维生素A是11-顺式视黄醛,而人体内维生素A主要是以棕榈酸视黄酯的形式储存(图11-1-1)。

维生素A属于脂溶性维生素,可溶于脂肪及不同程度地溶于大部分有机溶剂,但不溶于水。维生素A及其衍生物很容易被氧化和异构化,特别是暴露于光线、氧气、活泼金属及高温环境时,可加快氧化破坏。一般烹调过程不易对食物中维生素A造成太多破坏。在低温冷冻等条件下,血清、组织或结晶态的类视黄醇可保持长期稳定。在无氧条件下,视黄醛对碱比较稳定,但在酸中不稳定,可发生脱氢或双键的重新排列。油脂在酸败时,所含维生素A和胡萝卜素会受到严重破坏。食物中磷脂、维生素E或其他抗氧化剂可提高维生素A的稳定性。维生素A的衍生物中,视黄酸和视黄酯的稳定性最好。

β-胡萝卜素是类胡萝卜素中最为突出的一个成分,是维生素A活性较强的一种,在植物性食物中分布广泛。β-胡萝卜素分子式为$C_{40}H_{56}$,相对分子质量为536.87,其分子结构中具有多个共轭双键,这些双键既可吸收可见光中的某些光谱,使其呈现特殊的橘黄颜色,同时又使其具有极强的淬灭活性氧自由基的能力。β-胡萝卜素分子由2个尾部相连的视黄醇分子构成。全反式-β-胡萝卜素可经过偏心裂解或中心裂解,生成1分子或2分子全反式视黄醇;顺式β-胡萝卜素转换为维生素A的产量则较低。

α-胡萝卜素与β-胡萝卜素分子结构相似,由于结构差异,其转变为维生素A的产量只有β-胡萝卜素的一半。β-隐黄质,也称为β-隐黄素,是一种含氧的叶黄素类的类胡萝卜素,和α-胡萝卜素一样,转变为维生素A的产量只有β-胡萝卜素的一半。

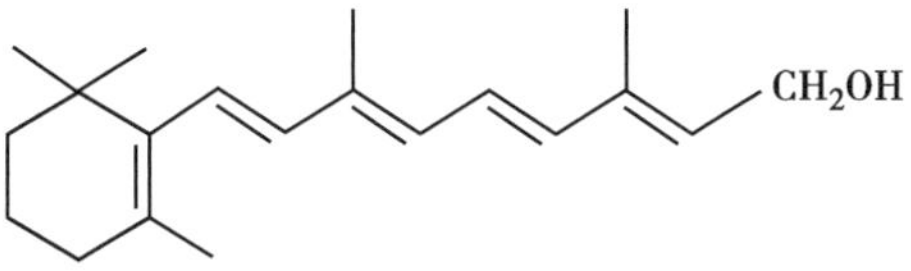

全反式视黄醇

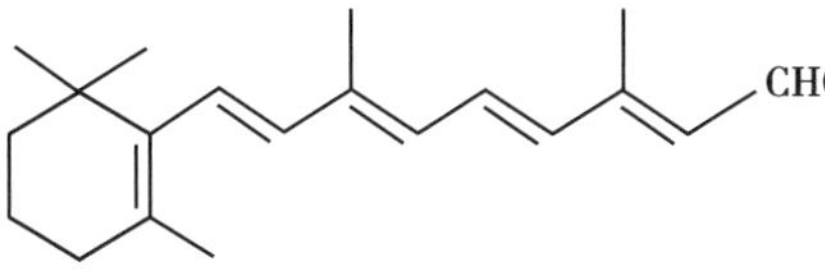

全反式视黄醛

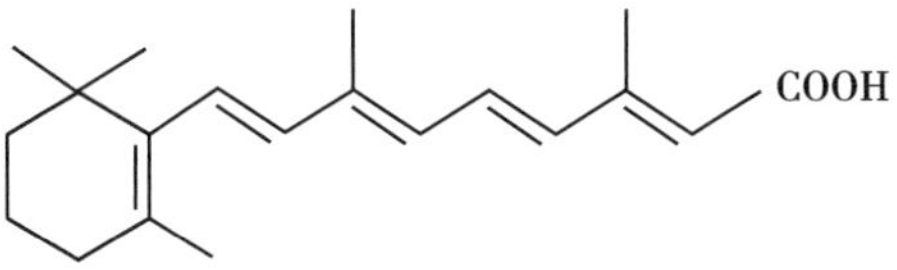

全反式视黄酸

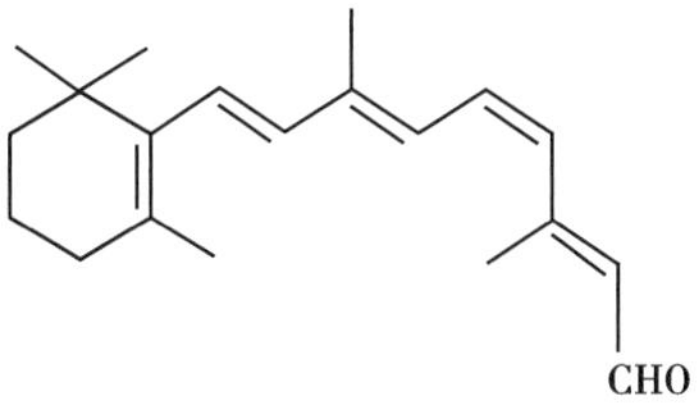

11-顺式视黄醛

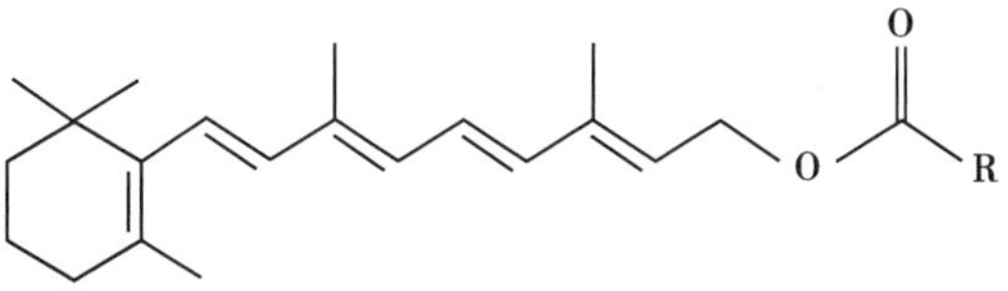

视黄酯

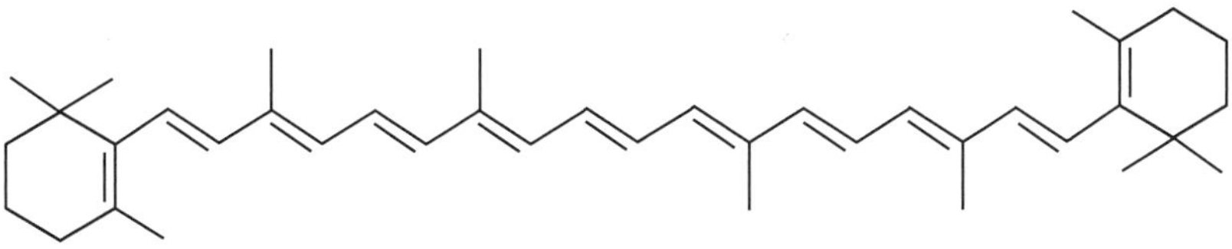

全反式-β-胡萝卜素

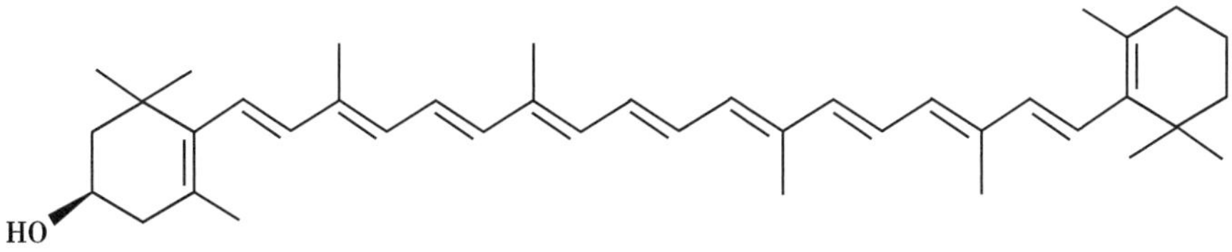

全反式-β-隐黄质

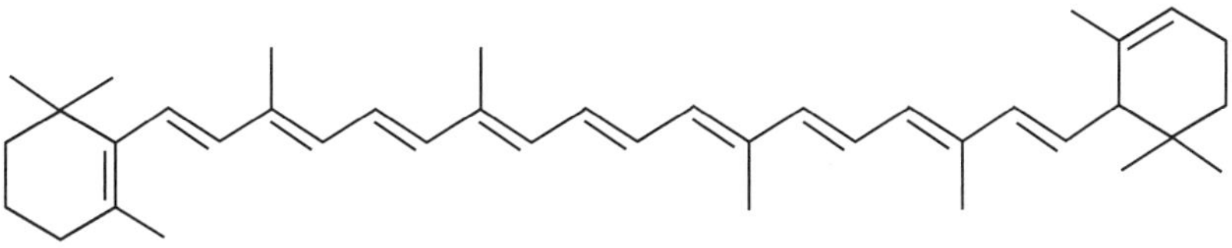

全反式-α-胡萝卜素

图 11-1-1 维生素 A 和维生素 A 原类胡萝卜素的化学结构

二、消化吸收和代谢

(一)消化吸收

膳食中的维生素 A 几乎都是以视黄酯的形式存在的,经过口腔咀嚼、小肠内的乳化和形成混合微胶粒等过程,从食物基质中游离出来。微胶粒被运输到肠细胞外,然后视黄酯被转运进入肠黏膜细胞并被水解。肠黏膜细胞可将膳食视黄酯转变为视黄-β-葡萄糖苷酸酯,再由 β-葡萄糖醛酸苷酶水解为视黄酸。在肠细胞内,游离视黄醇或视黄酸再被结合蛋白酯化,并被包裹进入乳糜微粒。乳糜微粒通过肠系膜淋巴系统进入体循环。肠细胞对维生素 A 的摄取是通过肠细胞刷状缘上的特异性视黄醇转运蛋白来促进的。肠道对类视黄醇的吸收效率很高。正常情况下,摄入生理剂量的视黄醇,其吸收率为 70%~90%。即使视黄醇摄入量增加,其吸收效率仍能维持较高水平,可达到 60%~80%。

类胡萝卜素的吸收依赖于胆盐的存在。类胡萝卜素也是先在小肠腔内被掺入到混合微胶粒,然后在十二指肠被肠黏膜细胞吸收的。这个吸收过程,以往认为是通过被动扩散完成的,近年发现也可能是通过主动转运,由类胡萝卜素结合蛋白或转运因子帮助吸收。与维生素 A 的吸收相比,类胡萝卜素的吸收更容易出现饱和[1]。类胡萝卜素的吸收和转化受到多种因素的影响。食物基质以及类胡萝卜素的物理状态是影响其生物利用率的最主要因素。加热和烹调可破坏细胞壁和结合蛋白,释放出类胡萝卜素,增加类胡萝卜素的生物利用率。膳食脂肪是影响类胡萝卜素吸收和转化的另一个重要因素,但并不需要太多脂肪参与该过程,每餐摄入 3~5g 脂肪即可[1]。

(二)代谢

维生素 A 的主要储备器官是肝脏,在健康个体体内,维生素 A 总量的 90%~95% 以视黄酯的形式储存在肝脏中,但在维生素 A 严重缺乏者体内,这一比例可下降到 50% 或更低[2-3]。机体内维生素 A 少量存在于脂肪组织,还有少部分在外周组织执行活性功能。肝脏维生素 A 浓度因膳食摄入量水平不同而有很大差异,成人肝脏维生素 A 浓度为 17~141μg/g。对于婴幼儿和 3~10 岁儿童的肝脏维生素 A 储备水平,前期多项研究报道范围在(0~723)μg/g[2]。正常成人维生素 A 的体内总储备为 1.05~3.14mmol(300~900mg)[3]。肝细胞内的维生素 A 可以被局部转运和远距离转运。局部转运主要是向附近肝星状细胞置换。在维生素 A 充足的个体,肝脏维生素 A 约有一半储存在肝细胞,另一半储存于星状细胞。远距离转运主要是通过与视黄醇结合蛋白-甲状腺素运载蛋白复合物结合,将新吸收的维生素 A 从肝脏向外周利用维生素 A 的组织部位运输。

胎儿所需的维生素 A 来源于视黄醇的跨胎盘转运,即母体血液中游离视黄醇通过扩散穿过绒毛腔,被胎儿绒毛膜羊膜产生的视黄醇结合蛋白(retinol-binding protein,RBP)转运至羊水,再随胎儿吞进的羊水进入胎儿体内;此外,胎儿的维生素 A 也可能来源于胎盘,胎盘可以将 β-胡萝卜素转化为活性维生素 A[3]。乳母维生素 A 营养充足时,乳汁提供的维生素 A 可以完全满足 6 月龄内婴儿的需要。

虽然肝脏中储存大量的维生素 A,而且消耗速度很慢(每日仅 0.5%),但机体内维生素 A 的代谢却是很活跃的。非储存状态的视黄醇存在于细胞外液中,包括血液循环和组织间液,这些视黄醇具有较高的周转率以及与外周组织的交换率。

维生素 A 及其代谢物的主要排泄途径是胆汁,但是随胆汁进入肠道的维生素 A,大部分经胆盐肠肝循环又再回到体内。肾功能正常时其保留维生素 A 的效率很高,通常情况下,通过尿流失的维生素 A 极少。但在肾功能衰竭或严重感染伴有发烧时,维生素 A 经肾脏的丢失量显著增加。类胡萝卜素完全没有尿液丢失,通过胆汁分泌的也很少,但人体组织中的类胡萝卜素最终可被氧化和降解。

三、生理功能

维生素 A 在人体视觉、细胞增殖分化调节、细胞间信息交流和免疫应答等方面具有重要生理功能。

(一)视觉功能

视觉功能是最早被认识的维生素 A 功能。视网膜上的视杆细胞含有的视紫红质,是由 11-顺式视黄醛与视蛋白结合而成,其对暗光敏感。视紫红质感光后,11-顺式视黄醛转变为全反式视黄醛并与视蛋白分离,产生视觉电信号。解离后的全反式视黄醛在视杆细胞内被还原为全反式视黄醇,再转运到视网膜色素上皮细胞,与来自血浆的全反式视黄醇一起,开始复杂的异构化过程,参与重新合成视紫红质所需的 11-顺式视黄醛的供应,维持暗光适应。维生素 A 缺乏时,11-顺式视黄醛供给减少,暗适应时间延长。

(二)维持皮肤黏膜完整性

维生素 A 是调节糖蛋白合成的一种辅酶,对上皮细胞的细胞膜起稳定作用,维持上皮细胞的形态完整和功能健全。维生素 A 缺乏会造成上皮组织干燥,正常的柱状上皮细胞转变为角状的复层鳞状上皮细胞,导致细胞角化。全身各种组织的上皮细胞都会受到影响,但最早受累的是眼睛结膜、角膜和泪腺上皮细胞,泪腺分泌减少导致干眼症,结膜或角膜干燥、软化甚至穿孔。皮肤毛囊、皮脂腺、汗腺、舌味蕾、呼吸道和肠道黏膜、泌尿和生殖道黏膜等上皮细胞均会受到影响,从而产生黏膜屏障功能受损和相应临床表现。

(三)维持和促进免疫功能

维生素 A 在人体免疫功能中发挥重要作用。有研究显示,类视黄酸通过核受体对靶基因的调控,可以提高细胞免疫功能,促进免疫细胞产生抗体,以及促进 T 淋巴细胞产生某些淋巴因子。维生素 A 缺乏时,免疫细胞内视黄酸受体表达相应下降,影响机体免疫功能。

(四)维持生长发育和生殖功能

生殖器官和哺乳动物的胚胎发生依赖视黄酸受体进行基因调节,因此,维生素 A 对细胞增殖和分化的调控具有重要作用,尤其是参与软骨内成骨。维生素 A 缺乏时,长骨形成和牙齿发育均出现障碍,男性睾丸萎缩,精子数量减少、活力下降。

(五)其他功能

研究显示,维生素 A 缺乏可使破骨细胞数目减少,成骨细胞功能失控,导致骨膜骨质过度增生,骨腔变小。过量维生素 A 可刺激骨的重吸收,并抑制骨的再形成。维生素 A 及其异构体能够促进细胞终末分化、抑制增殖、促进凋亡,在组织恶变过程中发挥抗肿瘤作用。维生素 A 可增加多种营养性贫血人群的血红蛋白水平和血细胞计数。

四、摄入水平与健康

维生素 A 的膳食来源包括各种动物性食物中含有的预先形成的维生素 A 和各种红、黄、绿色蔬菜、水果中含有的维生素 A 原类胡萝卜素。预先形成的维生素 A 主要存在于各种动物肝脏和其他脏器类肉品、蛋黄、鱼油、奶油和乳制品中。

(一)摄入不足

维生素 A 缺乏可导致多种生理功能异常和病理变化。

1. 眼部和视觉表现   暗适应能力下降是维生素 A 缺乏的早期临床表现。维生素 A 缺乏造成视网膜上维持暗视觉的视紫红质生成障碍,影响视网膜对暗光的敏感度,导致暗适应能力降低,病情较重者最后发展为夜盲症。

干眼症是维生素 A 缺乏的典型临床特征。严重时可出现结膜干燥的典型特征,在结膜颞侧表面出现泡沫状比托斑。

2. 上皮功能异常   毛囊增厚(角质化)是维生素 A 缺乏的皮肤表征。黏膜内黏蛋白生成减少,黏膜形态、结构和功能异常,可导致疼痛和黏膜屏障功能下降,累及咽喉、扁桃体、支气管、肺脏和消化道黏膜。

3. 胚胎生长和发育异常   维生素 A 缺乏会影响胚胎生长。严重缺乏维生素 A 的实验动物多发生胚胎吸收,而存活下来的胚胎也会出现眼睛、肺、泌尿和心血管系统畸形。人类缺乏维生素 A 时较少出现形态异常,但可见肺功能受损。

4. 免疫功能受损   维生素 A 缺乏可导致血液淋巴细胞计数、自然杀伤细胞减少和特异性抗体反应减弱。维生素 A 摄入不足时,可观察到白细胞数下降,淋巴器官重量减轻,T 细胞功能受损和对免疫原性肿瘤抵抗力降低。人体维生素 A 缺乏多表现出体液和细胞免疫功能异常,可导致人类感染性疾病发病率和死亡率增加[4]。

(二)摄入过量

急性维生素 A 中毒的临床表现包括恶心、呕吐、头痛、脑脊液压力升高、眩晕、视力模糊、肌肉活动失调、严重皮疹,可因脑压升高而导致快速死亡;婴儿则有囟门膨出。慢性中毒相对更为常见,临床表现包括中枢神经系统紊乱性症状、肝脏纤维化、腹水和皮肤损伤[3]。婴儿维生素 A 过量可导致骨髓抑制,成人慢性维生素 A 过量可导致高钙血症[5]。

1. 致畸作用   维生素 A 过量引起的出生缺陷主要有颜面畸形、中枢神经系统畸形、甲状腺和心脏畸形等。长期每日摄入超过 12 000μg 类视黄醇时,已证实存在致畸风险[2]。

2. 肝脏损伤   肝脏是维生素 A 的主要储存器官,也是维生素 A 毒性的主要靶器官,维生素 A 过量可造成肝功能异常,包括可逆性的肝脏酶活性升高、肝脏纤维化、肝硬化和死亡。

3. 其他　β-胡萝卜素等类胡萝卜素的毒性一般很低[3]。但研究显示,经补充剂摄入β-胡萝卜素(20mg/d)会增加吸烟男性以及石棉工人等肺癌高危人群的肺癌风险[6]。膳食补充剂来源的 β-胡萝卜素,在某些情况下也可增加心血管疾病发生的总体风险[7]。此外,过多摄入 β-胡萝卜素还可导致胡萝卜素血症,出现暂时性皮肤黄染。

(三)与慢性病的关系

维生素 A 在特定条件下对心脑血管疾病具有保护作用。研究发现,在高血压患者人群中,全病因死亡率与血清视黄醇含量呈现 "U" 型关系[8]。美国成年人血清维生素 A 水平与死因别死亡率存在 "U" 型关联,其中血清维生素 A 处于 300~800μg/L 时,可以预防心血管疾病的发生[9]。但是,在膳食层面对于维生素 A 摄入量与心血管疾病风险的研究资料十分有限,因此目前无法制定 PI-NCD。

五、营养状况评价

维生素 A 的营养状况可以通过膳食摄入状况、实验室分析和功能检查以及维生素 A 缺乏体征的临床检查来评价。常用的方法和指标有膳食摄入量、暗适应功能、血浆或血清视黄醇浓度、视黄醇结合蛋白浓度、母乳视黄醇浓度、结膜印迹细胞学检查、相对剂量反应试验、同位素标记的维生素 A 稀释实验,以及自报的夜盲症症状。

(一)膳食摄入量

膳食中的视黄醇和维生素 A 原类胡萝卜素都可以提供维生素 A,而且膳食中的类胡萝卜素还具有维生素 A 营养以外的健康效应。

类视黄醇主要来源于各种动物肝脏和其他内脏类食物、肉类、蛋黄、鱼肝油、奶油和乳制品。富含维生素 A 原类胡萝卜素的食物主要有胡萝卜、红心甜薯、菠菜、水芹、羽衣甘蓝、绿芥菜、南瓜、莴苣叶、冬寒菜、豌豆苗、西蓝花等。

值得注意的是,食物中维生素 A 的活性最初采用国际单位(IU)来表示,目前在某些领域仍有使用。1966 年 WHO 规定:1IU 维生素 A=0.3μg 视黄醇。鉴于早期实验中评估的溶于油剂的纯品全反式 β-胡萝卜素与视黄醇的质量比值为 2∶1,故 1IU 维生素 A 活性=0.3μg 全反式视黄醇=0.6μg 全反式 β-胡萝卜素。由于 IU 体系没有顾及一般膳食中 β-胡萝卜素和其他维生素 A 原类胡萝卜素的低吸收和转化率的影响,为更准确地评价膳食维生素 A 营养价值,1967 年 FAO 和 WHO 专家委员会提出了以视黄醇作为参考标准的视黄醇当量(retinol equivalent,RE)。1982 年、1992 年、2002 年及 2012 年全国营养调查发布的中国居民膳食维生素 A 摄入量数据均采用 μgRE 为单位。

后续研究显示,混合膳食来源的 β-胡萝卜素与油剂纯品 β-胡萝卜素的营养比值为6∶1,而非早前研究认为的 3∶1[10],使用 RE 可能会高估膳食维生素 A 原类胡萝卜素的维生素 A 贡献。基于此,美国医学研究所(IOM)食物与营养委员会在 2001 年制定维生素 A 膳食参考摄入量时,提出了用 RAE 来代替 RE 评估膳食维生素 A 活性,食物来源 β-胡萝卜素换算维生素 A 的比例从 1∶6 变为 1∶12。近年来采用同位素稀释技术测定的食物 β-胡萝卜素转化为维生素 A 效率的资料,也支持采用该比值[11-13]。β-胡萝卜素以外的其他膳食维生素 A 原类胡萝卜素的 RAE 比值设定为 24∶1,依据是试验中观察到 β-隐黄质和 α-胡萝卜素的维生素 A 活性约为 β-胡萝卜素的一半[2]。RE 与 RAE 换算关系见表 11-1-2。

表 11-1-2　视黄醇当量(RE)与视黄醇活性当量(RAE)的关系

	视黄醇当量/μgRE	视黄醇活性当量/μgRAE
全反式视黄醇	1	1
溶于油剂的纯品全反式 β-胡萝卜素	1/2	1/2
膳食全反式 β-胡萝卜素	1/6	1/12
其他膳食维生素 A 原类胡萝卜素	1/12	1/24

注:膳食 RAE 的计算方法为,膳食 RAE= 膳食或补充剂来源全反式视黄醇(μg)+1/2 补充剂纯品全反式 β-胡萝卜素(μg)+1/12 膳食全反式 β-胡萝卜素(μg)+1/24 其他膳食维生素 A 原类胡萝卜素(μg)。

食品加工过程中使用的纯品全反式视黄醇或视黄醇酯,受热后会不同程度地转变为 13-顺式视黄醇(酯)等视黄醇异构体。这类视黄醇异构体在人体内和动物性食物中含量很少,其维生素 A 营养价值远低于全反式视黄醇(酯),但相关评价资料有限。

（二）生化指标

血清（浆）视黄醇浓度　维生素 A 营养充足时,血液视黄醇浓度处于内稳态调控中,血清维生素 A 不能灵敏反映肝脏维生素 A 储备量的小幅度变化,只能反映机体的极端缺乏或过量状态,因此,用该指标判断机体维生素 A 营养状况并不完全可靠。此外,急性炎症或慢性感染使血液视黄醇浓度降低,也会使评价结果失真。一般需要同时测定血清中急性反应标记物如 C 反应蛋白浓度,以排除炎症或感染的干扰。尽管如此,血清维生素 A 浓度的分布情况对于判断人群维生素 A 缺乏风险仍然非常有帮助。

最可靠的血清（浆）维生素 A 测定方法是液相色谱法或质谱法。我国人群维生素 A 缺乏筛查办法推荐血清视黄醇浓度的判定界值为,<0.70μmol/L（200μg/L）为维生素 A 缺乏,0.70~1.05μmol/L（200~300μg/L）为边缘性维生素 A 缺乏。一般来说,当血清视黄醇浓度低于 0.35μmol/L（100μg/L）时,就会表现出明显的眼部临床表现。《中国居民营养与慢性病状况报告（2020 年）》显示,中国城乡 6~17 岁儿童青少年维生素 A 缺乏率为 0.96%,边缘缺乏率为 14.71%;18 岁以上居民缺乏率为 0.51%,边缘缺乏率为 4.14%。

（三）体格及功能检查

1. 暗适应　暗适应功能测定通常采用暗适应实验和瞳孔反应实验。暗适应实验主要测试暗适应的时间进程。先给予受试者充分明适应后,把房间变成暗室,测定对测试光阈值变化的时间进程,获得暗适应曲线,根据曲线下面积检测视杆细胞功能。瞳孔反应实验主要测试瞳孔大小随光照强度而发生的变化,根据瞳孔大小变化判断视杆细胞功能。

2. 结膜印迹细胞学检查　在干眼病症状出现以前,轻度维生素 A 缺乏可导致结膜角质化和黏蛋白分泌性杯状细胞丢失。使用醋酸纤维素滤纸条轻拭结膜表面,将获得的上皮细胞给予周期性酸-希夫染色联合苏木精染色,通过显微镜检查细胞形态学变化。

3. 相对剂量反应试验(RDR)　相对剂量反应是一种能够间接估计肝脏维生素 A 储备相对充足程度的方法。受试者在口服维生素 A 前采集空腹静脉血样,随后口服维生素 A(一般为 450μg),一段时间后(一般 5 小时)第二次采血,测定血浆视黄醇浓度。计算血浆视黄醇浓度的差值(应答值),并换算为第二次血样浓度的百分比。一般血浆维生素 A 应答值大于或等于 20%,表示肝脏维生素 A 不足。在有对照的情况下,RDR 试验是确定维生素 A 缺乏的有效试验。改进的 RDR 试验只需要采集一次血样,使用维生素 A_2(脱氢视黄醇)作为口服维生素 A 剂,观测血浆维生素 A_2 浓度(维生素 A_2 与视黄醇一样与 RBP 结合,但是人类没有内源性维生素 A_2)。

4. 肝脏维生素 A 总储备量　利用同位素稀释技术,可以间接地估计维生素 A 储备量。给受试者口服稳定同位素标记的维生素 A,经过一段时间,当其在体内维生素 A 池中达到平衡时,测定血浆中维生素 A 同位素丰度。利用外周血液中同位素丰度,推测肝脏内维生素 A 同位素丰度,并利用基于肝脏穿刺活检和放射性同位素研究建立的数学模型[2-3],计算肝脏维生素 A 总储备量。

人体维生素 A 营养状况常用评价指标和判定界值见表 11-1-3。

表 11-1-3　人体维生素 A 营养状况常用评价指标和判定界值

评价指标	正常	边缘缺乏	缺乏
生理功能和体检	无维生素 A 缺乏体征,有直接/间接的证据明生理功能完好	生理盲点扩大,暗适应时间延长,视网膜电图异常,可能有比托斑及维生素 A 缺乏的其他体征	视觉功能降低,暗适应时间延长,有明显的维生素 A 缺乏临床体征
血浆/血清视黄醇浓度			
成年人	≥200μg/L (≥0.70μmol/L)	100~200μg/L (0.35~0.70μmol/L)	<100μg/L (<0.35μmol/L)
儿童	≥300μg/L (≥1.05μmol/L)	200~300μg/L (0.70~1.05μmol/L)	<200μg/L (<0.70μmol/L)
RDR	≤20%		≥20%
肝脏维生素 A 含量	≥20mg (≥70μmol)/kg	5~20mg (17.5~70μmol)/kg	<5mg (<17.5μmol)/kg

六、膳食参考摄入量

(一) 平均需要量/推荐摄入量

1. 成年人　成人维生素 A 的 EAR 一直采用根据同位素示踪技术建立的维生素 A 体内代谢模型(Olson 公式)进行估计[2]。将可维持肝脏最低视黄醇储备水平(20μg/g)所需的

膳食维生素 A 摄入量,作为维生素 A 的膳食需要量。Olson 计算公式为:膳食维生素 A 的
EAR=A×B×C×D×E×(1/F),公式中的变量定义及系数调整对比见表 11-1-4。

表 11-1-4 成人维生素 A EAR 计算公式中系数调整[14]

代号	变量	原系数	本次修订采用系数
A	每日维生素 A 损失占总储备量的百分比	0.5%	0.7%
B	目标肝脏浓度	20μg 视黄醇/g	20μg 视黄醇/g
C	肝重与体重比值	1:33(0.03)	2.4%(0.024)
D	特定年龄和性别人群的参考体重	特定年龄和性别人群的参考体重	特定年龄和性别人群的参考体重
E	维生素 A 体内总储备与肝脏维生素 A 储备量的比值	10:9(1.1)	10:8(1.25)
F	摄入维生素 A 的储存效率	40%	50%

近年来随着研究的进展,欧盟食品安全委员会(EFSA)针对不同年龄段的人群,在
Olson 公式的模型基础上对相关系数进行了必要调整。本次修订也采用更新后的公式系数
和中国不同年龄人群体重代表值来推算 EAR[14]。

式中"A"为摄取不含维生素 A 膳食时,每日维生素 A 损失占总储备量的百分比。2005
年,Furr 以 4 位美国成年人作为研究对象,基于等离子体平衡时标记剂量的视黄醇平均分解
代谢率区间为 0.1%~0.7%[15]。随后,Cifelli 等报道了来自中国的 14 名和来自美国的 12 名
营养状况良好的成年人,检测其口服同位素标记的醋酸视黄醇后的代谢情况,发现中国受试
者的视黄醇平均分解代谢率为每日 2.3%,美国受试者为 1.6%[16]。然而,Cifelli 的研究可能
低估了视黄醇的实际吸收率,尤其在脂质中,视黄醇是几乎可以被完全吸收的。因此,本次
修订使用 Furr 等对 4 位成年美国人的视黄醇平均分解代谢率进行检测得出的数值范围的
最高值 0.7%。"B"为可接受的肝脏维生素 A 最低储备量,该部分数据没有更新,仍按每 1g
肝脏鲜重 20μg 含量估计。"C"为肝脏重量与体重的比值,根据 2009 年 Young 等的研究,肝
脏与体重比随着年龄的增长而下降,本次修订将根据年龄组别选用对应的肝脏与体重比,成
年人采用 0.024[17]。"D"为特定年龄和性别人群的参考体重,按照中国居民体重代表值计
算。"E"为维生素 A 体内总储备与肝脏维生素 A 储备量的比值。根据 Reinersdorff 等对一
名美国成年男性视黄醇的代谢进行动力学研究发现,给予同位素标记的视黄醇 7 天后,受试
者肝脏中含有 80% 标记的视黄醇[18]。此外,在维生素 A 含量充足的健康人体内,70%~90%
的视黄醇储存在肝脏中;而在严重缺乏维生素 A 的人体内,这一比例降至 50% 或更低。因
此,本次修订"E"取值 1.25。"F"为摄入的维生素 A 的储存效率,利用同位素稀释技术获得
的肝脏储存效率的数据为 42%[19]。基于肝脏储存占全身储存的 80% 这一前提,身体的存
储效率实际应为 42% 与 80% 的比值,约为 52%,本次修订取整选取 50%。基于上述过程,
推算 18~50 岁男性和女性的 EAR 值分别为 550μgRAE/d 和 470μgRAE/d。

采用同位素稀释技术和维生素 A 干预实验,对 104 名 35~60 岁中国农村成年健康志愿者进行的膳食维生素 A 需要量研究表明,用膳食维生素 A 摄入量 $[x(\mu g\ RAE)]$ 预测肝脏维生素 A 总储备量变化值 $[y(\mu mol)]$ 的线性回归方程:男性为 $y=-488.60+0.87x$,女性为 $y=-690.71+1.463x$[20]。据此估计,维持肝脏维生素 A 总储备量不变所需的膳食维生素 A 摄入量为:男性 561.61μgRAE/d,女性 472.12μg RAE/d。此结果与本次更新公式所获结果非常接近。

现有代谢研究的样本量不足以确定维生素 A 的 EAR 的标准差,相关研究数据的变异系数约为 20%,即 RNI=1.4×EAR。计算取整后获得成人的 RNI,如 18~50 岁男性为 770μgRAE/d,女性 660μgRAE/d。

2. 老年人　有关老年人的维生素 A 需要量的代谢研究较少。本研究也采用 Olson 公式制定各年龄段老年人的 EAR。取变异系数为 20% 计算 RNI。

3. 儿童和青少年　目前有关儿童和青少年的维生素 A 需要量的代谢研究资料较少。本次修订仍采用 Olson 公式,并根据生长系数对公式进行修正,制定儿童和青少年的 EAR。此外,肝脏作为视黄醇的主要储存部位,其大小在生长过程中不会随体重变化出现线性增长,且维生素 A 需求与能量摄入和消耗没有直接关系。因此,肝脏与体重比会随着年龄的增长而下降[17]。将文献报道的不同年龄段儿童和青少年的肝脏与体重比数据[17]代入 Olson 公式,并使用 $(1+$ 生长系数 $)\times10^3$ 估计生长发育对需要量的影响,获得 1~17 岁人群的 EAR。取变异系数为 20% 计算 RNI。

4. 孕妇和乳母　目前没有孕妇和乳母的维生素 A 需要量研究资料。对孕期妇女维生素 A 需要量的估计,是基于非孕妇女维生素 A 的 EAR,再考虑妊娠期间胎儿体内维生素 A 的蓄积量而确定的。新生儿肝脏内维生素 A 的含量范围为每 1g 肝组织中 10~100μg,但分布呈偏态,大多处于偏低水平。37 孕周~40 孕周出生的新生儿肝脏维生素 A 总量估计约为 1 800μg。肝脏维生素 A 含量较低时,肝脏内储备量大约只有胎体维生素 A 总量的一半[2]。据此估计,新生儿体内维生素 A 总量为 3 600μg,而这些量实际上主要是在胚胎期的最后 90 天累积的。假设孕期母体对维生素 A 的吸收和储备效率提高,达到平均 70% 的水平,则孕晚期母体维生素 A 需要量需每日额外增加 $(3\ 600\mu g\div90d\div70\%)=57\mu g/d$。考虑到膳食维生素 A 可以在体内储存,而从孕中期开始膳食维生素 A 摄入量就有增加,以及部分维生素 A 要保留在胎盘内等因素,孕中晚期妇女的 EAR 则设定为在非孕妇女基础上,额外增加 50μgRAE/d。孕早期妇女的 EAR 与非孕妇女相同。变异系数同样取 20%,则孕中晚期妇女 RNI 需额外增加 70μgRAE/d。

乳母的维生素 A 需要量,主要考虑分泌乳汁的额外维生素 A 需要。根据中国 DRIs 母乳成分研究工作组对母乳维生素 A 含量的全面系统综述,包括中国在内的世界各地母亲产后 15 天至 6 月所分泌乳汁中维生素 A 浓度均值约为 400μg/L。因此本次修订沿用该值作为母乳维生素 A 浓度参考值。按照婴儿母乳摄入量 750mL 计,则每日分泌到乳汁中的维生素 A 量为 400μg/L×0.75L/d=300μg/d。考虑乳母对维生素 A 的吸收、储存和乳汁分泌效率约为 70%,则乳母 EAR 需额外增加约 428μg RAE/d。故设定乳母 EAR 为在非哺乳妇女基础上,每日额外增加 400μg,同样,变异系数取值为 20%,则乳母 RNI 应增加 600μg RAE/d。

5. 婴儿 目前没有婴儿维生素 A 代谢的实验资料,也没有适当的其他功能指标用来确定婴儿维生素 A 需要量。依据我国母乳中维生素 A 含量,婴儿每日从母乳中获得维生素 A 的量为 300μg/d,则 0~6 月龄婴儿 AI 取值 300μgRAE/d。

目前缺少 7~12 月龄婴儿来自辅食的维生素 A 摄入量的代表性数据,因此,通过两个途径确定该阶段婴儿 AI 值:采用代谢体重法从 0~6 月龄婴儿的 AI 推算,则 7~12 月龄婴儿 AI 约为 411μg/d;根据 Olson 公式推算其 RNI 约为 240μg/d。将两者取均值约为 330μg/d,则 7~12 月龄婴儿 AI 取值为 350μg/d。

(二) 可耐受最高摄入量

由于维生素 A 原类胡萝卜素的毒性很低,可以认为维生素 A 的过量风险均来自视黄醇,因此维生素 A 的 UL 只针对视黄醇。由于 UL 数值中没有来自维生素 A 原类胡萝卜素的 RAE 份额,其单位也就没有必要使用 RAE。因此,维生素 A 的 UL 数值单位使用 μg/d。

1. 成年人 成人 UL 依据肝脏损伤资料确定。大量文献显示,在排除其他肝损伤因素后维生素 A 摄入量在每日 15mg 以上可出现毒副作用[2];在排除饮酒、药物治疗和病毒感染等其他致肝损伤的因素后,每日 14mg 及以下剂量则不造成肝脏毒性[2,3]。基于这些资料,确定维生素 A 的 LOAEL 为 15mg/d;选择 UF 为 5.0,计算成人 UL 为 3 000μg/d。

2. 老年人 目前没有证据显示老年人的 LOAEL 不同于一般成年人。因此,老年人的 UL 同成年人。

3. 儿童和青少年 儿童和青少年长期维生素 A 过量的资料不多,有限的资料中维生素 A 的中毒补充剂量在 7~15mg 之间[2]。因此,采用成人的 UL 按体重比例推算:$UL_{儿童}=UL_{成人} \times ($体重$_{儿童}/$体重$_{成人})=3~000μg/d \times ($体重$_{儿童}/$体重$_{成人})$,计算结果取 100 的整倍数。

4. 孕妇乳母 孕妇乳母 UL 值制定主要依据怀孕前或早孕期维生素 A 摄入量致畸性的人类流行病学资料。目前没有某个特定剂量下维生素 A 致畸作用的研究。大量文献显示,维生素 A 摄入量在每日 3 000μg 以下未见任何不良作用[2]。有研究发现,维生素 A 摄入量不超过每日 4 500μg 时,颅神经嵴出生缺陷风险无显著升高[3]。在灵长类动物进行的干预研究中,维生素 A 致畸的 NOAEL 值约为 7 000μg/d[22]。因此,将维生素 A 致畸性的 NOAEL 定为每日 4 500μg;考虑到个体差异,UF 选择 1.5,则孕期妇女(包括备孕妇女)的 UL 为 3 000μg/d。此外,无足够证据显示乳母的 NOAEL 值与非哺乳成年妇女有差异,则哺乳期妇女的 UL 亦为 3 000μg/d。

5. 婴儿 目前没有婴儿维生素 A 的 NOAEL 资料,依据婴儿维生素 A 中毒的病例报告可确定 LOAEL 为每日 6 000μg 视黄醇(服用 1~3 个月,毒副作用指标为囟门膨出)[21]。UF 选择 10.0,推算婴儿 UL 水平为 600μg/d。

(编著 汪之顼 赵 艾)

(工作组 马爱国 黄国伟 郭长江)

参 考 文 献

[1] LINDSHIELD B L, ERDMAN J W. Carotenoids: present knowledge in nutrition [M]. 9th ed. Washington DC: International Life Science Institute Press, 2006.

[2] IOM. Dietary reference intakes for vitamin A, vitamin K, arsenic, boron, chromium, copper, iodine, iron, manganese, molybdenum, nickel, silicon, vanadium, and zinc [M]. Washington DC: National Academies Press, 2001.

[3] SOLOMONS N W. Vitamin A: present knowledge in nutrition [M]. 9th ed. Washington DC: International Life Science Institute Press, 2007.

[4] WHO. Global prevalence of vitamin A deficiency in populations at risk 1995-2005. WHO global database on vitamin A deficiency [R]. Geneva: WHO, 2009.

[5] MYHRE A M, CARLSEN M H, BOHN S K, et al. Water-miscible, emulsified, and solid forms of retinol supplements are more toxic than oil-based preparations [J]. Am J Clin Nutr, 2003, 78 (6): 1152-1159.

[6] Alpha-Tocopherol, Beta Carotene Cancer Prevention Study Group (ATBC). The effect of vitamin E and beta carotene on the incidence of lung cancer and other cancers in male smokers [J]. N Engl J Med, 1994, 330 (15): 1029-1035.

[7] YANG J, ZHANG Y, ZHAO A, et al. β-Carotene supplementation and risk of cardiovascular disease: a systematic review and meta-analysis of randomized controlled trials [J]. Nutrients, 2022, 14 (6): 1284.

[8] LI H, HE P, LIN T, et al. Association between plasma retinol levels and the risk of all-cause mortality in general hypertensive patients: a nested case-control study [J]. J Clin Hypertens (Greenwich), 2020, 22 (5): 906-913.

[9] MIN K B, MIN J Y. Relation of serum vitamin A levels to all-cause and cause-specific mortality among older adults in the NHANES Ⅲ population [J]. Nutr Metab Cardiovasc Dis, 2014, 24 (11): 1197-1203.

[10] VAN HET HOF K H, BROUWER I A, WEST C E, et al. Bioavailability of lutein from vegetables is 5 times higher than that of beta-carotene [J]. Am J Clin Nutr, 1999, 70 (2): 261-268.

[11] GREEN M H, FORD J L, OXLEY A, et al. Plasma retinol kinetics and β-carotene bioefficacy are quantified by model-based compartmental analysis in healthy young adults with low vitamin A stores [J]. J Nutr, 2016, 146 (10): 2129-2136.

[12] 汪之顼, 焦华, 曹岷光, 等. 中老年人 β-胡萝卜素转化为维生素 A 的效率 [J]. 营养学报, 2004, 26 (1): 13-18.

[13] 汪之顼, 谷贻光, 张传东, 等. 中青年人体内 β-胡萝卜素转化为维生素 A 的效率 [J]. 卫生研究, 2006, 35 (1): 59-62.

[14] EFSA Panel on Dietetic Products, Nutrition, and Allergies. Scientific opinion on dietary reference values for vitamin A [J]. EFSA J, 2015, 13 (3): 4028.

[15] FURR H C, GREEN M H, HASKELL M, et al. Stable isotope dilution techniques for assessing vitamin A status and bioefficacy of provitamin A carotenoids in humans [J]. Public Health Nutr, 2005, 8 (6): 596-607.

[16] CIFELLI C J, GREEN J B, WANG Z, et al. Kinetic analysis shows that vitamin A disposal rate in humans is positively correlated with vitamin A stores [J]. J Nutr, 2008, 138 (5): 971-977.

[17] YOUNG J F, LUECKE R H, PEARCE B A, et al. Human organ/tissue growth algorithms that include obese individuals and black/white population organ weight similarities from autopsy data [J]. J Toxicol Environ Health A, 2009, 72(8): 527-540.

[18] REINERSDORFF D V, BUSH E, LIBERATO D J. Plasma kinetics of vitamin A in humans after a single oral dose of[8,9,19-13C]retinyl palmitate [J]. J Lipid Res, 1996, 37(9): 1875-1885.

[19] HASKELL M J, HANDELMAN G J, PEERSON J M, et al. Assessment of vitamin A status by the deuterated-retinol-dilution technique and comparison with hepatic vitamin A concentration in Bangladeshi surgical patients [J]. Am J Clin Nutr, 1997, 66(1): 67-74.

[20] 汪之顼, 李永华, 杜珍, 等. 同位素稀释技术和维生素 A 干预实验评价人体维生素 A 需要量的研究[C]// 中国营养学会. 中国营养学会第十一次全国营养科学大会暨国际 DRIs 研讨会学术报告及论文摘要汇编(下册): DRIs 新进展: 循证营养科学与实践学术. 北京: 中国营养学会, 2013.

[21] HENDRICKX A G, PETERSON P, HARTMANN D, et al. Vitamin A teratogenicity and risk assessment in the macaque retinoid model [J]. Reprod Toxicol, 2000, 14(4): 311-323.

[22] PERSSON B, TUNELL R, EKENGREN K. Chronic vitamin A intoxication during the first half year of life: description of 5 cases [J]. Acta Paediatr Scand, 1965(54): 49-60.

第二节 维 生 素 D

维生素 D(vitamin D)是人类必需的脂溶性维生素。维生素 D 是钙磷代谢的重要调节因子之一,维持正常血清中钙和磷的水平,参与许多细胞组织的代谢。维生素 D 的主要存在形式包括维生素 D_2[vitamin D_2,又称麦角钙化醇(ergocalciferol)]和维生素 D_3[vitamin D_3,又称胆钙化醇(cholecalciferol)]。20 世纪 20 年代 Mellanby 发现鱼肝油可有效地治疗实验动物佝偻病,后来 McCollum 确定鱼肝油中含有一种可治疗佝偻病的物质,将其命名为维生素 D。Windaus 教授发现了维生素 D_2,并化学合成了维生素 D_3,因此荣获 1928 年诺贝尔化学奖。

制定维生素 D 的 EAR 主要以骨骼健康目标为依据。血清 25-羟维生素 D[25-hydroxyvitamin D, 25(OH)D]是目前评价人体维生素 D 营养状况最理想的指标,既能反映维生素 D 的摄入水平,又与骨骼健康状况直接相关,当血清 25(OH)D 水平达到 50nmol/L 及以上可以维持骨骼良好健康状况。因此本次修订基于维生素 D 摄入量与血清 25(OH)D 水平之间的剂量反应关系来确定维生素 D 的 EAR。Meta 分析的结果显示,以血清 25(OH)D 水平达到 50nmol/L 为目标,膳食维生素 D 的 EAR 为 8μg/d,取变异系数为 10%,推算 RNI 为 10μg/d。在相同维生素 D 摄入水平下,不同年龄儿童和青少年血清 25(OH)D 的反应与成人相似,且未发现年龄差异,因此其 EAR 和 RNI 与成人相同。65 岁以上老年人的 EAR 维持不变,由于其维生素 D 代谢效率降低,取变异系数为 40%,推算 RNI 为 15μg/d。婴儿期补充维生素 D 10μg/d,其血清 25(OH)D 水平可达到 50nmol/L,故婴儿 AI 确定为 10μg/d。

制定维生素 D 的 UL 的依据是高钙血症（hypercalcemia）的发生风险。研究发现，成人维生素 D 的 NOAEL 可判定在 100μg/d 摄入量水平，UF 取 2，推算 UL 为 50μg/d。不同年龄阶段的维生素 D 推荐摄入量见表 11-2-1。虽然一些观察性研究显示维生素 D 与心血管疾病、癌症等慢性病发生风险相关，但目前证据尚不足以制定维生素 D 的 PI-NCD。

表 11-2-1　中国居民膳食维生素 D 参考摄入量

单位：μg/d

年龄/阶段	EAR	RNI	UL	年龄/阶段	EAR	RNI	UL
0 岁~	—	10（AI）	20	30 岁~	8	10	50
0.5 岁~	—	10（AI）	20	50 岁~	8	10	50
1 岁~	8	10	20	65 岁~	8	15	50
4 岁~	8	10	30	75 岁~	8	15	50
7 岁~	8	10	45	孕早期	+0	+0	50
9 岁~	8	10	45	孕中期	+0	+0	50
12 岁~	8	10	50	孕晚期	+0	+0	50
15 岁~	8	10	50	乳母	+0	+0	50
18 岁~	8	10	50				

注："+"表示在相应年龄阶段的成年女性需要量基础上增加的需要量。

一、结构与理化性质

维生素 D 的主要存在形式包括维生素 D_2 和维生素 D_3。维生素 D_2 的相对分子质量为 396.66，分子式为 $C_{28}H_{44}O$；维生素 D_3 的相对分子质量是 384.64，分子式为 $C_{27}H_{44}O$。本文中维生素 D 泛指维生素 D_2 和 D_3。植物中存在的麦角固醇（ergosterol）经紫外线照射可转变成维生素 D_2；动物皮肤中存在的 7-脱氢胆固醇经过日光中紫外线照射可合成维生素 D_3。维生素 D_2 和 D_3 的结构差异在侧链，维生素 D_2 的侧链 C_{22} 和 C_{23} 之间是双键，C_{24} 位置连接甲基，而维生素 D_3 的侧链 C_{22} 和 C_{23} 之间是单键且 C_{24} 位置没有甲基[1]（图 11-2-1）。维生素 D 属于开环-类固醇（seco-steroid），由类固醇衍生而来。维生素 D 溶于脂肪和有机溶剂，对热、碱较稳定，光和酸可促进其异构化。

二、消化吸收和代谢

（一）消化吸收

人体摄入的维生素 D 主要在空肠和回肠被吸收，在小肠远端吸收量最大。维生素 D 主要通过被动吸收方式进入肠上皮细胞。脂肪和胆汁可促进维生素 D 吸收。大部分被吸收的维生素 D 参与乳糜微粒形成，随之进入淋巴系统。维生素 D 的代谢物如 25（OH）D 与维生素 D 结合蛋白（vitamin D binding protein，DBP）结合，经门静脉进入肝脏。

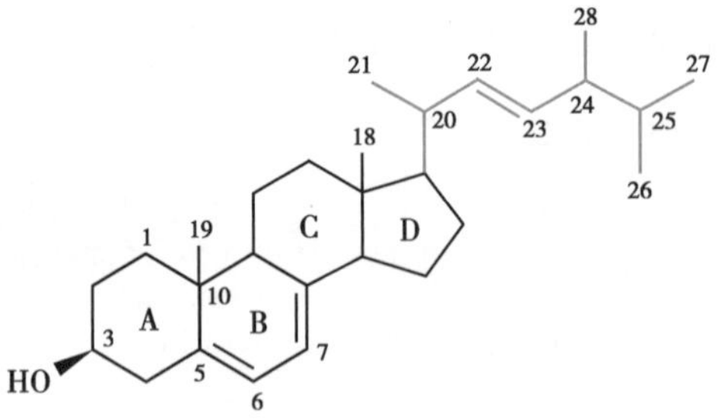

麦角固醇

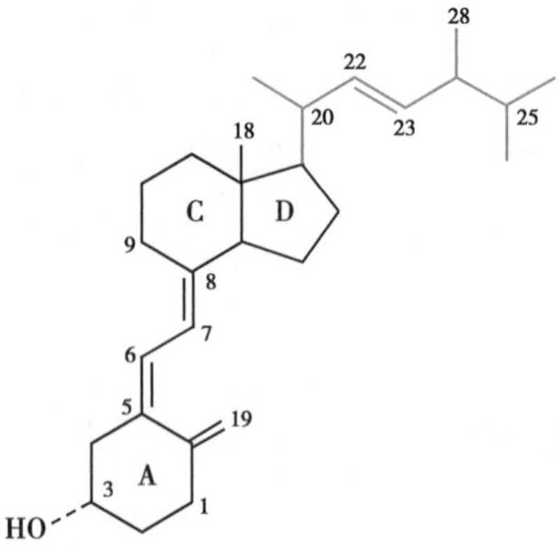

维生素D_2

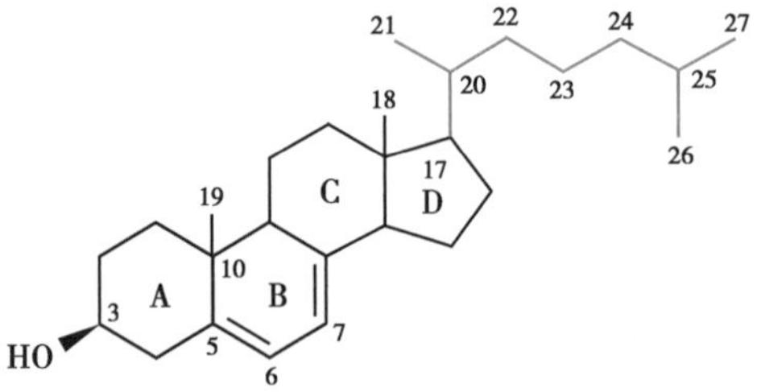

7-脱氢胆固醇

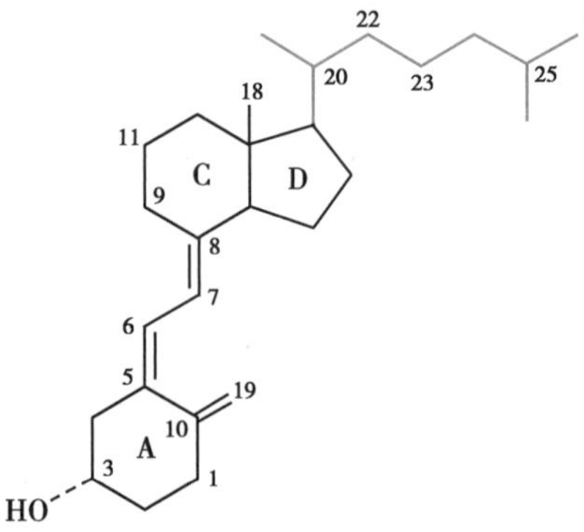

维生素D_3

图 11-2-1 维生素 D_2 和维生素 D_3 及其前体的化学结构

(二) 代谢

人体表皮和真皮内含有的 7-脱氢胆固醇,经阳光或人工紫外线照射可形成维生素 D_3 前体,后者再进一步转化为维生素 D_3。皮肤中合成的维生素 D_3 前体的半衰期约为 8 小时,已产生的维生素 D_3 如不能及时进入血液循环,又可通过紫外线照射而代谢失活,该机制决定了皮肤合成的维生素 D_3 不易过量而引起中毒。皮肤中形成的维生素 D_3 通过与血浆中的 DBP 结合被输送至肝脏。在肝脏中维生素 D 被羟化为 25(OH)D,再与 DBP 结合进入血循环运送至肾脏,于肾脏被再次羟化生成 1,25(OH)$_2$D,后被转运至外周靶器官。

1,25(OH)$_2$D 与靶器官核受体或膜受体结合,产生相应的生物学反应。机体可通过调控肾脏的 1α-羟化酶活性来调节 1,25(OH)$_2$D 的合成,主要调节因子是 1,25(OH)$_2$D 本身、甲状旁腺激素以及血清中钙和磷的浓度。当血液中 1,25(OH)$_2$D 浓度降低时,肾脏合成 1,25(OH)$_2$D 的量增加,随血液中浓度的升高,肾脏合成 1,25(OH)$_2$D 的量迅速降低。维生素 D 缺乏将导致 25(OH)D 和 1,25(OH)$_2$D 的合成减少,钙内环境失衡,甲状旁腺激素(PTH)水平持续升高,表现为继发性甲状旁腺功能亢进。维生素 D 的分解代谢主要在肝脏中进行,约 95% 的维生素 D 通过胆汁排泄。

三、生理功能

维生素 D 在维持血清钙磷水平稳定中发挥重要作用,对骨骼正常矿化过程、肌肉收缩、神经传导以及细胞基本功能等也都是必需的。

(一)维持血钙和血磷稳态

$1,25(OH)_2D$ 与 PTH 共同发挥维持血钙和血磷水平稳态的作用,包括促进肠道钙吸收,骨钙吸收和肾钙重吸收。当血钙浓度下降时,甲状旁腺可增加 PTH 分泌,刺激肾 $25(OH)D$-1α-羟化酶合成以促进 $25(OH)D$ 羟化反应,合成更多的 $1,25(OH)_2D$,进而导致肠、骨和肾中钙转运增多,血钙水平恢复正常。PTH 分泌不仅受钙离子的反馈调节,也可通过与 $1,25(OH)_2D$ 有关的短反馈环路直接抑制甲状旁腺分泌 PTH。维生素 D 通过参与钙转运蛋白和骨基质蛋白基因的转录以及细胞周期蛋白基因转录的调节,增加成骨细胞和肠上皮细胞的分化,促进骨吸收和肠内钙转运。

(二)参与维持机体免疫功能

$1,25(OH)_2D$ 有助于维持正常的先天性免疫和获得性免疫功能。许多免疫细胞如巨噬细胞、树突状细胞等,都存在维生素 D 受体(vitamin D receptor, VDR),$1,25(OH)_2D$ 可调节 T 细胞发育和 B 细胞的分化。因此,维生素 D 缺乏可能与类风湿性关节炎、1 型糖尿病、哮喘和多发性硬化症等免疫相关疾病的发生有关。

(三)在骨外组织发挥作用

许多骨外器官和组织(如肌肉、脑、胰腺、皮肤、性腺等)细胞中均存在 VDR。维生素 D 可以进入细胞核与核受体-VDR 结合,调节这些细胞的分化。$1,25(OH)_2D$ 可参与肌细胞内 Ca^{2+} 的稳态调节,影响肌肉收缩与合成。维生素 D 可调节神经细胞内 Ca^{2+} 的稳态、防止氧化损伤,维持多巴胺能神经递质系统功能。

四、摄入水平与健康

维生素 D 缺乏仍然是一个世界性的问题,尤其是对于生活在高纬度地区或者皮肤日光暴露较少的人群。维生素 D 长期缺乏与儿童佝偻病和成人的骨质软化症有关,而长期过量摄入维生素 D 有可能导致中毒。人体维生素 D 的来源包括内源性合成和外源性膳食摄入,内源性合成是机体获取维生素 D 的重要来源。大多数天然食物中不含维生素 D,或者含量极微,少数食物如高脂肪含量的海鱼、动物肝脏、蛋黄中含有相对较多的维生素 D,而一般的动物性食物如瘦肉和奶中含量均很少。强化食品中维生素 D 的含量差异较大。描述食物或补充剂中维生素 D 含量的常用单位有国际单位(IU)和微克(μg)。1μg 维生素 D 相当于 40IU 维生素 D。

(一)摄入不足

长期日光照射不足或低膳食维生素 D 摄入可导致维生素 D 缺乏。温带、寒带日照较少,特别是在冬季或在多雨和多雾的地区,容易发生维生素 D 缺乏症。维生素 D 缺乏症是一种骨骼疾病,儿童缺乏称为佝偻病(rickets),成年人缺乏则称为骨质软化症和骨质疏松症(osteoporosis)。

1. 儿童佝偻病　日照不足、喂养不当的婴幼儿以及出生后生长较快的早产儿易发生佝偻病,主要表现为低钙血症、牙齿萌出延迟、骨骼生长障碍、骨骼不能正常钙化、变软、易弯曲等骨骼病变。典型的骨骼病变为骨骼畸形,"方颅"、串珠肋、鸡胸、漏斗胸、"X"形腿和"O"形腿等是骨骼畸形的常见表现。

2. 骨质软化症　妊娠和哺乳妇女以及老年人易发生骨质软化。主要表现为肌肉乏力,脊柱、肋骨、臀部、腿部疼痛和骨骼触痛,骨骼软化、易骨折。严重时,骨骼脱钙、骨质疏松,引起自发性和多发性骨折。骨质软化症发生于骨骼生长和发育完成之后,因此几乎不出现骨骼畸形。

骨质软化症和佝偻病的特征性表现是骨骼有机基质(类骨质)的钙化障碍,出现过量的未钙化类骨质;还常出现血清碱性磷酸酶活性升高,临床上常利用这一特点辅助诊断骨质软化症。血清 25(OH)D 水平降低也可用于诊断佝偻病和骨质软化症。

3. 骨质疏松症　骨质疏松症是慢性退行性疾病,其特征为骨密度降低、骨骼的微观结构破坏,包括易脆性和骨折风险增加等。骨骼脆性的增加与年龄有关,与分解代谢增加所致的骨骼重吸收,使骨骼强度和骨密度降低有关。维生素 D 营养状况和钙摄入量是骨质疏松和骨折风险的重要影响因素。

(二)摄入过量

天然食物中维生素 D 含量通常较低,由天然食物引起的维生素 D 中毒比较少见。文献报道的维生素 D 中毒病例基本是由维生素 D 强化食品或补充剂过量摄入导致的,偶有发生。长期过量摄入维生素 D 补充剂时需要注意中毒的风险。维生素 D 毒性主要在于血浆维生素 D 及其代谢产物水平升高导致高钙血症带来的损伤[2]。高浓度 25(OH)D 强烈刺激肠道钙吸收和骨钙重吸收,最终导致软组织钙化和肾结石。

维生素 D 中毒症状包括钙吸收增加导致的高钙血症和高钙尿症,钙沉积在心脏、血管、肺和肾小管等软组织,出现肌肉乏力、关节疼痛、弥漫性骨质脱矿化以及一般定向能力障碍等;还可能引起体重下降和心律不齐;严重的可导致心脏和肾脏软组织钙化。如不及时治疗,严重维生素 D 中毒可导致死亡。

(三)与慢性病的关系

虽然一些观察性研究提示充足维生素 D 摄入可能会降低一些慢性疾病的风险,如癌症、心血管疾病和高血压、2 型糖尿病、代谢综合征、哮喘、自身免疫性疾病和感染性疾病、认知受损、先兆子痫、妊娠高血压等,但目前研究的结论并不一致。已有的随机对照干预试验结果也大多不支持增加维生素 D 摄入,也未能得出高水平血清 25(OH)D 可以降低这些疾病风险的结论[3]。因此,目前尚没有充足的证据来制定 PI-NCD。

五、营养状况评价

人体维生素 D 营养状况评价指标包括血清（浆）中 25（OH）D 及相关代谢产物、PTH 含量、钙磷浓度、骨骼转化标志物和骨密度等指标[4]。严重缺乏时，还可以通过临床体征进行评价。如果出现临床缺乏体征，证明机体已经出现了严重的维生素 D 缺乏。由于许多食物中维生素 D 含量较低，膳食评估主要是了解少数富含维生素 D 食物的摄入、维生素 D 强化食物的摄入，或者维生素 D 的补充情况。

（一）膳食摄入量

天然维生素 D_3 的主要食物来源包括富含脂肪的鱼类、肝脏、肉和肉制品以及蛋黄。蘑菇等菌类是维生素 D_2 的天然食物来源。不同国家膳食维生素 D 摄入变异较大，欧洲成人每日膳食维生素 D 摄入的中位数为 1.1~8.2μg。目前我国缺乏系统的食物维生素 D 含量的数据，难以评估来自普通食物的维生素 D 的摄入量，可以通过膳食评估方法评价维生素 D 强化食物或者维生素 D 营养补充剂的摄入。

（二）生化指标

血清（浆）25（OH）D 通常作为评价各年龄组维生素 D 营养状况的生物标志物[5]，它可以反映膳食补充和皮肤合成维生素 D 的结果。不同国家和机构推荐的 25（OH）D 适宜浓度存在较大的差异，介于 25~100nmol/L 之间（10~40ng/mL），多数国家认为低于 30nmol/L（<12ng/mL）为缺乏，30~50nmol/L（12~<20ng/mL）之间为边缘缺乏，大于等于 50nmol/L（≥20ng/mL）为充足[6]。25（OH）D_3 和 25（OH）D_2 的相对分子质量分别为 400.64 和 412.64，25（OH）D 的两种计量单位 nmol/L 与 ng/mL 的换算关系为：1nmol/L 相当于 0.4ng/mL，1ng/mL 相当于 2.5nmol/L。美国医学研究所根据血清 25（OH）D 水平与钙吸收率及其他骨健康指标关系的研究资料，建议将血清 25（OH）D 浓度达到 50nmol/L（20ng/mL）及以上，作为反映骨骼健康状况良好的判定目标[3]。血清 PTH 受到血清钙和磷浓度等因素的影响，血清钙磷浓度和血清碱性磷酸酶活性等指标也受诸多因素影响，并不被认为是评价维生素 D 营养状况的特异性指标。

影响血清 25（OH）D 浓度的主要因素包括阳光照射（暴露于紫外线 B 波段）的次数和持续时间、皮肤的颜色，维生素 D 补充剂和/或维生素 D 强化食品的食用情况，以及日常膳食维生素 D 摄入量[6,7]。

（三）体格及功能检查

维生素 D 对于维持人体骨骼健康至关重要。骨骼畸形如串珠肋、鸡胸、漏斗胸、"X"形腿、"O"形腿等，骨骼触痛、骨折等体征是维生素 D 缺乏的典型临床表现。骨密度和骨矿物含量是评价儿童和成人骨健康的常用指标。采用不同的技术，例如双能 X 射线吸收法（dual energy X-ray absorptiometry，DXA）、定量计算机断层扫描或定量超声测量骨密度和骨矿物含量。DXA 是最常用的骨密度和骨矿物含量测定方法，测量部位包括腰椎、髋关节、前臂和全身。

六、膳食参考摄入量

由于缺乏维生素 D 摄入水平与健康结局之间直接关联的数据,制定膳食维生素 D 参考摄入量时分别采用了维生素 D 摄入与血清 25(OH)D 水平之间关系、血清 25(OH)D 水平与健康结局之间关系的证据。内源性维生素 D 合成受地理位置(纬度)、季节、气候、空气污染、生活方式(室外活动时间)以及服饰、防晒用品、年龄和肤色等因素的影响,因此膳食维生素 D 参考摄入量的制定是以满足包括无内源性维生素 D 合成人群在内的所有人群的需要为前提。我国多数地区处于北纬 45°以南,阳光照射可将人体皮肤中 7-脱氢胆固醇转化成为维生素 D。对于夏季户外活动较多、皮肤暴露面积大、暴露时间长和较少使用防晒用品的个体,即使膳食维生素 D 摄入量未达到推荐摄入量,其维生素 D 营养状况仍可能维持正常。

(一) 平均需要量/推荐摄入量

目前尚无充分证据表明维生素 D 与特定的慢性病预防存在因果关系,因此本次修订过程中,仍然以骨骼健康指标为依据[3,8]。评价骨骼健康的主要指标包括骨矿物质含量、钙平衡、佝偻病或骨软化症和骨折风险。

血清 25(OH)D 水平不仅能反映内源性维生素 D 合成和外源性维生素 D 获得,同时也能间接反映骨骼健康状况。血清 25(OH)D 水平与钙吸收、骨密度、佝偻病或骨软化症和骨折风险之间存在明显剂量反应关系。血清 25(OH)D 水平在 30~50nmol/L 之间钙吸收率最大。在钙摄入充足的情况下,血清 25(OH)D 水平在 30~50nmol/L 之间佝偻病的发病率最低。当血清 25(OH)D 水平低于 30nmol/L 时,儿童青少年佝偻病发病的风险增加,骨矿物质含量减少,成人骨软化症发病风险增加,钙吸收率降低,孕妇体内胎儿骨骼发育受损。血清 25(OH)D 水平达到 50nmol/L 左右时,成人维生素 D 缺乏性骨软化症和骨折发生率相对较低。血清 25(OH)D 水平超过 50nmol/L 后,钙吸收率并没有明显增加,骨密度/骨矿物含量等指标无进一步改善。不同年龄儿童、成人和孕妇血清 25(OH)D 水平达到 50nmol/L 能够维持骨骼健康的良好状况[3,8]。

1. 成年人 为控制日照对血清 25(OH)D 水平所产生的混杂,观察在无内源性维生素 D 合成条件下的人群维生素 D 摄入与血清 25(OH)D 水平之间的关系。工作组专题分析了 18 项在北纬 50°以北和南纬 50°以南且紫外线指数小于 3 的时间段进行的随机对照临床试验研究,研究人群年龄范围为 2~78 岁(包括 473 名儿童和 1 419 名成人),采用混合效应的回归模型评价两者之间的量化关系。研究结果显示,各年龄段人群维生素 D 摄入与其血清 25(OH)D 水平之间的关系相似,血清 25(OH)D 平均水平与维生素 D 平均摄入量之间呈对数线性关系,方程为 y(血清 25(OH)D 水平,单位 nmol/L)=22.37+15.15ln(x)(维生素 D 摄入量 μg/d),回归方程的 95% 可信区间的下限为 y=22.37+12.43ln(x)(维生素 D 摄入,单位 μg/d)。据此,在无内源性维生素 D 合成的条件下,为使人群血清 25(OH)D 平均水平达到 50nmol/L,即 50% 的个体血清 25(OH)D 水平达到或超过 50nmol/L,人群平均维生素 D 摄入量应为 8.2μg/d,取整为 8μg/d,设定为 EAR。变异系数取 10% 计算 RNI 为 9.84μg/d,取整得 10μg/d。

2. 老年人　老年人维生素 D 摄入与血清 25(OH)D 水平之间的对数线性关系与成年人一致,其 EAR 不受年龄影响,因此老年人的 EAR 仍为 8μg/d。但考虑到 65 岁以上老年人体内维生素 D 代谢效率降低、受体敏感性降低、个体差异增大[9],变异系数取 40%,计算 RNI 为 14.76μg/d,确定 65 岁以上老年人维生素 D 的 RNI 为 15μg/d。

3. 儿童和青少年　在不缺钙的情况下,血清 25(OH)D 水平在 28~50nmol/L 之间钙吸收率最大[10]。研究表明青少年血清 25(OH)D 水平达到 50nmol/L,骨矿物质含量明显增加,钙吸收率最大[3],因此仍以 50% 个体 25(OH)D 水平达到 50nmol/L 所需膳食维生素 D 摄入量为 EAR。血清 25(OH)D 水平与膳食维生素 D 摄入遵循成人对数线性关系,因此建议儿童青少年维生素 D 的 EAR 与成人相同,为 8μg/d,RNI 为 10μg/d。

4. 孕妇和乳母　一项随机对照干预试验研究和多项观察性研究均发现,孕期血清 25(OH)D 水平对胎儿骨骼发育和钙代谢无明显影响。孕期妇女维生素 D 摄入与 25(OH)D 水平之间的关系与非孕妇女无明显差异,这些资料支持孕期妇女维生素 D 需要量与非孕妇女相同[11]。

哺乳与否对维生素 D 的代谢没有明显影响[12]。母乳中维生素 D 水平较低,提示分泌母乳对维生素 D 的消耗量较少(<2.5μg/d)。虽然补充维生素 D 可增加乳母血清 25(OH)D 水平,但对新生儿血清 25(OH)D 水平和母亲骨密度无影响[13]。根据上述证据,确定孕期和哺乳期妇女维生素 D 的 EAR 为 8μg/d,RNI 为 10μg/d。

5. 婴儿　婴儿处于快速生长发育期,维生素 D 需要量相对较高,是维生素 D 缺乏的高危人群。目前证据尚不足以制定婴儿的 EAR。由于母乳中维生素 D 含量较低,不能基于纯母乳喂养婴儿通过母乳摄入维生素 D 的量来制定婴儿维生素 D 的 AI 值。20 世纪 90 年代 Specker 等[14]在中国南方和北方进行了一项随机对照维生素 D 补充试验,从出生开始即给足月分娩婴儿分别补充维生素 D2.5μg /d、5μg /d、10μg /d,持续 6 个月后发现,虽然 3 个补充剂量组均无佝偻病发生,但北方地区 10μg/d 补充组的血清 25(OH)D 水平显著高于其他两个剂量组,中位数达到 62.5nmol/L。根据该研究,补充维生素 D 10μg/d 可维持婴儿适宜的血清 25(OH)D 水平(超过 50nmol/L),而没有临床维生素 D 缺乏表现[14-15],因此建议 0~12 月龄婴儿维生素 D 的 AI 为 10μg/d。

(二) 可耐受的最高摄入量

1. 成年人　维生素 D 过量易导致成人高钙血症,可能增加死亡、癌症和心血管疾病的风险,因此在制定 UL 值时以是否发生高钙血症为主要依据。研究发现,成人维生素 D 摄入量超过 250μg/d(10 000IU/d)时,高钙血症的发生风险增加。当平均维生素 D 摄入低于 100μg/d(4 000IU/d)时,无高钙血症发生[16-17]。因此以 100μg/d(4 000IU/d)设定为成人的 NOAEL,取 UF 为 2,确定中国成年人维生素 D 的 UL 为 50μg/d(2 000IU/d)。

2. 婴幼儿和儿童青少年　婴儿维生素 D 摄入过高易增加生长迟缓的发生风险。研究发现,婴儿维生素 D 平均摄入量达到 44.4μg/d 并持续 6 个月,未发现其对生长发育有不良影响。因此将该剂量水平(44.4μg/d)设定为该年龄组的 NOAEL[18],UF 取 2,则获得 0~12 月龄婴儿维生素 D 的 UL 值为 22.2μg/d,取值为 20μg/d。由于缺乏相应资料,1~11 岁儿童的 UL 值采用婴儿的 UL 数据按代谢体重外推来确定,近似为 20~45μg/d;12~17 岁人群 UL 值的确定则采用成人和婴儿的 UL 数据按代谢体重比例分别外推后取均值近似为 50μg/d。

3. 孕妇和乳母　目前数据显示孕妇和乳母的 UL 与成年女性无明显差异,建议孕妇和乳母的 UL 也为 50μg/d。

(编著　杨振宇　武洁姝)

(工作组　杨月欣　朱惠莲　马爱国)

参 考 文 献

[1] HOLICK M. Vitamin D [M]//SHILS M, OLSON J, SJOJE M, et al. Modern nutrition in health and disease. Philadelphia: Lippincott Williams & Wilkins., 1999.

[2] JONES G. Pharmacokinetics of vitamin D toxicity [J]. The American journal of clinical nutrition, 2008, 88 (2): 582S6S.

[3] Institute of Medicine. Dietary reference intakes form calcium and vitamin D [M]. Washington DC: National Academies Press, 2011.

[4] SEAMANS K M, CASHMAN K D. Existing and potentially novel functional markers of vitamin D status: a systematic review [J]. The American journal of clinical nutrition, 2009, 89 (6): 1997S-2008S.

[5] HEANEY R P. The vitamin D requirement in health and disease [J]. The Journal of Steroid Biochemistry and Molecular Biology, 2005, 97 (1/2): 13-19.

[6] BOUILLON R. Comparative analysis of nutritional guidelines for vitamin D [J]. Nat Rev Endocrinol, 2017, 13 (8): 466-479.

[7] BURGAZ A, AKESSON A, OSTER A, et al. Associations of diet, supplement use, and ultraviolet B radiation exposure with vitamin D status in Swedish women during winter [J]. The American Journal of Clinical Nutrition, 2007, 86 (5): 1399-1404.

[8] EFSA Panel on Dietetic Products, Nutrition and Allergies. Scientific opinion on dietary reference values for vitamin D [J]. EFSA Journal, 2016, 14 (10): 145.

[9] MACLAUGHLIN J, HOLICK M F. Aging decreases the capacity of human skin to produce vitamin D_3 [J]. J Clin Invest, 1985, 76 (4): 1536-1538.

[10] ABRAMS S A, HICKS P D, HAWTHORNE K M. Higher serum 25-hydroxyvitamin D levels in school-age children are inconsistently associated with increased calcium absorption [J]. J Clin Endocrinol Metab, 2009, 94 (7): 2421-2427.

[11] CRANNEY A, HORSLEY T, O'DONNELL S, et al. Effectiveness and safety of vitamin D in relation to bone health [M]. Rockville: Agency for Healthcare Research and Quality, 2007.

[12] SAADI H F, DAWODU A, AFANDI B O, et al. Efficacy of daily and monthly high-dose calciferol in vitamin D-deficient nulliparous and lactating women [J]. The American Journal of Clinical Nutrition, 2007, 85 (6): 1565-1571.

[13] ALA-HOUHALA M. 25-Hydroxyvitamin D levels during breast-feeding with or without maternal or infantile supplementation of vitamin D[J]. J Pediatr Gastroenterol Nutr,1985,4(2):220-226.

[14] SPECKER B L,HO M L,OESTREICH A,et al. Prospective study of vitamin D supplementation and rickets in China[J]. The Journal of Pediatrics,1992,120(5):733-739.

[15] HOLLIS B W,WAGNER C L. Vitamin D requirements during lactation:high-dose maternal supplementation as therapy to prevent hypovitaminosis D for both the mother and the nursing infant[J]. Am J Clin Nutr,2004,80(6 Suppl):1752S-1758S.

[16] ALOIA J F,PATEL M,DIMAANO R,et al. Vitamin D intake to attain a desired serum 25-hydroxyvitamin D concentration[J]. The American Journal of Clinical Nutrition,2008,87(6):1952-1958.

[17] BILLINGTON E O,BURT L A,ROSE M S,et al. Safety of high-dose vitamin D supplementation:secondary analysis of a randomized controlled trial[J]. J Clin Endocrinol Metab,2020,105(4):dgz212.

[18] BRANSBY E R,BERRY W T,TAYLOR D M. Study of the vitamin-D intakes of infants in 1960[J]. Br Med J,1964,1(5399):1661-1663.

第三节 维 生 素 E

维生素 E(vitamin E)又名生育酚(tocopherol),是所有具有 α-生育酚活性的生育酚和三烯生育酚(tocotrienol)及其衍生物的脂溶性维生素的总称。1922 年美国学者首次发现维生素 E,并认为它是大鼠正常生育所必需的物质。20 世纪 60 年代维生素 E 被证实为人类必需的营养素。

α-生育酚是食物含量最丰富且活性最高的维生素 E 形式,常以此为代表进行维生素 E 的相关研究。维生素 E 的生物学活性可以用国际单位(IU)或 α-生育酚当量(α-tocopherol equivalent,α-TE)表示。日常饮食中 α-生育酚的平均吸收率约为 75%。

维生素 E 作为一种重要的脂溶性抗氧化营养素而广为人知,生理功能主要有:①抗氧化作用;②维持生育功能;③维持免疫功能。维生素 E 的食物来源广泛,种子和坚果中含量尤其丰富,一般情况下人体不会因为摄入不足而导致缺乏。

目前,研究资料不足以支持确定维生素 E 的 EAR 和 RNI。根据 2015—2017 年中国居民营养与健康状况监测数据,18 岁以上成人维生素 E 摄入量的平均数为 37.5mg/d,经推算,成人维生素 E 的 AI 为 14mg α-TE/d。到目前为止,对健康成年人所进行的维生素 E 摄入量安全性研究所使用的最高剂量为 800mg/d,尚未发现出血倾向等相关副作用。根据该研究换算得到中国居民维生素 E 的 NOAEL 为 780mg α-TE/d;本次修订 UF 值取 1,计算 UL 值为 780mg α-TE/d,因此维持原 UL 值 700mg α-TE/d 不变。中国居民膳食维生素 E 参考摄入量见表 11-3-1。

虽然在维生素 E 治疗和预防慢性病方面已有不少研究,但目前的研究对于补充维生素 E 在人群慢性疾病预防中的作用尚无确切定论,暂无充足证据提出维生素 E 的 PI-NCD。

表 11-3-1   中国居民膳食维生素 E 参考摄入量

单位:mg α-TE/d

年龄/阶段	AI	UL	年龄/阶段	AI	UL
0 岁~	3	—	30 岁~	14	700
0.5 岁~	4	—	50 岁~	14	700
1 岁~	6	150	65 岁~	14	700
4 岁~	7	200	75 岁~	14	700
7 岁~	9	300	孕早期	+0	700
9 岁~	11	400	孕中期	+0	700
12 岁~	13	500	孕晚期	+0	700
15 岁~	14	600	乳母	+3	700
18 岁~	14	700			

注:"+"表示在相应年龄阶段的成年女性需要量基础上增加的需要量。

一、结构与理化性质

维生素 E 是 6-羟基苯并二氢吡喃环的异戊二烯衍生物,包括生育酚和三烯生育酚两类共 8 种化合物,即 α、β、γ、δ 生育酚(见图 11-3-1)和 α、β、γ、δ 三烯生育酚。α-生育酚是自

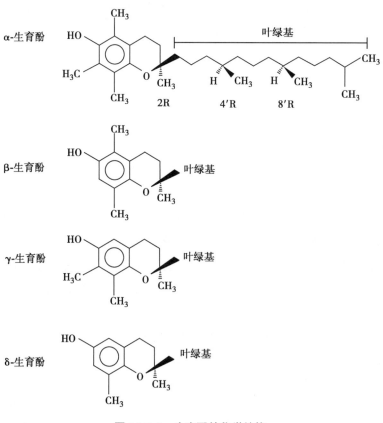

图 11-3-1   生育酚的化学结构

然界中分布最广、含量最丰富且活性最高的维生素 E 形式,通常以 α-生育酚作为维生素 E 的代表进行研究。维生素 E 补充剂中常含有 α-生育酚的各种酯,如 α-生育酚乙酸酯、琥珀酸酯或烟酸酯。酯类的结构能防止维生素 E 的氧化并延长其保质期。这些维生素 E 酯经口服后很容易被水解,以 α-生育酚(非酯形式)的形式被吸收。

维生素 E 的生物学活性可以用国际单位(IU)或 α-生育酚当量(α-TE)表示。1mg RRR-α-生育酚(α-d-生育酚立体异构体)被定为 1 个 α-TE 活性,相当于 1.49IU(1IU 维生素 E=0.67mg RRR-α-生育酚)。天然食物中有 α、β、γ、δ 生育酚和三烯生育酚共同存在。混合膳食中维生素 E 的总量,可按下列公式折算:膳食中总 α-TE 当量(mg)=1×α-生育酚(mg)+0.5×β-生育酚(mg)+0.1×γ-生育酚(mg)+ 0.02×δ-生育酚(mg)+0.3×α-三烯生育酚(mg)。

室温下维生素 E 为橙黄色或淡黄色油状液体,溶于脂肪和脂溶剂,对热和酸稳定,一般烹调对食物中维生素 E 破坏不大。但维生素 E 对氧十分敏感,各种生育酚都可被氧化成氧化型生育酚、生育酚氢醌和生育酚醌。光照、热、碱以及一些微量元素(如铁和铜)的存在可加速这种氧化反应。在无氧的条件下,维生素 E 在热、光及碱性环境中相对稳定。商品中的生育酚常以乙酸酯、琥珀酸酯或烟酸酯的形式存在,在有氧条件下比较稳定。

二、消化吸收和代谢

(一)消化吸收

各种形式的维生素 E 均可随脂肪一起被小肠上皮细胞吸收。酯类形式的生育酚进入肠道后被胰腺分泌的非特异性酯酶及肠黏膜细胞酯酶水解,与脂肪一起被小肠上皮细胞吸收。研究发现,除了通过被动扩散过程经细胞膜吸收外,部分维生素 E 的吸收可由胆固醇膜转运蛋白介导。无论来自天然食物还是营养补充剂,各种形式维生素 E 的表观吸收率十分接近。有资料表明,日常膳食中 α-生育酚的平均吸收率约为 75%[1],补充剂维生素 E 不与脂肪一起摄入时,吸收率很低。脂肪吸收不良综合征及其他影响脂肪吸收的因素均可导致维生素 E 吸收不良[2]。

(二)代谢

维生素 E 被吸收后大多由乳糜微粒携带、经淋巴系统到达肝脏。在肝脏合成脂蛋白的过程中,维生素 E 被整合到极低密度脂蛋白(very low density lipoprotein,VLDL)中,并被分泌进入血液循环。在维生素 E 的各类化合物中,α-生育酚的转运活性最高,因为肝脏中的 α-生育酚转运蛋白(α-tocopherol transfer protein,α-TTP)能特异地转运 α-生育酚。维生素 E 在不同脂蛋白间可互相转移,因此血浆脂蛋白水平对血浆维生素 E 的浓度有很大影响。维生素 E 也可在脂蛋白和红细胞之间进行快速交换,红细胞中维生素 E 浓度与血浆浓度高度相关。当血浆维生素 E 低于正常水平时,易发生红细胞膜破裂从而导致溶血。血浆、红细胞、肝脏和脾脏中是维生素 E 的快速转化池,这些组织中"旧"的 α-生育酚会很快地被"新"的所替代。脂肪组织中的维生素 E 含量相当稳定,维生素 E 缺乏引起的变化很小,属于缓慢转化池。人体脂肪组织的α-生育酚含量最高(150μg/g),其次是肾上腺(132μg/g),而红细胞的含量相对较低(2μg/g)。生育酚相对含量的差异表明不同组织对生育酚具有特定的转运、富集和/或储存机制。维生素E的代谢受细胞色素P450(cytochrome P450,CYPs)调节。CYPs启动生育酚和三烯生育酚的ω氧化,然后是β氧化,之后与硫酸盐或葡萄糖醛酸形成共轭物,经尿液或胆汁排出。过量的α-生育酚及其他生育酚和三烯生育酚类会被大量代谢,然后被排泄,以维持体内正常的维生素E水平。

三、生理功能

(一)抗氧化作用

维生素E是非酶抗氧化系统中重要的抗氧化剂,能清除体内的自由基并阻断其引发的链式反应,保护生物膜(包括细胞膜、细胞器膜)和脂蛋白中多不饱和脂肪酸、细胞骨架及其他蛋白质的巯基免受自由基和氧化剂攻击。维生素E对不同信号途径的调控作用可能也是源于细胞或组织氧化应激反应。

(二)维持生育功能

维生素E是哺乳动物维持生育必不可少的营养物质,缺乏维生素E会造成大鼠繁殖能力降低,胚胎死亡率增高。已经证明维生素E对妊娠和新生儿健康有益。当血浆α-生育酚浓度低于12mmol/L时,母亲发生感染、贫血和不良妊娠结局,以及婴儿生长迟缓的风险增加[2]。

(三)维持免疫功能

维生素E对维持正常免疫功能,特别是T淋巴细胞的功能具有重要作用。该作用已在动物模型和美国老年人群中得到证实[1-3]。维生素E对不同抗原介导的体液免疫有选择性影响,这种影响具有剂量依赖性。

四、摄入水平与健康

生育酚只能由具有光合作用的生物所合成,尤其是高等植物。所有绿色植物的组织中都有一定含量,尤以种子中特别突出。植物油是人类膳食中维生素E的主要来源,坚果、大豆及其他种子油料也是维生素E的优质来源。蛋类、鸡/鸭肫、绿叶蔬菜中有一定含量的维生素E;一般的肉、鱼类等动物性食品,水果及其他蔬菜中含量很少。

(一)摄入不足

给动物饲喂不含维生素E的合成饲料可引起维生素E缺乏症,主要表现为生殖障碍,神经肌肉退行性变化,血浆中维生素E浓度降低,红细胞膜受损,红细胞寿命缩短以及溶血性贫血。维生素E在自然界中分布甚广,一般情况下人体不会因为摄入不足而导致缺乏,但是在α-TTP或脂蛋白合成基因异常的人群中,可出现维生素E的明显缺乏。

(二)摄入过量

维生素E的毒性相对较低,动物实验未见维生素E有致畸、致癌、致突变作用。然而,极高剂量维生素E可与其他脂溶性维生素(维生素A、D和K)产生拮抗作用。动物实验发现,大剂量维生素 E 可抑制生长,干扰甲状腺功能及血液凝固,使肝脏中脂类增加。大多数成人都可以耐受每日口服 100~800mg 的维生素 E 而不出现明显的毒性症状和生化指标的改变。但使用抗凝药物或有维生素 K 缺乏的人,在没有密切医疗监控情况下不宜使用维生素 E 补充剂,因为有增加致命性出血的危险。早产儿对补充 α-生育酚的副作用敏感,因此必须在儿科医生的监控下使用。

（三）与慢性病的关系

现有研究发现,维生素 E 可帮助血糖控制不佳的 2 型糖尿病患者改善血糖状况[3],对糖尿病并发症具有预防和延缓作用[5-7]。但对于健康人群来说,仍缺少相关研究证据,来评估补充维生素 E 是否可以降低糖尿病的发病风险,故暂无法提出维生素 E 对糖尿病的 PI-NCD 值。

对于 α-生育酚的抗癌作用,目前也没有充分的临床研究证据[8]。近年来维生素 E 抗癌研究的焦点转移到生育三烯酚。但目前还没有大型临床试验充分探索生育三烯酚的抗癌潜力。

维生素 E 对非酒精性脂肪性肝病有治疗作用。使用维生素 E 和生活方式干预、其他药物或抗氧化物进行联合治疗,能够改善肝功能,降低肝转氨酶水平,和改善肝脂肪变性或降低氧化应激[9],但是这些研究都是维生素 E 与其他成分联合使用产生的效果,而对于单独使用维生素 E 进行治疗是否能够有效改善肝脏功能,结论不一。有些研究发现维生素 E 可有效降低肝脏转氨酶水平,减少肝脂肪变性和炎症[10],但也有研究发现单独使用维生素 E 对改善肝功能没有显著效果[11],当然这些研究中维生素 E 的服用剂量和种类不一。更为关键的是,目前没有研究观察健康人群补充维生素 E 是否可预防非酒精性脂肪性肝病。

脂质过氧化是动脉粥样硬化发生和进展的重要初始事件,在心血管疾病发展中起着至关重要的作用。然而,维生素 E 的抗氧化作用是否可以预防心血管疾病的不良结局,目前对此尚存争议。最新的系统综述[12]和 Meta 分析[13]表明,维生素 E 在预防心血管疾病、心血管死亡率方面没有显著作用,不能明确证明维生素 E 可以预防中风。

维生素 E 对阿尔茨海默病（Alzheimer's disease,AD）的影响很受关注,但最新的 Meta 分析和综述表明,没有足够证据支持补充维生素 E 与 AD 风险的降低或 AD 的进展有确切的关系,不能确定维生素 E 是否为延迟或预防 AD 发作的有效干预手段[14]。

总之,近 10 年来维生素 E 在防治慢性病方面有许多研究,但结论不一致,因此没有充足的依据提出维生素 E 的 PI-NCD 值。

五、营养状况评价

迄今为止,尚缺乏可靠的评价维生素 E 摄入量和机体水平的生物学指标,这已成为确切评价维生素 E 健康效应的一个主要障碍[15]。当前维生素 E 的营养状况主要通过血浆或血清 α-生育酚浓度来评价。

（一）膳食摄入量

维生素 E 的膳食摄入量对评价其营养状况有一定参考价值。将食物中维生素 E 的不同形式,统一折算为 α-生育酚当量,以此确定维生素 E 的膳食摄入量。以 2015—2017 年中国居民营养与健康状况监测结果为例,18 岁以上成人维生素 E 的平均摄入量为 37.5mg/d,经折算为 14mg α-TE/d。各种形式生育酚折算 α-生育酚当量的换算值见表 11-3-2。

表 11-3-2 各种形式生育酚的单位换算值

结构形式	α-TE/mg	结构形式	α-TE/mg
RRR-α-生育酚	1.00	全-消旋-α-生育酚琥珀酸酯	0.60
RRR-α-生育酚醋酸酯	0.91	β-生育酚	0.50
RRR-α-生育酚琥珀酸酯	0.81	γ-生育酚	0.10
全-消旋-α-生育酚	0.74	α-三烯生育酚	0.30
全-消旋-α-生育酚醋酸酯	0.67		

资料来源:中国营养学会. 中国居民膳食营养素参考摄入量(2013 版)[M]. 北京:科学出版社,2014.

(二)生化指标

1. 血浆(清)α-生育酚浓度 测定血浆(清)α-生育酚浓度最常用的方法是高效液相色谱法。成人血浆或血清中维生素 E 平均浓度为 22.1μmol/L(9.5μg/mL),范围为 11.6~46.4μmol/L(5~20μg/mL),当小于 11.6μmol/L(5μg/mL)时,会发生红细胞溶血,提示维生素 E 缺乏[15]。

在血液循环中,维生素 E 大部分与低密度脂蛋白结合在一起,所以血浆脂质水平会影响血浆维生素 E 状况的判定,如血脂代谢异常的病人,血浆维生素 E 的水平不一定能正确反映体内的营养状况。因此,计算血浆维生素 E 的有效浓度时必须要考虑血脂水平。最合理的方法是采用血中维生素 E 与脂类的比例来表示维生素 E 的营养状况。血浆总生育酚水平成人低于 0.8mg/g(以总脂质计)、婴儿低于 0.6mg/g 时,提示有维生素 E 的临床缺乏[15]。

2. 脂肪组织维生素 E 含量 脂肪组织是存储维生素 E 的主要组织。正常状态下,体内脂肪组织每 1g 甘油三酯中的维生素 E 含量应大于 100μg。

3. 脂质过氧化反应指标 维生素 E 缺乏时机体抗氧化反应能力下降,体内脂质过氧化产物增加,可以测定血清或组织抗氧化酶如超氧化物歧化酶、谷胱甘肽过氧化物酶、过氧化产物丙二醛等。

(三)体格和功能试验

1. 红细胞溶血试验 红细胞溶血试验(red blood cell hemolysis test)是间接但实用的判断体内维生素 E 状况的功能性指标,足量的维生素 E 能保护红细胞膜抵抗脂质过氧化损害诱导的溶血。当维生素 E 缺乏时,红细胞膜脆性增加易发生溶血。利用低浓度过氧化氢溶液可测定红细胞对抗溶血的能力,红细胞与 2.0%~2.4% 的 H_2O_2 溶液保温 3 小时后,溶血率 >5%,即提示有维生素 E 缺乏,在该条件下,溶血率 <5% 可排除维生素 E 缺乏的可能[15]。

2. 神经功能检查 维生素 E 缺乏可引起感觉异常、共济失调等临床症状,神经学检查可以协助营养诊断。

3. 基因测试 最常见的维生素E缺乏见于一些遗传性疾病,可进行基因测试辅助判断,如 α-生育酚转移蛋白基因缺陷、8 号染色体基因缺陷。

六、膳食参考摄入量

目前,尚无足够的关于人体维生素 E 需要量的研究来确定维生素 E 的 EAR 和 RNI。在正常人群中维生素 E 缺乏的相关报告很少见,可见对于大多数人而言,从日常膳食中摄取的维生素 E 即可满足人体需求。多数国家以本国居民膳食维生素 E 摄入量的调查资料为基础,结合缺乏或过量维生素 E 摄入引起的临床表现和相关生化指标,以及维持维生素 E 平衡的摄入量等制定维生素 E 的 DRIs。由于目前证据资料有限,儿童、青少年人群的 DRIs 通常是利用成人资料外推得到。按照国际惯例,维生素 E 的 AI 和 UL 均以 mg α-TE/d 表示。

(一) 适宜摄入量

1. 成年人 根据 2015—2017 年中国居民营养与健康状况监测的结果,18 岁以上成人维生素 E 的平均摄入量为 33.5mg/d,经折算为 12.4mg α-TE/d,与前一版(2013 版)相差不大,故成人维生素 E 的 AI 与此前保持不变,仍为 14mg α-TE/d。

2. 老年人 由于没有关于衰老与维生素 E 吸收或利用不足的相关报道,也没有证据表明老年人对维生素 E 的吸收和利用会随着年龄增长而减少。因此,对老年人 AI 的制定与一般成人相同,建议 65 岁以上老年人的 AI 为 14mg α-TE/d。

3. 儿童和青少年 依据儿童青少年的体重和生长系数,用成人资料外推,计算各年龄段儿童青少年维生素 E 的 AI。1~3 岁为 6mg α-TE/d、4~6 岁为 7mg α-TE/d、7~8 岁为 9mg α-TE/d、9~11 岁为 11mg α-TE/d、12~14 岁为 13mg α-TE/d、15~17 岁为 14mg α-TE/d。

4. 孕妇和乳母 孕妇血清 α-生育酚含量升高,与总膳食脂肪含量增加成正比。基于这一人群需要控制脂肪的摄入量,因此对孕妇建议的 AI 值不再额外提高。维生素 E 通过胎盘由母体传递给胎儿,虽然早产新生儿有维生素 E 缺乏和溶血性贫血的可能,但是目前为止未有孕妇维生素 E 缺乏的相关报道,也无证据表明孕妇维生素 E 的摄入量应高于非孕女性。因此,我国孕妇维生素 E 的 AI 与一般成年女性一样,为 14mg α-TE/d。

根据现有资料[16]折算,我国哺乳期女性因泌乳而丢失的维生素 E 的量为 2.5~3.4mg α-TE/d,中位数取整为 3mg α-TE/d,因此建议哺乳期女性维生素 E 的 AI 由 14mg α-TE/d 增加至 17mg α-TE/d。

5. 婴儿 对于婴儿而言,由于维生素 E 的主要来源为母乳或配方奶粉,根据相关研究报道的我国 0~6 月龄婴儿的母乳摄入量为 750mL/d[16],结合我国母乳中 α-生育酚的含量为 3.3~4.5mg α-TE/d,计算出婴儿每天维生素 E 的摄入量为 2.5~3.0mg α-TE/d。因此,建议我国 0~6 个月龄婴儿维生素 E 的 AI 为 3mg α-TE/d。

由于缺少 7~12 月龄婴儿母乳和辅食摄入量的相关资料,因此,该年龄段婴儿维生素 E 的 AI 以小婴儿和一般成人的 AI 为基础,考虑代谢体重比推算,分别为 4.11mg α-TE/d 和 4.24mg α-TE/d,计算平均值并取整数之后,建议 7~12 月龄婴儿的 AI 为 4mg α-TE/d。

（二）可耐受最高摄入量

目前没有报道天然膳食中维生素E会对人体产生不利影响，仅当维生素E作为补充剂、食品强化剂或药物时，才有可能导致过量风险。由于维生素E具有抗氧化特性，人们在营养保健和慢病防治中常常使用较高剂量的维生素E补充剂，远超过适宜摄入量。因此，对大剂量补充维生素E的安全性问题应当重视。维生素E过量的副作用主要包括损害凝血机制，即导致某些个体出现出血倾向，许多国家制定维生素E的UL常用凝血相关指标作为关键观察点。

1. 成年人　本次修订考察了近30年间高剂量维生素E摄入的资料，未发现不良反应报告。对亚洲健康成人进行的高剂量维生素E摄入安全性的研究[17]，招募22名健康成年男性（平均体重62.2kg）口服1 200IU/d（800mg/d）维生素E，持续28天，结果未发现包括凝血受损在内的各种副作用。根据该研究换算得出NOAEL，即800mg/d÷62.2kg（研究受试者平均体重）×61kg（中国成人平均体重）=786.9mg/d，取整为780mg α-TE/d。本次修订将UF系数设定为1，计算出成年人维生素E的UL为780mg α-TE/d。因此，本次修订成年人维生素E的UL值仍沿用700mg α-TE/d。

2. 儿童和青少年　儿童青少年维生素E的UL则根据各年龄段的相对体重，由成人UL值推算并取整数得到：1~3岁为150mg α-TE/d、4~6岁为200mg α-TE/d、7~8岁为300mg α-TE/d、9~11岁为400mg α-TE/d、12~14岁为500mg α-TE/d、15~17岁为600mg α-TE/d。

3. 孕妇和乳母　没有文献表明孕妇及乳母存在维生素E过量风险，针对孕妇和乳母人群也未见相关中毒报告，因此对孕妇和乳母设定与成年人相同的UL值，为700mg α-TE/d。

4. 婴儿　目前没有文献显示维生素E对婴儿具有副作用，且婴儿期通常以母乳或婴儿食品喂养，一般不会导致维生素E过量摄入，因此对婴儿不设定UL值。

（编著　孙建琴　沈秀华）

（工作组　丁钢强　汪之顼　赖建强）

参 考 文 献

［1］EFSA. Dietary reference values for nutrients summary report［R］. EFSA Supporting Publications, 2017.

［2］TRABER M G. Vitamin E inadequacy in humans: causes and consequences［J］. Adv Nutr, 2014, 5(5): 503-514.

［3］MEYDANI S N, LEWIS E D, WU D. Perspective: should vitamin E recommendations for older adults be increased?［J］. Adv Nutr, 2018, 9(5): 533-543.

［4］VAFA M, HAGHIGHAT N, MOSLEHI N, et al. Effect of tocotrienols enriched canola oil on glycemic control and oxidative status in patients with type 2 diabetes mellitus: a randomized double-blind placebo-controlled clinical trial［J］. J Res Med Sci, 2015, 20(6): 540-547.

［5］KOAY Y Y, TAN G C J, PHANG S C W, et al. A Phase llb randomized controlled trial investigating the effects of tocotrienol-rich vitamin E on diabetic kidney disease［J］. Nutrients, 2021, 13(1): 258-273.

［6］NG Y T, PHANG S C W, TAN G C J, et al. The effects of tocotrienol-rich vitamin E(Tocovid) on diabetic neuropathy：a phase Ⅱ Randomized controlled trial［J］. Nutrients，2020，12（5）：1552-1566.

［7］ KHATANI P G，SOLEIMANI A，SHARIFI N，et al. The effects of high-dose vitamin E supplementation on biomarkers of kidney injury，inflammation，and oxidative stress in patients with diabetic nephropathy：a randomized，double-blind，placebo-controlled trial［J］. J Clin Lipidol，2016，10（4）：922-929.

［8］ VIRTAMO J，TAYLOR P R，KONTTO J，et al. Effects of alpha-tocopherol and beta-carotene supplementation on cancer incidence and mortality：18-year postintervention follow-up of the Alpha-tocopherol，Beta-carotene Cancer Prevention Study［J］. Int J Cancer，2014，135（1）：178-185.

［9］ ALLER R，IZAOLA O，GOMEZ S，et al. Effect of silymarin plus vitamin E in patients with non-alcoholic fatty liver disease. A randomized clinical pilot study［J］. Eur Rev Med Pharmacol Sci，2015，19（16）：3118-3124.

［10］ ANUSHIRAVANI A，HADDADI N，POURFARMANBAR M，et al. Treatment options for nonalcoholic fatty liver disease：a double-blinded randomized placebo-controlled trial［J］. Eur J Gastroenterol Hepatol，2019，31（5）：613-617.

［11］ BRIL F，BIERNACKI D M，KALAVALAPALLI S，et al. Role of vitamin E for nonalcoholic steatohepatitis in patients with type 2 diabetes：a randomized controlled trial［J］. Diabetes Care，2019，42（8）：1481-1488.

［12］ SHAH S，SHIEKH Y，LAWRENCE J A，et al. A systematic review of effects of vitamin E on the cardiovascular system［J］. Cureus，2021，13（6）：e15616.

［13］ LOH H C，LIM R，LEE K W，et al. Effects of vitamin E on stroke：a systematic review with meta-analysis and trial sequential analysis［J］. Stroke Vasc Neurol，2021，6（1）：109-120.

［14］ BROWNE D，MCGUINNESS B，WOODSIDE J V，et al. Vitamin E and Alzheimer's disease：what do we know so far?［J］. Clin Interv Aging，2019（14）：1303-1317.

［15］ IOM. DRI Dietary reference intakes：applications in dietary assessment［M］. Washington：National Academies Press（US），2000.

［16］朱长林，佟晓波，张小华，等. 不同阶段母乳中 α-生育酚浓度的研究［J］. 中国实用儿科杂志，2002，17（10）：624-625.

［17］ MORINOBU T，BAN R，YOSHIKAWA S，et al. The safety of high-dose vitamin E supplementation in healthy Japanese male adults［J］. J Nutr Sci Vitaminol（Tokyo），2002，48（1）：6-9.

第四节 维 生 素 K

维生素 K（vitamin K）为一种脂溶性维生素，是含有 2-甲基-1，4-萘醌基团的脂溶性化合物，有维生素 K_1 和 K_2 两种天然类型。1935 年丹麦科学家 Dam 报道了一种具有凝血功能的新维生素，将其命名为凝血维生素（维生素 K），并于 1939 年从紫花苜蓿中分离提纯出维生素 K_1，又名叶绿醌（phylloquinone）。之后，美国科学家 Doisy 从动物性食物中提取了维生素 K_2（甲萘醌，menaquinone），与维生素 K_1 的区别仅在于萘醌环 3 位上的异戊二烯基团数量不同。维生素 K_1 主要源自绿色蔬菜，而维生素 K_2 主要源自发酵食品、肉类和乳制品，也可通过肠内细菌合成。

维生素 K_1 的主要功能是促进凝血。维生素 K_2 则具有骨骼健康效应和降低心血管疾病风险等其他潜在作用，对骨质疏松症、冠状动脉钙化和心血管疾病有预防作用。

目前用于评价人体维生素 K 营养状况的指标有血清（浆）维生素 K 水平、凝血试验、血清（浆）羧化不全骨钙素和非磷酸化-未羧化的基质 γ-羧基谷氨酸（Gla）蛋白水平、尿中维生素 K 代谢物等，但尚无公认一致的生物标志物和判定标准，因此难以评估维生素 K 的营养状况和需要量。

由于研究资料不足，无法制定维生素 K 的 EAR 和 RNI，目前世界各国均以健康人群的膳食摄入量来制定维生素 K 的 AI 值。本次修订依据 2010—2013 年和 2015—2017 年中国居民营养监测获得的膳食摄入资料，结合我国食物成分数据库中维生素 K 的数据，计算各人群膳食维生素 K 的 AI 值，见表 11-4-1。

表 11-4-1 中国居民膳食维生素 K 参考摄入量

单位：μg/d

年龄/阶段	AI	年龄/阶段	AI
0 岁~	2	30 岁~	80
0.5 岁~	10	50 岁~	80
1 岁~	30	65 岁~	80
4 岁~	40	75 岁~	80
7 岁~	50	孕早期	+0
9 岁~	60	孕中期	+0
12 岁~	70	孕晚期	+0
15 岁~	75	乳母	+5
18 岁~	80		

注："+"表示在相应年龄阶段的成年女性需要量基础上增加的需要量。

一、结构与理化性质

维生素 K 是含有 2-甲基-1,4-萘醌基团的一组化合物，包括维生素 K_1、K_2、K_3 和 K_4。天然来源的维生素 K 以维生素 K_1（叶绿醌，PK）和维生素 K_2（甲萘醌，MK-n）两种形式存在。植物来源的维生素 K_1 为萘醌 3 位上植烷基取代产物，是人类维生素 K 的主要来源，相对分子质量为 450.68。维生素 K_2 由于侧链不饱和异戊二烯基数量的不同，以 MK-n 表示，n 为异戊二烯基的个数（图 11-4-1）。已知的维生素 K_2 有 MK-4~MK-13 多种形式[1]，其中常见的 MK-4 相对分子质量为 444.65，MK-7 的相对分子质量为 649.00，MK-9 的相对分子质量为 785.25。动物组织中既有维生素 K_1 又有维生素 K_2。

天然维生素 K 是黄色油状物，不溶于水，微溶于乙醇，可溶解于醚、氯仿和脂肪。维生素 K 对光和碱敏感，对热和氧相对稳定。维生素 K 的系列衍生物均显示萘醌的紫外特性，其氧化形式在 240~270nm 波长有 4 个强的吸收峰。由于天然维生素 K 对热稳定，不溶于水，在一般的烹调过程中不容易损失。

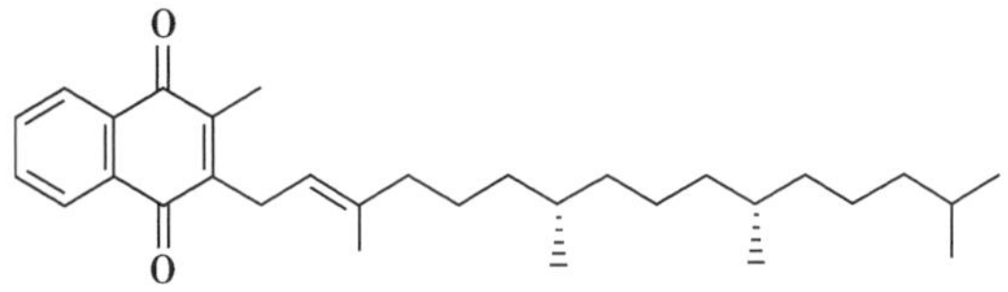

维生素K₁（叶绿醌，PK）

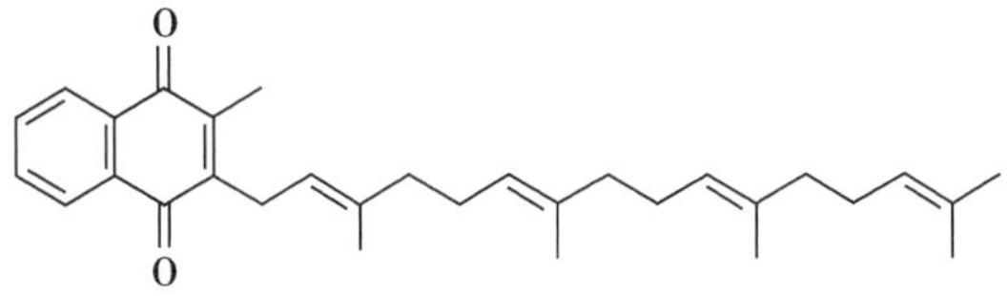

甲萘醌-4（MK-4，维生素K₂）

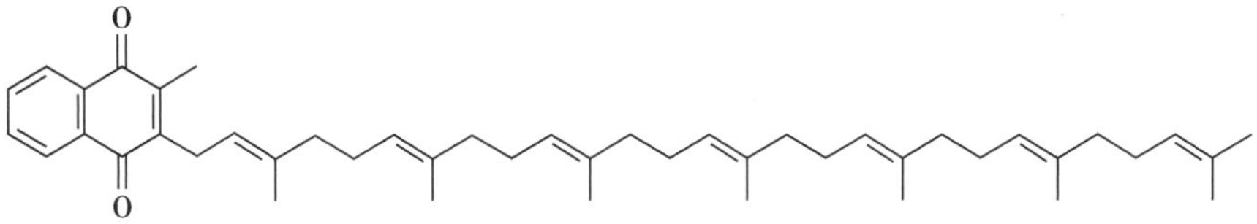

甲萘醌-7（MK-7，维生素K₂）

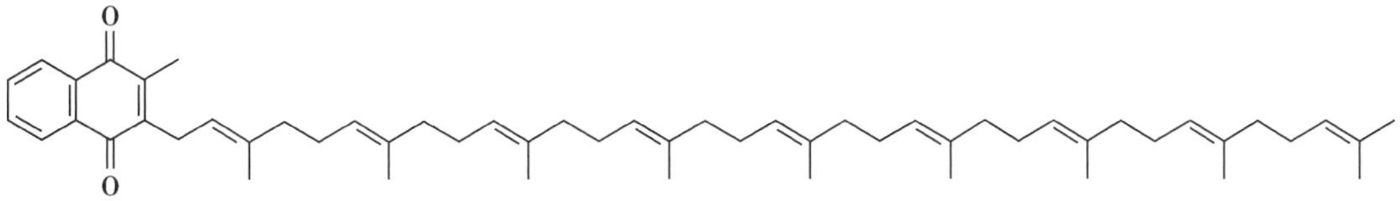

甲萘醌-9（MK-9，维生素K₂）

图 11-4-1　维生素 K 的化学结构

二、消化吸收和代谢

（一）消化吸收

膳食维生素 K 经十二指肠中段和空肠吸收,借助胰液和胆汁的作用以可溶解的微团形式分散到肠腔内。膳食来源的维生素 K（包括维生素 K₁ 和 K₂）的总体吸收率为 40%~70%。维生素 K₁ 占总摄入的 90%,但仅 10%~15% 以原形被吸收[2],另有 5%~25% 转化为 MK-4 被吸收。膳食脂肪有助于增加维生素 K₁ 的吸收率。体内的维生素 K₂ 除从饮食中获得外,还可由肠道细菌产生。在各种维生素 K₂ 中,MK-7 的吸收率最高,MK-9 吸收较差。

（二）代谢

经肠道吸收的维生素 K 结合到乳糜微粒,随后转运至肝脏。维生素 K₁ 进入肝脏后由富含甘油三酯的脂蛋白迅速转运到极低密度脂蛋白和低密度脂蛋白中。维生素 K₂ 在肝脏中发挥作用,并被脂蛋白转运到血液循环中。肝脏是体内维生素 K 浓度最高的器官,心脏、胰腺、大脑、肾脏等也含有维生素 K。成年人每克肝脏中维生素 K₁ 的含量为 3~34ng,维生素 K₂ 的含量为 21~239ng[3]。不同形式的维生素 K₂ 在血液中的代谢动力学不同,因此难以直接对 MK-4、MK-7 和 MK-9 的吸收利用情况进行定量。

人体仅能保留维生素 K₁ 摄入剂量的 30%~40%,其余部分约 20% 通过尿液排出,40%~50% 通过胆汁排泄至粪便中。关于维生素 K₂ 的排泄,目前缺少详细的研究,仅有一项动物试验表明 MK-4 通过胆汁排出。

三、生理功能

维生素 K_1 主要发挥凝血功能;维生素 K_2 主要发挥骨骼健康效应,抑制血管钙化和降低心血管疾病风险,并具有其他潜在健康效应。

(一) 发挥凝血功能

维生素 K 是维持正常凝血必不可少的维生素,其凝血功能主要通过维生素 K_1 实现。凝血因子Ⅱ、Ⅶ、Ⅸ和Ⅹ均是维生素 K 依赖性凝血因子,维生素 K 缺乏可引起相关凝血因子活性下降,导致维生素 K 依赖性凝血因子缺乏症。

(二) 促进骨形成、抑制骨吸收

维生素 K 可以促进骨组织钙化、抑制骨吸收等,其骨骼健康效应已在细胞水平、动物实验及临床治疗上得到证实。维生素 K 通过维生素 K 依赖性蛋白(vitamin K-dependent protein,VKDP)介导和非 VKDP 介导两种方式发挥其对骨骼的健康效应。在骨骼和软骨组织中有六种不同的 VKDP,它们通过 Gla 残基与钙结合,在骨骼和软骨发育及状态维持中发挥重要作用。非 VKDP 介导的维生素 K 骨骼效应,是通过维生素 K 直接促进成骨细胞分化,同时通过刺激骨保护素表达、抑制破骨细胞分化来实现的[4]。研究表明,低维生素 K 摄入与骨质疏松、骨折风险增加有关。补充干预试验证明,维生素 K_2 可减少骨质流失,降低骨折风险[5,6],也可预防和治疗骨质疏松症[7]。EFSA 等国际组织均已认可维生素 K 摄入与维持骨骼正常状态之间存在着因果关系[3]。

(三) 抑制血管钙化

维生素 K 主要通过激活 VKDP 中的基质 Gla 蛋白(MGP)来抑制血管钙化。γ-羧化的 MGP 通过与 Ca^{2+} 晶体结合抑制异位钙化,还可与血管内钙化诱导因子骨形态发生蛋白 2(BMP-2)结合,发挥抑制钙化的作用。VKDP 生长停滞-特异基因 6 也可通过抑制细胞凋亡,对血管钙化产生抑制作用。Shea[8]和 van Ballegooijen 等[9]认为维生素 K_2 对心血管健康具有促进作用。Knapen 等对 244 名健康绝经女性进行的双盲对照实验发现,长期服用 MK-7($180\mu g/d$,3 年)可显著改善动脉僵硬度[10]。Vossen 等发现补充 MK-7($360\mu g/d$,1 年)能减缓冠心病患者冠状动脉钙化的进展[11]。

另外,也有研究发现,维生素 K_2 对代谢综合征、2 型糖尿病、特定肿瘤、认知障碍、抑郁等疾病的发生发展[12]也有积极的影响。

四、摄入水平与健康

维生素 K_1 是膳食维生素 K 的主要形式。维生素 K_1 含量丰富的食物主要是绿色蔬菜,尤其以蔬菜的茎、叶和花等部位以及藻类中含量丰富。维生素 K_2 主要来源于发酵食品、肉类和乳制品。在我国食物中,MK-4 在禽肉和蛋类中含量丰富,畜肉中含量较低,水产类中含量极低;MK-7 主要来源于发酵豆类食品,畜肉、禽肉和鱼肉中也存在较低含量的 MK-7;

MK-9 只在乳酪中含量较高。维生素 K_1 膳食来源丰富,正常成人很少发生维生素 K_1 缺乏。由于维生素 K 安全性高,尚未发现其过量的不良反应。

（一）摄入不足

成人维生素 K 缺乏往往继发于胃肠道疾病或药物治疗,如由胃肠道功能紊乱、肝胆疾病导致的脂肪吸收异常。胃肠道菌群紊乱或长期使用抗生素治疗也会导致肠道微生物合成维生素 K_2 障碍等。维生素 K_1 缺乏的临床症状主要表现为与凝血因子活性降低有关的出血倾向,或凝血酶原时间、部分凝血活酶时间增加。

新生儿容易因维生素 K_1 缺乏导致新生儿出血症,原因包括胎盘屏障导致胎儿期从母体获得量有限,母乳中维生素 K 含量低,以及正常肠道菌群不能及时建立或菌群紊乱导致肠源性维生素 K 供应受限。维生素 K 缺乏性新生儿出血症主要发生在 3~4 月龄的婴儿,60%~80% 伴有颅内出血,起病突然、进展速度快,病死率高,存活者有明显后遗症,但及时补充维生素 K_1 可以快速缓解症状。

（二）摄入过量

目前没有人体维生素 K 摄入过量产生不良反应的报道。人体持续补充 10mg/d 维生素 K_1 未发现明显副作用[13];采用 MK-4 治疗骨质疏松症时,补充剂量达到 45mg/d 仍没有观察到不良反应,由此证实该剂量是安全的[7]。实验大鼠补充 10mg/[kg(bw)·d] 的 MK-7,90 天内同样未发现毒性作用[14]。此外,维生素 K_1 和维生素 K_2 在致癌性、基因毒性、生殖发育毒性等方面均无不良反应报道。国际组织和各国均暂未制定维生素 K 的 UL 值。

（三）与慢性病的关系

尽管已有不少观察性研究、队列研究或干预实验针对维生素 K_1 与骨骼健康和心血管疾病之间的关系进行研究,但结果均未能证明补充维生素 K_1 对预防骨质流失、骨折及血管钙化等具有明显效果。

维生素 K_2 对骨质疏松症、冠状动脉钙化和心血管疾病具有预防作用,尤其是在骨骼健康方面具有较强的证据支持[15]。在日本人群中,维生素 K_2 可预防 60% 的椎体骨折,77% 的髋部骨折和 81% 的非椎体骨折。一项为期 3 年的随机对照试验表明,补充 180μg/d 的 MK-7 可以缓解腰椎和股骨颈骨密度的下降幅度。但目前已有的文献中,MK-4 和 MK-7 预防骨质疏松症的剂量反应关系并不明确,干预研究中采用的剂量和健康功效亦难以统一,故此也难以制定 PI-NCD 值。

五、营养状况评价

维生素 K 的营养状况除了通过膳食摄入量评估,还可采用生物标志物进行评价,但还没有任何一种生物标志物被公认为比较理想的特异性指标,因而难以开展耗竭-补充试验来确定人体的维生素 K 需要量。

（一）膳食摄入量

我国开展人群维生素 K 摄入量以及营养状况评价的研究较少。中国 DRIs 修订工作组基于中国居民营养监测和新构建的维生素 K 食物成分数据库,计算了 2010—2013 年和 2015—2017 年中国居民膳食维生素 K 摄入量,为本次修订维生素 K 的 AI 值提供数据支撑。经计算,我国居民膳食维生素 K 摄入量为:1~6 岁 32.02~41.97μg/d,7~17 岁 52.92~73.48μg/d 以及 18~64 岁 76.83~82.47μg/d。

(二)生化指标

目前尚无公认的评价人体维生素 K 营养状况的理想指标,且各相关指标亦无对应的判定标准。已报道用于评价维生素 K 营养状况的指标见表 11-4-2。

表 11-4-2　维生素 K 营养状况的评价指标

指标	特点
凝血试验	非特异性指标,不能用于维生素 K 亚临床缺乏的诊断
凝血酶原前体蛋白(PIVKA-Ⅱ)	对维生素 K 摄入量变化和低维生素 K 水平检测的灵敏度均较低
血清(浆)羧化不全骨钙素(ucOC)	能较好地反映维生素 K 摄入状况,其与骨钙素的比值被认为是评价个体维生素 K 状况比较敏感的指标
血清(浆)非磷酸化-未羧化的基质 Gla 蛋白(dp-ucMGP)	能较好地反映维生素 K 的营养状况,可作为维生素 K 营养状况评价指标
血清(浆)维生素 K(PK、MK-4、MK-7 等)	可以对体内不同形式的维生素 K 分别检测,是评价维生素 K 营养状况的潜在指标,其中 PK 是反映短期膳食摄入的良好指标
尿中维生素 K 代谢物(7C-糖苷配基、5C-糖苷配基)	多用于儿童维生素 K 代谢物的检测

(三)体格及功能检查

维生素 K_1 缺乏症最主要的体征是与凝血因子活性降低有关的出血倾向。可有鼻腔、口腔或皮下出血;腹股沟、颈项周围或腿部瘀斑;关节肿胀;指甲下或结膜内出血,黑粪(肉眼可见或隐血),血尿和呕血等。面色苍白可能是既往出血的体征。凝血功能检查,如凝血酶原时间延长、促凝血酶原时间延长等可作为维生素 K_1 缺乏的筛查依据,可通过检查维生素 K 依赖性凝血因子Ⅱ、Ⅶ、Ⅸ、Ⅹ及凝血酶原抗原活性降低而确诊。

六、膳食参考摄入量

目前仍缺乏估计人体维生素 K 需要量的证据,尚难以确定各人群维生素 K 的 EAR,故仍依据流行病学调查获得的健康人群膳食维生素 K 摄入量数据,制定膳食维生素 K 的 AI 值[16]。此外,因证据资料不充分,且无明确毒性报道,暂不制定维生素 K 的 UL 值。

世界上制定成年人维生素 K 的 AI 值有 2 种方式:①以维持成年人凝血功能的维生素 K_1 需要量 1μg/[kg(bw)·d]为基础,结合标准体重计算,如 WHO/FAO、欧洲食品安全局[3] 等;②采用本国营养监测的膳食摄入量数据确定 AI 值,如美国、加拿大、澳大利亚、韩国和日本[7]等。本次修订采用第 2 种方式制定中国居民膳食维生素 K 的 AI 值。基于 2010—2013 年和 2015—2017 年两轮中国居民营养与健康状况监测中各人群膳食维生素 K 摄入量数据进行计算,具体如下。

1. 成年人　经计算我国成年人 18~29 岁、30~49 岁和 50~64 岁的膳食维生素 K 摄入量中位数分别为 76.83μg/d、79.76μg/d 和 82.47μg/d,经数值修约,18~64 岁成年人 AI 值确定为 80μg/d。

2. 老年人　文献报道我国北方地区老年人维生素 K_1 摄入量为 83.0~575.0μg/d[17],但无维生素 K_2 摄入量的报道。经计算,65~74 岁和 75 岁以上人群膳食维生素 K 摄入量中位数分别为 74.58μg/d 和 62.84μg/d。考虑到老年人胆汁和胰液分泌减少,饮食中脂类摄入减少及慢性疾病治疗等因素,会使肠道内维生素 K 的产生和吸收减少,因此需要增加老年人维生素 K 摄入量。但维生素 K 的吸收率是否会随着年龄的增长而减少,目前尚无充分证据。因此,此次修订中老年人采用与成年人一致的 AI 值,即 80μg/d。

3. 儿童和青少年　经计算 1~3 岁、4~6 岁、7~8 岁、9~11 岁、12~14 岁和 15~17 岁年龄段人群的膳食维生素 K 摄入量中位数分别为 32.02μg/d、41.97μg/d、52.92μg/d、59.33μg/d、67.82μg/d 和 73.48μg/d。另外,"十三五"科技基础资源调查专项"中国 0~18 岁儿童营养与健康系统调查与应用"项目调查结果显示,1~2 岁儿童膳食维生素 K 摄入量的中位数为 31.6μg/d。经数值修约,各年龄段的 AI 值依次确定为 30μg/d、40μg/d、50μg/d、60μg/d、70μg/d 和 75μg/d。

4. 孕妇和乳母　关于妊娠期妇女的维生素 K 需要量是否增加尚无研究报道。因怀孕期间仅有少量的维生素 K_1 通过胎盘[18],故孕妇维生素 K 摄入量增加与否对胎儿维生素 K 的营养状况影响不大。基于此,孕妇和非孕妇女维生素 K 的 AI 保持一致,确定为 80μg/d。乳母每日通过乳汁排出的维生素 K 约为 2μg,按膳食中维生素 K 吸收率的低值 40%[2]计算,得出乳母每日维生素 K 的摄入量应在非孕成年人的基础上额外增加 5μg/d,确定其 AI 值为 85μg/d。

5. 婴儿

(1) 0~6 月龄:虽然目前围产保健实践会对新出生婴儿给予常规维生素 K 注射补充,但通过膳食获得一定量维生素 K 仍然是极为重要的。本次修订基于纯母乳喂养婴儿可以获得维生素 K 的事实,制定 0~6 月龄婴儿维生素 K 的 AI 值,以母乳中维生素 K 的平均浓度 2.5μg/L、母乳摄入量为 750mL/d 计算,取整后获得该人群的 AI 值为 2.0μg/d。

(2) 7~12 月龄:采用"十三五"科技基础资源调查专项"中国 0~18 岁儿童营养与健康系统调查与应用"项目的膳食调查数据,计算 7~12 月龄婴儿来自母乳和辅食两个来源的维生素 K 摄入量中位数为 10.5μg/d,据此确定 7~12 月龄婴儿维生素 K 的 AI 为 10μg/d。

(编著　赖建强　胡贻椿　王　竹)

(工作组　孙长颢　孙建琴　段一凡)

参 考 文 献

[1] SHEA M K,BOOTH S L. Concepts and controversies in evaluating vitamin K status in population-based studies [J]. Nutrients,2016,8(1):8.

［2］AKBULUT A C,PAVLIC A,PETSOPHONSAKUL P,et al. Vitamin K_2 needs an RDI separate from vitamin K_1［J］. Nutrients,2020,12（6）:1852.

［3］EFSA Panel on Dietetic Products,Nutrition and Allergies,BRESSON J-L,et al. Dietary reference values for vitamin K［J］. EFSA J,2017,15（5）:e04780.

［4］STOCK M,SCHETT G. Vitamin K-dependent proteins in skeletal development and disease［J］. Int J Mol Sci,2021,22（17）:9328.

［5］HUANG Z B,WAN S L,LU Y J,et al. Does vitamin K_2 play a role in the prevention and treatment of osteoporosis for postmenopausal women:a meta-analysis of randomized controlled trials［J］. Osteoporos Int,2015,26（3）:1175-1186.

［6］ZHANG Y,LIU Z,DUAN L,et al. Effect of low-dose vitamin K_2 supplementation on bone mineral density in middle-aged and elderly Chinese:a randomized controlled study［J］. Calcif Tissue Int,2020,106（5）:476-485.

［7］厚生労働省. 日本人の食事摂取基準（2020年版）［M］. 東京:厚生労働省,2020.

［8］SHEA M K,HOLDEN R M. Vitamin K status and vascular calcification:evidence from observational and clinical studies［J］. Adv Nutr,2012,3（2）:158-165.

［9］VAN BALLEGOOIJEN A J,BEULENS J W. The role of vitamin K status in cardiovascular health:evidence from observational and clinical studies［J］. Curr Nutr Rep,2017,6（3）:197-205.

［10］KNAPEN M H,BRAAM L A,DRUMMEN N E,et al. Menaquinone-7 supplementation improves arterial stiffness in healthy postmenopausal women. A double-blind randomised clinical trial［J］. Thromb Haemost,2015,113（5）:1135-1144.

［11］VOSSEN L M,SCHURGERS L J,VAN VARIK B J,et al. Menaquinone-7 supplementation to reduce vascular calcification in patients with coronary artery disease:rationale and study protocol（VitaK-CAC Trial）［J］. Nutrients,2015,7（11）:8905-8915.

［12］KUWABARA A,UENISHI K,TANAKA K. Vitamin K intake and health,consideration from the epidemiological studies［J］. J Clin Biochem Nutr,2021,69（2）:111-121.

［13］SCF. Opinion of the scientific committee on food on the tolerable upper intake level of vitamin K. SCF/CS/NUT/UPPLEV/32 Final［M］. Brussel:European Commission,2003.

［14］PUCAJ K,RASMUSSEN H,MØLLER M,et al. Safety and toxicological evaluation of a synthetic vitamin K_2,menaquinone-7［J］. Toxicol Mech Methods,2011,21（7）:520-532.

［15］SCHWALFENBERG G K. Vitamins K_1 and K_2:the emerging group of vitamins required for human health［J］. J Nutr Metab,2017（2017）:6254836.

［16］聂淑慧,胡贻椿,段一凡,等. 国内外维生素K研究现状及膳食参考摄入量修订进展［J］. 营养学报,2022,44（2）:105-111.

［17］王晓红,周波,王松涛,等. 老年人血浆维生素K和D水平的季节变化［J］. 中国公共卫生,2005,21（1）:77-78.

［18］KOZIOŁ-KOZAKOWSKA A,MARESZ K. The impact of vitamin K_2（Menaquionones）in children's health and diseases:a review of the literature［J］. Children（Basel）,2022,9（1）:78.

第十二章

水溶性维生素

水溶性维生素(water-soluble vitamin)指能在水中溶解的一组维生素,是构成辅酶或辅基的重要组成成分,包括维生素 B_1(硫胺素)、维生素 B_2(核黄素)、烟酸(烟酰胺)、维生素 B_6(吡哆醇、吡哆醛、吡哆胺)、叶酸、维生素 B_{12}(氰钴胺素)、泛酸、生物素、胆碱、维生素 C 等。

水溶性维生素的共同特点:①大多数水溶性维生素以辅酶的形式参与机体的物质与能量代谢;②在体内没有非功能性的单纯储存形式,仅有少量储存;③当机体需要量饱和后,多摄入的水溶性维生素从尿中排出,反之,若组织中水溶性维生素耗竭,则摄入的水溶性维生素将大量被组织摄取利用,故从尿中排出量减少,因此,可利用尿负荷试验对水溶性维生素的营养水平进行鉴定;④水溶性维生素一般无毒性,但过量摄入时也可能出现中毒,如维生素 C、维生素 B_6 或烟酸摄入量达正常人体需要量的 15~100 倍时,可出现毒性作用;⑤水溶性维生素摄入过少,可较快出现缺乏症状。

水溶性维生素既不参与构成机体的组成成分,也不提供能量,其中 B 族维生素在体内主要以辅酶的形式参与机体的物质和能量代谢,而维生素 C 则主要通过参与羟化反应和还原作用在机体胶原蛋白合成、类固醇代谢、清除自由基、神经递质合成等方面发挥重要作用。近年来,水溶性维生素在促进生长发育、免疫调节、抗氧化、降低膳食相关非传染性疾病风险等方面的研究越来越受到关注,并取得了较多的研究成果,为指导人群合理摄入水溶性维生素促进健康提供了科学依据。

水溶性维生素的膳食参考摄入量曾得到了多次修订。2000 年以前,仅制定了膳食硫胺素、核黄素、烟酸和抗坏血酸的推荐膳食供给量(RDA)。2000 版修订时,依据 1992 年全国营养调查结果,并参考了国外资料,增加了叶酸、维生素 B_6、维生素 B_{12}、泛酸、胆碱和生物素的参考摄入量。2013 版修订时,维生素 B_6 和维生素 B_{12} 的研究资料较多,除婴儿外,将维生素 B_6 和维生素 B_{12} 的 AI 值提升为推荐摄入量(RNI),并对维生素 B_2、维生素 C、烟酸、叶酸的 RNI 及胆碱、生物素的 AI 做了调整。本版修订,根据最新的年龄分段及推荐的参考体重或能量值,将部分年龄段的各维生素 RNI 或 AI 值进行调整。由于采用了新的中国人群的数据,重新制定了成人的胆碱AI值,并在此基础上进一步计算了各年龄段胆碱AI值。目前,仍缺乏由膳食或补充剂过量摄入维生素 B_1、B_2、B_{12}、泛酸、生物素而引起不良副作用的报告,故无法制定上述维生素的 UL 值。新修订的膳食水溶性维生素参考摄入量见表 12-0-1。

表 12-0-1　中国居民膳食水溶性维生素参考摄入量

年龄/阶段	维生素 B₁ EAR/ (mg·d⁻¹) 男	女	维生素 B₁ RNI/ (mg·d⁻¹) 男	女	维生素 B₂ EAR/ (mg·d⁻¹) 男	女	维生素 B₂ RNI/ (mg·d⁻¹) 男	女	烟酸 EAR/ (mg NE·d⁻¹) 男	女	烟酸 RNI/ (mg NE·d⁻¹) 男	女	烟酸 UL/ (mg NE·d⁻¹)	烟酰胺 UL/ (mg·d⁻¹)	维生素 B₆ EAR/ (mg·d⁻¹)	维生素 B₆ RNI/ (mg·d⁻¹)	维生素 B₆ UL/ (mg·d⁻¹)
0 岁~	—	—	0.1 (AI)	0.1 (AI)	—	—	0.4 (AI)	0.4 (AI)	—	—	1 (AI)	1 (AI)	—	—	—	0.1 (AI)	—
0.5 岁~	—	—	0.3 (AI)	0.3 (AI)	—	—	0.6 (AI)	0.6 (AI)	—	—	2 (AI)	2 (AI)	—	—	—	0.3 (AI)	—
1 岁~	0.5	0.5	0.6	0.6	0.6	0.5	0.7	0.6	5	4	6	5	11	100	0.5	0.6	20
4 岁~	0.7	0.7	0.9	0.9	0.7	0.6	0.9	0.8	6	5	7	6	15	130	0.6	0.7	25
7 岁~	0.8	0.7	1.0	0.9	0.8	0.7	1.0	0.9	7	6	9	8	19	160	0.7	0.8	32
9 岁~	0.9	0.8	1.1	1.0	0.9	0.8	1.1	1.0	9	8	10	10	23	200	0.8	1.0	40
12 岁~	1.2	1.0	1.4	1.2	1.2	1.0	1.4	1.2	11	10	13	12	30	260	1.1	1.3	50
15 岁~	1.4	1.1	1.6	1.3	1.3	1.0	1.6	1.2	13	10	15	12	33	290	1.2	1.4	55
18 岁~	1.2	1.0	1.4	1.2	1.2	1.0	1.4	1.2	12	10	15	12	35	310	1.2	1.4	60
30 岁~	1.2	1.0	1.4	1.2	1.2	1.0	1.4	1.2	12	10	15	12	35	310	1.2	1.4	60
50 岁~	1.2	1.0	1.4	1.2	1.2	1.0	1.4	1.2	12	10	15	12	35	310	1.3	1.6	55
65 岁~	1.2	1.0	1.4	1.2	1.2	1.0	1.4	1.2	12	10	15	12	35	300	1.3	1.6	55
75 岁~	1.2	1.0	1.4	1.2	1.2	1.0	1.4	1.2	12	10	15	12	35	290	1.3	1.6	55
孕早期	—	+0	—	+0	—	+0	—	+0	—	+0	—	+0	35	310	+0.7	+0.8	60
孕中期	—	+0.1	—	+0.2	—	+0.1	—	+0.1	—	+0	—	+0	35	310	+0.7	+0.8	60
孕晚期	—	+0.2	—	+0.3	—	+0.2	—	+0.2	—	+0	—	+0	35	310	+0.7	+0.8	60
乳母	—	+0.2	—	+0.3	—	+0.4	—	+0.5	—	+3	—	+4	35	310	+0.2	+0.3	60

续表

年龄/阶段	叶酸 EAR/(μg DFE·d⁻¹)	叶酸 RNI/(μg DFE·d⁻¹)	叶酸 UL/(μg·d⁻¹)	维生素 B₁₂ EAR/(μg·d⁻¹)	维生素 B₁₂ RNI/(μg·d⁻¹)	泛酸 AI/(mg·d⁻¹)	生物素 AI/(μg·d⁻¹)	胆碱 AI/(mg·d⁻¹) 男	胆碱 AI/(mg·d⁻¹) 女	胆碱 UL/(mg·d⁻¹)	维生素 C EAR/(mg·d⁻¹)	维生素 C RNI/(mg·d⁻¹)	维生素 C UL/(mg·d⁻¹)	维生素 C PI-NCD/(mg·d⁻¹)
0 岁~	—	65(AI)	—	—	0.3(AI)	1.7	5	120	120	—	—	40(AI)	—	—
0.5 岁~	—	100(AI)	—	—	0.6(AI)	1.9	10	140	140	—	—	40(AI)	—	—
1 岁~	130	160	300	0.8	1.0	2.1	17	170	170	1 000	35	40	400	—
4 岁~	160	190	400	1.0	1.2	2.5	20	200	200	1 000	40	50	600	—
7 岁~	200	240	500	1.2	1.4	3.1	25	250	250	2 000	50	60	800	—
9 岁~	240	290	650	1.5	1.8	3.8	30	300	300	2 000	65	75	1 100	—
12 岁~	310	370	800	1.7	2.0	4.9	35	380	380	2 000	80	95	1 600	—
15 岁~	320	400	900	2.1	2.5	5.0	40	450	380	2 500	85	100	1 800	—
18 岁~	320	400	1000	2.0	2.4	5.0	40	450	380	3 000	85	100	2 000	200
30 岁~	320	400	1000	2.0	2.4	5.0	40	450	380	3 000	85	100	2 000	200
50 岁~	320	400	1000	2.0	2.4	5.0	40	450	380	3 000	85	100	2 000	200
65 岁~	320	400	1000	2.0	2.4	5.0	40	450	380	3 000	85	100	2 000	200
75 岁~	320	400	1000	2.0	2.4	5.0	40	450	380	3 000	85	100	2 000	200
孕早期	+200	+200	1000	+0.4	+0.5	+1.0	+10	—	+80	3 000	+0	+0	2 000	+0
孕中期	+200	+200	1000	+0.4	+0.5	+1.0	+10	—	+80	3 000	+10	+15	2 000	+0
孕晚期	+200	+200	1000	+0.4	+0.5	+1.0	+10	—	+80	3 000	+10	+15	2 000	+0
乳母	+130	+150	1000	+0.6	+0.8	+2.0	+10	—	+120	3 000	+40	+50	2 000	+0

注:NE为烟酸当量;DFE为叶酸当量。
"+"表示在相应年龄阶段的成年女性需要量基础上增加的需要量。"—"表示未制定或不涉及。

第一节 维生素 B₁

维生素 B₁(vitamin B₁)又名硫胺素(thiamin),是第一个被发现的 B 族维生素。1592 年,荷兰内科医生 Bontius 记录了脚气病的病例。1897 年,荷兰 Eijkman 研究证实用精白米喂养小鸡可诱发与脚气病表现类似的多发性神经炎,而用米糠可治愈。1911 年,Funk 以米糠的抽提浓缩液成功治愈了鸽子的多发性神经炎。1932 年,维生素 B₁ 被从酵母中分离提纯出来。1936 年,Williams 确定了维生素 B₁ 的化学结构,并进行了人工合成。维生素 B₁ 参与能量代谢,在维持神经、肌肉(特别是心肌)的正常功能以及食欲、胃肠蠕动和消化液分泌等方面具有重要作用。

维生素 B₁ 的 EAR 主要基于耗竭-补充试验以及 4 小时尿负荷试验结果得出。依据对中国成年男子的研究结果,维生素 B₁ EAR 为每千卡能量 0.46mg,按中等身体活动水平能量需要量计算,考虑变异系数 10%,得出男性与女性 RNI 分别为 1.4mg/d 和 1.2mg/d,老年人 RNI 与成年人一致,其他年龄段人群 RNI 则按照相应能量需要量推算得出,婴儿 AI 按母乳摄入量和维生素 B₁ 含量和相关调查数据等推算得出(表 12-1-1)。目前尚无有关维生素 B₁ 毒副作用的报道,其与慢性病相关的高质量研究也较少,暂无法制定维生素 B₁ 的 UL 和 PI-NCD。

表 12-1-1 中国居民膳食维生素 B₁ 参考摄入量

单位:mg/d

年龄/阶段	EAR		RNI	
	男性	女性	男性	女性
0 岁~	—	—	0.1(AI)	0.1(AI)
0.5 岁~	—	—	0.3(AI)	0.3(AI)
1 岁~	0.5	0.5	0.6	0.6
4 岁~	0.7	0.7	0.9	0.9
7 岁~	0.8	0.7	1.0	0.9
9 岁~	0.9	0.8	1.1	1.0
12 岁~	1.2	1.0	1.4	1.2
15 岁~	1.4	1.1	1.6	1.3
18 岁~	1.2	1.0	1.4	1.2
30 岁~	1.2	1.0	1.4	1.2
50 岁~	1.2	1.0	1.4	1.2
65 岁~	1.2	1.0	1.4	1.2
75 岁~	1.2	1.0	1.4	1.2
孕早期	—	+0	—	+0
孕中期	—	+0.1	—	+0.2
孕晚期	—	+0.2	—	+0.3
乳母	—	+0.2	—	+0.3

注:"+"表示在相应年龄阶段的成年女性需要量基础上增加的需要量。

一、结构与理化性质

维生素 B_1 由嘧啶环及噻唑环通过亚甲基桥连接而成,其化学结构见图 12-1-1。

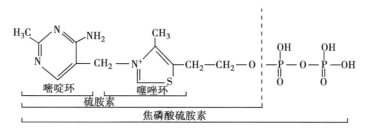

图 12-1-1　硫胺素和焦磷酸硫胺素的化学结构

维生素 B_1 呈白色针状结晶,易溶于水,微溶于乙醇,在酸性溶液中(pH 5.0 以下)比较稳定,加热不易分解,而在碱性溶液中极不稳定。紫外线可使维生素 B_1 降解而失去活性。

二、消化吸收和代谢

(一)消化吸收

维生素 B_1 在小肠吸收,高浓度时以被动扩散方式吸收,低浓度($\leqslant 2\mu mol/L$)时主要由主动转运方式吸收,吸收过程中需要 Na^+ 存在并消耗 ATP。维生素 B_1 的主动吸收是通过硫胺素转运体-1(thiamine transporter-1,THTR-1)和 THTR-2 介导的跨膜转运机制完成[1-2]。

(二)代谢

吸收后的维生素 B_1 在空肠黏膜细胞内经磷酸化转变成焦磷酸酯,通过门静脉输送到肝脏,然后经血液转运到全身组织中。人体内维生素 B_1 总含量约为 30mg,其中以心脏、肝脏、肾脏和脑组织中含量较高,约一半存在于肌肉中。维生素 B_1 在体内以不同的焦磷酸化形式存在,其中大约 80% 为焦磷酸硫胺素(thiamin pyrophosphate,TPP),10% 为三磷酸硫胺素(thiamin triphosphate,TTP),其他为单磷酸硫胺素(thiamin monophosphate,TMP),三种形式的维生素 B_1 在体内可以相互转化。维生素 B_1 不能在组织中大量储存,体内半衰期为 9~18 天,容易发生缺乏。

维生素 B_1 主要在肝脏代谢,代谢产物主要从尿中排出,少量由汗液排出。口服或静脉注射大剂量维生素 B_1 后,迅速在组织内转变为 TPP 和 TTP,超出需要和贮存能力的部分以游离形式从尿中迅速排出。如果每天摄入维生素 B_1 超过 0.5~0.6mg,则随着摄入量的增加,尿中维生素 B_1 的排出量也随之升高[3]。

三、生理功能

(一)参与能量代谢

维生素 B_1 的主要活性形式为 TPP,亦称辅羧酶(cocarboxylase),在体内能量代谢中具有重要作用。TPP 是转酮醇酶、丙酮酸脱氢酶、α-酮戊二酸脱氢酶和支链酮酸脱氢酶等多种羧化酶的辅酶,参与两种主要代谢反应,即在线粒体内 α-酮酸的脱羧反应(丙酮酸和 α-酮戊二酸经羧化酶脱羧产生乙酰辅酶 A 和琥珀酸单酰辅酶 A,使来自碳水化合物和氨基酸的 α-酮酸进入三羧酸循环,是体内三大营养素分解和合成代谢的关键环节和连接点)和转酮醇反应(己糖磷酸与戊糖磷酸间的转换)(图 12-1-2)。

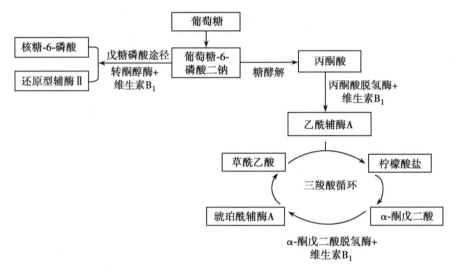

图 12-1-2　维生素 B_1 作为辅酶参与的主要生化反应[4]

(二) 维持神经和肌肉功能

维生素 B_1 对维持神经、肌肉(特别是心肌)正常功能以及食欲、胃肠蠕动和消化液分泌有重要作用。神经组织所需能量主要由糖的氧化来供应。维生素 B_1 缺乏时,乙酰辅酶 A 生成减少,影响乙酰胆碱的合成。同时,由于对胆碱酯酶的抑制减弱,乙酰胆碱分解加强,影响神经传导。

四、摄入水平与健康

维生素 B_1 含量丰富的食物有谷类、豆类、干果以及动物内脏(心、肝、肾)、瘦肉、禽蛋等。随着谷物加工精细程度的提高,维生素 B_1 含量逐渐减少。烹调亦可造成食物中 30%~40% 维生素 B_1 的损失。

(一) 摄入不足

维生素 B_1 摄入严重不足时出现的缺乏症又称脚气病(beriberi),主要表现为神经-血管系统损伤。早期症状为食欲不佳、便秘、恶心、抑郁、周围神经障碍、易兴奋及疲劳等[5]。按年龄可分为成人脚气病和婴儿脚气病;前者又分为干性脚气病、湿性脚气病和混合型脚气病三类。

此外,长期酗酒者发生的韦尼克脑病[Wernicke encephalopathy,又称韦尼克-科尔萨科夫综合征(Wernicke-Korsakoff syndrome)]也与维生素 B_1 缺乏有关,影响中枢神经系统,表现为精神错乱、共济失调、眼肌麻痹甚至昏迷。

（二）摄入过量

尽管大剂量维生素 B_1 经非胃肠道途径进入体内时有毒性表现，但没有经口摄入维生素 B_1 发生中毒的报道[6]。有研究显示每天口服 500~1 500mg 维生素 B_1，持续 10 天，未出现不良反应。

（三）与慢性病的关系

研究显示，每天补充 30~300mg 维生素 B_1 可能降低 2 型糖尿病并发微量白蛋白尿患者尿白蛋白排泄量[7]；每天补充 300~600mg 维生素 B_1 衍生物苯磷硫胺（benfotiamine）可能改善糖尿病性周围神经病患者的症状[8]；每天补充 3~8g 维生素 B_1 可能对阿尔茨海默病（AD）的治疗有轻微的有益作用[9]；每天补充 100mg 维生素 B_1 衍生物呋喃硫胺（fursultiamine）可能对轻度 AD 患者具有改善认知功能的效果[10]，但也有研究不支持长期服用大剂量维生素 B_1（3g/d）延缓 AD 认知障碍的假设[11]。由于缺乏高质量的 Meta 分析和大样本 RCT 研究，目前尚无充分依据用来制定维生素 B_1 的 PI-NCD。

五、营养状况评价

维生素 B_1 营养状况可通过膳食调查，结合体格检查及生化检查进行全面评价。空腹或负荷后尿维生素 B_1 排出量、尿维生素 B_1 和肌酐含量比值以及红细胞转酮醇酶活性系数是评估人体维生素 B_1 营养状况的常用指标。

（一）膳食摄入量

采用膳食调查的方法计算膳食维生素 B_1 摄入量，评估日常摄入水平。

（二）生化指标

1. 尿负荷试验　口服 5mg 维生素 B_1 后，收集 4 小时内尿液，测定其中维生素 B_1 排出量。评价标准：<100μg 为缺乏，100~199μg 为不足，≥200μg 为正常，≥400μg 为充裕。还可测定 24 小时尿液中维生素 B_1 含量，40~150μg 为不足，<40μg 为缺乏。

2. 尿中维生素 B_1 和肌酐含量比值　取空腹晨尿，测定其中维生素 B_1 和肌酐含量，计算维生素 B_1（μg）/肌酐（g）值。人体每日由尿中排出肌酐量比较恒定，因此该比值能较好反映机体维生素 B_1 的营养状况。评价标准：比值 <27 为缺乏，27~65 为不足，66~129 为正常，≥130 为充足。

3. 红细胞转酮醇酶活性系数（erythrocyte transketolase-activation coefficient，ETK-AC）或红细胞转酮醇酶焦磷酸硫胺素效应（erythrocyte transketolase thiamin pyrophosphate effect，ETK-TPP 效应）　血液中维生素 B_1 绝大多数以 TPP 形式存在于红细胞中，作为转酮醇酶的辅酶发挥作用。该酶活性的大小与血液中维生素 B_1 的浓度密切相关，故可通过体外试验测定加入 TPP 前后红细胞中转酮醇酶活性的变化来反映机体的营养状况。常用两者活性之差占基础活性的百分率来表示，ETK-AC 值或 ETK-TPP 效应越高，说明维生素 B_1 缺乏越严重。评价标准：ETK-TPP 效应 <15% 为正常，15%~24% 为不足，≥25% 为缺乏。

（三）体格与功能检查

体格检查维生素 B_1 缺乏症状，由于特异性不强，仅具有参考意义。

六、膳食参考摄入量

影响维生素 B_1 需要量的因素包括维生素 B_1 生物利用率、能量摄入、身体活动水平及性别因素等。大量研究表明，某些特殊环境或作业应激往往使维生素 B_1 需要量增加；职业运动员或运动爱好者可能需要更多的维生素 B_1。

1. 成年人　王成发等用耗竭-补充试验研究了成年男子维生素 B_1 的需要量。结果显示成年男子维生素 B_1 摄入量在 1.2mg/d 以下时，每日平均尿排出量与摄入量呈线性关系；在摄入量超过 1.2mg/d 以后维生素 B_1 尿排量出现拐点，呈显著升高趋势[12]。胡南等对男性救援队员维生素 B_1 EAR 的研究结果与王成发基本一致，为 1.15mg/d[13]。因此，将成年男性维生素 B_1 的 EAR 定为 1.2mg/d。按男性中等身体活动水平能量需要量 2 550kcal/d 推算维生素 B_1 的 EAR 为 0.47mg/1 000kcal，按成年男性与女性的平均能量需要量（2 550kcal/d、2 100kcal/d）分别得出的 EAR 为 1.2mg/d 和 1.0mg/d，设变异系数为 10%，则成年男性 RNI 为 1.4mg/d，女性为 1.2mg/d。

2. 老年人　由于 50 岁以上的中老年人的能量需要量较低，若按能量需要量推算，维生素 B_1 的 RNI 有所减少。但一些研究结果提示，老年人维生素 B_1 的需要量比年轻人要高一些，由此抵消了老年人因能量需要量减少而导致的维生素 B_1 需要量下降[14]，建议老年人的 EAR 和 RNI 与成年人一致，即 50 岁以上男性、女性的 EAR 分别为 1.2mg/d、1.0mg/d，RNI 分别为 1.4mg/d、1.2mg/d。

3. 儿童青少年　由于对儿童青少年维生素 B_1 需要量的研究数据缺乏，本次修订根据成人维生素 B_1 EAR，再结合中国营养学会推荐的不同年龄段能量需要量水平推算得出各年龄段维生素 B_1 推荐值。

1~3 岁、4~6 岁儿童能量需要量水平性别差异较小，因此在计算维生素 B_1 的 EAR 时，不分性别，结果取整后分别为 0.5mg/d 和 0.7mg/d。设变异系数为 10%，则这两个年龄段维生素 B_1 的 RNI 分别为 0.6mg/d 和 0.9mg/d。

7~8 岁、9~11 岁、12~14 岁年龄儿童维生素 B_1 的 EAR 取整后，男性分别为 0.8mg/d、0.9mg/d 和 1.2mg/d，女性分别为 0.7mg/d、0.8mg/d 和 1.0mg/d；设变异系数为 10%，则这三个年龄段 RNI 男性分别为 1.0mg/d、1.1mg/d 和 1.4mg/d，女性分别为 0.9mg/d、1.0mg/d 和 1.2mg/d。

15~17 岁年龄段维生素 B_1 EAR 取整后，男性为 1.4mg/d，女性为 1.1mg/d；设变异系数为 10%，则该年龄段 RNI 男性为 1.6mg/d，女性为 1.3mg/d。

4. 孕妇与乳母　孕妇需要满足自身和胎儿对维生素 B_1 的需要，但相关研究数据很少，从孕中期和晚期的能量需要量分别增加 300kcal/d 和 450kcal/d 推算，EAR 分别增加 0.1mg/d 和 0.2mg/d，RNI 则分别增加 0.2mg/d 和 0.3mg/d。

根据乳汁中维生素 B_1 含量（0.18mg/L），按泌乳量 750mL/d 计算，乳母的 EAR 因泌乳而额外增加 0.2mg/d;如考虑因泌乳引起的能量消耗增加(400kcal/d)所需的维生素 B_1,EAR 还需要增加 0.2mg/d。RNI 则需要增加 0.3mg/d。

5. 婴儿 0~6 月龄婴儿的 AI 一般根据母乳中维生素 B_1 含量和摄乳量确定。母乳维生素 B_1 含量为 0.18mg/L,泌乳量按每天平均 750mL 计算,0~6 月龄婴儿维生素 B_1 的 AI 为 0.135mg/d;经过数字修约后 AI 定为 0.1mg/d。

科技部基础资源调查专项"中国 0~18 岁儿童营养与健康系统调查与应用项目"获得我国 6~11 月龄婴儿膳食维生素 B_1 平均摄入量为 0.3mg/d(中国 DRIs 母乳成分研究工作组提供)。因此,7~12 月婴儿维生素 B_1 的 AI 为 0.3mg/d。

(编著 蒋与刚)

(工作组 黄国伟 郭长江 汪之顼 梁 惠 孙永叶)

参 考 文 献

[1] HOYUMPA A J,STRICKLAND R,SHEEHAN J J,et al. Dual system of intestinal thiamine transport in humans [J]. J Lab Clin Med,1982,99(5):701-708.

[2] NABOKINA S M,SENTHILKUMAR S R,SAID H M. Tspan-1 interacts with the thiamine transporter-1 in human intestinal epithelial cells and modulates its stability [J]. Am J Physiol Gastrointest Liver Physiol, 2011,301(5):G808-G813.

[3] 杨月欣,葛可佑. 中国营养科学全书[M]. 2 版. 北京:人民卫生出版社,2019.

[4] KERNS J C,ARUNDEL C,CHAWLA L S. Thiamin deficiency in people with obesity [J]. Adv Nutr, 2015,6(2):147-153.

[5] POLEGATO B F,PEREIRA A G,AZEVEDO P S,et al. Role of thiamin in health and disease [J]. Nutr Clin Pract,2019,34(4):558-564.

[6] TANPHAICHITR V. Thiamin [M]//SHILS M E,OLSON J A,SHIKE M,et al. Modern nutrition in health and disease. 9th ed. Baltimore,MD:Lippincott Williams & Wilkins,1999.

[7] RABBANI N,ALAM S S,RIAZ S,et al. High-dose thiamine therapy for patients with type 2 diabetes and microalbuminuria:a randomised,double-blind placebo-controlled pilot study[J]. Diabetologia,2009,52(2): 208-212.

[8] STRACKE H,GAUS W,ACHENBACH U,et al. Benfotiamine in diabetic polyneuropathy(BENDIP): results of a randomised,double blind,placebo-controlled clinical study [J]. Exp Clin Endocrinol Diabetes, 2008,116(10):600-605.

[9] MEADOR K,LORING D,NICHOLS M,et al. Preliminary findings of high-dose thiamine in dementia of Alzheimer's type [J]. J Geriatr Psychiatry Neurol,1993,6(4):222-229.

[10] MIMORI Y,KATSUOKA H,NAKAMURA S. Thiamine therapy in Alzheimer's disease [J]. Metab Brain Dis,1996,11(1):89-94.

[11] NOLAN K A,BLACK R S,SHEU K F,et al. A trial of thiamine in Alzheimer's disease [J]. Arch Neurol,1991,48(1):81-83.

[12] 王成发. 我国正常成年人营养需要量的探讨[J]. 营养学报,1981,3(4):193-200.

[13] 胡南. 男性救援队员硫胺素平均需要量探讨[D]. 锦州:锦州医科大学,2016.

[14] OLDHAM H G. Thiamine requirements of women [J]. Ann N Y Acad Sci,1962,98(2):542-549.

第二节 维生素 B_2

维生素 B_2（vitamin B_2）又称核黄素（riboflavin），为7,8二甲基异咯嗪与核糖醇缩合物。1879年，英国化学家 Blyth 发现牛奶的上层乳清中存在一种黄绿色的荧光色素，具有预防皮肤炎症的作用。1933年，Kuhn 等分离获得了纯品维生素 B_2，两年后成功确定了其化学结构，并完成了人工合成。同年 Karrer 等也独立完成了同样的工作，因发现其结构中含有一个核糖醇，故将其命名为核黄素。1952年，该名称被国际生物化学命名委员会正式采纳。维生素 B_2 在体内主要以辅酶形式参与能量代谢等过程，对烟酸与维生素 B_6 代谢以及抗氧化功能、亚甲基四氢叶酸还原酶（methylenetetrahydrofolate reductase，MTHFR）基因变异（TT型）人群血同型半胱氨酸和血压水平也有调节作用。

维生素 B_2 的 EAR 主要基于尿排量、红细胞或全血谷胱甘肽还原酶活性系数（erythrocyte or blood glutathione reductase activity coefficient，EGRAC or BGRAC）或血清游离维生素 B_2 浓度等指标研究得出。依据对中国成年男子的研究结果，维生素 B_2 的 EAR 为 0.44mg/1 000kcal，按中等身体活动水平能量需要量计算，考虑变异系数和其他一些生理功能的需要，得出成年男性与女性 RNI 分别为 1.4mg/d 和 1.2mg/d，老年人 RNI 与成年人一致，其他年龄段人群 RNI 按照相应的能量需要量推算得出，婴儿 AI 则按母乳摄入量和维生素 B_2 含量和相关调查数据得出（表 12-2-1）。目前尚无维生素 B_2 毒副作用的报道，与慢性病相关研究也较少，暂无法制定 UL 和 PI-NCD。

表 12-2-1 中国居民膳食维生素 B_2 参考摄入量

单位：mg/d

年龄/阶段	EAR		RNI		年龄/阶段	EAR		RNI	
	男性	女性	男性	女性		男性	女性	男性	女性
0 岁~		—	0.4（AI）		30 岁~	1.2	1.0	1.4	1.2
0.5 岁~		—	0.6（AI）		50 岁~	1.2	1.0	1.4	1.2
1 岁~	0.6	0.5	0.7	0.6	65 岁~	1.2	1.0	1.4	1.2
4 岁~	0.7	0.6	0.9	0.8	75 岁~	1.2	1.0	1.4	1.2
7 岁~	0.8	0.7	1.0	0.9	孕早期		+0		+0
9 岁~	0.9	0.8	1.1	1.0	孕中期		+0.1		+0.1
12 岁~	1.2	1.0	1.4	1.2	孕晚期		+0.2		+0.2
15 岁~	1.3	1.0	1.6	1.2	乳母		+0.4		+0.5
18 岁~	1.2	1.0	1.4	1.2					

注："+"表示在相应年龄阶段的成年女性需要量基础上增加的需要量。

一、结构与理化性质

维生素 B_2 是由异咯嗪加上核糖醇侧链组成（图 12-2-1），分子式 $C_{17}H_{20}N_4O_6$，相对分子质量 376.36。维生素 B_2 结晶呈黄棕色，味苦，240℃变暗色，280℃熔化分解。27.5℃时，每100ml 水中溶解度为 12mg。维生素 B_2 耐酸不耐碱，光照或紫外线照射可引起分解[1]。

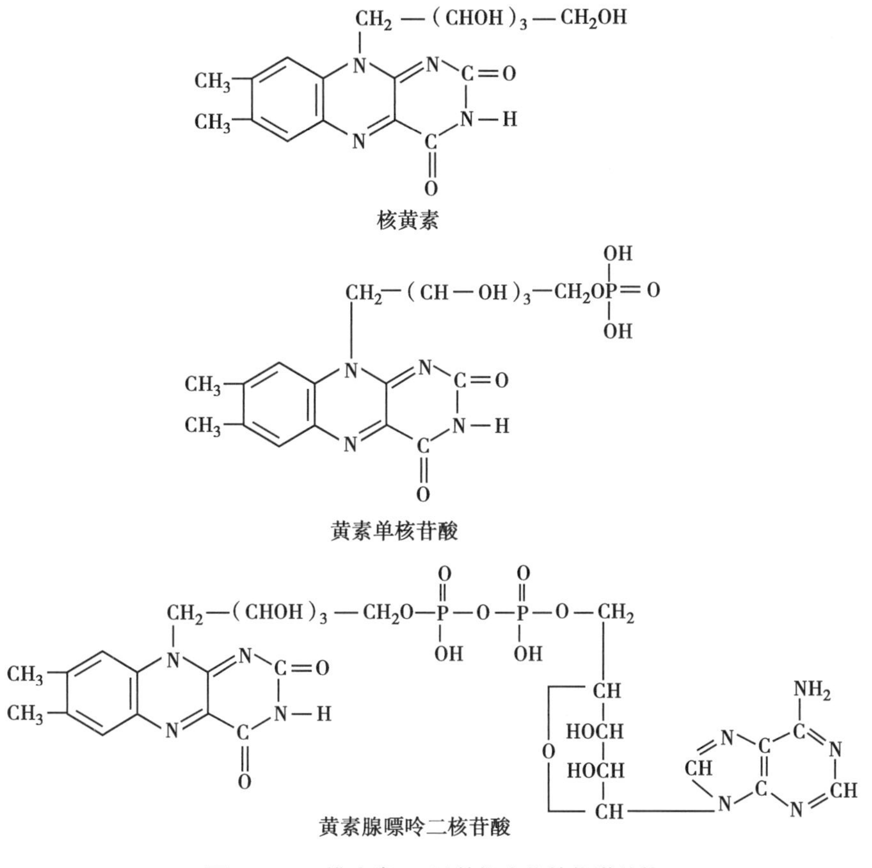

核黄素

黄素单核苷酸

黄素腺嘌呤二核苷酸

图 12-2-1　维生素 B_2 及其衍生物的化学结构

二、消化吸收和代谢

（一）消化吸收

食物中大部分维生素 B_2 是以其衍生物黄素单核苷酸（flavin mononucleotide，FMN）、黄素腺嘌呤二核苷酸（flavin adenine dinucleotide，FAD）形式与蛋白质结合存在。进入胃中在胃酸的作用下，与蛋白质分离，并通过脱磷酸化的过程，大部分在上消化道被快速吸收。肠道维生素 B_2 吸收是通过核黄素转运体 3（riboflavin transporter 3，RFVT3）介导实现[5]，吸收量与摄入量成正比，食物与胆盐的存在有助于维生素 B_2 吸收。此外，大肠也能吸收少量维生素 B_2。健康成年人一次性口服大剂量维生素 B_2 后，肠道最大吸收量约为 27mg[1]。

维生素 B_2 吸收进入肠黏膜细胞后，由 RFVT1 和 RFVT2 介导进入血液，小部分与白蛋白相结合，大部分与其他蛋白如免疫球蛋白结合运输。在生理浓度下，维生素 B_2 主要由核黄素转运体 2（riboflavin transporter 2，RFVT2）介导进入细胞，高浓度时亦可通过扩散进入细胞。妊娠时，胎盘核黄素转运体 1（riboflavin transporter 1，RFVT1）表达增加，有利于吸收更多的维生素 B_2[2-3]。

一些药物或毒物对维生素 B_2 的消化吸收有显著影响。氢氧化铝或氢氧化镁可减少肠道对维生素 B_2 吸收；酒精对结合形式维生素 B_2 的消化吸收有干扰作用；其他如咖啡因、糖精、铜、锌、铁等也可影响维生素 B_2 吸收[1]。

（二）代谢

在体内大多数细胞内，部分维生素 B_2 通过 ATP 依赖的磷酸化过程，由黄素激酶（flavokinase）催化转化为 FMN，再与有关黄素酶结合发挥辅酶作用；大部分维生素 B_2 通过 FAD 合成酶催化转化为 FAD。因此，FAD 是体内维生素 B_2 主要辅酶形式[1]。

过量摄入的维生素 B_2 很少在体内储存，主要随尿液排出，部分可从其他分泌物如汗液中排出。尿中 60%~70% 以原形排出，其他 10%~15% 为 7-羟甲基维生素 B_2，5%~10% 为 8-α-磺酰基维生素 B_2，4%~7% 为 8-羟甲基维生素 B_2，5% 为核黄素酰肽酯，1%~3% 为 10-羟乙酰黄素等。硼酸在体内可与维生素 B_2 结合形成复合物，从而加快维生素 B_2 从尿中排泄。另外，氯丙嗪也能显著增加尿维生素 B_2 排泄量[1]。

三、生理功能

（一）参与能量代谢

维生素 B_2 与能量代谢密切相关。体内常见的黄素蛋白酶主要分布于三羧酸循环以及呼吸链，包括丙酮酸脱氢酶、琥珀酸脱氢酶、脂酰辅酶 A 脱氢酶、还原型烟酰胺腺嘌呤二核苷酸-泛醌还原酶、黄嘌呤氧化酶、琥珀酸-泛醌还原酶、单胺氧化酶、葡萄糖氧化酶、L-氨基酸氧化酶、混合功能氧化酶等[1]。

（二）参与烟酸与维生素 B_6 代谢

维生素 B_2 参与色氨酸转变为烟酸、维生素 B_6 转变为磷酸吡哆醛的过程[1]。

（三）参与维持抗氧化功能

作为谷胱甘肽还原酶的辅酶，维生素 B_2 通过维持还原型谷胱甘肽的水平，发挥抗氧化作用[1]。

（四）参与同型半胱氨酸代谢

作为 MTHFR 的辅酶，维生素 B_2 参与同型半胱氨酸代谢，有助于降低 MTHFR 基因 TT 型人群血同型半胱氨酸水平和血压[4-5]。

（五）其他

维生素 B_2 还具有其他一些生理功能，如与细胞色素 P450 结合，参与药物代谢[1]；有助于维持肠黏膜的结构与功能，影响铁的吸收和转运过程[1]；参与载脂蛋白 B100 （apolipoprotein B100，ApoB100）的折叠与成熟过程，间接影响脂类的转运过程等[6]；临床上，服用大剂量核黄素，通过改善线粒体功能，辅助治疗偏头痛和一些遗传代谢障碍性疾病，具有一定效果[7-8]。

四、摄入水平与健康

维生素 B_2 广泛存在于动物性与植物性食物中，包括奶类、蛋类、内脏类、肉类、谷类、蔬菜与水果类。其中，猪肝维生素 B_2 含量高达 2.08mg/100g。有报道表明，食物烹调后维生素 B_2 保存率为 52%~97%[9-11]。此外，食物中约有 7% 的黄素类物质是以 8-α-FAD 形式与蛋白质相结合，这些物质无维生素 B_2 活性[1]。

（一）摄入不足

许多动物维生素 B_2 严重摄入不足后，出现脱毛、生长停滞、生殖功能下降等表现，进一步发展可出现贫血、脂肪肝，子代可出现先天畸形。人类缺乏维生素 B_2 后，早期表现为疲倦、乏力、口腔疼痛，眼睛出现瘙痒、烧灼感，继而出现口腔和阴囊病变，称为"口腔生殖系统综合征"，包括唇炎、口角炎、舌炎、皮炎、阴囊皮炎以及角膜血管增生等[1]。

维生素 B_2 缺乏往往伴有其他 B 族维生素的缺乏，可能与维生素 B_2 缺乏影响了烟酸和维生素 B_6 的代谢有关；由于维生素 B_2 缺乏影响铁的吸收，故维生素 B_2 缺乏可继发缺铁性贫血。此外，严重维生素 B_2 缺乏尚可引起免疫功能低下和胎儿畸形，与一些肿瘤发生风险增加也有关[1]。

MTHFR 基因 TT 型人群对维生素 B_2 营养状况十分敏感，维生素 B_2 摄入不足可导致血中同型半胱氨酸水平和血压升高，有可能增加心血管疾病的发病风险[4-5]。

（二）摄入过量

由于肠道对维生素 B_2 吸收有上限（27mg 左右），故大剂量口服并不能无限增加维生素 B_2 的吸收量。肾脏对维生素 B_2 的重吸收也有一定的阈值，超过重吸收阈值，维生素 B_2 将大量排出体外。因此，目前尚无因摄入过量维生素 B_2 而中毒的报道[1]。

（三）与慢性病的关系

有关维生素 B_2 与慢性病关系的研究报道较少。有研究显示补充维生素 B_2（1.6mg/d）可能有助于降低 MTHFR 基因 TT 型人群血同型半胱氨酸水平和血压[4-5]，但文献证据等级尚不足以制定 PI-NCD。

五、营养状况评价

除了常规采用膳食调查方法评估膳食维生素 B_2 摄入量以及进行体格检查确认是否具有维生素 B_2 缺乏表现外，维生素 B_2 营养状况评价可采用一些灵敏的生化指标进行评价，如空腹尿、随机尿、24 小时尿或负荷尿中黄素类物质含量以及 EGRAC 或 BGRAC，血清游离维生素 B_2 浓度也是一个灵敏评价指标。

（一）膳食摄入量

通过膳食调查方法（如称重法、记账法、询问法或食物频率法等），计算各种食物的摄入量，再结合食物成分表，计算每日膳食维生素 B_2 摄入量。如服用含维生素 B_2 的膳食补充剂，应将其中所含的维生素 B_2 计入摄入量。如膳食摄入量低于 RNI 值，则提示有摄入不足的风险。

（二）生化指标

1. 红细胞或全血谷胱甘肽还原酶活性系数　由于 FAD 是谷胱甘肽还原酶的辅酶，EGRAC 或 BGRAC 是评价维生素 B_2 营养状况较灵敏的功能性指标，活性系数 <1.2 为正常，1.2~1.4 为不足，>1.4 为缺乏。EGRAC 或 BGRAC 不能应用于葡萄糖-6-磷酸脱氢酶遗传缺陷患者，在此病理状况下，红细胞对 FAD 的需要量显著增加[1]。

2. 尿黄素类物质排出量　每日尿维生素 B_2 排出量大于 0.32μmol（120μg）或 0.21μmol（80μg）/g 肌酐为正常。口服 5mg 维生素 B_2 后，测定 4 小时负荷尿维生素 B_2 排出量，大于 1 300μg 为充裕，800~1 300μg 为正常，400~799μg 为不足，<400μg 为缺乏[1]。

3. 红细胞维生素 B_2 含量　红细胞维生素 B_2 含量可反映体内维生素 B_2 的储存情况，大于 400nmol/L 或 150μg/L 为正常，低于 270nmol/L 或 100μg/L 为缺乏[1]。

4. 血清游离维生素 B_2 浓度　根据有关研究结果，我国成年男性血清游离维生素 B_2 正常浓度为 10~30nmol/L，低于 10nmol/L 则提示存在有维生素 B_2 营养不良的可能性[12]。

（三）体格及功能检查

通过检查相关的症状（如唇炎、口角炎、舌炎、皮炎、阴囊皮炎以及角膜血管增生等）评估有无维生素 B_2 缺乏发生的可能性。目前尚无维生素 B_2 营养状况的功能性检查方法。

六、膳食参考摄入量

膳食模式对机体维生素 B_2 需要量有一定影响，低脂肪、高碳水化合物膳食可使机体对维生素 B_2 需要量减少，而高蛋白、低碳水化合物膳食或高蛋白、高脂肪、低碳水化合物膳食可增加机体维生素 B_2 需要量[1]。成年人维生素 B_2 需要量与体型和能量代谢水平有关，男女差别可能主要由体型和能量消耗差异所造成。老年人维生素 B_2 需要量与成年人相仿[13]。孕妇需要同时满足自身和胎儿的需要，故维生素 B_2 需要量有所增加；乳母通过乳汁分泌一定量维生素 B_2，以满足婴儿的需要，故哺乳妇女的维生素 B_2 需要量高于非哺乳妇女[1]。此外，在一些特殊环境或作业条件下，机体对维生素 B_2 需要量有不同程度的增加[14-15]。

1. 成年人　2016 年，Guo 等采用随机干预试验的方法，结合血清游离维生素 B_2 水平和尿排量测定结果，探讨了我国成年男性（每日平均能量消耗 3 322kcal）维生素 B_2 EAR。结果表明，维生素 B_2 EAR 为 0.44mg/1 000kcal[16]，此与王成发报道的结果[17]基本一致。如按中国成年男性中等身体活动水平能量需要量 2 550kcal 计算，维生素 B_2 EAR 为 1.12mg/d，设变异系数 10%，得出 RNI 为 1.34mg/d；中等身体活动水平成年女性（能量需要量 2 100kcal）EAR 为 0.92mg，RNI 则为 1.11mg/d。考虑到维生素 B_2 除了参与能量代谢外，还具有一些其他重要的生理功能,建议修约后 18~65 岁成年男性与女性的 RNI 分别增加至 1.4mg/d 和 1.2mg/d。

2. 老年人　如按能量需要量推算,老年人因能量需要量下降,维生素 B_2 RNI 应有所下调。唐茂云等对 60 名 60~76 岁男性维生素 B_2 供给量进行了研究,根据尿排量拐点与 EGRAC 测定结果,得出老年人维生素 B_2 供给量为 1.3mg/d[13]。建议中国老年维生素 B_2 RNI 与 18~65 岁成年一致,男性为 1.4mg/d,女性为 1.2mg/d。

3. 儿童青少年　徐京等对 4~5 岁儿童维生素 B_2 需要量进行了研究,结合尿排量拐点与 EGRAC,估计维生素 B_2 需要量为 0.6mg/d,考虑烹调等因素,建议供给量增加为 0.7mg/d[9]。许鹏程等研究了 14~19 岁男性中学生维生素 B_2 的需要量,结果发现负荷尿试验排出量拐点处于 1.4mg~1.5mg 摄入量之间,如以 1.4mg/d 作为 EAR,设变异系数 10%,得出 RNI 为 1.7mg/d[18]。

根据中国营养学会推荐的儿童青少年各年龄段中等身体活动能量需要量,如按成年人维生素 B_2 EAR 0.44mg/1 000kcal 外推计算,设变异系数 10%,分别得出各年龄段 RNI,大部分外推值与相关研究结果接近,但与按体重由成年人 EAR 外推得来的推荐值有一定差异。因此,建议采用按能量需要量由成年人 EAR 外推得出的 RNI。

4. 孕妇和乳母　苏宜香等采用饱和试验法的研究结果表明,孕晚期维生素 B_2 需要量为 1.4mg/d,设变异系数 10%,推荐摄入量为 1.7mg/d[19];庞文贞等通过对正常孕妇的膳食调查,认为孕妇推荐摄入量应为 1.79mg/d[20]。根据中国营养学会推荐的孕中、晚期增加的能量需要量,按照成年人 EAR 外推计算,孕中、晚期 EAR 在非孕期基础上分别增加 0.1mg/d、0.2mg/d,RNI 也分别增加 0.1mg/d、0.2mg/d,其中孕晚期推荐值与苏宜香等的研究结果相近。

乳母需要通过哺乳额外排出一定量维生素 B_2,母乳维生素 B_2 含量为 0.05mg/100g,若按 0~6 个月婴儿平均每天母乳摄入量 750g 计算,乳母 EAR 需要增加 0.4mg/d,RNI 则增加 0.5mg/d。

5. 婴儿　按母乳维生素 B_2 含量和 0~6 月龄婴儿每天平均母乳摄入量计算,婴儿每天维生素 B_2 AI 为 0.4mg/d;7 月龄以上婴儿辅食逐渐增加,从食物中来的维生素 B_2 也逐渐增加,科技部基础资源调查专项"中国 0~18 岁儿童营养与健康系统调查与应用项目"获得我国 6~11 月龄婴儿膳食维生素 B_2 平均摄入量为 0.6mg/d(中国 DRIs 母乳成分研究工作组提供)。因此,7~12 月婴儿维生素 B_2 的 AI 为 0.6mg/d。

(编著　郭长江)

(工作组　马爱国　程义勇　蒋与刚　高蔚娜)

参 考 文 献

[1] 杨月欣,葛可佑. 中国营养科学全书[M]. 2 版. 北京:人民卫生出版社,2019.

[2] BARILE M,GIANCASPERO T A,LEONE P,et al. Riboflavin transport and metabolism in humans[J]. J Inherit Metab Dis,2016,39(4):545-557.

［3］NATRAJ U,GEORGE S,KADAM P. Isolation and partial characterization of human riboflavin carrier protein and the estimation of its levels during human pregnancy［J］. J Reprod Immunol,1988,13（1）:1-16.

［4］MCNULTY H,DOWEY L E,STRAIN J J,et al. Riboflavin lowers homocysteine in individuals homozygous for the MTHFR 677C->T polymorphism［J］. Circulation,2006,113（1）:74-80.

［5］WILSON C P,WARD M,MCNULTY H,et al. Riboflavin offers a targeted strategy for managing hypertension in patients with the MTHFR 677TT genotype:a 4-y follow-up［J］. Am J Clin Nutr,2012,95（3）:766-72.

［6］BIAN X,GAO W,WANG Y,et al. Riboflavin deficiency affects lipid metabolism partly by reducing apolipoprotein B100 synthesis in rats［J］. J Nutr Biochem,2019（70）:75-81.

［7］SALUJA H S,THOMPSON D F. Prophylaxis of migraine headaches with riboflavin:a systematic review［J］. J Clin Pharm Ther,2017,42（4）:394-403.

［8］MOSEGAARD S,DIPACE G,BROSS P,et al. Riboflavin deficiency-implications for general human health and inborn errors of metabolism［J］. Int J Mol Sci,2020,21（11）:3847.

［9］徐京,柳启沛,郭红卫,等. 4~5 岁儿童核黄素需要量研究［J］. 上海医科大学学报,1996,23（1）:67-70.

［10］张跃林,朱纯玉. 不同烹调方式对蔬菜中维生素 B_2 的影响［J］. 当代医学,2009,15（21）:176-177.

［11］蒲玲玲,韦京豫,高蔚娜,等. 称重法和化学法在武警某部膳食调查中的应用与比较［J］. 军事医学,2015,39（11）:831-834.

［12］郭长江,韦京豫,杨继军,等. 我国男性成年人血清游离核黄素浓度正常范围的探讨［J］. 营养学报,2008,30（6）:542-546.

［13］唐茂云,何英伟,张文敏,等. 老年人核黄素需要量研究［J］. 中华老年医学杂志,1991,10（4）:222-225.

［14］穆慧玲,王若永,房龙梅,等. 飞行人员维生素 B_2 需要量的研究［J］. 营养学报,2018,40（6）:564-567,573.

［15］蒋宝泉,黄国荣,杨家驹,等. 初入高原青年核黄素需要量实验研究［J］. 营养学报,1998,20（3）:286-288.

［16］GUO C,WEI J,GAO W,et al. Plasma riboflavin is a useful marker for studying riboflavin requirement in Chinese male adults［J］. Nutr Res,2016,36（6）:534-540.

［17］王成发. 我国正常成年人营养需要量的探讨［J］. 营养学报,1981,3（4）:193-200.

［18］许鹏程,卢济生,李文裕,等. 广州市中学男生核黄素需要量研究［J］. 营养学报,1957,2（1）:20-31.

［19］苏宜香,祁振英,虎凤仙,等. 孕晚期妇女维生素 B_1、B_2、C 及能量需要量的研究［J］. 营养学报,1992,14（3）:276-279.

［20］庞文贞,黄思育,沈丽华,等. 城市孕妇营养状况及孕妇热能、营养素适宜摄入量探讨［J］. 营养学报,1989,11（3）:215-221.

第三节 烟　　酸

烟酸（niacin,NA）又称尼克酸（nicotinic acid）。1867 年,德国化学家 Huber 从烟草提取的尼古丁中制得烟酸。1913 年,Funk 等从酵母和米糠中提取出烟酸。1937 年 Elvehjem 发现从肝脏分离出来的烟酸是狗的抗黑舌病因子（anti-black-tongue factor）,并与人的糙皮病有关。

烟酸在体内以烟酰胺（nicotinamide,nicotinic acid amide,NAM）形式存在,是辅酶Ⅰ（烟

酰胺腺嘌呤二核苷酸,nicotinamide adenine dinucleotide,NAD)和辅酶Ⅱ(烟酰胺腺嘌呤二核苷酸磷酸,nicotinamide adenine dinucleotide phosphate,NADP)的前体,辅酶中的烟酰胺在许多生物氧化还原反应中发挥电子受体或供氢体的作用。烟酸参与体内物质能量代谢,调控血糖、血脂水平,并维持神经系统的正常功能。

由于烟酸在体内可以由色氨酸转化而来,烟酸的参考摄入量应以膳食烟酸当量(niacin equivalent,NE)计算。烟酸的 EAR 根据尿中 N^1-甲基烟酰胺的排出量进行制定,当尿排出量在 1.0mg/d 以上时,可有效预防糙皮病,相当于 4.8mg NE/1 000kcal。根据能量需要量推算,成年男性烟酸 EAR 为 12mgNE/d、RNI 为 15mgNE/d,成年女性烟酸 EAR 为 10mgNE/d、RNI 为 12mgNE/d。根据出现皮肤潮红等反应的剂量,烟酸 LOAEL 为 50mgNE/d,UF 为 1.5,得出成年人烟酸 UL 为 35mgNE/d;根据烟酰胺 NOAEL 为 25mg/[kg(bw)·d],UF 为 5,得出成年人烟酰胺 UL 为 310mg/d。目前关于烟酸、烟酰胺与慢性病相关的研究较少,暂无法制定 PI-NCD。中国居民不同年龄阶段烟酸和烟酰胺的推荐摄入量如表 12-3-1 所示。

表 12-3-1　中国居民膳食烟酸参考摄入量

年龄/阶段	EAR/(mgNE·d⁻¹)		RNI/(mgNE·d⁻¹)		UL	
	男性	女性	男性	女性	烟酸/(mgNE·d⁻¹)	烟酰胺/(mg·d⁻¹)
0 岁~	—	—	1(AI)	1(AI)	—	—
0.5 岁~	—	—	2(AI)	2(AI)	—	—
1 岁~	5	4	6	5	11	100
4 岁~	6	5	7	6	15	130
7 岁~	7	6	9	8	19	160
9 岁~	9	8	10	10	23	200
12 岁~	11	10	13	12	30	260
15 岁~	13	10	15	12	33	290
18 岁~	12	10	15	12	35	310
30 岁~	12	10	15	12	35	310
50 岁~	12	10	15	12	35	310
65 岁~	12	10	15	12	35	300
75 岁~	12	10	15	12	35	290
孕早期	—	+0	—	+0	35	310
孕中期	—	+0	—	+0	35	310
孕晚期	—	+0	—	+0	35	310
乳母	—	+3	—	+4	35	310

注:"+"表示在相应年龄阶段的成年女性需要量基础上增加的需要量。

一、结构与理化性质

烟酸和烟酰胺是氮杂环吡啶的衍生物,化学结构式见图 12-3-1。烟酸的化学名称为吡啶-3-羧酸(pyridine-3-carboxylic acid),分子式 $C_6H_5NO_2$,相对分子质量为 123.11;烟酰胺又称吡啶-3-甲酰胺(pridine-3-carboxamide),分子式为 $C_6H_5N_2O$,相对分子质量为 122.11。

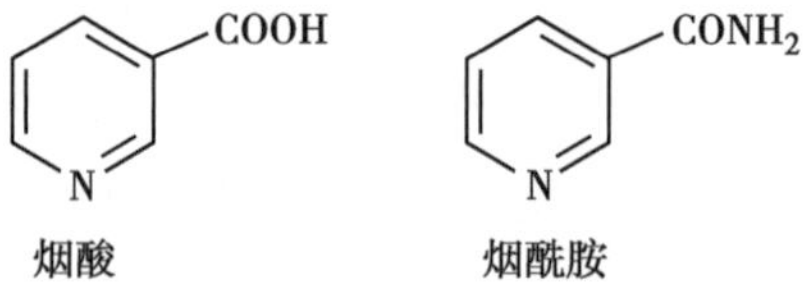

图 12-3-1 烟酸和烟酰胺的化学结构

烟酸为白色针状结晶体,易溶于沸水和沸乙醇,不溶于乙醚,在酸、碱、光、氧或加热条件下不易被破坏,高压、高温 120℃、20 分钟也不会被破坏,是较稳定的一种维生素。因此,一般加工烹调后损失很小,但是洗涤时会随水流失。烟酰胺为白色结晶,易溶于水和酒精,溶解度大于烟酸,不溶于乙醚。

二、消化吸收和代谢

食物中的烟酸、烟酰胺以辅酶Ⅰ(NAD)或辅酶Ⅱ(NADP)的形式存在,它们在小肠内被水解成游离烟酸、烟酰胺后被吸收,运输到组织细胞后,再转化为 NAD 和 NADP。

(一) 消化吸收

膳食中的烟酸、烟酰胺主要以辅酶的形式存在,可在肠道中被迅速吸收进入循环,并迅速被组织摄取,按需合成 NAD 或 NADP。肝脏中的 NADP 浓度最高,其次是心脏和肾脏,而血液中相对较少。

(二) 代谢

烟酸的代谢活性形式为 NAD 和 NADP[1]。烟酸可通过 Preiss-Handler 途径,经磷酸核糖化、腺苷化、酰胺化最终生成 NAD。烟酰胺通过补救途径在烟酰胺磷酸核糖转移酶(nicotinamide phosphoribosyltransferase,NAMPT)的作用下磷酸核糖化为 β-烟酰胺单核苷酸(nicotinamide mononucleotide,NMN),后者在烟酰胺单核苷酸腺苷转移酶(nicotinamide mononucleotide adenylyltransferase,NMNAT)作用下进一步腺苷化为 NAD。色氨酸则通过喹啉酸途径从头合成 NAD[2]。此外,大部分色氨酸可在肝细胞中转化为 NAM,随后释放入血,被外周细胞摄取后通过 NAM 补救途径合成为 NAD[3]。

未经利用的烟酸、烟酰胺可在肝脏中被甲基化,随尿液排出体外,也有少量烟酸和烟酰胺直接由尿排出。烟酸还可随乳汁分泌和汗液排出体外。

三、生理功能

烟酸在体内以 NAM 形式存在,在体内与腺嘌呤、核糖和磷酸结合构成辅酶Ⅰ和辅酶Ⅱ,在许多生物氧化还原反应中发挥电子受体或供氢体的作用。

（一）参与体内能量代谢

NAD 作为一种辅酶,在糖酵解、三羧酸循环、氧化磷酸化、脂肪酸 β-氧化、糖原异生、酮体生成和乙醇代谢等能量代谢途径中发挥关键作用[4]。

（二）参与体内物质转化

还原型辅酶Ⅱ可作为体内生物合成的供氢体,参与体内脂质、非必需氨基酸的合成。还原型烟酰胺腺嘌呤二核苷酸磷酸（NADPH）通过参与生物合成相关的羟化反应,合成胆固醇、胆汁酸、类固醇激素、胆红素等。

（三）调节葡萄糖代谢

烟酸、谷胱甘肽和三价铬组成的葡萄糖耐量因子可促进胰岛素释放。NAD 可提高骨骼肌、肝脏、脂肪组织的胰岛素敏感性,增加葡萄糖的脂肪转化。

（四）调节血脂、胆固醇水平

烟酸可抑制肝脏甘油三酯合成,并降低极低密度脂蛋白（very low density lipoprotein, VLDL）分泌和升高高密度脂蛋白（high density lipoprotein,HDL）水平。

（五）保护神经系统功能

NAD 促进神经细胞中 DNA 的修复,激活线粒体自噬,降低细胞内氧化应激水平,对以认知或记忆损伤为主的帕金森病、阿尔茨海默病、轴索变性等具有预防作用[5]。

四、摄入水平与健康

烟酸及烟酰胺广泛存在于各种食物中,植物性食物中存在的主要是烟酸,而动物性食物中以烟酰胺为主。烟酸和烟酰胺在动物肝、肾、瘦畜肉、鱼以及坚果类食物中的含量丰富;乳、蛋中的含量虽然不高,但色氨酸较多,可转化为烟酸。

（一）摄入不足

烟酸摄入不足引起的全身性疾病称为糙皮病或癞皮病（pellagra）,严重的烟酸缺乏症可以出现较典型的 "3D" 症状,即皮炎（dermatitis）、腹泻（diarrhea）及痴呆（dementia）。由于维生素 B$_2$ 作为辅酶参与细胞内色氨酸到烟酸的转化过程,影响烟酸的代谢,因此烟酸缺乏常与维生素 B$_2$ 缺乏同时存在。

（二）摄入过量

烟酸对人体的毒性报道主要见于服用烟酸补充剂、进食烟酸强化食品以及临床采用大量烟酸治疗高脂血症时病人所出现的副反应。口服 30~50mg 烟酸即可引起血管舒张,导致颜面潮红、头晕眼花、皮肤瘙痒或灼烧感等。大剂量服用烟酰胺（3g/d）以治疗高脂血症常伴随非特异性胃肠道反应,如消化不良、腹泻、便秘、恶心和呕吐等。

（三）与慢性病的关系

烟酸曾被用于预防和治疗动脉粥样硬化,然而一项大规模国际性合作临床研究项目（HPS-THRIVE）发现,使用他汀类药物联合烟酸并没有降低动脉粥样硬化性心血管疾病高危病人的主要血管事件发生风险,反而糖尿病、胃肠道不良反应及骨骼肌相关不良事件的发生率升高[6]。此外,荟萃分析结果显示,烟酸虽然升高了 HDL-C 浓度,降低了 LDL-C、TG 和 TC 浓度,但不会降低死亡率或心血管事件,因此不推荐烟酸用于心血管事件的一级或二级预防。目前,尽管有一些烟酸可以预防及辅助治疗某些慢性病的研究,但还不足以提供制定降低膳食相关非传染性疾病风险的建议摄入量的充足数据,因此目前尚无法制定烟酸的 PI-NCD。

五、营养状况评价

烟酸的营养状况可以用膳食调查、生化指标及烟酸缺乏的临床表现来评价。

(一)膳食摄入量

除了直接从食物中摄取外,烟酸可由色氨酸转化而来,平均约 60mg 色氨酸可转化为 1mg 烟酸。通过膳食调查,按照食物摄入种类和数量计算烟酸和色氨酸摄入量,以此评价烟酸的营养状况。

(二)生化指标

1. 尿中 2-吡啶酮/N^1-甲基烟酰胺的比值 一般认为该比值在 1.3~4.0 为正常,<1.3 为潜在性缺乏。但该指标受蛋白质摄入水平的影响较大,对边缘性烟酸缺乏不敏感。

2. 尿负荷试验 给予受试者口服 50mg 烟酸,4 小时尿排出量 <2.0mg 为缺乏,2.0~2.9mg 为不足,3.0~3.9mg 为正常。

3. N^1-甲基烟酰胺与肌酐比值 测定任意一次尿中 N^1-甲基烟酰胺与肌酐比值 <0.5 为缺乏,0.5~1.59 为不足,1.6~4.2 为正常,≥4.3 为充足[7]。

4. NAD/NADP 比值 红细胞 NAD 含量可作为烟酸缺乏的灵敏指标。红细胞 NAD/NADP 比值小于 1.0 表示有烟酸缺乏的危险。

(三)体格及功能检查

长期烟酸缺乏可引起糙皮病或癞皮病,表现为体重减轻、疲劳乏力、记忆力差、容易兴奋、注意力不集中、失眠等。随着病情进展,可以出现较典型的症状,即皮炎(dermatitis)、腹泻(diarrhea)、痴呆(dementia)的"3D"症状。

六、膳食参考摄入量

制定烟酸参考摄入量应考虑能量的消耗和蛋白质的摄入情况。膳食烟酸参考摄入量以烟酸当量来表示:烟酸当量(mg NE)= 烟酸(mg)+1/60 色氨酸(mg)。

(一)平均需要量/推荐摄入量

1. 成年人 烟酸需要量需根据烟酸摄入量与 N^1-甲基烟酰胺及 2-吡啶酮衍生物排泄量间的关系来判断。据 Goldsmith、Jacob 和 Fu 等人的四项膳食烟酸摄入量与尿 N^1-甲基烟酰胺排泄量关系的报道,以尿中 N^1-甲基烟酰胺的排出量在 1.0mg/d 时(即膳食烟酸摄入量平均水平为(11.6±3.9)mg NE/d,或相当于 4.8mg NE/1 000kcal)作为糙皮病防治的最低膳食烟酸需要量[8-12]。按成年男性、女性中等身体活动水平能量需要量(2 550kcal/d、2 100kcal/d),

计算烟酸的 EAR 分别为 12mg NE/d 和 10mg NE/d;设变异系数 10%,则成年男、女性 RNI 分别为 15mg NE/d 和 12mg NE/d。高强度身体活动水平者的需要量随能量需要的增加而增加。

2. 老年人　未发现衰老过程会影响烟酸的需要量,故老年人的烟酸参考摄入量与成人保持一致。

3. 儿童青少年　根据儿童青少年的代谢体重、生长系数与成年人数据进行推算。参照成年男女性烟酸 EAR 推算出不同年龄段儿童青少年的 EAR。15 岁以上的青少年生长代谢处于旺盛期,因此 EAR 高于成年人。其各年龄段 RNI 则在 EAR 基础上,设变异系数为10%,计算得出。

4. 孕妇和乳母　由于孕期妇女能量需求增加和胎儿发育需要,对烟酸的需求量相应升高。日本学者的研究表明,从妊娠中期开始尿中烟酸代谢产物增加,在妊娠后期达到最初的 2~3 倍,并在产后恢复到正常水平。但由于孕妇的色氨酸-烟酸转化率加大,因此,无须增加膳食烟酸 RNI[13]。

考虑到该阶段能量消耗增加(500kcal/d)所需的烟酸,而乳汁中烟酸约为 1mg/L,婴儿摄乳量为 0.75L/d,故乳母的 EAR 需额外增加 0.75mg/d,按烟酸摄入 4.8mg NE/1 000kcal 计算,变异系数 10%,经计算取整后,乳母的 EAR 为 13mg NE/d,RNI 为 16mg NE/d。

5. 婴儿　0~6 月龄婴儿烟酸的 AI 值参考母乳中烟酸含量和婴儿摄乳量确定。中国 DRIs 母乳成分研究工作组提出母乳烟酸平均含量为 1mg/L,婴儿摄乳量为 0.75L/d。计算得出 0~6 月龄婴儿摄入的烟酸为 0.75mg NE/d;由于无具体数据,未考虑由母乳中色氨酸转化的烟酸,将数据取整,0~6 月龄婴儿烟酸的 AI 为 1mg NE/d。7~12 月龄婴儿烟酸的 AI 值则由小婴儿的 AI 和成人的 RNI 为基础,根据代谢体重法进行外推,取其平均值后取整,AI 定为 2mg NE/d。

(二)可耐受最高摄入量

食物中的烟酸不会引起摄入过量的不良反应。烟酸的不良反应多由于服用烟酸补充剂、强化食品所致,包括肠胃不适、皮肤潮红,多表现为面部和上身的红斑、瘙痒、刺痛和发热,持续 30~60 分钟。长期口服大剂量烟酸(3~9g/d)治疗高脂血症,可引起黄疸、血清转氨酶升高,严重者出现急性重型肝炎、肝性脑昏迷、脂肪肝等,但停药后症状消失[14]。

考虑到老人若发生潮红反应,尤其空腹服用时可加重直立性低血压,增加摔倒的风险。在制定 UL 时以潮红反应作为烟酸不良反应的指标。早期研究显示,使用烟酸观察到有害作用(皮肤潮红)的 LOAEL 为 50mg NE/d[15]。考虑到皮肤潮红反应为一过性的,可将 UF 定为 1.5,得到成年人的烟酸 UL 为 35mg NE/d。

烟酰胺一般不引起潮红反应。研究显示,烟酰胺使用剂量 3g/d,持续 3 年以上,并未见明显不良效应。而从敏感性肝功能和葡萄糖体内稳态标志物的研究报告综合得出的 NOAEL 为 25mg/[kg(bw)·d][16]。考虑到烟酰胺的生理功能,及其作为营养素补充剂的安全性,将不确定系数定为 5,故成年人烟酰胺的 UL 为 310mg/d。

由于数据主要来自成人,儿童青少年组对烟酸的 UL 按代谢体重比从成人的 UL 推算而来。婴儿的烟酸来源应该是母乳与食物,故未设定 UL。孕妇及乳母的 UL 与成人相同。

(编著　梁　惠)

(工作组　翟凤英　郭俊生　洪　燕　张华琦)

参 考 文 献

[1] BOGAN K L,BRENNER C. Nicotinic acid,nicotinamide,and nicotinamide riboside:a molecular evaluation of NAD^+ precursor vitamins in human nutrition [J]. Annu Rev Nutr,2008(28):115-130.

[2] COMAI S,BERTAZZO A,BRUGHERA M,et al. Tryptophan in health and disease [J]. Adv Clin Chem,2020(95):165-218.

[3] COVARRUBIAS A J,PERRONE R,GROZIO A,et al. NAD^+ metabolism and its roles in cellular processes during ageing [J]. Nat Rev Mol Cell Biol,2021,22(2):119-141.

[4] CANTO C,MENZIES K J,AUWERX J. NAD^+ metabolism and the control of energy homeostasis:a balancing act between mitochondria and the nucleus [J]. Cell Metab,2015,22(1):31-53.

[5] XIE N,ZHANG L,GAO W,et al. NAD^+ metabolism:pathophysiologic mechanisms and therapeutic potential [J]. Signal Transduct Target Ther,2020,5(1):227.

[6] HPS2-THRIVE Collaborative Group,LANDRAY M J,HAYNES R,et al. Effects of extended-release niacin with laropiprant in high-risk patients [J]. N Engl J Med,2014,371(3):203-212.

[7] MALTOS A L,PORTARI G V,MORAES G V,et al. Niacin metabolism and indoleamine 2,3-dioxygenase activation in malnourished patients with flaky paint dermatosis [J]. Nutrition,2015,31(6):890-892.

[8] GOLDSMITH G A,ROSENTHAL H L,GIBBENS J,et al. Studies of niacin requirement in man. Ⅱ. requirement on wheat and corn diets low in tryptophan [J]. J Nutr,1955,56(3):371-386.

[9] GOLDSMITH G A,SARETT H P,REGISTER U D,et al. Studies of niacin requirement in man. Ⅰ. experimental pellagra in subjects on corn diets low in niacin and tryptophan [J]. J Clin Invest,1952,31(6):533-542.

[10] JACOB R A,SWENDSEID M E,MCKEE R W,et al. Biochemical markers for assessment of niacin status in young men:urinary and blood levels of niacin metabolites [J]. J Nutr,1989,119(4):591-598.

[11] FU C S,SWENDSEID M E,JACOB R A,et al. Biochemical markers for assessment of niacin status in young men:levels of erythrocyte niacin coenzymes and plasma tryptophan [J]. J Nutr,1989,119(12):1949-1955.

[12] IOM. Dietary Reference Intakes for thiamin,riboflavin,niacin,vitamin B_6,folate,vitamin B_{12},pantothenic acid,biotin,and choline [M]. Washington:National Academies Press,1998.

[13] FTUKIJWATARI T,MURAKAMI M,OHTA M,et al. Changes in the urinary excretion of the metabolites of the tryptophan-niacin pathway during pregnancy in Japanese women and rats [J]. J Nutr Sci Vitaminol (Tokyo),2004,50(6):392-398.

[14] GUYTON J R,BAYS H E. Safety considerations with niacin therapy [J]. Am J Cardiol,2007,99(6A):22C-31C.

[15] MEHMEL M, JOVANOVIC N, SPITZ U. Nicotinamide riboside-the current state of research and therapeutic uses [J]. Nutrients, 2020, 12(6):1616.

[16] Scientific Committee on Food. Opinion of the scientific committee on food on the tolerable upper intake levels of nicotinic acid and nicotinamide [R]. SCF/CS/NUT/UPPLEV/39 Final. 2002.

第四节　维 生 素 B_6

维生素 B_6（vitamin B_6）是人类必需的一种水溶性维生素。1934 年,György 首次在动物实验中发现大鼠肢端皮炎现象,提出了"大鼠肢端皮炎预防因子"概念,并命名为维生素 B_6。1938 年,Lepkovsky 分离得到了该维生素纯晶体。1939 年,Harris 和 Folkers 人工合成了吡哆醇。1944—1948 年,Snell 等先后发现了吡哆醛和吡哆胺的存在及其辅酶作用。

维生素 B_6 广泛存在于植物性和动物性食物中,在体内以辅酶及非辅酶形式广泛地参与物质能量代谢和各种生理活动,以及对抗内源性反应中间产物的有害活性,在慢性病防治方面具有更多潜在作用。维生素 B_6 缺乏时可出现典型的脂溢性皮炎（seborrheic dermatitis）等临床症状。在正常膳食摄入情况下,很少单独发生维生素 B_6 严重缺乏或过量。

维生素 B_6 的 EAR 制定主要依据耗竭-补充试验结果,指标是血浆 5'-磷酸吡哆醛（PLP）含量,根据成年人每日平均摄入 1.2mg 维生素 B_6 时,其血浆 PLP 浓度可维持在 30~38nmol/L,不会出现维生素 B_6 缺乏症状,得出 RNI 为 1.4mg/d。成年人维生素 B_6 的 NOAEL 在 100~300mg/d 之间,设 UF 为 5,NOAEL 取 300mg/d,成年人的 UL 为 60mg/d（表 12-4-1）。

表 12-4-1　中国居民膳食维生素 B_6 参考摄入量

单位:mg/d

年龄/阶段	EAR		RNI（AI）		UL
	男性	女性	男性	女性	
0 岁~	—	—	0.1（AI）	0.1（AI）	—
0.5 岁~	—	—	0.3（AI）	0.3（AI）	—
1 岁~	0.5	0.5	0.6	0.6	20
4 岁~	0.6	0.6	0.7	0.7	25
7 岁~	0.7	0.7	0.8	0.8	32
9 岁~	0.8	0.8	1.0	1.0	40
12 岁~	1.1	1.1	1.3	1.3	50
15 岁~	1.2	1.2	1.4	1.4	55
18 岁~	1.2	1.2	1.4	1.4	60
30 岁~	1.2	1.2	1.4	1.4	60

续表

年龄/阶段	EAR		RNI（AI）		UL
	男性	女性	男性	女性	
50 岁~	1.3	1.3	1.6	1.6	55
65 岁~	1.3	1.3	1.6	1.6	55
75 岁~	1.3	1.3	1.6	1.6	55
孕早期	—	+0.7	—	+0.8	60
孕中期	—	+0.7	—	+0.8	60
孕晚期	—	+0.7	—	+0.8	60
乳母	—	+0.2	—	+0.3	60

注:"+"表示在相应年龄阶段的成年女性需要量基础上增加的需要量。

一、结构与理化性质

维生素 B_6 是 2-甲基-3-羟基-5-羟甲基吡啶的衍生物,在体内主要有 6 种天然存在形式 (见图 12-4-1),包括吡哆醇(pyridoxine,PN)、吡哆醛(pyridoxal,PL)、吡哆胺(pyridoxamine, PM)及其单磷酸化衍生物[5'-磷酸吡哆醇(PNP)、5'-磷酸吡哆醛(PLP)和 5'-磷酸吡哆胺 (PMP)],统称为"B_6 维生素体"[1-3]。维生素 B_6 在植物中主要以吡哆醇和吡哆胺及其磷酸 化形式存在,而在动物组织中主要以吡哆醛和吡哆胺及其磷酸化形式存在,其中 PLP 是维生素 B_6 的主要辅酶形式。PLP 通过其醛基与各种酶的活性位点的赖氨酸 ε-氨基以 Schiff 碱基共价键结合而发挥其辅酶作用[1-2]。

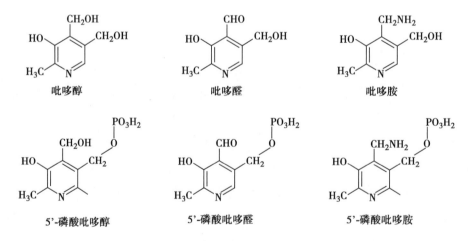

图 12-4-1　维生素 B_6 及其活性形式的化学结构

资料来源:杨月欣,葛可佑.中国营养科学全书[M].2 版.北京:人民卫生出版社,2019.

维生素 B_6 易溶于水和乙醇,在空气或酸性溶液中稳定,在酸性介质中吡哆醇、吡哆醛和 吡哆胺对热稳定,但在碱性介质中对热不稳定,易被破坏。在溶液中,各种形式的维生素 B_6 对光均较敏感,其降解程度与 pH 相关,在中性和碱性环境易被破坏。吡哆醇耐热性强于吡哆醛和吡哆胺,在食品加工和储运中稳定性较好,最常见的市售维生素 B_6 形式是盐酸吡哆醇[2,4]。

二、消化吸收和代谢

(一) 消化吸收

不同形式的维生素 B_6 大部分可经非饱和被动扩散机制在空回肠中吸收,食物维生素 B_6 生物利用率大于 75%,维生素 B_6 补充剂的生物利用率大于 90%。动物性食物中维生素 B_6 以 PLP 和 PMP 磷酸盐形式居多,在肠道非特异性磷酸酶作用下水解为非磷酸化的 PL 和 PM 可以加快吸收速率。植物中普遍存在形式吡哆醇糖苷(PN-G)在小肠的直接吸收速率远低于 PLP 和 PMP,但肠道黏膜中葡萄糖苷裂解酶可以水解 PN-G 释放出 PN 而加快吸收。被吸收到血液后,再以与血浆白蛋白或红细胞血红蛋白结合等形式进行肝脏转运和组织储存利用。在体内维生素 B_6 约 1 000μmol 的代谢池中,有 75%~80% 储存于肌肉组织中。

(二) 代谢

肝脏和肠道是维生素 B_6 代谢的主要器官,维生素 B_6 通过磷酸化和脱磷酸化、氧化和还原、氨基化和转氨基等互逆过程实现代谢并发挥其相应生理作用,这也是维持其细胞内稳态的一个重要机制,其转化的限速步骤由黄素单核苷酸吡哆醛磷酸氧化酶所催化。

在肝脏通过黄素腺嘌呤二核苷酸和烟酰胺腺嘌呤二核苷酸依赖酶的作用,PLP 脱磷酸化并被氧化生成 4-吡哆酸(4-PA)和其他无活性代谢物,经尿排出体外。人体摄入维生素 B_6 的 40%~60% 被氧化成 4-PA 经尿排出,尿液中仅有少量吡哆醇和吡哆醛。

三、生理功能

(一) 参与氨基酸、糖原和脂肪酸代谢

维生素 B_6 参与氨基酸代谢,PLP 是转氨酶、脱羧酶、脱水酶、消旋酶、异构酶等 150 多种酶的辅酶的必需构成成分[2,5-6]。在同型半胱氨酸分解代谢的转硫途径中,维生素 B_6 是其关键酶胱硫醚-β-合成酶(CBS)的辅酶[4,7]。维生素 B_6 是糖原磷酸化反应中磷酸化酶的辅酶,催化肌肉和肝脏组织中糖原转化与脂肪代谢过程,还参与亚油酸合成花生四烯酸以及胆固醇的合成及转运过程[2,5,8]。

(二) 参与造血和一碳单位代谢

以 PLP 形式参与甘氨酸和琥珀酰辅酶 A 合成血红素的过程[2,4],缺乏时可能造成低血色素小细胞性贫血[7,9]和血清铁水平增高[7,10]。维生素 B_6 作为丝氨酸羟甲基转氨酶的辅酶参与一碳单位代谢,在 DNA 合成中发挥作用。

(三) 参与某些微量营养素的转化与吸收

维生素 B_6 可影响烟酸、维生素 B_{12}、铁和锌等的转化和吸收[2]。

(四) 维持免疫功能

维生素 B_6 缺乏伴随着体液免疫、细胞免疫及 DNA 和 RNA 的合成受损,导致机体抵抗

力下降[2,11]。有研究发现,给重症监护病房患者补充大剂量维生素 B$_6$可以提高其免疫应答水平[12]。

(五)调节神经递质的合成

参与 5-羟色胺、牛磺酸、多巴胺、去甲肾上腺素、组胺和 γ-氨基丁酸(γ-amino butyric acid,GABA)等神经介质的合成[2]。PLP 可提高葡萄糖磷酸酯酶活性以增加乙酰胆碱的生成。维生素 B$_6$具有一定的解毒、解痉挛和解惊厥作用,常用于急症抢救治疗[7,13]。

(六)其他

大量证据表明,维生素 B$_6$还可以对抗内源性反应中间产物的有害活性,其作用与许多辅酶作用截然不同,是抗氧化剂、金属螯合剂、羰基清除剂和光敏剂的结构基础。在红细胞中,吡哆醇和吡哆胺可抑制高血糖诱导的超氧自由基形成,并防止脂质过氧化,在慢性病防治方面具有潜在作用[14-15]。

四、摄入水平与健康

维生素 B$_6$食物来源广泛。植物性食物,如熟葵花籽、小红尖辣椒、熟榛子、黄豆和花生等每 100 克可食部中维生素 B$_6$含量分别为 0.9mg、0.8mg、0.6mg、0.5mg 和 0.4mg;动物性食物,如金枪鱼、鸡胸脯肉、牛肉、鸡翅和猪肉等每 100 克可食部中含量分别为 0.5mg、0.5mg、0.3mg、0.3mg 和 0.2mg。

(一)摄入不足

一般膳食情况下单纯维生素 B$_6$缺乏较罕见,并且缺乏发生时典型症状不明显。如发生维生素 B$_6$缺乏,可能存在摄入障碍等因素而伴随其他 B 族维生素同时缺乏。人体维生素 B$_6$缺乏可致眼、鼻与口腔周围皮肤发生脂溢性皮炎[9],人体长期缺乏维生素 B$_6$会引发中枢神经、造血、免疫、皮肤、消化等多器官系统的进一步损害[10],甚至影响婴幼儿生长发育和增加老年人高同型半胱氨酸血症及心脑血管疾病的患病风险。

(二)摄入过量

维生素 B$_6$毒副作用相对较低,经食物摄入一般不会发生摄入过量。但过量服用维生素 B$_6$可引起中毒,表现为周围感觉神经症状及腕管综合征等[7,9-10]。每日摄入量达到 500mg 时可引起严重不良反应,出现抑郁、疲劳、易怒、头痛、麻木、肌肉无力无法行走及抽搐等神经毒性症状和皮肤损伤等光敏感性反应[2,9,16]。

(三)与慢性病的关系

Li 等 2015 年和 Lan 等 2016 年的 Meta 分析发现,叶酸联合维生素 B$_6$和 B$_{12}$可降低脑卒中发病风险、血浆同型半胱氨酸水平和冠状动脉手术后发生再次狭窄的风险。Noori 等 2013 年的研究表明,硫辛酸和吡哆醇联合应用(12 周内每天服用 800mg 硫辛酸和 80mg 吡哆醇)可能会缓解糖尿病肾病患者的蛋白尿病情进展。2017 年 Mocellin 等研究表明,维生素 B$_6$可能降低胃肠道肿瘤风险。在精神和神经系统疾病方面,Adelufosi 等 2015 年、Tomioka 等 2018 年和 Shen 等 2015 年的研究显示,精神分裂症和帕金森病患者血清吡哆醛水平降低,但尚未获得吡哆醛水平与精神及神经系统疾病之间因果关系证据。

鉴于目前关于膳食维生素 B_6 摄入量与多种慢性病发生风险的相关性研究还较少,在研究设计、研究质量、干预方法及使用剂量等方面存在较大差异,本次修订尚难得出较为一致的 PI-NCD 参考值。

五、营养状况评价

(一) 膳食摄入量

通过膳食调查法对被调查对象在一定时间内膳食摄入中维生素 B_6 的食物来源、数量和质量进行统计分析,以此来评定该调查对象维生素 B_6 营养需要满足程度。

(二) 生化指标

1. 血浆 PLP 含量　与维生素 B_6 摄入量呈正相关,能较好地反映体内维生素 B_6 储存量,成人血浆 PLP>30nmol/L 是维生素 B_6 适宜水平,20~30nmol/L 为边缘性缺乏,当 <20nmol/L 则为维生素 B_6 缺乏,一般使用高效液相色谱法(HPLC)或酶学分析法测定其含量[4]。为提高结果的准确性和稳定性,常与液相色谱-荧光检测法(LC-FLD)、液相色谱-质谱法(LC-MS)、气相色谱-质谱(GC-MS)和液相色谱-串联质谱法(LC-MS/MS)等方法联合使用。血浆胱硫醚浓度可作为评价细胞维生素 B_6 缺乏指标[17-18]。

2. 尿中 4-吡哆酸含量　使用高效液相色谱法(HPLC)检测[4]。

3. 色氨酸负荷试验　黄尿酸是色氨酸降解的微量产物,是维生素 B_6 缺乏标志物之一。如维生素 B_6 缺乏,PLP 依赖性犬尿氨酸酶促的色氨酸分解反应异常而导致黄尿酸的排泄显著增加[4]。

4. 红细胞天门冬氨酸转氨酶和丙氨酸转氨酶活性　这两种转氨酶均以维生素 B_6 为辅酶,其活性常在维生素 B_6 缺乏时降低,故常被作为评价指标[4]。

(三) 体格及功能检查

通过检查是否存在维生素 B_6 缺乏或过量时典型的脂溢性皮炎或神经精神等症状、体征和功能状态,评定该调查对象维生素 B_6 营养需要满足程度。

六、膳食参考摄入量

(一) 平均需要量/推荐摄入量

1. 成年人　血浆 PLP 能较好反映体内维生素 B_6 储存量。据国外研究,如能将血浆 PLP 浓度维持在 30nmol/L 及以上,则不会观察到维生素 B_6 缺乏症状,能将血浆 PLP 浓度维持在以上浓度的维生素 B_6 摄入量估算为 EAR。同时,维生素 B_6 需要量随蛋白质摄入量增加而增多,血浆 PLP 浓度与单位蛋白质维生素 B_6 摄入量有明显相关关系。据此,估算出血浆 PLP 浓度能够维持在 30nmol/L 的维生素 B_6 的 EAR 为 0.019mg/g 蛋白质。按照中国居民成年人蛋白质需要量 60g/d 计,维生素 B_6 的 EAR 约为 1.14mg/d。Linkswiler 等 1978 年对不同蛋白质摄入量时维生素 B_6 需要量研究的结果显示,当受试者摄入含 100g 蛋白质的膳食时,负荷试验回归正常水平只需 1.0~1.5mg/d 维生素 B_6。1993 年 Selhub 等研究发现,调整了年龄、性别和叶酸营养状况后,当摄入量 1.3mg/d 时,半数受试者血浆同型半胱氨酸浓度与摄入更高剂量维生素 B_6 的受试者相似,提示 EAR 约 1.3mg/d。Huang 等 1998 年对 28~34 岁妇女行耗竭-补充试验研究,摄入 1.26mg/d 维生素 B_6 时血浆 PLP 均值 38nmol/L。Hansen 等 1997 年对摄入 85g/d 蛋白质年轻女性维生素 B_6 需要量进行研究,估算的维生素 B_6 需要量为 1.15~1.18mg/d。综上所述,对 18~50 岁成年人,以血浆 PLP 浓度为基础估计维生素 B_6 的 EAR 为 1.2mg/d,设变异系数为 10%,得出维生素 B_6 的 RNI 值,取整为 1.4mg/d。

2. 老年人 50 岁以上成年人的研究较少。Ribaya-Mercado 等 1991 年调查了 12 名 60 岁以上男性和女性维生素 B_6 需要量,根据耗竭-补充试验,当蛋白质摄入水平为每日 1.2g/kg bw 时,所有男性和女性均需约 1.9mg/d 维生素 B_6 使血浆 PLP 和尿 4-PA 量达到基线值;当每日维生素 B_6 摄入量 1.6mg 时,近半数男性和所有女性黄尿酸排泄接近基线值。另一项对 67~96 岁老年人的研究显示,在调整了年龄、性别以及叶酸和维生素 B_{12} 摄入的情况下,约半数受试者在摄入 1.4mg/d 维生素 B_6 时,血浆同型半胱氨酸水平与摄入更高剂量维生素 B_6 者相同。而血浆 PLP 浓度达到 20nmol/L、同型半胱氨酸均值为 13μmol/L 时需要 1.3mg/d 维生素 B_6,提示 50 岁以上维生素 B_6 的 EAR 为 1.3~1.4mg/d,另外,高蛋白膳食摄入者还须保证更多维生素 B_6 摄入。综合上述,我国 50 岁以上维生素 B_6 的 EAR 确定为 1.3mg/d,设变异系数为 10%,得出维生素 B_6 的 RNI 为 1.6mg/d,此值与欧盟、美国、澳大利亚、新西兰等国家及地区数值较一致[2,4]。

3. 儿童和青少年 美国 2019 年 DRIs 资料显示,1~3 岁、4~8 岁、9~13 岁、14~18 岁的维生素 B_6 的 RDA 分别为 0.5mg/d、0.6mg/d、1.0mg/d、1.3mg/d(女性 1.2mg/d)。日本 DRIs 资料显示,1~2 岁、3~5 岁、6~7 岁、8~9 岁、10~11 岁、12~17 岁的维生素 B_6 的 EAR 分别为 0.4mg/d、0.5mg/d、0.7mg/d(女性 0.6mg/d)、0.8mg/d、1.0mg/d、1.2mg/d(女性 1.0mg/d)。目前国内可参考研究很少,难以得出儿童和青少年的 EAR。根据参考体重,由成年人 EAR 资料采用代谢体重法并加算各个发育年龄段的生长系数外推得到儿童和青少年的 EAR,继而得出其 RNI[2,4]。

4. 孕妇和乳母 孕早期、孕中期、孕晚期血浆维生素 B_6 含量均有降低,特别是在孕晚期,若想维持血浆 PLP 浓度与非妊娠时相同的 30nmol/L,则须额外增加 0.5mg/d 的维生素 B_6。考虑到维生素 B_6 在混合膳食中的生物利用率为 75%,则孕妇需要额外增加约 0.7mg/d,孕期 RNI 额外增加量为 0.8mg/d。由于维生素 B_6 相对比较安全,目前尚缺乏按照孕早期、孕中期、孕晚期细分的支持数据,且参考其他国家 DRIs 制定的相似情况,故未做进一步细分。

乳母维生素 B_6 推荐摄入量,应在非哺乳成年女性推荐摄入量基础上,额外增加泌乳消耗的维生素 B_6,即平均每日泌乳量 750mL 乘以母乳中维生素 B_6 的浓度再除以生物利用率 75%,则乳母需要额外增加维生素 B_6 为 0.08mg/d,取整后为 0.1mg/d,结合国际上多数国家采用了乳母 EAR 为每日额外增加 0.3~0.5mg[2,4],确定乳母 EAR 每日额外增加值 0.2mg,考虑 10% 变异系数,乳母维生素 B_6 的 RNI 每日额外增加值为 0.3mg。

5. 婴儿 0~6 月龄婴儿 AI 以中国 DRIs 母乳成分研究工作组[19-20]对中国纯母乳喂

养婴儿平均每日摄入量为 0.75L 的研究数据为基础来确定,以母乳维生素 B$_6$ 适宜浓度约 0.08mg/L 计算得 AI 为 0.06mg/d,取整为 0.1mg/d。7~12 月龄婴儿 AI 以 0~6 月龄婴儿 AI 和成年人 RNI 为基础,采用代谢体重法(生长系数 0.3)推算求取两者平均值,取整后 AI 值为 0.3mg/d[2,4]。

(二)可耐受最高摄入量

研究显示,成年人维生素 B$_6$ 的 NOAEL 值在 100~300mg/d 之间,而 LOAEL 值约为 500mg/d。这些数据是根据较小样本成年人观察研究资料得出的值,并非通过长期大样本试验得到的数据,故将 UF 定为 5。以 NOAEL 为 300mg/d 计,18~50 岁成年人 UL 为 60mg/d,儿童、青少年、50 岁及以上成年人的 UL 值由代谢体重法从成年人 UL 值外推出[2,4]。

(编著　张　兵)

(工作组　王惠君　郭春雷　翟凤英　郭俊生)

参 考 文 献

[1] STOVER P J,FIELD M S. Vitamin B$_6$[J]. Advances in Nutrition(Bethesda,Md),2015,6(1):132-133.

[2] 马爱国,郭俊生,孙永叶,等. 第十章　水溶性维生素[M]//杨月欣,葛可佑. 中国营养科学全书. 2 版. 北京:人民卫生出版社,2019.

[3] FUDGE J,MANGEL N,GRUISSEM W,et al. Rationalising vitamin B$_6$ biofortification in crop plants[J]. Current Opinion in Biotechnology,2017(44):130-137.

[4] 中国营养学会. 中国居民膳食营养素参考摄入量(2013 版)[M]. 北京:科学出版社,2014.

[5] 肖玉梅,李楠,傅滨. 维生素 B$_6$:人体"建筑师"[J]. 大学化学,2010(S1):57-61.

[6] HELLMANN H,MOONEY S. Vitamin B$_6$:a molecule for human health？[J]. Molecules,2010,15(1): 442-459.

[7] 贾弘褆,冯作化,药立波,等. 生物化学与分子生物学[M]. 3 版. 北京:人民卫生出版社,2015.

[8] PERCUDANI R,PERACCHI A. The B$_6$ database:a tool for the description and classification of vitamin B$_6$-dependent enzymatic activities and of the corresponding protein families[J]. BMC Bioinformatics,2009,10 (1):1-8.

[9] WHITNEY E,ROLFES S R. Understanding Nutrition[M].16th ed. Boston:Cengage Learning,Inc,2021.

[10] 孙长颢,凌文华,黄国伟,等. 营养与食品卫生学[M]. 8 版. 北京:人民卫生出版社,2017.

[11] BALL G F M. Vitamins:their role in the human body[M]. Oxford :Blackwell Publishing Ltd,2004.

[12] CHENG C H,CHANG S J,LEE B J,et al. Vitamin B$_6$ supplementation increases immune responses in critically ill patients[J]. European Journal of Clinical Nutrition,2006,60(10):1207.

[13] 胡丽萍. 23 例小儿惊厥患儿静滴大剂量维生素 B$_6$ 的疗效研究[J]. 当代医学,2015,403(32):50-51.

[14] BIRD R P. The emerging role of vitamin B$_6$ in inflammation and carcinogenesis[J]. Advances in Food and Nutrition Research,2018(83):151-194.

[15] WONDRAK G T,JACOBSON E L. Vitamin B$_6$:beyond coenzyme functions[J]. Sub-cellular Biochemistry,2012(56):291-300.

[16] GHAVANINI A A,KIMPINSKI K. Revisiting the evidence for neuropathy caused by pyridoxine deficiency

and excess［J］. Journal of Clinical Neuromuscular Disease,2014,16(1):25-31.

［17］LAMERS Y. Indicators and methods for folate,vitamin B_{12},and vitamin B_6 status assessment in humans［J］. Curr Opin Clin Nutr Metab Care,2011,14(5):445-454.

［18］ROELOFSEN-DE BEER R,VAN ZELST B D,WARDLE R,et al. Simultaneous measurement of whole blood vitamin B_1 and vitamin B_6 using LC-ESI-MS/MS［J］. Journal of Chromatography B:Analytical Technologies in the Biomedical and Life Sciences,2017(1063):67-73.

［19］荫士安. 人乳成分:存在形式、含量、功能、检测方法［M］. 北京:化学工业出版社,2016.

［20］REN X,YANG Z,SHAO B,et al. B-vitamin levels in human milk among different lactation stages and areas in China［J］. PloS One,2015,10(7):e0133285.

第五节　叶　　酸

　　叶酸(folate)是一种水溶性维生素,作为一碳单位的载体,参与核苷酸合成、DNA 甲基化反应,对于人体细胞生长、分化、修复至关重要,并具有预防胎儿神经管缺陷的作用。1941 年 Mitchell 和 Snell 从菠菜叶中提取到这一生物因子,遂以"叶酸"命名。1943 年 Stakstad 等从肝脏中分离出叶酸,并确定其化学结构为蝶酰谷氨酸。

　　随着对于叶酸与出生缺陷、心血管疾病、肿瘤以及神经退行性疾病的关系的研究逐步深入,叶酸已成为一种备受关注的微量营养素。叶酸缺乏可导致成人和儿童巨幼红细胞贫血,增加孕妇发生先兆子痫、胎盘早剥、贫血的风险,可导致孕妇自发性流产。孕早期叶酸缺乏可引起胎儿神经管缺陷。中国从 2010 年开始向育龄妇女推荐叶酸补充剂,以预防神经管缺陷。

　　由于合成叶酸生物利用率为天然叶酸的 1.7 倍,叶酸的参考摄入量应以膳食叶酸当量(dietary folate equivalent,DFE)计算。18 岁以上成人 EAR 为 320μg DFE/d,RNI 为 400μg DFE/d。0~6 月龄婴儿叶酸 AI 为 65μg DFE/d,7~12 月龄婴儿叶酸 AI 为 100μg DFE/d。儿童青少年各年龄段 EAR 根据代谢体重法由成人 EAR 推算得出。孕妇和乳母 RNI 应分别在成年人 RNI 基础上增加 200 和 150μg DFE/d。过量摄入天然叶酸未发现不良反应,叶酸的 UL 根据食物强化和补充剂的合成叶酸摄入量计算,成人叶酸 UL 为 1 000μg/d。近年的研究显示,叶酸可降低心血管疾病发病风险、延缓认知功能减退,但尚缺乏充足证据确定叶酸的 PI-NCD。叶酸的参考摄入量见表 12-5-1。

表 12-5-1　中国居民膳食叶酸参考摄入量

年龄/阶段	EAR/(μg DFE·d^{-1})	RNI/(μg DFE·d^{-1})	UL/(μg·d^{-1})	年龄/阶段	EAR/(μg DFE·d^{-1})	RNI/(μg DFE·d^{-1})	UL/(μg·d^{-1})
0 岁~	—	65(AI)	—	7 岁~	200	240	500
0.5 岁~	—	100(AI)	—	9 岁~	240	290	650
1 岁~	130	160	300	12 岁~	310	370	800
4 岁~	160	190	400	15 岁~	320	400	900

续表

年龄/ 阶段	EAR/ (μg DFE· d⁻¹)	RNI/ (μg DFE· d⁻¹)	UL/ (μg·d⁻¹)	年龄/ 阶段	EAR/ (μg DFE· d⁻¹)	RNI/ (μg DFE· d⁻¹)	UL/ (μg·d⁻¹)
18 岁~	320	400	1 000	孕早期	+200	+200	1 000
30 岁~	320	400	1 000	孕中期	+200	+200	1 000
50 岁~	320	400	1 000	孕晚期	+200	+200	1 000
65 岁~	320	400	1 000	乳母	+130	+150	1 000
75 岁~	320	400	1 000				

注:叶酸的 UL 指每日合成叶酸摄入量上限,不包括天然食物来源的叶酸量。

"+"表示在相应年龄阶段的成年女性需要量基础上增加的需要量。

一、结构与理化性质

叶酸化学名为蝶酰谷氨酸(pteroylglutamate,pteGlu),相对分子质量441.4。其在体内的生物活性形式为四氢叶酸(tetrahydrofolic acid,THF)。结构式见图 12-5-1。

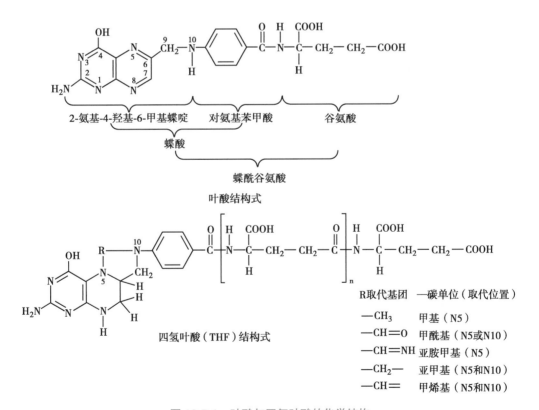

图 12-5-1　叶酸与四氢叶酸的化学结构

天然食物中的叶酸均为还原型,可含有单个或多个谷氨酸,以 γ-羧酰胺相连。补充剂或强化食物中的合成叶酸(folic acid),为氧化型单谷氨酸叶酸,天然食物中不存在这种类型的叶酸。6S-5-甲基四氢叶酸钙是一种活性叶酸,可以被人体直接吸收利用,国家卫生健康委员会已批准 6S-5-甲基四氢叶酸钙作为新的强化叶酸来源[1]。

叶酸对热、光线敏感,在酸性溶液中温度超过 100℃即分解。在碱性和中性溶液中对热稳定。天然食物中的叶酸经烹调加工,损失率可达 50%~90%;合成叶酸的稳定性较好。

二、消化吸收和代谢

(一) 消化吸收

膳食中的多谷氨酸叶酸须经小肠黏膜细胞分泌的 γ-谷氨酸酰基水解酶(叶酸结合酶)分解为单谷氨酸叶酸才能被人体吸收。天然食物叶酸的生物利用率为 50%,合成叶酸的生物利用率为 85%。因此,应以膳食叶酸当量(dietary folate equivalent,DFE)计算叶酸摄入量,即膳食叶酸当量 DFE(μg)= 天然食物来源叶酸(μg)+1.7× 合成叶酸(μg)。

(二) 代谢

叶酸进入人体后在二氢叶酸还原酶作用下还原成活性形式 THF。5-甲基四氢叶酸是血液叶酸的主要存在形式,约占 80%。叶酸代谢酶基因多态性,即亚甲基四氢叶酸还原酶(methylenetetrahydrofolate reductase,MTHFR)C677T 位点的突变,会降低叶酸利用率[2]。

肝脏是叶酸的主要贮存部位,贮存量占体内叶酸总量的 50% 左右;人体叶酸总量估计在 10~100mg 之间。叶酸可通过尿及胆汁排出体外。成人叶酸的丢失量平均为 60μg/d,或每千克体重 1μg/d。

三、生理功能

叶酸主要的生理作用是作为体内生化反应中一碳单位转移酶系的辅酶,发挥一碳单位传递体的作用。

(一) 一碳单位转移酶的辅酶

THF 是一碳单位转移酶的辅酶,在体内许多重要的生物合成中,作为一碳单位的载体发挥功能。一碳单位从氨基酸(组氨酸、丝氨酸、甘氨酸、蛋氨酸等)释出后,以 THF 作为载体,参与其他化合物的生成和代谢;血红蛋白及重要甲基化合物,如肾上腺素、胆碱、肌酸等的合成均需要一碳单位。

(二) 参与蛋氨酸循环代谢

叶酸参与体内蛋氨酸(又称甲硫氨酸)代谢,蛋氨酸转变成 S-腺苷甲硫氨酸(SAM),SAM 提供一个甲基后,转变成 S-腺苷同型半胱氨酸(SAH),进一步代谢形成同型半胱氨酸(homocysteine,Hcy)。Hcy 可在 5-甲基四氢叶酸-同型半胱氨酸甲基转移酶(MTR)的作用下,以维生素 B_{12} 为辅助因子,由 5-甲基四氢叶酸提供甲基发生甲基化,重新合成蛋氨酸(图 12-5-2)。叶酸缺乏可导致高同型半胱氨酸血症(hyperhomocysteinemia,HHcy)[3]。

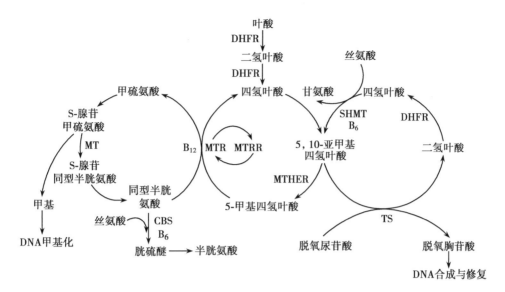

图 12-5-2　叶酸和同型半胱氨酸代谢途径

注:DHFR,二氢叶酸还原酶;MTR,5-甲基四氢叶酸-同型半胱氨酸甲基转移酶;MTRR,5-甲基四氢叶酸-同型半胱氨酸甲基转移酶还原酶;MT,甲基转移酶;CBS,胱硫醚 β-合成酶;MTHFR,亚甲基 THF 还原酶;SHMT,丝氨酸羟甲基转移酶;TS,胸苷酸合成酶;B_6,维生素 B_6;B_{12},维生素 B_{12}。

(三) 参与 DNA、RNA 合成及氨基酸之间转化

叶酸参与嘌呤和胸腺嘧啶的合成,进一步合成 DNA 和 RNA;作为一碳单位的载体,参与氨基酸之间的相互转化,如丝氨酸与甘氨酸的互换、组氨酸分解为谷氨酸。叶酸缺乏则一碳单位传递受阻,核酸合成及氨基酸代谢均受影响。

(四) 参与 DNA 甲基化

5-甲基四氢叶酸与 Hcy 共同合成蛋氨酸,继而转化成 SAM,SAM 是体内活性甲基供体,其通过提供甲基基团直接参与 DNA 甲基化反应,以及细胞中 80 多个生物甲基化反应。

四、摄入水平与健康

叶酸广泛存在于各种动、植物性食物中。富含叶酸的食物有动物肝脏、豆类、坚果类、深绿色叶类蔬菜。

(一) 摄入不足

叶酸缺乏可导致巨幼红细胞贫血,叶酸缺乏可在贫血症状出现前几个月就已存在。孕妇叶酸缺乏可引起胎盘发育不良、先兆子痫、胎盘早剥、自发性流产的发生率增高。孕早期叶酸缺乏可引起胎儿神经管缺陷(neural tube defect,NTD)[4]。叶酸缺乏导致的 HHcy 是动脉粥样硬化等心血管疾病的独立危险因素。叶酸缺乏导致尿嘧啶错误掺入,引起基因不稳定和突变,增加癌症发生风险[5]。

（二）摄入过量

天然食物中的叶酸不存在摄入过量而致中毒的问题。但长期摄入大剂量合成叶酸,可能产生以下毒副作用。

1. 干扰抗惊厥药物的作用 叶酸和抗惊厥药在肠细胞和大脑细胞表面相互拮抗。大剂量叶酸可诱发正在应用抗惊厥药治疗癫痫症状的病人发生惊厥。

2. 干扰锌的吸收 大剂量口服叶酸可能影响锌的吸收,从而导致锌缺乏,使胎儿发育迟缓,增加低出生体重发生风险。

3. 掩盖维生素 B_{12} 缺乏的早期表现 巨幼红细胞贫血患者过量摄入叶酸可干扰维生素 B_{12} 缺乏的早期诊断,可能导致不可逆转的神经损害。

（三）与慢性病的关系

近年的研究显示,低血清叶酸浓度与中国中老年人冠心病风险增加有关;血浆低叶酸水平会使老年人认知减退的风险增加,补充叶酸可以改善叶酸缺乏或不足的轻度认知障碍老年人的认知功能;适量补充叶酸可降低结直肠癌的发病风险,在其他癌症中叶酸也被发现具有相似的作用,但是长期大剂量补充叶酸是否会增加癌症的发病风险尚需要进一步研究。基于目前的研究证据,适量的叶酸摄入对降低多种慢性病发病风险具有一定作用,但是因果关系及剂量反应关系尚需要进一步研究确定。

五、营养状况评价

叶酸的营养状况需结合叶酸摄入量调查和生化指标检测综合加以判断。

（一）膳食摄入量

叶酸摄入量调查包括天然食物、强化食物以及补充剂等各种来源的叶酸的摄入情况,是评价叶酸营养状况的基础。

（二）生化指标

1. 血清叶酸浓度 血清叶酸浓度反映近期叶酸摄入情况,血清叶酸含量 >13.59nmol/L（6ng/mL）为正常。微生物法是评价机体总叶酸水平的金标准[6]。除此以外,色谱质谱联用法、化学发光法也是目前检测血清等生物样本中叶酸含量的常用方法。

2. 红细胞叶酸浓度 红细胞叶酸受膳食因素影响较小,可以反映机体最近 2~3 个月的营养状况[3]。红细胞叶酸低于 340nmol/L（150ng/mL）为叶酸缺乏,能有效预防 NTD 的红细胞叶酸浓度为 906nmol/L（400ng/mL）[6]。

3. 血浆 Hcy 浓度 在维生素 B_6 及维生素 B_{12} 营养状况适宜前提下,血浆 Hcy 水平高于 16μmol/L 即提示叶酸缺乏。由于血浆 Hcy 水平升高受多因素影响,而且不同种族、性别人群血浆 Hcy 水平亦不相同,缺乏统一的判定标准。因此,血浆 Hcy 浓度仅能作为评价叶酸营养状况的非特异性指标[7]。

表 12-5-2 中列出了叶酸缺乏或不足的常用判定标准。

表 12-5-2 叶酸缺乏/不足判定依据[7]

单位:ng/mL（nmol/L）

血清/血浆叶酸	红细胞叶酸	叶酸状况判定
以预防巨幼红细胞贫血为目标（微生物法）		
>6（>13.59）	—	正常
3~6（6.8~13.59）	—	不足
<3（6.8）	<100（226.5）	缺乏b
以预防 HHcya 为目标（放射免疫法）		
<4（10）	<150（340）	缺乏
以降低备孕人群胎儿神经管畸形风险（群体风险,非个体风险）为目标		
—	<400（906）	不足

注:a HHcy,高同型半胱氨酸血症;叶酸单位转换:1ng/mL=2.265nmol/L;b 美国疾病预防控制中心推荐临床叶酸缺乏的判定依据为血清叶酸水平 <2ng/mL,红细胞叶酸含量 <95ng/mL。

（三）体格及功能检查

长期叶酸缺乏可表现出头晕、乏力、精神萎靡、面色苍白等贫血症状,并可出现舌炎、食欲下降以及腹泻等消化系统症状。孕期叶酸摄入不足,先兆子痫、胎盘早剥、自发性流产的发生率增高,可引起孕妇发生贫血,导致胎儿 NTD。

六、膳食参考摄入量

（一）平均需要量/推荐摄入量

叶酸的 RNI 除考虑生理需要量外,还需要考虑一些影响因素,比如:①叶酸的生物利用率;②食物中存在的叶酸水解酶抑制因子和结合因子;③不同人群对叶酸的不同需要量[8]。

1. 成年人 对非孕妇女进行的人体代谢研究显示,每日摄入叶酸 319μg DFE 可以维持近半数受试者血清、红细胞叶酸及血浆 Hcy 正常[9],该研究人群年龄及体重与我国青年非孕女性相当。由此推出我国 18 岁以上成人叶酸 EAR 为 320μg DFE/d,设变异系数为 10%,计算得出 RNI 为 384μg DFE/d,修约后为 400μg DFE/d。

2. 老年人 未发现衰老过程影响叶酸的吸收利用,故中老年人（50 岁及以上人群）的叶酸 RNI 与成年人一致,为 400μg DFE/d。

美国、澳大利亚、新西兰、韩国、马来西亚、印度尼西亚成人叶酸 RNI 为 400μg DFE/d,欧盟为 330μg DFE/d,日本为 240μg DFE/d。

3. 儿童青少年 儿童青少年各年龄段 EAR 根据代谢体重法由成人 EAR 推算得出。设变异系数为 10%,计算得出 RNI。1~3 岁 EAR 为 130μg DFE/d,RNI 为 160μg DFE/d;4~6 岁 EAR 值为 160μg DFE/d,RNI 为 190μg DFE/d;7~8 岁 EAR 为 200μg DFE/d,RNI 为 240μg DFE/d;9~11 岁 EAR 为 240μg DFE/d,RNI 为 290μg DFE/d;12~14 岁 EAR 为 310μg DFE/d,RNI 为 370μg DFE/d;15~17 岁 EAR 为 320μg DFE/d,RNI 为 400μg DFE/d。

美国、澳大利亚、新西兰 1~3 岁人群 RNI 为 150μg DFE/d；4~8 岁 RNI 为 200μg DFE/d；9~13 岁 RNI 为 300μg DFE/d；14~17 岁 RNI 为 400μg DFE/d。

4. 孕妇和乳母 对孕中期孕妇进行的两剂量代谢试验研究显示，受试者接受膳食叶酸及叶酸补充剂，摄入叶酸相当于 600μg DFE/d，可维持所有孕妇血清及红细胞叶酸水平正常，其水平与非孕妇女水平相近，且红细胞叶酸水平可有效预防胎儿 NTD 发生[10]。由此推出孕妇叶酸 EAR 为非孕妇女 EAR 加上 200μg DFE，RNI 也增加 200μg DFE/d。

由于我国哺乳期妇女叶酸缺乏率较高、母乳中叶酸含量容易受乳母膳食及营养状况影响，且叶酸摄入不足容易影响婴儿健康发育，摄入量适量的增加对人体可能有一些其他健康效应。根据中国 DRIs 母乳成分研究工作组提供的参考值，按哺乳期母乳叶酸平均含量 87μg/L，泌乳量 750mL，对乳母和新生儿叶酸需要量进行计算，乳母每日因泌乳消耗叶酸约 65μg，此量须由膳食提供，若叶酸生物利用率为 50%，则乳母须由膳食额外供给叶酸 130μg DFE/d，即乳母叶酸 EAR 为成年妇女叶酸 EAR 增加 130μg DFE/d，RNI 则增加 150μg DFE/d。

美国、澳大利亚、新西兰孕妇叶酸 RNI 为在成年妇女叶酸 RNI 基础上增加 200μg DFE/d；日本增加 240μg DFE/d；韩国增加 220μg DFE/d。美国、澳大利亚、新西兰、日本乳母叶酸 RNI 为在成年妇女叶酸 RNI 基础上增加 100μg DFE/d；韩国增加 150μg DFE/d。

5. 婴儿 婴儿的 AI 根据 0~6 月龄婴儿从母乳获得的叶酸量进行估计，即 0~6 月龄婴儿叶酸 AI 为 65μg DFE/d（根据中国 DRIs 母乳成分研究工作组提供的中国母乳营养成分参考值进行计算）。7~12 月龄婴儿叶酸 AI 按代谢体重法计算，若根据 0~6 月龄婴儿 AI 进行推算，为 89μg DFE/d，若根据成人 RNI 进行推算，为 117μg DFE/d，由此，7~12 月龄婴儿叶酸 AI 取两结果之平均值后修约为 100μg DFE/d。

美国、澳大利亚、新西兰 7~12 月龄婴儿叶酸 AI 为 80μg DFE/d；日本为 60μg DFE/d；韩国为 90μg DFE/d。

（二）可耐受最高摄入量

过量摄入天然食物叶酸未发现不良反应[11]，叶酸的 UL 根据食物强化和补充剂的合成叶酸摄入量（μg/d）计算。

长期大剂量服用叶酸补充剂可掩盖维生素 B_{12} 缺乏引起的神经炎病变。每日服用超过 5mg 叶酸补充剂时，有超过 100 例恶性贫血患者报告了神经炎病变，而每日服用小于 5mg 叶酸补充剂的患者中仅有 8 例报告了神经炎病变。依据这些病例报道，确定叶酸的 LOAEL 为 5 000μg/d，UF 为 5，则成人叶酸的 UL 为 1 000μg/d[11]。

儿童青少年的叶酸 UL 在成人叶酸 UL 值基础上，根据代谢体重法推算，即 1~3 岁为 300μg/d，4~6 岁为 400μg/d，7~8 岁为 500μg/d，9~11 岁为 650μg/d，12~14 岁为 800μg/d，15~17 为 900μg/d。孕妇和乳母叶酸的 UL 与非孕女性 UL 一致，均为 1 000μg/d。

日本人群 UL：1~2 岁为 200μg/d；3~5 岁为 300μg/d；6~7 岁为 400μg/d；8~9 岁为 500μg/d；10~11 岁为 700μg/d；12~17 岁为 900μg/d；18~29 岁为 900μg/d；30~64 岁为 1 000μg/d；65 岁以

上老年人为900μg/d。美国人群UL：1~3岁为300μg/d；4~8岁为400μg/d；9~12岁为600μg/d；14~17岁为800μg/d；18岁以上成年人为1 000μg/d。美国、澳大利亚、新西兰、韩国孕妇和乳母的UL均为1 000μg/d。

（编著　黄国伟　汪求真）

（工作组　王　竹　瞿凤英　赖建强　李　文　朱善宽）

参 考 文 献

［1］连增林，刘康，顾锦华，等. 叶酸与5-甲基四氢叶酸的生物学特征与应用［J］. 中国食品添加剂，2022，33（2）：230-239.

［2］FERRAZZI E，TISO G，DI MARTINO D. Folic acid versus 5-methyl tetrahydrofolate supplementation in pregnancy［J］. Eur J Obstet Gynecol Reprod Biol，2020（253）：312-319.

［3］MCNULTY H，WARD M，HOEY L，et al. Addressing optimal folate and related B-vitamin status through the lifecycle：health impacts and challenges［J］. Proc Nutr Soc，2019，78（3）：449-462.

［4］KANCHERLA V，WAGH K，PACHON H，et al. A 2019 global update on folic acid-preventable spina bifida and anencephaly［J］. Birth Defects Res，2021，113（1）：77-89.

［5］World Cancer Research Fund，American Institute for Cancer Research. Diet，nutrition，physical activity and cancer：a global perspective［R/OL］.（2021-11-26）［2023-01-01］. https://www.hkacs.org.hk/ufiles/Summarythirdexpertreport.pdf .

［6］PFERFFER C M，STERNBERG M R，SCHLEICHER R L，et al. The CDC's second national report on biochemical indicators of diet and nutrition in the U.S. Population is a valuable tool for researchers and policy makers［J］. J Nutr，2013，143（6）：938S-947S.

［7］孙长颢. 中华医学百科全书：营养与食品卫生学［M］. 北京：中国协和医科大学出版社，2019.

［8］中国营养学会. 中国居民膳食营养素参考摄入量（2013版）［M］. 北京：科学出版社，2013.

［9］O'KEEFE C A，BAILEY L B，THOMAS E A，et al. Controlled dietary folate affects folate status in nonpregnant women［J］. J Nutr，1995，125（10）：2717-2725.

［10］CAUDILL M A，CRUZ A C，GREGORY J F，et al. Folate status response to controlled folate intake in pregnant women［J］. J Nutr，1997，127（12）：2363-2370.

［11］Institute of Medicine（US）Standing Committee on the Scientific Evaluation of Dietary. Reference intakes and its panel on folate，other B vitamins，and choline. dietary reference intakes for thiamin，riboflavin，niacin，vitamin B_6，folate，vitamin B_{12}，pantothenic acid，biotin，and choline ［M］. Washington（DC）：National Academies Press（US），1998.

第六节　维 生 素 B_{12}

维生素 B_{12}（vitamin B_{12}）又称钴胺素（cobalamine），是预防和治疗恶性贫血的维生素。1948年从肝脏中分离出具有控制恶性贫血功能的红色晶体物质，定名为维生素 B_{12}。1956年英国生物化学家 Hodgkin 利用 X 射线法鉴定了其分子结构。1976 年完成维生素 B_{12} 人工合成。

膳食维生素 B_{12} 主要来源于动物性食物。维生素 B_{12} 在人体内参与蛋白质、脂肪和碳水化合物等生物大分子的转化和利用,促进红细胞的发育和成熟,参与脱氧核糖核酸的合成。虽然伴有血液和神经系统表现的维生素 B_{12} 缺乏已经少见,但近年来维生素 B_{12} 边缘性缺乏及其健康影响引起关注。

确定维生素 B_{12} EAR 的主要依据是维生素 B_{12} 的耗竭补充研究,以血液学特性和能适当维持血清维生素 B_{12} 浓度为基础,结合正常成人胆汁损失量和食物吸收率,推算成人维生素 B_{12} 的 EAR 为 2.0μg/d。变异系数取值 10%,成人维生素 B_{12} 的 RNI 为 2.4μg/d。按代谢体重法外推不同年龄组儿童青少年的 EAR。依据母乳中维生素 B_{12} 含量和每日母乳摄入量,建议 0~0.5 岁婴儿的 AI 为 0.3μg/d。未见从食物或补充剂中摄入过量维生素 B_{12} 对人体健康有害的报告,因此未制定维生素 B_{12} 的 UL。

中国居民膳食维生素 B_{12} 参考摄入量见表 12-6-1。

表 12-6-1 中国居民膳食维生素 B_{12} 参考摄入量

单位:μg/d

年龄/阶段	EAR	RNI	年龄/阶段	EAR	RNI
0 岁~	—	0.3(AI)	30 岁~	2.0	2.4
0.5 岁~	—	0.6(AI)	50 岁~	2.0	2.4
1 岁~	0.8	1.0	65 岁~	2.0	2.4
4 岁~	1.0	1.2	75 岁~	2.0	2.4
7 岁~	1.2	1.4	孕早期	+0.4	+0.5
9 岁~	1.5	1.8	孕中期	+0.4	+0.5
12 岁~	1.7	2.0	孕晚期	+0.4	+0.5
15 岁~	2.1	2.5	乳母	+0.6	+0.8
18 岁~	2.0	2.4			

注:"+"表示在相应年龄阶段的成年女性需要量基础上增加的需要量。

一、结构与理化性质

维生素 B_{12} 是一组含钴的类咕啉化合物。化学名为 α-5,6-二甲基苯并咪唑-氰钴酰胺,简称氰钴胺,氰基(CN)可由其他基团代替,成为不同类型的钴胺素。结构式如图 12-6-1 所示。

维生素 B_{12} 为红色结晶,可溶于水和乙醇,在 pH 为 4.5~5.0 的弱酸条件下最稳定,强酸(pH<2)或碱性溶液中则分解。遇热有一定程度的破坏,但快速高温加热损失较小。遇强光或紫外线易被破坏。

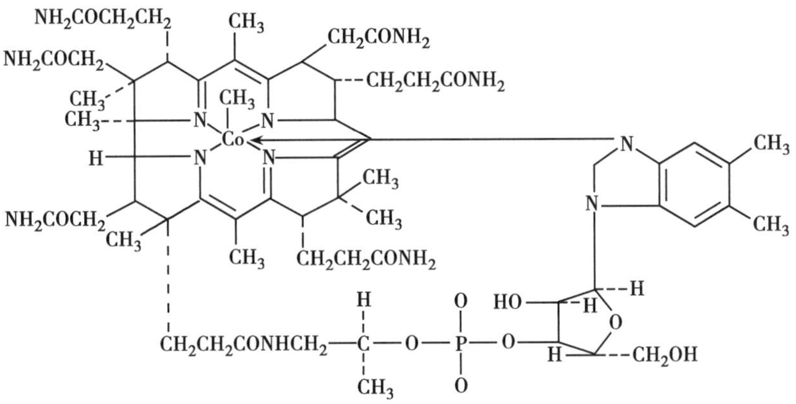

图 12-6-1　维生素 B_{12} 结构式

二、消化吸收和代谢

食物中的维生素 B_{12} 在回肠被吸收。通过受体介导胞吞作用进入细胞参与体内代谢反应。主要从尿排出，部分从胆汁排出，通过皮肤也有丢失。

（一）消化吸收

食物中的维生素 B_{12} 多与蛋白质相结合，在胃蛋白酶和胰蛋白酶的作用下，释放出游离钴胺素，并与胃黏膜细胞分泌的糖蛋白内因子（intrinsic factor，IF）结合成维生素 B_{12}-IF 复合物。该复合物与回肠黏膜上皮细胞的维生素 B_{12}-IF 受体结合，并被吸收。

游离钙和碳酸氢盐均有利于维生素 B_{12} 的吸收。各种因素引起的胃酸过少，胰蛋白酶分泌不足及回肠疾病均可降低维生素 B_{12} 的吸收率。蛋、肉和鱼类食物中的维生素 B_{12} 的吸收率为 25%~65%[1]。健康成人膳食维生素 B_{12} 的吸收率约为 50%[2]。

（二）代谢

维生素 B_{12} 进入血循环后，与血浆蛋白结合为维生素 B_{12} 运输蛋白，包括转钴胺素Ⅰ、Ⅱ和Ⅲ（TcⅠ，TcⅡ，TcⅢ）。TcⅡ是主要的转运蛋白，将维生素 B_{12} 运输至肝、肾、骨髓等组织，通过受体介导胞吞作用进入细胞，参与体内代谢反应。

体内维生素 B_{12} 的储存量为 2~3mg，其中约 50% 储存于肝脏。每天有少量的维生素 B_{12} 分泌入胆汁，肝肠循环对其重复利用和体内稳定十分重要，正常情况下约有一半可被重吸收。维生素 B_{12} 每日丢失量约为储存量的 0.1%~0.2%[2]。

三、生理功能

维生素 B_{12} 在体内主要以甲基 B_{12}（甲基钴胺素，CblⅠ）和辅酶 B_{12}（腺苷基钴胺素，ado Cbl）两种辅酶形式参与代谢并发挥生理功能。

（一）以甲基转移酶的辅酶参与蛋氨酸合成

维生素 B_{12} 作为蛋氨酸合成酶的辅酶参与同型半胱氨酸甲基化为蛋氨酸的反应。当维生素 B_{12} 缺乏时，甲基转移受阻，一方面造成同型半胱氨酸堆积和蛋氨酸合成受阻，导致高同型半胱氨酸血症;另一方面造成组织中游离的四氢叶酸含量减少,导致核酸合成障碍,产生巨幼红细胞贫血。

（二）参与甲基丙二酸-琥珀酸异构化反应

维生素 B_{12} 是甲基丙二酰辅酶 A 异构酶的辅酶。参与将甲基丙二酰辅酶 A 转变成琥珀酰辅酶 A 的反应。当维生素 B_{12} 缺乏时,该酶的功能受损,导致甲基丙二酰辅酶 A 通过丙二酰辅酶 A 水解酶作用生成甲基丙二酸,尿中甲基丙二酸排出量增多。

四、摄入水平与健康

膳食中维生素 B_{12} 主要的食物来源为肉类、动物内脏、鱼、禽、贝壳类及蛋类食物。乳及乳制品中含有少量维生素 B_{12}。植物性食物中基本不含维生素 B_{12}。伴有血液和神经系统表现的临床缺乏较少见,但边缘性缺乏值得关注。

（一）摄入不足

有研究显示,在一般人群中受维生素 B_{12} 边缘性缺乏影响的比例为 2.5%~26%[3]。老年人、婴儿、儿童、青少年、育龄妇女及素食人群维生素 B_{12} 缺乏风险高。欧美国家人群血浆维生素 B_{12} 水平随年龄增加呈现逐渐下降的趋势[1]。中国成人血浆维生素 B_{12} 水平存在明显的地区和性别差异,南方高于北方,女性高于男性[4]。我国四城市 2~7 岁儿童调查结果显示,血清维生素 B_{12} 平均水平为 755ng/L,缺乏和边缘性缺乏检出率分别为 1.5%,和 3.2%[5]。"2013 年中国居民营养与健康监测"对 1 976 名 2 岁以下儿童母亲的调查结果显示,缺乏率和边缘性缺乏率分别为 2.7% 和 12.8%[6]。

维生素 B_{12} 缺乏的表现包括以下几种。

1. 巨幼红细胞贫血　维生素 B_{12} 缺乏时,合成胸腺嘧啶所需的 5,10-亚甲基四氢叶酸不足,导致红细胞 DNA 合成障碍,诱发巨幼红细胞贫血。

2. 神经系统损害　维生素 B_{12} 缺乏造成甲基化反应受阻,进而引起神经系统损害。表现为斑状或弥漫性的神经脱髓鞘,出现精神抑郁、记忆力下降、四肢震颤等神经症状[7]。体外试验提示,低钴胺素血症引起的星形胶质细胞稳态紊乱可能是维生素 B_{12} 缺乏相关神经系统疾病的部分机制[8]。

3. 高同型半胱氨酸血症　维生素 B_{12} 缺乏导致同型半胱氨酸不能转变为蛋氨酸而在血液中堆积,造成高同型半胱氨酸血症。

（二）摄入过量

迄今未见从食物或补充剂中摄入过量维生素 B_{12} 有害人体健康的报告。维生素 B_{12} 的未观察到有害作用剂量（NOAEL）为 3 000μg[2]。LOAEL 尚未确定。

（三）与慢性病的关系

维生素 B_{12} 缺乏导致的高同型半胱氨酸血症不仅是心血管疾病的危险因素,还对脑细胞产生毒性作用,进而造成神经系统损害。研究显示青年期较高的维生素 B_{12} 摄入量与中年期较好的认知功能显著相关[9]。维生素 B_{12} 缺乏可能与阿尔茨海默病、抑郁症等疾病的发生或严重程度有关[10]。

五、营养状况评价

维生素 B_{12} 的营养状况评价包括膳食摄入量调查分析、血生化指标及体格和功能检查。

(一)膳食摄入量

将膳食调查得到的食物消费量数据与食物中维生素 B_{12} 含量数据相结合,可以推算维生素 B_{12} 膳食摄入量,并依据其膳食参考摄入量评价群体或个体的营养状况。由于我国已发布的食物成分数据中缺少食物中维生素 B_{12} 含量数据,因此膳食摄入量推算的可行性和准确性均有待提高。

(二)生化指标

1. 血清全转钴胺素 II(holotranscobalamin II,holo Tc II) 该指标是反映维生素 B_{12} 负平衡的早期指标。血清 Tc II 水平 ≤29.6pmol/L(40pg/mL)为维生素 B_{12} 负平衡[11]。

2. 血清全结合咕啉(B_{12} 结合咕啉) 结合咕啉是维生素 B_{12} 的储存蛋白质,约占血清维生素 B_{12} 的80%。血清全结合咕啉与肝脏维生素 B_{12} 的储存相平衡,当结合咕啉≤110pmol/L(150pg/mL)时,说明肝脏维生素 B_{12} 储存缺乏。

3. 血清维生素 B_{12} 浓度 该指标反映体内维生素 B_{12} 储存状况,血清浓度 <1.1pmol/L 为维生素 B_{12} 缺乏。

4. 血清同型半胱氨酸及甲基丙二酸 人体血清同型半胱氨酸正常范围为 7~22μmol/L,当维生素 B_{12} 缺乏时,血清同型半胱氨酸及甲基丙二酸含量增高。

(三)体格及功能检查

维生素 B_{12} 主要以辅酶形式参与代谢,缺少可用于营养评价的特异性的体格特征及功能指标。

六、膳食参考摄入量

主要依据维生素 B_{12} 的耗竭补充研究确定成人维生素 B_{12} 的 EAR 与 RNI。按代谢体重法外推不同年龄组儿童青少年的 EAR 与 RNI。

1. 成年人 目前仍依据维生素 B_{12} 缺乏患者补充剂量和要因加算法作为确定成年人 EAR 的依据。

给维生素 B_{12} 缺乏患者(恶性贫血)肌内注射不同剂量的维生素 B_{12},以能维持红细胞生成和能维持血清维生素 B_{12} 浓度的补充剂量为基础,推算维生素 B_{12} 的 EAR。Darby 等[12]基于此方法发现维持一半患者达到最大红细胞生成的维生素 B_{12} 剂量是 1.4μg/d。对维生素 B_{12} 低摄入者的调查也提示至少需要 1.5μg/d 才能维持红细胞生成。因此,1.5μg/d 被认为是维生素 B_{12} 的 EAR。由于维生素 B_{12} 缺乏患者对胆汁中维生素 B_{12} 的重吸收能力下降,造成 0.5μg/d 损失量。因此健康成年人的 EAR 为 1.0μg/d。用吸收率(50%)校正,则健康成人维生素 B_{12} 的 EAR 为 2.0μg/d。变异系数取值 10%,得到 RNI 为 2.4μg/d[13]。

采用要因加算法也可推算补偿维生素 B_{12} 丢失所需的膳食摄入量。法国和荷兰学者在 2001 年和 2003 年用要因加算法分别推算出膳食维生素 B_{12} 的 EAR 为 2.0μg/d[14]。基于上述分析,将成年人维生素 B_{12} 的 EAR 确定为 2.0μg/d。变异系数取值 10%,得到 RNI 为 2.4μg/d。

2. 老年人　虽然有研究显示 50 岁以上成人有 10%~30% 对食物中的维生素 B_{12} 有不同程度吸收不良[15],但目前尚没有确切的研究结果支持增加其推荐摄入量。

3. 儿童和青少年　采用代谢体重法从成人 EAR 外推儿童青少年维生素 B_{12} 的 EAR。

1~3 岁、4~6 岁、7~8 岁儿童维生素 B_{12} 的 EAR 分别为 0.8μg/d、1.0μg/d 和 1.2μg/d。变异系数取值 10%,其 RNI 分别为 1.0μg/d、1.2μg/d、1.4μg/d。

9~11 岁、12~14 岁、15~17 岁青少年维生素 B_{12} 的 EAR 分别为 1.5μg/d、1.7μg/d 和 2.1μg/d。变异系数取值 10%,其 RNI 分别为 1.8μg/d、2.0μg/d 和 2.5μg/d。

4. 孕妇和乳母　研究显示,孕妇对维生素 B_{12} 的吸收和转运能力没有明显提高[16]。依据维生素 B_{12} 营养状况正常的母亲所生婴儿肝脏中维生素 B_{12} 含量判断,孕妇在孕期平均每天需要向胎儿提供 0.1~0.2μg 的维生素 B_{12}[17]。考虑 50% 的生物利用率,孕妇维生素 B_{12} 的 EAR 应增加 0.4μg/d。变异系数取值 10%,则孕妇 RNI 应增加 0.5μg/d。

哺乳期妇女需要补充因泌乳丢失的维生素 B_{12},约为 0.315μg/d。考虑 50% 的生物利用率,则乳母维生素 B_{12} 的 EAR 需增加 0.6μg/d。变异系数取值 10%,则乳母 RNI 应增加 0.8μg/d。

5. 婴儿　中国 DRIs 母乳成分研究工作组给出母乳中维生素 B_{12} 含量为 0.42μg/L,婴儿平均每日摄入母乳量以 0.75L 计,则 0~0.5 岁龄婴儿维生素 B_{12} 摄入量值约为 0.315μg/d,据此建议用 0.3μg/d 作为 0~0.5 岁龄婴儿维生素 B_{12} 的 AI。

用代谢体重法,从 0~0.5 岁婴儿维生素 B_{12} 的 AI 外推得到 0.5~1 岁婴儿的 AI 为 0.43μg/d;从成人外推 0.5~1 岁婴儿维生素 B_{12} 的 AI 为 0.73μg/d。取两者均值,其 AI 为 0.6μg/d。

(编著　王惠君)

(工作组　汪之顼　郭俊生　贾小芳　夏　敏)

参 考 文 献

[1] STABLER S P,ALLEN R H. Vitamin B_{12} deficiency as a worldwide problem[J]. Annual Review of Nutrition,2004(24):299-326.

[2] IOM. Dietary reference intakes for thiamin,riboflavin,niacin,vitamin B_6,folate,vitamin B_{12},pantothenic acid,biotin,and choline[M]. Washington,DC:The National Academies Press,1998:318-342.

[3] GREEN R,ALLEN L H,BJORKE-MONSEN A L,et al. Vitamin B_{12} deficiency[J]. Nat Rev Dis Primers,2017(3):17040.

[4] 郝玲,田熠华,唐仪,等. 我国部分地区成人血浆维生素 B_{12} 水平比较研究[J]. 营养学报,2004,26(1):19-22.

[5] 李宁,黎海芪,魏庄,等. 中国 4 城市 2~7 岁分析人群维生素 B_{12} 营养状况流行病学调查[J]. 中国循证

儿科杂志,2009,4(5):424-430.

[6] 毕烨,王杰,段一凡,等. 2013 年中国 2 岁以下儿童母亲维生素 B_{12} 营养状况及其影响因素[J]. 卫生研究,2021,50(1):51-56.

[7] SMITH A D,REFSUM H. Vitamin B_{12} and cognition in the elderly[J]. Am J Clin Nutr,2009,89(2):707s-711s.

[8] RZEPKA Z,ROK J,RESPONDEK M,et al. Cobalamin deficiency:effect on homeostasis of cultured human astrocytes[J]. Cells,2019,8(12):1505.

[9] QIN B,XUN P,JACOBS D R,et al. Intake of niacin,folate,vitamin B-6,and vitamin B-12 through young adulthood and cognitive function in midlife:the Coronary Artery Risk Development in Young Adults (CARDIA)study[J]. Am J Clin Nutr,2017,106(4):1032-1040.

[10] PORTER K M,WARD M,HUGHES C F,et al. Hyperglycemia and metformin use are associated with B vitamin deficiency and cognitive dysfunction in older adults[J]. The Journal of Clinical Endocrinology and Metabolism,2019,104(10):4837-4847.

[11] CLARKE R,SHERLIKER P,HIN H,et al. Detection of vitamin B_{12} deficiency in older people by measuring vitamin B_{12} or the active fraction of vitamin B_{12},holotranscobalamin[J]. Clin Chem,2007,53(5):963-970.

[12] DARBY W J,BRIDGFORTH E B,LE BROCQUY J,et al. Vitamin B_{12} requirement of adult man[J]. The American Journal of Medicine,1958,25(5):726-732.

[13] DULLEMEIJER C,SOUVEREIN O W,DOETS E L,et al. Systematic review with dose-response meta-analyses between vitamin B_{12} intake and European Micronutrient Recommendations Aligned's prioritized biomarkers of vitamin B_{12} including randomized controlled trials and observational studies in adults and elderly persons[J]. Am J Clin Nutr,2013,97(2):390-402.

[14] DOETS E L,IN 'T VELD P H,SZCZECIŃSKA A,et al. Systematic review on daily vitamin B_{12} losses and bioavailability for deriving recommendations on vitamin B_{12} intake with the factorial approach[J]. Annals of Nutrition & Metabolism,2013,62(4):311-322.

[15] LOIKAS S,KOSKINEN P,IRJALA K,et al. Vitamin B_{12} deficiency in the aged:a population-based study [J]. Age and Ageing,2007,36(2):177-183.

[16] GREIBE E,ANDREASEN B H,LILDBALLE D L,et al. Uptake of cobalamin and markers of cobalamin status:a longitudinal study of healthy pregnant women[J]. Clinical Chemistry and Laboratory Medicine,2011,49(11):1877-1882.

[17] LORíA A,VAZ-PINTO A,ARROYO P,et al. Nutritional anemia. Ⅵ. Fetal hepatic storage of metabolites in the second half of pregnancy[J]. The Journal of Pediatrics,1977,91(4):569-573.

第七节　泛　　酸

泛酸(pantothenic acid),曾称维生素 B_5,因其广泛存在于动植物组织而命名。1939 年泛酸的化学结构得到明确,1940 年泛酸被人工合成,1950 年泛酸被证实是辅酶 A(coenzyme A,CoA)的组成成分,1954 年泛酸被确认为人体必需的营养素。泛酸在体内作为辅酶 A 和酰基载体蛋白的组成成分,主要参与脂肪酸合成以及脂肪酸和氨基酸的氧化分解等过程。

目前还没有足够的研究资料用来制定人体泛酸的 EAR,因此,根据无泛酸缺乏症的混合膳食人群的泛酸摄入量,制定了成人的 AI 为 5mg/d。根据营养良好的健康乳母乳汁中泛酸含量和纯母乳喂养婴儿母乳摄入量来推算 0~6 月龄婴儿泛酸的 AI 值,采用代谢体重法推算儿童、青少年泛酸的 AI 值。研究提示,孕妇和乳母对泛酸的需要量增加,依据乳汁分泌量和母乳中泛酸含量,制定了孕妇和乳母的 AI 值。尚未发现口服泛酸对人和动物有不良影响,因此暂未制定其 UL。中国居民不同年龄段膳食泛酸参考摄入量见表 12-7-1。

表 12-7-1 中国居民膳食泛酸参考摄入量

单位:mg/d

年龄/阶段	AI	年龄/阶段	AI
0 岁~	1.7	30 岁~	5.0
0.5 岁~	1.9	50 岁~	5.0
1 岁~	2.1	65 岁~	5.0
4 岁~	2.5	75 岁~	5.0
7 岁~	3.1	孕早期	+1.0
9 岁~	3.8	孕中期	+1.0
12 岁~	4.9	孕晚期	+1.0
15 岁~	5.0	乳母	+2.0
18 岁~	5.0		

注:"+"表示在相应年龄阶段的成年女性需要量基础上增加的需要量。

一、结构与理化性质

泛酸化学名为 α,γ-二羟基-β-β--二甲基丁酰 β-丙氨酸,分子式为 $C_9H_{17}NO_5$,相对分子质量为 219。泛酸存在两种立体异构体,R-对映体是天然存在的,且具有生物学活性,通常称为"D(+)-泛酸"(图 12-7-1)。4'-磷酸泛酰巯基乙胺(4'-phosphopantetheine)是 CoA 和酰基载体蛋白(acyl carrier protein,ACP)的活性成分。

泛酸是一种黄色黏稠油状物,其水溶液在中性环境下很稳定,而在酸性或碱性情况下易被热破坏。泛酸盐是白色粉状晶体,较泛酸稳定。

二、消化吸收和代谢

(一)消化吸收

食物中的泛酸多以 CoA 或 ACP 的形式存在,其在小肠内被焦磷酸酶和磷酸酶水解为泛酰巯基乙胺后可被直接吸收,或进一步被小肠中的泛酰巯基乙胺酶代谢为泛酸而被吸收[1-3]。在生理浓度下,肠道对泛酸的吸收主要是通过钠依赖载体介导的[4-5]。天然食物中

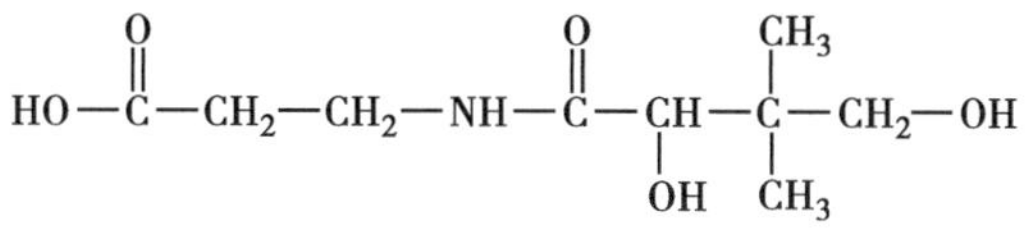

泛酸

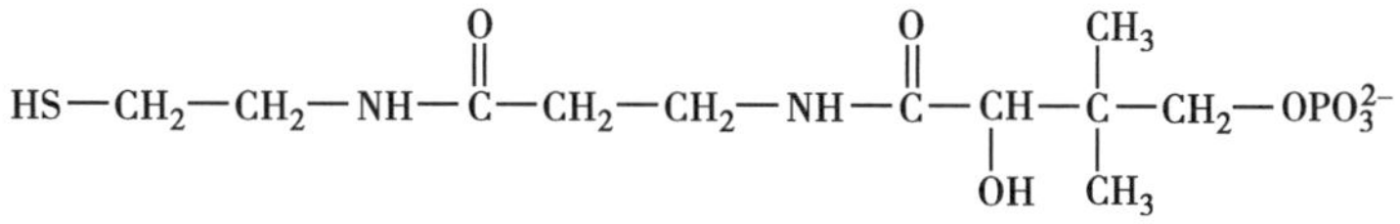

磷酸泛酰巯基乙胺

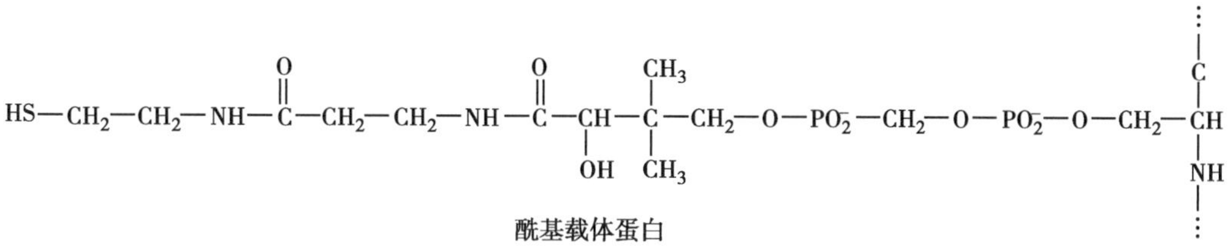

酰基载体蛋白

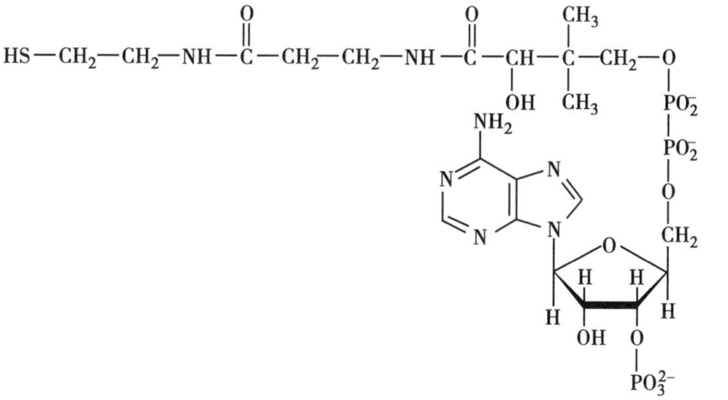

辅酶A

图 12-7-1　泛酸、4'-磷酸泛酰巯基乙胺、酰基载体蛋白和辅酶 A 的化学结构[1]

泛酸的生物利用率在 40%~60%[6]。

（二）代谢

血浆中的游离泛酸通过 Na^+ 依赖的特异性载体蛋白介质（多维生素转运体或称泛酸透酶，sodium depended multivitamin transporter，SMVT）介导的主动转运过程进入细胞。被吸收的泛酸大部分转变为 CoA，泛酸在体内主要分布在肝、肾、脑、心、肾上腺和睾丸等组织。血浆中泛酸浓度为 0.15~0.73μmol/L，全血中的总泛酸浓度为 0.91~2.74μmol/L。母体的泛酸也由 SMVT 协助转运进入胎盘。

CoA 水解产生泛酸和少量 4'-磷酸泛酸盐，由尿排泄。尿中的泛酸浓度取决于近期的泛酸摄入水平。

三、生理功能

泛酸的生理功能主要是构成 CoA 和 ACP，并通过他们在代谢中发挥作用。CoA 是许多酶的辅因子和酰基载体,而 ACP 作为脂肪酸合成酶复合体的组成成分参与脂肪酸的合成[1-3,7]。

(一) 参与脂质代谢

泛酸是 CoA 的组成部分,而 CoA 和琥珀酰辅酶 A 在三羧酸循环中起重要作用,继而参与脂肪酸和膜磷脂的生物合成。ACP 作为脂肪酸合成酶复合体的组成部分,也参与脂肪酸的合成。此外,CoA 活化脂肪酸,形成的脂酰辅酶 A 与脂肪酸的碳链延长和甘油三酯合成有关。

(二) 参与碳水化合物和蛋白质代谢

乙酰辅酶 A 参与乙醇、氨、糖类和氨基酸的乙酰化,产生神经递质、糖蛋白和糖脂的组成成分,如乙酰胆碱、磺胺、对氨基苯甲酸盐、N-乙酰葡糖胺等。CoA 修饰蛋白质的酰基化(包括乙酰化和脂酰化),有利于增强 DNA 稳定性,减少氧自由基导致的细胞损害。

(三) 参与血红素的合成

血红素由甘氨酸、琥珀酰辅酶 A 及铁这三种原料合成,因此,泛酸参与血红素的合成。

(四) 其他

泛酸对头发早白、皮炎等有一定的治疗作用[8];泛酸还参与类固醇激素、维生素 D 的合成,以及卟啉和卟啉环的生成。

四、摄入水平与健康

泛酸在自然界有广泛的食物来源,含量可因食物的种类、加工方法不同而有差异。泛酸含量最丰富的食物有动物的肝脏与肾脏、肉类、蛋黄、坚果、蘑菇和全谷物食品等。

(一) 摄入不足

泛酸在动、植物食物中普遍存在,人类因膳食因素引起的单纯泛酸缺乏病十分少见。第二次世界大战期间,在菲律宾、日本、缅甸战俘中流行一种“灼足综合征(burning feet syndrome)”[9],表现为出现足部麻木和灼热感;这种特殊病症仅对泛酸有反应,因而被认为与泛酸缺乏有关。

有关泛酸缺乏症的报道多见于长期食用缺乏泛酸的半合成膳食,或使用泛酸拮抗剂者。Hodges 等[10]在一项人体干预试验中,给受试者食用一种去泛酸并添加泛酸拮抗剂(ω-甲基泛酸)的膳食,观察到严重的泛酸缺乏表现,有疲乏、感情淡漠和全身乏力、胃肠不适、情绪失常、手脚感觉异常、对胰岛素的敏感性降低和抗体产生减少等。泛酸缺乏还与乙酰胆碱不足、神经退行性疾病、脱髓鞘、老年性痴呆有关[11]。

(二) 摄入过量

泛酸过量及其毒性作用罕见。人类即使服用大剂量(10~20g/d)泛酸也可以很好耐受,偶尔可产生轻度肠道不适和腹泻[12]。

(三) 与慢性病的关系

1985 年,日本一项观察性研究表明,血清中泛酸含量较低的居民高血压患病率更高[13]。而最近的一项研究则指出,在高血压患者中,较高的基线泛酸水平与全因死亡风险增加显著相关[14]。韩国东山医院的研究发现,泛酸摄入量与认知功能障碍患者脑 β 淀粉样蛋白肽（amyloid-β peptide, Aβ）的沉积呈正相关[15]。而 Jingshu 等人的研究发现,阿尔茨海默病患者普遍存在严重的脑内泛酸缺乏,其脑内泛酸水平均低于对照组,推测泛酸缺乏可能导致神经退行性病变和痴呆[16]。

五、营养状况评价

目前主要依据尿排出量及血中泛酸水平评价泛酸营养状况。食物、血液和尿液中含有一定量的结合型泛酸,其浓度测定结果的差异较大,与所用的水解酶种类以及样品被酶消化的程度不同有关。

（一）膳食摄入量

可通过膳食调查,按照食物摄入种类和数量计算泛酸摄入量,以此评价泛酸的营养状况。

（二）生化指标

1. 尿泛酸含量　研究表明,尿中泛酸排出量与其膳食摄入量明显相关[17-20]。正常膳食的成年人,尿中泛酸排出量为 2~7mg/d,若排出量 <1mg/d,一般认为泛酸缺乏或不足。

2. 全血泛酸含量　血液中的泛酸主要以 CoA 形式存在于红细胞中,正常全血泛酸含量为 2mg/L 左右,如果低于 1mg/L 则表明泛酸缺乏或不足。红细胞泛酸含量比全血泛酸含量更能反映泛酸营养状况[1]。

（三）体格及功能检查

泛酸缺乏较少见,长期泛酸摄入不足导致的泛酸缺乏的临床表现可见本节对于泛酸摄入不足的描述。

六、膳食参考摄入量

目前还没有足够的研究资料可用于制定人体泛酸 EAR,因此,各国主要根据无泛酸缺乏症的混合膳食人群的泛酸摄入量,制定成人的 AI。婴儿的泛酸 AI 值是根据营养良好的足月产健康母亲乳汁中的泛酸含量和纯母乳喂养婴儿的每日平均摄乳量来推算的。

1. 成年人　不同膳食调查中泛酸摄入量的差异较大,有小样本的资料显示健康成人的泛酸摄入量在 4~7mg/d[1,7]。Watanabe 等[21]在 2006 年的一项对日本居民的总膳食研究中得出,日本居民的泛酸摄入量为 4.52mg/d。Eissenstat 等[17]证明当泛酸的食物摄入量达到 4mg/d 时,大部分受试者的血泛酸浓度在正常范围。Tsuji 等[18]对日本的 216 名自由生活的健康大学生的调查结果显示,泛酸摄入量为 5.2mg/d,尿中泛酸排泄量为 3.6mg/d。根据中国居民营养与健康状况监测报告（2015—2017 年）,18~59 岁居民泛酸平均摄入量约为 5.2mg/d,60 岁以上居民约为 4.8mg/d。目前,除了英国、韩国等国家尚未制定泛酸的膳食参考摄入量,其他国家成人泛酸的 AI 均设定在 4~6mg/d。因此,我国成年人泛酸 AI 定为 5.0mg/d。

2. 老年人　Srinivasan[22]对美国的 91 名 65 岁以上老人进行调查得到的平均膳食泛酸

摄入量为 5.9mg/d。Tsuji 等[18]对日本 37 名健康老年女性调查显示，泛酸摄入量为 5.5mg/d，尿泛酸排出量为 3.3mg/d，与成年人相近。由于没有随年龄增长需要增加泛酸摄入量的依据，因此，我国成年人和老年人泛酸 AI 值均定为 5.0mg/d。

3. 儿童和青少年　有关儿童和青少年的泛酸摄入量的资料较少。Kerry 等[23]报道，美国 20 名家庭经济状况较好的 3.5~4.5 岁健康儿童泛酸摄入量约为 4mg/d，20 名家庭经济状况较差的儿童泛酸摄入量在 5mg/d 左右。Tsuji 等[24]对日本 114 名健康的 10~12 岁学龄儿童进行研究得出其泛酸摄入量在 6~7mg/d。根据成人 AI 为 5mg/d，以代谢体重法外推得到 1~3 岁、4~6 岁、7~8 岁、9~11 岁、12~14 岁和 15~17 岁儿童和青少年泛酸的 AI 值分别为 2.1mg/d、2.5mg/d、3.1mg/d、3.8mg/d、4.9mg/d 和 5.0mg/d。

4. 孕妇和乳母　Song 等[19-20]的研究显示，孕妇和乳母空腹血浆和尿中泛酸水平低于未孕妇女，母乳中的泛酸水平与其摄入量相关，提示需要增加孕妇和乳母的泛酸摄入量。而目前缺乏我国孕妇、乳母泛酸摄入量的研究数据，因而参照美国、北欧等国家的推荐值，将孕妇的泛酸 AI 值定为 6mg/d。以乳汁中分泌的泛酸为 1.7mg/d 计算，将乳母对泛酸的 AI 值较非哺乳妇女增加 2mg/d，即为 7mg/d。

5. 婴儿　根据中国 DRIs 母乳成分研究工作组的数据，我国母乳中泛酸含量为 2.2mg/L，我国婴儿母乳的平均摄入量为 750mL/d，依此推算出 0~6 月龄婴儿泛酸的 AI 值为 1.7mg/d。按代谢体重法由 0~6 月龄婴儿的 AI 外推得到 7~12 月龄婴儿泛酸的 AI 值为 2.2mg/d；而由成人的 AI（5mg/d）按代谢体重法推算则为 1.5mg/d。将两者平均，得出 7~12 月龄婴儿的 AI 为 1.9mg/d。

（编著　孙永叶　翟凤英）

（工作组　汪求真　程义勇　郭长江　黄承钰）

参 考 文 献

[1] MILLER J W, RUCKER R B. Present knowledge in nutrition [M]. 10th ed. New York：Wily-Blackwell，2012.

[2] SHILS M E, SHIKE M, ROSS A C, et al. Modern nutrition in health and disease [M]. 10th ed. Baltimore：Lippincott, Williams & Wilkins, 2006.

[3] SAID H M. Intestinal absorption of water-soluble vitamins in health and disease [J]. Biochem J, 2011, 437（3）：357-372.

[4] STEIN E D, DIAMOND J M. Do dietary levels of pantothenic acid regulate its intestinal uptake in mice？[J]. The Journal of Nutrition, 1989（119）：1973-1983.

[5] PRASAD P D, WANG H, HUANG W, et al. Molecular and functional characterization of the intestinal Na$^+$-dependent multivitamin transporter [J]. Archives of Biochemistry and Biophysics, 1999（366）：95-106.

[6] TARR J B, TAMURA T, STOKSTAD E L. Availability of vitamin B$_6$ and pantothenate in an average American diet in man [J]. American Journal of Clinical Nutrition, 1981（34）：1328-1337.

［7］IOM. Dietary reference intakes for thiamin, riboflavin, niacin, vitamin B_6, folate, vitamin B_{12}, pantothenic acid biotin, and choline［M］. Washington, DC: National Academies Press, 1998.

［8］MAHENDIRATTA S, SARMA P, KAUR H, et al. Premature graying of hair: risk factors, co-morbid conditions, pharmacotherapy and reversal-A systematic review and meta-analysis［J］. Dermatol Ther, 2020, 33（6）: e13990.

［9］GLUSMAN M. The syndrome of "burning feet" (nutritional melagia) as a manifestation of nutritional deficiency［J］. Am J Med, 1947, 3（2）: 211-223.

［10］HODGES R E, OHLSON M A, BEAN W B. Pantothenic acid deficiency in man［J］. J Clin Invest, 1958, 37（11）: 1642-1657.

［11］ISMAIL N, KUREISHY N, CHURCH S J, et al. Vitamin B_5（d-pantothenic acid）localizes in myelinated structures of the rat brain: potential role for cerebral vitamin B_5 stores in local myelin homeostasis［J］. Biochem Biophys Res Commun, 2020, 522（1）: 220-225.

［12］TAHILIANIAG, BEINLICHCJ. Pantothenic acid in health and disease［J］. Vitam Horm, 1991（46）: 165-228.

［13］SCHWABEDAL P E, PIETRZIK K, WITTKOWSKI W, Pantothenic acid deficiency as a factor contributing to the development of hypertension［J］. Cardiology, 1985（72）: 187-189.

［14］HONG Y, ZHANG Z Y, ZHANG N, et al. Association between plasma vitamin B5 levels and all-cause mortality: a nested case-control study［J］. J Clin Hypertens（Greenwich）, 2022, 24（7）: 945-954.

［15］LEE J H, AHN S Y, LEE H A, et al. Dietary intake of pantothenic acid is associated with cerebral amyloid burden in patients with cognitive impairment［J］. Food Nutr Res, 2018（62）: 1415. doi: 10.29219/fnr. v62.1415.

［16］XU J S, PANTASSINI S, BEGLEY P, et al. Cerebral deficiency of vitamin B5（d-pantothenic acid; pantothenate）as a potentially-reversible cause of neurodegeneration and dementia in sporadic Alzheimer's disease［J］. Biochem Biophys Res Commun, 2020, 527（3）: 676-681.

［17］EISSENSTAT B R, WYSE B W, HENSEN R G. Pantothenic acid status of adolescents［J］. Am J Clin Nutr, 1986, 44（6）: 931-937.

［18］TSUJI T, FUKUWATARI T, SASAKI S. Urinary excretion of vitamin B_1, B_2, B_6, niacin, pantothenic acid, folate and vitamin C correlates with dietary intakes of free-living elderly, females Japanese［J］. Nutrition Research, 2010, 30（3）: 171-178.

［19］SONG W O, WYSE B W, HANSEN R G. Pantothenic acid status of pregnant and lactating women［J］. J Am Diet Assoc, 1985, 85（2）: 192-198.

［20］SONG W O, CHAN G M, WYSE B W, et al. Effect of pantothenic acid status on the content of the vitamin in human milk［J］. Am J Clin Nutr, 1984, 40（2）: 317-324.

［21］WATANABE T, SUEMURA K, TANIGUCHI A, et al. Dietary intake of seven B vitamins based on a total diet study in Japan［J］. J Nutr Sci Vitaminol（Tokyo）, 2010, 56（5）: 279-286.

［22］SRINIVASAN V, CHRISTENSEN N, WYSE B W, et al. Pantothenic acid nutritional status in the elderly-institutionalized and noninstitutionalized［J］. Am J Clin Nutr, 1981, 34（9）: 1736-1742.

［23］KERRY E, CRISPIN S, FOX H M, et al. Nutritional status of preschool children. I. dietary and biochemical findings［J］. Am J Clin Nutr, 1968, 21（11）: 1274-1279.

［24］TSUJI T, FUKUWATARI T, SASAKI S, et al. Twenty-four-hour urinary water-soluble vitamin levels correlate with their intakes in free-living Japanese schoolchildren［J］. Public Health Nutr, 2011, 14（2）: 327-333.

第八节　生物素

生物素（biotin）又称维生素 B_7、维生素 H、辅酶 R，是 20 世纪 30 年代发现并于 1941 年确认化学结构的哺乳动物必需营养素。生物素作为生物素依赖性羧化酶的辅酶参与能量物质代谢，通过非羧化作用参与基因表达调控。由于食物来源广泛，且肠道菌群可部分合成生物素，因此人体生物素缺乏的可能性较低。

成年人生物素 AI 的制定主要依据我国居民膳食生物素平均摄入量，并按代谢体重及不同年龄段生长系数推算至儿童青少年；孕妇、乳母分别考虑能量需求的增加和母乳生物素分泌量提出额外补充；不同月龄婴儿根据健康足月产且全母乳喂养婴儿的母乳摄入量和辅食添加量进行估算。在目前膳食模式下，尚未发现生物素对人和动物的毒副作用，不足以制定生物素 UL。

我国居民膳食生物素参考摄入量数值见表 12-8-1。

表 12-8-1　中国居民膳食生物素参考摄入量

单位：μg/d

年龄/阶段	AI	年龄/阶段	AI
0 岁~	5	30 岁~	40
0.5 岁~	10	50 岁~	40
1 岁~	17	65 岁~	40
4 岁~	20	75 岁~	40
7 岁~	25	孕早期	+10
9 岁~	30	孕中期	+10
12 岁~	35	孕晚期	+10
15 岁~	40	乳母	+10
18 岁~	40		

注："+" 表示在相应年龄阶段的成年女性需要量基础上增加的需要量。

一、结构与理化性质

生物素是顺-6-脱氢-2-氧代-1-氢-噻吩［3,4-2］-咪唑-4-戊酸等一系列化合物的总称，分子式为 $C_{10}H_{16}O_3N_2S$，相对分子质量为 244，因分子结构中具有 3 个不对称碳原子，可能有 8 种立体异构体。自然界只有 D-（+）-生物素具有生物学活性，经常提到的生物素或 D-生物素往往特指 D-（+）-生物素。生物素化学结构式见图 12-8-1。

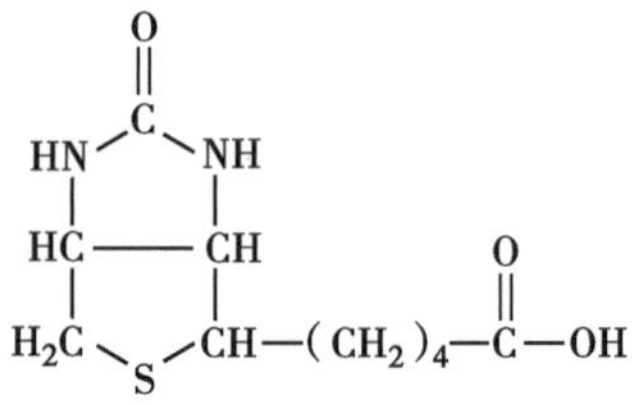

图 12-8-1　生物素的化学结构

生物素为白色结晶,无臭,易溶于热水,其干粉对空气、光、热等环境相当稳定,但在水、强酸或强碱中易于分解。

二、消化吸收和代谢

(一)消化吸收

人体自身不能合成生物素,主要依赖于从食物中获取外源性生物素,肠道菌群也可合成部分内源性生物素。食物中的生物素大多以与蛋白质结合的形式存在,少量以游离形式存在。结合型生物素在胃肠道经蛋白酶和肽酶水解形成生物素或含有生物素的肽,再经生物素酶释放出游离生物素。游离生物素在小肠的吸收受到浓度的影响,>25μmol/L 以简单扩散方式吸收,<5μmol/L 主要由定位于肠道刷状缘细胞膜上的钠依赖性维生素转运载体(sodium depended multivitamin transporter,SMVT)协助转运,吸收入血的生物素经门脉循环运送至各个组织器官。

化学纯生物素吸收率达100%,食物来源生物素吸收利用率不足50%。鸡蛋是富含生物素的食物,但生鸡蛋中含有的生物素结合蛋白会影响其生物利用率。生物素的肠内吸收不受其他水溶性维生素的影响,但可能受到某些药物的影响。对于人体肠道细菌合成的生物素的量,尚缺乏准确评估。

(二)代谢

血液中生物素主要为游离型(81%),也包括与血清蛋白可逆结合型(7%)或共价键结合型(12%)。结合型生物素需要生物素酶协助向外周组织转运,SMVT 是生物素被外周组织摄取、肾吸收、透过血脑屏障进入神经系统的转运体;孕妇胎盘可以通过 SMVT 实现主动积累。

肝脏是生物素的主要储存器官,人体肝脏浓度为 800~3 000ng/g。神经系统是生物素另一个集中区域,主要分布在小脑、脑干听觉中枢等特殊区域;机体出现生物素缺乏时,会优先保证中枢神经系统维持正常。生物素及转化代谢产物会经尿液排泄。

三、生理功能

生物素的主要功能是在脱羧-羧化反应和脱氨反应中起辅酶作用。

(一)参与能量代谢

生物素作为羧化酶的辅酶,主要参与碳酸氢盐依赖性羧化反应和脱氨反应,在脂类、糖、氨基酸和能量代谢中发挥重要作用。目前已知的羧化酶包括:乙酰辅酶 A 羧化酶(acetyl-CoA carboxylase,ACC)、丙酮酸羧化酶(pyruvate carboxylase,PC)、3-甲基巴豆酰辅酶 A 羧化酶(3-methylcrotonyl-CoA carboxylase,MCC)和丙酰辅酶 A 羧化酶(propionyl-CoA carboxylase,PCC)。

ACC_α 存于细胞质,是合成脂肪酸及延长脂肪酸链的关键酶;ACC_β、PC、PCC、MCC 存在于线粒体内,分别参与脂肪酸 β-氧化、糖异生、三羧酸循环和亮氨酸降解。生物素依赖性羧化酶作用如图 12-8-2 所示。

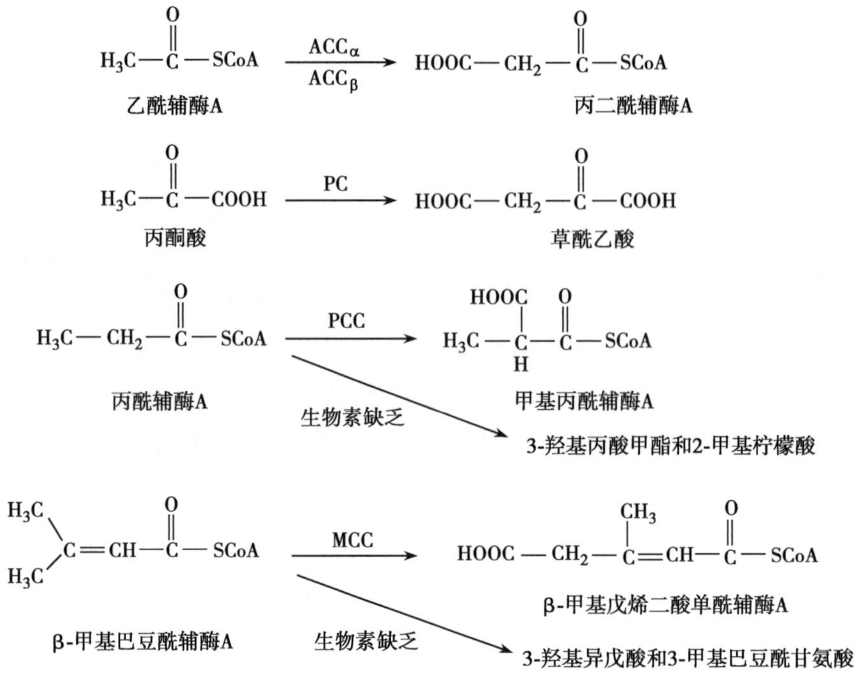

图 12-8-2 生物素依赖性羧化酶的作用

(二)调控基因表达

生物素通过非羧化作用在基因表达及相应的细胞信号转导过程中发挥重要作用。目前,人体组织中已鉴定出 2 000 多个生物素依赖基因;组蛋白(histone)作为细胞核染色质中的主要蛋白质,其结构中至少已确定有 11 个生物素作用位点,组蛋白生物素化可以影响染色质相关蛋白的结合及组蛋白修饰的下游事件[1]。

四、摄入水平与健康

生物素广泛地存在于各类食物中,坚果、菌藻、动物肝脏、蛋类、大豆生物素含量较为丰富,多为 20μg/100g 以上;大部分精制谷物、浅色蔬菜、水果、肉类食品含量相对较低。受到季节、加工方式的影响,不同食物中生物素含量分布差异较大。

(一)摄入不足

人体发生生物素摄入不足的概率很低。单纯生物素缺乏可源于长期大量生食蛋清、严重蛋白质能量营养不良、胃肠道吸收障碍、服用某些抗惊厥药物、长期服用抗生素或接受肠外营养支持但未及时补充生物素等。先天基因异常或突变导致的生物素酶、羧化酶或SMVT 缺乏,可以导致生物素代谢障碍[2]。在一些特殊生理条件下,由于需求增加但补充不足也可能导致边缘性生物素缺乏,比如孕妇、乳母、血液透析患者等[3]。

生物素缺乏的典型临床表现为皮肤和神经系统症状[4],如面色苍白、毛发稀疏,皮肤出现干性鳞片状红色皮炎,以及厌食、恶心、呕吐、抑郁等。婴儿严重缺乏会表现出躁狂、嗜睡和发育迟缓,甚至婴儿猝死综合征(SIDS),生物素缺乏的致畸作用(如吸收或骨骼发育异常)

已在很多动物身上得到证实。

（二）摄入过量

生物素毒性作用很低。给予先天性生物素代谢异常患者口服 200mg/d 或静脉注射 20mg/d 生物素均未观测到毒性反应，个别报道大剂量摄入可能引起胃部不适。在动物试验中，饲料添加 >0.08g/100g 生物素可导致 3 周龄大鼠出现体重增长迟缓，>0.80g/100g 可导致大鼠死亡，皮下注射 50~100mg/kg（bw）可致孕鼠胎儿和胎盘发育异常，但这些剂量远超于人体可能的摄入水平。受到检测方法的影响，近年来的研究显示生物素膳食补充会干扰到某些激素（如甲状腺激素）的检测，但这与生物素营养状况无关。

（三）与慢性病的关系

生物素除了维持皮肤、骨骼牙齿健康外，大剂量补充生物素可应用于代谢综合征的治疗。在一些临床对照研究中，补充 9mg/d 或 15mg/d 生物素有助于降低 2 型糖尿病患者空腹血糖和高甘油三酯血症[5]；联合应用生物素（2mg/d）与吡啶甲酸铬（含铬 600μg）可辅助降血糖药物治疗顽固型高糖血症。另外，生物素可能有益于缓解进行性多发性硬化症、改善抑郁患者症状[6]。

五、营养状况评价

有关生物素营养状况的评价主要包括膳食摄入量评估、生化指标测量，也可配合一些辅助检查。

（一）膳食摄入量

对膳食生物素摄入量的评估主要基于居民膳食摄入量调查。食物频率法是较为常见的调查方法，也有一些研究采用 3 天 24 小时法、食物分类计算法、双份饭法、总膳食调查法等，不同的调查方法会存在一定差异。

（二）生化指标

1. 血清、尿中生物素浓度　可作为生物素营养状况的潜在标志物。人血清和尿中生物素浓度随摄入量的增加而增加，当出现生物素缺乏时，尿生物素浓度的变化比血清更为敏感。

2. 淋巴细胞羧化酶活性　淋巴细胞生物素依赖性羧化酶活性能较早反映人体生物素边缘性缺乏，适用于孕妇生物素缺乏的诊断。

3. 尿 3-羟基异戊酸或血/尿 3-羟基异戊酰基肉碱浓度　当生物素缺乏时 MCC 活性降低使亮氨酸分解代谢受损，导致 3-羟基异戊酸（3-hydroxyisovaleric acid，3-HIA）和 3-羟基异戊酰基肉碱（3-hydroxyisovaleryl carnitine，3HIA-肉碱）增加[7]，是评价早期生物素缺乏的敏感指标。

（三）体格及功能检查

由于生物素缺乏可影响到皮肤、骨骼、神经系统的健康，必要时也可通过相应的检查辅助判断生物素营养状况。

六、膳食参考摄入量

由于人体很少出现生物素缺乏,目前没有足够研究资料支持制定生物素的 EAR,主要根据居民膳食生物素摄入情况和能量需求制定 AI。因尚未发现生物素对人体的毒副作用,故在目前膳食模式下不制定 UL[8]。

1. 成年人 受到膳食结构等因素的影响,不同国家居民膳食生物素摄入量略有差异,比如瑞士人均 70μg/d,加拿大 62μg/d,英国 35μg/d、美国 39.9μg/d。日本是研究生物素摄入量较多的国家,通过采用多种膳食调查方法,确定生物素摄入量平均为 51μg/d[9-10]。2013 年 Shibata 根据人体尿中水溶性维生素排泄量与摄入量密切相关的假设,通过检测尿生物素排泄量反推获得成年男性生物素摄入量平均为 28μg/d,女性 26μg/d[11]。王竹等根据 2002 年中国居民膳食消费量调查报告,采用食物逐级分类法评估了 18~59 岁标准人生物素摄入水平为 40.0μg/d[12]。综合以上研究结果,提出我国 18 岁以上成年人膳食生物素 AI 为 40μg/d。

2. 老年人 65 岁以上老年人虽然食物摄入总量有所降低,但考虑到消化能力的变化,故保持生物素 AI 40μg/d 不变。

3. 儿童和青少年 儿童青少年的生物素 AI 的推算,主要采用了两种方法。根据《2015—2017 年中国居民营养与健康状况监测报告》发布的 3~5 岁、6~11 岁、12~17 岁人群各类食物摄入量,结合相应的成分数据计算得到生物素平均摄入量,分别为 21.0μg/d、30.2μg/d 和 34.7μg/d。根据成年人 AI 采用代谢体重及生长系数法外推估算,得到 1~3 岁、4~6 岁、7~8 岁、9~11 岁、12~14 岁和 15~17 岁六个年龄段人群生物素 AI 分别为 17μg/d、20μg/d、24μg/d、30μg/d、38μg/d 和 40μg/d。两种方法对相应年龄段估算的结果大体一致,计算平均数并对数据修约取整后,确定 1~3 岁、4~6 岁和 7~8 岁生物素 AI 分别为 17μg/d、20μg/d、25μg/d;9~11 岁、12~14 岁和 15~17 岁生物素 AI 分别为 30μg/d、35μg/d 和 40μg/d。

4. 孕妇和乳母 孕期妇女为确保将来自食物的能量传递给胎儿,需要胎盘主动积累生物素。通过评价生物素相关的功能指标和代谢产物,可能会发现部分孕妇存在自发的边缘性生物素缺乏的状况。Perry 等观察到,和非孕妇女相比,孕妇在膳食生物素平均摄入量 57μg/d 的情况下,仍可发现生物素相关指标的改变[13],由此认为为满足孕期生殖状态需求,有必要适当提高生物素 AI。吕建利等通过 24 小时膳食回顾法,估算了我国八城市孕妇生物素平均日摄入量为 53μg/d[14]。尽管支持制定孕妇生物素 AI 的研究资料仍有限,但综合考虑可得:①生物素是能量物质代谢所必需的,孕早、中、晚期根据所需能量的增加,至少应额外补充 0μg/d,5.9μg/d,9.4μg/d;②对于孕期可能存在生物素缺乏的风险,虽然机理尚不清楚,但值得注意的是,孕早期即可观察到生物素转化代谢加速。综合我国孕妇生物素摄入现况,确定孕期每个阶段生物素 AI 额外增加 10μg/d。

乳母同样面临生物素代谢状况改变的问题,为了保证乳母体内正常的生物素代谢转化,需要补充更多的生物素[15]。所以,乳母生物素 AI 需要根据母乳分泌量和能量需求考虑额外补充。母乳生物素含量受到膳食、哺乳时间/次数、个体差异、检测方法的影响,不同个体间会存在一定差异。正常膳食情况下,成熟乳生物素浓度明显高于初乳和过渡乳[16];来自欧洲、日本等国家的报道显示,成熟乳生物素浓度均值或中位数的取值为4.5~7.3μg/L。Xue等报告了我国不同地区、不同哺乳期的母乳生物素含量中位数的取值为4.6~8.3μg/L[17];另一篇报道了来自4个亚洲国家的母乳维生素含量水平,其中我国母乳生物素含量平均为12.2μg/L[18]。综合考虑样品覆盖面及数据可靠性,确定采用6.5μg/L,乘以平均泌乳量750mL/d,推算乳母生物素需要额外补充4.9μg/d。另外考虑到哺乳期额外的能量需求,按照18岁以上女性生物素与能量密度比值进行推算,得到5.1μg/d。将由于泌乳及额外能量需求推算的生物素额外补充数据相加后,确定乳母AI额外补充10μg/d。

5. 婴儿 0~6月龄婴儿生物素的AI,主要根据由营养状况良好的健康母亲生产的足月儿,在全母乳喂养条件下生物素平均摄入量计算获得。成熟乳生物素含量采用6.5μg/L,0~6月龄婴儿摄乳量按750mL/d计算,得到生物素AI为4.9μg/d,取整后修约为5μg/d。

7~12月龄婴儿AI的推算包括了来自母乳和辅食的生物素摄入量。中国疾病预防控制中心营养与健康所在"中国0~18岁儿童营养与健康系统调查与应用"项目中,调查得到265例7~12月龄婴儿乳汁、谷薯、杂粮杂豆、蔬菜、水果、肉类、蛋类等食物摄入的人数占比和相应的平均摄入量,经加权统计后计算得到生物素总摄入量平均为10.4μg/d,数字取整后得到7~12月龄婴儿AI为10μg/d。

(编著 王 竹)

(工作组 朱惠莲 杨振宇 李 勇 蒋与刚)

参 考 文 献

[1] HASSAN Y I, ZEMPLENI J. A novel, enigmatic histone modification: biotinylation of histones by holocarboxylase synthetase[J]. Nutr Rev, 2008, 66(12): 721-725.

[2] MOCK D M. Marginal biotin deficiency is common in normal human pregnancy and is highly teratogenic in mice[J]. J Nutr, 2009, 139(1): 154-157.

[3] ZEMPLENI J, HASSAN Y I, WIJERATNE S S. Biotin and biotinidase deficiency[J]. Expert Rev Endocrinol Metab, 2008, 3(6): 715-724.

[4] OGAWA Y, KINOSHITA M, SATO T, et al. Biotin is required for the zinc homeostasis in the skin[J]. Nutrients, 2019, 11(4): 919.

[5] MOCK D M. Biotin: from nutrition to therapeutics[J]. J Nutr, 2017, 147(8): 1487-1492.

[6] ESPIRITU A I, REMALANTE-RAYCO P P M. High-dose biotin for multiple sclerosis: A systematic review and meta-analyses of randomized controlled trials[J]. Multiple Sclerosis and Related Disorders, 2021(55): 103159.

[7] STRATTON S L, HORVATH T D, BOGUSIEWICZ A. Urinary excretion of 3-hydroxyisovaleryl carnitine is an early and sensitive indicator of marginal biotin deficiency in humans[J]. J Nutr, 2011, 141(3): 353-358.

[8] RASMUSSEN SE, ANDERSEN NL, DRAGSTED LO, et al. A safe strategy for addition of vitamins and minerals to foods[J]. Eur J Nutr, 2006, 45(3): 123-135.

[9] WATANABE T, SUEMURA K, TANIGUCHI A, et al. Dietary intake of seven B vitamins based on a total

diet study in Japan[J]. J Nutr Sci Vitaminol(Tokyo),2010,56(5):279-286.

[10] IMAEDA N,KURIKI K,FUJIWARA N,et al. Usual dietary intakes of selected trace elements(Zn,Cu, Mn,I,Se,Cr,and Mo)and biotin revealed by a survey of four-season 7-consecutive day weighed dietary records in middle-aged Japanese dietitians[J]. J Nutr Sci Vitaminol(Tokyo),2013(59):281-288.

[11] SHIBATA K,TSUJI T,FUKUWATARI T. Intake and urinary amounts of biotin in Japanese elementary school children,college students,and elderly persons[J]. Nutr Metab Insights,2013(6):43-50.

[12] 王竹,杨晶明,向雪松,等. 中国居民膳食生物素平均每日摄入量评估[J]. 营养学报,2013,35(1):12-15.

[13] PERRY C A,WEST A A,GAYLE A,et al. Pregnancy and lactation alter biomarkers of biotin metabolism in women consuming a controlled diet[J]. J Nutr,2014,144(12):1977-1984.

[14] 吕建利,赵文芝,谭圣杰,等. 2011—2012 年中国八城市孕妇微量营养素摄入情况[J]. 卫生研究,2018, 47(2):5.

[15] MOCK D M,QUIRK J G,MOCK N I. Marginal biotin deficiency during normal pregnancy[J]. Am J Clin Nutr,2002,75(2):295-299.

[16] MOCK D M,MOCK N I,Dankle A A. Secretory patterns of biotin in human milk[J]. J Nutr,1992,122(3): 546-552.

[17] XUE Y,REDEUIL K M,GIMENEZ E C,et al. Regional,socioeconomic,and dietary factors influencing B-vitamins in human milk of urban Chinese lactating women at different lactation stages[J]. BMC Nutr, 2017(3):22.

[18] NGUYEN M T T,KIM J,LEE H,et al. A comparison of vitamin and lutein concentrations in breast milk from four Asian countries [J]. Nutrients,2020,12(6):1794.

第九节　胆　　碱

　　胆碱(choline)是一种季胺碱。1862 年由 Strecker 首先从胆汁提取的卵磷脂(磷脂酰胆碱,phosphatidylcholine,PC)中分离出来并命名。虽然胆碱一直被认为是 PC 的组分,直到 1954 年 Kennedy 才明确胆碱经胞苷-5'-二磷酸胆碱(cytidine-5'-diphosphocholine pathway, CDP)途径合成 PC。1960 年 Bremer 和 Greenberg 还发现 PC 可以经磷脂酰乙醇胺 N 甲基转移酶(phosphatidylethanolamine-*N*-methyltransferase,PEMT)途径合成。虽然胆碱是 PC 的关键组成成分,也是神经递质乙酰胆碱的前体,但由于胆碱不仅可以从食物中获得,也可以通过上述内源性途径合成,因此胆碱对人类的必需性在很长时间内未被认识到。直到 20 世纪 30 年代,有研究发现胆碱对动物的生长必不可少,且具有维生素特性。由此,胆碱在膳食中的重要性被逐渐认识并得到重视。1998 年,胆碱首次被美国食物与营养委员会(Food and Nutrition Board,FNB)列入人类的必需营养素而制定其推荐量[1]。

　　胆碱的 AI 值制定依据人群膳食胆碱摄入量,并参考耗竭-补充试验结果推算而得。成年男性胆碱的 AI 为 450mg/d,女性为 380mg/d。孕妇和乳母的 AI 分别在成年人 AI 基础上增加 80mg/d 和 120mg/d。根据胆碱出现毒副作用的剂量得出胆碱的 LOAEL 值为 7.5g/d, 设 UF 为 2,推算成年人的 UL 为 3 000mg/d(表 12-9-1)。

表 12-9-1　中国居民膳食胆碱参考摄入量

单位:mg/d

年龄/阶段	AI		UL	年龄/阶段	AI		UL
	男性	女性			男性	女性	
0 岁~	120		—	30 岁~	450	380	3 000
0.5 岁~	140		—	50 岁~	450	380	3 000
1 岁~	170		1 000	65 岁~	450	380	3 000
4 岁~	200		1 000	75 岁~	450	380	3 000
7 岁~	250		2 000	孕早期	—	+80	3 000
9 岁~	300		2 000	孕中期	—	+80	3 000
12 岁~	380		2 000	孕晚期	—	+80	3 000
15 岁~	450	380	2 500	乳母		+120	3 000
18 岁~	450	380	3 000				

注:"+"表示在相应年龄阶段的成年女性需要量基础上增加的需要量。

一、结构与理化性质

胆碱是一种季胺碱(又名 2-羟乙基-N,N,N-三甲基铵或三甲基乙醇胺),它以游离或酯化形式存在于各类食物中,主要包括磷脂酰胆碱(phosphatidylcholine,PC,又名卵磷脂)、磷酸胆碱(phosphocholine,PChol)、甘油磷酸胆碱(glycerophosphocholine,GPC)和鞘磷脂(sphingomyelin,SPM)(图 12-9-1),此外,还有少量胆碱以胞苷-5'-二磷酸胆碱(cytidine-5'-diphosphate-choline,CDP-choline)和乙酰胆碱的形式存在。其中,胆碱、PChol 和 GPC 是水溶性胆碱化合物,而 PC 和 SPM 则是脂溶性胆碱化合物。

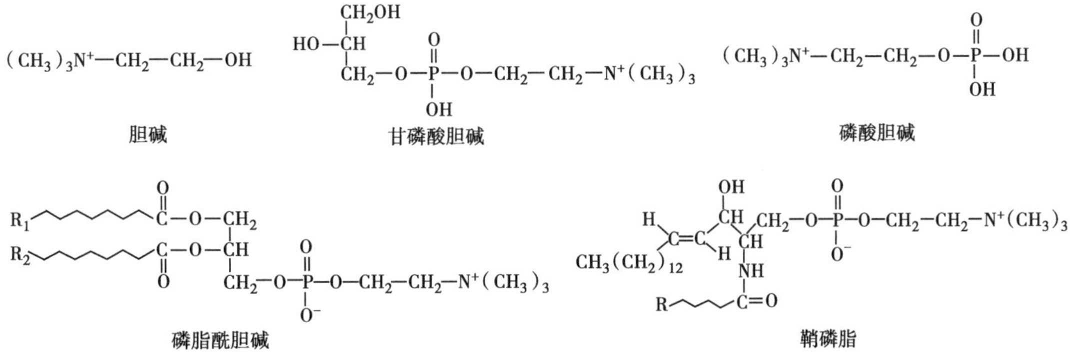

图 12-9-1　胆碱和主要胆碱酯类物质的化学结构

胆碱为苦味的强碱性黏性液体或结晶,有很强的吸湿性,暴露于空气中易吸水。胆碱容易与酸反应生成更稳定的结晶盐,在强碱条件下不稳定。胆碱耐热,在加工和烹调过程中的损失率很低。干燥环境下即使长时间储存,食物中胆碱含量也几乎没有变化。

二、消化吸收和代谢

食物来源的各种形式的胆碱主要在小肠被消化吸收进入体内发挥生理作用,小部分被肠道菌群代谢后再进入体内。

(一)消化吸收

膳食游离胆碱能直接被小肠上皮细胞吸收;胆碱酯类被磷脂酶代谢成游离胆碱后被小肠吸收进入肝脏门脉循环;此外,脂溶性的 PC 和 SPM 也可以乳糜微粒的形式被吸收进入体内。不同来源的胆碱生物利用率不同,部分未吸收的胆碱被肠道微生物分解为三甲胺(trimethylamine,TMA)后被吸收,在肝脏黄素单加氧酶3(flavin containing monooxygenase 3,FMO3)作用下转化为氧化三甲胺(trimethylamine-N-oxide,TMAO)[2]。吸收进入体内的胆碱可以在所有组织中分布和蓄积,肝、肾、乳腺、胎盘和脑是胆碱的主要储存器官。在大多数动物组织中,PC 占总胆碱的 95%,其余 5% 为胆碱、PChol、GPC 和乙酰胆碱等。胎盘可逆浓度梯度将大量胆碱传送给胎儿,胎儿和新生儿血胆碱浓度比成年人高 6~7 倍,羊水胆碱浓度可达母血的 10 倍。游离胆碱可以通过血脑屏障进入大脑,新生儿通过血脑屏障转运胆碱的能力要比成年人高得多,以保证婴儿大脑快速发育的需要。胎盘是为数不多的能以乙酰胆碱形式储存大量胆碱的非神经组织,是一种特殊储备池,以确保向胎儿传送胆碱。

(二)代谢

在哺乳动物的组织内,游离胆碱参与了以下四种酶催化的生化反应过程[3]:①氧化反应主要发生在肝脏和肾脏,胆碱在胆碱脱氢酶(choline dehydrogenase,CHDH)和甜菜碱醛脱氢酶(betaine aldehyde dehydrogenase,BADH)的作用下氧化成甜菜碱;②磷酸化反应主要发生在肝脏、脑和肺,在肝细胞中,胆碱在胆碱激酶的催化下发生磷酸化反应,生成 PChol,然后再转化为 PC;③乙酰化反应主要发生在胆碱能神经末梢以及胎盘中,在胆碱乙酰转移酶的作用下与乙酰辅酶 A 发生乙酰化反应生成乙酰胆碱;④盐基交换反应主要发生在肝脏和脑中,胆碱替代丝氨酸、乙醇胺或肌醇从而参与内源性磷脂的合成。

三、生理功能

胆碱主要从以下两方面来发挥其生理功能:一方面是胆碱本身及其作为合成其他物质所需要的胆碱基团发挥生理作用,另一方面是作为甲基供体发挥生理功能。

(一)构成生物膜的重要成分

在生物膜中,磷脂排列成双分子层构成膜的基本骨架,维持生物膜的基本结构和功能的完整。生物膜的磷脂主要是 PC、磷脂酰乙醇胺、磷脂酰丝氨酸和 SPM 等,而 PC 是大多数哺乳动物细胞膜的主要磷脂(>50%),胆碱是 PC 的主要组成部分。

(二)促进肝脏脂肪代谢

在肝脏中合成的甘油三酯(triglyceride,TG)与载脂蛋白 B_{100} 以及磷脂等结合生成极低密度脂蛋白(very low density lipoprotein,VLDL),由肝细胞分泌入血转运至肝外供其他组织利用。因此,VLDL 是肝脏向外周输出脂肪的唯一载体。PC 是肝脏 VLDL 正常组装和分泌所必需的,PC 缺乏时使肝内 TG 不能通过 VLDL 运送到肝外,因而沉积在肝细胞从而引起肝脏脂肪变性。由胆碱合成的 PC 占机体 PC 总合成量的 70%~80%,因此,充足的胆碱可以产生足够的 PC 来合成 VLDL,后者将 TG 转运至肝外,预防过量的 TG 在肝脏沉积。

(三)保证大脑和神经系统发育

人类的大脑在孕晚期开始迅速增长并一直持续到 5 岁左右。在这个时期,神经组织中含有丰富的 PC 和 SPM,供给神经纤维(轴突)髓鞘化所需。髓鞘的形成对维持大脑及神经系统的正常功能至关重要。此外,神经递质乙酰胆碱参与认知与记忆功能。新生儿阶段大脑通过血脑屏障获取胆碱的能力极强。大脑的 PEMT 活性也非常高,有利于 PC 的内源性合成,供脑细胞分裂和生长。

(四)参与体内甲基代谢

在肝脏和肾脏中,胆碱在线粒体内 CHDH 和 BADH 的作用下不可逆地氧化为甜菜碱,然后通过转甲基途径提供甲基给同型半胱氨酸(homocysteine,Hcy),使其再甲基化为蛋氨酸(又称甲硫氨酸),从而有助于 Hcy 的代谢。此外,胆碱通过参与蛋氨酸循环,促进甲基供体 S-腺苷甲硫氨酸(SAM)的形成,SAM 参与表观遗传修饰并对基因表达产生影响。机体甲基供体不仅来源于胆碱,也可以来源于叶酸、蛋氨酸和甜菜碱,相互之间不能替代。

四、摄入水平与健康

胆碱广泛存在于各种食物中,主要以卵磷脂的形式存在,动物性食物的总胆碱含量很丰富,蛋类和内脏尤其丰富,以蛋黄和肝脏含量最高。植物性食物的含量差别较大,大豆及其制品、花生、籽类、菌菇类等植物性食物含量较高。

(一)摄入不足

由于胆碱可以在机体内源性合成,故在人体未观察到特异性胆碱缺乏症状,但长期摄入缺乏胆碱的膳食可能与以下疾病或症状有关。

1. 肝脏脂肪变性 人群和动物试验发现胆碱缺乏会引起肝功能异常,谷丙转氨酶(glutamic-pyruvic transaminase,GPT)水平升高,出现肝脏脂肪变性,补充胆碱可明显逆转这一过程[4]。这可能是由于胆碱缺乏时,PC 的合成受限,不能合成足够的 VLDL 来转运肝脏合成的 TG,从而引起肝脏的脂肪蓄积。绝经后女性对胆碱缺乏所致脂肪肝的易感性增加,可能与雌激素可上调肝脏 PEMT 活性,绝经后雌激素水平下降使其内源性 PC 合成下降有关[5]。此外,胆碱缺乏也会引起高同型半胱氨酸血症(hyperhomocysteinemia,HHcy)[6],HHcy 是引起肝脏脂肪变性的重要危险因素。

2. 影响大脑和神经发育 缺乏胆碱引起胎儿神经管畸形可能是由于胆碱参与了 PC 的合成,PC 是神经细胞膜的必要成分,因此缺乏时不利于神经系统的发育。此外,充足的胆碱参与蛋氨酸循环可以节约叶酸,满足胎儿生长发育时期神经细胞增殖和分化的需要。在一项病例对照研究中发现,妇女在围孕期低胆碱摄入量会大大增加胎儿神经管畸形的风险[7];

在另一项前瞻性研究中也发现,与孕中期血清胆碱水平较低的孕妇相比,水平较高的孕妇出现胎儿神经管畸形的风险要低得多[8]。

3. 老年认知功能受损　胆碱是神经递质乙酰胆碱的前体,其摄取、合成以及释放异常与阿尔茨海默病密切相关。胆碱缺乏可能影响老年人记忆力和注意力的集中。

（二）摄入过量

目前还没有确凿的证据表明过量膳食胆碱摄入会对人类产生明显的毒副作用。毒理学资料表明胆碱属于低毒性,大剂量摄入对动物生长有抑制作用。

采用每天口服 8~20g 胆碱[9]来治疗迟发性运动障碍或小脑性共济失调的患者,14 例患者中有 12 例出现呕吐、流涎、出汗以及胃肠道不适等不良反应,5 例患者身体出现鱼腥味,其原因是过量胆碱转变成 TMA 通过皮肤排泄所致。在另一项对 7 例老年痴呆患者用胆碱进行治疗的研究中,胆碱口服剂量达到 7.5g 引起患者轻微低血压[10],可能与其增强心脏迷走神经的张力和舒张小动脉有关。

胆碱在体内可转化为 TMAO,TMAO 被发现可增加多种慢性病,尤其是心血管疾病的发病风险,这是过量胆碱对健康产生的间接性不利影响[2]。

（三）与慢性病的关系

胆碱通过 PC 参与组装 VLDL,将肝内 TG 转运到肝外,从而延缓脂肪肝的发生和发展。上海女性队列发现较高的膳食胆碱摄入量与较低的非酒精性脂肪肝病（non-alcoholic fatty liver disease,NAFLD）发病风险有关,而患 NAFLD 的绝经后女性,充足胆碱摄入可减缓肝纤维化的进程[11]。由于胆碱还具有降 Hcy 的作用,因此其对预防心脑血管疾病等慢性病也具有一定的作用。美国的 JHS 队列发现膳食胆碱摄入越高,缺血性中风的发生风险越低[12]。此外,由于胆碱还是神经递质乙酰胆碱的前体,因此其改善老年人认知功能障碍的作用也得到广泛关注。对 2 497 名 42~60 岁芬兰男性随访 21.9 年后发现,总胆碱摄入量越高,中老年人认知表现越好,同时其语言记忆和视觉记忆也更佳[13]。然而,来自美国 NHS（护士健康研究）队列和 HPFS（卫生专业人员随访研究）队列的结果却显示,较高的磷脂酰胆碱摄入量会增加心血管疾病特异性死亡风险[14];另一项 Meta 分析也发现,循环胆碱水平升高与不良心血管健康指标的升高有关,这可能因高膳食胆碱伴有红肉摄入较多的不良膳食结构,及其升高了血 Hcy 和 TMAO 水平等有关[15]。因此,胆碱对慢性病的预防作用,还需要更多的证据,尤其是临床干预研究的证据来支持。因此,暂不制定其 PI-NCD 值。

五、营养状况评价

胆碱营养状况主要依据胆碱的膳食摄入量,结合生化指标以及肝功能指标来进行综合评价。

（一）膳食摄入量

膳食胆碱摄入量包括来源于天然食物以及补充剂的各种胆碱（游离胆碱、PC、PChol、GPC 和 SPM）的总和,正常膳食可提供约 300mg 的胆碱。膳食胆碱摄入量是评价胆碱营养状况的重要依据。

（二）生化指标

胆碱缺乏可引起血浆胆碱、甜菜碱和 PC 浓度下降，红细胞膜 PC 浓度降低，血 Hcy 升高，但这些并非特异性指标，其正常值及其与胆碱营养状况的关系也不明确。

（三）体格及功能检查

胆碱缺乏时出现血清谷丙转氨酶显著升高，同时出现肝脏脂肪浸润，但这个指标不能作为胆碱缺乏所致功能性改变的特征性指标。此外，肝组织中 PChol 的浓度是反映膳食胆碱缺乏的敏感指标，但在人体因采样困难，难以进行测定。

六、膳食参考摄入量

由于对胆碱营养状况的评价缺乏明确的特异性指标，因此，无法获得胆碱的 EAR。一般通过参考膳食摄入量资料，并结合胆碱耗竭-补充试验的结果提出 AI。

（一）适宜摄入量

1. 成年人　采用 2015—2017 年中国居民营养与健康状况监测中获得的膳食调查数据计算得到我国居民膳食总胆碱摄入量，在 190~240mg/d。由于我国食物成分数据库中胆碱的资料有限，很多食物的胆碱含量数据缺失，因而该膳食胆碱的数据可能会低估我国人群的实际摄入量；此外，由于该数据也低于我国上海和广州两个队列人群报道的膳食总胆碱摄入量水平（280~320mg/d）[16-17]。因此我们采用该人群 95% 位次胆碱摄入量范围，即 380~460mg/d 作为制定我国人群胆碱 AI 的依据。同时，一项来自北美人群的耗竭-补充试验显示，健康受试者每日摄入膳食胆碱≤50mg，连续 6 周后，出现胆碱耗竭的缺乏症状，再进行胆碱补充，当每天膳食胆碱摄入达 412.5mg/70kg（bw）时，72% 胆碱缺乏者的相关指标恢复正常；当胆碱补充达 550mg/［70kg（bw）·d］及以上时，所有胆碱缺乏受试者的缺乏症状恢复正常[7]，其均值即 6.875mg/kg，估计能基本满足人群中胆碱的需要量。按照我国成年人标准体重进行推算，估算 18 岁以上成年男性膳食胆碱的 AI 为 454mg/d，女性为 385mg/d。这个估算值与上述我国人群 95% 位次膳食胆碱摄入量范围（380~460mg/d）一致，修约后得出我国成年男性胆碱 AI 为 450mg/d，女性为 380mg/d。

2. 老年人　胆碱在改善老年人记忆力、提高注意力和增强认知功能方面有重要作用。但目前还没有足够的证据来制定我国 50 岁以上中老年人群胆碱 AI，故仍采用 18 岁~ 成年人的胆碱 AI 作为我国老年人（65 岁~，75 岁~）的胆碱 AI。

3. 儿童青少年　目前我国没有儿童、青少年胆碱需要量的数据。因此，儿童青少年胆碱 AI 值可以根据他们的参考体重并考虑到其生长的需要，按代谢体重法由成年人 AI 外推计算而得到。本次计算采用的是各年龄段男性和女性体重代表值的均值，15 岁以上分别以成年男女的 AI 推算，计算并经数据修约，所得的结果是：1~3 岁为 170mg/d，4~6 岁为 200mg/d，7~8 岁为 250mg/d，9~11 岁为 300mg/d，12~14 岁为 380mg/d，15~17 岁男性为 450mg/d、女性为 380mg/d。

4. 孕妇和乳母　由于胆碱在胚胎形成以及胎儿发育中起着非常重要的作用,因此,在孕期母体内胆碱通过胎盘转运到胎儿,满足胎儿生长发育的需要。同时,在孕期母体 PC 和甲基供体合成增多,尿液中胆碱及代谢物等排泄增加。因此,孕期胆碱的需要量较非孕期增加。按照孕期增重和非孕期平均体重比例计算孕期胆碱需要量,获得孕期胆碱 AI 为 460mg/d,孕期比非孕期妇女增加 80mg/d。

哺乳期妇女由于泌乳,须从乳汁中分泌胆碱,因此,乳母对胆碱的需要量是增加的。人乳富含胆碱和胆碱酯类,它们也是构成乳脂肪球膜的重要成分。国外报道人乳的总胆碱含量为 120~160mg/L [18],我国测定 6 个地区(广州、上海、天津、成都、兰州、吉林)不同阶段成熟乳的总胆碱含量为 120~170mg/L [19],取 160mg/L 作为母乳胆碱含量,结合每日平均泌乳量 750mL 计算,每天通过乳汁额外消耗的胆碱约为 120mg,故乳母胆碱的 AI 为 500mg/d。

5. 婴儿　0~6 月龄婴儿所需胆碱基本从母乳中获得,也是这个阶段婴儿胆碱的需要量。我国 0~6 月婴儿每日平均母乳摄入量为 750mL,按母乳中胆碱含量 160mg/L 计算,0~6 月龄婴儿每日胆碱平均摄入量为 120mg/d,与 2013 版制定的 AI 相同。因此,0~6 月龄婴儿胆碱 AI 不作修订。

7~12 月龄婴儿胆碱的摄入量是由母乳和添加辅食所获得的胆碱总和。我国目前尚缺乏该月龄婴儿辅食胆碱摄入量资料,因此,7~12 月龄婴儿胆碱 AI 采用代谢体重法,由 0~6 月龄婴儿 AI 和成年人 AI 的两个推导结果取均值计算,得出 7~12 月龄婴儿胆碱 AI 为 140mg/d。

（二）可耐受最高摄入量

虽然 2016 年欧洲 EFSA 没有制定胆碱 UL 值,但美国 FNB 在 1998 年对 1 岁以上的人群制定了胆碱的 UL 值,主要依据过量胆碱诱发低血压以及鱼腥体味[20]。在治疗老年性痴呆时,口服 7.5g/d 胆碱可引起轻微低血压,因此 7.5g/d 被认为是胆碱的 LOAEL[10]。按我国 18 岁以上成年男性体重代表值(66kg)与美国 19 岁以上男性体重代表值(76kg)进行折算,推算我国居民胆碱的 LOAEL 为 6.5g/d。考虑过量摄入胆碱引起低血压的资料有限,而且存在个体差异,因此选择 UF 为 2,计算得到胆碱的 UL 为 3.25g/d,经修约后的 UL 为 3 000mg/d。其他各年龄组的 UL 值根据其代表体重从成年人的 UL 外推而来(表 12-9-1)。

此外,由于缺少关于婴儿胆碱毒副作用的资料,目前暂不制定婴儿胆碱的 UL。

（编著　朱惠莲）

（工作组　郭长江　马玉霞　王　竹　兰秋野）

参 考 文 献

[1] ZEISEL S H. A brief histroy of choline [J]. Ann Nutr Metab,2012,61(3):254-258.

[2] WANG Z N,KLIPFELL E,BENNETT B J,et al. Gut flora metabolism of phosphatidylcholine promotes

cardiovascular disease［J］. Nature,2011,472（7341）:57-63.

［3］ZEISEL S H. Dietary choline:biochemistry,physiology,and pharmacology［J］. Annu Rev Nutr,1981（1）:
95-121.

［4］FISCHER L M,DA COSTA K A,KWOCK L,et al. Sex and menopausal status influence human dietary
requirements for the nutrient choline［J］. The American Journal of Clinical Nutrition,2007,85（5）:1275-
1285.

［5］RESSEGUIE M,SONG J N,NICULESCU M D,et al. Phosphatidylethanolamine N-methyltransferase
（PEMT）gene expression is induced by estrogen in human and mouse primary hepatocytes［J］. Faseb
Journal,2007,21（10）:2622-2632.

［6］DA COSTA K A,GAFFNEY C E,FISCHER L M,et al. Choline deficiency in mice and humans is associated
with increased plasma homocysteine concentration after a methionine load［J］. American Journal of Clinical
Nutrition,2005,81（2）:440-444.

［7］SHAW G M,CARMICHAEL S L,YANG W,et al. Periconceptional dietary intake of choline and betaine
and neural tube defects in offspring［J］. Am J Epidemiol,2004,160（2）:102-109.

［8］SHAW G M,FINNELL R H,BLOM H J,et al. Choline and risk of neural tube defects in a folate-fortified
population［J］. Epidemiology,2009,20（5）:714-719.

［9］DAVIS K L,HOLLISTER L E,BARCHAS J D,et al. Choline in tardive dyskinesia and Huntington's disease［J］.
Life Sci,1976,19（10）:1507-1515.

［10］BOYD W D,GRAHAM-WHITE J,BLACKWOOD G,et al. Clinical effects of choline in Alzheimer senile
dementia［J］. Lancet,1977,2（8040）:711.

［11］YU D,SHU X O,XIANG Y B,et al. Higher dietary choline intake is associated with lower risk of
nonalcoholic fatty liver in normal-weight Chinese women［J］. The Journal of Nutrition,2014,144（12）:
2034-2040.

［12］MILLARD H R,MUSANI S K,DIBABA D T,et al. Dietary choline and betaine:associations with
subclinical markers of cardiovascular disease risk and incidence of CVD,coronary heart disease and stroke:
the Jackson Heart Study［J］. European Journal of Nutrition,2018,57（1）:51-60.

［13］YLILAURI M P T,VOUTILAINEN S,LöNNROOS E,et al. Associations of dietary choline intake with
risk of incident dementia and with cognitive performance:the Kuopio Ischaemic Heart Disease Risk Factor
Study［J］. The American Journal of Clinical Nutrition,2019,110（6）:1416-1423.

［14］ZHENG Y,LI Y,RIMM E B,et al. Dietary phosphatidylcholine and risk of all-cause and cardiovascular-
specific mortality among US women and men［J］. The American Journal of Clinical Nutrition,2016,104（1）:
173-180.

［15］PAN X F,YANG J J,SHU X O,et al. Associations of circulating choline and its related metabolites with
cardiometabolic biomarkers:an international pooled analysis［J］. The American Journal of Clinical
Nutrition,2021,114（3）:893-906.

［16］YU D X,SHU X O,XIANG Y B,et al. Higher dietary choline intake is associated with lower risk of
nonalcoholic fatty liver in normal-weight Chinese women［J］. Journal of Nutrition,2014,144（12）:2034-
2040.

［17］LONG J A,ZHONG R H,CHEN S,et al. Dietary betaine intake is associated with skeletal muscle mass change over 3 years in middle-aged adults：the Guangzhou Nutrition and Health Study［J］. Br J Nutr，2021，125（4）：440-447.

［18］ WIEDEMAN A M，BARR S I，GREEN T J，et al. Dietary choline intake：current state of knowledge across the life cycle［J］. Nutrients，2018，10（10）：1513.

［19］ WU T，LAN Q Y，TIAN F，et al. Longitudinal changes in choline concentration and associated factors in human breast milk［J］. Clinical Nutrition，2023，42（9）：1647-1656.

［20］ ZEISEL S H，DA COSTA K A. Choline：an essential nutrient for public health［J］. Nutr Rev，2009，67（11）：615-623.

第十节　维生素 C

维生素 C（vitamin C）又称为抗坏血酸（ascorbic acid），是一种水溶性维生素。维生素 C 缺乏导致的坏血病（scurvy）早在公元前 1550 年就有记载，并于 15—16 世纪波及整个欧洲。1747 年英国的海军军医林德（James Lind）首次发现柑橘和柠檬能治疗坏血病。1928 年剑桥大学的学者从牛肾上腺、柑橘和甘蓝叶中分离出了抗坏血酸。到 20 世纪 30 年代，维生素 C 的结构已被阐明，并成功合成了维生素 C。

维生素 C 的 EAR 制定采用耗竭-补充试验。成年人每日摄入 85mg 维生素 C，其血浆维生素 C 浓度可维持在 50μmol/L，可有效预防坏血病；通过 RNI=1.2EAR，推算 RNI 为 100mg/d。当维生素 C 的摄入量超过 3 000mg/d，人体才会出现渗透性腹泻和胃肠紊乱等不良反应，设定 UF 为 1.5，根据公式推算成年人的 UL 为 2 000mg/d。

维生素 C 具有多种生理功能，包括羟化、抗氧化、免疫调节和解毒作用等。综合国内外研究结果，推荐 200mg/d 作为中国成年人的 PI-NCD，可辅助降低 2 型糖尿病、高血压、心血管疾病及其不良事件、高尿酸血症等的发生风险。

中国居民膳食维生素 C 参考摄入量见表 12-10-1。

表 12-10-1　中国居民膳食维生素 C 参考摄入量

单位：mg/d

年龄/阶段	EAR	RNI	UL	PI-NCD	年龄/阶段	EAR	RNI	UL	PI-NCD
0 岁~	—	40（AI）	—	—	12 岁~	80	95	1 600	—
0.5 岁~	—	40（AI）	—	—	15 岁~	85	100	1 800	—
1 岁~	35	40	400	—	18 岁~	85	100	2 000	200
4 岁~	40	50	600	—	30 岁~	85	100	2 000	200
7 岁~	50	60	800	—	50 岁~	85	100	2 000	200
9 岁~	65	75	1 100	—	65 岁~	85	100	2 000	200

续表

年龄/阶段	EAR	RNI	UL	PI-NCD	年龄/阶段	EAR	RNI	UL	PI-NCD
75 岁~	85	100	2 000	200	孕晚期	+10	+15	2 000	+0
孕早期	+0	+0	2 000	+0	乳母	+40	+50	2 000	+0
孕中期	+10	+15	2 000	+0					

注:"+"表示在相应年龄阶段的成年女性需要量基础上增加的需要量。

一、结构与理化性质

维生素 C 是含有 6 个碳原子的多羟基化合物,分子式 $C_6H_8O_6$,相对分子质量为 176.1。维生素 C 分子中的 C_1 与 C_4 位可形成内酯环,C_2 与 C_3 位上 2 个相邻的烯醇式羟基易被氧化。

天然存在的维生素 C 有 L 型与 D 型,仅前者有生物活性。维生素 C 易被氧化为脱氢型维生素 C,仍保持其生物活性,人血浆中还原型与脱氢型(氧化型)维生素 C 之比为 15:1。脱氢型维生素 C 与还原型维生素 C 可通过氧化还原反应互相异构,脱氢型维生素 C 能被进一步水解,其环状结构可断裂为二酮古洛糖酸,并丧失维生素 C 的活性;其结构和转化过程见图 12-10-1。

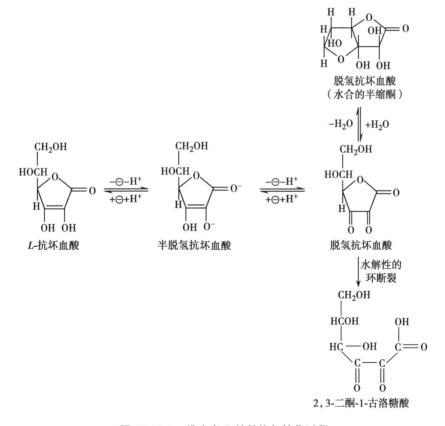

图 12-10-1　维生素 C 的结构与转化过程

维生素 C 纯品为白色结晶,有明显的酸味。易溶于水,微溶于乙醇,不溶于非极性有机溶剂;在酸性环境中稳定,在有氧、热、光和碱性环境下不稳定。

二、消化吸收和代谢

(一) 消化吸收

维生素 C 主要通过主动转运形式由小肠上段吸收进入血液循环。维生素 C 的吸收率随摄入量的增加而减少。维生素 C 的摄入量较低时几乎完全被吸收;摄入量 30~200mg/d 时,吸收率为 80%~100%;摄入量达 500mg 时,吸收率下降至 75% 左右;摄入量达 1 250mg/d 时,吸收率下降至 50% 左右。

(二) 代谢

维生素 C 被吸收后迅速进入血液循环,分布在体内不同组织器官中。人体组织中,维生素 C 浓度以脑下垂体最高,其次是肾上腺、肾脏、脾脏和肝脏,胰腺和胸腺也存在一定量的维生素 C,血浆和唾液中含量最低。维生素 C 能逆浓度梯度被转运至细胞内储存。人体内可有少量维生素 C 储存,健康人体代谢池内维生素 C 的含量一般在 1 200~2 000mg,最多可达 3 000mg,总转换量为 45~60mg/d。体内储存的维生素 C 大部分在细胞内,不同细胞的维生素 C 浓度差别较大,白细胞内维生素 C 含量显著高于血浆中的维生素 C 含量。

维生素 C 及其代谢产物主要随尿液排出,其次由汗液和粪便排出。正常情况下,大部分维生素 C 在体内经代谢分解为草酸、2,3-二酮古洛糖酸或与硫酸结合生成抗坏血酸-2-硫酸由尿排出;过量摄入的部分维生素 C 可以原型直接由尿液排出。尿中的排出量受摄入量、体内储存量及肾功能影响;人体处于稳态时,维生素 C 摄入量在 60~100mg/d,可以在尿中检测到维生素 C 的排出。摄入量 <60mg/d 时,尿中无维生素 C 排出。静脉注射高剂量维生素 C 500mg/d 和 1 250mg/d 时,绝大部分维生素 C 经尿排出。

三、生理功能

维生素 C 是一种生物活性很强的物质,在体内具有多种生理功能。

(一) 羟化作用

维生素 C 作为脯氨酸羟化酶与赖氨酸羟化酶的辅助因子,参与机体羟化反应,合成胶原蛋白;促进胆固醇转化为胆汁酸的羟化过程;促进氨基酸合成神经递质 5-羟色胺及去甲肾上腺素。此外,维生素 C 通过增强混合功能氧化酶活性,催化药物、毒物在内质网上的羟化作用及其解毒过程。

(二) 抗氧化作用

维生素 C 具有较强的还原性,是一种较强的水溶性抗氧化剂,与脂溶性抗氧化剂协同作用,在体内还原超氧化物、羟自由基、次氯酸及其他活性氧化物,清除自由基,防止脂质过氧化反应。维生素 C 可使三价铁(Fe^{3+})还原为易吸收的二价铁(Fe^{2+}),促进铁的吸收;将无活性的叶酸还原为具有生物活性的四氢叶酸,防治巨幼红细胞贫血。维生素 C 可抵御低密度脂蛋白胆固醇的氧化,防止氧化型低密度脂蛋白胆固醇和泡沫细胞的形成,预防动脉粥样硬化的发生。

（三）调节免疫功能

维生素 C 参与机体免疫调节。白细胞的吞噬功能依赖于血浆维生素 C 水平;较高浓度的维生素 C 能使二硫键还原为巯基(-SH),使胱氨酸还原为半胱氨酸,促进抗体的形成。

（四）解毒作用

维生素 C 对某些毒物,如重金属离子(Pb^{2+}、Hg^{2+}、As^{2+}、Cd^{2+})、苯、细菌毒素及某些药物具有解毒作用,其作用途径有以下几种。

1. 维生素 C 有较强的还原作用,使体内氧化型谷胱甘肽还原为还原型谷胱甘肽,然后与重金属离子结合为复合物排出体外。

2. 维生素 C 结构中 C_2 位上的氧带负电,能与金属离子结合经尿排出体外。

3. 维生素 C 可增强混合功能氧化酶的活性,促进毒物和药物的解毒过程。

四、摄入水平与健康

维生素 C 的主要食物来源是新鲜的蔬菜与水果,如绿色、红色和黄色的辣椒、菠菜、韭菜、番茄、柑橘、山楂、猕猴桃、鲜枣、柚子、草莓和橙等。动物性食物仅肝脏和肾脏含有少量的维生素 C,肉、鱼、禽、蛋和牛奶等食品中维生素 C 含量较少,谷类及豆类维生素 C 含量很少,薯类则含少量的维生素 C。

（一）摄入不足

膳食摄入不足或机体需要增加,且得不到及时补充,可使体内维生素 C 储存减少,引起缺乏,严重缺乏能导致坏血病,主要表现有以下几种。

1. 出血　牙龈出血、鼻出血、皮下片状瘀斑、骨膜下出血、甚至出现血尿、便血及贫血,严重时偶有胸腔、腹腔、颅内出血。

2. 牙龈炎　牙龈结缔组织结构受损,导致牙龈萎缩、牙根暴露,严重时牙齿松动与脱落。

3. 骨骼病变与骨质疏松　骨骼有机质形成不良导致骨骼病变与骨质疏松,患者出现关节疼痛、骨痛甚至骨骼变形。

坏血病患者若不及时治疗,可危及生命。

（二）摄入过量

维生素 C 的毒性很小,但过量服用仍能产生一些副作用。维生素 C 的分解代谢产物之一是草酸盐,过量摄取时,草酸盐排泄量增加,可能会导致泌尿系统结石。成年人每日摄入超过 2~3g 的维生素 C,可引起渗透性腹泻,此时小肠蠕动加速,导致人体出现腹痛、腹泻等症状,且易造成人体脱水。

（三）与慢性病的关系

适量增加维生素 C 摄入量,有利于降低慢性非传染性疾病的发病风险,尤其是对于维生素 C 摄入量对 2 型糖尿病、高血压、心血管疾病、高尿酸血症的影响,已有较多研究,详见降低膳食相关非传染性疾病风险的建议摄入量（PI-NCD）描述。

五、营养状况评价

维生素 C 的营养状况，可根据维生素 C 膳食摄入量调查、血尿生化检测及临床检查结果进行综合评价。

（一）膳食摄入量

膳食调查可通过称量、记账、回顾、食物频数等方法获得被调查者一定时间内摄入食物的种类、频率、数量等信息，利用我国食物成分表中各种食物的维生素 C 含量，计算分析被调查者一定时间内维生素 C 摄入水平，结合不同年龄、生理状况及身体活动水平进行综合评价。

（二）生化指标

评价维生素 C 营养状况的生化指标主要有血中维生素 C 含量（血浆、白细胞）及尿中维生素 C 含量（24 小时或 4 小时尿负荷）。

1. 血浆维生素 C 含量　血浆维生素 C 含量反映维生素 C 的摄入状况，但不能反映体内维生素 C 的储存状况。评价血浆维生素 C 含量的参考标准为：≥4mg/L 为正常，2.0~3.9mg/L 为不足，<2mg/L 为缺乏。

2. 白细胞维生素 C 含量　白细胞中维生素 C 含量能反映组织中的储存状况，但不能反映近期维生素 C 的摄取量，一般认为 $<2\mu g/10^8$ 个白细胞为缺乏。

3. 尿负荷试验　成年人受试者晨起空腹口服维生素 C 500mg，收集 4 小时尿液，测定其中维生素 C 的含量：>13mg 为充裕，5~13mg 为正常，<5mg 为不足。

（三）体格及功能检查

长期膳食维生素 C 摄入不足或机体需要增加且得不到及时补充时，可使体内维生素 C 储存减少；若体内贮存量低于 300mg，将出现缺乏症状，轻度疲劳是维生素 C 缺乏的早期症状，进而出现全身乏力、倦怠，皮肤出现瘀点或瘀斑等；其他临床表现参见本节维生素 C 摄入不足的描述。

六、膳食参考摄入量

采用维生素 C 的耗竭-补充试验确定了成人维生素 C 的 EAR，由此换算出成年人 RNI。综合国内外人群流行病学研究结果显示，适量增加维生素 C 摄入量可辅助降低 2 型糖尿病、高血压、心血管疾病及其不良事件、高尿酸血症等的发生风险，由此提出了降低慢性病发生风险的维生素 C 建议摄入量（PI-NCD）。

（一）平均需要量/推荐摄入量

1. 成年人　美国和加拿大采用耗竭-补充试验，根据维持接近中性粒细胞中维生素 C 的最高浓度并引发抗氧化作用的维生素 C 摄入量来计算维生素 C 的推荐摄入量，成年男性为 90mg/d，成年人女性为 75mg/d[1]；法国和比利时的建议为 110mg/d[2]；德国的建议是男性为 110mg/d，女性为 95mg/d[3]；日本的建议是 100mg/d[4]。

采用耗竭-补充试验研究发现，当血浆维生素 C 浓度维持在 50μmol/L 时，可有效预防坏血病[5]。纳入 36 篇关于 16~96 岁人群维生素 C 摄入量与血浆浓度的关联性研究进行 Meta 分析，结果显示，成年人每日摄入 83.4mg 维生素 C，其血浆维生素 C 浓度可维持在 50μmol/L，取整处理后为 85mg/d[6]，作为 EAR，此项指标没有考虑性别差异。

参考上述研究数据，建议中国成年人维生素 C 的 EAR 参考值为 85mg/d。设变异系数为 10%，RNI=1.2EAR=102mg/d，修约为 100mg/d。

2. 老年人　对于老年人维生素 C 需求增加的研究仍有限，65 岁~、75 岁~老年人的 EAR 和 RNI 与 18~64 岁的数值一样。

3. 儿童和青少年　根据成年人的 EAR，参考儿童和青少年的体重代表值与生长需要，按代谢体重法公式推算其维生素 C 的 EAR，计算后取整分别是：1~3 岁为 35mg/d，4~6 岁为 40mg/d，7~8 岁为 50mg/d，9~11 岁为 65mg/d，12~14 岁为 80mg/d，15~17 岁为 85mg/d。设变异系数为 10%，各年龄组儿童和青少年的 RNI 取整后数值见表 12-10-1。

4. 孕妇和乳母　妊娠期及哺乳期妇女对维生素 C 的需求增加。

孕妇：为防止新生儿维生素 C 缺乏病，增加 10mg/d 维生素 C 作为额外需要量来估计孕妇的 EAR[7]。孕早期女性维生素 C 的 EAR 同成年女性，RNI 为 100mg/d；孕中、晚期女性维生素 C 的 EAR 为 85mg/d，加上 10mg/d 为 95mg/d，RNI 为 1.2EAR，取整为 115mg/d，比非孕女性增加 15mg/d。

乳母：乳母维生素 C 的 EAR 为成年女性的 EAR 加上用于乳汁中分泌维生素 C 的额外需要量。额外需要量通过乳汁中维生素 C 含量乘以泌乳量计算，中国 DRIs 母乳成分研究工作组给出人乳中维生素 C 含量为 50mg/L，产后泌乳量按 750mL 计算，则维生素 C 的额外需要量为 37.5mg/d，按 85% 的小肠吸收率计算出乳母维生素 C 的额外需要量为 44.1mg/d，修约为 40mg/d。乳母的 EAR 为 85mg/d+40mg/d=125mg/d；乳母的 RNI=1.2EAR=1.2×125mg/d=150mg/d。

5. 婴儿　我国尚缺少婴儿维生素 C 的 EAR 数据，参考人乳中维生素 C 的浓度来推算婴儿的适宜摄入量（AI）。1 岁以下婴儿按照推导方法计算其 AI，这一方法与美国、日本等国家制定婴儿维生素 C 的 AI 的方法类似[1,4]。

0~6 月龄 AI：按母乳中维生素 C 的含量乘以哺乳量。中国 DRIs 母乳成分研究工作组给出母乳中维生素 C 的含量为 50mg/L，6 月内婴儿的母乳摄入量平均为 750mL/d，故其 AI 应为 37.5mg/d，修约为 40mg/d。

7~12 月龄 AI：按照代谢体重法和成年人 EAR 推算法计算婴儿的 AI，取平均值。按照代谢体重法由 0~6 月龄婴儿的 AI 计算 7~12 月龄婴儿的 AI，结果为 54.8mg/d；由成年人 EAR 推算 7~12 月龄婴儿 EAR，结果为 25.9mg/d，乘以 1.2，得到 7~12 月龄婴儿的 AI 为 31.1mg/d；取两者平均值为 42.9mg/d，修约为 40mg/d。

（二）降低膳食相关非传染性疾病风险的建议摄入量（PI-NCD）

补充维生素 C 具有降低膳食相关非传染性疾病风险的作用。综合人群流行病学研究证据,认为当膳食摄入或补充维生素 C 达到 200mg/d 及以上时,可降低 2 型糖尿病、高血压、心血管疾病、高尿酸血症的风险,评价等级均为 B 级,认为该证据结论在大多数情况下指导实践是可信的。

1. 2 型糖尿病　综合国内外研究,结果显示维生素 C 摄入 200~1 000mg/d 可降低 2 型糖尿病的发病风险,并辅助控制患者的血糖水平[7-8]。

2. 高血压　国内外研究表明维生素 C 摄入≥300mg/d 可降低高血压的发生风险或维持高血压患者血压水平的平稳[9]。

3. 心血管疾病　已有研究显示膳食维生素 C 摄入增加 100mg/d 可降低心血管疾病及其不良事件的发生风险[10-11]。

4. 高尿酸血症　多项研究认为增加膳食摄入或补充维生素 C 可降低血清尿酸水平,维生素 C 摄入 500mg/d 可降低不同人群的血尿酸水平[12-14]。

血浆或血清维生素 C 浓度仍是反映机体维生素 C 水平更为精确的指标。在制定 PI-NCD 时,也要考虑何种维生素 C 摄入水平可使人体达到有效的血浆维生素 C 浓度。人体代谢试验表明,每日摄入 30~100mg 的维生素 C 后,血浆维生素 C 浓度呈线性上升趋势,从 10μmol/L 迅速达到 60μmol/L。人体每日摄入 200mg 维生素 C 时,血浆维生素 C 浓度接近饱和(70μmol/L),中性粒细胞、单核细胞、血小板和淋巴细胞维生素 C 浓度都已达到饱和。每日摄入 1 000~2 500mg 维生素 C,血浆维生素 C 浓度达到 80μmol/L 平台期[15]。由此,确定 200mg/d 作为中国成年人(18 岁及以上)降低膳食相关非传染性疾病风险的建议摄入量(PI-NCD)。参考其他部分国家设立的对慢性疾病预防作用的膳食营养素建议值,尤其是澳大利亚-新西兰的建议摄入量(suggested dietary targets,SDT)设定了维生素 C 降低慢性疾病风险的建议摄入量:男性为 220mg/d,女性为 190mg/d[16];这也与我国目前设立的 PI-NCD 数值相近。

(三)可耐受最高摄入量

1. 成年人　已有研究发现,健康成年人连续 6 个月服用维生素 C 1 000mg/d 未发现不良反应[17],甚至连续 6 周服用 2 000mg/d 也无不良反应[18];当维生素 C 的摄入量超过 3 000mg/d 时可出现不良反应,表现为腹泻、胃肠紊乱、草酸生成和尿酸排泄量增加、肾结石的形成增多等[19]。基于以上不良反应与维生素 C 摄入量的相关性,美国将渗透性腹泻和胃肠紊乱作为制定 UL 的观察终点指标。设定 LOAEL 为 3 000mg/d。由于可能引起渗透性腹泻的维生素 C 摄入量较为明确,症状轻、可逆转,故设定不确定系数(UF)为 1.5,根据公式推算 18 岁及以上人群 UL= LOAEL/UF=3 000/1.5=2 000mg/d,以此确定中国成年人的 UL 为 2 000mg/d。

2. 儿童和青少年　根据成年人的 UL,由体重比推算分别是:1~3 岁为 442mg/d,4~6 岁为 642mg/d,7~8 岁为 866mg/d,9~11 岁为 1 159mg/d,12~14 岁为 1 600mg/d,15~17 岁为 1 844mg/d。以上数据取整修约后分别为 400mg/d、600mg/d、800mg/d、1 100mg/d、1 600mg/d、1 800mg/d。

3. 孕妇和乳母　没有足够的研究结果证明增加维生素 C 摄入量能对孕妇或乳母产生副作用。因此,孕妇和乳母的 UL 亦为 2 000mg/d。

4. 婴儿　婴儿的维生素 C 主要来源于母乳或配方食品,能够保证安全的维生素 C 摄入量,由于缺少有关婴儿维生素 C 的毒理学研究资料,暂不设定 UL。

(编著　马爱国)

(工作组　曾　果　赖建强　蔡　静　郭俊生　杨月欣)

参 考 文 献

[1] Institute of Medicine (US) Panel on Dietary Antioxidants and Related Compounds. Dietary Reference intakes for vitamin C, vitamin E, selenium, and carotenoids [M]. Washington (DC): National Academies Press (US), 2000.

[2] BIRLOUEZ-ARAGON I, DELCOURT C, TESSIER F, et al. Associations of age, smoking habits and diabetes with plasma vitamin C of elderly of the POLA study [J]. Int J Vitam Nutr Res, 2001, 71(1): 53-59.

[3] BECHTHOLD A, LESCHIK-BONNET E, STROHM D, et al. Updated reference values for the nutrient supply [J]. Ernahrungs Umschau, 2015, 62(2).

[4] 厚生労働省. 日本人 の食事摂取基準(2020 年版)[M]. 東京:厚生労働省, 2020.

[5] GEY K F. Vitamins E plus C and interacting conutrients required for optimal health. A critical and constructive review of epidemiology and supplementation data regarding cardiovascular disease and cancer [J]. Biofactors, 1998, 7(1/2): 113-174.

[6] BRUBACHER D, MOSER U, JORDAN P. Vitamin C concentrations in plasma as a function of intake: a meta-Analysis [J]. Int J Vitam Nutr Res, 2000, 70(5): 226-237.

[7] KHODAEIAN M, TABATAEI-MALAZY O, QORBANI M, et al. Effect of vitamins C and E on insulin resistance in diabetes: a meta-analysis study [J]. Eur J Clin Invest, 2015, 45(11): 1161-1174.

[8] MASON S A, KESKE M A, WADLEY G D. Effects of vitamin C supplementation on glycemic control and cardiovascular risk factors in people with type 2 diabetes: a grade-assessed systematic review and meta-analysis of randomized controlled trials [J]. Diabetes Care, 2021, 44(2): 618-630.

[9] GUAN Y, DAI P, WANG H. Effects of vitamin C supplementation on essential hypertension: a systematic review and meta-analysis [J]. Medicine, 2020, 99(8): e19274.

[10] Al-KHUDAIRY L, FLOWERS N, WHEELBOUSE R, et al. Vitamin C supplementation for the primary prevention of cardiovascular disease [J]. Cochrane Database Syst Rev, 2017(3): CD011114.

[11] AUNE D, KEUM N, GIOVANNUCCI E, et al. Dietary intake and blood concentrations of antioxidants and the risk of cardiovascular disease, total cancer, and all-cause mortality: a systematic review and dose-response meta-analysis of prospective studies [J]. Am J Clin Nutr, 2018, 108(5): 1069-1091.

[12] CHOUDHURY M R, HAQ S M, SALEH A A, et al. Efficacy of vitamin C in lowering serum uric acid [J]. Mymensingh Med J, 2016, 25(4): 681-685.

[13] EL MASHAD G M, EL SAYED H M, NOSAUR N A. Effect of vitamin C supplementation on lipid profile, serum uric acid, and ascorbic acid in children on hemodialysis [J]. Saudi J Kidney Dis Transpl,

2016,27(6):1148-1154.

[14] SUN Y,SUN J,WANG J,et al. Association between vitamin C intake and risk of hyperuricemia in US adults [J]. Asia Pac J Clin Nutr,2018,27(6):1271-1276.

[15] LEVINE M,WANG Y,PADYATTY S J. A new recommended dietary allowance of vitamin C for healthy young women [J]. Proc Natl Acad Sci USA,2001,98(17):9842-9846.

[16] National Health and Medical Research Council. Nutrient reference values for Australia and New Zealand including recommended dietary intakes [M]. Canberra:ISBN Print,2006.

[17] PULLIN C H,BONHAM J R,MCDOWELL I F,et al. Vitamin C therapy ameliorates vascular endothelial dysfunction in treated patients with homocystinuria [J]. J Inherit Metab Dis,2002,25(2):107-118.

[18] TOFLER G H,STEC J J,STUBBE I,et al. The effect of vitamin C supplementation on coagulability and lipid levels in healthy male subjects [J]. Thromb Res,2000,100(1):35-41.

[19] JOHNSTON C S. Biomarkers for establishing a tolerable upper intake level for vitamin C [J]. Nutr Rev,1999,57(3):71-77.

第三篇

水和其他膳食成分

第十三章

水

水是维持生命和健康所必需的一种营养素。水不仅是构成人体的重要成分,而且发挥着多种生理功能。

人体水的来源有三个途径,包括饮水、食物水及内生水;水的排出有四个途径——通过肾脏、皮肤、肺及肠道。正常情况下,人体水的摄入和排出维持一个动态平衡,水在体内的平衡状态称为水合状态(hydration)。足量饮水维持正常水合状态,是对机体健康的基本保证。研究发现,水摄入不足或丢失过多导致的脱水状态会降低机体的认知能力、身体活动能力,还可能增加泌尿系统疾病的发生风险。水中毒虽较少发生,但会严重危害健康。

目前,由于我国特定性别、年龄及生理状况人群水需要量的资料不充足,且缺乏评估水摄入量和相关健康效应的剂量-反应关系的科学研究与证据,尚不能制定水的平均需要量(EAR)、推荐摄入量(RNI)和可耐受最高摄入量(UL),仅能制定水的适宜摄入量(AI)。人群水适宜摄入量的制定有三种方法:①根据调查人群每天水摄入量提出适宜摄入量;②根据能量消耗与水代谢的关系计算每日水需要量;③根据水丢失量计算每日水需要量。我国居民水的适宜摄入量是基于不同年龄、性别人群平均每天水摄入量调查数据以及能量消耗与水代谢的关系制定的,我国居民水适宜摄入量如下表所示(见表 13-0-1)。

表 13-0-1　中国居民水适宜摄入量[a]

单位:mL/d

年龄/阶段	饮水量		总摄入量[b]	
0 岁~	—		700[c]	
0.5 岁~	—		900	
1 岁~	—		1 300	
4 岁~	800		1 600	
7 岁~	1 000		1 800	
	男性	女性	男性	女性
12 岁~	1 300	1 100	2 300	2 000
15 岁~	1 400	1 200	2 500	2 200

续表

	男性	女性	男性	女性
18 岁~	1 700	1 500	3 000	2 700
65 岁~	1 700	1 500	3 000	2 700
孕早期	—	+0	—	+0
孕中期	—	+200	—	+300
孕晚期	—	+200	—	+300
乳母	—	+600	—	+1 100

注:ᵃ温和气候条件下,低强度身体活动水平时的摄入量。在不同温湿度和/或不同强度身体活动水平时,应进行相应调整。

ᵇ 总摄入量包括食物中的水和饮水中的水。

ᶜ 纯母乳喂养的婴儿无需额外补充水分。

"+"表示在相应年龄阶段的成年女性需要量基础上增加的需要量。

第一节 结构与理化性质

一、水的结构

水是由两个氢原子和一个氧原子构成的,化学式为 H_2O。水分子为非线性结构,三个原子形成 104.5° 角。每个氢原子和氧原子之间的键,称为共价键,通过分享一对电子形成。共价键氧的一侧带负电荷(-),氢的一侧带正电荷(+)。

二、水的理化性质

常温常压下,水是无色、无味、无固定形状的液体。水有固态、液态、气态三种状态,又称为水的三相。在一定的温度和压力条件下,水的相态之间可以发生转变,称为相变[1]。水的表面张力高,可以与蛋白质以氢键相结合,形成稳定性较强的胶体,有助于组织细胞保持形态、硬度和弹性。水在 3.98℃ 时体积最小,密度最大,为 1g/mL。水的比热容高于其他固体和液体,液态水为 $4.2 \times 10^3 J/(kg \cdot ℃)$,固态水(即冰)为 $2.1 \times 10^3 J/(kg \cdot ℃)$。水的汽化热为 2 257kJ/kg,冰的溶解热是 333.3kJ/kg。水的 pH 受水中含有的物质、环境等因素影响,一般情况下,饮用水的 pH 范围为 6.5~8.5。水的溶解力强,是新陈代谢过程中生化反应的良好介质。水的润湿力强,可保持组织器官的湿润。

第二节　消化吸收和代谢

正常情况下,人每日水的摄入量和排出量大体相同,体内的水处于一种动态平衡状态。

一、水的吸收

水从口腔摄入后,通过食道进入胃部,被胃部少量吸收;水进入肠道后,绝大部分水分被小肠和大肠黏膜吸收至肠道毛细血管或淋巴管,成为血液的主要组成部分,再进入静脉被运送至循环系统。通过心脏泵出动脉血,经由血管分支输送到身体各个组织器官。其中部分水分被肝脏等器官组织细胞吸收,另一些水分被送到末端组织,形成滋润组织细胞的组织液。

二、水的代谢

水的摄入量和排出量每日均维持在 2 500mL 左右(见表 13-2-1)。体内水的来源包括饮水、食物中的水和内生水。通常每人每日饮水量约 1 200mL,食物中含水约 1 000mL,内生水约 300mL。内生水主要来源于蛋白质、脂肪和碳水化合物代谢时产生的水[2]。

表 13-2-1　正常成人每日水的摄入和排出途径及量

单位:mL

来源	摄入量	排出途径	排出量
饮水或饮料	1 200	肾脏(尿液)	1 500
食物	1 000	皮肤(汗液)	500
内生水	300	肺(呼气)	350
—	—	肠道(粪便)	150
合计	2 500	合计	2 500

体内的水主要经由肾脏、皮肤、肺及肠道排出。通过不同途径排出的水分量会受到气候、环境、空气温度和相对湿度的影响而有所不同。其中,以尿液的形式由肾脏排出为主要排出途径,占总排出量的60%。其次是以汗液形式经皮肤排出、占总排出量的20%。出汗分为非显性和显性两种,前者为不自觉出汗,很少通过汗腺活动产生。显性出汗是汗腺活动的结果,是体温调节的重要机制,显性出汗量与运动量、劳动强度、环境温度和湿度等因素有关。在高温或进行身体活动时,机体主要通过出汗来散热,水作为汗液的组成成分,在皮肤表面通过蒸发汽化起到散热作用。某些特殊情况下,日出汗量可达 10L 以上。通过呼吸由肺排出的水分,占总排出量的14%。当机体从事高强度身体活动时,通过排汗和呼吸作用排出的水分量会增加。以粪便形式由肠道排出的水分占总排出量的6%[2]。

三、水平衡的调节

体内水代谢的平衡受渴觉中枢、渗透压感受器、垂体后叶分泌的抗利尿激素及泌尿系统的调节(图13-2-1)。

水的摄入主要依赖于神经调节。渴觉感受器是调节体内水来源的重要环节。当循环血容量减少、体液高渗或口腔黏膜干燥时,刺激下丘脑的渗透压感受器,引起口渴而激发饮水行为[3]。

水的排泄主要依赖于抗利尿激素[又称精氨酸加压素(arginine vasopressin, AVP)]、醛固酮和泌尿系统的调节。抗利尿激素可通过改变肾脏远端小管和集合小管对水的通透性,影响水分的重吸收,从而调节水的排出。抗利尿激素的分泌也受血浆渗透压、循环血量和血压等调节。醛固酮主要作用于肾远曲小管和集合管的上皮细胞,增加K^+的排泄和Na^+、水的重吸收。肾脏是水分排出的主要器官,泌尿系统通过调节排尿量和对尿液的稀释和浓缩功能,调节体内水平衡。当水摄入不足或失水过多或食盐摄入过多时,抗利尿激素和醛固酮分泌增加,增加水的重吸收,减少水的排出。当机体失水时,肾脏排出浓缩性尿,使水保留在体内,防止循环功能衰竭。当体内水过多时,则排尿增加,减少体内水量[3]。

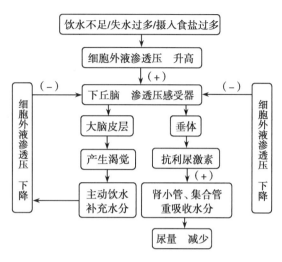

图 13-2-1　水平衡调节机制

第三节　生理功能

一、人体组成成分

水是人体保持细胞形状和构成体液必需的物质。体液,包括血浆、组织间液及细胞内液,通过溶质的渗透作用,维持着动态平衡。细胞内液和细胞外液的渗透压平衡,主要依靠水分子在细胞内外的自由渗透。细胞内液与细胞外液的电解质中阴离子和阳离子的平衡主要依靠电解质的活动和交换来维持。若外界溶液浓度低于细胞质浓度,细胞会不断吸收水分,超过细胞膜的伸缩极限,细胞就会出现破裂。若外界溶液浓度高于细胞质浓度,细胞会失水皱缩甚至死亡。人体内绝大多数细胞并不与外界直接接触,而是浸浴于机体内部的细胞外液中[3]。

水广泛分布在人体组织、细胞内外,构成人体的内环境。各组织器官的含水量不同,其中,血液中含水量最多,脂肪组织中最少(见表13-3-1)。

表 13-3-1   各组织器官的含水量(以重量计)

单位:%

组织器官	含水量	组织器官	含水量
血液	83.0	脑	74.8
肾	82.7	肠	74.5
心	79.2	皮肤	72.0
肺	79.0	肝	68.3
脾	75.8	骨骼	22.0
肌肉	75.6	脂肪组织	10.0

人体内所有水分的总和称为总体水含量。总体水含量受年龄、性别等因素的影响(见表 13-3-2)。新生儿总体水含量最多,约占体重的 80%;婴幼儿次之,约占体重的 70%;随着年龄的增长,总体水含量逐渐减少;成年男性总体水含量约为体重的 59%,成年女性总体水含量约为体重的 50%;40 岁以后随着肌肉组织含量的减少,人体水含量也逐渐减少,一般 50 岁以上男性为体重的 56%,女性为 47%。此外,总体水含量还随机体脂肪含量的增多而减少,因为脂肪组织含水量较低,仅为 10% 左右,而肌肉组织含水量较高,可达 75%~80%。

表 13-3-2   不同年龄、性别人群总体水含量占体重百分比

人群	总体水占体重/%		人群	总体水占体重/%	
	平均值	范围		平均值	范围
0 岁~	74	64~84	18 岁~		
0.5 岁~	60	57~64	男性	59	43~73
12 岁~			女性	50	41~60
男性	59	52~66	51 岁~		
女性	56	49~63	男性	56	47~67
			女性	47	39~57

资料来源:ALTMAN P L. Blood and Other Body Fluids [M]. Washington DC:Federation of American Societies for Experimental Biology,1961.

二、新陈代谢的介质

水的溶解力很强,并有较大的电解力,是营养物质代谢的载体,可使水溶物质以溶解状态和电解质离子状态存在。水是体内物质新陈代谢和生化反应的介质,既是生化反应的原料,又是生化反应的产物。同时,水具有较大的流动性,在消化、吸收、循环、排泄过程中,可加速协助营养物质的运送和废物的排泄。使人体内新陈代谢和生理化学反应得以正常进行。

三、维持体液正常渗透压及电解质平衡

细胞内液水含量约为总体水含量的 2/3,细胞外液约为 1/3,包括组织液、血浆、淋巴和脑脊液等。正常情况下,体液在血浆、组织间液及细胞内液这三个区间,通过溶质的渗透作用,维持着动态平衡状态,即渗透压平衡。细胞内液和细胞外液的渗透压平衡,主要依靠水分子在细胞内外的自由渗透。细胞内液和细胞外液的电解质中阴离子和阳离子之间的平衡主要依靠电解质的活动和交换来维持。

机体水摄入量不足、水丢失过多或者摄入盐过多时,细胞外液的渗透压就会增高,通过神经系统、激素、肾脏等调节机制,启动饮水行为、肾脏重吸收及离子交换来调节水和电解质平衡,使水摄入增多、排出减少,从而维持体液的正常渗透压。

四、调节体温

水的比热值较大,1g 水每升高或降低 1℃需要吸收或释放约 4.2J 的热量。水可吸收机体代谢过程中产生的能量,使体温不至于过度升高。水的蒸发热也较大,在 37℃体温的条件下,蒸发 1g 水可散发 2.4kJ 的热量。因此在高温下,体热可随水分经皮肤蒸发散热,以维持人体体温的恒定。

五、润滑作用

在眼睛、关节、胸腔、腹腔、胃肠道、泌尿生殖系统相关器官等部位,都存在一定量的水分,水与黏性分子结合可形成眼睛和关节的润滑液、呼吸系统的黏液、消化系统的消化液和泌尿生殖系统的黏液,对器官、关节、肌肉、组织能起到缓冲、润滑、保护作用。

第四节　摄入水平与健康

水摄入不足或水丢失过多导致的脱水状态会降低认知能力、身体活动能力,增加泌尿系统感染、结石以及便秘等的发生风险。过量饮水引起的水中毒会危害健康。人体水的主要来源包括饮水和食物中的水分。不同食物种类含水量不同,含水量较多(≥80%)的食物主要有蔬菜和水果。不同烹调方式对食物水摄入的影响也不同,蒸、煮、炖、炒等烹饪方式可以保留食物中大部分水分,炸、烤等烹饪方式则会导致食物水分丢失量较多。另外,在食物的烹饪加工过程中添加水分也会影响食物水摄入量。

一、摄入不足

(一)导致水和电解质代谢紊乱

体液的主要成分是水,其次是电解质。细胞外液与细胞内液的电解质分布和浓度有较

大的差异,Na$^+$离子对维持细胞外液的渗透压、体液的分布和转移起着决定性的作用。当机体水摄入量不足,水丢失过多或者摄入盐过多时,细胞外液钠浓度改变,严重时可引起水和电解质代谢紊乱。

（二）增加泌尿系统疾病风险

水摄入不足可增加泌尿系统感染的风险,增加饮水可有效预防其发生。基于 18 篇文献(包括 2 篇随机对照研究、3 篇前瞻性队列研究、3 篇回顾性分析、1 篇自身前后对照研究、8 篇病例对照研究、1 篇横断面研究)的循证研究结果显示,饮水不足会增加泌尿系统感染的发生风险,而增加饮水与泌尿系统感染风险降低有关。一项在保加利亚 140 名患有膀胱炎的女性中进行的随机对照研究结果显示,干预组每天额外饮用 1.5L 水,随访 12 个月后,增加饮水组的膀胱炎发作平均次数较对照组减少 1.5 次（95%CI:1.2~1.8）[4]。

（三）降低身体活动能力

水摄入不足或丢失量过多导致的脱水状态会降低身体活动能力。基于 25 篇文献(1 项系统评价,23 篇自身前后对照研究,1 项非随机对照研究)的循证研究结果均认为,饮水不足会降低机体的身体活动能力,而增加饮水可改善机体耐力等运动能力。综合评价等级为 B级。2020 年 Deshayes T A 等纳入 15 项 RCT 的 Meta 分析的结果显示,运动过程中脱水会使有氧运动表现如峰值摄氧量 VO$_{2peak}$ 降低 2.4% ± 0.8%（95%CI:0.8%~4.0%）[5]。2017 年 Holland J J 等的一篇纳入 9 项 RCT 的 Meta 分析结果表明,与不补充水分组相比,以 0.15~0.20mL/[kg（bw）·min] 补充水分可使持续时间为 1~2h 的高强度耐力循环运动能力提升[6]。

（四）降低认知能力

水摄入不足或丢失量过多导致的脱水状态可降低个体认知能力。共包括 27 篇文献(1篇系统评价,20 篇随机对照研究、3 篇非随机对照研究、3 篇横断面研究)的循证研究结果表明,饮水不足会降低机体的认知能力。综合评价等级为 B 级。

一项在 18~25 岁男性大学生中进行的研究表明,在限制饮水 36h 后,研究对象短时记忆力、注意力等认知能力下降。而给研究对象补充水分 1 500mL,可明显改善研究对象的疲劳、情绪以及短时记忆力、注意力和反应能力[7]。2012 年,Fadda 等将生活在热带气候中平均年龄为 10 岁的 168 名在校学生随机分为干预组和对照组。干预组学生依照美国国家科学院医学研究所 9~13 岁人群推荐的饮水量饮水,对照组维持其原有饮水习惯。研究发现,与对照组相比,干预组尿液渗透压降低且代表水合状态的尿液渗透压与数字记忆能力呈现负相关,这提示饮水可以改善短期记忆能力,且脱水状态与语言推理能力呈现负相关[8]。

（五）增加便秘风险

水摄入不足与便秘风险增加有关。基于 12 篇文献(包括 1 篇系统评价、1 篇 RCT、1 篇队列研究、1 篇病例对照研究、5 篇横断面研究)的循证研究结果显示,饮水量少是便秘发生的危险因素,增加饮水量可降低便秘风险,综合评价等级为 B 级。1 篇纳入 2 篇病例对照研究及 4 篇横断面研究的系统评价,样本量为 16 561 人,结果显示较低的水摄入量与便秘的发生风险有关[9]。

二、摄入过量

如果人体水摄入量超过肾脏排出的能力（0.7~1.0L/h），可引起体内水过多，从而导致急性水中毒。水中毒可引起体液浓度降低，血浆 Na^+ 浓度降低；血液稀释，血浆蛋白质总量、血红蛋白含量、红细胞压积减少；细胞内、外液的容量增加，导致低钠血症等[3,10]。

正常人的肾脏、汗腺等具有强大的水排泄功能，极少发生水中毒。水中毒多见于疾病状况，如肾脏病、肝病、充血性心力衰竭等。在短期内摄入大量水分而钠盐摄入不够时可导致低钠血症，严重时会危及生命。水中毒时，可因脑细胞肿胀、脑组织水肿、颅内压增高而引起头痛、恶心、呕吐、记忆力减退，重者可发生渐进性精神迟钝，恍惚、昏迷、惊厥等，严重者可引起死亡。

水需要量波动范围较大，受个体和环境等多种因素影响，目前证据尚不足以支持制定水的 UL 值。

第五节　营养状况评价

人体水的摄入和排出处于动态平衡，其平衡状态称为水合状态。水合状态可反映机体水的摄入和排出情况，是评价机体水平衡的一项指标。当水的摄入量与排出量大体相等时，人体内的水处于平衡状态，即正常水合状态（euhydration）；当水摄入量过少，或者体内水分丢失过多时，人体处于脱水（dehydration）状态；当水摄入量过多时，人体处于过水合状态（hyperhydration），严重者会引起水中毒（water intoxication）。

人体的水合状态可通过总水摄入量、体重、血浆渗透压、尿液相关指标（排尿量、尿液渗透压、尿比重、尿液颜色、排尿次数）、唾液渗透压、泪液渗透压等进行评估，主观感觉及相关症状如口渴等也可作为评估指标。

一、水的摄入量

水合状态与水摄入量密切相关，通过评估每日总水摄入量的多少，可以判断机体的水合状态。可参考水摄入量推荐值，结合日常饮水情况，判断水摄入量情况。

2016 年在中国 27 个城市共 2 233 名儿童和成年人中进行了饮水调查，结果显示，有 55%~64% 的儿童、72% 的成年人日均饮水量未达到水适宜摄入量[11]。一项在河北某高校 18~23 岁 159 名大学生中开展的饮水行为调查结果显示，调查对象总水摄入量为 2 373mL，饮水量为 1 135mL，有 80.1%、81.4% 调查对象总水摄入量、饮水量未达到我国适宜水摄入量推荐值，处于脱水状态调查对象比例为 16.7%[12]。

二、生化指标

(一)血液指标

1. 血浆渗透压 可使用血浆渗透液评估机体的水合状态。血浆渗透压≤290mOsm/kg 时,机体处于正常水合状态(euhydration),当血浆渗透压 >290mOsm/kg 时,机体处于脱水状态(dehydration)。

2. 血清钠钾离子浓度 人体血钠正常范围为 135~145mmol/L。血清钠高于正常范围,在 150mmol/L 以上,且饮水不足时细胞外液呈高渗状态,机体可能处于脱水状态。血清钾正常范围为 3.5~5.5mmol/L。当机体处于脱水状态,血清钾浓度低于 3.5mmol/L,称为低钾血症。

3. 红细胞计数、血红蛋白浓度、红细胞压积 机体缺乏水分时,细胞内、外液都有所减少,血液浓缩,造成红细胞计数、血红蛋白浓度、红细胞压积轻度升高。

(二)尿液相关指标

尿液指标包括排尿量、尿液渗透压、尿比重、尿液颜色、排尿次数等。

1. 尿液渗透压 正常情况下,尿液渗透压变化范围为 50~1 400mOsm/kg。

24 小时尿液渗透压是判断水合状态较好的指标。当 24 小时尿液渗透压≤500mOsm/kg 时,机体处于适宜水合状态(optimal hydration);24 小时尿液渗透压在 500~800mOsm/kg,机体处于中间水合状态(middle hydration);24 小时尿液渗透压 >800mOsm/kg,机体处于脱水(dehydration)状态。

晨尿渗透压也可用来判断水合状态,当晨尿尿液渗透压≤700mOsm/kg 时,机体处于正常水合状态(euhydration);当晨尿尿液渗透压 >700mOsm/kg,机体处于脱水状态(dehydration)。但一次的晨尿渗透压不能反映机体一天的水合状态,建议收集并检测一天内的多次随机尿渗透压来评估一天内水合状态的动态变化。

2. 尿比重 尿比重与尿液渗透压存在着较强的相关性,可反映机体水合状态。当尿比重 <1.020 时,机体处于正常水合状态;当尿比重≥1.020 时,机体处于脱水状态。

3. 尿液颜色 健康成年人的正常尿液颜色为透明的淡黄色。当尿液颜呈较深黄色和深黄色时,机体可能摄入水分较少,存在脱水状态;呈现较深黄色和深黄色时,提示机体水分不足或缺少水分,处于脱水状态。

4. 排尿次数和排尿量 正常成年人每天 24 小时排尿次数为 5~7 次。多项研究显示,排尿次数 <5 次,机体可能处于脱水状态[13]。

排尿量是指 24 小时内排出的尿液总量。排尿量是判断水合状态的指标之一。一般成年人每天排尿量为 500~4 000mL,最低为 300mL。一般情况下,排尿量多少与水摄入量密切相关。目前尚无用于判断水合状态的排尿量的参考值。

三、体重变化及相关症状

体重的减少通常被用作衡量急性脱水状态的指标。当机体失水量小于体重 1% 时,机体的记忆力和注意力下降;当失水量达到体重 1%~2% 时,多种生理功能会受到影响;当失水量达到体重 2%~3% 时,会对认知能力、体温调节能力、心血管功能以及体能产生不利影响;当失水量达到体重 10% 时,机体会出现烦躁、全身无力、体温升高等现象;当机体失水量达到体重的 20% 时,则会严重威胁生命,引起死亡。

第六节　水的参考摄入量

个体对水的需要量主要受代谢、性别、年龄、身体活动、温度、湿度及膳食等因素的影响,故个体对水的需要量变化很大。水需要量不仅个体差异较大,而且同一个体不同环境或生理条件下需要量也有差异。因此,水的人群推荐量并不完全等同于个体每天的需要量。

近年来,许多国家以人群的水摄入量数据为基础,有些国家还综合考虑肾浓缩功能以及能量消耗与水代谢的关系,制定了居民的总水摄入量或饮水摄入量的推荐值。我国居民的膳食结构、饮水方式和所处的气候环境等因素与欧美等其他国家存在差异,因此,需要制定适合我国居民的水参考摄入量。

目前,由于我国特定性别、年龄及生理状况人群水需要量的资料不充足,且缺乏评估水摄入量和相关健康效应的剂量-反应关系的科学研究与证据,因此尚不能制定水的平均需要量(EAR)、推荐摄入量(RNI)和可耐受最高摄入量(UL),仅能制定水的适宜摄入量(AI)。

一、成年人水的适宜摄入量

水适宜摄入量的制定有三种方法:①根据能量消耗与水代谢的关系计算每日水需要量。成年人每消耗 4.184kJ 能量,水需要量为 1mL。考虑到发生水中毒的危险性极小,水需要量可增至 1.5mL/4.184kJ,以包括活动、出汗及溶质负荷等变化。②根据水丢失量计算每日水需要量。水平衡即水摄入量和丢失量保持动态平衡;水的丢失量可以通过生理学和生物物理学方法评估和计算。由测量水的丢失量推算出健康成人每日需水量。但这一方法受生活方式的影响较大,所得到的数值范围不够准确。③根据调查人群饮水量提出适宜摄入量。水适宜摄入量也通过观察或实验获得的健康群体水的摄入量来制定。

美国医学研究院(Institute of Medicine,IOM)建议 19~30 岁男性和女性的每天总水(包括饮水和食物水)的适宜摄入量为 3 700mL 和 2 700mL。澳大利亚卫生与医学研究委员会(National Health and Medical Research Council)和新西兰卫生部(New Zealand Ministry of Health)共同提出了水摄入的推荐量,成年男性的总水摄入推荐量为 3 400mL/d,成年女性为 2 800mL/d,其中非食物来源的饮水量分别为 2 600mL/d 和 2 100mL/d。2010 年,欧洲食品安全局（European Food Safety Authority，EFSA）的膳食、营养与过敏（Dietetic Products，Nutrition，and Allergies，NDA）专家组基于摄入量资料以及尿渗透压值，提出了不同年龄群的适宜水摄入量，其中成年男性的总水摄入量为 2 500mL/d，女性为 2 000mL/d。欧洲食品安全局膳食、营养与过敏专家组认为成年人的总水摄入量应该在 1 400mL/d（安静状态）和 12 000mL/d（高温气候条件、身体活动活跃状态下）之间。世界卫生组织（WHO）指出，一般环境下，静态的成年男性和女性总水的推荐摄入量分别为 2 900mL/d 和 2 200mL/d。

2010 年 7—8 月在我国四城市成年人中开展的饮水调查结果表明，我国四城市成人的饮水量占总水摄入量的 56%；饮水摄入量中位数为 1 488mL，男性为 1 679mL，女性为 1 370mL[14]。根据此调查结果，建议我国男性饮水适宜摄入量为 1 700mL/d；女性的饮水适宜摄入量为 1 500mL/d。根据饮水量占总水摄入量的比例（56%），推算出男性总水适宜摄入量为 3 000mL/d，女性为 2 700mL/d。

二、老年人水的适宜摄入量

老年人处于特殊生理阶段，随着年龄的增长，消化系统出现了不同程度的衰退[3]。老年人的牙龈逐渐退化萎缩，牙齿松动脱落，对食物的咀嚼能力下降。与成年人相比，老年人身体活动水平降低、骨骼肌减少、身体脂肪增多、基础代谢率降低，能量消耗降低，对能量的需求也有所减少。老年人肾脏功能也出现了衰退，老年期肾小球滤过率只有其 30 岁时的 50%；肾小管重吸收功能降低；控制尿液流出的膀胱肌肉力量减弱并且对膀胱充盈程度感觉的敏感度降低，易出现尿频、尿失禁的情况，老年人以尿液形式排出水分的量（排尿量）占机体总水排出量比例可能有所变化。与成年人相比，老年人体成分发生了变化，机体总体水含量逐渐减少，老年男性机体水分含量占体重的 47%~67%，老年女性机体水分含量占体重的 39%~57%。老年人肾功能减退，水平衡恢复较慢，并且感觉感官反应较为迟钝，渴觉敏感度较低，对脱水的反应迟缓，对缺水的耐受性下降，如果老年人处于环境温度和湿度升高的情况下，其机体处于脱水状态的风险更高。

我国老年人饮水调查尚少，一项我国四城市居民饮水调查观察到 50~60 岁成人与 50 岁以下成人饮水量差异不大。一项在我国济南、太原、南昌、合肥、广州 5 个城市 524 名 60~79 岁老年人中开展的饮水行为调查结果显示，65 岁以上老年人饮水量低于之前成年人的饮水量调查数据。但目前有关老年人饮水量的数据有限，需要进一步开展老年人饮水行为调查，以获得更充足、更有代表性的数据。

三、儿童和青少年水的适宜摄入量

1~2 岁幼儿母乳平均摄入量约为 530mL/d，由母乳提供的水约为 480mL/d。根据 WHO 要求，来自辅食的能量要达到 550kcal，按照美国 1989 年膳食营养素供给量（recommended dietary allowance，RDA）提出婴儿和儿童每消耗 1kcal 能量水的需要量为 1.5mL，推算出来自辅食的水分为 825mL。因此，我国 1~2 岁幼儿的总水适宜推荐量为 1 300mL/d。

目前,由于我国缺少 3 岁儿童水摄入量的数据,参考以上数值,3 岁儿童总水的适宜摄入量制定为 1 300mL/d。

儿童体内水含量随年龄增大而降低,但仍高于成人。同时儿童生长发育迅速,代谢比较旺盛,炎热天气下运动时容易出现体温上升较快。因此儿童应保持充分的水摄入,以满足机体的需要。随着青春期的出现,男性和女性间生理特点差异逐渐明显,水摄入量差异也逐渐增大。

目前,由于我国缺少 4~6 岁儿童水摄入量调查数据,因此采用成人水的 AI 推算。推算公式:$AI_{4~6岁} = AI_{成人} \times (体重_{4~6岁}/体重_{成人})^{0.75} \times (1+生长系数_{4~6岁}) = 1.7 \times (19.8/65.5)^{0.75} \times (1+0.15) = 798mL$,取值 800mL。

其中:男性成人适宜饮水量 AI =1 700mL/d;4~6 岁男童平均体重=19.8kg;18~50 岁男性平均体重= 65.5kg;4~6 岁男童生长系数=0.15

由此得出,4~6 岁男性儿童饮水量约为 800mL/d,此年龄段儿童的饮水量不分性别,因此,4~6 岁儿童饮水适宜摄入量设为 800mL/d。考虑到此年龄段儿童的消化能力相对较弱,饮食中应含有较多的水分以有助于消化,饮水的比例相对适当减少,参考我国成年人调查中饮水量占总水的 56%,推算出 4~6 岁儿童的总水适宜摄入量为 1 600mL/d。

2011 年在我国四城市儿童少年中开展的饮水调查结果表明,7~11 岁、12~14 岁和 15~17 岁儿童少年的平均饮水量男生分别为 1 011mL/d、1 243mL/d 和 1 332mL/d,女生的饮水量分别为 989mL/d、1 043mL/d 和 1 067mL/d[15]。根据调查数据,提出 7~11 岁儿童的饮水量为 1 000mL/d;12~14 岁儿童少年的饮水量分别为 1 300mL/d(男)和 1 100mL/d(女);15~17 岁儿童少年的饮水量分别为 1 400mL/d(男)和 1 200mL/d(女)。参考我国成年人调查中得出的饮水量占总水的 56%,分别提出我国 4~17 岁儿童和青少年的总水适宜摄入量(见表 13-0-1)。

四、孕妇和乳母水的适宜摄入量

孕期女性处于特殊生理阶段,身体会发生一系列生理变化以适应胎儿生长和分娩的需求[3]。孕期女性血液系统发生变化,自孕 6~8 周血容量逐渐增加,至 32~34 周时达到高峰,增幅为 30%~45%,总容量可较孕前增加 1 200~1 800mL,血液中约含有 83% 的水分。孕期女性泌尿系统变化,肾脏略大,肾血浆流量(RPF)及肾小球滤过率(GFR)均增加,孕期代谢产物尿素、肌酐等排泄增多。孕期女性呼吸系统也有所变化,通气量每分钟约增加 40%,潮气量约增加 39%,孕期女性通过呼吸排出水分增加。孕期女性的肾上腺机能和甲状腺机能都相对亢进,新陈代谢加快,通过皮肤排汗引起的水分损失也会增加。孕期女性对营养素的需求增加,需要摄入更多的食物来补充能量和营养,孕中期女性每天需要增加能量 300kcal,孕晚期女性每天需要增加能量 450kcal,水是营养物质代谢的载体,营养物质的消化、吸收、循环和排泄都离不开水的参与;孕期需要更多的食物摄入和能量,也需要更多的水分;孕期女性体成分组成也会发生较大改变。

一项在我国海口市 142 名孕期女性中开展的饮水行为调查结果显示,孕中期女性比孕早期饮水量约增加 142mL,孕晚期比孕中期饮水量约增加 125mL。美国医学研究所对于孕期女性的总水推荐量比正常成年女性增加 300mL/d。建议我国孕中期和孕晚期女性在正常女性总水适宜摄入量 2 700mL/d 的基础上均增加 300mL/d,即孕中期、孕晚期总水适宜摄入量为 3 000mL/d,按我国 18 岁以上成人的饮水量占总水摄入量的 56% 计,孕中期、孕晚期饮水适宜摄入量为 1 700mL/d(见表 13-0-1)。

哺乳期也是女性的特殊生理阶段之一,女性产后 6 个月哺乳期内,平均乳汁分泌量约 750mL/d,对水的需要量相应增加。世界卫生组织(WHO)建议,怀孕和哺乳期的女性每日需水总量分别为 4 800mL 和 3 300mL。美国医学研究所对于乳母的总水推荐量比正常成年女性增加 1 100mL/d。建议在我国正常女性总水适宜摄入量 2 700mL/d 的基础上,乳母的总水适宜摄入量增加 1 100mL/d,即乳母总水适宜摄入量为 3 800mL/d。根据我国 18 岁以上成人的饮水量占总水摄入量的 56%,计算得到乳母饮水适宜摄入量为 2 100mL/d(见表 13-0-1)。

五、婴儿水的适宜摄入量

婴儿体内水占体重的比例较大,单位体重的基础代谢率高于成人,而肾脏功能发育尚未成熟,更容易发生体液和电解质的失衡,适宜的水摄入量对婴幼儿尤其重要。

(1)0~6 月龄婴儿:0~6 月龄婴儿应进行纯母乳喂养,不需要额外补充水分。我国 0~6 月龄婴儿平均每天母乳摄入量约 800.1g/d,根据母乳中 85%~90% 的含水量,推算出我国 0~6 月龄婴儿的水适宜摄入量为 700mL/d。

(2)7~12 月龄婴儿:7~12 月龄婴儿母乳的平均摄入量约为 600mL/d,由母乳提供的水为 540mL/d,加上添加辅食和饮品提供的水约 330mL/d,从而计算出此阶段婴儿的总水适宜摄入量约为 900mL/d。

上述修订的饮水适宜摄入量和总水适宜摄入量,是指在温和气候条件下,轻身体活动水平基础上修订的值。应根据不同环境因素和不同身体活动水平等进行相应调整。处于不同环境因素(如不同温湿度、海拔等)下,人体对于水分的需要量也可能发生改变,随着海拔的升高,人体排出水分增多,因此也应根据需要及时补充水分及电解质。

对于身体活动量有所增加的人群,需要增加水的摄入量。2019 年针对我国男性大学生运动人群开展饮水调查,按照能量消耗分组后发现,能量消耗较高组饮水量也较高[16]。建议在进行身体活动时,要注意身体活动前、活动中和活动后水分的摄入,可分别饮水 100~200mL,以保持良好的水合状态;当身体活动量增加时,建议每天多摄入 300~500mL 水,如天气炎热或身体活动量增加较多时,饮水量需进一步增加,还需要根据机体排汗量等补充水分,并酌情补充电解质。

(编著 马冠生 杜松明 张 娜)

(工作组 杨月欣 郭俊生 马爱国 苏宜香)

参 考 文 献

[1] 陈亚东. 基础化学[M]. 北京:高等教育出版社,2021.

[2] 王迪浔,金惠铭. 人体病理生理学[M]. 北京:人民卫生出版社,2008.

[3] 朱大年. 生理学[M]. 北京:人民卫生出版社,2020.

[4] HOOTON T M,VECCHIO M,IROZ A,et al. Prevention of recurrent acute uncomplicated cystitis by increasing daily water in premenopausal women:a prospectiverandomized controlled study[J]. Open Forum Infectious Diseases,2017,4(Suppl 1):S736.

[5] DESHAYES T A,JEKER D,GOULET E D B. Impact of pre-exercise hypohydration on aerobic exercise performance,peak oxygen consumption and oxygen consumption at lactate threshold:a systematic review with Meta-analysis[J]. Sports Medicine,2020,50(3):581-596.

[6] HOLLAND J J,SKINNER T L,IRWIN C G,et al. The influence of drinking fluid on endurance cycling performance:a Meta-analysis[J]. Sports Medicine,2017,47(14):2269-2284.

[7] ZHANG N,DU S M,ZHANG J F,et al. Effects of dehydration and rehydration on cognitive performance and mood among male college students in Cangzhou,China:a self-controlled trial[J]. International Journal of Environmental Research and Public Health,2019(16):1891.

[8] FADDA R,RAPINETT G,GRATHWOHL D,et al. Effects of drinking supplementary water at school on cognitive performance in children[J]. Appetite,2012,59(3):730-737.

[9] BOILESENA S N,TAHANB S,DIASC F C,et al. Water and fluid intake in the prevention and treatment of functional constipation in children and adolescents:is there evidence?[J]. Jornal de Pediatria,2017,93(4):320-327.

[10] European Food Safety Authority. Scientific opinion on dietary reference values for water[J]. EFSA J,2010,8(3):112.

[11] ZHANG N,MORIN C,GUELINCKX I,et al. Fluid intake in urban China:results of the 2016 Liq. In 7 national cross-sectional surveys[J]. Euro J Nutr,2018,57(Suppl 3):77-88.

[12] 张建芬,张娜,何海蓉,等. 河北省某高校大学生春季饮水量、排尿量及水合状态分析[J]. 中华预防医学杂志,2019,53(4):355-359.

[13] ZHANG N,DU S M,TANG Z C,et al. Hydration,fluid intake,and related urine biomarkers among male college students in Cangzhou,China:a cross-sectional study-applications for assessing fluid intake and adequate water intake[J]. International Journal of Environmental Research & Public Health,2017,14(5):513.

[14] MA G S,ZHANG Q,LIU A L,et al. Fluid intake of adults in four Chinese cities[J]. Nutrition Reviews,2012,70(Suppl 2):S105-S110.

[15] 杜松明,胡小琪,张倩,等. 中国四城市中小学生白水及饮料的饮用量[J]. 中华预防医学杂志,2013,47(3):202-205.

[16] 张娜,何海蓉,李亦斌,等. 北京市某高校男性运动人群春季饮水量及饮水类型分析[J]. 中国学校卫生,2020,41(3):329-336.

第十四章

膳 食 纤 维

膳食纤维(dietary fiber,DF)的概念在 1941 年首次由 Duckworth 等提出,随后经过不断的研究、演变,其定义及内涵被反复讨论与确认,人类对膳食纤维的认识也从化学结构向生理功能拓展。膳食纤维是聚合度≥3,不能被人体小肠消化吸收,但对人体有健康意义的可食用碳水化合物聚合物。根据来源,膳食纤维可分为三类:①天然存在于植物中;②通过物理、化学、酶法从植物中提取;③通过合成获得。其中提取和合成的碳水化合物聚合物需要明确的有益健康的科学证据才能被认定为膳食纤维(组分)。在研究资料的支持下,膳食纤维的健康效益日益明确,主要包括有助于调节肠道菌群、改善排便和肠道健康、调控血糖和血脂等。

由于膳食纤维的不消化性,难以获得膳食纤维摄入状况与体内生化指标及其他相关健康效应的剂量-反应关系,使得有关人群膳食纤维需要量的研究资料十分有限,因此难以制定平均需要量(EAR)、推荐摄入量(RNI)和可耐受最高摄入量(UL)。本次修订根据我国居民膳食摄入量监测资料、膳食纤维与健康的证据资料,提出了膳食纤维的适宜摄入量(AI),详见表 14-0-1。

从植物中提取的单一膳食纤维组分,在其他章节予以描述。

表 14-0-1　中国居民膳食纤维适宜摄入量

单位:g/d

年龄/阶段	膳食纤维	年龄/阶段	膳食纤维
0 岁~	—	18 岁~	25~30
0.5 岁~	—	>65 岁	25~30
1 岁~	5~10	孕早期	+0
4 岁~	10~15	孕中期	+4
7 岁~	15~20	孕晚期	+4
12 岁~	20~25	乳母	+4
15 岁~	25~30		

注:"+"表示在相应年龄阶段的成年女性需要量基础上增加的需要量。

第一节　结构与理化性质

一、定义和分类

1941 年，Duckworth 等在研究大鼠消化实验中，首次提到"膳食纤维"这一概念[1]。1953 年，Hipsley 在开展妊娠毒血症（toxemia of pregnancy）的研究中，将"膳食纤维"引入人类营养学研究领域[2]。1972 年，Trowell 通过体内和体外研究，提出膳食纤维是"植物细胞壁中不能被人体消化酶水解的残留物"[3]。1975 年，Jenkins 和 Newton 等在《柳叶刀》杂志首先发表并肯定了果胶、瓜尔胶和麦类纤维对血清胆固醇的影响，引起科学界广泛关注[4]。1976 年，Trowell 等将膳食纤维定义进一步扩展为"不被人体消化酶水解的植物多糖和木质素"[5]。20 世纪 80 年代，Prosky 和 Asp 等就总膳食纤维的定量分析方法进行了深入探讨[6]，于 1985 年提出总膳食纤维测定的酶-重量法（AOAC 985.29，食物中总膳食纤维酶重量法），并通过美国分析化学家协会（Association of Official Analytical Chemists，AOAC）发布，从此开启了膳食纤维标准化定量检测的历史。随后研究逐步深入，对膳食纤维的认识从化学结构向生理功能拓展。

膳食纤维的主要来源是植物中天然存在的、可食用的、结构完整的、但不被人体小肠消化酶降解的碳水化合物聚合物和木质素。谷物、果蔬、豆类、薯类等食物中均含有"纤维"类物质，多为存在于植物表皮、连接于细胞壁和胞间的多糖复合物或聚合物，起到维持细胞壁结构完整性的作用。不同种类或不同成熟期下，植物的碳水化合物代谢是一个动态过程，因此天然来源的膳食纤维也具有复杂的生物多样性。随着食品生产工艺的发展，通过物理、化学或酶法等技术手段从植物中提取或合成得到的不消化碳水化合物聚合物不断得到研发[7]。这些产品通常表现为聚合度不同的单体成分混合物，只有考察过其化学结构、消化特性，并有科学证据证明具有特定生理功能，才能被认定为属于膳食纤维（组分）。

不同国际组织和国家对膳食纤维的定义略有不同，主要的分歧在于对糖聚合度（degree of polymerization，DP）的判定。2009 年，国际食品法典委员会（Codex Alimentarius Commission，CAC）发布的膳食纤维定义中指明是 DP≥10 的不消化碳水化合物聚合物[8]；同时也特别注明，各国可自行考虑是否纳入 DP 为 3~9 的碳水化合物聚合物。大多数国家接受膳食纤维是 DP≥3 的碳水化合物聚合物；但考虑到"膳食纤维"的定义关乎科学和贸易两方面挑战，部分国家仍存在对于膳食纤维 DP 范围不完全相同的意见。对于提取或合成的碳水化合物聚合物，基于工业界的使用和科学证据评价新型膳食纤维（组分）也逐步被接受。

中国营养学会 2021 年发布了《膳食纤维定义与来源科学共识》，明确了膳食纤维的定义，即：DP≥3，不能被人体小肠消化吸收，且对人体有健康意义的可食用碳水化合物聚合物。膳食纤维应主要来自天然存在于植物中的碳水化合物聚合物,另外包括一些通过物理、化学、酶法从植物中提取或通过合成获得的碳水化合物聚合物;提取或合成的碳水化合物聚合物必须经过科学证据证明具有有益的健康作用才能被认定为膳食纤维(组分)。有益的健康作用应至少包括以下一项:增加粪便体积,促进排便;降低血总胆固醇和低密度脂蛋白胆固醇水平;有助于调节空腹和/或餐后血糖、胰岛素水平,或提高胰岛素敏感性;为结肠发酵提供产能代谢物,或增加肠道有益菌的数量或活性。

二、膳食纤维的结构

膳食中的膳食纤维大都来自天然食物表皮,如谷物、蔬菜、水果、豆类、坚果等。从化学结构和聚合度看,膳食纤维的组分构成可以分为非淀粉多糖、抗性淀粉(糊精)、抗性低聚糖等。不同组分因化学结构不同,理化性质亦有所不同。

(一)非淀粉多糖

非淀粉多糖(non-starch polysaccharide,NSP)是植物中主要的结构性多糖和储存性多糖,包括纤维素、半纤维素、植物多糖(如果胶、瓜尔胶)等。纤维素大多存在于植物细胞壁中,为无支链的直链多糖,以葡萄糖为基本单元,通过 β-1,4 糖苷键连接形成 DP 多达 10 000 的长纤维,具有不溶于水的特点,还具有吸水性。半纤维素与纤维素是蔬菜、水果、豆类和坚果植物细胞壁的主要组成,其主链由木聚糖、半乳聚糖或甘露聚糖组成,支链含有阿拉伯糖或半乳糖。半纤维素的链长较纤维素小,一般含有 50~200 个戊糖单位和己糖单位,可溶解于水,在酸性溶液中部分半纤维素能结合阳离子。

果胶(pectin)主要存在于蔬菜、水果细胞壁的胞间层,是由半乳醛酸通过 α-1,4 糖苷键连接组成,还含有 L-阿拉伯糖、D-半乳糖、L-鼠李糖等单糖(图 14-1-1)。果胶的聚合度和分子量差异较大,相比之下,分子量较小且酯化程度较高的果胶溶解性较好,另外溶液浓度、温度、pH 等也会影响其溶解性。

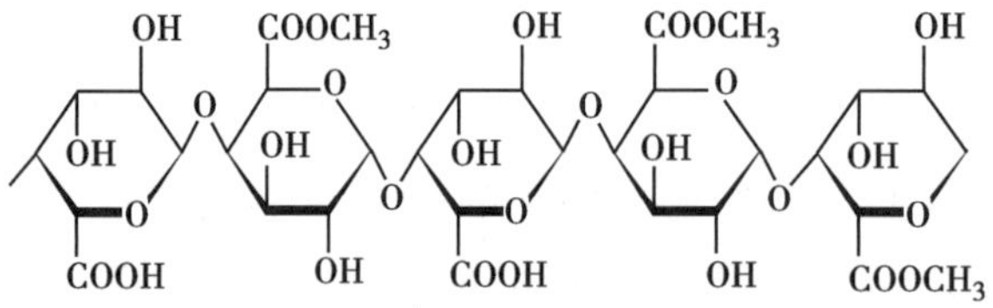

图 14-1-1 果胶的分子结构

植物中还有一些特殊结构的多糖,如葡萄糖通过 β-糖苷键无规则连接形成的 β-葡聚糖(β-glucan);来自燕麦皮和大麦皮细胞壁的 β-葡聚糖为 β-1,3/1,4-D-葡聚糖(图 14-1-2);存在于酵母、真菌和部分蘑菇中的 β-葡聚糖则为 β-1,3/1,6-D-葡聚糖结构。β-葡聚糖支链结构较小,具有黏性高、可溶于水等特点。在很多双子叶植物和单子叶植物中(如菊苣)也可发现果聚糖,由 D-果糖(D-fructose)经 β-2,1 糖苷键连接而成的线性直链多糖并以葡萄糖残基为末端。

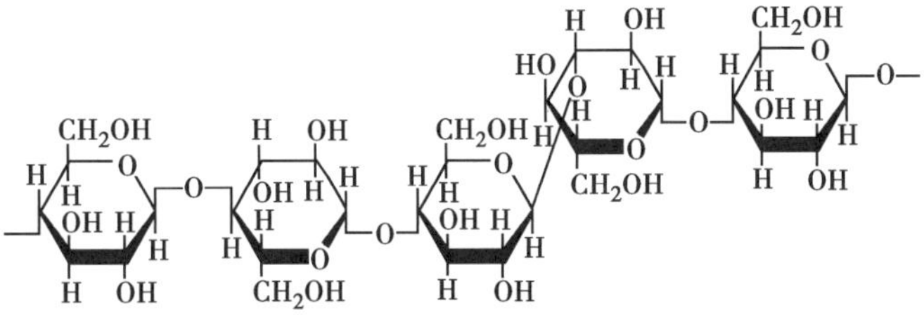

图 14-1-2　燕麦和大麦来源 β-葡聚糖结构

（二）抗性淀粉

淀粉是碳水化合物的重要组成部分,既往认为淀粉都可被人体小肠 α-淀粉酶所消化。直到 Englyst 在体外化学实验中发现部分淀粉由于物理包埋或化学聚合等因素,会抵抗淀粉酶的降解,并由此提出抗性淀粉(resistant starch,RS)的概念。根据来源、结构、形成机制,抗性淀粉可分为四种:①RS1 是物理结构包埋的淀粉,如完整或部分研磨的谷粒/豆粒会含有一定的 RS1;②RS2 为天然的淀粉颗粒,如生马铃薯、青香蕉中淀粉分子链经过交联形成的层级结构;③RS3 为淀粉糊化后经冷却回生的淀粉,常见于谷薯类食物中淀粉蒸煮后再冷却储存而引起一定的结构变化;④一些经过化学改性的淀粉(RS4)。相比之下,RS1 和 RS2 在粉碎、加热等处理过程中较容易破坏。

糊精是在淀粉加热、酶解过程中,由大分子颗粒状态转化成液糊状态的降解产物。由于糊精结构中糖苷键的连接位点不同,可以形成不同性状的产品。抗性糊精(resistant dextrin,RD),也称抗性麦芽糊精(resistant maltodextrin),是通过工业技术处理的葡聚糖,除了构成淀粉结构中特有的 α-1,4 和 α-1,6 糖苷键外,还含有不易被小肠内 α-淀粉酶降解的 α-1,2、α-1,3、β-1,2、β-1,3、β-1,6 糖苷键等(图 14-1-3)。抗性糊精略有甜味,水溶性较好,而黏度相对较低。

（三）抗性低聚糖

低聚糖是聚合度为 3~9 的碳水化合物,有些低聚麦芽糖或低聚葡萄糖可被淀粉酶降解,属于可消化的碳水化合物;而有些天然存在于蔬菜、谷物和水果中的低聚果糖、低聚半乳糖等则不易被小肠消化,被列为不可消化的低聚糖或抗性低聚糖。部分抗性低聚糖通过提取纯化、酶法水解,或合成技术可得到商业化产品。抗性低聚糖多易溶于水,且不会形成黏滞的溶液,具有高发酵特性,部分可作为益生元(prebiotics)。

低聚果糖(fructooligosaccharide,FOS)包括蔗-果型(GFn)低聚果糖和果-果型(Fn)低聚果糖,广泛存在于各类植物中。其中,菊苣、菊芋、雪莲果等植物根茎或块根中含量较高。蔗-果型低聚果糖是蔗糖分子的果糖基(fructosyl)通过 β-2,1 糖苷键继续连接 1 至多个果糖基形成的 DP 为 3~9 的直链低聚糖混合物(图 14-1-4);果-果型低聚果糖则是由果糖基通过 β-2,1 糖苷键连接而成的 DP 为 2~9 的直链低聚糖混合物。低聚半乳糖(galacto-oligosaccharides,GOS)是指半乳糖或葡萄糖分子通过 β-1,3、β-1,4 或 β-1,6 糖苷键连接 1~7 个半乳糖基形成的低聚糖,β-1,4 糖苷键是其中最主要的键合结构(图 14-1-5)。纯化的

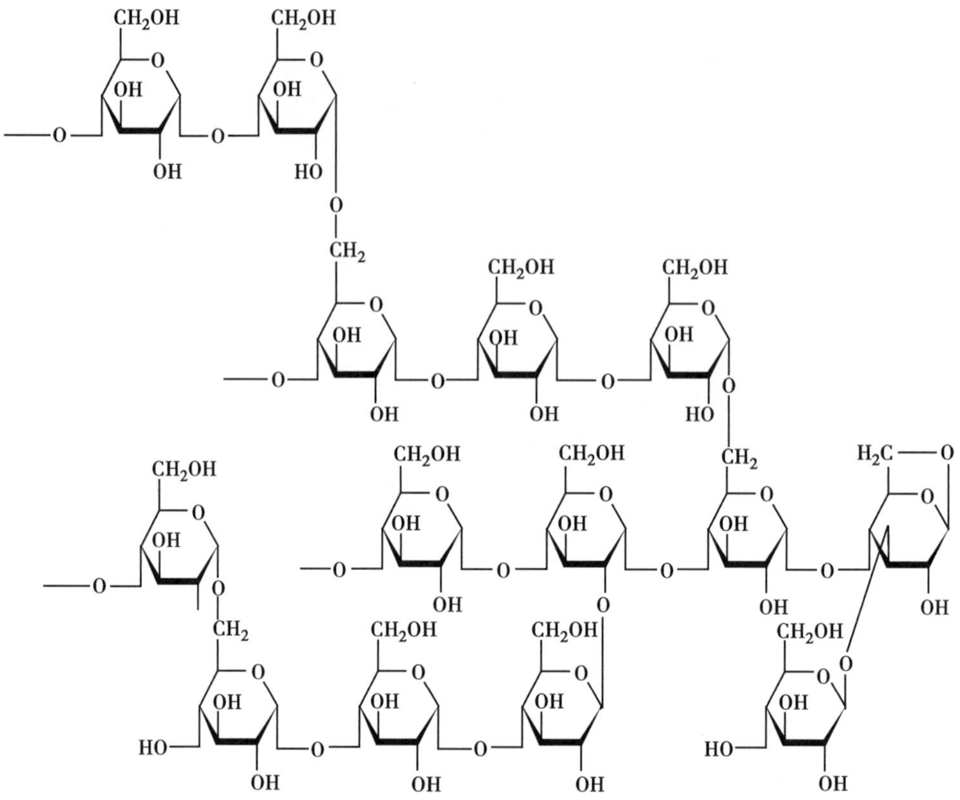

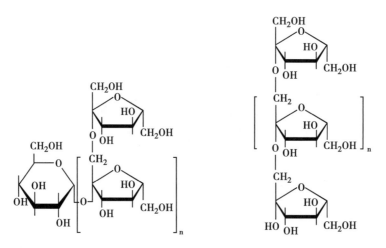

图 14-1-3 抗性糊精的结构

图 14-1-4 蔗-果型低聚果糖的结构　　　图 14-1-5 果-果型低聚果糖的结构

GOS 呈浅黄色或白色,易溶于水,甜度约为蔗糖的 35%。

　　母乳低聚糖(human milk oligosaccharides,HMOs)是否归类于膳食纤维范畴尚有争议。HMOs 是母乳中仅次于乳糖和脂肪的第三大固体组分,是多种低聚糖的混合物。目前,已分离和鉴定出了 200 多个 HMOs 分子结构,含量水平差异很大。其中,含量比例相对较高的

HMOs 单体集中在 10~15 个,占 HMOs 总量的 70% 以上。HMOs 的组成和含量水平会受到遗传和非遗传因素的影响,如特定碳水化合物活性基因(如岩藻糖转移酶基因)、分娩时胎龄(足月或早产)、哺乳期以及所处地理环境等。由于 HMOs 的复杂性,目前尚不能生产出可模拟天然母乳 HMOs 多样性的低聚糖混合物。

(四) 其他

植物细胞壁中一些结构性物质,如木质素等,虽不属于多糖,但伴随纤维素、半纤维素存在,与植物细胞壁多糖紧密相关。

三、理化性质

膳食纤维由于结构复杂、分子量大小各异,其理化性质各不相同,一定程度地影响其生理功能。

(一) 溶解性

根据是否可溶于水,膳食纤维被分为可溶性膳食纤维和不溶性膳食纤维。膳食纤维结构的有序性,决定了其溶解性。主碳链或侧链为不规则性排列的膳食纤维大多可溶性较强,如果胶、瓜尔胶、部分低聚糖等;含有极性带电基团的膳食纤维在盐水溶液中更易溶解。可溶性膳食纤维大多黏性和凝胶性也相对较强。以直链结构为主的膳食纤维多为不溶性膳食纤维,如纤维素。

(二) 持水性

膳食纤维的化学结构中含有很多亲水基团,一般可增加 4~6 倍的持水力,这对食品加工和维持人体生理效应具有特殊作用。不同膳食纤维的持水性不同,不溶性膳食纤维遇水可膨胀,可溶性膳食纤维比不溶性膳食纤维具有更强的持水性能。膳食纤维的持水性和膨胀性,会对食糜体积产生影响。

(三) 发酵性

膳食纤维虽然不能在小肠内被消化吸收,却可进入结肠作为底物被肠道微生物发酵分解,形成短链脂肪酸等代谢产物,通过再利用提供能量。膳食纤维的可发酵性与糖基结构、可溶性、持水性等因素有关,相比于不溶性膳食纤维,可溶性膳食纤维被发酵的可能性更大。根据是否可被肠内菌群发酵,膳食纤维也被分为可发酵膳食纤维和不可发酵膳食纤维。

(四) 吸附和离子交换作用

膳食纤维、酸性糖类或木质素的分子表面带有很多活性基团,如化学结构中的羧基、羟基等侧链基团,可与阳离子(尤其是有机阳离子)进行可逆交换,产生类似于弱酸性阳离子交换树脂样的离子交换作用,这会对胃肠道 pH、渗透压、氧化还原电位产生一定影响,也可能与矿物质等物质的吸附有关;纤维素经发酵后,离子结合能力消失,这对于解释纤维素对矿物质平衡(吸附与释放)、吸附或螯合肠道内有毒物质的机制有一定意义。有关膳食纤维对胆汁酸的吸附作用的研究较多,被认为是膳食纤维降低血脂效应的作用机制之一。

(五) 其他

膳食纤维在不同温度、酸度条件下稳定性有所不同。比如碱性或高温条件会加速抗性淀粉降解;低聚果糖在中性、冷或热条件下均能保持与蔗糖相似的稳定性,使其应用范围更广泛。

与蔗糖相比,膳食纤维一般甜度较低或基本无甜味。比如,纤维素、半纤维素、抗性淀粉、抗性糊精甜度较低;低聚半乳糖的甜度约为蔗糖的 35%;菊粉水解成低聚果糖和果糖后,甜度有所提升。

第二节 消化吸收和代谢

膳食纤维的共性特点是完全或部分不被小肠消化吸收,其吸收代谢特征与膳食纤维的来源和结构有关。

一、消化吸收

体外和体内研究通过对食糜颗粒度、食糜流动速度及其在胃肠道内的滞留时间、生糖或升血糖能力等指标的分析,证实大部分膳食纤维均不能在小肠内被消化酶降解、吸收。不同膳食纤维组分的消化吸收特征有所不同,比如纤维素既不能被胃酸水解也不能被小肠酶水解;黏性的可溶性膳食纤维(如 β-葡聚糖和果胶)可延长食物在胃里停留时间;抗性糊精在小肠的吸收仅有 15%,约 75% 进入大肠发酵,经重吸收后再被利用。图 14-2-1 以抗性糊精

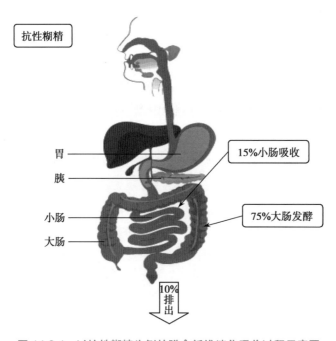

图 14-2-1 以抗性糊精为例的膳食纤维消化吸收过程示意图

为例描述了膳食纤维的消化吸收过程。

二、结肠发酵

膳食纤维由小肠进入到结肠后会被结肠菌群部分或完全发酵,从而进一步增加机体对膳食纤维的利用率。不同膳食纤维组分在肠道内发酵的程度以及后续的代谢转运时间由其自身结构、肠道菌群构成及宿主因素共同决定。大多数天然来源的膳食纤维和某些添加的膳食纤维组分不能完全被肠道菌群发酵,但能在结肠通过持水性和膨胀性增加粪便体积和排便量;相比于谷类来源的纤维素,富含半纤维素和果胶的水果、蔬菜等,更容易被完全酵解,通过增加菌群数量增加粪便重量。总的来看,膳食纤维有助于减少结肠转运时间、改善便秘症状;除此之外,一些可发酵膳食纤维可作为肠道有益菌的底物,促进双歧杆菌和乳酸杆菌生长。

膳食纤维在肠道菌群发酵的作用下,由聚合物分解为葡萄糖、半乳糖、木糖和糖醛酸等,并通过进一步的糖酵解过程,产生许多中间产物,最后形成终末产物——短链脂肪酸(short-chain fatty acid,SCFA),包括乙酸(盐)、丁酸(盐)和丙酸(盐),并产生氢气、二氧化碳和甲烷等。作为弱酸,90% 以上 SCFAs 以游离阴离子形式存在于结肠腔中,其肠内吸收途径包括以不溶形式的扩散、SCFAs/HCO_3^- 交换、以游离形式通过 SCFAs-运载体的主动运输。SCFAs 与细胞分化、肠道渗透压、胆固醇合成、胰岛素敏感性、钠和水的吸收等功能作用密切相关。丁酸(盐)主要在结肠上皮进行吸收代谢,是结肠黏膜的主要能量来源。

三、转化利用

膳食纤维的体内利用主要包括两个途径:一是通过小肠的部分消化,为机体提供少量而持续的能量供应;二是通过结肠细菌发酵产生 SCFAs 等代谢产物,经重吸收后提供能量。稳定同位素 ^{13}C 研究发现,不消化膳食纤维通过结肠发酵所产生的升血糖能力可持续 30 小时以上。

膳食纤维提供能量的多少与其消化和发酵程度有关,相比于淀粉等可利用碳水化合物,膳食纤维的能量转化总体较低。通过代谢能评估研究,证明不同膳食纤维在人体内产生的能量为 0~12.54kJ/g(0~3kcal/g)不等;1998 年联合国粮农组织(FAO)和世界卫生组织(WHO)推荐膳食纤维的能量转化因子平均为 8.36kJ/g(2kcal/g)[9]。杨月欣等利用人体试食实验,评估了燕麦、小麦等膳食谷物纤维的真消化率平均为 63.4%,能量转化系数范围为 7.1~16.5kJ/g(1.7~4.0kcal/g)[10]。

第三节 生 理 功 能

膳食纤维可通过增加粪便体积、调节肠道菌群等改善肠道健康,可发酵膳食纤维通过肠道菌群发酵产生的代谢产物也能发挥其健康作用。不同来源的膳食纤维组分,因理化特性不同,其生理作用差异较大,能量密度低是膳食纤维的共同特点。

一、对肠道健康的影响

(一) 增加粪便体积,促进肠道蠕动

膳食纤维可因其膨胀性、持水性或黏性,维持粪便中的水分含量,有助于促进肠道蠕动,缩短不消化食糜通过肠道的时间。多项观察性研究和干预性研究表明,摄入适量膳食纤维可有助于预防或缓解便秘、改善肠道功能紊乱。Meta 分析显示,增加麦麸或其他来源的谷物纤维能够增加排便次数、粪便湿重、缩短肠道转运时间[11]。一些可发酵的膳食纤维,如抗性淀粉,可增加粪便中丁酸(盐)和乙酸(盐)浓度,降低肠道 pH,所产生的气体(如 CO_2 和 H_2)能进一步促进肠道蠕动[12]。

(二) 为结肠发酵提供底物、增加有益菌数量或活性

大部分膳食纤维是能在人体结肠中发酵的物质,如抗性低聚糖、抗性糊精、抗性淀粉等,可作为结肠微生物的底物。部分膳食纤维能刺激肠道有益菌(如双歧杆菌和乳酸菌)的生长,促进 SCFAs 产生。SCFAs 能抑制因蛋白质酵解产生的潜在毒性物质,特别是氨和有机胺类;降低结肠内容物 pH,促进矿物质(特别是钙)吸收。丁酸(盐)是结肠黏膜的主要能量来源,具有抑制促炎性细胞因子活性的作用,有助于刺激淋巴细胞活化和抑制细胞无序增殖。

二、对血糖、胰岛素调控的影响

膳食纤维调控血糖作用主要有三方面,一是直接降低摄食后葡萄糖吸收率,从而使餐后血糖应答变得平缓;二是通过改变与消化、发酵有关的激素释放,延迟淀粉水解及分解产物向小肠微绒毛的扩散;三是通过与黏膜相互作用形成吸收屏障层,有助于血糖调控[13]。可溶性膳食纤维因其黏性,还可延缓食物与胃液及消化酶的混合,起到减缓胃排空、降低升血糖速度的作用。

三、对血脂的影响

从 1963 年起,黏性可溶性膳食纤维的降脂效果就被文献报道。胆固醇稳态涉及小肠吸收和消除之间的平衡,以及内源性胆固醇的合成。每日有 2 000~3 000mg 的胆固醇进入小肠,这些胆固醇包括来自食物的外源性胆固醇(10%~15%)以及随胆汁释放的内源性胆固醇(85%~90%)。可溶性膳食纤维,例如燕麦纤维,可在小肠中形成一种黏性溶液,起到破坏微团形成,减少胆固醇向小肠刷状缘转运的作用,从而阻止胆固醇分子在肠上皮细胞的吸收。可溶性纤维还可以抑制胆汁酸的重吸收,并干扰其肠肝循环。黏性可溶性膳食纤维还可通过结肠发酵产生的有益代谢产物(如 SCFAs 等)减少内源性胆固醇的产生。食用可发酵膳食纤维,可通过提高血液循环中丙酸和乙酸的比值,为清除低密度脂蛋白胆固醇(low-lensity lipoprotein cholesterol,LDL-C)带来有利影响。

四、其他

观察性和前瞻性研究认为,膳食纤维可增加饱腹感,其摄入水平与BMI、体脂百分比和体重呈负相关。一项涉及中国、欧洲、北美、澳大利亚、日本超重肥胖人群的Meta分析显示,增加10g/d黏性纤维可以降低体重、BMI和体脂[14]。可溶性膳食纤维的黏度可能是抑制食欲、增加饱腹感的主要因素[15],可以延迟胃排空,对消化酶形成一种屏障,从而减缓葡萄糖吸收的速率;而膳食纤维的肠道发酵,也有助于增加餐后食欲抑制性激素的浓度。

膳食纤维种类、摄入剂量对矿物质吸收影响不同。部分膳食纤维在结肠发酵可增加矿物质的吸收,例如可溶性膳食纤维对钙、镁和铁吸收有促进作用。机制可能与发酵产生的SCFAs可降低结肠内容物的pH,从而有利于矿物质吸收利用有关。乙酸(盐)和丁酸(盐)还可以刺激细胞的生长潜能,扩大肠道上皮组织吸收面积并增加矿物质转运蛋白的数量,提高矿物质吸收率。不溶性膳食纤维由于与植酸等结合,可降低矿物质吸收,特别是大量摄入不溶性膳食纤维,可通过吸附作用使矿物质随粪便排出。

第四节 摄入水平与健康

谷薯类、蔬菜、豆类、水果及菌藻类是膳食纤维的主要来源,坚果和种子中的膳食纤维含量也相当丰富。全谷物黑大麦、荞麦、藜麦、玉米(面)、糙米中膳食纤维含量分别为15.2g/100g、13.3g/100g、11.3g/100g,6.4g/100g、3.4g/100g;而经过精加工后,谷类食品膳食纤维含量显著减少。根茎类蔬菜膳食纤维含量相对较高,比如甜菜根、苦菜(拒马菜)、艾蒿、羽衣甘蓝的膳食纤维分别为5.9g/100g、5.4g/100g、3.6g/100g、3.2g/100g。其他蔬菜和大部分水果膳食纤维量含量在1.0~2.0g/100g之间,而软梨、乐陵枣、库尔勒香梨、番石榴的膳食纤维含量分别为9.1g/100g、8.8g/100g、6.7g/100g、5.9g/100g,不排除与水分含量有关。豆类中大豆(黄豆)、白扁豆、鹰嘴豆、赤小豆、绿豆的膳食纤维含量分别为15.5g/100g、13.4g/100g、11.6g/100g、6.4g/100g、7.7g/100g。菌藻类,如松蘑、竹荪、香菇、木耳中也含有一定量的膳食纤维。

一、摄入不足

短期摄入过低或无膳食纤维摄入,可引起便秘;长期膳食纤维摄入过低将增加心血管疾病、肠道疾病、2型糖尿病等的发病风险。除了手术和疾病情况,日常生活中出现长期膳食纤维摄入过低的人群并不常见,但是摄入量较低或边缘性缺乏的现象却普遍存在。长期缺少蔬菜和全谷物,而摄入过多高蛋白、高脂食物的膳食模式,可能引起代谢紊乱,诱发多种慢性病。Modan(1975年)等对肠道癌症患者的回顾性调查研究发现,与正常人群相比,过低摄入膳食纤维可能与肠癌发生有关[16]。

二、摄入过量

膳食纤维摄入过量的现象极少发生,即便在以植物性食物为主的膳食状况下。过量摄入膳食纤维引发的症状或疾患也并不常见,这可能与膳食纤维自限性和现代食品加工方式有关。

(一)胃肠不适

有研究认为,长期过量摄入膳食纤维可能导致胃肠道不适。与安慰剂相比,每日摄入40g麦麸不会导致胃肠道不适症状显著加重[17];当膳食纤维摄入量达到75~80g/d时,会引起胃肠胀气和腹胀[18],尤其对某些肠易激综合征患者、儿童和老年人的影响较大。不同膳食纤维组分由于来源和结构不同,能引发胃肠不适的用量有所差别。比如人体对葡聚糖、抗性糊精的胃肠耐受性相对较好,即使单次摄入剂量高达50g或90g也未见明显的副作用;但对于低聚果糖和菊粉,摄入量达到15~20g/d时成年人耐受良好;如剂量再增加,个别人会出现胃肠胀气、肠鸣增多等胃肠轻微不适症状,甚至出现腹痛或腹泻。

(二)影响矿物质生物利用率

有关膳食纤维对矿物质生物利用率的影响,研究结果争议较大,可能与膳食纤维的来源、摄入水平、膳食结构有关。在过去20年中,动物实验和人体研究显示,当并存高植酸时,富膳食纤维膳食可能会降低铁、钙、锌等矿物质的生物利用率。Slavin和Marlett(1980年)发现,在饮食中补充16g/d纤维素会显著增加粪便中钙的排泄量,导致平均约200mg/d的钙流失[19]。向食物中添加12g/d麸皮可减少51%~74%的铁吸收[20]。但也有些研究结果显示,膳食纤维不会对矿物质的吸收率产生影响,比如提供15g/d柑橘果胶后,钙和镁表观吸收率没有发生明显变化[21]。排除食物其他成分的影响后,可溶性玉米膳食纤维有助于促进钙、镁、铁等矿物质吸收。

(三)对其他营养素的影响

膳食纤维摄入过量对营养素的影响可能是多方面的,比如,膳食纤维含量较高的食物,会普遍存在体积大而能量和营养素密度较低的现象,因此体积相同的食物对于食欲较差的儿童和老年人来说,可能相对较难满足能量和营养素的充足摄入[22];此外,膳食纤维含量较高的食物,可减少人体对脂肪、糖类的吸收利用。

三、与慢性病的关系

(一)降低糖尿病发病风险

2020年一项对欧美人群的Meta分析显示,膳食纤维摄入量35g/d人群比摄入量19g/d人群的糖化血红蛋白(HbA_{1c})、空腹血糖和胰岛素抵抗指数(homeostasis model assessment of insulin resistance,HOMA-IR)均有所降低[23]。在科学证据评价的基础上,美国医学研究所及荷兰健康委员会认为,提高膳食纤维或提高富含膳食纤维食物的摄入量,对降低2型糖尿病发生风险有益;欧洲食品安全局(European Food Safety Authority,EFSA)认为,当燕麦及大麦食品中含有的 β-葡聚糖(β-glucan)满足限制性条件时,允许其产品进行降低餐后血糖的健康声称[24]。

(二)降低血脂水平

1999 年一项 Meta 分析发现,增加可溶性膳食纤维的摄入可降低血清中低密度脂蛋白胆固醇的水平,并对高密度脂蛋白胆固醇(high density lipoprotein cholesterol,HDL-C)或甘油三酯(triglyceride,TG)水平没有不良影响[25]。2017 年,一项总结了 31 项研究的 Meta 分析显示,高膳食纤维摄入可降低心血管疾病、冠心病、脑卒中的发病及死亡风险[26]。我国一项针对 210 例血胆固醇边缘性升高人群的研究显示,每日摄入 80g 燕麦,45d 后总胆固醇(total cholesterol,TC)和 LDL-C 水平分别比基线水平下降 7.8% 和 9.1%,且明显低于每日摄入相同量大米的对照组(P<0.001)[27]。

(三)降低某些癌症的患病风险

结肠癌是最常见的消化道肿瘤之一,其发病情况有显著的地区差异,高发区主要集中在膳食纤维摄入量较少的北美等发达地区。Meta 研究显示,膳食纤维摄入量与近端和远端结肠癌的发病风险呈负相关[28]。增加膳食纤维摄入量,有利于稀释粪便致癌物,缩短肠道粪便滞留时间,以及增加具有抗癌特性的 SCFAs。

第五节　营养状况评价

膳食纤维营养状况的评价主要基于对膳食摄入量的评估,由于膳食纤维的不可消化性,难以建立特异的、可测量的生化指标。

一、膳食摄入状况

对居民膳食纤维摄入水平的评估,主要依据各国居民膳食摄入状况调查的结果,结合各类食物(尤其是植物性食物)中膳食纤维的含量水平,得到不同年龄、性别、生理状况下摄入量。

早期由于膳食纤维定义和分析方法的局限性,各国食物成分表的数据可能分别汇总了不溶性膳食纤维或总膳食纤维的含量数据,使得摄入量评估结果存在一定差异。除此之外,膳食结构及膳食调查方法也是影响膳食纤维摄入量的主要因素,比如加拿大女性的摄入量高于男性[29],全谷物和蔬菜的摄入量对膳食纤维摄入量的贡献不容忽视。2004 年版《中国食物成分表》开始增补部分植物性食物中总膳食纤维的数据。杨月欣等利用 65 个县膳食调查结果,根据居民常消费的 16 种蔬菜中总膳食纤维和不溶性膳食纤维的含量水平,对1982 年、1992 年和 2002 年我国农村居民的膳食纤维摄入量进行了补充[30]。

根据我国居民膳食调查结果,膳食纤维摄入量总体处于较低水平。从表 14-5-1 可以看出,1992 年我国居民平均每标准人日膳食纤维摄入量为 13.3g,随着膳食结构的变化,1992 年以后呈现逐步下降趋势。2015—2017 年中国居民营养与健康监测结果显示,我国居民平均每标准人日膳食纤维摄入量下降至 10.4g,农村居民变化的速度甚至快于城市,每标准人日膳食纤维摄入量更低至 10.1g。谷物和蔬菜是居民膳食纤维的主要来源,分别占 43.4% 和 36.2%,其中小麦、大米和其他谷物分别占 23.2%、15.0% 和 5.3%。

表 14-5-1 1982—2017 年中国居民平均每标准人日植物性食物消费量和膳食纤维摄入量

食物	消费量或摄入量				
	1982 年	1992 年	2002 年	2012 年	2015—2017 年
谷物/g	498.0	439.9	365.3	337.3	305.8
大米/g	208.0	226.7	204.7	177.7	168.5
小麦/g	198.0	178.7	135.3	142.8	121.0
其他谷物/g	92.0	34.5	25.3	16.8	16.3
蔬菜/g	298.0	310.3	276.2	269.4	265.9
水果/g	28.0	49.2	45.0	40.7	38.1
能量/kcal	2 491	2 328	2 250	2 172	2 007
膳食纤维/g	—	13.3	12.0	10.8	10.4

数据来源:2002—2012 年中国营养调查,2015 年中国成人慢性病与营养监测。

国外居民膳食纤维的摄入水平和来源与我国略有差异,这既可能受到膳食纤维定义和测定方法的影响,更与膳食结构及调查方法有关。欧盟 12 岁以下少年(不包括婴儿和幼儿)膳食纤维平均摄入量为 10~20g/d,青年为 15~33g/d,成年人为 15~30g/d,65 岁及以上人群大多数为 19~25g/d。美国疾控中心公布的 2015—2018 年全国健康和营养调查(National Health and Nutrition Examination Survey,NHANES)数据显示,成年人(≥19 岁)膳食纤维摄入量男性为 15.6g/d、女性为 18.6g/d。加拿大 2015 年社区卫生调查(Canadian Community Health Survey,CCHS)数据显示,成年(≥19 岁)男性和女性膳食纤维摄入量分别为 16.2g/d 和 18.4g/d[29]。英国 2016—2019 全国膳食和营养调查(National Diet and Nutrition Survey,NDNS)数据显示,成年人(19~64 岁)膳食纤维摄入量为 19.7g/d,老年人(≥65 岁)摄入量为 18.7g/d[31]。全谷物对膳食纤维摄入量的贡献不容忽视。

二、生化指标

由于膳食纤维在小肠内的不可消化性,从机体建立特异的、可测量的生化指标难度极大。近年来多组学的发展为膳食纤维营养状况评价提供了一些新的探索方向,国际上目前已有多个食物代谢物数据库,通过比对,已经成功鉴别出包括全谷物、蔬菜、坚果和茶等摄入水平的生物标志物。如烷基间苯二酚代谢产物 DHPPA 可以作为麦类食物摄入水平新型生物标志物;对于可发酵膳食纤维,还可以通过测定结肠发酵产生 SCFAs、氢呼气检测等代谢产物评价膳食纤维与健康功效的关联。

三、体格及功能检查

在体检方面,可以尝试通过观测饱腹感、餐后血糖应答、粪便排出状况等反映膳食纤维的部分功能,但缺乏特异性。

第六节　膳食纤维的参考摄入量

由于膳食纤维的不可消化性和组分的多样性,因此制定膳食纤维推荐摄入量的难度较大。目前,由于我国特定性别、年龄及生理状况人群膳食纤维需要量研究不充足,且评估中国人群膳食纤维摄入量和相关健康效应的剂量-反应关系的科学研究与证据较少,尚不能制定平均需要量(EAR)、推荐摄入量(RNI)和可耐受最高摄入量(UL)。根据国际组织和世界各国的研究经验,制定膳食纤维适宜摄入量(AI)主要基于三类方法:一是根据大数据的健康人膳食调查结果推荐适宜摄入量;二是根据人群临床研究或观察性研究结果,通过评估膳食纤维摄入量与健康的关系推断适宜摄入量;三是根据相对于能量的营养素密度计算或参考它国经验制度。

一、成年人的适宜摄入量

制定我国居民膳食纤维适宜摄入量,主要依据《中国居民膳食指南(2022)》中推荐的合理膳食结构以及膳食纤维与健康的科学证据。随着人们生活水平的提高,我国居民面临膳食纤维摄入量逐年递减的问题,一方面由于谷物、蔬菜、水果摄入总量有所下降;另一方面由于谷物的精加工,以及蔬菜、水果等食品的生产环境发生变化。我国居民膳食纤维摄入量30年来呈现逐步下降趋势。我国居民平均每标准人日膳食纤维摄入量已经从1992年的13.4g下降为2015年的10.4g。因此为了保证居民健康,降低慢性病的发生风险,需要重视合理膳食结构的构建,鼓励每日摄入的至少1/3谷物来自全谷物,保证平均每日摄入400~500g蔬菜水果;根据各类食物中膳食纤维含量水平,推算应获得膳食纤维20~30g/d。

膳食纤维摄入水平与疾病发生风险的关联是各国制定膳食纤维AI的重要参考依据。膳食纤维摄入对肠道健康、心血管疾病风险预防等具有积极影响的证据也不断加强。膳食纤维与健康关系的证据主要参考Reynolds A等针对碳水化合物质量与健康的系统综述。该系统综述共纳入185项前瞻性观察性研究和58项成年人RCT,多为来自欧洲和北美的研究,也包括少数来自中国、伊朗、以色列、日本、新加坡等亚洲国家的研究,分别对膳食纤维和全谷物与健康的关系进行了评估。Meta分析通过对比膳食纤维摄入量最低的群体与每日摄入量15~19g、20~24g、25~29g、30~34g和35~39g群体慢性病发生风险的差异,认为每日摄入25~29g膳食纤维的人群全因死亡率、冠心病发病率、脑卒中发病率、2型糖尿病发病率、结肠直肠癌和乳腺癌发病率均有所降低[32]。

许多国际组织或国家在推荐膳食纤维摄入量时,同样考虑了膳食纤维摄入水平与肠道健康、肥胖、2 型糖尿病、心血管疾病发生风险的关联。WHO 报告(2006 年)基于降低肥胖、2 型糖尿病、心血管疾病风险的考虑,提出每日来自全谷物、蔬菜和水果的膳食纤维摄入量应不少于 25g[33]。EFSA 专家组认为,膳食纤维的肠道功能作用是确定充足摄入量的最适标准,对于保证成年人正常通便情况而言,每日 25g 膳食纤维是足够的;超过 25g 有助于降低冠心病和 2 型糖尿病风险,保持健康体重。英国营养科学咨询委员会(Scientific Advisory Committee on Nutrition,SACN)基于膳食纤维与心血管疾病、2 型糖尿病、粪便重量及肠道转运时间、结直肠癌、体重等方面的科学循证,提出了 18 岁以上成年人膳食纤维的推荐摄入量为 30g/d。

由于膳食纤维对人体的有益作用主要与膳食结构或各类食物摄入总量有关,而与个体年龄或体重关系不大,因此采用相对于能量的营养素密度推算 AI 可能更为客观,即根据每 MJ 或每 1 000kcal 能量所需膳食纤维克数来设定 AI。美国食品营养委员会(Food and Nutrition Board,FNB)根据膳食纤维与心脏健康关系的循证研究,确定了每 1 000kcal 需要 14g 膳食纤维(尤其来自谷物的膳食纤维)的推荐摄入量,并按照换算公式 14g/1 000kcal × 平均能量摄入(kcal/d)/1 000 推算每个年龄组和性别组的总膳食纤维 AI[34]。

按照我国居民膳食纤维摄入的推算结果和国际组织的相关标准,建议我国成年人膳食纤维的 AI 为 25~30g/d,相对于能量为 8g/1 000kcal~12g/1 000kca1,主要从天然食物中获取。

二、老年人的适宜摄入量

对于老年人,虽然有观察性研究显示了膳食纤维摄入水平与慢性病发生风险的关系,但有关老年人膳食纤维适宜摄入量的研究少有报道,且 18 岁以上人群摄入量的年龄差异尚不充分,因此 18 岁以上人群采用同一 AI。

三、儿童和青少年的适宜摄入量

有关儿童膳食纤维摄入量的研究尚缺乏足够的数据支持,但由于儿童时期发生便秘、肥胖和糖尿病的风险与膳食纤维摄入量密切相关[35],因此对于儿童和青少年的膳食纤维摄入水平应予以足够重视。通过对现有研究资料的分析,按照每 1 000kcal 能量 10g 的比例提供膳食纤维,足以满足 1 岁以上儿童正常排便情况,4 岁以上儿童在平衡膳食的基础上,每日应满足 10g 膳食纤维摄入,青少年逐步增加至成年人推荐摄入水平[22]。

儿童和青少年膳食纤维 AI 的制定以成年人 AI 为基础,根据不同年龄段能量摄入量进行推算和适当调整。考虑到儿童和青少年生长发育和身体活动等生理需要对能量和营养素的特殊需求,按照膳食纤维相对于能量的密度,即 10g/1 000kcal(相当于 2.4g/MJ)进行推算,结果取整后得到 1~3 岁、4~6 岁儿童膳食纤维 AI 分别为 5~10g/d 和 10~15g/d;7~11 岁、12~14 岁、15~17 岁青少年膳食纤维 AI 分别为 15~20g/d、20~25g/d 和 25~30g/d。

四、孕妇和乳母的适宜摄入量

目前没有足够的证据表明,膳食纤维对孕妇肠道健康、心血管健康等方面的作用有别于其他阶段成年女性。考虑到孕中期、孕晚期能量推荐摄入量增加了 250~400kcal/d,根据膳食纤维与能量比值,建议孕妇膳食纤维 AI 在成年人的基础上增加 2.5~4g/d。由于成年人 AI 是范围值,为了方便使用,统一为增加 4g/d。

乳母膳食纤维 AI 的制定,同样考虑到乳母能量推荐摄入量的增加量,推荐在成年人 AI 基础上增加 4g/d。

五、婴儿的适宜摄入量

受膳食纤维定义和母乳 HMOs 估量不足等因素的影响,目前不予以制定婴儿膳食纤维适宜摄入量。母乳作为 0~6 月龄婴儿膳食的唯一来源,应保证充足的母乳喂养,以帮助婴儿构建健康的肠道菌群。6~12 月龄婴儿伴随辅食的添加,注意逐步、适量增加谷物、水果、蔬菜等食物的摄入。

(编著 向雪松 王 竹 杨月欣)

(工作组 马冠生 杨晓光 凌文华 程义勇)

参 考 文 献

[1] DUCKWORTH J, GODDEN W J. The influence of dietary fibre on secretory activities of the alimentary tract: observations on faecal phosphatase excretion and calcium and nitrogen balances of rats [J]. Biochem J, 1941, 35(1/2): 16-23.

[2] HIPSLEY E H. Dietary "fibre" and pregnancy toxaemia [J]. Br Med J, 1953, 2(4833): 420-422.

[3] TROWELL H. Ischemic heart disease and dietary fiber [J]. Am J Clin Nutr, 1972, 25(9): 926-932.

[4] JENKINS D J, NEWTON C, LEEDS A R, et al. Effect of pectin, guar gum, and wheat fibre on serum-cholesterol [J]. Lancet, 1975, 1(7916): 1116-1117.

[5] TROWELL H, SOUTHGATE D A, WOLEVER T M, et al. Letter: dietary fibre redefined [J]. Lancet, 1976, 1(7966): 967.

[6] PROSKY L, ASP N G, FURDA I, et al. Determination of total dietary fiber in foods and food products: collaborative study [J]. Journal - Association of Official Analytical Chemists, 1985, 68(4): 677-679.

[7] JONES J M. Dietary fiber future directions: integrating new definitions and findings to inform nutrition research and communication [J]. Adv Nutr, 2013, 4(1): 8-15.

[8] Joint FAO/WHO FOOD Standards Programme SOT CAC. CODEX Alimentarius (CODEX) guidelines on nutrition labeling CAC/GL 2-1985 as last amended 2010 [R]. Rome: FAO, 2010.

[9] FAO/WHO. Carbohydrates in human nutrition. Report of a joint FAO/WHO expert consultation [J]. FAO Food Nutr Pap, 1998(66): 1-140.

[10] 李健文, 杨月欣. 膳食纤维定义及分析方法研究进展 [J]. 食品科学, 2007, 28(2): 350-354.

[11] 朱婧, 马姗婕, 肖平波, 等. 来源于谷物的膳食纤维对肠道运动及症状影响的 Meta 分析 [J]. 卫生研究,

2015,44（1）:1-7.

［12］TOPPING D L,CLIFTON P M. Short-chain fatty acids and human colonic function:roles of resistant starch and nonstarch polysaccharides［J］. Physiol Rev,2001,81（3）:1031-1064.

［13］GOFF H D,REPIN N,FABEK H,et al. Dietary fibre for glycaemia control:towards a mechanistic understanding［J］. Bioactive Carbohydrates and Dietary Fibre,2018（14）:39-53.

［14］JOVANOVSKI E,MAZHAR N,KOMISHON A,et al. Effect of viscous fiber supplementation on obesity indicators in individuals consuming calorie-restricted diets:a systematic review and meta-analysis of randomized controlled trials［J］. Eur J Nutr,2021,60（1）:101-112.

［15］KRISTENSEN M,JENSEN M G. Dietary fibres in the regulation of appetite and food intake. Importance of viscosity［J］. Appetite,2011,56（1）:65-70.

［16］MODAN B,BARELL V,LUBIN F,et al. Low-fiber intake as an etiologic factor in cancer of the colon［J］. J Natl Cancer Inst,1975,55（1）:15-18.

［17］MCRORIE J,BROWN S,COOPER R,et al. Effects of dietary fibre and olestra on regional apparent viscosity and water content of digesta residue in porcine large intestine［J］. Aliment Pharmacol Ther,2000,14（4）:471-477.

［18］DUTTA S K,HLASKO J. Dietary fiber in pancreatic disease:effect of high fiber diet on fat malabsorption in pancreatic insufficiency and in vitro study of the interaction of dietary fiber with pancreatic enzymes［J］. Am J Clin Nutr,1985,41（3）:517-525.

［19］SLAVIN J L,MARLETT J A. Influence of refined cellulose on human bowel function and calcium and magnesium balance［J］. Am J Clin Nutr,1980,33（9）:1932-1939.

［20］SIMPSON K M,MORRIS E R,COOK J D. The inhibitory effect of bran on iron absorption in man［J］. Am J Clin Nutr,1981,34（8）:1469-1478.

［21］SANDBERG A S,AHDERINNE R,ANDERSSON H,et al. The effect of citrus pectin on the absorption of nutrients in the small intestine［J］. Hum Nutr Clin Nutr,1983,37（3）:171-183.

［22］AGGETT P J,AGOSTONI C,AXELSSON I,et al. Nondigestible carbohydrates in the diets of infants and young children:a commentary by the ESPGHAN Committee on Nutrition［J］. J Pediatr Gastroenterol Nutr,2003,36（3）:329-337.

［23］REYNOLDS A N,AKERMAN A P,MANN J. Dietary fibre and whole grains in diabetes management: systematic review and meta-analyses［J］. PLoS Med,2020,17（3）:e1003053.

［24］EFSA. Scientific opinion on the substantiation of health claims related to beta-glucans from oats and barley and maintenance of normal blood LDL-cholesterol concentrations（ID 1236,1299）,increase in satiety leading to a reduction in energy intake（ID 851,852）,reduction of post-prandial glycaemic responses（ID 821,824）,and "digestive function"（ID 850）pursuant to Article 13（1）of Regulation（EC）No 1924/20061［J］. EFSA Journal,2011,9（6）:2207-2228.

［25］BROWN L,ROSNER B,WILLETT W W,et al. Cholesterol-lowering effects of dietary fiber:a meta-analysis［J］. Am J Clin Nutr,1999,69（1）:30-42.

［26］MCRAE M P. Dietary fiber is beneficial for the prevention of cardiovascular disease:an umbrella review of Meta-analyses［J］. Journal of Chiropractic Medicine,2017,16（4）:289-299.

［27］向雪松,孙建琴,叶梦瑶,等. 燕麦对血胆固醇边缘性升高人群血脂水平的影响:一项随机对照研究［J］.

营养学报,2019,41(03):242-247.

[28] MA Y,HU M,ZHOU L,et al. Dietary fiber intake and risks of proximal and distal colon cancers:a meta-analysis[J]. Medicine,2018,97(36):e11678.

[29] AHMED M,PRANEET N G A,L'ABBE M R. Nutrient intakes of Canadian adults:results from the Canadian Community Health Survey(CCHS)-2015 Public Use Microdata File[J]. Am J Clin Nutr,2021, 114(3):1131-1140.

[30] 杨月欣,何梅,王光亚,等. 中国农村地区居民蔬菜的纤维含量和摄入状况的研究[J]. 卫生研究,2007, (06):698-702.

[31] CHAWNER L R,BLUNDELL-BIRTILL P,HETHERINGTON M M. Predictors of vegetable consumption in children and adolescents:analyses of the UK National Diet and Nutrition Survey(2008—2017)[J]. Br J Nutr,2021,126(2):295-306.

[32] REYNOLDS A,MANN J,CUMMINGS J,et al. Carbohydrate quality and human health:a series of systematic reviews and meta-analyses[J]. Lancet,2019,393(10170):434-445.

[33] WHO. Definition and diagnosis of diabetes mellitus and intermediate hyperglycaemia:report of a WHO/ IDF consultation[R]. Geneva:World Health Organization,2006.

[34] IOM. Dietary Reference Intakes for Energy,Carbohydrate,Fiber,Fat,Fatty Acids,Cholesterol,Protein,and Amino Acids(Macronutrients)[R]. Washington DC:The National Academies Press,2005.

[35] KRANZ S,BRAUCHLA M,SLAVIN J L,et al. What do we know about dietary fiber intake in children and health? The effects of fiber intake on constipation,obesity,and diabetes in children[J]. Adv Nutr, 2012,3(1):47-53.

第十五章

其他膳食成分

　　食物中除了含有多种营养素外,还含有许多对人体健康有益的其他物质,这类物质被称为其他膳食成分(other dietary components)。其他膳食成分不是维持机体生长发育所必需的,但对促进健康、降低膳食相关非传染性疾病风险具有重要作用。

　　从18世纪后期第一个营养素的发现,到制定系列营养素需要量,攻克了长期困扰人类的营养缺乏病。自20世纪50年代开始,心血管疾病、肿瘤、糖尿病等慢性病发病率和死亡率逐渐上升,大量研究发现其他膳食成分具有多种健康有益作用,引起了营养科学界的广泛兴趣,开启了人类探索食物与健康关系的新征程。

　　其他膳食成分的健康效应是从植物性食物中植物化学物(phytochemical)的研究起步的。大量研究揭示了植物化学物中的多酚、萜类、含硫化合物及醌类等物质具有促进健康、降低慢性病风险的作用。随着研究的深入和扩展延伸,研究发现某些主要来源于动物性食物的其他膳食成分,如牛磺酸、左旋肉碱、辅酶Q_{10}等也具有促进健康的有益作用。某些重要的其他膳食成分如叶黄素、番茄红素、大豆异黄酮、花色苷和植物甾醇等成分的食物来源,对慢性病的防治作用及其作用机制、量效关系、安全剂量范围等研究取得了一些突破性进展,为制定该类成分促进人体健康、预防慢性病发生风险的建议摄入量奠定了坚实的基础。

　　与营养素相比较,其他膳食成分种类繁多,化学结构差异大,加上对这类物质的研究时间较短,目前还难以制定与营养素相同概念上的DRIs。鉴于此,《中国居民膳食营养素参考摄入量(2013版)》中将这类成分归入"其他膳食成分"。本章总结了酚类(原花青素、花色苷、大豆异黄酮、绿原酸、儿茶素、槲皮素、姜黄素及白藜芦醇),萜类(番茄红素、叶黄素、植物甾醇),含硫化合物(异硫氰酸酯、大蒜素),醌类(辅酶Q_{10}),氨基酸衍生物(甜菜碱、牛磺酸、γ-氨基丁酸、左旋肉碱),糖聚合物及其衍生物(低聚果糖和菊粉、β-葡聚糖、氨基葡萄糖、枸杞多糖、海藻多糖)6类物质23种其他膳食成分促进健康、降低慢性病风险的研究进展。

　　本次其他膳食成分修订,专家组收集和梳理近十年来已出版的文献和数据库资料,进一步完善或更新其他膳食成分研究证据,特别是大规模人群队列研究,以及来源于健康人群、高风险人群和部分疾病人群的此类成分干预的随机对照试验的研究数据,系统综述和 Meta 分析等,并参考国际权威组织的有关标准和推荐,按照循证医学的原则修订和提出了 13 种其他膳食成分的特定建议值(specific proposed level,SPL)或可耐受最高摄入量(toleroble upper intake level,UL)(见表 15-0-1)。另外 10 种其他膳食成分尚缺乏高质量的摄入量-效应关系的人群研究数据,因此本次修订未能提出其 SPL 或 UL。

表 15-0-1　其他膳食成分特定建议值(SPL)和可耐受最高摄入量(UL)

其他膳食成分	SPL	UL
酚类		
原花青素/$(mg \cdot d^{-1})$	200	—
花色苷/$(mg \cdot d^{-1})$	50	—
大豆异黄酮/$(mg \cdot d^{-1})$	55(绝经前女性) 75(围绝经期和绝经女性)	120(绝经女性)
绿原酸/$(mg \cdot d^{-1})$	200	—
萜类		
番茄红素/$(mg \cdot d^{-1})$	15	70
叶黄素/$(mg \cdot d^{-1})$	10	60
植物甾醇/$(g \cdot d^{-1})$	0.8	2.4
植物甾醇酯/$(g \cdot d^{-1})$	1.3	3.9
含硫化合物和醌类		
异硫氰酸酯/$(mg \cdot d^{-1})$	30	—
辅酶 Q_{10}/$(mg \cdot d^{-1})$	100	—
氨基酸衍生物		
甜菜碱/$(g \cdot d^{-1})$	1.5	4.0
糖聚合物及其衍生物		
菊粉或低聚果糖/$(g \cdot d^{-1})$	10	—
β-葡聚糖(谷物来源)/$(g \cdot d^{-1})$	3.0	—
硫酸/盐酸氨基葡萄糖/$(mg \cdot d^{-1})$	1 500	—
氨基葡萄糖/$(mg \cdot d^{-1})$	1 000	—

酚类

酚类,是一类由羟基直接与芳香烃基团结合而成的化合物,纳入的代表性酚类食物成分包括原花青素、花色苷、大豆异黄酮、绿原酸、儿茶素、槲皮素、姜黄素和白藜芦醇,本次修订为其中的原花青素、花色苷、大豆异黄酮和绿原酸制定了 SPL,为大豆异黄酮制定了 UL。

第一节 原 花 青 素

原花青素(proanthocyanidin)是指一类由不同数量的儿茶素、表儿茶素或没食子酸聚合而成的同源或异源黄酮类化合物,广泛存在于水果、蔬菜、坚果、鲜花、树皮以及某些植物种子中,其中葡萄和蔓越莓的原花青素含量较为丰富。Masquelier(1947 年)首先对原花青素进行命名,并开展结构、生物学效应及毒性等方面的研究。研究显示,原花青素具有抗氧化、降低心血管疾病发生/死亡风险等作用,基于目前的研究证据,提出原花青素降低心血管疾病风险的特定建议值(SPL)为 200mg/d。

一、化学结构和理化性质

原花青素基本结构单元为黄烷-3-醇(flavan-3-ol),最常见的黄烷-3-醇是儿茶素(catechin)和表儿茶素(epicatechin),这些基本结构单元通过碳-碳键聚合形成聚合度不同的原花青素,通常将二~四聚体称为寡聚体原花青素(oligomeric proanthocyanidin,OPC),五聚体以上者称为多聚体原花青素(polymeric proanthocyanidin,PPC)。根据碳-碳键连接的位置不同,可将原花青素寡聚体分为 A、B、C、D 和 T 五种类型;葡萄籽中的原花青素主要是 B、C 和 T 型原花青素,在 C_4-C_8/C_6 位间键合[1];A 型原花青素主要存在于蔓越莓、树皮、花生、李子、小红莓和鳄梨等食物中,通常由 C_2-O-C_7 缩合形成(图 15-1-1)。原花青素一般呈红棕色粉末状,味涩,溶于水,在酸性介质中加热可产生花青素。

二、吸收和代谢

(一) 吸收与分布

原花青素在消化道的吸收程度与其聚合度大小有关,二聚体和三聚体原花青素可透过小肠黏膜细胞而被少量吸收,聚合度较大的原花青素在小肠难以吸收,但有可能在结肠被肠道菌群降解为芳香酸和戊内酯等再吸收入血。

给大鼠和小鼠喂饲放射性同位素标记的从可可中提取的原花青素混合物[主要成分是二聚体、(+)-儿茶素和(−)-表儿茶素]后,在其血浆、尿液和粪便中均可检测到原花青素。口服 B 型原花青素 0.5h 可在血中检测到,2h 后达到最大血浆浓度[2]。给小鼠喂饲原花青素

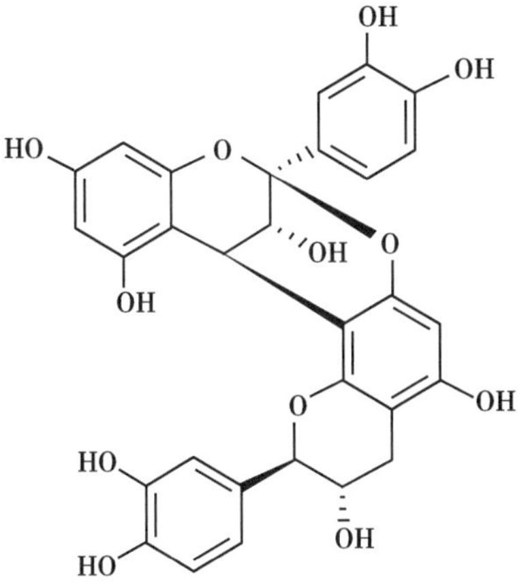

图 15-1-1 原花青素的化学结构[1]

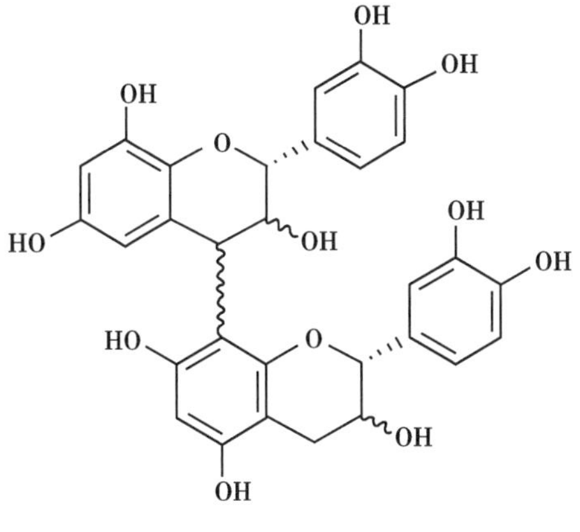

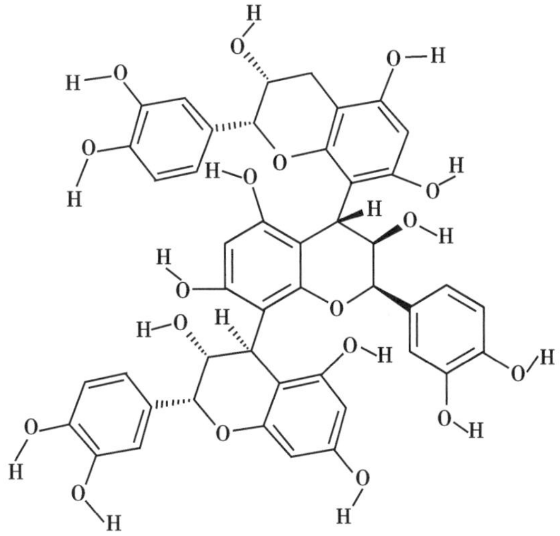

后,在血浆中可检测到游离和共轭的 B 型和 C 型原花青素,经消化吸收的原花青素主要以游离形式分布于肾脏、肌肉、附睾脂肪、肾周脂肪及脑组织[3]。

（二）代谢与排泄

目前,有关原花青素代谢的研究较少,推测原花青素的代谢可能与其他多酚类物质的代谢途径一致,先后在小肠和肝脏发生甲基化、硫酸化和葡糖醛酸化反应[4]。人体研究发现,进食 B_1 型原花青素后,在血液中可检测到甲基原花青素（Me-O-PCB$_1$）的共轭形式,并在 1~4h 达到最高浓度。利用 ^{14}C 标记的 B 型原花青素二聚体（PB2）喂饲大鼠,收集 96h 的尿液并检测,结果发现大约 63% 的 PB2 可通过尿液排泄[5]。受试者服用蔓越莓原花青素后,在尿液中可检测到 A 型原花青素,提示人体可排泄原型的原花青素。

三、生物学作用

（一）抗氧化作用

原花青素具有相邻二酚羟基结构,使得相应的氧化形式易获得稳定状态,是活性氧（ROS）的有效清除剂,可防止组织细胞被自由基攻击、抑制机体脂质过氧化作用。Meta 分析[6]显示 B 型原花青素的主要来源——葡萄籽提取物（grape seed extract,GSE）可显著降低成年人血清丙二醛（malondiadehyde,MDA）、氧化低密度脂蛋白胆固醇（ox-LDL-C）和超敏 C 反应蛋白（hs-CRP）的水平。

（二）降低心血管疾病发生/死亡风险的作用

前瞻性队列研究结果表明,原花青素摄入量与冠心病发生风险呈负相关,摄入量越高,心血管疾病的死亡风险越低[7];与摄入量最低的五分位人群相比,摄入量最高五分位人群的冠心病发生风险可降低 34%,且不受年龄、性别、种族和居住地区的影响[8]。另外,随机、双盲、安慰剂对照临床干预研究显示,原花青素可改善健康人群的血管内皮功能[9];GSE 显著降低无症状颈动脉斑块或无斑块颈动脉内膜中层厚度异常患者的颈动脉内膜中层的厚度[10],也可显著改善绝经妇女的血小板功能。

（三）抗炎和抗感染作用

研究发现,富含原花青素的 GSE 可抑制李斯特菌活性,并可对大肠杆菌和变形链球菌产生抗黏附作用,对尿致病性大肠杆菌的多药耐药菌株表现出抗黏附性。另外,蔓越莓中富含的 A 型原花青素通过减弱炎症反应等机制降低白色念珠菌的黏附特性;花生皮来源的原花青素三聚体能破坏蜡样芽孢杆菌的细胞膜和细胞壁完整性;蔓越莓提取物具有降低尿路感染的作用[11]。

四、过量危害与毒性

美国 FDA 曾经对 GSE 和葡萄皮提取物（grape skin extract,GSKE）的安全性进行评估,其中包括遗传毒性、生殖毒性、亚慢性及慢性毒性研究,结果如下:①小鼠微核实验研究显示,GSE 和 GSKE 无致突变作用;②大鼠慢性和亚慢性毒性研究结果表明,喂饲 GSE 和 GSKE,雌性大鼠的无可见有害作用水平为 2 150mg/［kg（bw）·d］,而 GSE 和 GSKE 对于雄性大鼠的无可见有害作用水平为 1 780mg/［kg（bw）·d］;③慢性毒性实验结果还显示,GSE 和 GSKE 无生殖毒性。迄今为止,在一般膳食条件下,国内外研究并未发现原花青素可引起中毒或不良反应的现象,一项研究结果表明健康受试者服用 2 500mg/d GSE（原花青素含量为 80%）连续 4 周,未观察到相关毒性反应[12]。

五、膳食摄入

调查显示,美国成年人原花青素平均摄入量为 57~95mg/d[13];35~64 岁西班牙人原花青素的摄入量平均为 188.27mg/d[14];欧盟 14 个国家居民的原花青素中位数是 3.2~65.4mg/d[15],

法国及地中海地区等红酒、新鲜蔬菜和水果摄入量较高的地区,原花青素摄入量也较高。目前,中国尚缺乏食物中原花青素含量的权威数据库,依据美国的食物数据库,估算中国成年人原花青素的摄入量在 19.1~126.6mg/d[16],平均值为 73.38mg/d[17]。

六、特定建议值和可耐受最高摄入量

(一)特定建议值

1. 对心血管疾病的预防作用 美国(1999—2008 年)的癌症预防研究Ⅱ营养队列,包括 38 180 名男性和 60 289 名女性,随访时间为 6 年,利用 Cox 风险比例分析模型研究显示,原花青素摄入量越高,心血管疾病的死亡风险越低,相对于摄入量最低(低于 71.6mg/d,中位数为 53.1mg/d)的五分位人群,摄入量最高(大于 253.6mg/d,中位数为 379.4mg/d)的五分位人群心血管疾病死亡的 RR 值为 0.87[7];另一个队列研究也发现,与摄入量最低五分位人群(低于 79mg/d)相比,摄入量最高五分位人群(大于 356mg/d)心血管疾病死亡的 RR 值为 0.77[18];而另一篇以女性人群为研究对象的前瞻性研究中,调整能量摄入量和年龄后的原花青素摄入量可降低冠心病的死亡风险,但调整其他因素后,差异无显著性[19]。编者将上述 3 篇大规模前瞻性队列研究的 RR 值进行 Meta 分析[20],应用固定效应模型,调整年龄的合并效应 $RR=0.78$(95%CI:0.71~0.85),差异有统计学意义;进一步应用固定效应模型,探索多因素调整后的 $RR=0.89$(95%CI:0.81~0.97)。采用广义线性模型和自然样条曲线方法,进行剂量-反应关系分析,发现原花青素摄入量与心血管疾病死亡风险之间存在 U 型曲线,摄入量在 200~400mg/d 范围时,降低心血管疾病死亡风险的效应较好(图 15-1-2)。

另外,一项前瞻性研究对 16 678 名受试者原花青素摄入量进行研究(随访 6 年),采用 Cox 风险比例模型分析发现,原花青素摄入量与冠心病发病呈负相关,与摄入量最低者(<59mg/d,组内中位数为 42mg/d)相比,摄入量最高者(>137mg/d,组内中位数为 168mg/d)

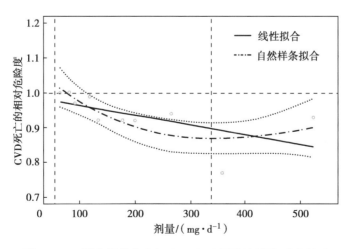

图 15-1-2 膳食原花青素与 CVD 死亡风险的剂量-反应关系

冠心病发生风险降低34%（HR=0.66，95% CI：0.51~0.85，P_{trend} = 0.03），且不受年龄、性别、种族和居住地区的影响[8]。

在中国开展的以无症状颈动脉斑块或无斑块颈动脉内膜-中层厚度异常患者为调查对象的研究中，试验组（n=146）患者在生活方式干预的基础上给予200mg/d寡聚体原花青素连续24个月，与仅给予生活方式干预的对照组（n=141）相比，颈动脉内膜中层厚度显著降低且缺血性血管事件发生的例数显著减少[10]。

2. 对血糖、血脂与血压等心血管疾病危险因素的改善作用 临床随机对照研究发现，原花青素摄入量为66.07~540mg/d，可改善血糖、血脂与血压及相关指标的水平[20]（表15-1-1）。

表15-1-1 原花青素对血糖、血脂、血压及相关指标的影响

作者（年份）	研究对象	样本量	干预周期	干预措施	干预结果
YOUSEFI R（2021）	超重人群	T:20 C:20	12周	T:300mg/d C:0mg/d	干预组 HDL-C 水平升高，总胆固醇、甘油三酯、LDL-C 水平降低
ODAI T（2019）	高血压前期人群	T1:10 T2:10 C:10	12周	T1:340mg/d T2:170mg/d C:0mg/d	高剂量干预组收缩压、舒张压显著降低，脉搏波传导速度升高
ARGANI H（2016）	健康人群	T:35 C:35	8周	T:190mg/d C:0mg/d	干预组血清载脂蛋白A1、HDL-C 水平升高，总胆固醇、甘油三酯、LDL-C 浓度降低
NOVOTNY J A，（2015）	超重肥胖人群	T:27 C:30	8周	T:118mg/d C:0mg/d	干预组甘油三酯、空腹血糖、胰岛素抵抗指数水平降低
BELCARO G（2013）	健康人群	T:37 T2:35 C:47	16周	T1:300mg/d T2:150mg/d C:0mg/d	两剂量干预组收缩压、舒张压均降低
SANO A（2007）	健康人群	T1:17 T2:18 C:18	12周	T1:400mg/d T2:200mg/d C:0mg/d	高剂量干预组氧化性 LDL-C 水平降低，HDL-C 水平升高
ENGLER M B（2004）	健康人群	T:11 C:10	2周	T:213mg/d C:0mg/d	干预组总胆固醇、LDL-C 水平降低

注：T，试验组；C，对照组。

综上，膳食原花青素摄入量大于137mg/d可降低冠心病的发病风险；200~400mg/d可降低心血管疾病死亡风险；补充原花青素200mg/d，可显著改善颈动脉内膜中层厚度和脉斑形成进展。因此，建议原花青素降低心血管疾病风险的 SPL 为200mg/d，该剂量对血糖、血脂或血压也有一定的改善作用。

（二）可耐受最高摄入量

人群研究显示，30名健康志愿者摄入200mg/d或100mg/d原花青素-半胱氨酸复合物，连

续 92d,血糖、血脂及其他血生化指标均未受到显著影响,表现出良好的耐受性和安全性[21];健康志愿者连续 4 周摄入 1 000mg/d、1 500mg/d 和 2 500mg/d 的 GSE(原花青素含量为 80%),未发现明显临床不适症状[12]。

综上,目前尚未发现因原花青素摄入过量引起的危害或毒性作用,制定 UL 的依据不足,还需要更多的研究证据。

七、主要食物来源

原花青素广泛分布于植物性食物中,主要存在于葡萄、花生、高粱、苹果、豆类以及野生水果(如玫瑰果、樱桃、木莓、黑莓、红莓和草莓)等植物中,其中葡萄尤其是葡萄籽是原花青素的最丰富、最重要的食物来源。膳食原花青素主要来源于深色水果的果皮或果肉中,常见食物[22]原花青素含量见表 15-1-2。

表 15-1-2　常见食物原花青素含量

单位:mg/100g 或 mg/100mL

食物名称	原花青素含量	食物名称	原花青素含量
肉桂(粉)	8 108.2	黑巧克力	153.8
葡萄籽(干)	2 872.0	草莓	138.0
高粱	1 893.3	红蛇果(带皮)	119.5
花豆	756.6	大麦	96.1
芸豆(红色,肾形)	494.0	嘎啦苹果	86.5
榛子	490.8	葡萄(白)	80.6
红小豆	446.0	水蜜桃(黄色)	67.3
红葡萄酒	293.0	苹果(带皮,富士)	62.5
开心果	226.4	葡萄(紫)	60.3
李子	204.5	油桃	23.6
美国大杏仁	176.3	牛油果	6.4
蓝莓	173.0	香蕉	3.2

(编著　肖　荣　余焕玲)

(工作组　苏宜香　常翠青　郭红辉　马　乐)

参 考 文 献

[1] DIXON R A,XIE D Y,SHARMA S B. Proanthocyanidins—a final frontier in flavonoid research?[J]. New Phytol,2005,165(1):9-28.

［2］HOLT RR,LAZARUS S A,SULLARDS M C,et al. Procyanidin dimer B_2［epicatechin-（4beta-8）-epicatechin］in human plasma after the consumption of a flavanol-rich cocoa［J］. Am J Clin Nutr, 2002,76（4）:798-804.

［3］SERRA A,MACIÀ A,ROMERO M P,et al. Rapid methods to determine procyanidins,anthocyanins, theobromine and caffeine in rat tissues by liquid chromatography-tandem mass spectrometry［J］. J Chromatogr B Analyt Technol Biomed Life Sci,2011,879（19）:1519-1528.

［4］GARCÍA-RAMÍREZ B,FERNANDEZ-LARREA J,SALVADÓ M J,et al. Tetramethylated dimeric procyanidins are detected in rat plasma and liver early after oral administration of synthetic oligomeric procyanidins［J］. J Agric Food Chem,2006,54（7）:2543-2551.

［5］STOUPI S,WILLIAMSON G,VITON F,et al. In vivo bioavailability,absorption,excretion,and pharmacokinetics of［14C］procyanidin B_2 in male rats［J］. Drug Metab Dispos,2010,38（2）:287-291.

［6］FOSHATI S,ROUHANI M H,AMANI R. The effect of grape seed extract supplementation on oxidative stress and inflammation:a systematic review and meta-analysis of controlled trials［J］. Int J Clin Pract, 2021,75（11）:e14469.

［7］MCCULLOUGH M L,PETERSON J J,PATEL R,et al. Flavonoid intake and cardiovascular disease mortality in a prospective cohort of US adults［J］. Am J Clin Nutr,2012,95（2）:454-464.

［8］GOETZ M E,JUDD S E,SAFFORD M M,et al. Dietary flavonoid intake and incident coronary heart disease:the REasons for Geographic and Racial Differences in Stroke（REGARDS）study［J］. Am J Clin Nutr,2016,104（5）:1236-1244.

［9］ENGLER M B,ENGLER M M,CHEN C Y,et al. Flavonoid-rich dark chocolate improves endothelial function and increases plasma epicatechin concentrations in healthy adults［J］. J Am Coll Nutr,2004, 23（3）:197-204.

［10］CAO A H,WANG J,GAO H Q,et al. Beneficial clinical effects of grape seed proanthocyanidin extract on the progression of carotid atherosclerotic plaques［J］. J Geriatr Cardiol,2015,12（4）:417-423.

［11］RAUF A,IMRAN M,ABU-IZNEID T,et al. Proanthocyanidins:a comprehensive review［J］. Biomed Pharmacother,2019（116）:108999.

［12］SANO A. Safety assessment of 4-week oral intake of proanthocyanidin-rich grape seed extract in healthy subjects［J］. Food Chem Toxicol,2017,108（Pt B）:519-523.

［13］WANG Y,CHUNG S J,SONG W O,et al. Estimation of daily proanthocyanidin intake and major food sources in the US diet［J］. J Nutr,2011,141（3）:447-452.

［14］ZAMORA-ROS R,ANDRES-LACUEVA C,LAMUELA-RAVENTÓS R M,et al. Estimation of dietary sources and flavonoid intake in a Spanish adult population（EPIC-Spain）［J］. J Am Diet Assoc,2010,110 （3）:390-398.

［15］VOGIATZOGLOU A,MULLIGAN A A,LUBEN R N,et al. Assessment of the dietary intake of total flavan-3-ols,monomeric flavan-3-ols,proanthocyanidins and theaflavins in the European Union［J］. Br J Nutr,2014,111（8）:1463-1473.

［16］ZHANG Z Q,HE L P,LIU Y H,et al. Association between dietary intake of flavonoid and bone mineral density in middle aged and elderly Chinese women and men［J］. Osteoporos Int,2014,25（10）:2417-2425.

［17］JUN S,SHIN S,JOUNG H. Estimation of dietary flavonoid intake and major food sources of Korean adults

[J]. Br J Nutr,2016,115(3):480-489.

[18] IVEY K L,JENSEN M K,HODGSON J M. et al. Association of flavonoid-rich foods and flavonoids with risk of all-cause mortality[J]. Br J Nutr,2017,117(10):1470-1477.

[19] MINK P J,SCRAFFORD C G,BARRAJ L M,et al. Flavonoid intake and cardiovascular disease mortality: a prospective study in postmenopausal women[J]. Am J Clin Nutr,2007,85(3):895-909.

[20] 魏宇辰,李函凝,肖荣,等. 原花青素降低心血管疾病风险的 meta 分析[J]. 营养学报,2022,44(6):534-543.

[21] FUJII H,SUN B,NISHIOKA H,et al. Evaluation of the safety and toxicity of the oligomerized polyphenol oligonol[J]. Food Chem Toxicol,2007,45(3):378-387.

[22] 刘洪,李淼,冯静,等. 成都地区市售水果中原花青素含量的分析比较[J]. 陕西农业科学,2011(4):35-37.

第二节 花 色 苷

花色苷(anthocyanin)是具有 2-苯基苯并吡喃(2-phenylbenzopyryalium)结构的一类糖苷衍生物,为高等植物体内最为常见的一种水溶性色素,呈红色乃至紫黑色,在深色浆果、蔬菜、薯类、谷物种皮和花朵中含量较丰富。1835 年,Marquart 将植物中的"红色素"正式命名为"anthocyanin"。1914 年,Tswett 对花色苷进行了萃取。1972 年,Sakodynskii 利用薄层色谱法对花色苷进行了分离鉴定。随后,对花色苷的提取鉴定和生物活性的研究日益增多。作为一种资源丰富、色彩鲜艳、安全无毒的天然色素,花色苷在多个国家和地区被允许根据需要量使用。更为重要的是,花色苷具有抗氧化、抑制炎症反应、改善血脂异常以及改善视力等生物学作用。基于目前的研究证据,提出花色苷降低心血管疾病和 2 型糖尿病发病风险的特定建议值(SPL)为 50mg/d。

一、化学结构和理化性质

花色苷的基本母核结构为花色素或花青素(anthocyanidin),即花色苷的苷元。花青素是由一个 3 碳单位连接两个苯环(C_6-C_3-C_6)构成的黄烊盐(flavylium salt)阳离子苷元(图 15-2-1),其含有的共轭双键在 465~560nm 和 270~280nm 有最大光吸收,从而呈现相应

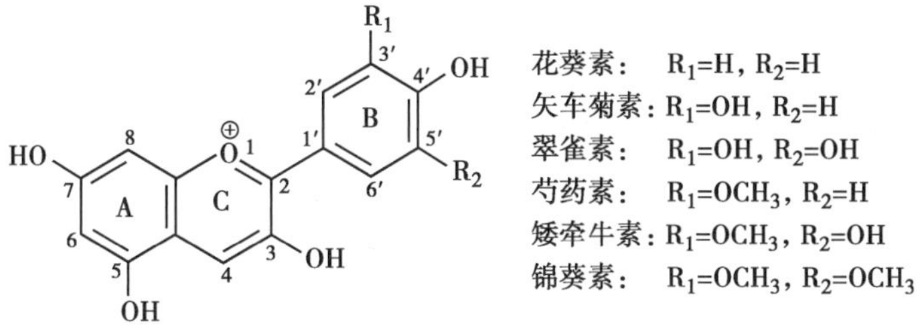

图 15-2-1 六种常见花青素的化学结构

的色泽。花青素的颜色可随周围介质的 pH 改变而变化,在强酸性条件下(pH≤3)呈稳定的红色,随着 pH 的升高其红色减弱,在碱性条件下可因失去 C 环氧上的阳离子变成醌型碱,呈蓝紫色。

由于黄烊盐阳离子缺乏电子,使得游离的花青素很不稳定,因此在自然界中一般与糖基结合形成糖苷化合物,即以花色苷形式存在。尽管在植物中已经分离出数百种花色苷,但其苷元只有 17 种,植物性食物中最常见的花青素有 6 种(图 15-2-1),分别为矢车菊素(cyanidin)、花葵素(又称天竺葵素,pelargonidin)、芍药素(peonidin)、翠雀素(又称飞燕草素,delphinidin)、矮牵牛素(又称碧冬茄素,petunidin)和锦葵素(malvidin)。常见糖基包括单糖、双糖和酰基衍生物,最为典型的糖基形式为 3-葡萄糖苷,所以天然花色苷以矢车菊素-3-葡萄糖苷(cyanidin-3-glucoside,Cy-3-G)最常见,食物中的总花色苷含量一般以 Cy-3-G 含量折算定量。

二、吸收和代谢

(一)吸收与分布

体内生物利用实验已经充分证实花色苷能够以原型形式通过胃肠道被吸收,进入循环系统被转移、转化,然后通过尿液排出(图 15-2-2)。胃和小肠是花色苷吸收的主要场所。花色苷的胃部吸收方式相对较为特殊,在胃酸作用下,食物中的花色苷得到充分释放溶解,并且大多数花色苷可以与胆红素易位酶结合促进其穿过胃壁黏膜,所以吸收速度也比较快。花色苷在小肠的吸收具有部位选择性,动物实验表明花色苷主要在小鼠空肠中吸收,十二指肠仅吸收少量花色苷,而在回肠和结肠没有吸收。通过给小鼠灌胃或尾静脉注射花色苷,检测血液花色苷原型得到的矢车菊素-3-葡萄糖苷(Cy-3-G)生物利用度为 0.26%~3.3%[1],而通过同位素标记的 Cy-3-G 及其代谢物研究人体生物利用度,表明 Cy-3-G 吸收率为 12.4%[2]。

花色苷被胃肠道吸收后随着血液到达各个组织器官。花色苷在肝脏和肾脏分布浓度较高,其次为肺和心脏。值得注意的是,在猪的眼睛、大脑皮层和小脑也检测到了花色苷原型的分布,提示花色苷可穿过血脑屏障和血视网膜屏障。

(二)代谢与排泄

吸收后的花色苷,一部分在肝脏和肾脏发生生物转化,如 Cy-3-G 被代谢成为甲基化、硫酸化和葡糖醛酸化产物,以及原儿茶酸[2]。

进入机体的花色苷以原型或代谢物的形式从尿液、胆汁和粪便排泄(图 15-2-2)。肾脏为花色苷排泄的主要器官,动物或人体摄入花色苷后,尿液中花色苷及其代谢物的浓度随摄入剂量的增加而增加。健康志愿者在摄入马奇果花色苷提取物后,血液中两种主要的花色苷矢车菊素-鼠李糖苷、翠雀素-葡萄糖苷的浓度分别在(2.0±1.1)小时和(1.0±0.3)小时达到高峰,8 小时恢复至基线水平[3]。没有被小肠吸收的花色苷进入大肠后,花色苷原型及其肠道菌群代谢物(原儿茶酸和没食子酸等酚酸)可被吸收,这一途径使得花色苷的抗氧化

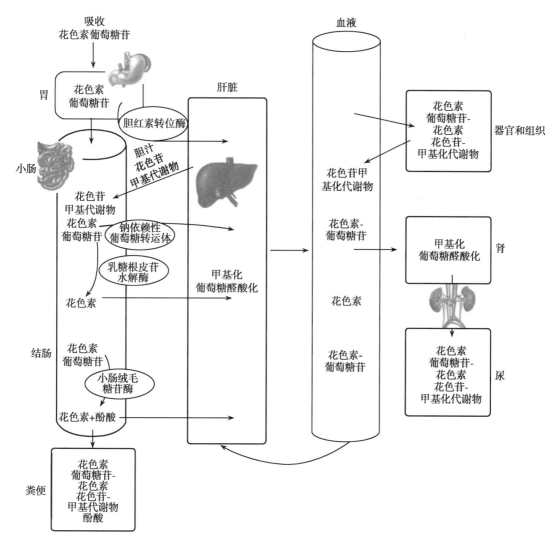

图 15-2-2　花色苷的吸收与代谢

效果能够维持 24 小时以上,提示酚酸代谢物可能也是花色苷生物学作用的主要贡献者[4]。

三、生物学作用

(一)抗氧化作用

花色苷分子结构上有多个酚羟基,可以通过自身氧化释放电子,直接清除各种自由基,保持氧化还原系统的平衡。体外试验发现,花色苷对自由基的清除能力甚至大于常见的抗氧化剂包括丁基羟基茴香醚、维生素 E、儿茶素和槲皮素。此外,花色苷还可间接通过升高细胞内超氧化物歧化酶和谷胱甘肽 S-转移酶的活性,减轻氧化应激损伤[5]。人群膳食补充花色苷可有效降低机体氧化应激水平,且效应呈剂量依赖性[6-7]。

(二)抑制炎症反应

膳食花色苷可有效抑制与核转录因子-κB(nuclear transcription factor-κB,NF-κB)相关

的多种炎症因子的释放,包括降低血清白介素 -6(interleukin-6,IL-6)、肿瘤坏死因子 -α(tumor necrosis factor-α,TNF-α)[7]、C 反应蛋白(C-reactive protein,CRP)、白介素 -8(interleukin-8,IL-8)、细胞间黏附分子 -1(ICAM-1)和血管细胞黏附分子 -1(VCAM-1)等炎症因子[8]。

(三)改善血脂异常

膳食补充花色苷可以显著改善血脂紊乱,包括升高血清 HDL-C 和降低血清总胆固醇(TC)、低密度脂蛋白胆固醇(LDL-C)、甘油三酯(TG)。花色苷改善血脂作用机制与其增加粪便胆固醇、胆酸排出,降低血清载脂蛋白 B(Apo B)和载脂蛋白 C-Ⅲ(Apo C-Ⅲ)水平,以及抑制脂肪酸合成、胆固醇酯转运蛋白(cholesterol ester transfer protein,CETP)的活性等有关[9]。

(四)改善视力

早在 1964 年,法国学者 Jayle 就注意到黑果越橘(vaccinium myrtillus)中的花色苷有助于改善人的夜间视力。以矢车菊素糖苷氯化物作为受试物,对 31 名暗视觉障碍患者进行干预试验,发现矢车菊素糖苷氯化物可改善患者的明视觉,显著提高其中间视觉和暗视觉。采用黑醋栗花色苷对健康志愿者开展的一项随机双盲对照试验研究,发现补充花色苷有助于降低受试者的暗适应阈值,效应呈剂量依赖型。基于 16 项 RCT 研究的 Meta 分析结果表明,花色苷可明显改善青光眼、眼压过高和眼干燥症等眼部症状[10]。

四、过量危害和毒性

花色苷广泛分布于植物性食品,极性大,容易通过尿液排出。迄今为止,尚未发现在普通膳食条件下人类出现花色苷中毒的安全问题。

蓝莓来源花色苷对大鼠和狗分别按照 150mg/kg 和 320mg/kg 的剂量水平持续染毒 6 个月,没有观察到动物死亡以及其他毒副作用。紫玉米花色苷提取物对 F344 大鼠的 90d 喂养试验结果显示,雌鼠和雄鼠的未观察到有害作用剂量(no-observed-adverse effect level,NOAEL)分别为 3.54g/kg 和 3.85g/kg[11]。蓝莓和接骨木果来源花色苷急性毒性实验灌胃剂量达到 9g/kg 对大鼠仍未观察到明显毒副作用。编者对黑米花色苷提取物(花色苷含量 43%)所做的毒理学评价试验报告显示,大鼠急性经口 LD_{50}>21.5g/kg,属实际无毒类;Ames 试验呈阴性,灌胃剂量 83.3~333.3mg/kg 条件下的小鼠骨髓微核试验、小鼠精子畸形试验和小鼠骨髓细胞染色体畸变试验均为阴性,说明花色苷不具有致突变作用。2013 年,EFSA 食品添加剂和食品营养素添加小组(Panel on Food Additives and Nutrient Sources added to Food,ANS Panel)对花色苷的毒性进行了评估,认为现有证据不足以制定 ADI[12]。

五、膳食摄入

受到居住地区和季节性影响,不同人群膳食花色苷的摄入量差异较大。美国 3 个大型流行病学膳食调查资料显示,360 万名研究对象的花色苷摄入量中位数为 8.1mg/d[13]。在欧盟开展的一项 49 万人营养与癌症流行病学研究中,欧盟西部 10 个国家居民通过食物摄取的各种花色素苷元,折算成花色苷摄入量为 26.2~90.9mg/d。澳大利亚中年女性和男性的膳食花色苷摄入量分别为 35.4mg/d 和 28.5mg/d[14]。韩国 2007—2012 全国健康与营养调查结果显示,30 岁以上女性花色苷摄入量约为 27.7mg/d[15]。Li 等采用高效液相色谱外标法对我国南方常见 300 多种深色果蔬和粮谷类食品及其制品的花色素苷元含量进行测定,结合各类食物花色素苷元摄入量的数据折算出广州地区居民每天从膳食中获得的总花色苷量约为 43.1mg/d[16]。

六、特定建议值和可耐受最高摄入量

(一)特定建议值

1. 人群花色苷摄入与 2 型糖尿病和心血管疾病风险的关联性研究　Wedick 等对美国 1984—2008 年间 3 个大型膳食与健康流行病学前瞻性研究(Health Professionals Follow up Study 1986—2006,Nurses' Health Study 1984—2008,Nurses' Health Study II 1991—2007)涉及 3 645 585 人年的随访研究资料进行 Meta 分析,新发 2 型糖尿病 12 611 例[13]。校正年龄、BMI、生活方式和膳食因素的影响之后,三个队列联合起来进行五分位比较分析,花色苷摄入量最高组(22.3mg/d)与最低组(2.2mg/d)的糖尿病发病风险比(HR)是 0.85(95%CI:0.80~0.91,P<0.001)。增加富含花色苷食物的摄入可显著降低 2 型糖尿病的发病风险,尤其是蓝莓(每周大于 2 次与每月小于 1 次的两群组间进行比较,HR=0.77,95%CI:0.68~0.87,P<0.001)。

富含花色苷的食物摄入可降低心血管疾病(CVD)的发病和死亡风险。在一项为期 15 年的前瞻性研究当中,分析了 34 489 名绝经期妇女中 20 种富含花色苷的常见食物的摄入情况[17]:与食用频率少于 1 次/周相比,较高的花色苷摄入量(22.2mg/d)可以显著降低冠心病的死亡率,相对危险度(RR)为 0.86(95%CI:0.81~0.90,P<0.001)。对 1 898 名英国成年孪生姐妹 10 年间花色苷摄入量和动脉粥样硬化相关指标的多元分析表明[18],花色苷摄入量上五分位(23.6mg/d)调查对象的收缩压和动脉的脉搏波速度(pulse wave velocity,PWV)显著低于下五分位(8.4mg/d)调查对象。美国护士健康的追踪研究,发现花色苷摄入量达到 25.1mg/d 即可降低女性心肌梗死的发病风险。广州地区 1 393 名常住居民膳食花色苷摄入量与血脂的相关性分析结果表明,花色苷摄入量上三分位(≥52.5mg/d)的调查对象血浆 HDL-C 含量显著升高[6]。对 15 项大型人群队列和 44 项 RCT 研究结果[n=241 196,其中 3 785 例为冠状动脉粥样硬化性心脏病(CHD)]进行的广义线性模型剂量-反应关系分析表明[19],CHD 的发病风险与膳食花色苷的摄入量呈线性负相关(图 15-2-3),即膳食花色苷摄入量在 2~55mg/d 的范围内,达到 30mg/d 以上时可有效降低 CHD 发病风险,膳食花色苷摄入每增加 15mg/d 可以使 CHD 发病风险降低 10.7%($P_{linearity}$ = 0.002)。

2. 花色苷防治慢性病的人群干预研究　一项涉及 32 个 RCT 研究(n=1 491)的 Meta 分析[20]表明,花色苷干预剂量 2.2~742mg/d,干预时间 2~24 周,与对照组相比,花色苷可显

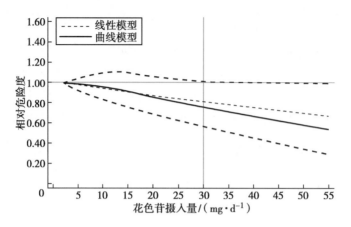

图 15-2-3 膳食花色苷摄入与总体 CHD 发病风险的剂量-反应关系

著降低血液 TC 和 LDL-C 水平。此外,在一项对 2 型糖尿病高危人群或确诊患者开展摄入花色苷随机对照研究的 Meta 分析中,纳入 37 篇文献 2 068 名研究对象,干预剂量范围为 6.5~1 024mg/d,干预时间为 2~24 周。与对照组相比,花色苷(≥300mg/d 和干预时间≥8 周)可以显著降低 2 型糖尿病患者的空腹血糖、糖化血红蛋白和胰岛素抵抗指数。将 24 项 RCT 进行 Meta 分析[21]后发现,受试者服用 7~724mg 花色苷后,1~8h 内血流介导血管舒张功能(flow-mediated dilation,FMD)较干预前有显著提高,而 PWV 显著降低;同样,12~320mg/d 花色苷干预 1~24 周,FMD 较对照组显著提高。在广州人群中开展的花色苷干预研究中,每天膳食补充 40~80mg 花色苷 2~12 周,可有效降低健康人群和血脂异常人群的氧化应激和炎症反应相关标志物水平[6-7],320mg/d 作用更加显著。

上述国外大规模人群队列花色苷摄入量与慢性病风险的关联性分析提示,花色苷摄入最低有效剂量为 23mg/d,而国内膳食调查研究发现花色苷摄入量达到 52mg/d 可降低人群血脂紊乱的风险;人群干预研究显示,膳食补充花色苷在 40~160mg/d 剂量范围内具有降低心血管疾病和 2 型糖尿病发病风险的作用,且效应呈剂量依赖性。据此,花色苷摄入量特定建议值(SPL)为 50mg/d。

(二)可耐受最高摄入量

已有的人群干预试验结果表明,花色苷摄入水平达到 720mg/d 甚至更高也不会出现不良反应。截至目前,尚未发现摄入花色苷对人群和动物健康有不利影响,因此还不能进行定量的安全性评价,故不能制定可耐受最高摄入量(UL)。

七、主要食物来源

人类摄入的花色苷主要来源于深色浆果、蔬菜和谷薯类等富含花色苷的食物及其加工制品。在美国和欧盟已经分别建立了本地区常见花色苷含量较高的食物数据库。编者也对我国不同地区常见食物的花色苷种类及含量进行了分析[22],其中花色苷含量较高的常见代表性食物见表 15-2-1。

表 15-2-1 我国居民经常食用的代表性食物花色苷含量

单位:mg/100g 可食部

食物名称	花色苷含量	食物名称	花色苷含量
桑葚	668.05	紫苏	80.66
杨梅(紫)	147.54	红菜薹	28.86
黑李子	86.95	花豆角	24.83
蓝莓	84.14	紫芋头	19.71
黑加仑	71.21	紫马铃薯	12.55
杨梅(红)	49.48	黑米	622.58
三华李	47.62	红米	20.92
山楂	38.55	紫甘薯	10.29
巨峰葡萄	13.58	紫玉米(鲜)	4.10
紫包菜	256.06	黑豆	125.0

(编著 凌文华 郭红辉)

(工作组 郭俊生 程义勇 张立实 邓泽元 杨月欣)

参 考 文 献

[1] SANDOVAL-RAMIREZ B A,CATALAN U,FERNANDEZ-CASTILLEJO S,et al. Anthocyanin tissue bioavailability in animals:possible implications for human health. A systematic review[J]. J Agric Food Chem,2018,66(44):11531-11543.

[2] CZANK C,CASSIDY A,ZHANG Q,et al. Human metabolism and elimination of the anthocyanin, cyanidin-3-glucoside:a(13)C-tracer study[J]. Am J Clin Nutr,2013,97(5):995-1003.

[3] SCHON C,WACKER R,MICKA A,et al. Bioavailability study of maqui berry extract in healthy subjects[J]. Nutrients,2018,10(11):1720.

[4] KALT W,MCDONALD J E,VINQVIST-TYMCHUK M R,et al. Human anthocyanin bioavailability:effect of intake duration and dosing[J]. Food Funct,2017,8(12):4563-4569.

[5] JAYARATHNE S,STULL A J,PARK O H,et al. Protective effects of anthocyanins in obesity-associated inflammation and changes in gut microbiome[J]. Mol Nutr Food Res,2019,63(20):e1900149.

[6] GUO Y,ZHANG P,LIU Y,et al. A dose-response evaluation of purified anthocyanins on inflammatory and oxidative biomarkers and metabolic risk factors in healthy young adults:a randomized controlled trial[J]. Nutrition,2020(74):110745.

[7] ZHANG H,XU Z,ZHAO H,et al. Anthocyanin supplementation improves anti-oxidative and anti-inflammatory capacity in a dose-response manner in subjects with dyslipidemia[J]. Redox Biol,2020(32): 101474.

［8］ FALLAH A A,SARMAST E,FATEHI P,et al. Impact of dietary anthocyanins on systemic and vascular inflammation:systematic review and meta-analysis on randomised clinical trials［J］. Food Chem Toxicol, 2020(135):110922.

［9］ LIU C,SUN J,LU Y,et al. Effects of anthocyanin on serum lipids in dyslipidemia patients:a systematic review and meta-analysis［J］. PLoS One,2016,11(9):e0162089.

［10］ DAVINELLI S,ALI S,SCAPAGNINI G,et al. Effects of flavonoid supplementation on common eye disorders:a systematic review and meta-analysis of clinical trials［J］. Front Nutr,2021(8):651441.

［11］ NABAE K,HAYASHI S M,KAWABE M,et al. A 90-day oral toxicity study of purple corn color,a natural food colorant,in F344 rats［J］. Food Chem Toxicol,2008,46(2):774-780.

［12］ EFSA Panel on Food Additives and Nutrient Sources added to Food . Scientific Opinion on the re-evaluation of anthocyanins(E 163)as a food additive［J］. EFSA Journal,2013,11(4):3145.

［13］ WEDICK N M,PAN A,CASSIDY A,et al. Dietary flavonoid intakes and risk of type 2 diabetes in US men and women［J］. Am J Clin Nutr,2012,95(4):925-933.

［14］ MURPHY K J,WALKER K M,DYER K A,et al. Estimation of daily intake of flavonoids and major food sources in middle-aged Australian men and women［J］. Nutr Res,2019(61):64-81.

［15］ OH J S,KIM H,VIJAYAKUMAR A,et al. Association of dietary flavonoid intake with prevalence of type 2 diabetes mellitus and cardiovascular disease risk factors in Korean women aged ≥30 years［J］. J Nutr Sci Vitaminol(Tokyo),2017,63(1):51-58.

［16］ LI G,ZHU Y,ZHANG Y,et al. Estimated daily flavonoid and stilbene intake from fruits,vegetables,and nuts and associations with lipid profiles in Chinese adults［J］. J Acad Nutr Diet,2013,113(6):786-794.

［17］ MINK P J,SCRAFFORD C G,BARRAJ L M,et al. Flavonoid intake and cardiovascular disease mortality: a prospective study in postmenopausal women［J］. Am J Clin Nutr,2007,85(3):895-909.

［18］ JENNINGS A,WELCH A A,FAIRWEATHER-TAIT S J,et al. Higher anthocyanin intake is associated with lower arterial stiffness and central blood pressure in women［J］. Am J Clin Nutr,2012,96(4):781-788.

［19］ XU L,TIAN Z,CHEN H,et al. Anthocyanins,anthocyanin-rich berries,and cardiovascular risks: systematic review and meta-analysis of 44 randomized controlled trials and 15 prospective cohort studies［J］. Front Nutr,2021(8):747884.

［20］ YANG L,LING W,DU Z,et al. Effects of anthocyanins on cardiometabolic health:a systematic review and meta-analysis of randomized controlled trials［J］. Adv Nutr,2017,8(5):684-693.

［21］ FAIRLIE-JONES L,DAVISON K,FROMENTIN E,et al. The effect of anthocyanin-rich foods or extracts on vascular function in adults:a systematic review and meta-analysis of randomised controlled trials［J］. Nutrients,2017,9(8):908.

［22］ 郎静,凌文华. 不同烹调方式对食物中花色苷稳定性的影响［J］. 营养学报,2010,32(6):598-602, 607.

第三节　大豆异黄酮

大豆异黄酮（soy isoflavones）是一种多酚类化合物，主要存在于豆科植物中。除大豆类食物外，红三叶草和葛根等植物中也含有大豆异黄酮。20 世纪初发现大豆等植物中存在大豆异黄酮。20 世纪 50 年代开始对大豆异黄酮进行提取和人工合成，并发现了大豆异黄酮的拟雌激素效应。长期膳食摄入大豆异黄酮可显著降低女性乳腺癌发生风险，改善围绝经期综合征和绝经女性骨质疏松症，且有助于防治心血管疾病。基于前期研究证据，提出我国绝经前女性摄入大豆异黄酮降低乳腺癌发生风险的 SPL 为 55mg/d；绝经女性摄入大豆异黄酮降低乳腺癌发生风险、改善围绝经期综合征和绝经后骨质疏松症的 SPL 为 75mg/d。我国绝经女性摄入大豆异黄酮的 UL 为 150mg/d。

一、化学结构和理化性质

大豆异黄酮具有 3-苯并吡喃的化学结构（图 15-3-1），常以葡萄糖苷的形式存在，其中葡萄糖苷基团又常常被酯化为乙酰或丙二酰葡萄糖。自然界中主要存在的种类有染料木黄酮（genistein，又称金雀异黄酮）、大豆苷元（daidzein，又称大豆黄素）和黄豆黄素（glycitein）。红三叶草中还存在鹰嘴豆芽素 A（biochanin A，又称鸡豆黄素）和芒柄花黄素（formononetin），分别是染料木黄酮和大豆苷元的甲基化衍生物。葛根中存在的葛根素是大豆苷元-8-葡萄糖苷。

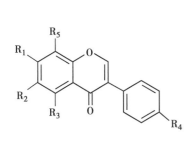

	R_1	R_2	R_3	R_4	R_5
染料木黄酮	OH	H	OH	OH	H
染料木苷	$O-C_6H_{11}O_5$	H	OH	OH	H
大豆苷元	OH	H	H	OH	H
大豆苷	$O-C_6H_{11}O_5$	H	H	OH	H
黄豆黄素	OH	OCH_3	H	OH	H
黄豆黄苷	$O-C_6H_{11}O_5$	OCH_3	H	OH	H
鹰嘴豆芽素A	OH	H	OH	OCH_3	H
芒柄花黄素	OH	H	H	OCH_3	H
葛根素	OH	H	H	OH	$C_6H_{11}O_5$

图 15-3-1　大豆异黄酮化学结构

由于大豆异黄酮与 17β-雌二醇的化学结构相似，能与雌激素受体结合，发挥类雌激素作用和调控内源性雌激素的作用，故属于植物雌激素。

大豆异黄酮是低分子量脂溶性化合物，与糖、葡糖醛酸或硫酸盐结合，或甲基化（生成衍生物如鹰嘴豆芽素 A）以及糖苷中葡萄糖基团乙酰化或丙二酰化均可增加其水溶性。在酸性条件下糖苷可水解成苷元。

各种食物加工方法（如凝固、加热、水处理、提取和发酵）会导致大豆异黄酮发生脱羧基、脱乙酰基或去糖苷等改变,降低食物中大豆异黄酮的含量。

二、吸收和代谢

(一) 消化吸收

人体摄入大豆异黄酮糖苷后,经肠道内 β-葡萄糖苷酶和微生物菌群水解为游离形式的苷元才能被机体吸收;随后,在肝脏或肠上皮细胞的尿苷二磷酸或磺基转移酶作用下,转变为葡糖醛酸和硫酸盐结合物,继而进入外周循环。人体内的大豆异黄酮广泛分布于组织器官和体液中,还可通过脐血运送到胎儿体内。

大豆异黄酮在血浆中主要以葡糖醛酸结合物和硫酸盐结合物形式存在,也有少量的苷元。大约30%的染料木黄酮和大豆苷元是混合型结合物。食物中大豆异黄酮苷元相比糖苷具有更高的生物利用度,更容易被人体吸收。大多数成年人摄入大豆异黄酮苷元后5~8小时达到大豆异黄酮苷元血浆浓度峰值,而摄入糖苷后的达峰时间则延迟1.5小时左右。成年人摄入 $1\mu mol/kg(bw)$ 的不同大豆异黄酮后,染料木黄酮的血浆浓度峰值高于大豆苷元,分别约为 $0.64\mu mol/L$ 和 $0.50\mu mol/L$,其糖苷峰值分别约为 $1.02\mu mol/L$ 和 $0.88\mu mol/L$。染料木黄酮及其糖苷的消除半衰期为9.5小时,而大豆苷元及其糖苷则为7.0~7.7小时。成年人分别进食50mg的染料木黄酮和大豆苷元后,血药浓度-时间曲线下的面积分别为 $4.54\mu g/(mL\cdot h)$ 和 $2.94\mu g/(mL\cdot h)$,其糖苷血药浓度-时间曲线下的面积则分别为 $4.95\mu g/(mL\cdot h)$ 和 $4.52\mu g/(mL\cdot h)$,表明染料木黄酮的生物利用度高于大豆苷元。

(二) 代谢

血浆中大豆异黄酮结合物可通过肝肠循环在肠道重吸收,或经肠道菌群代谢后吸收。部分人群肠道中的某些细菌可进一步代谢和降解大豆异黄酮,大豆苷元代谢为二氢大豆苷元和雌马酚,而染料木黄酮代谢为二氢染料木黄酮再经肠道吸收。能将大豆苷元代谢为雌马酚的人称为雌马酚代谢阳性者,否则为雌马酚代谢阴性者。亚洲人群中雌马酚代谢阳性者的比例(50%~60%)明显高于欧美人群(25%~30%)。

肠道中被吸收的大豆异黄酮主要以葡糖醛酸结合物形式通过尿液排泄,少量没有被吸收的大豆异黄酮主要通过粪便排泄。

儿童和成人进食含有同等量的大豆异黄酮 $[0.62mg/kg(bw)]$ 的大豆后,12小时内儿童尿液中大豆异黄酮不同成分及其代谢产物的分泌速度比成人高32%~44%,表明儿童摄入大豆异黄酮后的生物利用度高于成人。

三、生物学作用

(一) 拟/抗雌激素样作用

大豆异黄酮可与不同组织器官的雌激素受体结合,发挥类雌激素或拮抗内源性雌激素的作用。大豆异黄酮作为选择性雌激素受体调节剂具有双面性,在内源性雌激素水平较低时,表现为雌激素样作用;而在体内雌激素水平较高时,则表现为抗雌激素作用。大豆异黄酮可有效减少潮热的发生频率[1-2],改变女性血清卵泡刺激素和黄体生成素水平,而改善围绝经期综合征(perimenopausal syndrome)。大豆异黄酮或代谢产物与成骨细胞内的雌激素受体结合,增强成骨细胞的活性,促进骨基质的产生、分泌和骨矿化过程,从而改善绝经妇女骨质疏松症(postmenopausal osteoporosis)。摄入大豆异黄酮可明显增加腰椎、髋骨和股骨颈的骨密度,抑制骨吸收[3]。大豆异黄酮在乳腺癌的发病中表现为抗雌激素效应,其机制可能是通过增加雌激素向抗癌产物2-羟雌酮的代谢转化,而发挥降低乳腺癌发生风险的作用。

(二)抗氧化作用

大豆异黄酮可抑制活性氧自由基和过氧化氢生成、减少 DNA 氧化损伤、抑制脂质过氧化。大豆异黄酮干预 6 个月后可减少健康女性的 DNA 氧化损伤水平[4]。

(三)其他作用

大豆异黄酮可预防心血管疾病、改善健康人群和高血压人群的内皮依赖性血管舒张功能并降低动脉僵硬度、降低绝经后女性[5]和 2 型糖尿病患者的总胆固醇水平。大豆异黄酮还可降低子宫内膜癌[6]、结直肠癌、卵巢癌和亚洲非吸烟女性肺癌的发生风险。

四、过量危害与毒性

除对大豆过敏者外,人们通过食用大豆或豆制品摄入大豆异黄酮一般是安全的。研究中出现的不良反应主要是摄入过量的大豆异黄酮补充剂引起的。2015 年 EFSA 安全性评估显示,服用大豆异黄酮补充剂(绝大多数剂量在 20~150mg/d 之间,最高剂量为 300mg/d)未观察到对围绝经期和绝经后女性乳腺癌发生风险、乳腺密度和甲状腺激素水平的不良影响。

五、膳食摄入

目前,我国各省市开展的横断面调查、病例对照研究或队列研究主要通过食物频数法,并依据食物中大豆异黄酮苷元的含量估计人群膳食大豆异黄酮的摄入量。我国居民日常膳食中大豆异黄酮摄入量在不同地区和人群间差异较大。在纳入 10 个地区 30 万余名女性的研究中,大豆异黄酮的膳食摄入量平均值约为 9.4mg/d(等量苷元)[7],而其他研究中摄入量中位数范围为 5.9~41.7mg/d。

亚洲人群每日膳食大豆异黄酮摄入量高于欧美人群。日本、韩国和新加坡等亚洲国家约一半人群的大豆异黄酮摄入量高于 15mg/d,而大多数欧美人群低于 3mg/d。日本厚生劳动省 2006 年制定的大豆异黄酮作为特定保健食品的安全摄入量为等量苷元 30mg/d。2006 年美国癌症协会建议乳腺癌患者适当食用含大豆异黄酮的食品,但应避免服用浓缩大豆异黄酮的补充剂。

六、特定建议值和可耐受最高摄入量

(一)特定建议值

大豆异黄酮 SPL 的制定主要依据其降低女性乳腺癌发生风险的队列研究、改善绝经女性骨质疏松症和围绝经期综合征的 RCT 研究结果进行制定。

1. 大豆异黄酮降低女性乳腺癌发生风险的大规模人群队列研究 纳入 9 项队列研究的剂量效应 Meta 分析表明,631 498 女性中共有 10 229 名新发乳腺癌患者,膳食大豆异黄酮在 19.1~70.5mg/d 摄入范围内,每增加 10mg/d 可以使女性乳腺癌发生风险降低 3%(95% CI:1%~5%)[7]。上海女性健康研究对 70 578 名年龄在 40~70 岁女性开展的随访 13.2 年的队列研究发现,大豆异黄酮最高摄入组(55.0mg/d)相比最低摄入组(11.1mg/d),绝经前女性的乳腺癌发生风险显著降低 46%(95% CI:15%~66%)[8],表明绝经前女性每天摄入 55mg 大豆异黄酮可以降低其乳腺癌发生风险。日本一项于 1992—2008 年开展的纳入 15 607 名 35 岁以上女性的队列研究表明,大豆异黄酮最高摄入组(70.6mg/d)相比最低摄入组(18.7mg/d),绝经女性的乳腺癌发生风险显著降低 48%(95% CI:15%~68%)[9]。

2. 大豆异黄酮改善绝经女性骨质疏松症和围绝经期综合征的 RCT 研究 纳入 12 项 RCT 研究共 1 043 名研究对象的 Meta 分析表明,补充红三叶草大豆异黄酮剂量高于 80mg/d、持续 12 周以上可有效改善围绝经期和绝经女性的围绝经期症状[1]。我国广州 30 名绝经早期女性补充大豆异黄酮(84mg/d)6 个月后,相比对照组(30 人),潮热次数显著减少[10]。

纳入 52 项 RCT 研究共 5 313 名研究对象的 Meta 分析表明,围绝经期和绝经女性通过食物或提取物补充大豆异黄酮高于 90mg/d、持续 1 年以上可以明显增加腰椎、髋骨和股骨颈的骨密度,该作用在正常体重人群中更加明显[3]。我国山东 117 名绝经女性每日服用 100g 豆腐干(含大豆异黄酮 76.5mg)2 年后,相比对照组(112 人),腰椎骨密度明显增加[11]。

3. 人群摄入大豆异黄酮的 SPL 制定 大豆异黄酮在绝经前和绝经后女性的健康效应存在明显差异。在绝经前女性仅表现为降低乳腺癌发生风险。而在绝经后女性除降低乳腺癌发生风险之外,还可以改善围绝经期综合征和绝经女性骨质疏松症。

依据大豆异黄酮降低绝经前女性乳腺癌发生风险的最低有效剂量,绝经前女性摄入大豆异黄酮的 SPL 为 55mg/d。依据大豆异黄酮降低绝经后女性乳腺癌发生风险、改善围绝经期综合征和绝经女性骨质疏松症的有效剂量,绝经后女性摄入大豆异黄酮的 SPL 为 75mg/d。

临床研究表明青春期女性补充大豆异黄酮与乳腺癌发生风险之间不存在相关性[8],因此暂不制定青春期女性预防乳腺癌的 SPL。

此外,因缺乏研究证据,故不推荐男性、婴幼儿、儿童、青少年、孕妇和乳母额外补充大豆异黄酮。

(二)可耐受最高摄入量

以绝经后女性为研究对象给予大豆异黄酮补充剂的长期干预 RCT 研究较多。我国 2013 版 DRIs 中,绝经女性摄入大豆异黄酮的 UL 制定是基于两项分别在美国和意大利开展的 RCT 研究。224 名美国绝经后女性每日补充大豆异黄酮 120mg 3 年后,未观察到与干预相关的明显不良反应[12]。319 名意大利绝经后女性补充 150mg/d 大豆异黄酮 5 年后,有 6 名女性发生子宫内膜增生,无子宫内膜癌发生[13]。近十年来发表的在我国台湾地区 399 名绝经女性补充大豆异黄酮 300mg/d 持续 2 年[14]和美国 350 名绝经女性补充大豆异黄酮 154mg/d 持续 3 年[15]的研究中,均未观察到子宫内膜增生和组织病理学改变。综上,将 300mg/d 作为绝经女性摄入大豆异黄酮的 NOAEL,考虑长期摄入可能增加子宫内膜增生的风险,将 UF 设定为 2.5,据此维持我国绝经后女性摄入大豆异黄酮的 UL 为 120mg/d 不变。

七、主要食物来源

大豆及其制品是大豆异黄酮的主要来源。常见食物中大豆异黄酮含量见表 15-3-1。母乳中的大豆异黄酮含量远远低于以大豆为基础的婴儿食品,纯素食的母亲乳汁中总大豆异黄酮最高浓度为 32ng/g。

表 15-3-1 常见食物中大豆异黄酮含量

单位:mg/100g

食物名称	大豆异黄酮			
	总计	大豆苷元	染料木黄酮	黄豆黄素
豆类及制品				
大豆(熟、煮、不加盐)	65.11	30.76	31.26	3.75
青大豆(生,包括毛豆)	48.95	20.34	22.57	7.57
腐竹(生)	196.05	80.03	101.40	15.43
腐竹(熟)	44.67	17.81	25.15	2.69
豆腐(冻干)	83.20	29.59	51.04	3.44
豆片(全脂)	62.31	21.75	39.57	1.12
豆腐片(生)	33.91	15.59	16.01	2.77
豆腐	29.97	12.42	16.95	2.40
腐乳	34.68	12.18	21.12	2.30
黄豆芽(生)	34.39	12.86	18.77	2.88
豆奶(原味、香草味)	10.73	4.84	6.07	0.93
婴幼儿早餐谷物类和其他				
婴儿配方豆粉	25.00	7.23	14.75	3.00
提取物和原料类				
大豆粉	172.55	67.69	89.42	20.02
速溶豆粉	109.51	40.07	62.18	10.90
大豆蛋白提取物	91.05	30.81	57.28	8.54
浓缩大豆蛋白(水洗)	94.65	38.25	52.81	4.94
浓缩大豆蛋白(乙醇提取)	11.49	5.78	5.26	1.57

数据来源:杨月欣.中国食物成分表标准版:第一册[M].北京:北京大学医学出版社,2018。

(编著 糜漫天 秦 玉)

(工作组 肖 荣 苏宜香 张立实 凌文华)

参 考 文 献

［1］KANADYS W,BARAŃSKA A,BŁASZCZUK A,et al. Evaluation of clinical meaningfulness of red clover (Trifolium pratense L)extract to relieve hot flushes and menopausal symptoms in peri- and post-menopausal women:a systematic review and Meta-analysis of randomized controlled trials［J］. Nutrients,2021,13(4): 1258.

［2］FRANCO O H,CHOWDHURY R,TROUP J,et al. Use of plant-based therapies and menopausal symptoms: a systematic review and Meta-analysis［J］. JAMA,2016,315(23):2554-2563.

［3］AKHLAGHI M,GHASEMI NASAB M,RIASATIAN M,et al. Soy isoflavones prevent bone resorption and loss,a systematic review and meta-analysis of randomized controlled trials［J］. Crit Rev Food Sci Nutr, 2020,60(14):2327-2341.

［4］ERBA D,CASIRAGHI M C,MARTINEZ-CONESA C,et al. Isoflavone supplementation reduces DNA oxidative damage and increases O-β-N-acetyl-D-glucosaminidase activity in healthy women［J］. Nutr Res, 2012,32(4):233-240.

［5］MORADI M,DANESHZAD E,AZADBAKHT L. The effects of isolated soy protein,isolated soy isoflavones and soy protein containing isoflavones on serum lipids in postmenopausal women:A systematic review and meta-analysis［J］. Crit Rev Food Sci Nutr,2020,60(20):3414-3428.

［6］ZHONG X S,GE J,CHEN S W,et al. Association between dietary isoflavones in soy and legumes and endometrial cancer:a systematic review and Meta-analysis［J］. J Acad Nutr Diet,2018,118(4):637- 651.

［7］WEI Y,LV J,GUO Y,et al. Soy intake and breast cancer risk:a prospective study of 300,000 Chinese women and a dose-response meta-analysis［J］. Eur J Epidemiol,2020,35(6):567-578.

［8］BAGLIA M L,ZHENG W,LI H,et al. The association of soy food consumption with the risk of subtype of breast cancers defined by hormone receptor and HER2 status［J］. Int J Cancer,2016,139(4):742- 748.

［9］WADA K,NAKAMURA K,TAMAI Y,et al. Soy isoflavone intake and breast cancer risk in Japan:from the Takayama study［J］. Int J Cancer,2013,133(4):952-960.

［10］YE Y B,WANG Z L,ZHUO S Y,et al. Soy germ isoflavones improve menopausal symptoms but have no effect on blood lipids in early postmenopausal Chinese women:a randomized placebo-controlled trial［J］. Menopause,2012,19(7):791-798.

［11］LI L,SUN M,SUN J,et al. The effect of dried beancurd on bone mineral density in postmenopausal Chinese women:a 2-year randomized controlled trial［J］. Calcif Tissue Int,2019,105(6):573-581.

［12］ALEKEL D L,VAN LOAN M D,KOEHLER K J,et al. The soy isoflavones for reducing bone loss(SIRBL) study:a 3-y randomized controlled trial in postmenopausal women［J］. Am J Clin Nutr,2010,91(1):218-230.

［13］UNFER V,CASINI M L,COSTABILE L,et al. Endometrial effects of long-term treatment with phytoestrogens:a randomized,double-blind,placebo-controlled study［J］. Fertil Steril,2004,82(1):145- 148,quiz 265.

［14］TAI T Y,TSAI K S,TU S T,et al. The effect of soy isoflavone on bone mineral density in postmenopausal

Taiwanese women with bone loss:a 2-year randomized double-blind placebo-controlled study [J].
Osteoporos Int,2012,23(5):1571-1580.

[15] QUAAS A M,KONO N,MACK W J,et al. Effect of isoflavone soy protein supplementation on
endometrial thickness,hyperplasia,and endometrial cancer risk in postmenopausal women:a randomized
controlled trial [J]. Menopause,2013,20(8):840-844.

第四节　绿　原　酸

绿原酸(chlorogenic acid,CGA),又名酰基奎尼酸,别名咖啡鞣酸,是一种酚酸,广泛存在于植物性食物中,咖啡饮品和蔬菜、水果中含量尤多。1909 年,Gorter K 首次从绿色的生咖啡豆中分离提取出结晶型绿原酸;1995 年逐渐认识绿原酸等肉桂酸衍生物作为膳食抗氧化剂的重要性[1]。绿原酸(主要是 5-O-咖啡酰奎尼酸)具有抗氧化、抗炎、抗菌及抗病毒等生物活性。人群流行病学调查和干预研究以及动物试验结果显示,绿原酸在调节糖脂代谢,改善胰岛素抵抗,降低 2 型糖尿病和心血管疾病风险,保护神经、肝脏、肺脏、眼睛以及关节等器官免受氧化和炎症损伤等方面,发挥着重要作用。基于目前的研究证据,提出绿原酸改善空腹血糖、降低 2 型糖尿病风险的 SPL 为 200mg/d。

一、化学结构和理化性质

绿原酸是由咖啡酸和奎尼酸缩合而成的缩酚酸,是反式肉桂酸的主要衍生物之一,化学名为 1,3,4,5-四羟基环己烷羧酸-3,4-二羟基肉桂酸酯,分子式为 $C_{16}H_{18}O_9$,相对分子质量为354.3,其化学结构如图 15-4-1 所示。

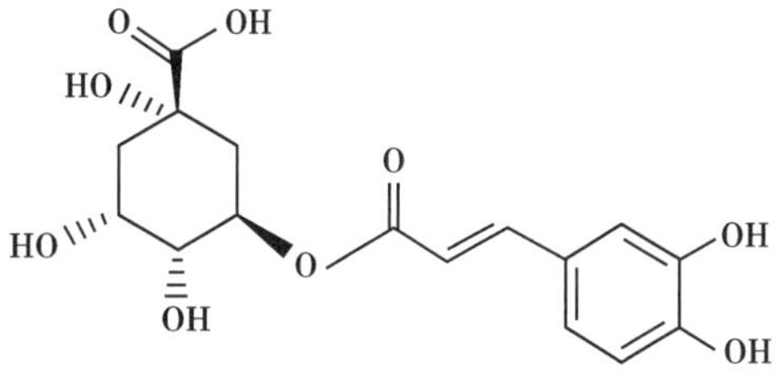

图 15-4-1　绿原酸的化学结构(Fischer,1932)

天然植物中的绿原酸常伴有异构体(图 15-4-2),已经分离出来的异构体有绿原酸(3-O-咖啡酰奎尼酸,3-O-caffeoylquinic acid,3-CQA)、新绿原酸(5-O-咖啡酰奎尼酸,5-O-caffeoylquinic acid,5-CQA)、隐绿原酸(4-O-咖啡酰奎尼酸,4-CQA)、异绿原酸 A(3,5-O-二咖啡酰奎尼酸,3,5-CQA)、异绿原酸 B(3,4-O-二咖啡酰奎尼酸,3,4-CQA)、异绿原酸 C(4,5-O-二咖啡酰奎尼酸,4,5-CQA),这些异构体的合成途径以及其所发挥的生物活性大致相同。最常见的广泛存在的单一绿原酸是新绿原酸(5-CQA),也是目前可用的商品化纯品绿原酸。加工过程中,部分反式结构可转化为顺式结构。

绿原酸为白色粉末,易被氧化,对碱不稳定,受热后易分解,但紫外线(UVA、UVB)照射下不易分解。其半水合物为针状结晶,110℃变为无水化合物。熔点为 208℃(205~209℃),比旋光度 –36°(c=1,H₂O)。绿原酸在 25℃水中溶解度为 4%,热水中溶解度增加。作为一种极性的有机酸,绿原酸易溶于乙醇及丙酮等极性溶剂,微溶于乙酸乙酯,难溶于氯仿、乙醚等弱极性溶剂。

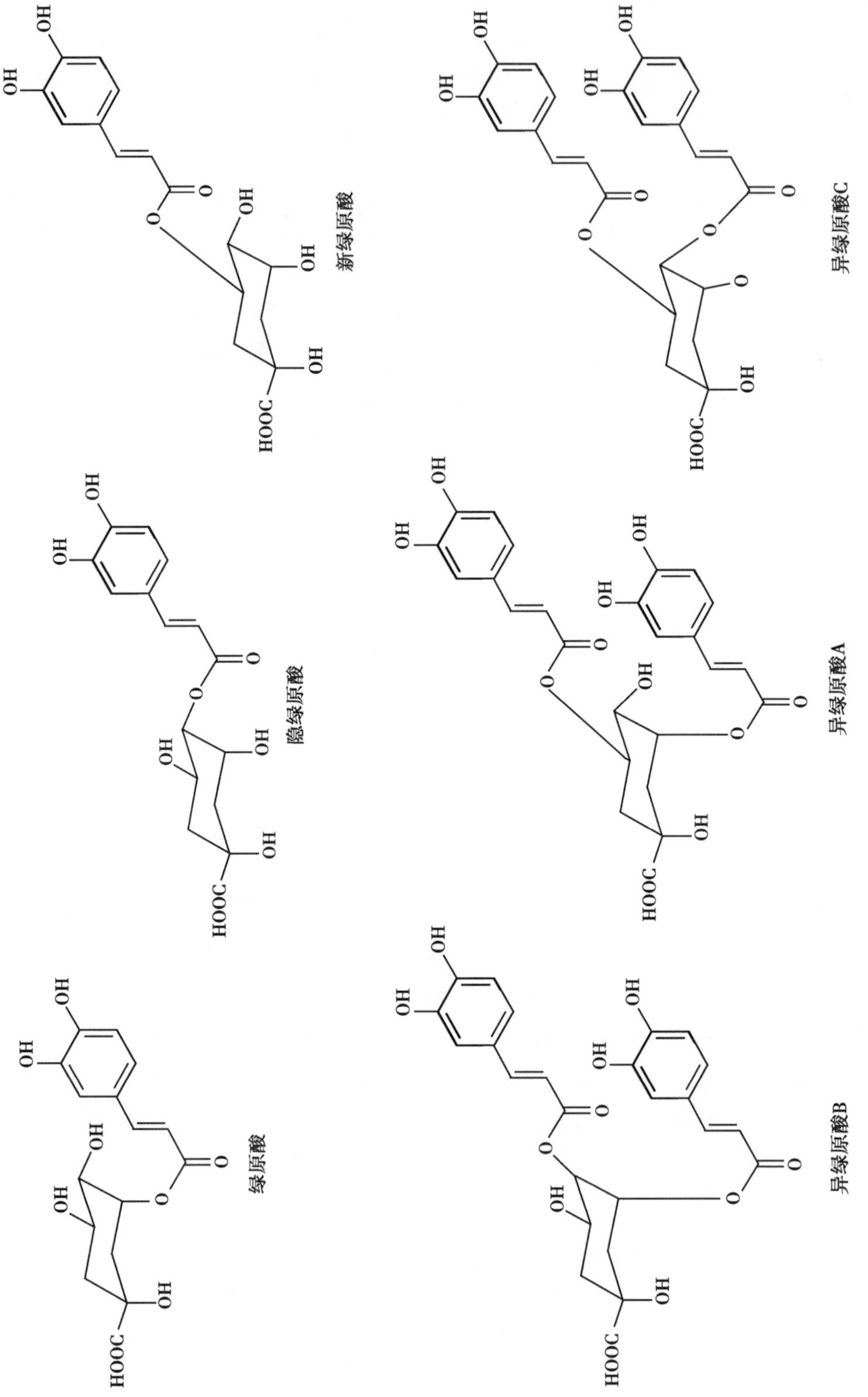

图 15-4-2   绿原酸及其异构体

二、吸收和代谢

(一)吸收与分布

人体代谢试验研究显示,绿原酸可以通过胃肠道吸收,其吸收途径包括[2]:①在人体胃和/或胃肠道上部,食物中部分完整的 5-CQA(约 33%)不水解以原型被吸收进入血流;②少量的 5-CQA(约 7%)通过被动扩散被小肠吸收,包括水解产物咖啡酸和奎尼酸;③结肠微生物群介导的 5-CQA 代谢产物的吸收(约 60%);④完整的 5-CQA 及其代谢物进入血液后,在肝脏中被吸收和/或代谢。通过小肠吸收的绿原酸(5-CQA)可能储存在肝脏。

(二)代谢与排泄

在生理状态下,绿原酸进入血液后与人血清白蛋白特定的亚区ⅡA结合运输。其代谢产物在血液中以葡糖醛酸和硫酸盐形式(如二羟咖啡酸-3-0-硫酸盐或糖醛酸盐、二羟阿魏酸-3-0-硫酸盐或糖醛酸盐)运输[3]。进入人体内的绿原酸在肝脏,主要是在还原型烟酰胺腺嘌呤二核苷酸磷酸(NADPH)-细胞色素 P450 的Ⅰ相代谢作用下进一步代谢。经尿排泄的代谢产物有马尿酸(50%),原型绿原酸(5-CQA,1.7%),还有二羟咖啡酸、芥子酸、没食子酸、对羟基苯甲酸、香草酸、咖啡酸、阿魏酸、异阿魏酸、香豆酸等,占绿原酸总摄入量的 5.5%,表明绿原酸及其代谢产物可能主要不是通过尿液排泄。胆汁和其他消化液可能是循环中的绿原酸及其混合物的主要排泄途径。

绿原酸在人体的吸收、代谢和利用存在较大的个体差异;尿中二羟咖啡酸-3-O-硫酸盐有可能作为评价绿原酸摄入量的敏感生物指标[2-3]。人体的健康状况、肠道微生物菌群、含绿原酸食物的烹调状况[4]等均可能影响绿原酸的吸收、代谢和利用。

三、生物学作用

(一)调节糖代谢

口服绿原酸可以改善健康人、超重肥胖和糖耐量异常者的糖耐量和血浆胰岛素水平[5]。用含绿原酸的植物提取物对糖尿病患者进行辅助治疗,有助于改善糖尿病患者糖、脂代谢,降低空腹血糖和血浆 C 反应蛋白(CRP)[6]。其作用机理主要表现在以下几方面[7-10]:①抑制 α-葡萄糖苷酶活性,减少糖吸收;②抑制葡萄糖-6-磷酸酶表达和活性,减少肝糖输出;③上调葡萄糖转运体 4(GLUT4)和葡萄糖转运体 2(GLUT2)表达水平,加速糖转运;④增加脂联素水平,改善胰岛素敏感性;⑤竞争性抑制 α-淀粉酶;⑥激活 AMP 活化蛋白激酶(AMP-activated protein kinase,AMPK),下调肝 X 受体 α(liver X receptor α,LXRα)、过氧化物酶体增殖物激活受体 γ(peroxisome proliferator-activated receptor,PPARγ)和乙酰-CoA羧化酶(Acetyl-CoA carboxylase,ACC)表达,上调过氧化物酶体增殖物激活受体 α(PPARα)表达,增加脂肪酸 β 氧化等。

(二)调节脂代谢,减控体重

随机对照试验的系统综述和 Meta 分析结果显示,摄入富含绿原酸的咖啡提取物可显著降低体重和 BMI[11]。其机制主要是：通过抑制甘油三酯在肝脏中的积累和改变血中脂肪因子水平，下调脂肪生成相关基因并上调脂肪酸氧化相关基因表达；调节脂肪代谢酶，如抑制脂肪酸合成酶和乙酰辅酶 A 羧化酶活性；增强肝脏 PPARα 的表达和脂肪酸 β 氧化活性；抑制脂肪吸收；减少食物摄入量，增加能量消耗等[12-13]。

（三）降低血压，抑制动脉粥样硬化

随机对照试验结果显示，绿原酸可显著降低轻度高血压患者血压[14]。绿原酸通过上调 PPARγ、LXRα、三磷酸腺苷结合盒转运体 A1（ATP-binding cassette transporter A1，ABCA1）和三磷酸腺苷结合盒转运体 G1（ABCG1）的 mRNA 水平，以及增加 PPARγ 的转录活性，抑制动脉粥样硬化；通过激活 cAMP 依赖性蛋白激酶（cAMP-dependent protein kinase，PKA）或增加环磷酸腺苷（cyclic adenosine monophosphate，cAMP）水平，降低血小板的炎症介质[可溶性 P-选择素（sP-selectin）、趋化因子配体 5（chemokine（C-C motif）ligand 5，CCL5）、可溶性 T 淋巴细胞 CD40 配体（sCD40L）和白细胞介素-1β（IL-1β）]，抑制血栓素 A2（thromboxane A2，TXA2）分泌，抑制血小板活性；通过调节肾素-血管紧张素-醛固酮系统，增加 NO 水平，以及减弱促炎细胞因子（IL-1β 和 TNF-α）和其他炎症相关标志物如白介素-6（IL-6），控制血压；通过抑制血管紧张素转换酶（ACE）的活性和平滑肌细胞的增殖以及阻断缺氧诱导因子-1α/丝氨酸苏氨酸激酶（HIF-1α/AKT）信号通路，重塑血管[15]。

（四）抗氧化、抗炎作用

绿原酸（主要是 5-CQA）可通过磷酸肌醇-3-激酶/丝氨酸苏氨酸激酶（PI3K/AKT）、细胞外调节蛋白激酶 1/2（extracellular regulated protein kinases，ERK1/2）和 c-Jun 氨基末端激酶（c-Jun N-terminal kinase，JNK）信号途径，以及调节叉头转录因子（FoxO）基因活化等多种机制发挥抗氧化作用，防止细胞凋亡，拮抗氧化剂对血管内皮、大脑、外周神经、肝和肺脏的损伤作用；通过抑制 Toll 样受体 4（Toll-like receptor 4，TLR4）、TNF-α、NF-κB 和 JNK 通路，以及下调基质金属蛋白酶（MMP-1、MMP-3 和 MMP-13）的表达等，发挥抗炎作用。

四、过量危害与毒性

急性毒性：大鼠腹腔注射绿原酸≤2 437mg/kg（bw），未发生死亡；注射剂量为 4 000mg/kg（bw），导致死亡率为 4/6（美国国立卫生研究院 NIEHS 国家毒理学计划，National Toxicology Program of NIEHS in NIH，USA，2005）。红翼黑鸟经口 LD_{50} 大于 100mg/kg（bw）（美国国立卫生研究院 NIEHS 国家毒理学计划，National Toxicology Program of NIEHS in NIH，USA，2005）。

现有的亚慢毒性、慢性毒性和遗传毒性（National Toxicology Program of NIEHS in NIH，USA，2005）实验均未观察到任何毒副作用。

一项交叉对照研究显示，20 名健康男女，每日口服 2g（5.5mmol）绿原酸 7d，最后一次服用后 4~5h 血浆同型半胱氨酸比安慰剂对照升高 12%，20h 后空腹血浆同型半胱氨酸升高 4%[16]，表明长期过量摄入绿原酸可能引起血浆同型半胱氨酸一过性急性升高。人群干预研究显示，高剂量（400~1 200mg/d）长期服用绿原酸未发现副作用[11]。

五、膳食摄入

绿原酸的食物来源广泛,膳食摄入水平受饮食习惯的影响较大。一项覆盖 10 个欧洲国家 36 037 人的队列研究结果显示,绿原酸的摄入量均值为 450mg/d[17]。按英国人通常早、中、晚的饮食习惯和是否经常喝咖啡对绿原酸的摄入量进行评估,习惯每日喝咖啡者的绿原酸摄入量很容易达到 500~1 000mg/d,而不经常喝咖啡者和很少吃新鲜蔬菜水果者,绿原酸摄入量可能为 ≤25mg/d[18]。根据食物消费调查,估计德国人绿原酸摄入量为男性 5~983mg/d,女性 6~787mg/d[19]。巴西成年人绿原酸摄入量为 258.8mg/d[20]。根据日本功能食品因子数据库的资料,日本居民每日绿原酸的摄入量超过 10μmol(>4mg/d)。

关于我国人群绿原酸摄入水平,尚未见文献报道。对宁夏 413 名在校大学生膳食酚类化合物摄入量的横断面调查显示,食物中的总酚酸摄入量约 525mg/d[21]。据此总酚酸主要贡献的食物及其绿原酸的含量,编者估算宁夏在校大学生绿原酸摄入量为 50~70mg/d。

六、特定建议值和可耐受最高摄入量

(一)特定建议值

1. 调节糖脂代谢 咖啡富含绿原酸。在咖啡摄入与 2 型糖尿病(T2DM)关系的研究中,一篇纳入 29 项研究共 30 个队列的系统评价[22](样本量 1 185 210 例,其中 T2DM 病例 53 018 例)结果显示,与饮用咖啡最少者相比(中位数为 0 杯/d),饮用最多(中位数为 5 杯/d)者 T2DM 发生的 RR 为 0.71(95%CI:0.67~0.76);饮用咖啡者(0~5 杯/d)每天每增加 1 杯,T2DM 风险降低 6%(RR=0.94,95%CI:0.93~0.95)。

纳入 14 项生/绿咖啡豆提取物(GCE)和 CGA 随机对照试验系统综述和 Meta 分析[5],评估 CGA 调节糖脂代谢的作用。样本例数 766(其中 CGA 组 380 人,对照组 386 人),CGA 组剂量 13.5~1 200mg/d,干预周期 2~16 周,结果显示,CGA 可以显著降低空腹血糖(FBG)(WMD:−2.35mg/dL,95%CI:−3.78~−0.92mg/dL,P=0.001)、血清胰岛素水平(WMD:−0.63μU/L,95%CI:−1.11~−0.15μU/L,P=0.01)和血清总胆固醇水平(WMD:−4.51mg/dL,95%CI:−8.39~−0.64mg/dL,P=0.02),尤其是高胆固醇个体。亚组分析显示,包含男女两个性别的研究显示 CGA 可以显著降低血清 TG 水平;干预时间大于等于 8 周的研究显示,CGA 可以显著降低女性血清 LDL-C 和升高 HDL-C 水平。CGA 与 FBG、TG 和 HDL-C 呈非线性剂量效应关系。在剂量≥200mg/d 的情况下,CGA 降低 FBG 更显著(图 15-4-3)。

另一项纳入了 14 项高质量的随机对照试验的 Meta 分析[23],评估咖啡和 GCE 对代谢综合征(metabolic syndrome,MS)指标的影响,受试者 821 人,包括健康人、超重肥胖、高血压、血脂异常、胰岛素抵抗人群,干预周期 60min~24 周。结果表明,补充 GCE(含有 CGA 180~376mg/d)4 周及以上可以有效减小腰围(0.4%~3.0%),降低 FBG(0.8%~14.8%)、TG 水平(2.2%~11.3%)、SBP(2.1%~9.8%)和 DBP(4.7%~6.7%),增加 HDL-C 水平(0.7%~15.6%)。补充含 510.6mg/d CGA 的脱咖啡因咖啡,持续 4 周以上,可有效减小腰围(1.6%)、FBG 水平

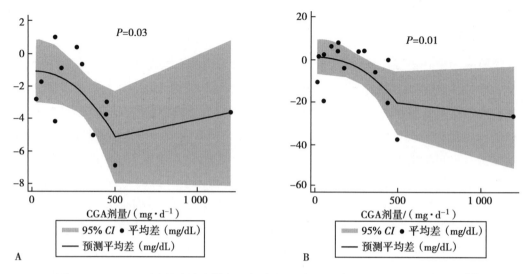

图 15-4-3　CGA 对血清空腹血糖水平（A）和 TG（B）影响的非线性剂量效应关系[5]

（4.1%~4.9%）、TG 水平（1.2%~4.6%）、SBP（3.0%~4.4%）和 DBP（3.3%~7.3%）。

一项纳入 15 项 GCE 和咖啡饮品对体重影响的随机对照试验 Meta 分析[11]，样本例数 897 人，CGA 含量 30~1 200mg/d，干预周期 1~12 周，结果显示，CGA 可以显著降低体重（WMD：-1.23kg，95%CI：-1.64~-0.82kg，$P<0.001$）、BMI（WMD：-0.48kg/m²，95%CI：-0.78~-0.18kg/m²，$P=0.001$）和腰围（WMD：-1.00cm，95%CI：-1.70~-0.29cm，$P=0.006$），未发现显著的剂量-效应关系。与高剂量短期（<8 周）干预比较，低剂量 CGA（<400mg/d）干预≥8 周可显著降低 BMI，特别是对于超重和肥胖受试者。

2. 改善血压作用　一项纳入 8 个临床试验的系统综述[24]，评估 CGA 降压效果，样本量为 522 人，其中 4 个试验对象为正常血压受试者，4 个为轻度高血压患者，结果显示，8 个试验中有 3 个显示 CGA 可显著降低收缩压；8 个试验中有 2 个显示 CGA 可显著降低舒张压。降压效果仅出现在高血压人群中。没有发现 CGA 降低血压的剂量效应关系。高剂量（>300mg/d）CGA 的降压效果可能在 4 周后达到高峰，之后可能回归基线，表明长期服用 CGA 后可能产生了适应现象。而长期服用低剂量（140mg/d）CGA 可能效果更佳。

有关绿原酸调节糖脂代谢和血压的临床研究见表 15-4-1。

队列研究系统评价结果显示，经常喝咖啡（富含 CGA）的人群 2 型糖尿病发病风险显著下降。人群干预研究结果表明，给予 13.5~1 200mg/d 绿原酸可降低空腹血糖，改善糖耐量，减控体重，改善高血压患者血压水平。当绿原酸摄入量≥200mg/d 时更有益于降低空腹血糖，呈非线性剂量效应关系。鉴于目前人群研究，提出 CGA 改善空腹血糖、降低 2 型糖尿病风险 SPL 为 200mg/d。

（二）可耐受最高摄入量

基于有关 CGA 的过量危害研究和大剂量人群干预研究未发现有不良影响；现有的亚慢毒性、慢性毒性和遗传毒性实验均未观察到任何毒副作用；目前未见国际组织和其他国家、

表 15-4-1　绿原酸与疾病相关的临床研究汇总

文献	研究类型	样本例数	研究来源	研究对象状况	研究对象年龄/岁	CGA来源	CGA干预剂量	干预周期	结果
Asbaghi O, 2020[5]	14项RCT的Meta分析	766例 T:380例 C:386例	伊朗5项、日本4项、韩国2项、西班牙2项、墨西哥1项	健康人群2项、肥胖人群5项、高血压患者2项、胆固醇正常/高胆固醇血症2项、糖耐量受损患者1项、代谢综合征患者1项、非酒精性脂肪肝病且肥胖患者1项、轻度皮肤干燥者1项	20~60	绿咖啡豆提取物、绿原酸纯品；6项膳食补充剂，8项咖啡冲饮品	GCE:90~6 000mg/d; CGA:13.5~1 200mg/d	2~16周	CGA可以显著降低FBG、血清胰岛素和胆固醇水平；降FBG效果呈非线性剂量效应关系，摄入量≥200mg/d时作用更明显
Asbaghi O, 2020[11]	15项RCT的Meta分析	897例 T:489例 C:408例	伊朗6项、日本2项、韩国2项、西班牙2项、法国1项、约旦1项、墨西哥1项	体重正常2项、超重或肥胖人群13项。伴有血脂紊乱、代谢综合征、非酒精精脂肪肝、高血压	18~75	绿咖啡豆提取物、咖啡饮品；10项膳食补充剂，5项粉剂冲饮	GCE:90~6 000mg/d; CGA:30~1 200mg/d	1~12周	CGA可以显著降低体重、BMI和腰围。无显著剂量效益关系。低剂量（小于400mg/d）干预长期（≥8周）干预BMI效果优于高剂量短期干预。性价比优于奥利司他（减肥药）。高剂量长时间干预未发现副作用
Loader, 2017[24]	8项RCT的系统综述	522例 T:354例（多个剂量组）C:168例	日本5项、澳大利亚2项、哥伦比亚1项	正常血压4项、轻度高血压4项	18~70	绿咖啡豆提取物	CGA:25~900mg	单次干预 1~16周	3/8个试验显示CGA可以显著降低收缩压，2/8个显示CGA可以显著降低舒张压。小剂量（140mg/d,12周）长时间对轻度高血压患者有降压作用

注:RCT:随机对照试验;CGA:绿原酸;GCE:绿咖啡豆提取物;T:试验组,C:对照组。

地区对绿原酸制定 UL,故此次修订暂不提出 UL。

七、主要食物来源

绿原酸广泛存在于天然植物性食物中,其含量受食物种类、产地、品种和成熟度以及食物的储存和加工程度的影响。咖啡豆及其咖啡制品是绿原酸良好的来源,也是主要食物来源。菊苣、蓝莓、葵花籽仁、樱桃、茄子、薯类、苹果、梨、山楂等绿原酸含量也较高[1,25](表 15-4-2)。

表 15-4-2 常见食物中绿原酸的含量

单位:mg/100mL 或 mg/100g 可食部

食物	含量	食物	含量
咖啡,很浓	337.5	苹果	6.2~38.5
浓咖啡	150~175	西方梨	30.9
阿拉伯咖啡	35~100	山楂	23.4
海南苦丁(干)	2 564	土豆	26.7
金银花(干)	2 256	八角茴香	10~20
菊苣	260	东方梨	16.3
蓝莓	50~200	桃子	15.5
葵花籽仁	63.0~97.1	黑醋栗	14
樱桃	15~60	羽衣甘蓝/卷心菜/孢子甘蓝	0.6~12
茄子	60	胡萝卜	12
甘薯	10~50	山药	6.2~10.3
朝鲜蓟	45		

(编著 常翠青)

(工作组 杨月欣 程义勇 郭俊生 张立实 肖 荣)

参 考 文 献

[1] CLIFFORD M N. Chlorogenic acids and other cinnamates:nature,occurrence and dietary burden [J]. J Sci Food Agric,1999(79):362-372.

[2] CLIFFORD M N,KERIMI A,WILLIAMSON G. Bioavailability and metabolism of chlorogenic acids (acyl-quinic acids)in humans[J]. Compr Rev Food Sci Food Saf,2020,19(4):1299-1352.

[3] STALMACH A,MULLEN W,BARRON D,et al. Metabolite profiling of hydroxycinnamate derivatives in plasma and urine after the ingestion of coffee by humans:identification of biomarkers of coffee consumption [J]. Drug Metab Dispos,2009,37(8):1749-1758.

［4］BUGIANESI R,SALUCCI M,LEONARDI C,et al. Effect of domestic cooking on human bioavailability of naringenin,chlorogenic acid,lycopene and beta-carotene in cherry tomatoes［J］. Eur J Nutr,2004,43（6）: 360-366.

［5］ASBAGHI O,SADEGHIAN M,NASIRI M,et al. The effects of green coffee extract supplementation on glycemic indices and lipid profile in adults:a systematic review and dose-response meta-analysis of clinical trials［J］. Nutr J,2020,19（1）:71.

［6］ABIDOV M,RAMAZANOV A,JIMENEZ DEL RIO M,et al. Effect of blueberin on fasting glucose, C-reactive protein and plasma aminotransferases,in female volunteers with diabetes type 2:double-blind, placebo controlled clinical study［J］. Georgian Med News,2006（141）:66-72.

［7］YAN Y,ZHOU X,GUO K,et al. Use of chlorogenic acid against diabetes mellitus and its complications［J］. J Immunol Res,2020（2020）:9680508.

［8］GUO C,ZHANG X,YU Y,et al. Lonicerae Japonicae Flos extract and chlorogenic acid attenuates high-fat-diet- induced prediabetes via CTRPs-AdipoRs-AMPK/PPARα axes［J］. Front Nutr,2022（9）:1007679.

［9］LI S Y,CHANG C Q,YU C L. Modulating effects of chlorogenic acid on lipids and glucose metabolism and expression of hepatic peroxisome proliferator-activated receptor-alpha in golden hamsters fed on high fat diet ［J］. Biomed Environ Sci,2009,22（2）:122-129.

［10］JIN S,CHANG C,ZHANG L,et al. Chlorogenic acid improves late diabetes through adiponectin receptor signaling pathways in db/db mice［J］. PLoS One. 2015,10（4）:e0120842.

［11］ASBAGHI O,SADEGHIAN M,RAHMANI S,et al. The effect of green coffee extract supplementation on anthropometric measures in adults:a comprehensive systematic review and dose-response meta-analysis of randomized clinical trials［J］. Complement Ther Med,2020（51）:102424.

［12］KUMAR R,SHARMA A,IQBAL M S,et al. Therapeutic promises of chlorogenic acid with special emphasis on its anti-obesity property［J］. Curr Mol Pharmacol,2020,13（1）:7-16.

［13］HE X Y,ZHENG S J,SHENG Y,et al. Chlorogenic acid ameliorates obesity by preventing energy balance shift in high-fat diet induced obese mice［J］. J Sci Food Agric,2021（101）:631-637.

［14］KOZUMA K,TSUCHIYA S,KOHORI J,et al. Antihypertensive effect of green coffee bean extract on mildly hypertensive subjects［J］. Hypertens Res,2005（28）:711-718.

［15］LUKITASARI M,SAIFUR ROHMAN M,NUGROHO D A,et al. Cardiovascular protection effect of chlorogenic acid:focus on the molecular mechanism［J］. F1000Res,2020（9）:1462.

［16］OLTHOF M R,HOLLMAN P C,ZOCK P L,et al. Consumption of high doses of chlorogenic acid,present in coffee,or of black tea increases plasma total homocysteine concentrations in humans［J］. Am J Clin Nutr,2001,73（3）:532-538.

［17］ZAMORA-ROS R,KNAZE V,ROTHWELL J A,et al. Dietary polyphenol intake in Europe:the European Prospective Investigation into Cancer and Nutrition（EPIC）study［J］. Eur J Nutr,2016,55（4）:1359-1375.

［18］CLIFFORD M N. Chlorogenic acids and other cinnamates:nature,occurrence and dietary burden, absorption and metabolism［J］. J Sci Food Agric,2000（80）:1033-1043.

［19］RADTKE J,LINSEISEN J,WOLFRAM G. Phenolic acid intake of adults in a Bavarian subgroup of the national food consumption survey［J］. Z Ernahrungswiss,1998（37）:190-197.

［20］MIRANDA A M,STELUTI J,FISBERG R M,et al. Dietary intake and food contributors of polyphenols in adults and elderly adults of Sao Paulo：a population-based study［J］. Br J Nutr，2016，115（6）：1061-1070.

［21］GAO Q，YUAN X，YANG J，et al. Dietary profile and phenolics consumption in university students from the Ningxia Hui Autonomous Region of China［J］. BMC Nutrition，2020，6（1）：58.

［22］CARLSTROM M，LARSSON S C. Coffee consumption and reduced risk of developing type 2 diabetes：a systematic review with meta-analysis［J］. Nutr Rev，2018，76（6）：395-417.

［23］RAMLI N N S，ALKHALDY A A，MHDJALIL A M. Effects of caffeinated and decaffeinated coffee consumption on metabolic syndrome parameters：a systematic review and Meta-analysis of data from randomised controlled trials［J］. Medicina，2021，57（9）：957.

［24］LOADER T B，TAYLOR C G，ZAHRADKA P，et al. Chlorogenic acid from coffee beans：evaluating the evidence for a blood pressure-regulating health claim［J］. Nutr Rev，2017，75（2）：114-133.

［25］周沙，吴小东，刘静，等. 不同来源茶叶中绿原酸含量比较［J］. 华西药学杂志，2008，23（2）：190-192.

第五节 儿 茶 素

儿茶素（catechin）类化合物属于多酚类家族中黄烷醇类物质，在茶叶中含量最为丰富，占茶叶中茶多酚含量的 75%~80%。1847 年，德国化学家 Rochelder 和 Hlasiwetz 在茶叶中发现带没食子酸的单宁；1929—1934 年，先后分离出表儿茶素、表没食子儿茶素和儿茶素没食子酸酯。儿茶素类化合物具有抗氧化、抗炎、改善糖脂代谢以及预防肿瘤等作用。我国已将以儿茶素为主体的茶多酚列为抗氧化食品添加剂。欧洲食品安全局认为儿茶素类化合物可用于饮料、食品、添加剂和药品。联合国粮农组织与世卫组织食品添加剂联合专家委员会和美国 FDA 也认为茶多酚为安全物质。

一、化学结构和理化性质

天然状态下存在的儿茶素类化合物除了少量儿茶素（catechin，C）单体外，主要是儿茶素与没食子酸结合形成的衍生物，即表没食子儿茶素没食子酸酯（epigallocatechin-3-gallate，EGCG）、表没食子儿茶素（epigallocatechin，EGC）、表儿茶素没食子酸酯（epicatechin-3-gallate，ECG）、表儿茶素（epicatechin，EC）、儿茶素没食子酸酯（catechin-gallate，CG）、没食子儿茶素（gallocatechin，GC）以及没食子儿茶素没食子酸酯（gallocatechin-3-gallate，GCG）等。茶叶中以 EGCG 含量最高，生物活性最强。儿茶素类化合物的共同特点是化学结构中含有多个羟基，由于结构中 R_1、R_2、R_3 的取代基不同，形成不同种类的儿茶素类化合物（图 15-5-1 和表 15-5-1）。

儿茶素类化合物为白色固体或结晶，略有吸湿性，具涩味，易溶于水尤其是热水、甲醇、乙醇、乙醚、丙酮、乙酸乙酯及冰醋酸等溶剂中；难溶于苯、氯仿和石油醚等溶剂。其水溶液 pH 为 3~4，在 pH 2~8 的条件下较稳定。

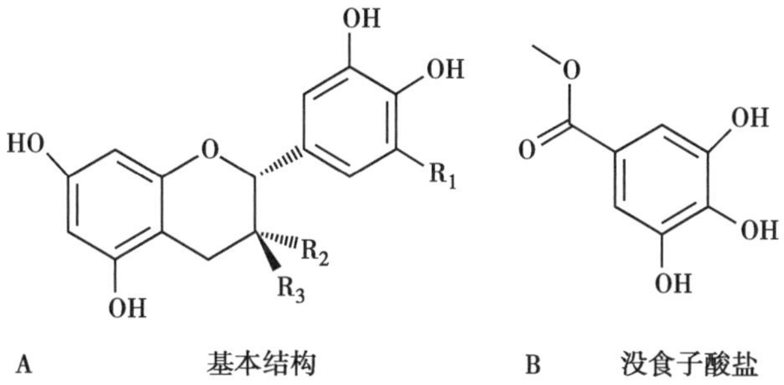

图 15-5-1 儿茶素化合物的化学结构式

表 15-5-1 不同儿茶素类化合物 R_1、R_2、R_3 取代基

名称	R_1	R_2	R_3
C	H	H	OH
CG	H	H	没食子酸盐
EC	H	OH	H
ECG	H	没食子酸盐	H
EGC	OH	OH	H
EGCG	OH	没食子酸盐	H
GC	OH	H	OH
GCG	OH	H	没食子酸盐

二、吸收和代谢

口服儿茶素类化合物进入消化道后,主要由小肠黏膜吸收进入血液。在肠道和肝脏中酶的作用下,儿茶素类化合物转化为各种代谢物,并通过血液循环输送到全身各个器官发挥多种生物学作用。90% 以上的儿茶素类化合物在体内发生代谢转化,最后经尿液和粪便排出体外。

（一）吸收与分布

一般饮茶 1~2h 后,儿茶素类化合物在血浆中浓度达到峰值。儿茶素类化合物在体内吸收率较低,仅有 0.2%~2.0% 被吸收进入血液。通常饮 1~2 杯茶（含儿茶素类化合物 100~200mg）后,血浆游离儿茶素峰值水平不超过 1.0μmol/L,总儿茶素（包括游离和结合儿茶素）水平为 2.0~3.0μmol/L。当饮高浓度的绿茶时,血浆游离儿茶素浓度可达 1.8μmol/L。

儿茶素类化合物生物利用度受内源性和外源性因素的影响,前者包括首过效应、儿茶酚-O-甲基转移酶基因多态性、人血清白蛋白含量等;后者包括食品温度、pH、同时摄入食物种类与状态等[1],各因素之间还存在复杂的交互作用。因此,儿茶素类化合物在不同个体的吸收、分布有较大差异。

目前关于儿茶素类化合物吸收后在人体内的分布研究较少。动物实验研究表明,给予儿茶素后,在全身的各组织器官中均有儿茶素类化合物分布,各组织或器官的含量顺序为大肠 > 食管 > 膀胱 > 肾和前列腺 > 脾[2-3],提示这些部位可能是儿茶素类化合物作用的靶器官。

(二) 代谢与排泄

儿茶素类化合物的代谢转化主要包括三个方面:①结合:由于结构中含有多个羟基,儿茶素类化合物易发生结合反应,包括甲基化、硫酸化、葡糖醛酸化或与半胱氨酸结合。在发生甲基化的同时,儿茶素类化合物分子中其他部位羟基可发生硫酸/葡糖醛酸化反应。②水解:EGCG 与 ECG 均为儿茶素没食子酸酯,在血浆和肝脏等组织中易被酯酶水解。另外,EGCG 还可被唾液中的唾液酯酶水解成 EGC。③微生物代谢:大部分儿茶素类化合物到达大肠,由肠道微生物通过环裂解反应催化分解为简单的化合物,如酚酸及其甘氨酸结合物等[4]。

儿茶素类化合物在体内经过多种途径代谢转化后,最终排出体外。雄性小鼠灌胃同位素标记的 EGCG 24 小时后,尿液和粪便中 EGCG 的排出量分别为 6.4% 和 33.1%;EGC 和 EC 主要通过胆汁和尿液排出,ECG 主要通过胆汁排泄[2-4]。

三、生物学作用

(一) 抗氧化作用

由于儿茶素类化合物分子结构中含有多个羟基,故具有较强的抗氧化作用,并可增强多种抗氧化酶的活性,从而有效清除自由基,提高机体抗氧化能力,预防 DNA 氧化损伤。各种儿茶素类化合物清除自由基能力的大小为 ECG>EGCG>EGC>EC,且相互之间存在协同作用。儿茶素类化合物还可通过螯合过渡态金属离子 Cu^{2+} 和 Fe^{2+},抑制其引起的脂质过氧化反应[5]。

(二) 抗炎作用

儿茶素类化合物具有抑制促炎因子(如 TNF-α、IL-1 和 IL-6)生成的作用,从而发挥抗炎作用,其作用机制与降低 Toll 样受体 4、NF-κB 以及诱生型一氧化氮合酶(inducible nitric oxide synthase,iNOS)等的表达有关[6]。

(三) 改善糖脂代谢

人体干预研究表明,服用富含儿茶素类化合物的绿茶提取物可降低血清中总胆固醇和低密度脂蛋白胆固醇水平[7]。此外,有研究显示儿茶素类化合物可显著降低空腹血糖、糖化血红蛋白和空腹胰岛素水平[8-10]。其作用机制有待进一步研究。

此外,儿茶素类化合物对化学致癌物诱发的肿瘤的发生发展均有一定预防作用,作用机制与抑制肿瘤细胞增殖、诱导凋亡、抑制某些与肿瘤生长相关酶的活性以及提高免疫功能等有关[11-14]。

四、过量危害与毒性

经口给予大鼠绿茶提取物(儿茶素类化合物含量 74.5%)的 LD_{50},雌性大鼠为 3 300mg/kg、雄性为 5 000mg/kg;当绿茶提取物剂量为 1 000mg/kg 时,动物出现体重增长减慢的情况;当剂量为 2 000mg/kg 时出现轻微的胃肠道刺激反应;未观察到绿茶提取物有致突变和致畸作用[15]。人体研究显示,当 EGCG 摄入剂量在 800mg/d 以上时,血清转氨酶水平会升高[16]。一项德国的研究建议 EGCG 作为膳食补充剂的摄入上限为 300mg/d[17]。

五、膳食摄入

由于儿茶素类化合物主要存在于茶叶之中,人类摄入的儿茶素类化合物主要来源于饮茶。根据美国农业部类黄酮数据库,1 克绿茶冲泡的 100mL 茶汤中,平均含有 115.0mg 儿茶素类化合物,其中含 EGCG 64.2mg,以此为依据进行推算,美国人平均每日儿茶素类化合物摄入量约为 200mg,德国人 565.0~931.4mg,日本人平均每日饮绿茶 1~2 杯,相当于摄入儿茶素类化合物 115~230mg。

中国人饮茶习惯已有数千年,全国人均每日茶叶消费量为 1.64g,按儿茶素类化合物占茶干重的 12%~24% 以及茶叶浸提过程中总儿茶素的浸提率约 64.5% 计算,人均每日摄入儿茶素类化合物 127~255mg[18]。

六、特定建议值和可耐受最高摄入量

现有人群试验大多采用饮茶或茶叶提取物进行干预。有研究表明,肥胖人群(BMI≥30kg/m²)每日摄入 379mg 绿茶提取物和 EGCG 208mg 即可观察到机体总抗氧化能力提升[12]。每天饮 3 杯绿茶(2g 茶叶浸泡于 200mL 热水),连续 2 周,可显著增强皮肤的自由基清除能力。一项针对绿茶提取物对血清转氨酶影响(含 15 项研究)的 Meta 分析显示,儿茶素类化合物可显著降低非酒精性脂肪肝患者的血液中的转氨酶[丙氨酸转氨酶(ALT)、天冬氨酸转氨酶(AST)和碱性磷酸酶(ALP)]水平,但对健康人无显著影响[13]。有关降血糖人群干预试验(含 27 项研究)的 Meta 分析结果显示,每日摄入 400mg 以上儿茶素类化合物,可有效降低受试者血糖[10]。每日摄入 150mg 以上相当剂量的儿茶素类化合物,可降低受试者血清中总胆固醇和低密度脂蛋白胆固醇含量,从而有助于降低心血管疾病的风险[14]。虽然人体试验结果表明儿茶素类化合物可能具有一定有益作用,但由于茶叶或茶叶提取物中还含有其他成分,上述效应不能完全排除其他成分的影响。因此,目前已有的研究资料尚不足以制定儿茶素类化合物单体的特定建议值。

由于不同茶叶提取物成分差异较大,而对于儿茶素类化合物单体的毒理学研究尚不充分,故目前暂无法制定儿茶素类化合物的可耐受最高摄入量。

七、主要食物来源

根据发酵程度的不同,茶叶分为绿茶(不发酵茶)、乌龙茶(半发酵茶)和红茶(全发酵茶)。茶叶在加工过程会损失大部分的儿茶素类化合物。绿茶因其是不发酵茶,儿茶素类化合物种类较全、含量最高。在乌龙茶和红茶加工过程中,揉切和发酵工序使鲜叶中的儿茶素类化合物不断被氧化,总量减少约 75.0%。2011 年美国农业部报道了绿茶浸出液中主要儿茶素类化合物的含量,其中 EGCG 占比最高,占 56.0%,EGC 占 19.4%,ECG 占 14.3%,EC

占 6.4%。表 15-5-2 为我国茶叶中儿茶素类化合物含量[17]。

表 15-5-2 我国市售不同品种茶叶中儿茶素类化合物的含量

单位:mg/g

儿茶素	不发酵茶		发酵茶		半发酵茶	
	黄山毛尖	西湖龙井	红茶	普洱茶	铁观音	大叶青茶
GC	1.659	0.169	—	—	0.837	1.317
EGG	18.250	4.854	—	—	5.158	9.479
EGCG	51.064	34.546	4.588	—	16.610	27.984
ECG	3.545	3.913	0.238	—	1.564	7.872
EC	9.056	8.369	3.559	3.756	2.065	15.000

（编著 郭长江 姚站馨）

（工作组 李 宁 苏宜香 郭俊生 邓泽元 马玉霞）

参 考 文 献

[1] MERELES D,HUNSTEIN W. Epigallocatechin-3-gallate（EGCG）for clinical trials:more pitfalls than promises [J]. Int J Mol Sci,2011,12（9）:5592-5603.

[2] SUGANUMA M,OKABE S,ONIYAMA M,et al. Wide distribution of [³H]-epigallocatechin gallate,a cancer preventive tea polyphenol,in mouse tissue [J]. Carcinogenesis,1998,19（10）:1771-1776.

[3] NAKAGAWA K,MIYAZAWA T. Absorption and distribution of tea catechin,(−)-epigallocatechin-3-gallate, in the rat [J]. J Nutr Sci Vitaminol,1997,43（6）:679-684.

[4] KIM S,LEE M J,HONG J,et al. Plasma and tissue levels of tea catechins in rats and mice during chronic consumption of green tea polyphenols [J]. Nutr Cancer,2000,37（1）:41-48.

[5] MUSIAL C,KUBAN-JANKOWSKA A,GORSKA-PONIKOWSKA M. Beneficial properties of green tea catechins [J]. Int J Mol Sci,2020,21（5）:1744.

[6] OHISHI T,GOTO S,MONIRA P,et al. Anti-inflammatory action of green tea [J]. Antiinflamm Antiallergy Agents Med Chem,2016,15（2）:74-90.

[7] XU R,YANG K,LI S,et al. Effect of green tea consumption on blood lipids:a systematic review and meta-analysis of randomized controlled trials [J]. Nutr J,2020,19（1）:48.

[8] ZHENG X X,XU Y L,LI S H,et al. Effects of green tea catechins with or without caffeine on glycemic control in adults:a meta-analysis of randomized controlled trials [J]. Am J Clin Nutr,2013,97（4）:750-762.

[9] LIU K,ZHOU R,WANG B,et al. Effect of green tea on glucose control and insulin sensitivity:a meta-analysis of 17 randomized controlled trials [J]. Am J Clin Nutr,2013,98（2）:340-348.

[10] XU R,BAI Y,YANG K,et al. Effects of green tea consumption on glycemic control:a systematic review and meta-analysis of randomized controlled trials [J]. Nutr Metab（Lond）,2020（17）:56.

[11] PERLETTI G,MAGRI V,VRAL A,et al. Green tea catechins for chemoprevention of prostate cancer in

patients with histologically-proven HG-PIN or ASAP. Concise review and meta-analysis［J］. Arch Ital Urol Androl,2019,91（3）:153-156.

［12］OKETCH-RABAH H A,ROE A L,RIDER C V,et al. United States Pharmacopeia（USP）comprehensive review of the hepatotoxicity of green tea extracts［J］. Toxicol Rep,2020（7）:386-402.

［13］MAHMOODI M,HOSSEINI R,AND KAZEMI A. Effects of green tea or green tea catechin on liver enzymes in healthy individuals and people with nonalcoholic fatty liver disease:A systematic review and meta-analysis of randomized clinical trials［J］. Phytother Res,2020,34（7）:1587-1598.

［14］IGHO-OSAGIE E,CARA K,WANG D,et al. Short-term tea consumption is not associated with a reduction in blood lipids or pressure:A systematic review and meta-analysis of randomized controlled trials［J］. J Nutr,2020,150（12）:3269-3279.

［15］HU J,WEBSTER D,CAO J,et al. The safety of green tea and green tea extract consumption in adults:Results of a systematic review［J］. Regul Toxicol Pharmacol,2018（95）:412-433.

［16］YOUNES M,AGGETT P,AGUILAR F,et al. Scientific opinion on the safety of green tea catechins［J］. EFSA J,2018,16（4）:5239.

［17］DEKANT W,FUJII K,SHIBATA E,et al. Safety assessment of green tea based beverages and dried green tea extracts as nutritional supplements［J］. Toxicol Lett,2017（277）:104-108.

［18］李宁. 儿茶素［J］. 营养学报,2013,35（3）:227-229.

第六节　槲　皮　素

槲皮素（quercetin），又称栎精是植物界分布最广泛的黄酮类化合物,大约 68% 的植物中含有此成分,在蔬菜、水果、茶叶及中草药中多以糖苷的形式存在。1936 年 Szent-Gyorgyi 等首次从植物中提取和分离出可改善毛细血管渗透性的生物黄酮,随后 Williams 等相继在葡萄、黑加仑、杏中分离出槲皮素。近年来的研究发现,槲皮素具有抗氧化、抗炎、抗病毒、抗抑郁及抑制肿瘤等生物学功能,对高血压、糖尿病与高血脂等相关疾病的治疗具有重要的临床意义。

一、化学结构和理化性质

槲皮素的分子式为 $C_{15}H_{10}O_7$,相对分子量为 302.24,化学结构为 3,3′,4′,5,7-五羟基黄酮（图 15-6-1）。槲皮素的分子结构中包含 4 个部分,即:A 环间二羟基,B 环邻二羟基,C 环 C2、C3 双键和 4-羰基,此骨架结构各酚羟基具有一定的活性,属于活性位点。在植物体内,槲皮素分子中的羟基常被其他基团取代,与糖、醚或酚酸等结合形成槲皮素衍生物。此外,槲皮素分子中含有的酮式羰基以及第一位碳上的氧原子能与强酸生成盐。

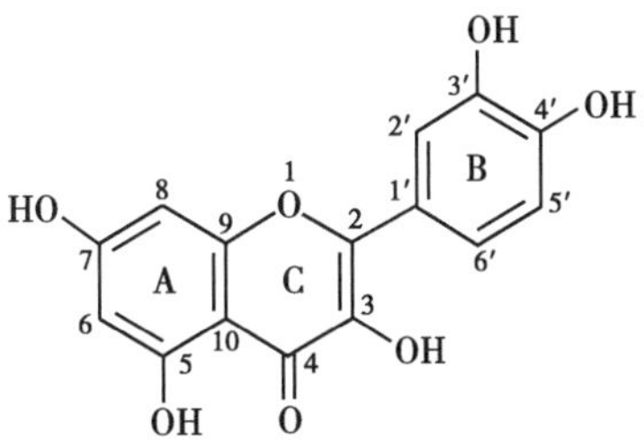

槲皮素为黄色粉末,其二水化合物为黄色针状结晶,在 95~97℃条件下成为无水物,熔点为 313~314℃。槲皮

图 15-6-1　槲皮素的化学结构

素分子具有高度亲脂性,几乎不溶于水,可溶于乙醇、甲醇、醋酸乙酯、冰醋酸及吡啶等。槲皮素衍生物的脂溶性/亲水性取决于分子中取代基的类型,如槲皮素的羟基被甲基取代则亲脂性增加,而糖基化则可增加其亲水性。

二、吸收和代谢

(一) 吸收与分布

槲皮素主要在小肠内吸收,槲皮素糖苷在小肠内经 β-糖苷酶水解成苷元后被小肠上皮细胞吸收。槲皮素口服摄入机体后,可在肠道内发生甲基化,形成 3'-O-甲基槲皮素、4'-O-甲基槲皮素,同时也可发生硫酸化或葡糖醛酸化;随后槲皮素衍生物和未被代谢的槲皮素通过肝门静脉转运至肝脏,进入人体循环。糖基类型、糖基与槲皮素的结合部位以及动物种类等因素均可影响槲皮素吸收率,如槲皮素在大鼠体内的吸收率为 20%~60%,人体内槲皮素糖苷的吸收率为 3%~17%,而槲皮素的吸收率可达 53%。

动物试验结果显示,给予大鼠槲皮素 50mg/kg(bw)后,槲皮素可广泛分布于大鼠各组织和器官中,其中肺脏中含量最高(3.98nmol/g),而脑组织、白色脂肪和脾脏中含量最低。槲皮素吸收后在人体器官组织的分布研究较少,人体摄入槲皮素后,在血液中可检出槲皮素及其衍生物,如槲皮素-3-O-葡糖醛酸苷、槲皮素-3-O-硫酸盐和异鼠李素等。

(二) 代谢与排泄

经口摄入的槲皮素在吸收前有 90% 以上在肠道代谢,而肝脏仅代谢 3%。在肠道中,槲皮素在微生物和肠道黏膜上皮细胞多种酶的作用下可发生环裂变,形成酚酸等代谢物,随后被吸收、转化或排出。槲皮素在肝脏可发生硫酸化或葡糖醛酸化反应,形成硫酸盐和/或葡糖醛酸衍生物。此外,肝脏和肾脏的儿茶酚-O-甲基转移酶也参与了槲皮素或槲皮素衍生物的进一步甲基化。

机体吸收的槲皮素可经尿液排出体外,未被吸收的槲皮素和酚酸代谢物最后经粪便排出体外。在实验大鼠模型中,尿液和粪便的排出量分别占槲皮素摄入量的 45% 和 10%。口服 100mg 同位素标记的槲皮素(^{14}C-quercetin)72 小时后,受试者尿液和粪便的排出量分别占摄入量的 3.3%~5.7% 和 0.2%~4.6%,表明槲皮素经肠吸收过程以及在血液中可能代谢为其他小分子物质。

三、生物学作用

(一) 抗氧化作用

槲皮素是较强的抗氧化剂,对超氧阴离子自由基($O_2^{\cdot-}$)、羟自由基($\cdot OH$)和单线态氧($^1O_2$)均有良好的清除作用,这可能与其 3,7-羟基结构有关。槲皮素清除自由基的方式主要有:①直接清除自由基,其邻二酚羟基可经单电子转移方式直接清除超氧阴离子和羟自由基,起到氢键供体作用,而自身形成更稳定的分子内氢键,因此可阻止不饱和脂肪酸的过氧化,减少对生物膜的破坏;②间接清除自由基,当槲皮素与金属离子螯合后,其氧化电位降低,更易与超氧阴离子发生氧化作用进而清除自由基。

榭皮素能够调节酶介导的和非酶依赖的抗氧化防御系统(antioxidant defense system),还可通过调控活性氧(reactive oxygen species,ROS)诱导的 AMP 活化蛋白激酶(AMP-activated protein kinase,AMPK)、促分裂原活化蛋白激酶(mitogen-activated protein kinase,MAPK)等信号通路来增强抗氧化防御能力,维持机体的氧化还原平衡。

(二) 抗炎作用

随机对照试验的 Meta 分析显示,榭皮素可通过降低代谢综合征患者血清 C 反应蛋白和 IL-6 水平,起到缓解炎症反应的作用[1-2]。榭皮素对 $PM_{2.5}$ 引起的支气管上皮细胞炎症反应有一定的保护作用,其机制与调控 TLR4/NF-κB 通路,进而调节 NO 释放,降低炎症因子 TNF-α、IL-1β 及 IL-6 等的分泌有关。此外,榭皮素还可通过抑制炎症反应相关酶,如环氧合酶和脂氧合酶,降低前列腺素和白三烯等的生物合成,进而发挥抗炎作用[1-2]。

(三) 降低心血管疾病风险

随机对照试验的 Meta 分析结果显示,榭皮素对心血管疾病具有预防作用,可降低血压[3-4]。补充榭皮素(150~730mg/d)4~10 周可以显著降低 1 期高血压人群的血压,其作用机制与榭皮素的抗氧化、抗血小板聚集、扩张冠状动脉血管和改善内皮细胞功能等有关[5]。

(四) 降低某些肿瘤的发病风险

基于流行病学研究的 Meta 分析结果,增加膳食榭皮素的摄入可以降低直肠癌及与吸烟相关癌症的发病风险[6],尤其是富含榭皮素的膳食能有效降低结直肠癌的发生风险。其作用机制与榭皮素抑制结肠癌细胞的增殖和诱导结肠癌细胞凋亡,减少结肠中畸形腺隐窝的数目进而抑制结肠癌的癌前病变等有关[7]。此外,榭皮素还可通过抑制信号转导和转录激活因子 3(STAT3)信号通路,抑制肺腺癌 A549 细胞的增殖、迁移和侵袭能力。

四、过量危害与毒性

骨髓微核试验和非程序性 DNA 合成试验结果表明,经口给予大鼠 2 000mg/kg(bw)的榭皮素,未见引起基因突变或基因毒性。雌性大鼠以 10~2 000mg/kg(bw)剂量经口给予榭皮素后,未发现与生殖、胚胎发育、畸形异常有关的任何毒性效应。

目前,尚无榭皮素过量摄入对人体健康不良影响的报道。摄入高剂量的榭皮素(1 000mg/d)持续 12 周,未观察到任何不良反应;摄入较低剂量的榭皮素 150mg/d 连续 6 周,也没有观察到受试者的肝肾功能等指标异常[8]。

五、膳食摄入

榭皮素在蔬菜、水果中的含量受品种、季节、区域、光照等因素影响,加之受不同膳食模式、饮食习惯和食品供应等因素影响,不同国家人群榭皮素摄入量差异较大,即使是同一个国家居住在不同地区的人群,摄入量也有一定的差异。大多数国家人群榭皮素的摄入量在 10~30mg/d,如德国、英国、丹麦、西班牙、意大利和法国的人群膳食榭皮素摄入量分别为

26.81~30.84mg/d、29.50~36.66mg/d、21.75~22.74mg/d、17.03~30.05mg/d、10.93~19.42mg/d 和 17.78~18.61mg/d [9],我国居民膳食槲皮素平均摄入量为 20.9mg/d [4]。

六、特定建议值和可耐受最高摄入量

现有的前瞻性队列研究尚未发现膳食槲皮素摄入量与高血压风险之间关联结果[10-11],部分随机对照试验的 Meta 分析发现补充槲皮素可以降低高血压前期、Ⅰ期高血压、2 型糖尿病、血脂异常或代谢综合征等人群的血压[3,12],但纳入的人群数量相对较少(300~600 人)且均无剂量-效应关系。有关槲皮素降低血压作用的 SPL,仍需更多研究证据的支持,故暂不提出。

有关槲皮素的安全性评价,目前的研究还十分有限。从天然产物中加工生产的槲皮素(≥99.5%)已于 2010 年获得美国 FDA 安全认可,作为"一般认为安全"(Generally Recognized as Safe,GRAS)物质。人群干预研究中,给予受试者槲皮素摄入达 1 000mg/d,持续 12 周。结果显示受试者肝、肾功能的生化指标、血液学指标或血清电解质指标等均未观察到异常变化[8]。基于此,目前暂不制定 UL,也未见国际组织和其他国家、地区提出 UL。

七、主要食物来源

槲皮素广泛存在于许多植物的茎皮、花、叶及果实中,多以苷的形式存在,经酸水解可得到槲皮素。槲皮素在植物性食物中的含量与植物类型、栽培方式、产地、季节、气候、成熟度、食物处理和加工方式等因素有关,我国蔬菜和水果中槲皮素含量较高的食物种类[13]见表 15-6-1。

表 15-6-1 部分蔬菜和水果中槲皮素的含量

单位:mg/100g 鲜重

名称	含量	名称	含量
小红尖椒(天津)	9.03	大山楂(天津,秋冬)	22.80
小白菜(广东,秋冬)	8.8	金橘(广州,春夏)	10.65
紫心萝卜(广东)	7.67	鸡心黄皮果(广州,春夏)	9.80
油豆(天津,春秋)	7.51	柑橘(武汉,春秋)	7.64
雍菜(天津)	6.02	白糖黄皮果(广东,春夏)	7.42
油麦菜(广东,秋冬)	5.83	番石榴(广州,春夏)	7.27
甘薯(重庆)	5.55	菠萝蜜(广东,春夏)	6.71
韭苔(天津,春夏)	4.78	大枣(天津,秋冬)	5.79
紫衣甘蓝(天津)	4.44	红元帅苹果(广东,秋冬)	4.89
扁豆(武汉,春夏)	4.38	李子(武汉,春夏)	4.43

(编著 赵秀娟)

(工作组 常翠青 凌文华 程义勇 郭长江 余焕玲)

参 考 文 献

[1] OU Q,ZHENG Z,ZHAO Y,et al. Impact of quercetin on systemic levels of inflammation:a meta-analysis of randomised controlled human trials [J]. Int J Food Sci Nutr,2020,71(2):152-163.

[2] MOHAMMADI-SARTANG M,MAZLOOM Z,SHERAFATMANESH S,et al. Effects of supplementation with quercetin on plasma C-reactive protein concentrations:a systematic review and meta-analysis of randomized controlled trials [J]. Eur J Clin Nutr,2017,71(9):1033-1039.

[3] HUANG H,LIAO D,DONG Y,et al. Effect of quercetin supplementation on plasma lipid profiles,blood pressure,and glucose levels:a systematic review and meta-analysis [J]. Nutr Rev,2020,78(8):615-626.

[4] YAO Z,GU Y,ZHANG Q,et al. Estimated daily quercetin intake and association with the prevalence of type 2 diabetes mellitus in Chinese adults [J]. Eur J Nutr,2019,58(2):819-830.

[5] MARUNAKA Y,MARUNAKA R,SUN H,et al. Actions of quercetin,a polyphenol,on blood pressure [J]. Molecules,2017,22(2):209.

[6] CHANG H,LEI L,ZHOU Y,et al. Dietary flavonoids and the risk of colorectal cancer:an updated Meta-analysis of epidemiological studies [J]. Nutrients,2018,10(7):950.

[7] RAUF A,IMRAN M,KHAN I A,et al. Anticancer potential of quercetin:a comprehensive review [J]. Phytother Res,2018,32(11):2109-2130.

[8] ANDRES S,PEVNY S,ZIEGENHAGEN R,et al. Safety aspects of the use of quercetin as a dietary supplement [J]. Mol Nutr Food Res,2018,62(1):e1700447.

[9] DABEEK W M,MARRA M V. Dietary quercetin and kaempferol:bioavailability and potential cardiovascular-related bioactivity in humans [J]. Nutrients,2019,11(10):2288.

[10] YAO Z,DAI K,MENG G,et al. Low dietary quercetin intake by food frequency questionnaire analysis is not associated with hypertension occurrence [J]. Clin Nutr,2021,40(6):3748-3753.

[11] CASSIGY A,O'REILLY E J,KAY C,et al. Habitual intake of flavonoid subclasses and incident hypertension in adults [J]. Am J Clin Nutr,2011,93(2):338-347.

[12] SERBAN M C,SAHEBKAR A,ZANCHETTI A,et al. Effects of quercetin on blood pressure:a systematic review and Meta-analysis of randomized controlled trials [J]. J Am Heart Assoc,2016,5(7):e002713.

[13] 杨月欣. 中国食物成分表标准版:第一册[M]. 6 版. 北京:北京大学医学出版社,2018:262-283.

第七节 姜 黄 素

姜黄素(curcumin)是姜科姜黄属植物姜黄、莪术、郁金等根茎中的一种多酚类物质。1870 年首次从植物中分离得到姜黄素,1910 年鉴定出分子结构,现已经分离并鉴定出 20 多种姜黄素类化合物。姜黄素作为着色剂广泛应用于食品加工、化妆品制造等产业。姜黄素具有调节糖脂代谢、抗炎及抗氧化等多种生物学作用。

一、化学结构和理化性质

姜黄素,也称为阿魏酰甲烷姜黄素,即(1E,6E)-1,7-二(4-羟基-3-甲氧基苯基)-1,6庚二烯-3,5-二酮,其分子式为$C_{21}H_{20}O_6$,相对分子质量368.4。姜黄素是植物界中较为稀少的具有二酮结构的色素,为二酮类化合物。在不同pH条件下,β-二酮结构氢原子的转移使得平衡状态下姜黄素存在酮和烯醇互变异构构象,烯醇形式更稳定[1]。其结构式见图15-7-1。

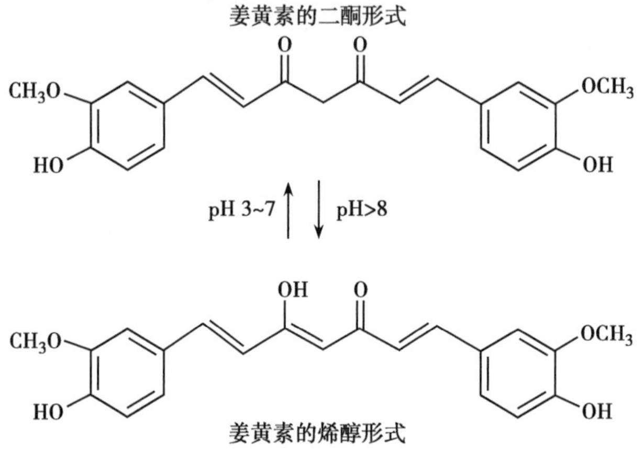

图 15-7-1 姜黄素的酮-烯醇互变异构

姜黄素为橙黄色结晶性粉末,有特殊臭味,味稍苦;在酸性和中性条件(pH 3~7),姜黄素主要为二酮形式,其中两个甲氧基苯酚环之间的七烯酮链中存在高度活性碳原子,可作为有效的质子供体;碱性条件下(pH>8),姜黄素主要以烯醇形式存在,参与电子转移反应并与氧化剂发生反应[1]。

姜黄素难溶于水,微溶于苯、乙醚,可溶于己烷、环己烷、四氢呋喃及二噁烷溶液等,易溶于甲醇、乙醇、异丙醇、丙酮、醋酸乙酯、二甲基亚砜和碱性溶液中。姜黄素的分解具有pH依赖性,在中性、碱性条件下分解更快。首先分解产生阿魏酸(4-羟基-3-甲氧基肉桂酸)和阿魏酰甲烷(4-羟基-3-甲氧基肉桂酰甲烷),阿魏酰甲烷再水解成香草醛和丙酮。酸性条件下姜黄素分解缓慢,1小时姜黄素分解<20%。姜黄素对光敏感,紫外线下可迅速脱色[1]。

二、吸收和代谢

(一)吸收与分布

姜黄素在肠道的吸收率较低。口服后,姜黄素的吸收入血率很低,未发现在器官中蓄积。动物实验结果显示,单剂量500mg/kg(bw)灌胃姜黄素的大鼠40min后血浆中姜黄素达到最高水平,为0.06μg/mL,半衰期为28分钟[1]。大鼠灌胃姜黄素340mg/kg(bw)

2 小时后,肝脏中检出 3 671.8ng/g,肾脏 206.8ng/g,心脏 807.6ng/g,血浆 16.1ng/mL[2]。大鼠单次灌胃 1g/kg(bw)姜黄素,3 小时后血浆水平接近或低于检测限(5ng/mL),在肝脏、肾脏及体内脂肪中仅检测到给药剂量的 0.015%[1]。人体口服姜黄素(8g/d)只能达到低循环浓度(22~41ng/mL)[3]。另一项临床研究中,每日服用 4~8g 姜黄素 3 个月后,观察到最大血清浓度为 1.3μg/mL[4]。

(二)代谢与排泄

姜黄素主要在小肠黏膜和肝脏中代谢。姜黄素庚二烯-3,5-二酮结构的四个双键可被还原酶连续还原为二氢姜黄素(dihydrocurcumin)、四氢姜黄素(tetrahydrocurcumin)、六氢姜黄素(hexahydrocurcumin)和八氢姜黄素(octahydrocurcumin/hexahydrocurcuminol)。姜黄素及其还原产物可在 UDP 葡糖醛酸转移酶的作用下,形成姜黄素葡糖醛酸结合物。部分姜黄素在人苯酚磺基转移酶同工酶(SULF1A1 和 SULF1A3)的催化下,形成姜黄素的磺酸盐,即磺酸姜黄素,其与姜黄素相比生物活性较低。Holder 等人[5]报道,在大鼠体内姜黄素的主要代谢产物是四氢、六氢姜黄素的葡糖醛酸结合物,胆汁代谢物是少量的二氢阿魏酸和微量的阿魏酸。健康受试者单次口服 10g 或 12g 姜黄素的药代动力学研究发现,约 4h 后血浆中检测到姜黄素葡糖醛酸和磺酸结合物[1]。

采用 ³H 标记的姜黄素 2.4mg/kg(bw)灌胃大鼠 72 小时后,90% 姜黄素从粪便排出,6%经尿液排出[5]。另一项实验中,大鼠口服 1g/kg 姜黄素,6 小时内胆汁回收量低于 0.01%,72 小时内 <0.01% 的姜黄素以游离葡糖醛酸的形式从尿液中排出,粪便中排出 65%~85%[1]。

三、生物学作用

(一)抗炎作用

姜黄素能够与许多参与炎症反应的分子相互作用,其可能机制包括:抑制核因子-κB(NF-κB)的活化,进而下调环氧合酶-2(cyclooxygenase-2,COX-2)、诱导型一氧化氮合酶(inducible nitric oxide synthase,iNOS)及脂氧合酶的表达;抑制 Janus 激酶/信号转导子和转录激活子信号通路(JAK-STAT 信号通路),下调促炎性 IL-1、IL-2、IL-6、IL-8、IL-12、肿瘤坏死因子 α(tumor necrosis factor-α,TNF-α)以及单核细胞趋化蛋白-1(monocyte chemoattractant protein-1,MCP-1)的表达等[6]。

(二)抗氧化作用

姜黄素是双功能抗氧化剂,因其可直接与活性氧(reactive oxygen species,ROS)和活性氮(reactive nitrogen species,RNS)反应,也可间接诱导抗氧化相关蛋白质的上调[7]。姜黄素已被证明是脂质过氧化的良好抑制剂。姜黄素具有清除超氧阴离子、羟基自由基、过氧化氢、单线态氧、一氧化氮、过氧亚硝酸盐和过氧自由基的能力。早期研究发现,姜黄素还可增强许多抗氧化酶的活性,如过氧化氢酶、超氧化物歧化酶(SOD)、谷胱甘肽过氧化物酶(GSH-Px)和血红素加氧酶-1(heme oxygenase-1,HO-1)。一项包括 8 个 RCT 研究的 Meta分析表明,补充姜黄素(≥600mg/d,4 周以上)能显著降低血清丙二醛(malondialdehyde,

MDA）水平,增加 SOD 活性[8]。

(三) 调节糖脂代谢

姜黄素通过多途径调节糖脂代谢。姜黄素影响 Akt 激酶、腺苷酸活化蛋白激酶（AMPK）等信号转导并调节特定转录因子（*FOXO1/3a*、*NRF2*、*SREBP1/2*、*CREB*、*CREBH*、*PPARc* 和 *LXRa*）的活性,参与调节脂质稳态相关基因的表达。姜黄素通过激活 Wnt/β 连环蛋白信号途径抑制前脂肪细胞分化,从而减少脂肪细胞数量和脂肪组织中的脂肪含量。姜黄素可能通过激活容积调节阴离子通道,激活 AMPK,抑制 α-葡萄糖苷酶和 α-淀粉酶活性影响血糖[9]。

四、过量危害与毒性

姜黄素的急性、亚慢性毒性研究表明,姜黄素属实际无毒物质。大鼠和小鼠的经口半数致死量（LD_{50}）均高于 2 000mg/（kg·d）。一项长达 2 年的大小鼠慢性毒性试验报道了姜黄油树脂的毒性和致癌作用,姜黄油树脂是一种有机姜黄提取物,含有 79%~85% 的姜黄素,该研究通过分别给大小鼠喂食不同剂量的姜黄油树脂后发现大鼠的胃肠溃疡、增生和炎症的发生率增加[雄性,2 000mg/kg（bw）;雌性,2 400mg/kg（bw）];小鼠出现肝细胞腺瘤增加[460mg/kg（bw）] 和甲状腺滤泡细胞增生[雌性,2 400mg/kg（bw）][10]。姜黄素浓度为 10mg/mL 时,可诱导多种哺乳动物细胞的染色体畸变和 DNA 改变。姜黄素能增强 γ 辐射诱导的中国仓鼠卵巢细胞染色体畸变。

喂饲姜黄素 24 周对大鼠的生殖发育均无毒性,但高剂量组[960~1 100mg/（kg·d）] 母鼠孕 10~15d 时体重略有下降,子代增重减少。人群干预研究表明姜黄素安全性高,大剂量（8~12）g/d 摄入未见副作用[11]。但在 2021 年的一项意大利研究中,补充高生物利用度姜黄素制剂（如添加胡椒碱）后,个别患者出现可疑的急性淤胆性肝炎[12]。

五、膳食摄入

居民姜黄素摄入主要来源于咖喱、芥末等调味品和食品添加剂（GB 2760—2014《食品添加剂使用标准》）。据报道,亚洲人均摄入姜黄 0.5~1.5g/d,相当于姜黄素为 40~140mg/d[13]。2010 年印度健康研究发现,姜黄（香料）中位消费量每月 21.7~28.6g,估计人均摄入姜黄素 80~200mg/d[14]。2008—2012 年韩国国民健康和营养调查数据显示,0.06% 的韩国人在调查日摄入含姜黄素的食物（咖喱类）,姜黄的人均摄入量约为 0.47g/d,相当于姜黄素 2.7~14.8mg/d[15]。我国人群的姜黄素摄入量尚未见文献报道。

姜黄素还可作为食品工业中的着色剂。2019 年粮农组织/世界卫生组织食品添加剂联合专家委员会（Joint FAO/WHO Expert Committee on Food Additives,JECFA）食品法典委员会第 42 届会议更新的《食品添加剂通用标准》规定了姜黄素作为食品添加剂的最大添加量为 500mg/kg。

六、特定建议值和可耐受最高摄入量

RCT 研究发现姜黄素能显著缓解骨关节炎、炎症性肠病、溃疡性结肠炎患者的临床症状[17-18]。干预研究也发现姜黄素能显著降低血清 TG 浓度,显著升高 HDL-C,降低血糖水平[19]。

目前国内外关于姜黄素摄入量与疾病关系的 RCT,其受试人群大多局限于患病人群,而针对健康人群的随机对照试验相对缺乏。虽然姜黄素对慢性代谢性疾病有改善作用,但 RCT 的数据显示研究存在异质性较高、样本量有限、姜黄素剂型复杂等问题。故暂不提出姜黄素对慢性代谢性疾病人群的 SPL 值。

JECFA(2003)根据大鼠生殖毒性研究实验结果,确定姜黄素的 NOAEL 为 250~320mg/kg(bw)。之前,姜黄素的 UL 值是基于此 NOAEL 值除以不确定系数推导出的。近年来,人群研究发现摄入姜黄素 1 000mg/d 具有抗氧化功能[8],在人群短期干预试验中也未观察到姜黄素的副作用[11],因此,尚需在更大人群范围内研究长期摄入姜黄素对健康的影响,故暂不提出姜黄素的 UL 值。

七、主要食物来源

姜黄富含姜黄素,是制作芥末、咖喱等调味料的主要原料之一。姜黄中姜黄素的含量为 3 100mg/100g,咖喱粉中姜黄素含量为 50~580mg/100g。

姜黄素是一种常见的食品添加剂,广泛应用于冷冻饮品、果酱、凉果类、装饰性果蔬、腌渍蔬菜、熟制坚果、可可制品以及糖果、粉圆、方便米面制品、焙烤制品、调味品、饮料类、配制酒及果冻等食品的着色。

(编著 何更生)

(工作组 朱善宽 马 乐 苏宜香 张立实)

参 考 文 献

[1] METZLER M,PFEIFFER E,SCHULZ S I,et al. Curcumin uptake and metabolism[J]. Biofactors,2013, 39(1):14-20.

[2] PRASAD S,TYAGI A K,AGGARWAL B B. Recent developments in delivery,bioavailability,absorption and metabolism of curcumin:the golden pigment from golden spice[J]. Cancer Res Treat,2014,46(1):2-18.

[3] DHILLON N,AGGARWAL B B,NEWMAN R A,et al. Phase II trial of curcumin in patients with advanced pancreatic cancer[J]. Clin Cancer Res,2008,14(14):4491-4499.

[4] WANG Y J,PAN M H,CHENG A L,et al. Stability of curcumin in buffer solutions and characterization of its degradation products[J]. J Pharm Biomed Anal,1997,15(12):1867-1876.

[5] HOLDER G M,PLUMMER J L,RYAN A J. The metabolism and excretion of curcumin(1,7-bis-(4-hydroxy-3-methoxyphenyl)-1,6-heptadiene-3,5-dione)in the rat[J]. Xenobiotica,1978,8(12):761-

768.

[6] STRIMPAKOS A S,SHARMA R A. Curcumin:preventive and therapeutic properties in laboratory studies and clinical trials[J]. Antioxid Redox Signal,2008,10(3):511-545.

[7] DINKOVA-KOSTOVA A T,TALALAY P. Direct and indirect antioxidant properties of inducers of cytoprotective proteins[J]. Mol Nutr Food Res,2008(52 Suppl 1):S128-S138.

[8] QIN S,HUANG L,GONG J,et al. Meta-analysis of randomized controlled trials of 4 weeks or longer suggest that curcumin may afford some protection against oxidative stress[J]. Nutr Res,2018(60):1-12.

[9] E-SIONG TEE J W,PAULINE C. Functional Foods Monograph [A/OL]. (2021-10-30)[2021-11-25]. https://ilsisea-region.org/publication/functional-foods-monograph/.

[10] National Toxicology Program. NTP toxicology and carcinogenesis studies of turmeric oleoresin (CAS No. 8024-37-1)(major component 79%-85% curcumin,CAS No. 458-37-7) in F344/N Rats and B6C3F1 mice (feed studies)[J]. Natl Toxicol Program Tech Rep Ser,1993(427):1-275.

[11] LAO C D,RUFFIN M T T,NORMOLLE D,et al. Dose escalation of a curcuminoid formulation[J]. BMC Complement Altern Med,2006(6):10.

[12] LOMBARDI N,CRESCIOLI G,MAGGINI V,et al. Acute liver injury following turmeric use in Tuscany: an analysis of the Italian phytovigilance database and systematic review of case reports[J]. Br J Clin Pharmacol,2021,87(3):741-753.

[13] EIGNER D,SCHOLZ D. Ferula asa-foetida and Curcuma longa in traditional medical treatment and diet in Nepal[J]. J Ethnopharmacol,1999,67(1):1-6.

[14] MAHALE J,SINGH R,HOWELLS L M,et al. Detection of plasma curcuminoids from dietary intake of turmeric-containing food in human volunteers[J]. Mol Nutr Food Res,2018,62(16):e1800267.

[15] KWON Y. Estimation of curcumin intake in Korea based on the Korea National Health and Nutrition Examination Survey(2008-2012)[J]. Nutr Res Pract,2014,8(5):589-594.

[16] European Food Safety Authority(EFSA). Refined exposure assessment for curcumin (E 100)[A/OL]. (2014-10-23)[2021-11-25]. https://www.efsa.europa.eu/en/efsajournal/pub/3876.

[17] LIU F,LI D,WANG X,et al. Polyphenols intervention is an effective strategy to ameliorate inflammatory bowel disease:a systematic review and meta-analysis[J]. Int J Food Sci Nutr,2021,72(1):14-25.

[18] ZHENG T,WANG X,CHEN Z,et al. Efficacy of adjuvant curcumin therapy in ulcerative colitis:a meta-analysis of randomized controlled trials[J]. J Gastroenterol Hepatol,2020,35(5):722-729.

[19] SIMENTAL-MENDíA L E,PIRRO M,GOTTO A M Jr,et al. Lipid-modifying activity of curcuminoids:a systematic review and meta-analysis of randomized controlled trials[J]. Crit Rev Food Sci Nutr,2019,59 (7):1178-1187.

第八节　白藜芦醇

　　白藜芦醇（resveratrol）是含有芪类结构的非黄酮类多酚化合物，广泛存在于葡萄、虎杖和花生等天然植物及其果实中。1940 年，日本学者从毛叶藜芦（*Veratrum grandiflorum*）的根部提取得到白藜芦醇。20 世纪 70 年代,研究人员从葡萄属植物中也检测到白藜芦醇。白藜芦醇具有抗炎、调节糖脂代谢以及预防心血管疾病的作用,欧盟批准将白藜芦醇作为成人的膳食补充剂使用。

一、化学结构和理化性质

白藜芦醇化学名称为 3,5,4′-三羟基二苯乙烯,又称芪三酚,英文名有 resveratrol、3,5,4′-trihydroxystilbene、3,4′,5-stilbenetriol 等,分子式为 $C_{14}H_{12}O_3$,相对分子质量为 228.25,物理状态为白色针状晶体,熔点 256~258℃。白藜芦醇难溶于水,可溶于乙醇、乙酸乙酯、丙酮等溶剂,在水中的溶解度低于 5mg/mL,在乙醇中的溶解度可达 50mg/mL。白藜芦醇不稳定,常与葡萄糖结合成糖苷,在植物中主要以白藜芦醇糖苷的形式存在。白藜芦醇与其糖苷均有顺式和反式之分,即顺式白藜芦醇、反式白藜芦醇、顺式白藜芦醇糖苷、反式白藜芦醇糖苷(图 15-8-1)。在自然界中,白藜芦醇主要以反式结构存在,反式异构体的生物活性高于顺式异构体。

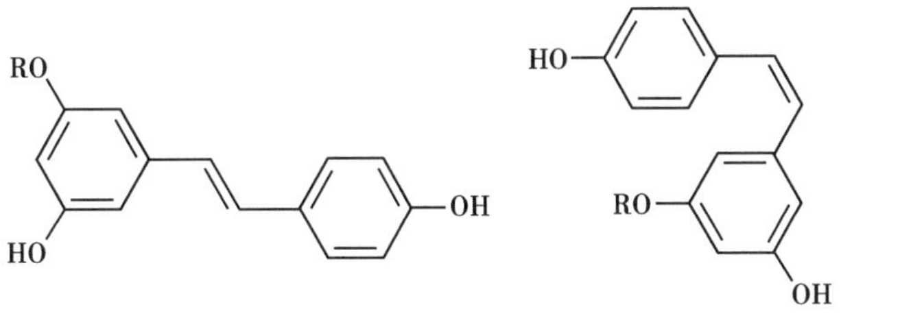

R=H,反式白藜芦醇
R=葡萄糖,反式白藜芦醇糖苷

R=H,顺式白藜芦醇
R=葡萄糖,顺式白藜芦醇糖苷

图 15-8-1　白藜芦醇化学结构

二、吸收和代谢

(一) 吸收与分布

白藜芦醇口服后,在肠道中主要通过被动扩散或与膜受体形成复合物的形式被吸收入血。人体对白藜芦醇的吸收速度快且吸收率高,但进入体内后的清除率也很高,导致生物利用度较低。通过给健康志愿者口服 [14]C 标记的白藜芦醇,发现白藜芦醇在血液中的浓度变化曲线呈现双峰,分别出现在口服后的 1 小时和 6 小时左右;然而,通过静脉注射 [14]C 标记的白藜芦醇,则未发现双峰[1]。究其原因,可能是白藜芦醇的共轭代谢物在小肠内通过水解释放出白藜芦醇,从而被重新吸收,即肝肠循环的重吸收导致血中的双峰现象。通过检测 [3]H 标记的白藜芦醇经灌胃后在大鼠各组织器官的放射性,发现灌胃 2 小时后胃肠道内的白藜芦醇占总摄入量的 76.2%,而血浆中的白藜芦醇占 1.7%;白藜芦醇分布最高的器官是肝脏和肾脏,分别占总摄入量的 0.98% 和 0.59%,而大脑、肺脏、心脏以及脾脏中分布的白藜芦醇均不超过总摄入量的 0.1%，各器官累计不足 2%。在灌胃 18 小时后，分布于胃肠道内的白藜芦醇下降到总摄入量的 5.1%，血浆中的白藜芦醇下降到 0.48%，分布于各器官中的白藜芦醇累积量下降到总摄入量的 0.35%[2]。

（二）代谢与排泄

白藜芦醇经吸收进入血液循环后，有三种主要存在形式，分别是葡萄糖苷结合态、硫酸苷结合态及游离态白藜芦醇。其中，游离态白藜芦醇可与白蛋白或低密度脂蛋白结合。口服白藜芦醇后，血浆中游离态的白藜芦醇浓度非常低，只有痕量的游离态白藜芦醇（<5ng/mL）可在血浆中被检测到。对志愿者的粪便和尿液样本进行检测发现，口服白藜芦醇后 72 小时内，0.3%~38.1% 从粪便排泄，53.4%~84.9% 从尿液中排出，通过粪便与尿液总排出量在 70.5%~97.6% 之间[1]。表明口服白藜芦醇后代谢迅速，绝大部分在 72 小时内通过尿液与粪便排出体外。

三、生物学作用

（一）改善糖代谢

白藜芦醇在改善血糖稳态、降低胰岛素抵抗以及改善胰岛素分泌等多个方面具有积极作用，其机制可能是白藜芦醇通过激活 NAD$^+$ 依赖的沉默信息调节因子 1（SIRT1）、过氧化物酶体增殖物激活受体-γ 共激活剂 1α（PGC-1α）以及 AMPK 信号通路，进而抑制下游的蛋白酪氨酸磷酸酶 1B（PTP1B）的表达，改善机体的糖代谢稳态[3]。

（二）降低心血管疾病风险

白藜芦醇具有改善体重、体脂率以及降低慢性炎症等心血管疾病风险因子的作用。白藜芦醇改善体重及体脂率的机制可能与能量限制相关信号通路中 SIRT1 的激活相关。白藜芦醇降低慢性炎症反应的机制可能是通过抑制核转录因子 κB（NF-κB）和促分裂原活化的蛋白激酶（MAPK）信号通路中关键基因的转录以及相关蛋白的表达，从而调控炎性因子的表达[4]。

（三）其他作用

白藜芦醇可能通过激活 SIRT1 发挥去乙酰化作用调控 PGC-1α 和 p53 等下游蛋白，进而改善线粒体功能、抑制神经细胞凋亡、降低氧化应激，发挥维持正常神经功能和保护神经元的作用。还有研究表明白藜芦醇可通过调控中枢神经系统中的 AMPK-PI3K/Akt 通路发挥保护脑神经的作用。

四、过量危害和毒性

在动物实验中，大鼠每日摄入 750mg/kg（bw）的白藜芦醇，持续 2~13 周，未发现急性毒性、致突变、致畸、生殖和胚胎毒性以及蓄积风险。在敲除了 p53 抑癌基因的小鼠中，每日摄入 1 000mg/kg（bw）的白藜芦醇，持续 6 个月，未观察到升高肿瘤发病风险。

一项评估白藜芦醇安全性的 Meta 分析纳入了干预剂量在 10~3 000mg/d 范围内的 RCT

研究,结果显示不良事件的发生率在干预组和对照组之间没有显著性差异[5]。一项开放标签的非随机临床干预研究显示,将白藜芦醇摄入剂量提高到 5 000mg/d,虽然未发现严重的不良反应,但是发生胃肠道不适等不良事件的频率显著高于 1 000mg/d 的剂量组,不良事件包括稀便、腹泻、腹痛、恶心及皮疹等[6]。

五、膳食摄入

有调查估计,欧洲人群的白藜芦醇日均摄入量在 0.01~0.45mg 之间,上限也仅有 1~2mg/d[7]。在对西班牙 4 万余志愿者的调查中,将膳食来源的白藜芦醇与白藜芦醇糖苷合并计算,发现摄入量的中位数为 0.1mg/d,均值为 0.93mg/d,98.4% 的膳食来源为葡萄酒,另有约 1.6% 来源于葡萄或葡萄汁,而花生、桑葚、蓝莓等对日常膳食摄入白藜芦醇的贡献不足 0.01%[8]。目前,尚缺乏中国人群白藜芦醇摄入量的相关数据。

六、特定建议值和可耐受最高摄入量

目前国内外关于白藜芦醇摄入量与慢性疾病关系的研究均为干预试验,尚未有大规模的人群队列研究报道。检索发现,以成年人为研究对象评估白藜芦醇与代谢健康的 RCT 研究有 60 余项,但这些临床试验的研究对象主要是 2 型糖尿病、非酒精性脂肪肝、代谢综合征、心血管疾病以及肥胖患者,观察其对糖代谢、脂代谢、体格测量、炎症因子、认知功能、骨骼健康等指标的影响。虽然有些 Meta 分析得到了白藜芦醇在改善上述指标上的阳性结果,但是效应量有限、不同 Meta 分析之间的结果一致性不足,且基于 Meta 分析的伞式荟萃分析结果并未得出可信证据支持 2 型糖尿病、非酒精性脂肪肝、代谢综合征等人群通过增补白藜芦醇改善慢性疾病风险因子相关指标[9]。综上,目前的研究证据尚不足以对一般人群提出白藜芦醇的 SPL。

目前尚无国际权威组织对白藜芦醇制定 UL。欧盟相关法规限定将白藜芦醇作为成人的食品补充剂使用时,每日最高剂量为 150mg。既往开展的 RCT 研究所采用的干预剂量一般在 150~3 000mg/d 之间,干预时长在 1 周至 1 年不等,也均未发现与白藜芦醇相关的严重不良反应。目前尚缺乏充分的研究资料,以评估一般人群中未观察到有害作用剂量(NOAEL)或最小观察到有害作用剂量(LOAEL),故暂不提出 UL。

七、主要食物来源

白藜芦醇广泛存在于葡萄、桑葚、花生等植物或其果实中。葡萄中白藜芦醇的含量差异很大,主要与葡萄品种、土壤环境、栽培方法以及病虫害等因素有关。红酒中白藜芦醇(反式)的浓度值在 0.2~10.6mg/L 之间,表 15-8-1 为参考我国报道数据列举的富含白藜芦醇的代表性食物及含量[10]。

表 15-8-1　常见食物中白藜芦醇含量

单位:mg/100g

食物	含量	食物	含量
提子皮(宜昌)	203	黑芝麻(广州)	0.4
桑葚(天津,春夏)	104	柚子(宜昌)	0.4
葡萄皮(武汉)	163	黑米(天津)	0.3
桑葚(武汉)	3.1	黑加仑(美国进口)	0.3
杨梅(武汉)	2.0	黄杏(天津,春夏)	0.2
甜瓜(青,天津)	1.4	鸡腿菇(重庆)	0.2
水蜜桃(天津,春夏)	0.7	脐橙(重庆,春夏)	0.2
小枣(天津)	0.7	白芝麻(广州)	0.1
茶树菇(重庆,秋冬)	0.6	鱼腥草(重庆)	0.1
火龙果(重庆,秋冬)	0.5	雍菜(重庆)	0.1

(编著　李　铎　付元庆)

(工作组　张立实　常翠青　余焕玲　孙建琴)

参 考 文 献

[1] WALLE T. Bioavailability of resveratrol [J]. Ann N Y Acad Sci,2011(1215):9-15.

[2] ABD EL-MOHSEN M,BAYELE H,KUHNLE G,et al. Distribution of [3H]trans-resveratrol in rat tissues following oral administration [J]. Br J Nutr,2006,96(1):62-70.

[3] LAGOUGE M,ARGMANN C,GERHART-HINES Z,et al. Resveratrol improves mitochondrial function and protects against metabolic disease by activating SIRT1 and PGC-1alpha [J]. Cell,2006,127(6):1109-1122.

[4] WANG G,HU Z,FU Q,et al. Resveratrol mitigates lipopolysaccharide-mediated acute inflammation in rats by inhibiting the TLR4/NF-κBp65/MAPKs signaling cascade [J]. Sci Rep,2017(7):45006.

[5] ZHANG T,HE Q,LIU Y,et al. Efficacy and safety of resveratrol supplements on blood lipid and blood glucose control in patients with type 2 diabetes:a systematic review and meta-analysis of randomized controlled trials [J]. Evid Based Complement Alternat Med,2021,(2021):5644171.

[6] YIU E M,TAI G,PEVERILL R E,et al. An open-label trial in Friedreich ataxia suggests clinical benefit with high-dose resveratrol,without effect on frataxin levels [J]. J Neurol,2015,262(5):1344-1353.

[7] EDWARDS J A,BECK M,RIEGGER C,et al. Safety of resveratrol with examples for high purity,trans-resveratrol,resVida(®) [J]. Ann N Y Acad Sci,2011(1215):131-137.

[8] ZAMORA-ROS R,ANDRES-LACUEVA C,LAMUELA-RAVENTÓS R M,et al. Concentrations of resveratrol and derivatives in foods and estimation of dietary intake in a Spanish population:European

Prospective Investigation into Cancer and Nutrition（EPIC）-Spain cohort［J］. Br J Nutr,2008,100（1）：188-196.

［9］ZERAATTALAB-MOTLAGH S,JAYEDI A,SHAB-BIDAR S. The effects of resveratrol supplementation in patients with type 2 diabetes,metabolic syndrome,and nonalcoholic fatty liver disease：an umbrella review of meta-analyses of randomized controlled trials［J］. Am J Clin Nutr,2021,114（5）:1675-1685.

［10］杨月欣. 中国食物成分表［M］. 6 版. 北京：北京大学医学出版社,2018：263-283.

萜类

萜类,是以异戊二烯为基本单元,以不同方式首尾相接构成的一类天然化合物,通常为具有$(C_5H_8)_n$通式的聚合物及其不同氧饱和程度的衍生物,纳入的代表性食物成分包括番茄红素、叶黄素和植物甾醇,本次修订为这三种成分制定了 SPL 和 UL。

第九节 番 茄 红 素

番茄红素(lycopene)是常见的类胡萝卜素之一,是成熟番茄中的主要色素,也存在于西瓜、葡萄柚等水果中。1873 年,Hartsen 最早从浆果薯蓣(*Tamus communis Linn*)中分离出深红色的结晶。1875 年,Millardat 从番茄中制得一种含有番茄红素的粗提物,并命名为"solanorubin"。1913 年,Dugger 将其命名为"lycoperison"。1930 年,Schunck 正式命名其为"lycopene"。1989 年,Masic 发现在所有类胡萝卜素中,番茄红素对单线态氧的淬灭活性最高。随后对番茄红素的功能研究逐渐增多。目前,番茄红素不仅广泛用作着色剂,也越来越多地应用于功能食品、药品和化妆品中。基于番茄红素降低血压和降低心血管疾病风险的证据,提出番茄红素特定建议值(SPL)为 15mg/d,可耐受最高摄入量(UL)为70mg/d。

一、化学结构和理化性质

番茄红素属于不饱和烯烃,分子中无环状结构(图 15-9-1),分子式 $C_{40}H_{56}$,分子量536.85。番茄红素在人体内不能转变为维生素 A,故不属于维生素 A 原。番茄红素难溶于水、甲醇、乙醇,可溶于乙醚、石油醚、己烷、丙酮,易溶于氯仿、二硫化碳和苯等有机溶剂。其分子中有 11 个共轭双键和 2 个非共轭双键,故稳定性很差,容易发生顺反异构和氧化降解反应[1]。

目前已发现番茄红素的异构体有七十多种,常见构型有全反式番茄红素、5-顺式番茄红素、9-顺式番茄红素、13-顺式番茄红素及 15-顺式番茄红素等[2-3]。

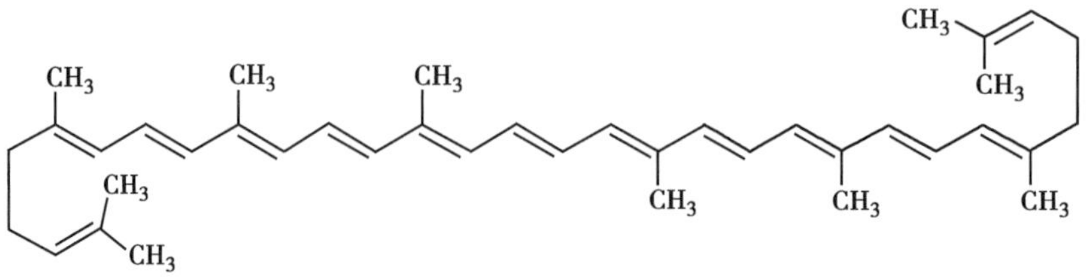

图 15-9-1 番茄红素化学结构

二、吸收和代谢

(一) 吸收与分布

体外消化模型研究结果显示,番茄红素随膳食进入体内后在胃中基本无变化,进入小肠被肠黏膜细胞吸收后可掺入到乳糜微粒中,由淋巴循环进入血液。在血浆中与低密度脂蛋白结合转运。胆汁酸盐可使其吸收提高约 4 倍,而胰酶缺乏可降低其吸收。吸收后的血浓度在 24~48 小时内达到峰值。随摄入量的增加,血清番茄红素水平也升高,但并不呈线性关系[1-3]。

顺式构型比反式构型的番茄红素更易吸收。食物中的蛋白质-胡萝卜素复合物、可溶性膳食纤维(如果胶)、结合胆固醇以及铁、锌和蛋白质、肠道疾病等都可能干扰番茄红素的吸收。经热处理后的番茄红素比未加工的番茄红素更易吸收[1-3]。人体试验报道,番茄红素半衰期为 2~33 天。

番茄红素在人体内主要分布于睾丸和肾上腺,肝脏、脂肪组织、前列腺及卵巢中也分布较多。脑组织中未能检出番茄红素,提示其可能无法透过血-脑屏障。血中与组织中的番茄红素在一定浓度范围内呈正相关[2-4]。天然存在的番茄红素绝大部分是全反式构型,加工后顺式构型增多;而在人体组织中大部分为顺式构型,且体内番茄红素顺式构型所占比例并不随食物中番茄红素构型的差异而改变。

(二) 代谢与排泄

目前对番茄红素的体内代谢过程和其产物还了解甚少,仅在人的血清、皮肤及乳汁中检测到两种氧化代谢物,即 1,5-二羟基-2,6-环氧番茄红素和 5,6-二羟基-5,6 二氢番茄红素。未被吸收的番茄红素主要通过粪便排泄,分布在皮肤中的番茄红素可因表皮的角化、脱落而丢失[1-3]。

三、生物学作用

(一) 抗氧化作用

番茄红素的分子结构富含不饱和双键,在体外自由基清除实验和体外细胞实验中均表现出良好的抗氧化作用;在动物实验中也有升高抗氧化酶活性和减少脂质过氧化物生成的作用。以血清抗氧化水平和脂质氧化为观察指标的人体研究中,番茄红素对机体抗氧化应激能力的增强效应不完全一致,但提示其对脂质氧化产物的减少有一定作用[3,5]。

(二) 降低心血管疾病风险

现有研究结果表明,补充番茄红素对预防心血管疾病的发生发展有一定作用。以番茄红素制品为主的干预研究发现其对血压(尤其是降低收缩压)、血脂(降低低密度脂蛋白胆固醇和总甘油三酯等)均有一定的改善作用。欧美国家一些较大规模的前瞻性研究发现,体内番茄红素水平与心血管疾病(如冠心病、卒中)发生风险呈负相关[6-7]。

番茄红素降低心血管疾病风险的机制可能涉及其对体内生物大分子（DNA、蛋白质和脂质）的抗氧化作用和对炎症相关因子的调节作用，包括降低血清中 C 反应蛋白水平、抑制一氧化氮生成和 IL-6 释放等[5,8]。

（三）对前列腺癌发生与发展的影响

番茄红素与前列腺癌发生发展的关联研究较多。1989 年美国教会人员健康队列研究表明，前列腺癌发生与番茄摄入量呈负相关。此后较长一段时间内发表的人群流行病学研究大多支持番茄/番茄红素摄入对前列腺癌（特别是进展性前列腺癌）具有保护作用，机制可能与降低前列腺特异性抗原（prostate specific antigen，PSA）、抗氧化和调节炎症因子等作用相关[9]。

（四）其他作用

研究表明，番茄红素可增强 T 淋巴细胞的活性，对非特异性细胞免疫亦有明显的促进作用，并可保护皮肤免受紫外线损伤，对口腔黏膜下纤维化也有一定缓解效果[1-4]。

四、过量危害与毒性

在动物试验中，天然番茄红素的经口 LD_{50} 均 >5 000mg/kg（bw）[1-2]。在大鼠 52 周喂养实验中，仅见高剂量组［250mg/kg（bw）］大鼠的丙氨酸转氨酶（ALT）和天冬氨酸转氨酶（AST）升高。犬喂饲 100mg/kg（bw）番茄红素 192 天，除观察到肝脏和肾脏有轻微色素沉着外，未观察到其他毒性反应。在大鼠［最高剂量 3 000mg/kg（bw）］和兔［最高剂量 2 000mg/kg（bw）］的生殖和发育毒性研究中均未发现明显毒性作用。番茄红素的遗传毒性实验同样未发现明显毒性作用[1-2]。

有报道，长期大剂量摄入番茄和富含番茄红素的食物可引起番茄红素血症，主要表现为皮肤橙染，在停止摄入后，皮肤橙染可逐渐消失。番茄红素血症目前已被美国食品与营养委员会认为是可逆的无害效应[1-2,5]。

五、膳食摄入

欧美国家部分调查所得的成年人平均摄入量范围为 1.00~9.10mg/d，其中美国成年女性平均摄入量为 8.80mg/d，成年男性为 9.10mg/d。我国与欧美国家番茄红素的摄入量差异较大，有限的研究表明我国成人每日番茄红素摄入水平为 0.36~2.42mg，主要来源为水果。我国山东济宁市 134 名居民的类胡萝卜素摄入调查表明，春夏秋冬四季番茄红素的平均摄入量分别为 0.75mg、2.42mg、0.54mg 和 0.36mg[10]。2008—2013 年的"广州营养与健康研究（GNHS）"得到 50~75 岁居民膳食中番茄红素的摄入量为 1.69mg/d[11]。

联合国粮食及农业组织（FAO）/世界卫生组织（WHO）食品添加剂联合专家委员会（JECFA）2006 年认可番茄红素可作为色素和营养素补充剂使用[2]。我国已批准合成番茄红素作为着色剂（GB 2760—2014《食品安全国家标准 食品添加剂使用标准》）。欧盟 2009 年批准合成番茄红素、天然番茄红素、从三孢布拉霉（*Blakeslea trispora*）发酵的番茄红素作为食品新成分，还批准了从番茄中提取的番茄红素油脂作为特殊治疗用食品新成分[5]。澳大利亚/新西兰和加拿大也批准从番茄提取的番茄红素作为食品添加剂。美国已将合成番茄红素、番茄红素油脂剂和三孢布拉霉发酵的番茄红素列为"一般认为安全（GRAS）"物质[3-4]。

六、特定建议值和可耐受最高摄入量

（一）特定建议值

1. 降低心血管疾病风险　2019 年一项对观察性研究的 Meta 分析表明，高番茄红素摄入（>9.81mg/d）可使脑卒中风险、死亡风险和心血管疾病的发生风险分别降低 26%、37% 和 14%[6]。同年发表的一篇观察性研究 Meta 分析结果表明膳食番茄红素摄入最高百分位数组（大部分研究 >15mg/d）相较于最低百分位数组（大部分研究 <3mg/d），心血管疾病的发生风险降低 17%（RR=0.83，95% CI：0.76~0.90）[7]。

2020 年一项番茄红素对血压和血脂干预研究的 Meta 分析表明，当补充番茄红素的剂量范围在 4~50mg/d 时对血压无改善作用，可降低低密度脂蛋白胆固醇水平，但效应不显著（该 Meta 分析纳入的受试者，其番茄红素摄入来源包括膳食和补充剂）[12]。2021 年一项仅针对番茄红素干预对血压影响的 Meta 分析结果表明，补充番茄红素的形式为标准化番茄提取物（共 5 项研究，干预组 216 人/对照组 146 人，剂量范围为 10~15mg）时能有效降低收缩压，干预组收缩压降低 5.68（95%CI：-10.37~-0.99）mmHg[13]。上述 2 项 Meta 分析对血压分析不一致的原因可能在于纳入的干预方式存在差异（2020 年的 Meta 分析除番茄红素提取物外，还包括新鲜番茄/番茄酱/番茄汤/富含番茄的膳食等）。表 15-9-1 列举了上述 Meta 分析中仅以番茄红素提取物为干预措施，并以安慰剂为平行对照，结局指标为血压，干预时间超过 7 天的人群干预试验；在 5 项研究中，3 项研究人群分别为轻、中度高血压患者和健康男性，结果发现 15mg/d 的番茄红素有降血压作用；1 项样本量较少的高血压临界状态人群研究及 1 项干预水平为 7mg/d 的研究未发现有统计学差异的结果。

2. 降低前列腺癌发生/发展风险　对补充番茄红素影响前列腺癌患者血清前列腺特异性抗原水平的临床随机对照干预试验的 Meta 分析，纳入了 6 项 RCT，番茄红素补充量为 15~45mg/d、补充时间 3~28 周，结果发现补充番茄红素虽然在总体上没有降低 PSA 水平，但在 PSA 水平较高（>6.5μg/L）的患者中观察到了显著的降低作用（WMD：-3.74μg/L，95% CI：-5.15~-2.32μg/L，P<0.001）[14]。

3. SPL 值　目前尚缺乏较全面系统的我国居民番茄红素摄入量和血清含量的基础数据。一项 2021 年的番茄红素干预对血压影响的 Meta 分析[13]结果表明，补充番茄红素的形式为标准化番茄提取物（10~15mg）时有显著的降压效果；对心血管疾病的前瞻性研究的 Meta 分析[7]也表明高番茄红素摄入与心血管疾病发生风险降低相关[最高百分位数组（大

表15-9-1　番茄红素对血压影响的干预研究

作者、发表年份	国家	人群	年龄（岁）/BMI（kg/m²）[均值（范围）]	样本量	干预周期	干预措施	干预结果
RIED K，2009	澳大利亚	高血压临界状态人群	（52±12）/26.2	T:15 C:10	84天	T:番茄提取物/番茄红素 15mg/d C:0mg/d	血压改变无统计学意义
PARAN E，2009	以色列	中度高血压患者	（56±10）/—	T:50 C:50	42天	T:番茄提取物/番茄红素 15mg/d C:0mg/d	与对照组相比，收缩压下降，舒张压下降
KIM J Y，2011	韩国	健康男性	34.15（22~57）/24.76	T1:41 T2:37 C:38	56天	T1:6mg番茄红素 T2:15mg番茄红素 C:0mg	T2与实验前相比，收缩压下降，T1改变无统计学意义
WOLAK T，2019	以色列	轻度高血压患者	（52.4±8.2）/—	T1:12 T2:12 T3:13 C:12	56天	T1:番茄红素提取物 5mg/d T2:番茄红素提取物 15mg/d T3:番茄红素提取物 30mg/d C:0mg/d	当干预剂量≥15mg/d时，可以有效降低高血压患者的舒张压
GAJENDRAGADKAR P R，2014	英国	心血管疾病患者	（67±6）/（28.6±3.3）	T:36 C:36	56天	T:标准化番茄红素提取物 7mg/d C:0mg/d	与对照组相比舒张压降低，但无统计学意义

注:T,试验组;C,对照组。

部分研究 >15mg/d）相较于最低百分位数组（大部分研究 <3mg/d）]，心血管疾病的发生风险降低 17%。2013 年版的 SPL 值主要基于一项中国人群对血脂影响的 RCT 研究，SPL 暂定为 18mg/d。综合考虑上述新增证据，15mg/d 即可发挥降低血压及心血管疾病风险的作用，故将我国成人番茄红素的特定建议值（SPL）修订为 15mg/d。

（二）可耐受最高摄入量

JECFA（2006 年）和欧盟食品添加剂、香料、加工助剂和食品接触物质评估小组（2008 年）均依据一项大鼠喂养实验结果[15]，将 NOAEL 值定为 50mg/kg（bw），使用 100 的不确定系数，将 ADI 值定为 0~0.5mg/kg（bw）。在该实验中，中剂量组［50mg/kg（bw）］的血清丙氨酸转氨酶（ALT）和天冬氨酸转氨基转氨酶（AST）无显著变化，而高剂量组［250mg/kg（bw）］的 ALT 和 AST 升高，在停止摄入 13 周后，ALT 不能完全恢复正常。

2009 年 JECFA 对此进行了重新评估，认为在上述试验中，高剂量组 AST 和 ALT 升高但并没有出现肝损伤的病理学改变，不应在此基础上制定 ADI。且一项大鼠 28 天喂养实验研究结果表明，番茄红素在最高剂量达 200mg/kg（bw）的情况下，未发现动物有任何异常改变。故将所有来源的番茄红素的 ADI 值改为"无特别规定"[1]。

EFSA 食品添加剂和食品营养源添加委员会（Panel on Food Additives and Nutrient Sources added to Food，ANS Panel）2010 年进行再评估，但结论仍维持原来的 NOAEL［50mg/kg（bw）］和 ADI 值［0~0.5mg/kg（bw）］[5]。

2006 年 Shao 等对番茄红素进行了人群食用的安全性评估，提出"观察到的安全剂量（Observed Safe Level，OSL）"为 75mg/d。该评估是基于 2006 年发表的一篇基于 30 余篇人体干预研究报告的安全性评估[16]，最高剂量为 150mg/d（连续摄入 7 天）；其次为 75mg/d（15 个健康成人，持续 28 天）；最长持续时间为 140 天（健康成人 13.3mg/d），均未观察到不良作用。故该评估提出 OSL 为 75mg/d[16]。

2011 年一篇对 50~60 岁的绝经后妇女持续 4 个月番茄红素（70mg/d）干预试验的结果表明，干预对象未出现不良作用[17]，故将人群的 OSL 值定为 70mg/d。

由于 JECFA（2009）对番茄红素的 ADI 值为"无特别规定"，且其后并未在动物实验和人群研究中发现肝功能损伤和其他不良反应的新证据，故根据以上人群研究的 OSL 值，将番茄红素的 UL 值暂定为 70mg/d。

七、主要食物来源

番茄红素主要存在于番茄、西瓜、葡萄柚和番石榴等食物中，少量存在于柿子、甘蓝、辣椒（红）等水果和蔬菜中。番茄红素在番茄中的含量随品种和成熟度的不同而异。成熟度越高，其番茄红素含量亦越高。常见食物中的番茄红素含量见表 15-9-2[3-4]。

表 15-9-2　番茄/番茄制品及其他食物中的番茄红素含量

单位:mg/100g 可食部

食物	番茄红素含量	食物	番茄红素含量
番茄酱	29.30	西瓜	4.53
调味番茄酱	17.00	番茄(熟)	4.40
番茄糊	16.70	番茄(生)	2.57
意粉酱	16.00	葡萄柚(红)	1.42
番茄酱汁	15.90	辣椒(红)	0.31
番茄汤料	10.90	柿子(日本)	0.16
番茄汁	9.30	紫甘蓝	0.02
番石榴	5.20		

（编著　张立实　陈锦瑶）

（工作组　杨月欣　杨晓光　苏宜香　常翠青　凌文华）

参 考 文 献

[1] Joint FAO/WHO Expert Committee on Food Additives. Summary report of JECFA/71/SC, Geneva, June, 2009, FAO/WHO [R/OL]. [2023-01-01]. http://www.fao.org/ag/agn/jecfa/ index_en.stm.

[2] Joint FAO/WHO Expert Committee on Food Additives. Summary report of JECFA/67/SC, Rome, June, 2006, FAO/WHO [R/OL]. [2023-01-01]. http://www.fao.org/ag/agn/jecfa/ index_en.stm.

[3] US Food and Drug Administration. GRAS Notice 000156: Tomato lycopene extract 6 percent, tomato lycopene extract 1.5 percent, and crystallized tomato lycopene [Z/OL]. [2023-01-01]. http://www.accessdata.fda.gov/scripts/fcn/gras_notices/grn000156.pdf.

[4] US Food and Drug Administration. GRAS Notice 000119: Synthetic lycopene [Z/OL]. [2023-01-01]. http://www.accessdata.fda.gov/scripts/fcn/gras_notices/ grn000119.pdf.

[5] EFSA Panel on Food Additives and Nutrient Sources added to Food. Statement on the divergence between the risk assessment of lycopene by EFSA and the Joint FAO/WHO Expert Committee on Food Additives (JECFA) [J]. EFSA Journal, 2010, 8(7): 1676.

[6] CHENG H M, KOUTSIDIS G, LODGE J K, et al. Lycopene and tomato and risk of cardiovascular diseases: A systematic review and meta-analysis of epidemiological evidence [J]. Crit Rev Food Sci Nutr, 2019, 59(1): 141-158.

[7] SONG B, LIU K, GAO Y, et al. Lycopene and risk of cardiovascular diseases: a meta-analysis of observational studies [J]. Mol Nutr Food Res, 2017, 61(9): 1-6.

[8] JING L, XIAO M, DONG H, et al. Serum carotenoids are inversely associated with RBP4 and other inflammatory markers in middle-aged and elderly adults [J]. Nutrients, 2018, 10(3): 260.

[9] CATAñO J G, TRUJILLO C G, CAICEDO J I, et al. Efficacy of lycopene intake in primary prevention of

prostate cancer：a systematic review of the literature and meta-analysis.［J］. Arch Esp Urol,2018,71（2）: 187-197.

［10］宋新娜. 成分计算法估计膳食类胡萝卜素摄入量［D］.青岛：青岛大学,2008.

［11］WANG C,LING C W,DING D,et al. Associations of serum carotenoids with DXA-derived body fat and fat distribution in Chinese adults：a prospective study［J］. J Acad Nutr Diet,2020,120（6）:985-1001.

［12］TIERNEY A C,RUMBLE C E,BILLINGS L M,et al. Effect of dietary and supplemental lycopene on cardiovascular risk factors：a systematic review and Meta-analysis［J］. Adv Nutr,2020,11（6）:1453- 1488.

［13］RATTANAVIPANON W,NITHIPHONGWARAKUL C,SIRISUWANSITH P,et al. Effect of tomato, lycopene and related products on blood pressure：A systematic review and network meta-analysis［J］. Phytomedicine,2021（88）:153512.

［14］SADEGHIAN M,ASADI M,RAHMANI S,et al. Lycopene does not affect prostate-specific antigen in men with non-metastatic prostate cancer：a systematic review and Meta-analysis of randomized controlled trials［J］. Nutr Cancer,2021,73（11/12）:2796-2807.

［15］SMITH T,SCHIERLE J,SPITZER V,et al. Lycopene 10% WS beadlets（Ro 01-9251）,52-week oral （dietary）administration toxicity study in the rat［R］. RDR report No 2500020.

［16］SHAO A,HATHCOCK J N. Risk assessment for the carotenoids lutein and lycopene［J］. Regul Toxicol Pharmacol,2006,45（3）:289-298.

［17］MACKINNON E S,RAO A V,JOSSE R G,et al. Supplementation with the antioxidant lycopene significantly decreases oxidative stress parameters and the bone resorption marker N-telopeptide of type Ⅰ collagen in postmenopausal women［J］. Osteoporos Int,2011,22（4）:1091-1101.

第十节　叶　黄　素

叶黄素（lutein）又名植物黄体素,是蔬菜、水果、花卉等植物色素的主要组分。十九世纪初,人类首次在胡萝卜中发现了叶黄素,二十世纪中期发现叶黄素是视网膜黄斑区的主要成分,由此人们开始利用提取叶黄素对老年性黄斑变性（age-related macular degeneration, AMD）患者进行补充干预,结果显示可增加视网膜黄斑区色素密度,改善视觉功能。此外,研究发现叶黄素对心血管疾病、癌症及糖尿病等慢性病有一定预防作用。提出叶黄素改善视觉功能、降低心血管疾病风险的 SPL 为 10mg/d,UL 为 60mg/d。

一、化学结构和理化性质

叶黄素是一类含氧类胡萝卜素,又可命名为 3,3-二羟基-β,α-胡萝卜素,分子式为 $C_{40}H_{56}O_2$,相对分子质量为 568.88。叶黄素分子结构的碳骨架由中间多聚烯链和位于两侧的六元碳环组成（见图 15-10-1）。叶黄素在紫外-可见光区有独特的吸收峰,可吸收和过滤高能量的蓝光（400~460nm）。叶黄素是脂溶性化合物,易溶于己烷、苯、醚类、二氯甲烷等有机

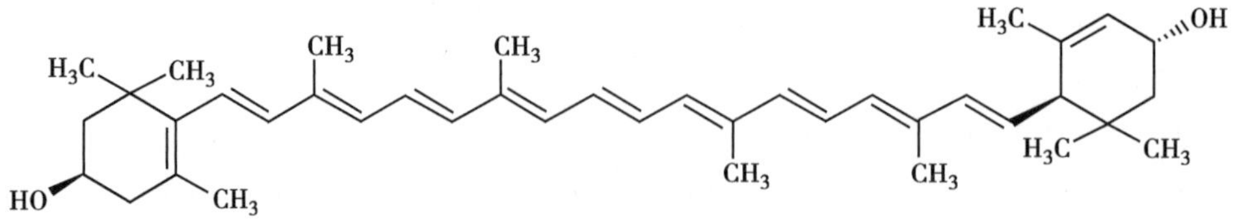

图 15-10-1 叶黄素的化学结构

溶剂,几乎不溶于水,碱性溶液中较稳定,但对热和紫外线不稳定。

叶黄素化学结构碳链的两端各有一个紫罗酮环,即 β-紫罗酮环和 ε-紫罗酮环,每个环的 C-3 上有一个功能性羟基,在不同位点处有三个不对称中心,由此形成了多种异构体;主要包括全反式叶黄素、13-顺式叶黄素、13'-顺式叶黄素、9-顺式叶黄素、9'-顺式叶黄素等。不同异构体的理化性质及生物活性可能存在一定差异。

二、吸收和代谢

(一) 吸收与分布

叶黄素以原型经胃肠道吸收。在胃内,从食物中释放出来的叶黄素微粒随油脂进入小肠,随后在胆汁的乳化作用下与脂肪酸、胆汁酸盐等形成混合微胶粒,通过肠黏膜与肠腔之间的不流动水层被动扩散至肠上皮细胞,掺入由肠道上皮细胞合成的乳糜微粒中,然后进入淋巴循环和血液循环系统。叶黄素的吸收量呈浓度依赖性,即肠腔内叶黄素的浓度越高,肠黏膜上皮细胞对叶黄素的吸收量越高;而吸收率与叶黄素的浓度呈非浓度依赖性,肠腔内叶黄素的浓度过高,其吸收率反而降低[1]。

叶黄素在人体内主要存在于血清和多个组织器官中,如视网膜、肝脏、脾脏、肾脏、乳房组织、脂肪组织及皮肤等,肝脏和脾脏为主要储存器官;但在视网膜组织中的浓度最高,是血清和其他组织浓度的 500~1 000 倍,主要分布在视网膜的黄斑区,构成黄斑色素。视网膜中叶黄素含量浓度为 1~3mmol/kg,肾脏 0.1~10.4μmol/kg,肝脏 0.1~2.3μmol/kg,肺部 0.1~2.3μmol/kg,脂肪组织 0.23μmol/kg。血清叶黄素浓度主要反映近期摄入情况,而脂肪组织和肝脏内的叶黄素浓度可反映长期摄入及储备状况。

(二) 代谢与排泄

叶黄素进入机体后,其分子结构上的 C-3' 和 C-6' 位发生氧化脱氢,生成两种异构体;转运至视网膜后,在光化学作用下主要转变成(3R,3'R,6'R)-顺式叶黄素和(3R,3'S,6'R)-顺式叶黄素,也可转化成消旋-玉米黄质,发挥视力保护作用。人体叶黄素补充代谢试验证实血液与组织中的叶黄素浓度与摄入剂量呈正相关,血液中叶黄素达峰时间为 12~30 小时,半衰期为 70.6~80.5 小时[2]。

进入机体的叶黄素以原型或代谢物的形式经胆汁分泌或经粪便或尿液排泄。随着叶黄素摄入量的增加,尿液和粪便中的叶黄素浓度也随之增加;肠道内叶黄素的代谢形式为脱氢叶黄素(dehydrolutein),与没有被吸收的叶黄素原型一起从粪便排泄。

三、生物学作用

(一) 抗氧化作用

叶黄素分子中碳链两端分别是含羟基基团(—HO)的亲水端和含碳链(=CH$_2$)的疏水端,在细胞膜上疏水长碳链埋于磷脂分子层中,而亲水性羟基留在膜的两侧,这种定位可使叶黄素最大限度与极易氧化的细胞膜脂质结合在一起,从而增强细胞膜强度,抵御自由基造成的细胞氧化损伤。人群研究显示,志愿者每天口服 20mg 叶黄素一个月后,机体总超氧化物歧化酶活性增高,脂质氧化产物丙二醛含量下降,外周血淋巴细胞 DNA 氧化损伤水平显著低于对照人群[3]。因此,补充叶黄素可能对氧化应激引起的人体炎症相关性疾病,如视网膜病变、心血管疾病、皮肤损伤、结肠疾病以及肝损伤等具有一定的预防和改善作用[4]。

(二) 改善视觉功能

叶黄素是维持视觉功能的主要类胡萝卜素,可特异性蓄积在视网膜和晶状体。膳食叶黄素/玉米黄质及其代谢物内消旋-玉米黄质在健康人眼睛的视网膜黄斑中占总类胡萝卜素的 25%。叶黄素作为较强的抗氧化剂,能淬灭单线态氧,清除活性氧,在人眼视网膜内部形成有效的蓝光过滤器,将蓝光造成的氧化损害减至最小,从而保护视杆细胞和视锥细胞,有效预防和改善由强光暴露引起的黄斑变性和白内障。适量补充可升高人体血浆中叶黄素的水平,提高黄斑色素密度(MPOD),有效预防视网膜早期病变。

(三) 降低慢性疾病发病风险

叶黄素可通过抗氧化作用抑制 LDL-C 的氧化,从而延缓动脉斑块的形成,预防动脉粥样硬化,降低心血管疾病的发生。流行病学研究显示,LDL-C 水平和颈动脉主干道血管中层内膜厚度的变化与血清叶黄素含量成反比[5]。膳食叶黄素的摄入量、血中或脂肪组织中叶黄素的水平与心血管疾病发生风险呈负相关[6]。

叶黄素抑制肿瘤的机制可能包括抗氧化、免疫调节,抑制肿瘤血管增生和细胞的增殖,促进肿瘤细胞分化,降低其恶性程度。一篇纳入 88 410 名研究对象的 Meta 分析显示,叶黄素摄入与非霍奇金淋巴瘤发病风险呈负相关;血液中叶黄素含量增加 1μmol/L,膀胱癌发病风险下降 56%。绝经前妇女叶黄素摄入高水平组(16.5mg/d)与低水平组(3.8mg/d)相比,乳腺癌发病风险降低 17%(*OR*=0.83,95%*CI*:0.68~0.99)。

叶黄素可能降低 2 型糖尿病发病风险。随机选择 1 597 名 25 岁及以上澳大利亚成人进行 2 个月随访,结果显示血清叶黄素水平与 2 型糖尿病及糖耐量受损成反比,摄入含叶黄素丰富的蔬菜水果可降低 2 型糖尿病发生风险[7]。

四、过量危害和毒性

在动物试验中,叶黄素的经口毒性 LD$_{50}$>4g/[kg(bw)·d][8]。体重 178~263g 的大鼠,每日灌胃给予纯度 75% 的叶黄素 639mg/kg(bw),持续 4 周,未观察到任何由受试物引起的毒性反应;大鼠每日灌胃纯度 85% 的叶黄素 400mg/kg(bw),进行 13 周亚慢性毒性试验,未观察到有害作用[9];在叶黄素灌胃剂量 >1 000mg/kg(bw)时,未观察到大鼠的生殖和发育毒性反应,遗传毒性实验也为阴性结果。国外研究结果显示叶黄素 40mg/d 干预 9 周[10]以及国内报道 60mg/d 补充一年[11],均未观察到任何毒副作用。

五、膳食摄入

叶黄素在植物性食物中的含量受植物品种、不同季节及区域地理环境影响较大;不同人群叶黄素摄入量则受不同膳食模式、食品供应和饮食习惯的影响。现有针对我国居民叶黄素摄入量的研究,有的选取食物水煮制熟后提取检测而建立的叶黄素含量数据库,有的参考美国食物类胡萝卜素数据库,用称重记录法或膳食频率法估算成年人每日叶黄素平均摄入量[12]。研究显示,欧美成年人叶黄素摄入量为 880~3 250μg/d;中国成年居民为 2 130~11 298μg/d。中国居民数值偏高可能与检测方法、我国地域特点,以及我国的传统水煮烹饪方式有利于叶黄素释放有关。

我国已批准以万寿菊油树脂为原料的叶黄素作为食品添加剂(GB 2760—2014《食品添加剂使用标准》,GB 26405—2011《食品安全国家标准 食品添加剂 叶黄素》)。叶黄素作为营养补充剂使用量为婴儿配方食品 300~2 000μg/kg,幼儿配方食品 1 620~4 230μg/kg,学龄前儿童强化食品 1 620~2 700μg/kg(GB 14880—2012《食品安全国家标准 食品营养强化剂使用标准》)。2008 年美国食品药品监督管理局(FDA)规定叶黄素补充剂量均值为 20mg/d。丹麦及比利时法规草案规定膳食补充剂叶黄素补充剂量均值为 20mg/d,德国为 10mg/d,法国为 6mg/d,韩国规定为 10~20mg/d;中国台湾规定食品添加使用量不高于 30mg/d。

六、特定建议值和可耐受最高摄入量

(一)特定建议值

筛选叶黄素对视觉功能影响的 RCT 研究的结果显示,健康人群补充 6mg/d 的叶黄素 9 个月对视觉功能没有显著影响,而对长期使用电脑的健康志愿者,6mg/d 的叶黄素干预 3 个月,视觉对比敏感度有明显的改善。健康人群补充 10~20mg/d 的叶黄素 4~12 月,黄斑色素密度增加,视觉功能改善;老年黄斑变性(AMD)及其他眼部疾病患者补充叶黄素 10~30mg/d,中央视野、视敏度、最佳矫正视力等视觉功能改善[13]。一项纳入了 8 个 RCT 研究,包含 1 176 名 AMD 患者的 Meta 分析显示补充叶黄素 10~20mg/d,持续 9~24 个月,患者视力得到提高,LogMAR 对数视力改善($WMD=0.04$,95% CI:0.03~0.06),且摄入每增加 1mg/d,对数视力改善 0.003。此外,视敏度也有改善[WMD 为 0.08(95% CI:0.05~0.11)~0.18(95% CI:0.15~0.21),$P<0.05$][14]。另一 Meta 分析包含了 6 个 RCT 研究,6 891 名 AMD 患者,研究显示叶黄素 10~20mg/d 干预 6~60 个月可延缓视力减退($RR=0.98$,95% CI:0.91~1.05),改善视觉功能($WMD=1.48$,95% CI:5.53~8.49),降低 AMD 进展风险($RR=0.94$,95% CI:0.87~1.01)[15]。综合已有研究,认为 6~20mg/d 叶黄素补充可降低正常人眼部疾病的发生风险,补充 10~30mg/d 叶黄素对 AMD、色素性视网膜炎等患者的视觉功能可能具有一定的改

善效果。

关于叶黄素摄入量与心血管疾病发病风险的研究显示,每天补充 10~20mg 叶黄素 3 个月,可有效降低健康志愿者的血清 C 反应蛋白水平[16];补充 10~60mg/d 一年可降低动脉粥样硬化患者的颈动脉内膜厚度以及炎性反应程度[11]。叶黄素与眼部疾病、心血管疾病的 RCT 研究及 Meta 分析见表 15-10-1。

欧盟食品安全局(EFSA)综合评估了叶黄素相关的 RCT 和 Meta 分析后认为至少 6mg/d 可维持正常人眼睛健康;20mg/d 有助于改善强光环境下正常人的视觉功能,10mg/d 可减缓紫外线(包括光氧化)诱导的皮肤损伤。

基于上述 RCT 研究和 Meta 分析,参考国内外叶黄素作为膳食补充剂(食品添加剂)在食品中使用量的要求,以及部分国家人群叶黄素的建议摄入量;建议我国成人叶黄素改善视觉功能、预防心血管疾病的 SPL 为 10mg/d。

(二) 可耐受最高摄入量

2011 年 EFSA 根据一项给予叶黄素 13 周的大鼠喂养试验结果[9],将由万寿菊提取的 79% 纯度的叶黄素或者 60% 纯度的叶黄素酯类每日容许摄入量(ADI)值定为 1mg/[kg(bw)·d]],相当于 60kg 成人每日摄入 60mg 叶黄素。在该试验中,大鼠每天灌胃纯度 85% 的叶黄素 400mg/kg(bw),NOAEL 为每天 200mg/kg(bw),除以不确定系数(UF)200,将叶黄素 ADI 定为 1mg/[kg(bw)·d]]。Shao 等给予 Wistar 大鼠纯度为 75% 的叶黄素 639mg/[kg(bw)·d]]灌胃 4 周后,未出现有害作用,以不确定系数 500 和成人体重 60kg 计,UL 值建议为 76mg/d[17]。

2000 年国外文献报道叶黄素 40mg/d 干预 9 周后,视网膜色素变性患者周边视野敏感性改善,在此剂量下未观察到任何毒副作用[10]。2018 年我国一项人群 RCT 研究,纳入 169 名颈动脉粥样硬化患者,随机分为安慰剂组、叶黄素低剂量组(20mg/d)、中剂量组(40mg/d)、高剂量组(60mg/d),干预期为 12 个月。结果显示干预后,叶黄素低、中、高剂量组患者颈动脉粥样硬化斑块炎性反应程度显著降低,动脉内膜厚度变薄,且存在一定剂量-效应关系;叶黄素血中浓度均升高,未出现不良反应[11]。

综合目前人群干预试验最高 60mg/d 且无毒副作用的研究结果,EFSA 的 ADI(成年人 60mg/d)和动物毒理学实验结果(UL 值建议为 76mg/d),将叶黄素的 UL 制定为 60mg/d。

七、主要食物来源

人体不能合成叶黄素,必须通过食物摄取。叶黄素的食物来源是植物性食物,尤其在万寿菊中含量较高且易于分离纯化。韭菜、苋菜、菠菜等深绿色叶蔬菜是膳食叶黄素的主要来源,橘子、木瓜等黄橙色水果中含有一定量的叶黄素(或叶黄素酯)。天然叶黄素在动物性食物中主要以蛋类和奶类为主;蛋类中叶黄素含量虽然不高,但其生物利用度较高,为蔬菜的 3 倍。母乳是婴幼儿叶黄素主要食物来源。表 15-10-2 为参考我国报道数据和美国农业部营养素标准参考数据库[18]列出的常见食物叶黄素含量。

表 15-10-1 叶黄素与眼部疾病、心血管疾病的 Meta 分析及 RCT 研究

作者(发表年份)	研究对象	样本量	干预周期	干预措施	干预结果
Liu R(2014)	AMD 患者	8 个 RCT T:1176	9~24 个月	10~20mg/d	视力提高,视敏度得到改善
Evans J R(2017)	AMD 患者	6 个 RCT T:6891	6~60 个月	10~20mg/d	延缓视力减退,改善视觉功能,降低 AMD 进展风险
Bahrami H(2006)	色素性视网膜炎患者	T:25 C:20	6 个月	T:前 12 周 10mg/d,12 周后 30mg/d C:0mg/d	干预组中央视野改善,视敏度提高
Bartlett H E(2008)	健康志愿者	T:21 C:25	9 个月	T:6mg/d C:0mg/d	辨距视敏度、近距视敏度、视觉对比敏感度略微升高
Ma L(2009)	2 年内电脑使用时间 >10h/d 的青年健康志愿者	T1:12 T2:14 C:12	3 个月	T1:6mg/d T2:12mg/d C:0mg/d	干预组血清叶黄素水平升高,视觉对比敏感度升高
Yao Y(2013)	健康驾驶员	T:60 C:60	1 年	T:20mg/d C:0mg/d	干预组血清叶黄素水平升高,MPOD 升高
Zhang P C(2017)	非增殖性糖尿病性视网膜病患者	T:15 C:16	9 个月	T:10mg/d C:0mg/d	干预组视敏度轻微改善,视觉对比敏感度升高
Shinojima A(2017)	慢性浆液性脉络膜视网膜病变患者	T:37 C:42	6 个月	T:15mg/d C:0mg/d	干预组最佳矫正视力有显著改善
Machida N(2020)	健康志愿者	T:28 C:31	4 个月	T:12mg/d C:0mg/d	第 16 周时 MPOD、对比敏感度和眩光敏感度升高,第 8 周和第 16 周血清叶黄素升高
Wang M X(2013)	健康志愿者	T1:39 T2:38 C:39	3 个月	T1:10mg/d T2:20mg/d C:0mg/d	血清 C 反应蛋白水平下降
刘洋(2018)	动脉粥样硬化患者	T1:34 T2:38 T3:37 C:34	1 年	T1:10mg/d T2:20mg/d T3:60mg/d C:0mg/d	颈动脉内膜厚度以及炎性反应程度下降

注:T,试验组;C,对照组。

表 15-10-2 常见食物中叶黄素的含量

单位:mg/100g 可食部

食物	含量	食物	含量
万寿菊	18.74	豌豆苗	3.21
韭菜	18.23	油麦菜	2.54
苋菜	14.45	蒜黄	1.65
甘栗南瓜	13.27	结球甘蓝(绿)	1.63
菠菜	6.89	黄瓜	1.59
小白菜	6.70	芦笋,茎	1.43
空心菜	5.32	蒜薹	1.32
生菜	3.82	胡萝卜	0.81
西蓝花	3.51	鸡蛋黄	0.79
开心果	3.34	橘子	0.12

(编著 马爱国 郑 樱)

(工作组 杨月欣 张立实 林晓明 李 铎)

参 考 文 献

[1] READ A,WRIGHT A,ABDEL-AAL EL-SM. In vitro bioaccessibility and monolayer uptake of lutein from wholegrain baked foods [J]. Food Chem,2015(174):263-269.

[2] XIONG K,ZHAO Y,HU S,et al. Dose-response relationship between oral lutein intake and plasma lutein concentration:a randomized controlled trial [J]. Front Nutr,2022,22(9):924997.

[3] 马婷婷,滕倩,梁惠,等. 叶黄素持续补充对机体叶黄素水平及抗氧化能力影响研究[J]. 中国食物与营养,2016,22(5):5-9.

[4] AHN Y J,KIM H Y. Lutein as a modulator of oxidative stress-mediated inflammatory diseases [J]. Antioxidants (Basel),2021,10(9):1448.

[5] XU X R,ZOU Z Y,XIAO X,et al. Effects of lutein supplement on serum inflammatory cytokines,ApoE and lipid profiles in early atherosclerosis population [J]. J Atheroscler Thromb,2013,20(2):170-177.

[6] CHUANG R W S,LWANDERSON P,LUNDBERG A K,et al. Lutein exerts anti-inflammatory effects in patients with coronary artery disease [J]. Atherosclerosis,2017(262):87-93.

[7] COYNE T,IBIEBELE T I,BAADE P D,et al. Diabetes mellitus and serum carotenoids:findings of a population- based study in Queensland Australia [J]. Am J Clin Nutr,2005(82):685-693.

[8] HARIKUMAR K B,NIMITA C V,PREETHI K C,et al. Toxicity profile of lutein and lutein ester isolated from marigold flowers(tagetes erecta)[J]. Int J Toxicol,2008(27):1-9.

[9] KRUGER C L,MURPHY M,DEFREITAS Z,et al. An innovative approach to the determination of safety

for a dietary ingredient derived from a new source：case study using a crystalline lutein product［J］. Food Chem Toxicol,2002,40（11）:1535-1549.

［10］DAGNELIE G,ZORGE I S,MCDONALD T M. Lutein improves visual function in some patients with retinal degeneration：a pilot study via the Internet［J］. Optometry,2000（71）:147-164.

［11］刘洋,陈明骏,宋翔,等. 叶黄素对颈动脉粥样硬化斑块炎性反应程度的影响［J］. 食品科学,2018,39（9）:170-175.

［12］YUPING M A,YINGFEN H U,AIGUO M A,et al. Investigation on dietary lutein intake and visual fatigue in college students［J］. J Nurs,2017,6（1）:12-16.

［13］BUSCEMI S,CORLEO D,DI PACE F,et al. The effect of lutein on eye and extra-eye health［J］. Nutrients, 2018（10）:1321.

［14］LIU R,WANG T,ZHANG B,et al. Lutein and zeaxanthin supplementation and association with visual function in age-related macular degeneration［J］. Invest Ophthalmol Vis Sci,2015（56）:252-255.

［15］EVANS J R,LAWRENSON J G,Cochrane Eyes and Vision Group. Antioxidant vitamin and mineral supplements for slowing the progression of age-related macular degeneration［J］. Cochrane Database Syst Rev,2017,2017（7）:CD000254.

［16］WANG M X,JIAO J H,LI Z Y,et al. Lutein supplementation reduces plasma lipid peroxidation and C-reactive protein in healthy nonsmokers［J］. Atherosclerosis,2013,227（2）:380-385.

［17］SHAO A,HATHCOCK J N. Risk assessment for the carotenoids lutein and lycopene［J］. Regul Toxicol Pharmacol,2006（45）:289-298.

［18］USDA. USDA Nutrient Database for Standard Reference［DB/OL］.［2023-01-01］. http://ndb.nal.usda. gov.

第十一节 植物甾醇

植物甾醇（phytosterol）是植物中天然存在的、以环戊烷全氢菲为基本骨架的一大类化学物质的总称,结构与胆固醇相似,仅侧链不同。自然界最常见的植物甾醇是 β-谷甾醇、菜油甾醇、豆甾醇及谷甾烷醇等。20 世纪 50 年代发现了植物甾醇对高胆固醇喂饲的鸡有降低血脂含量的功能,随后植物甾醇开始进入科学家视野。大量研究结果均显示,摄入较多的植物甾醇可降低人群血清胆固醇水平,并可减少良性前列腺肥大、癌症等的发生风险,许多国家已批准其添加在食品中。根据国内外最新研究,提出植物甾醇降低血清 TC 和 LDL-C 水平的特定建议值（SPL）为 0.8g/d（植物甾醇酯为 1.3g/d）,可耐受最高摄入量（UL）为 2.4g/d（植物甾醇酯为 3.9g/d）。

一、化学结构和理化性质

（一）化学结构

甾醇是 C3 位结合羟基的甾体化合物,以环戊烷全氢菲为主体骨架,根据来源不同,甾醇一般可分为三大类:动物性甾醇、植物性甾醇和菌性甾醇。

植物甾醇的化学结构与动物性甾醇即胆固醇相似,仅在侧链结构的 C24 位上多一个碳单元,如菜油甾醇在此碳位上连接一个甲基,β-谷甾醇连接一个乙基。豆甾醇比 β-谷甾醇在 C22 位与 C23 位之间多了一个双键。菜油甾烷醇和谷甾烷醇则是菜油甾醇和谷甾醇的饱和形式,即在 C5 位上没有双键(图 15-11-1)[1]。植物甾醇的碳原子数一般为 27~31 个,相对分子质量为 386~456。

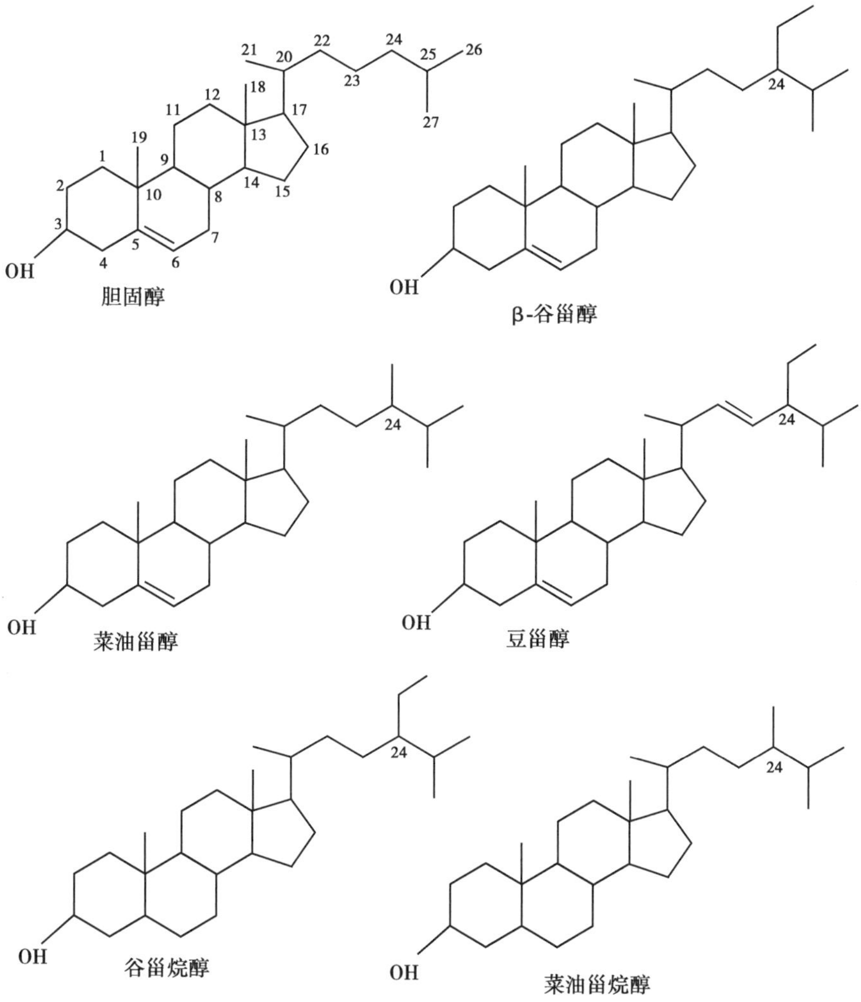

图 15-11-1 胆固醇和常见植物甾醇的化学结构

(二)理化性质

植物甾醇纯品在常温下为片状或粉末状白色固体,无臭无味,其熔点较高,一般在 130~140℃,最高可达 215℃。植物甾醇的相对密度略大于水,不溶于水,溶于氯仿、正己烷、正戊烷和环己酮等。在相同溶剂中甾醇的溶解度随其种类和温度的不同而变化。植物甾醇具有疏水性,但因其结构上带有羟基基团,故又具有亲水性,这种特性使其表现出一定的乳化性。

植物甾醇与脂肪酸结合后形成植物甾醇酯,植物甾醇酯化前后的相对分子质量比约为0.6∶1。植物甾醇酯更易溶于有机溶剂,其吸收利用率也有所提高。

二、吸收和代谢

(一)吸收和分布

人体对胆固醇的吸收率可高达40%,而对植物甾醇的吸收率则平均不到5%。文献报道不同植物甾醇在成人胃肠道的吸收率有明显差别,β-谷甾醇、菜油甾醇、豆甾醇、菜甾烷醇的吸收率分别是4.2%、9.6%、4.8%和12.5%,谷甾烷醇则基本不吸收。

吸收后的植物甾醇与脂蛋白结合后在血液中运输,然后选择性地分布到身体各部位。在正常膳食条件下,血清中植物甾醇的含量仅为3~17mg/L,但在摄入量增多的情况下,如摄入强化植物甾醇的人造奶油,血清中植物甾醇的含量可增加1倍。动物实验发现菜油甾醇和β-谷甾醇在内脏器官如肝脏、肠道、肾脏、肾上腺、卵巢均有分布,如β-谷甾醇首先分布在肝脏,而后扩散到其他组织,其中肾上腺中植物甾醇含量最高。

(二)代谢和排泄

植物甾醇在体内可转化为其他物质。如β-谷甾醇可在大鼠肝脏内转化成2,3-羟基胆汁酸。新近的研究还发现,植物甾醇在酶的作用下可代谢为胆固醇和其他产物。未被吸收的甾醇到达结肠,除直接通过粪便排出外,还可被肠道微生物群转化为粪甾醇等代谢产物。一项人群干预及代谢研究发现,持续6周每天摄入2g植物甾醇,可使粪便中植物甾醇占总甾醇的比例从30%增加到70%,且粪甾醇和粪甾酮含量也显著增加[2]。

三、生物学作用

(一)降低血清胆固醇水平

降低血清总胆固醇(TC)和低密度脂蛋白胆固醇(LDL-C)水平是目前植物甾醇比较肯定的生物学作用。大量人体干预研究证实,植物甾醇可降低正常成人、高脂血症患者、家族性高胆固醇血症患者的血清总胆固醇水平,近年来多篇Meta分析结果进一步证明了上述结论[3-5];对于冠心病患者,每天补充2g植物甾醇,6周后血浆中TC和LDL-C水平也显著降低[6];植物甾醇还有辅助他汀类药物降血脂的作用。相比于单一他汀类药物的治疗,同时摄入1.8~6g/d植物甾醇更能显著降低血清TC和LDL-C水平[7]。

植物甾醇与胆固醇结构的高度相似性是其降低血清胆固醇的主要机制。研究表明,植物甾醇/植物甾烷醇比胆固醇疏水性更强,因此植物甾醇通过竞争性抑制胆固醇与小肠腔中混合胶束(胆汁酸微团)的结合,并将混合胶束中的胆固醇替换出来,从而减少胆固醇的吸收[8]。体外试验表明,植物甾醇可以使混合胶束中的胆固醇从39%减少到28%,而植物甾醇的含量则相应增加,表明植物甾醇可以取代混合胶束中的胆固醇[9]。

植物甾醇降低胆固醇吸收的其他机制还包括直接在肠道中与胆固醇共结晶而促进胆固醇的清除[8],以及通过抑制肠上皮细胞内游离胆固醇的酯化等机制,最终降低胆固醇进入血液的量[10]。

(二) 其他功能

1. 改善妊娠期糖尿病（GDM） 研究发现植物甾醇可改善 GDM 妇女的胰岛素抵抗和血糖代谢[11];植物甾醇还可改善 GDM 患者的糖代谢和血脂组成,降低新生儿低出生体重和低血糖的发生率。动物实验表明,植物甾醇可以通过减少肠道葡萄糖吸收,或增加糖原生成和酵解,相应抑制糖异生和糖原分解通路而降低血糖水平。此外,植物甾醇可以通过激活胰岛素受体（IR）和葡萄糖转运体 4（GLUT4）改变组织和器官的胰岛素抵抗[12]。

2. 降低癌症发生风险 一篇植物甾醇摄入量与癌症风险的 Meta 分析包含 11 项 RCT 研究,纳入 16 763 名来自美国、欧洲和亚洲的受试者,结果表明植物甾醇的摄入量与癌症风险之间存在着显著的非线性负相关,500mg/d 的膳食总植物甾醇摄入可能降低癌症发生的风险,尤其是消化道肿瘤,这可能与高植物甾醇摄入影响胆固醇和胆汁酸代谢有一定关系[13]。另一篇系统综述结果表明,植物甾醇（主要是谷甾醇及其衍生物）可降低所评估癌症的原发性和转移性负担。因此研究者认为植物甾醇是一种有前景的抗癌物[14]。

四、过量危害与毒性

大部分动物实验研究未发现植物甾醇的毒副作用。但有研究显示,在 90d 大鼠喂养实验中,植物甾醇每日摄入量达到 9g/［kg（bw）·d］时,可观察到大鼠的体重下降,血液学参数有轻微变化(可逆),雄性大鼠心肌病的发病率增加。

过量摄入植物甾醇对人体产生的危害和毒性作用尚未见报道。人体试验证明成人每日口服高达 8.8g 的植物甾烷醇 10 周后无不良反应。有研究显示,过量摄入植物甾醇可能影响血清脂溶性维生素和类胡萝卜素的水平。Baumgartner 等[15]的系统综述中纳入 41 项随机对照试验,共包括 3 306 名受试者,植物甾醇或甾烷醇的平均摄入量为 2.5g/d。Meta 分析结果发现,较高的植物甾醇和甾烷醇摄入可降低血清胆固醇标化后的类胡萝卜素水平(仍在正常范围内),但没有明显迹象表明该水平降低对健康有负面影响。

五、膳食摄入

膳食调查数据显示,西班牙和荷兰成年人日常膳食中植物甾醇的摄入量分别为 375mg/d 和 285mg/d。芬兰男性的植物甾醇摄入量为 305mg/d,女性为 237mg/d。

根据《中国居民营养与健康状况监测报告（2010—2013）》的食物摄入量数据和常见食物中的植物甾醇含量,估计中国居民膳食中植物甾醇的平均摄入量约为 392.3mg/d,高于 2007 年估算的 322mg/d。植物甾醇的主要来源是食用植物油（46.3%）,其次是谷物（38.9%）、蔬菜(9.2%)、坚果(2.0%)、水果(1.5%)、豆类及豆制品(1.4%)和块茎类(0.7%)。菜籽油中植物甾醇含量高,其为我国居民尤其是常食用菜籽油的居民提供了较多的植物甾醇。另外一项研究选择北京、广州、杭州、重庆和武汉进行调查,结果表明上述五个城市居民植物甾醇的膳食摄入量为257.7~473.7mg/标准人日,其中北京市居民平均摄入量最高而广州市最低。

目前多国已经批准了植物甾醇在食品中的使用。2000年,美国FDA批准其为GRAS(一般认为安全)物质,并允许做以下功能声称:"含有至少0.65g植物甾醇酯的食物,每日食用2次,即每日1.3g,作为低饱和脂肪和低胆固醇膳食的一部分,可减少心脏病发病风险"(FDA,2000),换算成植物甾醇则为0.8g/d;2004年欧盟食品科学委员会认为人类食用富含植物甾醇酯的类人造黄油是安全的;2000年澳大利亚和新西兰食品标准法典将植物甾醇作为新资源食品成分,允许在人造奶油和黄油替代产品、酸奶、乳制品、即食早餐谷物及果汁中使用;我国已经批准植物甾醇和植物甾醇酯作为新食品原料,其中植物甾醇食用量≤2.4g/d,植物甾醇酯食用量≤3.9g/d,可在除婴幼儿食品外的各类食品中使用。

六、特定建议值和可耐受最高摄入量

(一)特定建议值

由于植物甾醇最主要的功能是降低血清总胆固醇和低密度脂蛋白胆固醇的水平,因此特定建议值(SPL)主要是根据其能够有效降低TC和LDL-C水平的最低值来确定。

Ras等[3]的Meta分析收录了124篇临床研究,研究对象主要来自芬兰、荷兰、美国和日本等地的人群,探讨不同剂量植物甾醇对LDL-C水平降低的作用。结果显示植物甾醇摄入量在0.6~3.3g/d范围内,与血清LDL-C水平下降程度之间存在剂量效应关系,可在4周内使血清LDL-C水平下降6%~12%。

针对中国人群的植物甾醇效应的临床研究,受实验期限、受试人群(血脂异常人群或健康成人)不同、所使用的植物甾醇种类不同(如醇类、酯类、烷醇类、混合类等)等多种因素的影响,各研究得出的有效剂量(植物甾醇游离态的含量)不等,目前中国人群研究所用的最低有效剂量是0.81g/d。

参考国内外文献中植物甾醇降低血清TC、LDL-C的剂量-效应研究(表15-11-1),重点考虑植物甾醇在中国人群的干预研究最低有效剂量为0.81g/d,该最低有效剂量值与美国FDA提出的摄入量建议基本一致,因此提出我国居民植物甾醇的特定建议值(SPL)为0.8g/d(植物甾醇酯为1.3g/d),同时建议配合低饱和脂肪和低胆固醇的膳食,以降低血清胆固醇水平、预防和减少心血管疾病的发生。

(二)可耐受最高摄入量

不同动物实验的毒理学结果给出了不同的LOAEL和NOAEL值,2008年WHO/FAO食品添加剂联合专家委员会(JECFA)第69次会议经过综合评估,提出植物甾醇的NOAEL为4.2g/[kg(bw)·d],并采用了不确定系数100,得出的每日允许摄入量为0~

表 15-11-1　中国人群的植物甾醇 RCT 研究

作者（发表年份）	研究对象	样本量	干预周期	干预措施（植物甾醇游离态剂量）	干预结果（与对照组相比）
武韬（2012）	血脂异常患者	T:48 C:48	48d	T:0.81g/d C:0	血清 TC（$P=0.03$）和 LDL-C 浓度（$P=0.032$）水平明显下降
孙建琴（2014）	高胆固醇血症患者	T:30 C:29	6 周	T:1.5g/d C:<0.003g/d	血清 TC 和 LDL-C 浓度分别下降 8.00%（$P<0.05$）和 7.69%（$P<0.05$）
朱婧（2016）	血胆固醇异常者	T:51 C:52 C:104	2 个月	T:1.58g/d C:0 C:0	血清 TC（$P=0.003$）和 LDL-C 浓度（$P<0.001$）水平明显下降
韩嘉宁（2016）	高血脂人群	T1:30 T2:19 T3:24 C:22	3 个月	T1:1.04g/d T2:1.56g/d T3:2.08g/d C:0	各组血清 TC 浓度降低不明显（$P>0.05$）；低、中、高剂量组 LDL-C 浓度均明显降低（$P<0.05$）
Dong（2016）	高胆固醇血症患者	T:85 C:85	6 个月	T:2g/d C:0	血清 TC 和 LDL-C 浓度分别下降 9.3%（$P=0.001$）和 11.4%（$P=0.005$）
Cheung（2017）	健康成人	T:110 C:111	3 周	T:1.5g/d C:0	血清 TC（$P<0.000\,1$）和 LDL-C（$P<0.000\,1$）浓度明显下降
Chau（2019）	健康成人	T:82 C:77	3 周	T:2g/d C:0	血清 TC 浓度降低不明显（$P=0.141$），LDL-C 浓度下降 4.7%（$P=0.028$）

注:T,试验组;C,对照组。

40mg/kg（bw）。

　　鉴于目前我国尚无足够的植物甾醇毒理学研究数据,因此依据 JECFA 提出的植物甾醇 ADI 为 40mg/[kg(bw)·d],以中国人平均体重 60kg(不分男女)计,建议我国成人植物甾醇的可耐受最高摄入量（UL）为 2.4g/d(植物甾醇酯的 UL 为 3.9g/d)。

七、主要食物来源

　　我国学者对国内各类植物性食物中的植物甾醇含量进行了测定,结果表明植物油类、豆类、谷类食物中植物甾醇含量较高,分别为 150.4~1 230.9mg/100g、23.6~275.6mg/100g 和 10.9~93.8mg/100g,蔬菜、水果含量相对较少,平均值约为 24.8mg/100g 和 22.0mg/100g[16]。我国常见植物食物中的植物甾醇含量值见表 15-11-2。

表 15-11-2 我国常见食物中植物甾醇含量

单位：mg/100g 可食部

食物名称	植物甾醇含量[a]	食物名称	植物甾醇含量[a]
花生油	245.12	黄豆	114.54
大豆油	307.34	红小豆	23.56
橄榄油	312.02	大白芸豆	33.01
玉米胚芽油	1 032.07	北豆腐	29.23
全麦粉	85.49	菜花	42.79
标准粉	64.07	胡萝卜	19.29
东北大米	13.08	豆角	14.59
糙米	52.71	大白菜	12.79
紫米	73.32	苹果（红富士）	8.70
小米	76.14	鸭梨	12.72

注：[a] 植物甾醇总含量为 β-谷甾醇+菜油甾醇+豆甾醇+谷甾烷醇+菜油甾烷醇之和。

（编著 韩军花 杨月欣）

（工作组 肖 荣 张立实 张玉梅 刘烈刚）

参 考 文 献

［1］NORMÉN L，DUTTA P，LIA A，et al. Soy sterol esters and beta-sitostanol ester as inhibitors of cholesterol absorption in human small bowel［J］. Am J Clin Nutr，2000，71（4）：908-913.

［2］CUEVAS-TENA M，BERMUDEZ J D，SILVESTRE R L A，et al. Impact of colonic fermentation on sterols after the intake of a plant sterol-enriched beverage：a randomized，double-blind crossover trial［J］. Clin Nutr，2019，38（4）：1549-1560.

［3］RAS R T，GELEIJNSE J M，TRAUTWEIN E A. LDL-cholesterol-lowering effect of plant sterols and stanols across different dose ranges：a meta-analysis of randomised controlled studies［J］. Br J Nutr，2014，112（2）：214-219.

［4］BARKAS F，NOMIKOS T，LIBEROPOULOS E，et al. Diet and cardiovascular disease risk among individuals with familial hypercholesterolemia：systematic review and Meta-analysis［J］. Nutrients，2020，12（8）：2436.

［5］CHEUNG C L，HO D K，SING C W，et al. Randomized controlled trial of the effect of phytosterols-enriched low-fat milk on lipid profile in Chinese［J］. Sci Rep，2017（7）：41084.

［6］GOMES G B，ZAZULA A D，SHIGUEOKA L S，et al. A randomized open-label trial to assess the effect of plant sterols associated with ezetimibe in low-density lipoprotein levels in patients with coronary artery disease on statin therapy［J］. J Med Food，2017，20（1）：30-36.

［7］ HAN S,JIAO J,XU J,et al. Effects of plant stanol or sterol-enriched diets on lipid profiles in patients treated with statins:systematic review and meta-analysis［J］. Sci Rep,2016(6):31337.

［8］ POLI A,MARANGONI F,CORSINI A,et al. Phytosterols,cholesterol control,and cardiovascular disease［J］. Nutrients,2021,13(8):2810.

［9］ ZHU H,CHEN J,HE Z,et al. Plasma cholesterol-lowering activity of soybean germ phytosterols［J］. Nutrients,2019,11(11):2784.

［10］ SALEHI B,QUISPE C,SHARIFI-RAD J,et al. Phytosterols:from preclinical evidence to potential clinical applications［J］. Front Pharmacol,2020(11):599959.

［11］ LI Q,XIN B. A phytosterol-enriched spread improves lipid profile and insulin resistance of women with gestational diabetes mellitus:a randomized,placebo-controlled double-blind clinical trial［J］. Diabetes Technol Ther,2016,18(8):499-504.

［12］ PRASAD M,JAYARAMAN S,ELADL M A,et al. A comprehensive review on therapeutic perspectives of phytosterols in insulin resistance:a mechanistic approach［J］. Molecules,2022,27(5):1595.

［13］ JIANG L,ZHAO X,XU J,et al. The protective effect of dietary phytosterols on cancer risk:a systematic Meta-analysis［J］. J Oncol,2019(2019):7479518.

［14］ CIOCCOLONI G,SOTERIOU C,WEBSDALE A,et al. Phytosterols and phytostanols and the hallmarks of cancer in model organisms:A systematic review and meta-analysis［J］. Crit Rev Food Sci Nutr,2022,62(5):1145-1165.

［15］ BAUMGARTNER S,RAS R T,TRAUTWEIN E A,et al. Plasma fat-soluble vitamin and carotenoid concentrations after plant sterol and plant stanol consumption:a meta-analysis of randomized controlled trials［J］. Eur J Nutr,2017,56(3):909-923.

［16］ 韩军花,杨月欣,冯妹元,等. 中国常见植物食物中植物甾醇的含量和居民摄入量初估［J］. 卫生研究,2007(03):301-305.

含硫化合物和醌类

含硫化合物,是指以有机化合物形态存在的含硫物质,研究的食物成分包括异硫氰酸酯和大蒜素,本次修订为异硫氰酸酯制定了 SPL。

醌类,是指分子中含有六元环状共轭不饱和二酮结构的化学成分,纳入的代表性食物成分为辅酶 Q_{10},本次修订为该成分制定了 SPL。

第十二节　异硫氰酸酯

异硫氰酸酯(isothiocyanate,ITC)以前体物硫代葡萄糖苷(glucosinolates,GSL)的形式存在于十字花科蔬菜(如西蓝花、卷心菜、花椰菜、球芽甘蓝及羽衣甘蓝等)中,硫代葡萄糖苷简称硫苷。1840 年,Bussy 首次从芥菜籽中分离出一种硫苷,黑芥子苷(sinigrin)。1948 年,Karrer 和 Schmid 从辣根种子中获得了一种 ITCs——莱菔硫烷(sulforaphane,SFN)[1],亦称萝卜硫素。目前,已从十字花科植物中分离鉴定了 120 多种 ITCs,因其具有预防及改善多种代谢性疾病和精神神经类疾病的作用而受到广泛关注。根据现有研究证据,为降低 T2DM及脂肪肝发病风险,制定 SFN 降低血糖和甘油三酯水平的特定建议值(SPL)为 30mg/d。

一、化学结构和理化性质

硫苷(GSL)为 β-硫葡萄糖苷 N-羟硫酸酯类化合物,由 β-D-硫代葡萄糖基、磺酸肟和侧链 R 基组成,其基本结构如图 15-12-1 所示。

硫苷在组成上都有一个相同的母体,根据侧链 R 基团的不同,将 GSL 分为脂肪族、芳香族及吲哚族三类。GSL 水解后形成 ITCs,常见的有烯丙基异硫氰酸酯(allyl isothiocyanate,AITC)、苯基异硫氰酸酯(benzyl isothiocyanate,BITC)、苯乙基异硫氰酸酯(phenethyl isothiocyanate,PEITC)及 SFN。如图 15-12-2 所示,所有的 ITCs 都有一个共有的功能基团 N=C=S,特别是 SFN 结构中还含有另外一个双键基团(S=O),使其具有较强的生物活性。

在室温或冷藏条件下,ITCs 相对较稳定,但随着温度升高或加热时间延长逐渐分解。此外,ITCs 在中性和碱性介质中能够与水分子中的 OH⁻ 发生分解反应,其分解速率受到温度的影响。ITCs 中的碳原子具有高度的亲电性,能够与亲核基团(如氨基、羟基、硫醇、β-巯基及羧基)发生加成反应,生成相应的硫脲。

二、吸收和代谢

当植物组织遭到破碎(如咀嚼、收割及机械粉碎)后,GSL 就可与存在于不同类型的植物细胞内的黑芥子酶(myrosinase,MYR)接触,发生酶解反应,产生一分子葡萄糖和

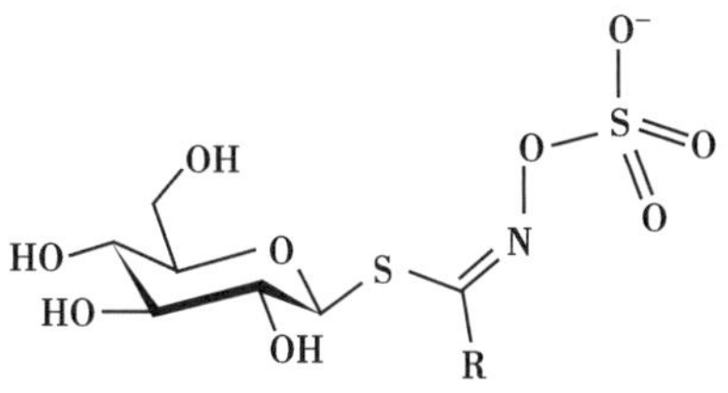

图 15-12-1　硫代葡萄糖苷的基本结构

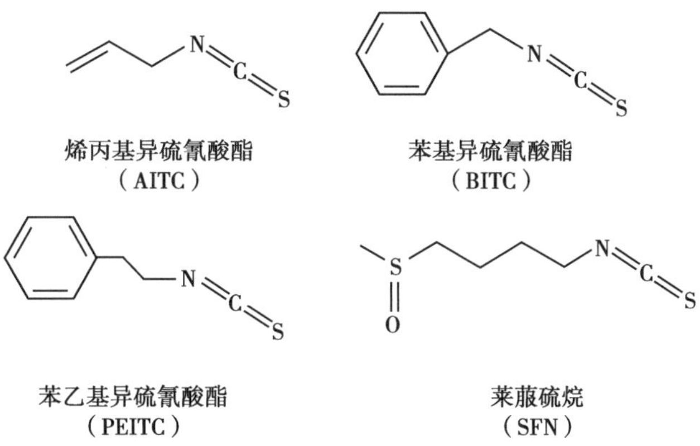

图 15-12-2　几种常见异硫氰酸酯的结构

一个糖苷配基,糖苷配基极不稳定,随后在不同条件下形成不同的反应产物,包括噁唑烷酮类、腈类、硫氰酸酯类和环硫腈类。在中性条件(pH 为 6~7)下,主要的酶解产物是 ITCs。

ITCs 主要在小肠和结肠吸收,通过硫醚氨酸途径(mercapturic acid pathway)代谢并经尿排出。在胃肠道内,ITCs 以被动扩散方式通过胃肠上皮细胞和毛细血管内皮细胞,与血浆蛋白中的硫醇结合后通过质膜进入组织细胞;在谷胱甘肽硫转移酶(GST)的催化下与谷胱甘肽结合,形成异硫氰酸酯-谷胱甘肽偶联物,并通过转运蛋白将其转运至细胞外;随后在 γ-谷氨酰转移酶和二肽酶的作用下,水解形成半胱氨酸-ITCs 聚合物并转运至肝脏,在肝脏 N-乙酰转移酶(NAT)作用下形成 N-乙酰半胱氨酸-ITCs 聚合物(NAC-ITCs),为 ITCs 在机体内的代谢终产物,并经尿液排出。

人体对 ITCs 的吸收水平主要受到 GSL 与黑芥子酶的影响,同时也与饮食习惯、十字花科蔬菜的储存和加工条件等有关。健康志愿者生食西蓝花后,尿中 GSL 转化为 ITCs 的程度(17.2%~77.7%)明显高于熟西蓝花(1.2%~7.3%),可能与烹调过程导致大部分黑芥子酶失活有关。食用熟西蓝花后,其血浆峰值出现的时间(6h)明显滞后于生食西蓝花者(1.6h),可见熟食西蓝花由于内源性黑芥子酶的失活,其活性代谢物的吸收被延迟[2]。

吸收后的 ITCs 可分布至各组织器官。大鼠静脉注射 20mg/kg(bw)烯丙基异硫氰酸酯(AITC)后,主要分布于肾脏、肺脏、肝脏、心脏、脾脏和胃等血流量较大的组织中。给小鼠经口灌胃 SFN(5μmol 或 20μmol)后,在血浆、肝脏、肾脏、小肠、结肠、肺脏、脑组织和前列腺中都能检测到 SFN 代谢物。

三、生物学作用

(一)抗氧化作用

SFN 是公认的间接抗氧化剂,其抗氧化作用是通过激活抗氧化防御信号的核转录因子红系 2 相关因子 2(Nrf2)来实现的;因此,SFN 常作为 Nrf2 的阳性诱导剂,广泛应用于科学研究中。SFN 激活 Nrf2 核转位的机制有以下两种：①SFN 通过其硫代疏基与 Keap1 结合，改变 Keap1 的蛋白构象，使得 Nrf2 从 Keap1-Nrf2 复合物中解离，并转位到细胞核而发挥活性转录因子作用；②SFN 还间接通过激酶如 c-Jun 氨基末端激酶（JNK）、细胞外信号调节激酶（ERK1/2）和蛋白激酶 C（protein kinase C，PKC）等催化 Nrf2 磷酸化为 p-Nrf2。p-Nrf2 易位进入细胞核，与抗氧化反应元件（antioxidant response element，ARE）启动子区域结合，激活下游抗氧化相关基因，如还原型烟酰胺腺嘌呤二核苷酸磷酸（NADPH）:醌氧化还原酶 1（NQO1）、血红素加氧酶-1（HO-1）、谷胱甘肽硫转移酶（GST）和谷氨酰半胱氨酸连接酶（GCL）等的转录。

（二）抗炎作用

核因子 κB（NF-κB）在炎症反应中起着重要的调节作用，可促进 IL-6、IL-10 和 TNF-α 等促炎性细胞因子的转录。由于 NF-κB 和 Nrf2 之间竞争转录共激活因子——环磷酸腺苷反应元件结合蛋白，Nrf2 信号传导途径可以干扰 NF-κB 介导的炎症反应。研究表明，SFN 抑制炎性因子 IL-1β 和 TNFα 等的表达，通过激活 Nrf2 信号通路，抑制 NOD 样受体蛋白家族成员 3（NOD-like receptor protein 3，NLRP3）炎症小体形成或干扰 NF-κB 信号通路，减轻炎症反应水平[3]。此外，SFN 通过髓样分化因子 88（myeloid differentiation factor 88，MYD88）依赖 TLR4 的信号途径，减轻细胞炎性损伤。SFN 通过抑制炎性反应，降低炎症对血管内皮损伤并改善胰岛功能。

（三）调节血脂和血糖功能

SFN 可显著降低喂饲高脂小鼠的空腹血糖、血清总胆固醇（TC）、甘油三酯（TG）和低密度脂蛋白-胆固醇（LDL-C）水平；改善血清胰岛素水平和稳态模型评估指数 β（homeostasis model assessment，HOMA-β）[4]。健康成年人摄入 SFN 前体物萝卜硫苷后，血浆 LDL-C 水平降低[5]。在 2 型糖尿病患者中，SFN 可升高 HDL-C 水平，降低空腹血糖和糖化血红蛋白水平，同时血清胰岛素水平和胰岛素抵抗得到明显改善[6-7]。

SFN 前体物萝卜硫苷可缓解 TG 在肝脏的蓄积，降低血清谷草转氨酶和谷丙转氨酶活性。SFN 能减缓肝脏储脂细胞器——脂肪滴的过度形成，改善非酒精性脂肪肝脂代谢紊乱，作用机制包括改善细胞内质网应激、抗氧化、抑制肝脏炎症小体形成、促进线粒体相关膜结构解偶联以及促进脂肪酸 β-氧化[8]。

四、过量危害与毒性

在大鼠急性经口毒性试验中，西蓝花种子提取物（主要成分为 SFN）的 LD_{50}>10g/[kg（bw）·d]，大鼠 30d 喂养实验得到的 NOAEL 是 3.0g/[kg（bw）·d][9]。有关人群食用十字花科蔬菜相关毒性研究尚未见报道。仅有 1 个案例报告，以减肥为目的个体在连续摄入 4 周的西蓝花汁（800mL/d）后出现了血清肝功能指标的异常，停止摄入 15d 后，转氨酶水平恢复正常[10]。Schöne 等[11]发现仅在碘缺乏的情况下，猪饲料中添加硫苷 0.2~8g/kg（饲料）后，可使猪的摄食量减少，出现甲状腺功能减退的症状。一项关于甲状腺癌与饮食关系的 Meta 分析中发现,碘缺乏地区人群每天摄入十字花科蔬菜超过 65.4g,可能增加甲状腺癌的发病风险(*RR*=1.43,95% *CI*:1.18~1.74)[12]。2002 年欧盟发布的一个关于碘的报告中提到,GSL 可阻碍膳食碘吸收和利用,影响甲状腺激素前体物——酪氨酸的生成和抑制甲状腺激素的分泌。GSL 对甲状腺癌的作用可能受到碘含量的影响,对甲状腺癌的诱发作用尚需深入研究确认。目前还没有实验数据证明其对人类生殖发育、遗传和致癌的影响。

五、膳食摄入

人群膳食 ITCs 的摄入主要来自十字花科蔬菜。欧洲癌症和营养的前瞻性调查研究(EPIC)结果显示,西班牙、希腊、意大利、法国、荷兰和英国的十字花科蔬菜摄入量为 12~34g/d。日本十字花科蔬菜摄入量为 83.5g/d。在中国广州开展的一项"硫苷(ITCs)摄入量与乳腺癌风险"的病例对照研究中,采用膳食频率问卷(FFQ),初步评估我国人群十字花科蔬菜的平均摄入量为 130g/d。目前,我国尚缺乏人群 ITCs 的摄入量资料。

六、特定建议值和可耐受最高摄入量

(一)特定建议值

荟萃分析表明,人群十字花科蔬菜摄入量为 100mg ~1g /周,该摄入量范围内,人群十字花科蔬菜摄入量与癌症发生风险呈负相关。目前有关 ITCs 与癌症的人群干预研究资料非常有限,尚未观察到剂量-效应关系,暂无法提出针对癌症的特定建议值(SPL)。

针对代谢性疾病的人群干预研究(表 15-12-1)发现,SFN 对血糖、甘油三酯(TG)和高密度脂蛋白胆固醇(HDL-C)水平具有调节作用[5-7,13-14]。根据剂量-效应关系分析结果(图 15-12-3),提出 SFN 调节血糖、甘油三酯的 SPL 为 30mg/d。

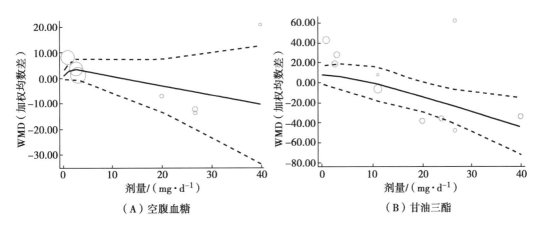

图 15-12-3 莱菔硫烷调节空腹血糖和甘油三酯的量效关系

注:实线代表剂量-反应趋势的非线性关系;虚线代表剂量-反应趋势的可信区间。

表 15-12-1 异硫氰酸酯相关人群干预研究

作者(发表年份)	研究对象	样本量	干预周期	每日摄入干预物及剂量	干预结果
Armah C N(2015)	健康成人	T:18 C:19	12 周	T:富含硫苷西蓝花(含硫苷 21.6μmol/g) C:标准西蓝花(含硫苷 6.9μmol/g)	LDL-C 显著降低
Armah C N(2015)	健康成人	T:45 C:48	12 周	T:富含硫苷西蓝花(含硫苷 24.83μmol/g) C:标准西蓝花(含硫苷 9.47μmol/g)	LDL-C 显著降低
Bahadoranz M(2012)	2 型糖尿病患者	T1:21 T2:22 C:20	4 周	T1:SFN 40mg T2:SFN 20mg C:玉米淀粉 5g	显著降低血清胰岛素浓度和改善胰岛素抵抗
Axelsson A S(2017)	2 型糖尿病患者	T:50 C:47	12 周	T:SFN 26mg C:安慰剂	改善了 T2DM 合并肥胖患者的空腹血糖和 HbA$_{1c}$
Kikuchi M(2015)	脂肪肝患者(男)	T:24 C:28	2 个月	T:SFN 30mg C:安慰剂	血清 ALT、尿 8-OHdG[1] 显著降低
Lopez-chillon M T(2019)	超重成人	T:40 C:40	10 周	T:硫苷 121.11mg C:正常饮食	抑制炎症

注:T,试验组;C,对照组。

[1] 8-OHdG:8 羟基脱氧鸟苷。

(二)可耐受最高摄入量

1999 年,国际癌症研究机构(IARC)对存在于芥末油中的主要成分 AITC 进行了风险评估。AITC 可刺激黏膜并诱发湿疹或水泡等皮肤反应。2010 年欧洲食品安全局(EFSA)在其"AITC 作为食品添加剂的安全分析"报告中,报道了其在动物中的 LOAEL 为 9mg/kg(bw);指出尚无数据提示其对人类具有遗传毒性、生殖毒性及致癌性。目前尚无人体观察的研究资料可以确定各种 ITCs 的 UL 值。

七、主要食物来源

ITCs 主要的食物来源是十字花科蔬菜。不同国家及地区人群食用十字花科蔬菜的种类各不相同,我国以白菜类、甘蓝类、芥菜类及萝卜等为主,北美地区以芸薹属(*Brassica*)蔬菜为主,如甘蓝、孢子甘蓝、西蓝花、萝卜和芜菁甘蓝,而日本则以萝卜为主。GSL 及 ITCs 含量见表 15-12-2[15]。

表 15-12-2　十字花科蔬菜中 GSL 及 ITCs 含量

十字花科蔬菜	硫苷含量/（mg/100g）	ITC 含量（每 100g 鲜重）
西蓝花	19.3~127.5	0.23~0.88μg
卷心菜（含紫甘蓝）	42.7~108.9	0.03~0.14μg
花椰菜	11.7~78.6	0.04μg
萝卜	20.4~140.5	0.001~0.08μg
水芹	389.5	17.1~144.6μmol
芥菜	118.1~544.5	25.6~138.5μmol
球芽甘蓝（孢子甘蓝）	80.1~445.5	—
球茎甘蓝	19.7~109.3	—

注："—"表示无确定数据。

（编著　单毓娟）

（工作组　凌文华　朱惠莲　郭长江　张顺希）

参 考 文 献

[1] SCHMID H, KARRER P. Synthese der racemischen und der optisch aktiven Formen des Sulforaphans [Synthesis of the racemic and optically active forms of sulforaphane] [J]. Helv Chim Acta, 1948, 31（6）: 1497-1505.

[2] GETAHUN S M, CHUNG F L. Conversion of glucosinolates to isothiocyanates in humans after ingestion of cooked watercress [J]. Cancer Epidemiol Biomarkers Prev, 1999, 8（5）: 447-451.

[3] SUBEDI L, LEE J H, YUMNAM S, et al. Anti-inflammatory effect of sulforaphane on LPS-activated microglia potentially through JNK/AP-1/NF-kappaB inhibition and Nrf2/HO-1 activation [J]. Cells, 2019, 8（2）: 194.

[4] TIAN S, LI X, WANG Y, et al. The protective effect of sulforaphane on type Ⅱ diabetes induced by high-fat diet and low-dosage streptozotocin [J]. Food Sci Nutr, 2021, 9（2）: 747-756.

[5] ARMAH C N, DERDEMEZIS C, TRAKA M H, et al. Diet rich in high glucoraphanin broccoli reduces plasma LDL cholesterol: evidence from randomised controlled trials [J]. Mol Nutr Food Res, 2015, 59（5）: 918-926.

[6] BAHADORAN Z, TOHIDI M, NAZERI P, et al. Effect of broccoli sprouts on insulin resistance in type 2 diabetic patients: a randomized double-blind clinical trial [J]. Int J Food Sci Nutr, 2012, 63（7）: 767-771.

[7] AXELSSON A S, TUBBS E, MECHAM B, et al. Sulforaphane reduces hepatic glucose production and improves glucose control in patients with type 2 diabetes [J]. Sci Transl Med, 2017, 9（394）: 4477.

[8] TIAN S, LEI P, ZHANG J, et al. Sulforaphane balances Ca（2+）homeostasis injured by excessive fat via Mitochondria-Associated Membrane（MAM）[J]. Mol Nutr Food Res, 2021, 65（14）: e2001076.

[9] ZHOU Y, YANG H, LI Y, et al. Broccoli seed extract: genotoxicity and subchronic toxicity studies [J].

Regul Toxicol Pharmacol,2015,73(1):442-451.

[10] EKIZ F,YUKSEL I,KERTMEN N,et al. Liver toxicity due to broccoli juice [J]. Eur J Gastroenterol Hepatol,2010,22(7):898.

[11] SCHÖNE F. Testing of rapeseed with different glucosinolate contents in growing swine--a contribution for the evaluation of native harmful substances in food [J]. Dtsch Tierarztl Wochenschr,1993,100(3):94-99.

[12] CHO Y A,KIM J. Dietary factors affecting thyroid cancer risk:a meta-analysis [J]. Nutr Cancer,2015,67(5):811-817.

[13] KIKUCHI M,USHIDA Y,SHIOZAWA H,et al. Sulforaphane-rich broccoli sprout extract improves hepatic abnormalities in male subjects [J]. World J Gastroenterol,2015,21(43):12457-12467.

[14] LÓPEZ-CHILLÓN M T,CARAZO-DÍAZ C,PRIETO-MERINO D,et al. Effects of long-term consumption of broccoli sprouts on inflammatory markers in overweight subjects [J]. Clin Nutr,2019,38(2):745-752.

[15] MCNAUGHTON S A,MARKS G C. Development of a food composition database for the estimation of dietary intakes of glucosinolates,the biologically active constituents of cruciferous vegetables [J]. Br J Nutr,2003,90(3):687-697.

第十三节 大 蒜 素

大蒜素（allicin）是一种天然含硫化合物，又称蒜素或蒜苷，主要存在于百合科葱属植物大蒜（*Allium Sativum* L.）的鳞茎中。1944 年，Cavallito 和 Bailey 利用"蒸汽-蒸馏法"从大蒜中提取出一种淡黄色油状物，同时从压碎的丁香中也提取到该物，并把这种油状物命名为大蒜素。同年，相关研究发现大蒜素有抗菌作用，可辅助抗生素治疗。此后，有关大蒜素结构和理化性质、生物学作用、安全性评价等研究也逐渐增多，大量研究表明大蒜素具有抗病原微生物、抗氧化、抗炎、抗肿瘤和调节糖脂代谢等作用。目前，大蒜素被广泛应用于食品和医药等领域，也被广泛应用于农渔业生产中，对提高畜禽和鱼类产品产量和质量也有重要的作用。

一、化学结构和理化性质

大蒜素（$C_6H_{10}OS_2$，相对分子质量为 162.27）是一种硫代亚磺酸酯。新鲜大蒜中并没有大蒜素，只含有蒜氨酸（alliin）。当大蒜被切开或粉碎后，大蒜细胞液泡中的内源酶蒜氨酸酶溢出，催化细胞质中的蒜氨酸分解为大蒜素（二烯丙基硫代亚磺酸酯，diallyl thiosulfinat）（图 15-13-1）。

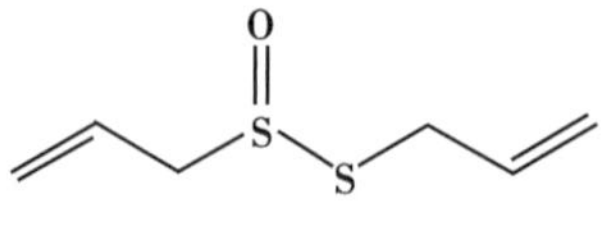

图 15-13-1　大蒜素的化学结构

大蒜素纯品为无色油状液体，室温下因硫元素的存在常呈淡黄色，并具有大蒜独特的辛辣气味。大蒜素在水中的溶解度为 2.5%，其水溶液的 pH 为 6.5，在酸性条件下稳定，在热碱条件下不稳定。在静置时有油状沉淀物形成，可溶于乙醇、乙醚及苯等溶剂。大蒜素不稳定、易降解,其降解速率随温度的升高而加快,且大蒜素的浓度越高降解速率越快。大蒜素的降解产物主要包括烯丙基二硫化物(allyl disulfides,DAS)、二烯丙基二硫醚(diallyl disulfides,DADS)等。大蒜素易通过细胞膜吸收和转运,不会对磷脂双分子层产生任何物理或化学性损伤,故能迅速被代谢和发挥其生物学作用。

二、吸收和代谢

(一) 吸收与分布

大蒜素能够在肠道中被分解,即使被吸收进入肝脏,也无法以大蒜素的形式到达靶器官。通过肠道吸收进入肝脏的大蒜素被转化为其他代谢产物,如二噻烯(dithioene)和阿霍烯(ajoene)等。故大蒜素并不能以原型发挥生物学作用。

(二) 代谢与排泄

大蒜素及其代谢产物进入血液后分解为烯丙基硫醇(allyl mercaptan),后被 S-腺苷甲硫氨酸(S-adenosylmethionine,SAM)甲基化为甲基烯丙基硫醚(allyl methyl sulfide,AMS),还有一部分转化为丙酮,二者均经肺随呼吸排出。

口服大蒜素(90mg)后,在尿液和粪便中无法检测到大蒜素,即大蒜素不能以原型分布到全身各器官。虽然在尿液、粪便中检测不到大蒜素,但是其在体内代谢产生的多种水溶性代谢产物(如烯丙基硫醇和丙酮)可被检测到,其可迅速分布于全身各脏器,其中肺中浓度最高(图 15-13-2)。

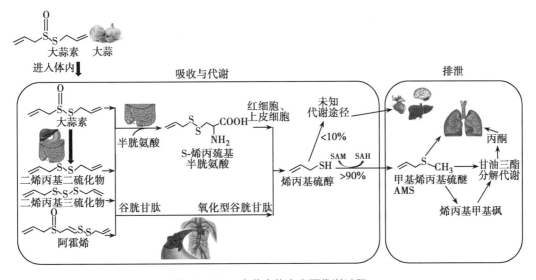

图 15-13-2　大蒜素体内主要代谢过程

三、生物学作用

(一) 抗氧化作用

大蒜素在体外细胞实验中表现出良好的抗氧化作用;在动物实验中也表现出提高超氧

化物歧化酶（SOD）、过氧化氢酶（catalase，CAT）和谷胱甘肽过氧化物酶（GSH-Px）等抗氧化酶活性，减少丙二醛（MDA）产生的作用。大蒜素发挥抗氧化作用的机制可能涉及促分裂原活化的蛋白激酶（MAPK）、c-Jun 氨基端激酶（JNK）、核转录因子红系 2 相关因子 2（Nrf2）等信号通路。

（二）抑制炎症反应

大蒜素可通过抑制多种炎症因子的表达而发挥抗炎作用。能够有效抑制脂多糖（lipopolysaccharide，LPS）、白细胞分化抗原 14（CD14）、肿瘤坏死因子-α（TNF-α）、白介素 IL-1β 和 IL-6 的释放，抑制脂多糖-白细胞分化抗原 14-Toll 样受体 4（LPS-CD14-TLR4）信号通路的活性，进而减轻肝脏炎性损伤[1]；大蒜素还可显著抑制 IL-1β、IL-8、γ 干扰素诱导蛋白（IP-10）以及 γ 干扰素（IFN-γ）诱导的单核因子（MIG）的表达和/或分泌。

（三）抑制病原微生物的生长和繁殖

在体外实验中，大蒜素表现出显著的抑制病原微生物生长和繁殖的作用，对多种球菌、杆菌、真菌、病毒等均有抑制或杀灭作用。不仅能够减少金黄色葡萄球菌 α-毒素的产生，抑制链球菌溶血素 O 的溶血性，还能够抑制淋球菌、金黄色葡萄球菌和肠球菌等众多细菌的生长和繁殖。除此以外，大蒜素还能够抑制酵母菌的生长增殖，还可以发挥抗阿米巴痢疾、滴虫性阴道炎的作用。

大蒜素抑制细菌生长增殖的机制可能涉及：大蒜素中的氧原子能够与细菌生长繁殖所需的半胱氨酸分子中的巯基结合，破坏细菌正常的蛋白质代谢过程；抑制 DNA 回旋酶的活性从而抑制细菌的生长和繁殖[2]；通过与 S-硫代二烯丙基反应造成细菌内严重的硫特异性氧化、硫胁迫反应和蛋白损伤；还能够干扰细菌胞壁的稳定性[3]。此外，大蒜素还可以调节宿主的免疫应答反应，加快细菌从体内清除[4]。

（四）抑制肿瘤细胞生长和增殖

大蒜素对多种肿瘤，如皮肤癌、前列腺癌、卵巢癌、结肠癌、胃癌、口腔癌、肝癌、胆管癌、胰腺癌，通过调节多种信号通路活性，抑制肿瘤细胞的增殖、黏附、侵袭和转移，从而发挥潜在抗癌作用。相关研究结果表明大蒜素能够通过抑制 STAT3 信号通路的表达，促进肿瘤细胞凋亡[5]；还能抑制鸟氨酸脱羧酶活性，从而抑制肿瘤细胞的增殖[6]；保护细胞表面的糖结合部分，降低肿瘤发生率，发挥协同作用从而缩小肿瘤体积[7]；通过多种信号通路如活性氧/促分裂原活化的蛋白激酶（ROS/MAPKs）和 MALATI-miR-376a-Wnt/β 联蛋白（MALATI-miR-376a-Wnt/β-catenin）信号通路，诱导细胞凋亡[8]，维持自噬水平，抑制肿瘤细胞的生长和增殖[9]。

（五）调节糖脂代谢

大蒜素能够显著降低血清 TC 和 LDL-C 水平，升高血清 HDL-C 水平，缓解动脉粥样硬化的发生和血栓形成。研究结果表明大蒜素能够通过调节 Krüppel 样因子 15（KFL15）和胞外信号调节激酶（ERK1/2）的表达，上调解偶联蛋白 1（uncoupling protein 1，UCP1）表达，促进棕色脂肪的形成，增加脂质氧化和能量消耗，进而减少脂质积累[10]；通过调节脂解作用、产热过程、血液代谢和肠道屏障,抑制肝脂质的合成和转运,显著抑制肥胖小鼠的体重增加[11];也可以通过调控 AMP 活化蛋白激酶-固醇[激素]调节元件结合蛋白(AMPK-SREBPs)和 cAMP 依赖性蛋白激酶- cAMP 反应元件结合蛋白(PKA-CREB)信号通路改善脂质代谢紊乱[12]。

大蒜素不仅能够显著减少抗胰岛细胞抗体,升高胰岛素水平,而且能够通过抗氧化、抗炎、抗纤维化等作用降低血糖水平,延缓糖尿病肾病的进展[13-14]。

四、过量危害和毒性

大蒜素长期以来被认为是低毒、安全的物质,其急性、亚急性、亚慢性、慢性毒性试验均表明无毒副作用,也无生殖和发育毒性。受试者每日服用 900mg 含 1.3% 大蒜素的大蒜粉末,连续服用 6 个月,并未发现受试者有任何不良反应。

迄今为止,并未发现因食用过量大蒜素而导致中毒的现象。但有研究表明食用大蒜素后会引起一些不适反应,如胃部不适和过敏反应,但这些反应在停止服用后随之消失[15]。一项 RCT 研究发现,使用 11.0mg 大蒜素可立即诱发胃部刺痛和灼热感,并且出现上腹部压力增加等不适症状,当食用 20.6mg 和 41.2mg 大蒜素时可诱发受试者强烈的呕吐反应,上述不适症状在停止使用大蒜素后即消失[16]。上述不适反应会因个体不同而存在差异。

五、膳食摄入

受到居住地区和饮食文化的影响,不同人群膳食大蒜素以及富含大蒜素的蔬菜的摄入量差异较大。我国高雪琴和张晓娜开展的一项研究显示,每 100g 大蒜和洋葱中含 0.301 3g 大蒜素。结合国外研究,一项在欧洲 10 个国家 27 个调查中心开展的食用洋葱和大蒜的研究中,如果以每 100g 大蒜和洋葱中含 0.301 3g 大蒜素粗略计算,男性平均食用大蒜素总量的范围为 13.3~104.6mg/d,女性平均食用大蒜素总量的范围为 15.1~133.8mg/d。另一项在 10 个欧洲国家的 23 个中心进行的大型队列研究显示,男性和女性研究对象大蒜素的摄入量中位数分别为 31.9mg/d 和 27.7mg/d。一项在我国广州进行的横断面研究表明广州地区居民大蒜和洋葱的平均摄入量是 15.7g/d,计算后大蒜素的平均摄入量为 47.3mg/d。综上所述,不同国家不同地区大蒜素的摄入量差异较大。

六、特定建议值和可耐受最高摄入量

目前尚缺乏较全面系统的我国居民大蒜素摄入量和血清含量的基础数据。一项在澳大利亚进行的持续 15 年的队列研究表明摄入富含大蒜素的葱属蔬菜与动脉粥样硬化性心血管疾病的死亡率呈负相关。大蒜素(120mg/d)干预 12 周能够显著降低人血浆同型半胱氨酸、总胆固醇和甘油三酯水平,并且能够降低颈动脉内膜的厚度。

由于大蒜素相关的人群研究未能得到一致结论,且缺乏大型、长期的队列研究,因此暂不能提出 SPL。

大蒜素长期以来被认为是低毒、安全性较高的物质,且目前并未发现因食用过量的大蒜素而导致中毒的现象,因此无法确定 UL 值。

七、主要食物来源

大蒜素主要存在于大蒜的鳞茎中,其他百合科植物,如青蒜、洋葱、大葱、小葱、圆葱、韭菜和韭黄等中也含有大蒜素。大蒜品种多样且存在地区差异性,一项针对我国常见的大蒜品种中大蒜素含量的检测研究发现,兰州紫皮大蒜的大蒜素含量最高,达 10.5μg/g,其他品种大蒜中大蒜素的含量在 6.3~8.9μg/g 之间不等(表 15-13-1)。

表 15-13-1 我国常见大蒜品种的大蒜素含量

单位:μg/g

大蒜种类	含量	大蒜种类	含量
兰州紫皮大蒜	10.52	二水早蒜	7.30
早薹蒜	8.86	高脚子蒜	7.19
二季早蒜	8.52	苏联白皮蒜	7.09
苍山大蒜	8.03	正月早蒜	6.97
苏联蒜	7.76	广东硬尾蒜	6.92
毕节蒜	7.38	河北涞源蒜	6.48
金乡白皮蒜	7.31	太仓蒜	6.32

(编著 刘烈刚 杨 巍)

(工作组 韩军花 杨 燕 张玉梅 郭红辉)

参考文献

[1] PANYOD S, WU W K, LU K H, et al. Allicin modifies the composition and function of the gut microbiota in alcoholic hepatic steatosis mice[J]. J Agric Food Chem, 2020, 68(10): 3088-3098.

[2] REITER J, HÜBBERS A M, ALBRECHT F, et al. Allicin, a natural antimicrobial defence substance from garlic, inhibits DNA gyrase activity in bacteria[J]. Int J Med Microbiol, 2020, 310(1): 151359.

[3] LOI V V, HUYEN N T T, BUSCHE T, et al. Staphylococcus aureus responds to allicin by global S-thioallylation: Role of the Brx/BSH/YpdA pathway and the disulfide reductase MerA to overcome allicin stress[J]. Free Radic Biol Med, 2019(139): 55-69.

[4] DWIVEDI V P, BHATTACHARYA D, SINGH M, et al. Allicin enhances antimicrobial activity of macrophages during mycobacterium tuberculosis infection[J]. J Ethnopharmacol, 2019(243): 111634.

[5] LI X, NI J, TANG Y, et al. Allicin inhibits mouse colorectal tumorigenesis through suppressing the activation of STAT3 signaling pathway[J]. Nat Prod Res, 2019, 33(18): 2722-2725.

[6] SCHULTZ C R, GRUHLKE M C, SLUSARENKO A J, et al. Allicin, a potent new ornithinedecarboxylase

inhibitor in neuroblastoma[J]. J Nat Prod,2020,83(8):2518-2527.

[7] DHANARASU S. Protective role of allicin(Diallyl thiosulfinate)on cell surface glycoconjugate moieties in 7,12-dimethylbenz(a)anthracene-induced oral carcinogenesis[J]. Trop J Pharm Res,2017,16(8):1797-1804.

[8] PANDEY N,TYAGI G,KAUR P,et al. Allicin overcomes hypoxia mediated cisplatin resistance in lung cancer cells through ROS mediated cell death pathway and by suppressing hypoxia inducible factors[J]. Cell Physiol Biochem,2020,54(4):748-766.

[9] XIE W,CHANG W,WANG X,et al. Allicin inhibits osteosarcoma growth by promoting oxidative stress and autophagy via the inactivation of the lncRNA MALAT1-miR-376a-Wnt/β-catenin signaling pathway[J]. Oxid Med Cell Longev,2022(2022):4857814.

[10] LEE C G,RHEE D K,KIM B O,et al. Allicin induces beige-like adipocytes via KLF15 signal cascade[J]. J Nutr Biochem,2019(64):13-24.

[11] SHI X,ZHOU X,CHU X,et al. Allicin improves metabolism in high-fat diet-induced obese mice by modulating the gut microbiota[J]. Nutrients,2019,11(12):2909.

[12] LU J,CHENG B,FANG B,et al. Protective effects of allicin on 1,3-DCP-induced lipid metabolism disorder in HepG2 cells[J]. Biomed Pharmacother,2017(96):1411-1417.

[13] ARELLANO BUENDÍA A S,TOSTADO GONZÁLEZ M,SÁNCHEZ REYES O,et al. Immunomodulatory effects of the nutraceutical garlic derivative allicin in the progression of diabetic nephropathy[J]. Int J Mol Sci,2018,19(10):3107.

[14] ARELLANO-BUENDÍA A S,CASTAÑEDA-LARA L G,LOREDO-MENDOZA M L,et al. Effects of allicin on pathophysiological mechanisms during the progression of nephropathy associated to diabetes[J]. Antioxidants(Basel),2020,9(11):1134.

[15] ZHONG J,XIAN D,XIONG X,et al. Therapeutic hotline. Oral allicin in the treatment of Behcet's disease through attenuating oxidative stress:a pilot study in 20 patients with mucocutaneous lesions[J]. Dermatol Ther,2017,30(1):e12429. doi:10.1111/dth.12429.

[16] FüHRER M,DEJACO C,KOPP B,et al. Gastric administration of garlic powder containing the trpa1-agonist allicin induces specific epigastric symptoms and gastric relaxation in healthy subjects[J]. Neurogastroenterol Motil,2019,31(1):e13470.

第十四节　辅　酶　Q_{10}

辅酶 Q(coenzyme Q,CoQ),又被称为泛醌(ubiquinone),是一种脂溶性苯醌。不同来源的 CoQ 的侧链异戊二烯单元的数目不同,其中单元数为 10 的 CoQ 在人类和哺乳类动物体内最为常见,因此被称为辅酶 Q_{10}(coenzyme Q_{10},CoQ_{10})。CoQ_{10} 于 1957 年由美国 Frederick Crane 从牛心肌细胞线粒体中分离获得[1]。CoQ_{10} 是位于线粒体内膜的电子传递链的重要中间体,具有参与氧化磷酸化、腺苷三磷酸(adenosine triphosphate,ATP)生成、激活细胞代谢和细胞呼吸、调节胞浆氧化还原和抑制过氧化物形成等生理学功能。外源性 CoQ_{10} 补充剂具有广泛的生物学作用,包括抗氧化、降血压、改善胰岛素抵抗、抗炎、改善心力衰竭及提高运动能力等。CoQ_{10} 在动物内脏(心脏、肝脏、肾脏)、牛肉、豆油、沙丁鱼和花生等食物中的含量相对较高。基于目前的研究证据,提出 CoQ_{10} 降低心血管代谢性疾病风险的特定建议值(SPL)为 100mg/d。

一、化学结构和理化性质

CoQ_{10} 化学名称为 2,3-二甲氧基-5-甲基-6-癸异戊烯基-1,4-二苯醌,分子式为 $C_{59}H_{90}O_4$,相对分子质量为 863.36。CoQ_{10} 结构类似于维生素 E,含有一个具有氧化还原活性的醌型结构以及一个由 10 个类异戊二烯单元组成的脂溶性侧链。CoQ_{10} 以三种形态存在(图 15-14-1):完全还原态的泛醇形式($CoQ_{10}H_2$)、自由基半醌中间体($CoQ_{10}H\cdot$)和完全氧化态的泛醌形式(CoQ_{10})。氧化态 CoQ_{10} 接受电子供体提供的电子后被还原成还原态 CoQ_{10}。

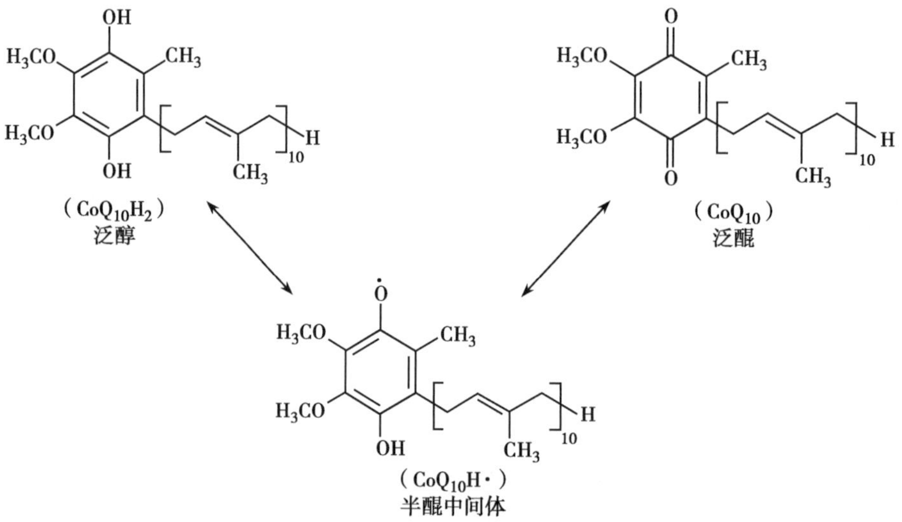

图 15-14-1 CoQ_{10} 三种形态的化学结构式

CoQ_{10} 易溶于氯仿、苯、丙酮、乙醚或石油醚,微溶于乙醇,不溶于水。健康人体内 CoQ_{10} 主要以还原态为主,氧化态和还原态的比例可随着人的生理和病理条件而改变。

二、吸收和代谢

(一)吸收与分布

食物中的 CoQ_{10} 在胰液和胆汁作用下通过小肠吸收并被还原为泛醇,转运至肝脏后与极低密度脂蛋白(VLDL)或低密度脂蛋白(LDL)颗粒相结合后,进入血液循环。在大鼠体内,CoQ_{10} 的吸收率仅为 2%~3%,其剂量和摄入时间是影响 CoQ_{10} 吸收的重要因素,长期摄入相对较大剂量的 CoQ_{10} 可以增加组织(尤其是心脏和大脑)线粒体中 CoQ_{10} 的浓度。目前尚无 CoQ_{10} 在人体吸收率的准确资料。

食物中的 CoQ_{10} 经小肠吸收入血后,分布于各组织中。正常成人体内的 CoQ_{10} 总量为 0.5~1.5g,血浆 CoQ_{10} 的生理浓度为 0.40~1.91μmol/L[2],主要以泛醇形式存在(约95%)。 CoQ_{10} 在具有高能量需求或代谢活动组织中的浓度相对较高,如心脏、肾脏和肝脏中 CoQ_{10} 的浓度分别为 132μg/g、77μg/g 和 63.6μg/g(组织),且主要以泛醇形式存在;但大脑和肺脏中 CoQ_{10} 则主要以氧化态形式泛醌形式存在,推测其原因可能与这两种组织中的氧化应激水平较高有关。在细胞内 CoQ_{10} 大部分分布于线粒体内膜上(40%~50%),其余分布于细胞核(25%~30%)、微粒体(15%~20%)和细胞质(5%~10%)中。

（二）代谢与排泄

关于人体内 CoQ_{10} 代谢的数据非常有限,1986 年 Tomono 等曾报道 16 名健康男性受试者口服用氚标记的 CoQ_{10} 后,最大血浆浓度出现在 5~8 小时,半衰期超过 30 小时。大鼠实验研究的结果表明,CoQ_{10} 的尿代谢产物仅占被吸收的 CoQ_{10} 的一小部分,被吸收的 CoQ_{10} 主要是通过胆汁和粪便排出。

三、生物学作用

（一）抗氧化作用

CoQ_{10} 是一种主要以还原形式存在的脂溶性抗氧化剂,膳食补充 CoQ_{10} 可显著降低过氧化产物如丙二醛(MDA)的水平,提高血清总抗氧化能力(total antioxidant capacity,TAC)、谷胱甘肽过氧化物酶(GSH-Px)、超氧化物歧化酶(SOD)和过氧化氢酶(CAT)的水平。 CoQ_{10} 发挥抗氧化活性主要包括两种机制:一是还原型 CoQ_{10} 可脱去电子被氧化成氧化型 CoQ_{10},从而发挥直接清除氧自由基的作用;二是 CoQ_{10} 可通过核转录因子红系 2 相关因子 2(Nrf2)、蛋白激酶 C 等调控的信号通路抑制脂质过氧化过程,通过再生 α-生育酚协同其与脂质过氧化自由基反应,从而发挥间接抗氧化的作用。

（二）降血压作用

补充 CoQ_{10} 具有显著降血压的作用。CoQ_{10} 可通过多种机制直接或间接发挥降血压作用:CoQ_{10} 可直接引起血管内皮型一氧化氮合酶(endothelial nitric oxide synthase,eNOS)的重新偶联,增加 NO 的产生和生物利用度,从而为稳定血压提供支持作用;此外,CoQ_{10} 还可通过调节血管紧张素-醛固酮水平、促进前列腺素/前列环素(有效的血管扩张剂)的产生、增强动脉平滑肌对前列腺素/前列环素的敏感性以及降低炎症因子水平等间接机制发挥降血压的健康效应。

（三）改善胰岛素抵抗

胰岛素抵抗导致的糖代谢紊乱常被认为是心血管代谢性疾病的重要危险因素之一。补充 CoQ_{10} 能显著降低心血管代谢性疾病或代谢综合征患者的空腹血糖水平、胰岛素水平,显著改善其胰岛素抵抗指数。此外,补充 CoQ_{10} 可预防小鼠发生胰岛素抵抗和 2 型糖尿病,其作用机制可能与 CoQ_{10} 可以保护胰腺 β 细胞线粒体功能、降低胰岛素受体底物-1 和胰岛素信号蛋白 p110-β 的产生、调控胰岛素信号蛋白以及其下游信号通路等有关。

（四）抗炎作用

CoQ_{10} 补充剂可显著降低健康人或心血管代谢性疾病人群血清 TNF-α、CRP 和 IL-6 等炎症因子的水平,在一定程度上,可改善心血管代谢性疾病人群的炎症状态。CoQ_{10} 发挥抗炎作用可能存在多种调控机制:如 CoQ_{10} 可通过下调微小核糖核酸-146a(microRNA-146a)的表达、NF-κB 信号传导和炎症小体 NLRP3 的活化,抑制炎症因子的释放从而发挥抗炎的作用。

（五）其他

CoQ_{10} 还具有改善心力衰竭、提高运动耐力等作用[3]。心肌 CoQ_{10} 耗竭是导致充血性心力衰竭(congestive heart failure,CHF)的因素之一,补充 CoQ_{10} 可显著改善心力衰竭(改善心力衰竭指数、疲劳和呼吸困难症状、炎症反应和氧化损伤等)。此外,CoQ_{10} 可通过抗氧化、改善内皮功能、提高线粒体合成 ATP 等机制,降低运动引起的氧化损伤和肌肉损伤,并有助于运动后心脏收缩力的恢复。

四、过量危害和毒性

研究表明 CoQ_{10} 无急慢性毒性、无致畸作用,临床上的用药剂量一般不超过 900mg/d,也无明显副作用[4]。帕金森病患者口服 2 400mg/d CoQ_{10} 一个月后也未见不良反应。

五、膳食摄入量

20 世纪 90 年代丹麦的一项膳食研究[5]估算得出 CoQ_{10} 的平均膳食摄入量为 3~5mg/d,其中约 50% 为还原态 CoQ_{10},膳食摄入的主要食物来源为肉类,也有少量来自于谷物、水果和蔬菜。2003 年日本的一项营养调查研究发现[6],日本居民总 CoQ_{10} 的摄入量为 4.48mg/d,其中还原态 CoQ_{10} 为 2.07mg/d,占总摄入量的 46%。中国目前尚缺乏人群 CoQ_{10} 膳食摄入量的调查资料。

CoQ_{10} 可被内源性合成,因此正常生理条件下,膳食摄入和正常的体内合成可满足健康成年人对 CoQ_{10} 的需求,但不足以补偿与年龄相关的 CoQ_{10} 合成能力下降或其他原因(如服用药物)导致的 CoQ_{10} 缺乏。使用膳食补充剂或食用 CoQ_{10} 强化的功能性食品,可在一定程度上增加机体内 CoQ_{10} 的水平。

六、特定建议值和可耐受最高摄入量

（一）特定建议值

目前国内外关于 CoQ_{10} 摄入量与疾病关系的 RCT,其受试人群大多为患病人群,尤其是心血管代谢性疾病等常见慢性病患者,其受试物为 CoQ_{10} 膳食补充剂,主要通过酵母发酵法或提取法生产。

对干预时间超过 14 天的心血管代谢性疾病相关 40 项 RCT 研究进行 Meta 分析[7-8],发现 100~900mg/d CoQ_{10} 可发挥改善胰岛素抵抗的作用,100~400mg/d CoQ_{10} 可发挥降血压的作用(表 15-14-1);CoQ_{10} 干预剂量的亚组分析结果表明:100~200mg/d 的 CoQ_{10} 可显著降低心血管代谢性疾病人群的收缩压水平并改善其胰岛素抵抗。

表 15-14-1　CoQ_{10} 与心血管代谢性疾病相关危险因素的研究汇总

作者（发表年份）	研究对象	研究类型	干预周期	CoQ_{10} 干预剂量/（$mg \cdot d^{-1}$）	干预结果
LEE B J（2012）	共 51 例冠状动脉疾病患者	RCT	12 周	60	未能升高血浆 SOD
LEE B J（2012）	共 43 例冠状动脉疾病患者	RCT	12 周	60	未能改善血浆 MDA、SOD、TAC、GPx
BERMAN M（2004）	共 27 例终末期心力衰竭患者	RCT	3 个月	60	未能改善血液中 TNF-α 水平
KAIKKONEN J（1997）	共 60 名健康男性	RCT	2 个月	90	未能降低血浆 MDA 浓度
GHOLNARI T（2018）	共 50 例糖尿病肾病患者	RCT	12 周	100	血浆 MDA 水平下降
RAYGAN F（2016）	共 60 例代谢综合征患者	RCT	8 周	100	TAC 升高，血清中 MDA 水平下降
YEN C H（2018）	共 47 例 2 型糖尿病患者	RCT	12 周	100	循环中的 SOD、TAC 和 GPx 水平升高
DAI S M（2022）	共 2 012 名成年人	Meta 分析	14 天~12 个月	100~150	TAC、SOD 水平升高，血清中 MDA 水平降低
LIANG Y（2022）	共 1 868 例心血管代谢性疾病患者	Meta 分析	1~6 个月	100~900	改善胰岛素抵抗的作用
ZHAO D（2022）	共 1 603 例心血管代谢性疾病患者	Meta 分析	12 周~24 个月	100~400	血压水平降低

关于 CoQ_{10} 抗氧化作用的有效剂量，有多项 RCT 研究表明[9-10]，60mg/d 或 90mg/d 的 CoQ_{10} 不能改善健康人群或心血管疾病患者的 MDA、SOD、TAC 以及 GPx 等氧化应激相关指标，详见表 15-14-1。而近年有多项 RCT 研究发现[11-12]，等于或高于 100mg/d 的 CoQ_{10} 可显著改善代谢综合征或糖尿病患者的 TAC、SOD 水平，并显著降低其循环中 MDA 的水平，详见表 15-14-1。

综上，大于 100mg/d 的 CoQ_{10} 能显著改善胰岛素抵抗、降血压。因此，提出 CoQ_{10} 降低心血管代谢性疾病相关危险因素的 SPL 为 100mg/d。

（二）可耐受最高摄入量

在一项随机双盲安慰剂对照试验中，健康成人连续 4 周服用 300mg/d、600mg/d 和

900mg/d 的 CoQ_{10} 后,未观察到不良反应[13]。多项人群干预试验发现,亨廷顿病或帕金森病患者摄入量高达 1 200mg/d,也未见有毒性作用[14];另有人群干预试验表明,帕金森病患者连续 4 周服用 1 200mg/d 或 2 400mg/d 的 CoQ_{10} 也具有良好安全性和耐受性。由于目前尚无充足资料证实摄入 CoQ_{10} 对人的健康有不良影响,因此尚不能提出其可耐受最高摄入量(UL)。

七、主要食物来源

CoQ_{10} 广泛存在于各种天然食物中,但在不同种类食物中的含量差异较大(表 15-14-2)。总体来说:各种肉类食物的 CoQ_{10} 含量高于谷物、水果和蔬菜等植物性食物;红肉 CoQ_{10} 含量普遍高于白肉;不同组织部位的 CoQ_{10} 含量也不同,在能量代谢频繁、线粒体含量丰富的心脏、肝脏、肾脏及肌肉等组织中,CoQ_{10} 的含量较高;在非动物性食物中,各种食用油如大豆油、玉米油和橄榄油,各种坚果如花生、核桃和榛子中的 CoQ_{10} 含量也较丰富。除日常饮食外,膳食补充剂也是 CoQ_{10} 的重要来源。

表 15-14-2 我国居民常食用的代表性食物中 CoQ_{10} 的含量

单位:mg/100g 可食部

食物名称	CoQ_{10} 含量	食物名称	CoQ_{10} 含量
肉类与内脏		谷物及坚果类	
牛心	11.33	花生(炒)	2.67
牛肝	3.92~5.05	核桃(生)	1.90
牛里脊	2.65	榛子(炒)	1.67
牛大腿	3.03	食用油	
猪心	11.81~28.20	豆油	22.1~27.9
猪肝	2.27~5.40	玉米油	11.3~13.9
猪大腿	1.38	橄榄油	11.4~6.0
鸡心	9.23~19.2	菜籽油	6.35~7.34
鸡肝	11.62~13.22	花生油	7.70
鱼类		芝麻油	3.20
沙丁鱼	0.51~6.43		
鲱鱼	1.49~2.70		

(编著 杨 燕 陈 波)

(工作组 苏宜香 杨月欣 张立实 凌文华 常翠青)

参考文献

[1] MORTON R A. Ubiquinone [J]. Nature,1958,182(4652):1764-1767.

［2］MILES M V,HORN P S,MORRISON J A,et al. Plasma coenzyme Q_{10} reference intervals,but not redox status,are affected by gender and race in self-reported healthy adults［J］. Clin Chim Acta,2003,332（1/2）: 123-132.

［3］BELCH J J,BRIDGES A B,SCOTT N,et al. Oxygen free radicals and congestive heart failure［J］. Br Heart J, 1991,65（5）:245-248.

［4］HATHCOCK J N,SHAO A. Risk assessment for coenzyme Q_{10}（ubiquinone）［J］. Regul Toxicol Pharmacol,2006,45（3）:282-288.

［5］WEBER C,BYSTED A,HŁLMER G. The coenzyme Q_{10} content of the average Danish diet［J］. Int J Vitam Nutr Res,1997,67（2）:123-129.

［6］HIROSHI K,KENJI F,TAIZO K,et al. Food content of ubiquinol-10 and ubiquinone-10 in the Japanese diet ［J］. J Food Compost and Anal,2008,21（3）:199-210.

［7］LIANG Y,ZHAO D,JI Q,et al. Effects of coenzyme Q_{10} supplementation on glycemic control:a GRADE-assessed systematic review and dose-response meta-analysis of randomized controlled trials［J］. EClinicalMedicine,2022（52）:101602.

［8］ZHAO D,LIANG Y,DAI S,et al. Dose-response effect of coenzyme Q_{10} supplementation on blood pressure among patients with cardiometabolic disorders:a GRADE-assessed systematic review and Meta-analysis of randomized controlled trials［J］. Adv Nutr,2022,13（6）:2180-2194.

［9］LEE B J,HUANG Y C,CHEN S J,et al. Effects of coenzyme Q_{10} supplementation on inflammatory markers （high-sensitivity C-reactive protein,interleukin-6,and homocysteine）in patients with coronary artery disease［J］. Nutrition,2012,28（7/8）:767-772.

［10］BERMAN M,ERMAN A,BEN-GAL T,et al. Coenzyme Q_{10} in patients with end-stage heart failure awaiting cardiac transplantation:a randomized,placebo-controlled study［J］. Clin Cardiol,2004,27（5）: 295-299.

［11］RAYGAN F,REZAVANDI Z,DADKHAH TEHRANI S,et al. The effects of coenzyme Q_{10} administration on glucose homeostasis parameters,lipid profiles,biomarkers of inflammation and oxidative stress in patients with metabolic syndrome［J］. Eur J Nutr,2016,55（8）:2357-2364.

［12］YEN C H,CHU Y J,LEE B J,et al. Effect of liquid ubiquinol supplementation on glucose,lipids and antioxidant capacity in type 2 diabetes patients:a double-blind,randomised,placebo-controlled trial［J］. Br J Nutr,2018,120（1）:57-63.

［13］IKEMATSU H,NAKAMURA K,HARASHIMA S,et al. Safety assessment of coenzyme Q_{10}（Kaneka Q_{10}） in healthy subjects:a double-blind,randomized,placebo-controlled trial［J］. Regul Toxicol Pharmacol, 2006,44（3）:212-218.

［14］HIDAKA T,FUJII K,FUNAHASHI I,et al. Safety assessment of coenzyme Q_{10}（CoQ_{10}）［J］. Biofactors, 2008,32（1/2/3/4）:199-208.

氨基酸衍生物

氨基酸衍生物,是指由氨基酸通过一系列反应化合而成的物质,纳入的代表性食物成分包括甜菜碱、牛磺酸、γ-氨基丁酸和左旋肉碱,本次修订为甜菜碱制定了 SPL 和 UL。

第十五节　甜　菜　碱

甜菜碱(betaine)是一种广泛存在于动植物及微生物中的两性离子季铵碱。1869 年,由德国化学家 Scheibler 最早从甜菜中分离得到。从 20 世纪 40 年代开始,甜菜碱被广泛添加到畜禽和水产动物的饲料中,用来促进动物生长、改善胴体品质。流行病学研究显示,甜菜碱作为有机渗透压保护剂和甲基供体,在降低同型半胱氨酸(homocysteine,Hcy)水平、改善体成分和防治慢性病等方面发挥重要作用。2019 年 8 月,EFSA 批准甜菜碱作为新资源食品(novel food)。根据现有的文献证据,将甜菜碱降 Hcy 的 SPL 定为 1.5g/d,UL 值定为 4g/d。

一、化学结构和理化性质

甜菜碱属于两性离子季铵型生物碱,是甘氨酸的三甲基衍生物,故也被称为 N,N,N-三甲基甘氨酸(trimethyl glycine,TMG),其化学结构式为 $(CH_3)_3N^+CH_2COO^-$(图 15-15-1),分子式为 $C_5H_{11}NO_2$,相对分子质量为 117.2。其分子结构有两大特点:一是具有三个活性甲基,二是分子内部电荷呈中性(N^+ 和 COO^-)。

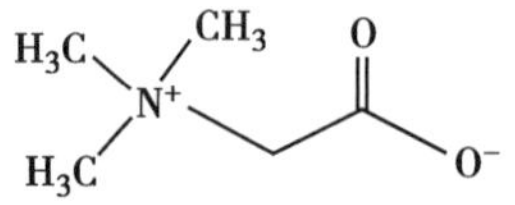

图 15-15-1　甜菜碱的化学结构

甜菜碱为白色结晶性粉末,味甘甜、微苦,熔点为 293℃,易溶于水、甲醇和乙醇,微溶于乙醚,遇强碱分解为三甲胺。

二、吸收和代谢

(一)吸收与分布

甜菜碱一方面来自从食物中直接摄入的外源性甜菜碱,另一方面来自胆碱在肝脏和肾脏氧化而来的内源性甜菜碱(图 15-15-2)。食物中的甜菜碱主要在十二指肠被吸收。作为一种 N-甲基氨基酸,甜菜碱主要通过两个氨基酸转运系统——甜菜碱-氨基丁酸转运系统和氨基酸转运系统 A 转运入血(图 15-15-2)。人体一般在摄入甜菜碱后 1~2 小时血液浓度即可达到峰值[1],其在人体血清中的浓度范围介于 20~70μmol/L 之间。甜菜碱作为有机渗透压保护剂可储存在机体的各组织器官中,其中肝脏、肾脏和大脑是甜菜碱的主要分布部位。

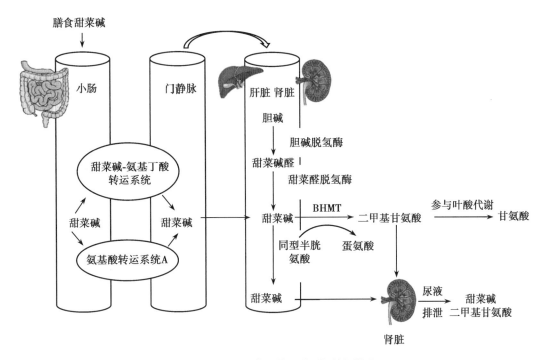

图 15-15-2　甜菜碱的吸收、代谢和排泄

(二) 代谢与排泄

甜菜碱主要在肝脏和肾脏细胞线粒体内通过参与蛋氨酸循环而被代谢分解。在甜菜碱同型半胱氨酸甲基转移酶(betaine homocysteine methyltransferase,BHMT)的作用下,甜菜碱提供一个甲基使同型半胱氨酸(Hcy)甲基化为蛋氨酸,甜菜碱转变为二甲基甘氨酸(dimethylglycine,DMG)可参与叶酸循环,在线粒体中提供另外两个甲基给四氢叶酸使其转变成 5-甲基四氢叶酸(5-methyltetrahydrofolate,5-MTHF),自身最终代谢为甘氨酸[1]。甜菜碱主要通过上述的途径在体内被代谢转化,只有少量甜菜碱在摄入 24 小时内通过尿液排出体外。尿液中的甜菜碱及其代谢物——DMG 的浓度占摄入量的不到 10%[2],但在肾病或糖尿病患者中,甜菜碱经尿液排泄量明显增加。

三、生物学作用

(一) 提供活性甲基,降低血清同型半胱氨酸水平

甲基为合成蛋氨酸、肉碱、肌酸、磷脂、RNA 和 DNA 等物质所必需。Hcy 是蛋氨酸在体内进行蛋氨酸循环代谢过程中产生的代谢产物。Hcy 可以通过两条转甲基途径获得甲基后再转变成蛋氨酸(图 15-15-3):一条途径在肝脏和肾脏细胞中进行,甜菜碱在 BHMT 的作用下,提供一个甲基给 Hcy,自身转化为 DMG;另一条途径可在所有体细胞中进行,5-甲基四氢叶酸(5-MTHF)在维生素 B_{12}(vitamin B_{12},VB_{12})依赖的蛋氨酸合成酶(methionine synthase,MS)的作用下,将甲基传递给 Hcy 后代谢为四氢叶酸。这两条途径同等重要且存在此消彼长的关系,即一条途径受到抑制可使另一代谢途径代偿性增强。甜菜碱的供甲基

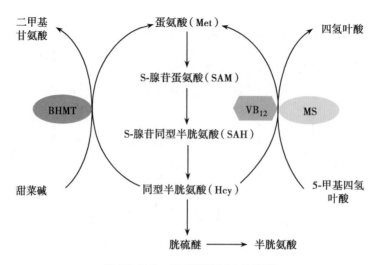

图 15-15-3   同型半胱氨酸的代谢

注:BHMT,甜菜碱同型半胱氨酸甲基转移酶;VB_{12},维生素 B_{12};MS,蛋氨酸合成酶。

作用参与 Hcy 的再甲基化反应,在维持哺乳动物肝脏蛋氨酸浓度、降低 Hcy 水平和产生通用甲基供体 S-腺苷蛋氨酸(SAM)等方面发挥着重要作用[3]。

(二)节约蛋氨酸,促进蛋白质合成

蛋氨酸是蛋白质合成所必需的氨基酸,甜菜碱可以通过两个途径来节约蛋氨酸:一方面,甜菜碱作为甲基供体,可以替代蛋氨酸的供甲基作用,从而减少蛋氨酸的消耗;另一方面,甜菜碱可以通过甲基化反应对 Hcy 进行再甲基化来促进蛋氨酸的内源性合成。动物研究表明,补充甜菜有利于组织蛋白质合成,显著增加肝脏和肌肉中粗蛋白含量。

(三)促进脂质代谢,抑制肝脏脂质沉积

甜菜碱通过三个途径参与脂质代谢。

(1)促进磷脂酰胆碱(phosphatidylcholine,PC)合成:一方面,由于胆碱能不可逆地氧化为甜菜碱,因此,充足的甜菜碱摄入可起到节约胆碱的作用,使更多的胆碱可用于合成 PC;另一方面,甜菜碱可提供活性甲基,使磷脂酰乙醇胺甲基化为 PC。PC 是极低密度脂蛋白(very low density lipoprotein,VLDL)的重要组成部分,而 VLDL 是把甘油三酯从肝内运输到肝外的主要形式。因此,甜菜碱可促进肝脏脂质向肝外的转运,从而抑制肝脏脂质沉积。

(2)促进脂肪分解:肉碱脂酰转移酶Ⅰ是脂肪酸 β-氧化的限速酶,脂肪酸只有经过肉碱脂酰转移酶Ⅰ转运才能进入线粒体被分解。甜菜碱通过为赖氨酸供甲基可促进肉碱合成,从而促进脂肪酸进入线粒体并进行 β-氧化,增加脂肪分解供能,该代谢过程在肝脏和肌肉最为活跃。

(3)抑制脂肪合成:甜菜碱可降低苹果酸脱氢酶的活性,从而抑制脂肪酸的生物合成。

(四)调节细胞渗透压,减轻环境应激反应

甜菜碱具有双极两性离子特征和良好的水溶性,是重要的有机渗透压调节因子。甜菜碱能增加细胞的保水性、降低水分子对蛋白质的溶解性,从而稳定蛋白质结构。当细胞外渗透压升高和温度变化时,细胞开始合成或吸收甜菜碱以维持正常的渗透压平衡,防止在高渗条件下细胞出现萎缩和凋亡,从而使细胞、蛋白质和酶免遭破坏[1]。

四、过量危害与毒性

2005 年,EFSA 对甜菜碱进行的毒理学安全性评估结果表明,大鼠口服甜菜碱的 LD_{50} 约为 11g/kg(bw),未观察到慢性毒性、生殖毒性和致畸性[4]。此外,甜菜碱遗传毒性的体外试验的结果也未观察到其具有致突变作用。迄今为止,尚未发现在普通膳食条件下人类通过食物摄入甜菜碱而出现毒副作用的报道。但近年来,有研究发现,甜菜碱可在肠道菌群的作用下转化为三甲胺后被肠道吸收,然后在肝脏三甲胺氧化酶的作用下转化为氧化三甲胺(trimethylamine-N-oxide,TMAO),再经肾脏代谢随尿液排出。而 TMAO 被发现是心脑血管疾病等慢性病的危险因素,这可能是甜菜碱的间接不利影响。

五、膳食摄入

由于不同地区人们的饮食习惯和食物结构不同,加上受膳食调查方法以及不同国家和地区食物成分数据库中甜菜碱数据资料的影响,从不同研究中获得的膳食甜菜碱摄入量差异较大,在 17~300mg/d 之间;男性膳食甜菜碱的摄入量一般高于女性。

美国大规模人群队列研究发现,膳食甜菜碱的摄入量在男性为 154~214.7mg/d,女性为 128~169.5mg/d,而黑种人的摄入量明显高于白种人[5-6]。欧洲癌症与营养前瞻性调查(EPIC)报道了欧洲女性膳食甜菜碱的中位摄入量为 112mg/d,德国、丹麦和瑞典女性的甜菜碱摄入量不足 50mg/d,而意大利女性的摄入量可高达 168mg/d[7]。日本男性和女性膳食甜菜碱的摄入量分别为 287~350mg/d 和 239~288mg/d,显著高于世界其他地区[8],而新加坡华人的膳食甜菜碱的摄入量较低,介于 59.43~70.84mg/d 之间[9]。我国人群膳食甜菜碱摄入量的调查数据相对较少,且不同地区的结果存在较大差异。上海男性和女性的膳食甜菜碱摄入量分别为 79.1mg/d 和 52.5mg/d[5],台湾分别是 101mg/d 和 78mg/d[10],而广州居民膳食甜菜碱的平均摄入量较高,达到 259.0mg/d[11]。

六、特定建议值和可耐受最高摄入量

(一)特定建议值

甜菜碱作为人体重要的甲基供体和有机渗透压调节剂,在维持人体健康方面发挥重要作用。此外,大量流行病学研究显示增加膳食甜菜碱摄入量可降低某些慢性病的发生风险。虽然 EFSA 批准了甜菜碱作为新资源食品上市,同时也允许对达到一定甜菜碱含量的产品进行健康声称,但尚未见国际组织或学术团体发布甜菜碱的适宜摄入量推荐值。

甜菜碱提供甲基有助于 Hcy 转化为蛋氨酸,从而发挥降低 Hcy 水平的作用。对 12 项关于甜菜碱补充对心血管疾病标志物影响的随机对照试验研究进行系统综述和 Meta 分析[12],

其中 8 项有关甜菜碱补充对 Hcy 水平影响的人群干预研究（共 10 个处理组，干预组 240 人，对照组 197 人），甜菜碱的干预剂量在 1.5~20g/d 之间，干预时间从 4~52 周不等。研究对象的平均年龄为 27~63 岁，其中 4 项研究纳入健康成人，另外 4 项研究纳入患有肥胖、Hcy 轻度升高、非酒精性脂肪肝炎和慢性肾脏衰竭的成人。对 10 个处理组的 Meta 分析结果显示，甜菜碱可显著降低血清 Hcy 水平（WMD：$-1.30\mu mol/L$，95% CI：$-1.61~-0.98\mu mol/L$，$I^2=48.5\%$）。表 15-15-1 是上述 Meta 分析中纳入的 8 项甜菜碱干预对 Hcy 影响的 RCT 研究，可见采用 1.5g/d 及以上甜菜碱干预，可以显著降低 Hcy 水平。此外，该 Meta 分析表明补充甜菜碱可显著增加甜菜碱的脱甲基产物 DMG（WMD：$21.33\mu mol/L$，95% CI：$13.87~28.80\mu mol/L$，$I^2=95.5\%$）和 Hcy 的甲基化产物蛋氨酸（WMD：$2.06\mu mol/L$，95% CI：$0.23~3.88\mu mol/L$，$I^2=76.1\%$）的水平。在 2023 年发表的一项为期 12 周的甜菜碱干预高同型半胱氨酸血症人群的 RCT 研究中[13]，发现每天 1g 甜菜碱联合叶酸（400μg）、维生素 B_6

表 15-15-1 甜菜碱与同型半胱氨酸的 RCT 研究

作者（发表年份）	研究对象	样本量	干预周期	干预措施	干预结果
SCHWAB U（2002）	肥胖的健康志愿者	T:22 C:20	12 周	T:6g/d C:0g/d	干预组血浆同型半胱氨酸下降
MCGREGOR D O（2002）	慢性肾衰竭患者	T:36 C:36	3 个月	交叉设计 T:4g/d C:0g/d	干预组空腹同型半胱氨酸水平无变化，但蛋氨酸负荷后同型半胱氨酸浓度下降
STEENGE G R（2003）	血浆同型半胱氨酸轻度升高的志愿者	T:12 C:12	6 周	T:6g/d C:0g/d	干预组空腹及蛋氨酸负荷后同型半胱氨酸水平下降
OLTHOF M R（2003）	健康志愿者	T1:19 T2:19 T3:19 C:19	6 周	T1:1.5g/d T2:3g/d T3:6g/d C:0g/d	干预组空腹及蛋氨酸负荷后同型半胱氨酸水平下降，且存在剂量-反应关系
OLTHOF M R（2006）	健康志愿者	T:39 C:39	6 周	交叉设计 T:6g/d C:0g/d	干预组空腹同型半胱氨酸水平下降
ABDELMALEK M F（2009）	非酒精性脂肪肝炎患者	T:17 C:18	1 年	T:20g/d C:0g/d	干预组没有降低同型半胱氨酸水平
SCHWAB U（2011）	健康志愿者	T:32 C:31	6 个月	T:4g/d C:0g/d	干预组没有降低同型半胱氨酸水平
RAJDL D（2016）	健康志愿者	T:25 C:23	1 个月	T:3g/d C:0g/d	干预组同型半胱氨酸水平下降

注：T，试验组；C，对照组。

（8mg）和 B$_{12}$（6.4μg）干预组比安慰剂组的 Hcy 降低 10%。

在欧盟委员会发布的 No 432/2012 实施条例中,EFSA 允许企业在生产的食品中甜菜碱含量≥500mg/份时进行该食品有助于维持 Hcy 正常代谢的健康声称,但同时要在该食品中说明甜菜碱摄入总量要达到 1.5g 时才能获得此健康效益。

此外,甜菜碱在改善体成分和增加体能[14]、防治非酒精性脂肪肝病[15]、心脑血管疾病[16]和糖尿病[17]以及促进母婴健康[18]等其他健康结局方面的效应也受到关注,但由于人群流行病学资料有限,难以提出明确的剂量-反应关系。一项纳入 17 项观察性研究的 Meta 分析发现,较高的甜菜碱摄入量与较低的癌症发生风险有关[19],且存在明显的剂量-反应关系,但该效应并没有人群干预研究的支持,因此,甜菜碱对癌症的作用仍需更多的干预研究来进一步验证。

综合以上证据,甜菜碱维持 Hcy 正常代谢的人群干预研究发现每天补充 1.5g 甜菜碱可有效降低 Hcy 水平,因此,建议甜菜碱摄入量的 SPL 为 1.5g/d。

（二）可耐受最高摄入量

2021 年发表的一篇系统综述[12]中,对在健康成人或患有肥胖、轻度脂肪肝、糖尿病前期、Hcy 轻度升高或慢性肾衰竭的成人中开展的 8 项随机对照试验进行汇总分析,甜菜碱的干预剂量为 3~9.9g/d,干预时间 4~24 周,发现补充甜菜碱可显著增加受试者的血清总胆固醇（TC）和低密度脂蛋白胆固醇（LDL-C）水平,但对血清甘油三酯（TG）和高密度脂蛋白胆固醇（HDL-C）水平无显著影响。进一步的亚组分析显示,甜菜碱补充升高血清 TC 和 LDL-C 的效应仅在干预剂量 >4g/d 时显著。鉴于每人每天摄入 4g 以上的甜菜碱可能增加血脂紊乱的风险;因此,建议个体从膳食和补充剂中摄入的甜菜碱总量应小于 4g/d。

在欧盟委员会发布的 No 432/2012 实施条例中,EFSA 要求企业在其生产的食品中当甜菜碱含量达到标准并进行健康声称时,应同时向消费者提供每日甜菜碱摄入量超过 4g 时会显著增加血胆固醇水平的信息。

由于甜菜碱摄入超过 4g/d 会增加血脂紊乱的风险,因此,将甜菜碱的 UL 值设定为 4g/d。

七、主要食物来源

尽管甜菜碱广泛存在于动物、植物和微生物体内,但人类摄入的甜菜碱主要来自谷物、蔬菜、畜禽肉和鱼虾类食物,其中以谷物的贡献最大[5,20]。据估计,我国上海居民摄入的甜菜碱 62.3% 来自小麦,3.5% 来自稻米[5]。目前我国尚未建立甜菜碱的食物含量数据库,美国农业部（USDA）有各种食物胆碱和甜菜碱含量数据库(第 2 版)[21],一些常见食物的甜菜碱含量见表 15-15-2。奶类和蛋类甜菜碱含量较低（0.5~2.0mg/100g）。此外,膳食胆碱在人体内能不可逆地代谢为甜菜碱,因此,富含胆碱的食物也可认为是甜菜碱的来源之一。因此,在评价膳食甜菜碱摄入量时,也应考虑食物中胆碱的含量和形式。

表 15-15-2　常见食物中甜菜碱的含量

单位:mg/100g 可食部

食物名称	含量	食物名称	含量
谷类及制品		蔬菜类及菌藻类	
藜麦	630	灰菜	330
黑麦粉	150	甜菜	130
干小麦(熟)	83	菠菜	120
小麦粉(全麦)	73	红薯(带皮烤熟)	35
小麦粉(白面)	70	坚果和豆类	
大麦粉(麦芽)	66	葵花籽仁(干)	35
燕麦粉(全麦)	31	腰果(油炸、加盐)	11
鱼虾蟹贝类		亚麻籽	3.1
鱼块/排(冷冻,预熟)	45	大豆	2.1
虾(罐头)	23	畜禽肉类	
罗非鱼(生)	22	猪肉(里脊)	3.0
白鲑鱼(干)	88	牛排(颈脊肉)	12
虹鳟鱼(干)	38	鸡肉块(冷冻)	23
大马哈鱼(干)	11		

(编著　朱惠莲　房爱萍)

(工作组　陈　雁　张立实　邓泽元　马玉霞)

参 考 文 献

[1] CRAIG S A. Betaine in human nutrition [J]. Am J Clin Nutr,2004,80(3):539-549.

[2] EFSA Panel on Dietetic Products,Nutrition and Allergies,TURCK D,BRESSON J L,et al. Safety of betaine as a novel food pursuant to Regulation(EC)No 258/97 [J]. EFSA J,2017,15(11):e05057.

[3] TIIHONEN K K,RIIHINEN K,LYYRA M,et al. 12 - Authorised EU health claims for betaine [M]// SADLER M J. Foods,Nutrients and Food Ingredients with Authorised EU Health Claims. Cambridge: Woodhead Publishing,2014:251-273.

[4] EFSA Panel on Dietetic Products,Nutrition and Allergies. Opinion of the Scientific Panel on Dietetic Products,Nutrition and Allergies on a request from the Commission related to an application concerning the use of betaine as a novel food in the EU [J]. EFSA J,2005,3(3):191.

[5] YANG J J,LIPWORTH L P,SHU X O,et al. Associations of choline-related nutrients with cardiometabolic and all-cause mortality:results from 3 prospective cohort studies of blacks,whites,and Chinese [J]. Am J Clin Nutr,2020,111(3):644-656.

[6] YONEMORI K M,LIM U,KOGA K R,et al. Dietary choline and betaine intakes vary in an adult

multiethnic population[J]. J Nutr,2013,143(6):894-899.

[7] VAN PUYVELDE H,PAPADIMITRIOU N,CLASEN J,et al. Dietary methyl-group donor intake and breast cancer risk in the European prospective investigation into cancer and nutrition(EPIC)[J]. Nutrients,2021, 13(6):1843.

[8] NAGATA C,WADA K,TAMURA T,et al. Choline and betaine intakes are not associated with cardiovascular disease mortality risk in Japanese men and women[J]. J Nutr,2015,145(8):1787-1792.

[9] HUANG J Y,BUTLER L M,WANG R,et al. Dietary intake of one-carbon metabolism-related nutrients and pancreatic cancer risk:the Singapore Chinese Health Study[J]. Cancer Epidemiol Biomarkers Prev,2016, 25(2):417-424.

[10] CHU D M,WAHLQVIST M L,CHANG H Y,et al. Choline and betaine food sources and intakes in Taiwanese[J]. Asia Pac J Clin Nutr,2012,21(4):547-557.

[11] LONG J A,ZHONG R H,CHEN S,et al. Dietary betaine intake is associated with skeletal muscle mass change over 3 years in middle-aged adults:the Guangzhou Nutrition and Health Study[J]. Br J Nutr, 2021,125(4):440-447.

[12] ASHTARY-LARKY D,BAGHERI R,GHANAVATI M,et al. Effects of betaine supplementation on cardiovascular markers:a systematic review and Meta-analysis[J]. Crit Rev Food Sci Nutr,2022,62(23): 6516-6533.

[13] LU X T,WANG Y N,MO Q W,et al. Effects of low-dose B vitamins plus betaine supplementation on lowering homocysteine concentrations among Chinese adults with hyperhomocysteinemia:a randomized, double-blind,controlled preliminary clinical trial[J]. Eur J Nutr,2023,62(4):599-1610.

[14] ISMAEEL A. Effects of betaine supplementation on muscle strength and power:a systematic review[J]. J Strength Cond Res,2017,31(8):2338-2346.

[15] ABDELMALEK M F,SANDERSON S O,ANGULO P,et al. Betaine for nonalcoholic fatty liver disease: results of a randomized placebo-controlled trial[J]. Hepatology,2009,50(6):1818-1826.

[16] MEYER K A,SHEA J W. Dietary choline and betaine and risk of CVD:a systematic review and Meta-analysis of prospective studies[J]. Nutrients,2017,9(7):711.

[17] DIBABA D T,JOHNSON K C,KUCHARSKA-NEWTON A M,et al. The association of dietary choline and betaine with the risk of type 2 diabetes:The Atherosclerosis Risk in Communities(ARIC)Study[J]. Diabetes Care,2020,43(11):2840-2846.

[18] SHAW G M,CARMICHAEL S L,YANG W,et al. Periconceptional dietary intake of choline and betaine and neural tube defects in offspring[J]. Am J Epidemiol,2004,160(2):102-109.

[19] YOUN J,CHO E,LEE J E. Association of choline and betaine levels with cancer incidence and survival:a meta-analysis[J]. Clin Nutr,2019,38(1):100-109.

[20] ROSS A B,ZANGGER A,GUIRAUD S P. Cereal foods are the major source of betaine in the Western diet--analysis of betaine and free choline in cereal foods and updated assessments of betaine intake[J]. Food Chem,2014(145):859-865.

[21] PATTERSON K Y,BHAGWAT S,WILLIAMS J R,et al. USDA database for the choline content of common foods,release 2(2008)[DB/OL].(2021-09-19)[2023-01-01]. https://doi.org/10.15482/USDA. ADC/1178141.

第十六节　牛　磺　酸

牛磺酸(taurine)是一种广泛分布在动物组织中的含硫氨基酸,又称牛胆酸、牛胆素等。1827 年由德国科学家 Tiedemann 和 Gmelin 首次从牛胆汁中分离出来而得名,其化学结构在 27 年后得到确认。很长一段时间里,牛磺酸被认为是含硫氨基酸的无功能代谢产物,直到 1975 年,Hayes 等[1]报道牛磺酸是猫的必需营养素,猫的饲料中若缺少牛磺酸会导致视网膜变性,长期缺乏将致失明。同年,Rih 等[2]发现,人工喂养的早产儿血浆和尿液中牛磺酸低于正常水平,人们开始认识到牛磺酸在人类营养中的重要地位。近年来的研究发现,牛磺酸具有抗氧化、抗炎、调节细胞内钙水平和渗透压等生物学功能,对心血管、骨骼肌、视网膜和中枢神经系统相关疾病的预防和治疗具有一定作用。

一、化学结构和理化性质

牛磺酸化学名称为 2-氨基乙磺酸,相对分子质量为 125.15,其结构式为 $H_2N—CH_2—CH_2—SO_3H$,分子式为 $C_2H_7NO_3S$,化学结构如图 15-16-1 所示。牛磺酸的酸性基团位于硫原子,是一个磺酸基,而不是位于碳原子的羧基。牛磺酸不能与其他氨基酸结合合成蛋白质,在机体中以两性离子的形式游离存在,或与胆酸结合存在于胆汁中。

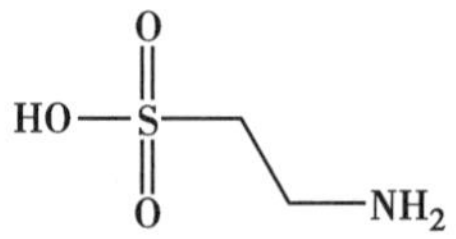

图 15-16-1　牛磺酸化学结构

牛磺酸纯品在常温下为无色或白色棒状结晶,对酸对热较为稳定,熔点高达 328℃,易溶于水和乙酸,其水溶液 pH 为 4.1~5.6,不溶于无水乙醇、乙醚、丙酮酸等有机溶剂。牛磺酸和阳离子的结合常数低,不具有与金属离子螯合的生物特性。在生理 pH 环境下,牛磺酸的酸性基团 SO_3H 和碱性集团 NH_2 的结构都是高度电离状态,故其脂溶性低,以简单扩散的方式通过膜的比例很低。

二、吸收和代谢

(一) 吸收与分布

因牛磺酸分子小,易溶于水,因此通过各种给药途径进入人体都容易被吸收。牛磺酸主要通过转运蛋白进入细胞,主要包括肠上皮细胞膜上 Na^+/Cl^- 依赖性的牛磺酸转运体(taurine transporter,TauT)和 H^+ 偶联的 pH 依赖性的氨基酸转运蛋白 1(proton-coupled amino acid transporter 1,PAT1)[3]。当口服牛磺酸后,36%~67% 的牛磺酸会在 1~2.5 小时内在胃肠道被吸收。

牛磺酸在人体内总含量为 12~18g,广泛分布于各种组织,其中 75% 以上存在于骨骼肌和心肌中,人类心脏中浓度为 28~40mmol/L,骨骼肌为 15~20mmol/L,视网膜和胎盘均为 20~35mmol/L,脑内为 1~2mmol/L,而在白细胞和巨噬细胞内高达 20~50mmol/L。细胞外液牛磺酸的含量较低,血浆中牛磺酸浓度仅为 40~100μmol/L,部分牛磺酸存在于胆汁中。

(二) 代谢与排泄

人体主要通过膳食获取牛磺酸,也可以自身合成牛磺酸。在哺乳动物中,牛磺酸的主要合成部位为肝脏、大脑、胰腺、脂肪组织、肾脏及生殖系统等,由半胱氨酸和蛋氨酸经三条途径合成,其共同之处为都需要维生素 B_6 的活性辅酶形式——吡哆醛-5′-磷酸(p5p)的参与。半胱亚磺酸和磺基丙氨酸在半胱氨酸亚磺酸脱羧酶(cysteine sulfinic acid decarboxylase,CSAD)的催化作用下合成牛磺酸,CSAD 的活性反映组织器官中牛磺酸合成能力。与其他哺乳动物相比,人类体内的 CSAD 活性较弱,因而自身合成的牛磺酸的量常无法满足机体生命活动的需要。

牛磺酸的排泄主要有两条途径,一是以游离的形式从肾脏排泄,二是以牛磺胆酸的形式通过胆道排泄,前者是其主要的排泄途径。肾脏可根据食物中摄入的牛磺酸量调节其排泄量,维持体内牛磺酸浓度的稳态。在牛磺酸缺乏的状态下,肾脏可以通过重吸收作用减少体内牛磺酸的流失,当牛磺酸过量时,多余部分随尿排出。因此,牛磺酸不会因大量摄入而在体内过度积累。

三、生物学作用

(一) 抗氧化作用

牛磺酸具有较强的抗氧化作用,其发挥抗氧化作用主要通过三方面机制实现:首先牛磺酸是一种重要的内源性抗氧化剂,可清除自由基和脂质过氧化物;其次牛磺酸可参与氧化还原反应过程,其分子中的氨基可以与氧化剂发生结合,抑制氧化剂导致的氧化应激;第三,牛磺酸还可通过其对细胞膜的稳定作用,降低氧化应激对脂质膜造成的损伤。有研究表明,牛磺酸能够抑制次氯酸(HClO)的细胞毒害作用,牛磺酸可产生牛磺酸氯胺(taurine chloramine,TauCl),而 TauCl 可通过激活周围巨噬细胞核因子 E2 相关因子 2/抗氧化反应元件(Nrf2/ARE)信号通路保护组织器官免受过氧化物的细胞毒性作用。此外,牛磺酸还能减少线粒体产生超氧化物,从而减少氧化应激损伤[3]。

(二) 抗炎作用

牛磺酸在中性粒细胞和单核细胞中含量很高,可与次氯酸反应生成 TauCl。它不仅起到直接的抗氧化作用,还能减少炎性介质的产生,起到抗炎作用。TauCl 通过 NF-κB 信号通路降低核因子 B 活性,并且降低其靶基因单核细胞趋化蛋白-1(MCP-1)和巨噬细胞炎性蛋白-2(MIP-2)的表达,最终减少炎症介质 NO、TNF-α、前列腺素 E_2(PGE$_2$)、IL-6、IL-8 的分泌,并阻止慢性炎症的发生[4]。体外研究表明,牛磺酸处理可诱导抗炎型 M2 巨噬细胞的激活,其氯化物 TauCl 可抑制促炎型 M1 巨噬细胞的激活。

(三) 维持 Ca^{2+} 稳态

牛磺酸对细胞内 Ca^{2+} 有双向调节作用,即牛磺酸能使神经细胞内 Ca^{2+} 浓度轻度升高,又能使处于高钙状态的细胞内 Ca^{2+} 浓度下降,避免细胞内 Ca^{2+} 超载,保护心脏和神经细胞免受损伤[5],增强动物学习记忆能力。牛磺酸进入肌肉,可刺激 I 型和 II 型肌纤维肌浆网中

Ca^{2+}的释放,并维持收缩元件对Ca^{2+}的敏感性,直接作用于兴奋-收缩过程,进一步增强收缩特性和力的产生[6]。牛磺酸可通过调节细胞内钙稳态,发挥抗脂质过氧化作用,保护细胞膜性结构的完整性。牛磺酸对Ca^{2+}的调节机制主要为:①调节线粒体和肌浆网钙储存量;②提高生物膜上ATP酶对Ca^{2+}的转运效率;③调节钙通道的开关过程;④抑制Ca^{2+}在细胞膜上被动扩散作用。

(四)其他

研究发现,牛磺酸在调节糖脂代谢、维持血压稳态方面发挥一定的作用。一项随机双盲试验结果显示,高剂量牛磺酸补充可降低糖尿病患者的空腹血糖水平[7]。Meta分析的结果提示,牛磺酸可降低研究对象血液TC和TG水平[8],并可降低收缩压和舒张压[9]。最近的研究还发现,牛磺酸补充还具有改善有氧运动、无氧运动,以及促进运动恢复的功能[10]。

牛磺酸在脑内的含量丰富、分布广泛,与中枢神经系统中的神经递质受体相互作用[11],能明显促进脑神经细胞的生长发育、增殖和分化,且呈剂量依赖性。

视网膜疾病多由活性氧和抗氧化清除剂之间的不平衡所致。牛磺酸可增加视网膜还原性谷胱甘肽含量、提高超氧化物歧化酶和过氧化氢酶活性[12],减少丙二醛生成,故对视网膜有保护作用。

四、过量危害和毒性

枯草杆菌Rec实验、染色体畸变及姐妹染色单体交换实验以及鼠伤寒沙门氏菌回复突变实验中加入牛磺酸均未发现遗传毒性。使用$0.25\sim32mmol/L$的牛磺酸分别在果蝇模型及HL-60细胞模型中进行毒性实验,均未发现牛磺酸表现出一般毒性、遗传毒性或细胞毒性[13]。2003年,欧洲食品科学委员会提出,牛磺酸没有任何潜在的遗传毒性或致癌作用。

在牛磺酸的耐受实验中,每天口服$50mg/kg$体重牛磺酸可使癫痫患者的血浆中生长激素浓度显著增加,表明牛磺酸有刺激下丘脑和改变神经内分泌的功能[14]。人群干预研究结果表明,银屑病患者每天服用2g牛磺酸可发生剧烈的、暂时性的瘙痒;癫痫患者每天服用1.5g牛磺酸后引起恶心、头痛、眩晕和步伐紊乱;在停止服用后都可自行痊愈[15]。2014年,人体对牛磺酸过敏的案例首次被报道,一名已知对亚硫酸盐和磺胺过敏患者口服$250\sim300mg$的牛磺酸时产生了过敏反应[16]。然而,也有临床数据显示,人体每天摄入10g牛磺酸不会出现明显中毒迹象[17]。因此,不同生理状态下的人群对牛磺酸是否存在耐受性差异,还有待更多的证据证实。

五、膳食摄入

典型的西方饮食模式中膳食来源的牛磺酸摄入量为$40\sim400mg/d$[17]。2012年2月至11月,EFSA委托饮料协会进行了一项关于功能饮料摄入量的调查,该调查涉及16个不同欧盟成员国的52 000多名参与者。结果显示:成年人(18~29岁)从饮料中摄取牛磺酸的量平均为$271.9mg/d$,饮料高消费者中牛磺酸的摄入量可达$585.8mg/d$。青少年

（15~18 岁）牛磺酸的平均摄入量为 283.9mg/d,儿童（6~10 岁）为 278.4mg/d[18]。2015 年韩国国家健康和营养检查调查（KNHANES）提供的数据显示,19~29 岁的成年人牛磺酸平均摄入量为男性 327.3mg、女性 245.1mg[19]。我国目前尚无膳食牛磺酸摄入量的相关研究。

我国的食品安全国家标准中规定了牛磺酸在一些食品中的使用量。GB 14880—2012《食品安全国家标准　食品营养强化剂使用标准》中规定,牛磺酸在含乳饮料、特殊用途饮料、调制乳、风味发酵乳中的使用量为 0.1~0.5g/kg、在调制乳粉、豆粉、豆浆粉、再制干酪、奶片、果冻中的使用量为 0.3~0.5g/kg、在风味饮料中的使用量为 0.4 ~0.6g/kg、在固体饮料中的使用量为 1.1~1.4g/kg。GB 29922—2013《食品安全国家标准　特殊医学用途配方食品通则》中规定,牛磺酸为可选择性成分指标,1~10 岁人群以及 10 岁以上人群中,牛磺酸在全营养配方食品中的含量最小值没有特别说明,但最大值做了明确规定,分别为 3.1mg/100kJ 和 4.8mg/100kJ。GB 24154—2015《食品安全国家标准　运动营养食品通则》中规定,运动营养食品中可以添加牛磺酸,含量（以每日计）为 0~0.6g。目前由于缺乏我国居民上述食品摄入量的资料,因此暂无法评估通过上述食品摄入牛磺酸的量。

六、特定建议值和可耐受最高摄入量

牛磺酸具有保护细胞、抗氧化和抗炎作用,并具有调节糖脂代谢、降低收缩压（SBP）和舒张压（DBP）的作用。人群研究还发现,牛磺酸可改善最大摄氧量、减少疲劳时间、增加运动耐力和促进运动恢复。

虽然牛磺酸在降低疾病风险方面发挥了一定的作用,但是在人群试验中牛磺酸干预剂量差异较大,因此,暂不能制定 SPL。

2009 年,欧盟 EFSA 的食品添加剂和营养素原料食品添加小组（Food Additives and Nutrient Sources added to Food,ANS）认为,对成人、儿童和婴儿的大量研究结果表明,每天摄入牛磺酸 6g,持续一年都不会对健康产生不良影响。因此,动物饲料添加剂和产品（Additives and Products or Substances used in Animal Feed,FEEDAP）研究小组指出,人体观察到的安全水平（observed safe level,OSL）估计为每天 6g。但是在怀孕和/或患病期间,孕妇和患者易感性增加是否会影响 OSL 值,还有待进一步研究。2013 年,美国 FDA 指出,牛磺酸是一般认为安全（Generally Recognized as Safe,GRAS）的物质。

基于以上文献,目前尚无法确定牛磺酸的 UL 值。

七、主要食物来源

牛磺酸主要存在于动物各种组织细胞内液中,哺乳动物的脏器以及肌肉中含量较高;牛磺酸含量最丰富的食物是海产品,如墨鱼、章鱼、贝类等,鱼类中的青花鱼、竹荚鱼、沙丁鱼等牛磺酸含量也很丰富,鱼背发黑的部位牛磺酸含量较多,是其他白色部分的 5~10 倍。植物中很少含有牛磺酸,但紫菜中的牛磺酸含量为紫菜干重的 1% 左右,这个量甚至高于某些海洋动物体内的含量。部分食物中牛磺酸的含量见表 15-16-1[20]。

表 15-16-1 部分食物中牛磺酸的含量 [a]

食物	水份/%	牛磺酸含量/ (mg/100g 可食部)	食物	水份/%	牛磺酸含量/ (mg/100g 可食部)
红螺	79.0	520	鲚	70.2	(284,193) [b]
扁玉螺	71.6	851	鲅	78.9	211
海湾扇贝	84.4	332	绿鳍马面鲀	79.0	(196,309) [b]
毛蚶	85.7	(439,795) [b]	草鱼	81.1	185
杂色蛤子	87.9	496	鲢鱼	78.4	90
紫贻贝	82.5	349	鲤鱼	77.8	142
对虾（天然）	77.3	143	鲫鱼	80.2	205
对虾（养殖）	80.4	110	鳙鱼	83.3	94
周氏对虾	78.4	181	黄鳝	78.2	91
鹰爪虾	83.2	366	斑鰶	62.4	161
梭子蟹	80.5	279	油鲆	71.7	150
金乌贼	81.2	673	猪肉		
章鱼	87.0	380	猪前臀尖	71.5	116
孔鳐	79.7	280	猪里脊	76.0	122
山口海鳗	74.6	193	猪肝	72.0	42
木叶鲽	81.1	314	猪心	79.0	201
高服鲽	78.6	213	猪肾	87.0	120
石鲽	77.6	189	牛肉		
中华舌鳎	79.4	256	牛脊肉	75.0	28
白菇鱼	77.6	187	牛后臀尖	76.4	64
小黄鱼	85.6	90	羊肉		
黄菇鱼	79.0	225	羊前腿肉	78.4	(166,259) [b]
黑鳃梅童鱼	79.9	64	鸡肉		
银鲳	72.5	41	鸡胸肉	71.7	26
带鱼	72.3	(38,75) [b]	鸡腿肉	74.3	379
六线鱼	76.8	212	鸡肝	72.9	156
黄鲫	74.9	240			

注：[a] 仅 2~3 个样本。

　[b] 两个样本之间差异较大。

（编著　马玉霞）

（工作组　凌文华　邓泽元　张立实　朱惠莲）

参 考 文 献

［1］ HAYES K C,CAREY R E,SCHMIDT S Y. Retinal degeneration associated with taurine deficiency in the cat［J］. Science,1975,188（4191）:949-951.

［2］ RIH N,GAULL G. Milk protein quality and quantity:biochemical and growth effects in low birth weight infants［J］. Pediatric Research,1975（9）:370.

［3］ SCHAFFER S,KIM H W. Effects and mechanisms of taurine as a therapeutic agent［J］. Biomol Ther（Seoul）, 2018,26（3）:225-241.

［4］ PARK E,JIA J,QUINN M R,et al. Taurine chloramine inhibits lymphocyte proliferation and decreases cytokine production in activated human leukocytes［J］. Clin Immunol,2002,102（2）:179-184.

［5］ EFSA Panel on Dietetic Products,Nutrition and Allergies. Scientific Opinion on the substantiation of health claims related to taurine and "immune system protection"（ID 611）, "metabolism processes"（ID 613）,contribution to normal cognitive function（ID 1659）,maintenance of normal cardiac function（ID 1661）,maintenance of normal muscle function（ID 1949）and delay in the onset of physical fatigue during exercise（ID 1958）pursuant to Article 13（1）of Regulation（EC）No 1924/2006［J］. EFSA J,2011, 9（4）:2035.

［6］ SPRIET L L,WHITFIELD J. Taurine and skeletal muscle function［J］. Curr Opin Clin Nutr Metab Care, 2015,18（1）:96-101.

［7］ MALEKI V,ALIZADEH M,ESMAEILI F,et al. The effects of taurine supplementation on glycemic control and serum lipid profile in patients with type 2 diabetes:a randomized,double-blind,placebo-controlled trial ［J］. Amino Acids,2020,52（6/7）:905-914.

［8］ GUAN L,MIAO P. The effects of taurine supplementation on obesity,blood pressure and lipid profile:A meta-analysis of randomized controlled trials［J］. Eur J Pharmacol,2020（885）:173533.

［9］ WALDRON M,PATTERSON S D,TALLENT J,et al. The effects of oral taurine on resting blood pressure in humans:a Meta-analysis［J］. Curr Hypertens Rep,2018,20（9）:81.

［10］ WALDRON M,PATTERSON S D,TALLENT J,et al. The effects of an oral taurine dose and supplementation period on endurance exercise performance in humans:a Meta-analysis［J］. Sports Med, 2018,48（5）:1247-1253.

［11］ CHILDS E. Influence of energy drink ingredients on mood and cognitive performance［J］. Nutr Rev, 2014,72（Suppl 1）:48-59.

［12］ CASTELLI V,PALADINI A,D'ANGELO M,et al. Taurine and oxidative stress in retinal health and disease［J］. CNS Neurosci Ther,2021,27（4）:403-412.

［13］ MATEO-FERNANDEZ M,VALENZUELA-GOMEZ F,FONT R,et al. In vivo and in vitro assays evaluating the biological activity of taurine,glucose and energetic beverages［J］. Molecules,2021,26（8）: 2198.

［14］ MANTOVANI J,DEVIVO D C. Effects of taurine on seizures and growth hormone release in epileptic patients［J］. Arch Neurol,1979,36（11）:672-674.

［15］ DURELLI L,MUTANI R,FASSIO F. The treatment of myotonia:evaluation of chronic oral taurine therapy

[J]. Neurology,1983,33(5):599-603.

[16] STOHS S J,MILLER M J. A case study involving allergic reactions to sulfur-containing compounds including,sulfite,taurine,acesulfame potassium and sulfonamides[J]. Food Chem Toxicol,2014(63): 240-243.

[17] SHAO A,HATHCOCK J N. Risk assessment for the amino acids taurine,L-glutamine and L-arginine[J]. Regul Toxicol Pharmacol,2008,50(3):376-399.

[18] ZUCCONI S,VOLPATO C,ADINOLFI F,et al. Gathering consumption data on specific consumer groups of energy drinks[J]. EFSA Support Publ,2013,10(3):394.

[19] JEONG J S,CHOIL M J. The intake of taurine and major food source of taurine in elementary school children in Korea[J]. Adv Exp Med Biol,2019(1155):349-358.

[20] 赵熙和,贾健斌,张青杰,等. 我国某些食物中牛磺酸含量[J]. 营养学报,1994,16(3):321-324.

第十七节　γ-氨基丁酸

γ-氨基丁酸(γ-amino butyric acid,GABA)是一种不参与蛋白质合成的氨基酸,广泛存在于植物、动物和微生物体中。1883 年首次化学合成 GABA,1949 年初次从土豆中分离出天然 GABA,1950 年发现动物大脑中存在高含量的 GABA。随后在 1950—1965 年间,证明 GABA 是哺乳动物中枢神经系统的抑制性神经递质,主要以高肌肽(homocarnosine)的形式存在于脑组织中(1~10mmol/L)。人类大脑神经元 30% 含有 GABA,几乎影响所有的神经活动[1]。研究显示,食源性 GABA 可能具有促进神经元发育,改善脑功能,提高记忆能力,缓解压力,调节情绪,改善睡眠和血压等作用[2-3]。

一、化学结构和理化性质

γ-氨基丁酸的化学名为 4-氨基丁酸,别名为氨酪酸、哌啶酸,分子式为 $C_4H_9NO_2$,相对分子质量 103.12,分子结构见图 15-17-1。

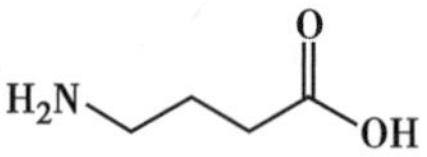

GABA 为白色或近白色的结晶(粉末),微臭,有强吸湿性,极易溶于水,微溶于热乙醇,不溶于冷乙醇、乙醚和苯。在常温常压下稳定,在强氧化剂作用下可分解为氮氧化物、一氧化碳和二氧化碳。

图 15-17-1　γ-氨基丁酸的分子结构

二、吸收和代谢

(一) 吸收与分布

食物中 GABA 可在小肠直接吸收入血,一般认为存在三种吸收机制,以前两种为主。①主动转运:以小肠黏膜细胞膜上的氨基酸转运蛋白为载体,利用细胞内外的 Na^+ 浓度梯度,将肠道内 GABA 和 Na^+ 转入肠黏膜细胞内后吸收入血。②γ 谷氨酰循环:在小肠黏膜细胞膜上的 γ 谷氨酰转肽酶催化下,GABA 与谷胱甘肽合成 γ 谷氨酰氨基酸,然后进入细胞释放出 GABA，而谷氨酰基则重新生成谷胱甘肽再入循环。③H⁺/GABA 协同转运蛋白途径：通过细胞膜上的 H⁺/GABA 协同转运蛋白进行吸收，该转运蛋白具有与亚氨基转运蛋白相同的底物特异性。

大鼠口服放射性同位素标记的 GABA 后，对其进行观察，发现 GABA 在肠道吸收后主要分布于肝脏、肾脏和肌肉组织中，而肝脏被认为是脑外 GABA 的主要代谢部位。膀胱、胃肠壁、垂体、脊柱、肋骨和气管的软骨中也可检测到少量 GABA，而在整个过程中，脑中 GABA 浓度始终变化不大[2]。

（二）代谢与排泄

在给大鼠一次性口服 500mg/kg（bw）GABA 后即刻和 120 分钟时分别测量血浆 GABA 水平，发现 GABA 水平保持大约在 1.6μmol/mL（类似于基线）。口服 GABA 在啮齿类动物体内清除速度很快，半衰期约为 20 分钟[4]。人体研究显示，口服 GABA（80mg/d）后血浆 GABA 水平无明显变化，提示食源性 GABA 具有吸收率低和代谢清除率快的特点[5]。GABA 在 GABA 转氨酶的催化下发生转氨作用，形成琥珀酸半醛（SSA），然后在琥珀酸半醛脱氢酶作用下形成琥珀酸进入三羧酸循环，最终转化为 CO_2 和水，并释放能量。

三、生物学作用

1. 神经调节作用 有研究显示，GABA 可改善应激、情绪紊乱和睡眠。摄入 GABA 可以提高葡萄糖磷脂酶的活性，从而促进大脑的能量代谢，增加脑血流量和氧供给量，改善神经机能，进而改善易怒症状等。GABA 可以抑制神经细胞过度兴奋，让亢奋的脑细胞休息，达到改善睡眠的作用[6-7]。

2. 血压调节作用 一些临床及动物研究显示，GABA 有舒张血管和降血压的作用，其机制可能与 GABA 对外周神经节的阻断作用有关。GABA 还可能作用于脊髓的血管运动中枢，促进血管扩张，降低血压。GABA 受体激活后会参与血压及心率的控制。GABA 与 GABA 受体激动剂有可能作为药物参与一些心血管疾病（如高血压）的治疗。

四、过量危害与毒性

GABA 急性毒性试验显示，昆明小鼠经口 LD_{50} 为 12~15.55g/kg（bw），属于实际无毒物质；采用剂量递增法测得 GABA 对昆明小鼠的蓄积毒性，蓄积系数 K>5，呈无蓄积毒性作用[8]。GABA 大鼠经口 LD_{50}>1 000mg/kg（bw）。90 天亚慢性毒性试验连续经口给予大鼠 0.5g/[kg（bw）·d]、1.25g/[kg（bw）·d] 和 2.5g/[kg（bw）·d] GABA，未观察到有毒理学意义的毒性反应，耐受性良好[9]。

短期大剂量人体研究中，口服 GABA 5g/d 或 10g/d，连续 5 天，观察到的唯一副作用是喉咙有轻微的灼烧感，几分钟后消失。另有人体研究显示，每天给予 18g 纯品 GABA，连续

4 天,没有观察到任何副作用;每天服用 6g GABA(每天 3 次,每次 2g),持续 7 天,没有观察到严重的不良反应[10];长期口服 GABA(1g/d,持续 12 个月),未发现任何与 GABA 相关的不良反应。一项综合分析口服 GABA 剂量范围为 0.25~18 000mg/d,持续 4~12 周或单次口服,针对高血压、缓解压力或改善睡眠的所有可检索到的人体研究报告,均没有发现任何相关的严重不良反应[2]。但有报告称口服 GABA 与血压的短暂轻度下降(<10%)有关,停服后几天血压就可恢复到基线值[10]。曾有报告,给人体静脉滴注 GABA(1~4g/500mL,2~3 小时),可引起胸闷、气急、呼吸困难(12 次/min)、血压下降、运动失调、肌无力等不良反应[11]。

2008 年,GABA 通过美国 FDA 的 GRAS 认证,认为 GABA 是安全的,可代谢为无毒物质,并容易从体内清除。美国环境保护署确定 GABA 属于无害级食品[2]。FAO/WHO 食品添加剂联合专家委员会(JECFA)认为,食源性 GABA 对身体组织中的 GABA 水平的影响微不足道,属于无须关注安全的物质[12]。

五、膳食摄入

由于 GABA 普遍存在于各类食物中,尤其是发酵食品中,人们每天可经膳食获得一定量的 GABA,因此可通过膳食调查评价居民 GABA 摄入的水平。日本 2005 年健康与营养调查显示,日本居民平均每天从天然食物中摄取的 GABA 约为 80.2mg。美国卫生统计中心 2003—2004 年国家健康和营养调查(NHANES)数据显示,美国人均 GABA 摄入水平为 47.0mg/d,其中约有 37.2% 的美国居民经常摄入富含 GABA 食物,他们的 GABA 平均摄入水平达到 126.3mg/d。关于中国人 GABA 的膳食摄入水平,目前未见报道。

美国膳食补充剂标签数据库(DSLD)显示,有 644 种产品含有 GABA[2]。日本厚生劳动省(2001 年)、美国 FDA(2008 年)、欧洲食品安全局(2010 年)、中华人民共和国卫生部(2009 年),认可以 L-谷氨酸钠为原料经乳酸菌发酵生产的 GABA 为天然食品添加剂或新资源食品,允许在饮料、乳品、糖果、焙烤食品等中添加[2,13]。除了日本厚生省允许含 GABA 的食品具有降血压和健脑等健康声称外,美国 FDA、欧洲安全食品局和中国国家卫生健康委员会对 GABA 均无明确的健康声称规定。

六、特定建议值和可耐受最高摄入量

关于 GABA 与健康的前瞻性人群研究和干预研究主要是调节神经功能和血压作用。

有关补充 GABA 对人体神经功能和血压调节作用研究结果基本都来自 GABA 纯品或特定 GABA 强化食品的补充,没有检索到对于人群日常膳食 GABA 摄入水平与神经或血压调节等作用之间关系的研究文献,包括实验室和流行病学资料。

鉴于目前有关 GABA 的研究,不具备条件提出 SPL 值。目前未见任何国际组织、国家、机构或个人提出 GABA 的特定建议值及其相关的专门研究报告。

现有的短、中、长期的较大剂量的动物和人体口服实验,均未观察到 GABA 的任何明显副作用和严重的不良反应,也没有相关的剂量-效应系统数据链以确定 GABA 的毒性剂量和 UL。鉴于 GABA 生产来源和口服的良好安全性和耐受性,故目前没有必要提出 UL。也未见任何国际组织、国家、机构或个人提出 GABA 的 UL。

七、主要食物来源

GABA 广泛存在于各种天然食物和发酵食品中,南瓜、荔枝、龙眼、绿茶、桑葚、番茄、泡菜、甜瓜、马铃薯、坚果、米糠、全谷物等 GABA 含量较高(表 15-17-1)[14-16]。

表 15-17-1　部分食物中 GABA 含量[21-23]

单位:mg/100g 可食部

食物名称	GABA 含量	食物名称	GABA 含量
南瓜	371~1 553	青稞籽粒	29.51
荔枝	170~350	萝卜	28
龙眼(脆肉)	180.42	裸大麦籽粒	15.28
龙眼(上迳焦核)	177.21	芦笋	15
龙眼(四川 7310)	164.96	猕猴桃	7.7~14.1
绿茶	100~200	中国大麦籽粒	9.99
桑葚	86~186	蓝莓	7.9~8.9
番茄	35~201	糙米胚芽	7.4
泡菜	27.5~74.5	卷心菜	3.2~7.1
甜瓜	10.3~72.2	菠菜	4.27
马铃薯	16~61	糙米芽	4.01
茄子	23~38	夏南瓜	2.6~4.0

(编著　艾　华　丁　一)

(工作组　常翠青　凌文华　肖　荣　朱惠莲　李　燕)

参 考 文 献

[1] NGO D H, VO T S. An updated review on pharmaceutical properties of gamma-aminobutyric acid [J]. Molecules, 2019, 24(15):2678.

[2] OKETCH-RABAH H A, MADDEN E F, ROE A L, et al. United states pharmacopeia(usp)safety review of gamma-aminobutyric acid(GABA)[J]. Nutrients, 2021, 13(8):2742.

[3] 丁一,艾华. γ-氨基丁酸与人体健康的关系[J]. 中国临床保健杂志, 2012, 15(01):100-103.

[4] MATSUBARA F, UENO H, TADANO K, et al. Effects of GABA supplementation on blood pressure and

safety in adults with mild hypertension [J]. Jpn Pharmacol Ther,2002,30(11):963-972.

[5] CONTI F,MINELLI A,MELONE M. GABA transporters in the mammalian cerebral cortex:localization, development and pathological implications [J]. Brain Res Brain Res Rev,2004,45(3):196-212.

[6] SHIN Y Y,BYUN J I,CHUNG S E,et al. Effect of low and high-dose GABA from unpolished rice-germ on timing and quality of sleep:a randomized double-blind placebo-controlled trial [J]. J Sleep Med,2016(13): 60-66.

[7] BYUN J I,SHIN Y Y,CHUNG S E,et al. Safety and efficacy of gamma-aminobutyric acid from fermented rice germ in patients with insomnia symptoms:a randomized,double-blind trial [J]. J Clin Neurol,2018,14 (3):291-295.

[8] 杨海峰,葛竹兴,郁杰. γ-氨基丁酸的急性毒性和蓄积毒性的研究[J]. 安徽农业科学,2008,(13):229- 256.

[9] TAKESHIMA K,YAMATSU A,YAMASHITA Y,et al. Subchronic toxicity evaluation of γ-aminobutyric acid(GABA)in rats [J]. Food Chem Toxicol,2014(68):128-134.

[10] LI J,ZHANG Z,LIU X,et al. Study of GABA in healthy volunteers:pharmacokinetics and pharmacodynamics [J]. Front Pharmacol,2015(6):260.

[11] 李勇. γ-氨基丁酸[M]. //中国营养学会. 中国居民膳食营养素参考摄入量(2013版). 北京:科学出版社,2014:604-609.

[12] JECFA. Joint FAO/WHO expert committee on food additives World Health Organization,evaluation of certain food additives and contaminants:sixty-first report of the joint FAO/WHO expert committee on food additives [M]. Geneva:World Health Organization,2004.

[13] SAHAB N R M,SUBROTO E,BALIA R L,et al. γ-Aminobutyric acid found in fermented foods and beverages:current trends [J]. Heliyon,2020,6(11):e05526.

[14] GRAMAZIO P,TAKAYAMA M,EZURA H. Challenges and prospects of new plant breeding techniques for GABA improvement in crops:tomato as an example [J]. Front Plant Sci,2020(11):577980.

[15] 赵大伟,普晓英,曾亚文,等. 大麦籽粒 γ-氨基丁酸含量的测定分析[J]. 麦类作物学报,2009,29(01): 69-72.

[16] OH S H,MOON Y J,OH C H. γ-Aminobutyric Acid(GABA)content of selected uncooked foods [J]. Prev Nutr Food Sci,2003,8(1):75-78.

第十八节　左 旋 肉 碱

左旋肉碱(*L*-carnitine),简称 *L*-肉碱,又称 *L*-肉毒碱,是一种具有多种生理功能的氨基酸衍生物。1905 年俄国科学家 Gulewitsch 和 Krimberg 首先在肌肉抽提物中发现 *L*-肉碱;1958 年美国科学家 Fritz 证实 *L*-肉碱对哺乳动物脂肪酸代谢起辅助作用;1973 年 Engel 报道首例人类 *L*-肉碱缺乏症,并使用 *L*-肉碱进行临床治疗。*L*-肉碱的主要功能是从细胞质中转运长链脂肪酸至线粒体基质中进行 β-氧化。目前,作为一种食品营养强化剂,*L*-肉碱已被广泛应用于医药、食品等领域[1]。

一、化学结构和理化性质

L-肉碱的化学名称为 β-羟基-γ-三甲氨基丁酸,分子式为 $C_7H_{15}NO_3$,相对分子质量为 161.2。L-肉碱的化学结构见图 15-18-1。

L-肉碱的性质与胆碱类似,常以盐酸盐的形式存在,表观呈白色晶体或白色透明粉状,对热和酸稳定,可耐200℃高温,易溶于水,易吸潮,在 pH3~6 的溶液中可保存一年以上。L-肉碱具有 COO^- 和 $N^+(CH_3)_3$ 基团,使其具有两性分子特征。在 pH7.3~7.4 的溶液中,90% 的活性基团被解离[2]。

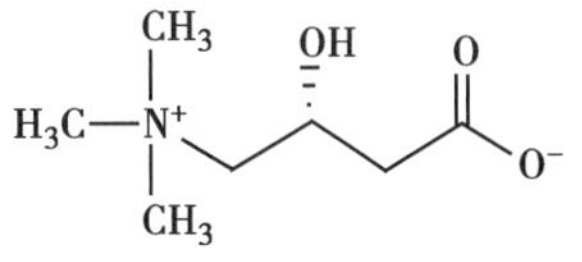

图 15-18-1　L-肉碱的化学结构

二、吸收和代谢

(一) 吸收与分布

人体每日 L-肉碱的需要来自饮食摄入和自身生物合成。正常条件下,成人每日通过饮食摄入的 L-肉碱约为 50mg,人体合成的 L-肉碱约为 20mg。绝对素食者每日吸收的 L-肉碱小于 5mg,其对 L-肉碱的需求几乎完全依赖于自身生物合成(>90%)。膳食来源的 L-肉碱的生物利用度为 54%~87%,食物中大部分外源性 L-肉碱经肠黏膜酰基化酶催化生成酰基肉碱,被肠黏膜吸收,其余部分被肠道微生物降解[1,3]。

健康成人体内 L-肉碱总量约为 300mg/kg(bw),90% 的 L-肉碱在细胞内,其中骨骼肌内含量最高。血液中的 L-肉碱主要以游离态或短链脂酰肉碱的形式存在,随血液运送到体内不同的组织和器官。健康成人血浆 L-肉碱浓度为 20~50μmol/L[2]。

(二) 代谢与排泄

人体主要在肝脏、肾脏和脑组织中合成 L-肉碱,婴儿体内 L-肉碱合成能力为成人的 10%~30%。合成 1 分子的 L-肉碱需 1 分子赖氨酸和 3 分子蛋氨酸(S-腺苷甲硫氨酸),赖氨酸提供碳链和氮原子,S-腺苷甲硫氨酸为 N 甲基化供体。在此过程中,还需烟酸、维生素 C、维生素 B_6 和 Fe^{2+} 的参与[2]。根据 L-肉碱合成酶的分布特征,肝脏和肾脏富含 L-肉碱合成关键酶,是人体合成 L-肉碱的主要部位;心肌和骨骼肌合成的 L-肉碱虽较少,但却是需要量最高的组织。人体内 L-肉碱的合成效率取决于机体对 6-N-三甲基赖氨酸的利用率,因此,三甲基赖氨酸羟化酶对于 L-肉碱合成起重要的调控作用[4]。人体中外源和内源的 6-N-三甲基赖氨酸有 30%~50% 可转化为 L-肉碱。

尽管膳食 L-肉碱摄入量存在差异,但人体血浆 L-肉碱水平可通过有效的肾脏重吸收系统维持正常浓度,而过量的 L-肉碱会迅速随尿液排出,正常人体每天 L-肉碱排泄量约为 0.8mg/kg(bw),经肾小球滤过的 L-肉碱 90%~99% 被肾小管重吸收,肾小管重吸收的阈值浓度为 40~60μmol/L[1]。年龄、性别、运动状态、饮食、饥饿、创伤以及甲状腺功能状态等因素均会影响 L-肉碱的排泄与重吸收[5]。

三、生物学作用

(一)转运长链脂肪酸,促进脂肪分解

L-肉碱作为载体以脂酰肉碱的形式将长链脂肪酸从线粒体膜外转运至膜内,进行脂肪酸的β-氧化和三羧酸循环,产生三磷酸腺苷(ATP),为机体代谢活动提供能量。同时也可作为载体以酰基肉碱形式将线粒体内的短链酰基(乙酰、丙酰、支链酰等)转运至膜外,降低线粒体内的酰基-CoA 占 CoA 的比例,使得胞质中乙酰辅酶 A 水平降低,有助于激活糖酵解途径并为细胞质中脂肪酸合成提供乙酰基[2]。

人类通过口服补充 *L*-肉碱,增加肌肉的 *L*-肉碱浓度而加速脂肪酸氧化,进而减少体内脂肪的堆积,同时配合有氧运动和低能量膳食,则可有效减轻体重[5,6]。婴儿需要大量的能量与脂肪,对 *L*-肉碱的需要量也高,但婴儿机体合成 *L*-肉碱的平均速度仅为成人的 20%,且体内储存量很低,主要靠外源性 *L*-肉碱维持血液 *L*-肉碱水平,因此 *L*-肉碱是婴儿的条件必需营养物质[7]。

(二)减少肌糖原分解,缓解疲劳

L-肉碱可通过增加脂肪酸氧化供能减少肌糖原的无氧酵解,抑制乳酸生成,同时加速消除运动中积累的乳酸,延缓运动疲劳的产生。血清 *L*-肉碱浓度的增加可增加 *L*-肉碱通过骨骼肌和神经肌肉接头的转运,减少缺氧并诱导乙酰胆碱合成。此外,*L*-肉碱还可降低间歇性缺氧引起的骨骼肌氧化应激,从而提高肌肉的力量、促进再生和疲劳恢复[8-9]。*L*-肉碱的合成、运输或代谢受损可导致继发性 *L*-肉碱缺乏,一方面会导致肌肉细胞内脂质水平升高,另一方面会导致肌肉无力和疲劳,因此继发性 *L*-肉碱缺乏人群可以从 *L*-肉碱补充中受益[7,10]。

四、过量危害和毒性

L-肉碱对实验大鼠的致死剂量为 8.9~9.1g/kg(bw),动物毒理试验和致突变性研究均未显示高剂量的 *L*-肉碱对动物产生一般毒性、遗传毒性、生殖毒性和致突变作用[11]。

目前有报道的 *L*-肉碱临床试验干预剂量为 2~6g/d,时间为 7 天~1 年;除有一篇报道补充 3g/d 的 *L*-肉碱可引起个别受试者出现体臭、恶心、呕吐、腹痛、腹泻外,在孕妇等特殊人群及患有不同疾病的患者中使用 *L*-肉碱均未发现不良反应[6,12]。

五、膳食摄入

不同人群 *L*-肉碱摄入量受不同膳食模式、饮食习惯、个体营养状况的影响。美国国立卫生研究院(NIH)认为,成人食用混合膳食每天可获得 60~180mg 的 *L*-肉碱,素食者可得到 10~12mg 的 *L*-肉碱[12]。对美国威斯康星州健康成人的 24 小时膳食调查发现,28 名调查对象的 *L*-肉碱平均摄入量为(38.3±69.9)mg/d,其中男性(47.0±84.4)mg/d,女性(29.6±53.4)mg/d[13]。

　　健康成年人体内可以合成足够量的 *L*-肉碱,不需要额外从膳食补充剂中获取 *L*-肉碱。美国食品与营养委员会(FNB)对 *L*-肉碱没有 DRIs 的推荐[12],NIH 建议通过平衡膳食得到机体需要的 *L*-肉碱。

六、特定建议值和可耐受最高摄入量

　　截至 2022 年 6 月,在对健康成年人的研究中均未明确地观察到口服 *L*-肉碱能有效降低体重、体脂的结果。一项补充 *L*-肉碱对血脂影响的 Meta 分析纳入 1990—2019 年 67 项人群干预试验,包括健康人群、慢性代谢性疾病、心血管疾病、肾病、肝病等患者共 4 038 例,试验对象口服 *L*-肉碱 0.2~4g/d,持续 4~48 周,结果发现,口服 *L*-肉碱可显著降低干预组人群的血液 TG、TC 和 LDL-C 水平,显著增加 HDL-C 水平,不影响 VLDL-C 水平。但是,经对 *L*-肉碱干预剂量、受试者健康状况、年龄、干预时长等因素分层后分析发现,*L*-肉碱并不能降低心血管疾病患者的 TC 水平和升高其 HDL-C 水平,对健康人群的 TG、LDL-C 的降低和 HDL-C 的增加也无统计学意义。因此,该 Meta 分析未得出口服 *L*-肉碱可改善研究人群脂代谢的结论[14]。目前的科学证据显示 *L*-肉碱对一般人群的血糖、血脂、血压以及减轻体重的量效关系均不明确,故暂不提出 *L*-肉碱的 SPL 值。

　　目前认为 *L*-肉碱对人体安全性较高。美国 FDA 将 *L*-肉碱-*L*-酒石酸盐列为 GRAS 级物质[15]。*L*-肉碱的代谢产物氧化三甲胺(TMAO)具有潜在不良心血管效应和致癌作用,但目前尚未发现 *L*-肉碱可通过该途径产生致癌作用或影响心血管的报道,澳大利亚新西兰食品标准协会(FSANZ)评估后指出现有证据不支持 *L*-肉碱的代谢产物 TMAO 具有引发或促进不良心血管效应方面的作用[16]。

　　在目前的 *L*-肉碱临床干预试验中,除了个别受试者出现体臭等不良反应外,在患有不同疾病的患者中使用大剂量 *L*-肉碱(2~6g/d)均未发现不良反应,因此,无法确定 *L*-肉碱人体的 LOAEL 值和 NOAEL 值。观察到的安全水平(OSL)风险评估方法表明,在 2g/d 的 *L*-肉碱当量补充时安全性证据很强,故该水平被确定为 OSL。尽管一些干预剂量超过 2g/d 的试验未发现明显的副作用,但目前摄入量超过 2g/d 的研究数据还不足以得出长期安全的可靠结论[11]。

　　基于以上结果,暂不提出 *L*-肉碱的 UL 值。

七、主要食物来源

　　L-肉碱在畜肉、禽肉、海产品和乳制品中含量较高,果蔬类食物中含量相对较少。乳制品中的 *L*-肉碱主要存在于乳清部分。根据我国的研究报道及美国膳食补充剂办公室数据,部分食物 *L*-肉碱含量见表 15-18-1[17-18]。

表 15-18-1 部分食物中 L-肉碱的含量

单位:mg/100g 可食部

食物	含量	食物	含量
碎牛肉	87.5	豌豆	5.7
鸡肝(生)	69.2	马铃薯	2.4
牛肉香肠	66.3	大蒜	1.3
牛排	65.0	红薯	1.1
羊肉	40.5	葡萄干	0.8
鸭肉	26.7	洋葱	0.7
猪肉(肌肉)	21.1	蘑菇	0.5
猪腿肉	17.7	胡萝卜	0.3
酸奶	12.2	梨(去皮)	0.3
鸡肉(去皮)	10.4	花生(去壳)	0.2
全脂奶粉	10.0	苹果(去皮)	0.2
鱿鱼	7.9	猕猴桃(去皮)	0.2
沙丁鱼	6.5	香蕉(去皮)	0.2

注:表中数据由放射同位素法测得。

(编著 张瑞娟 韩 蓓)

(工作组 苏宜香 张立实 肖 荣 钟才云)

参 考 文 献

[1] ADEVA-ANDANY M M, CALVO-CASTRO I, FERNANDEZ-FERNANDEZ C, et al. Significance of L-carnitine for human health [J]. IUBMB Life, 2017, 69(8): 578-594.

[2] LONGO N, FRIGENI M, PASQUALI M. Carnitine transport and fatty acid oxidation [J]. Biochim Biophys Acta, 2016, 1863(10): 2422-2435.

[3] PEKALA J, PATKOWKA-SOKOLA B, BODKOWSKI R, et al. L-carnitine-metabolic functions and meaning in humans life [J]. Curr Drug Metab, 2011, 12(7): 667-678.

[4] STRIJBIS K, VAZ F M, DISTEL B. Enzymology of the carnitine biosynthesis pathway [J]. IUBMB Life, 2010, 62(5): 357-362.

[5] TALEMEZHAD N, MOHAMMADI M, RAMEZANI-JOLFAIE N, et al. Effects of L-carnitine supplementation on weight loss and body composition: A systematic review and meta-analysis of 37 randomized controlled clinical trials with dose-response analysis [J]. Clin Nutr ESPEN, 2020(37): 9-23.

[6] SAWICKA A K, RENZI G, OLEK R A. The bright and the dark sides of L-carnitine supplementation: a systematic review [J]. J Int Soc Sports Nutr, 2020, 17(1): 49.

[7] LONGO N. Primary carnitine deficiency and newborn screening for disorders of the carnitine cycle [J].

Ann Nutr Metab,2016,68（suppl 3）:5-9.

［8］GNONI A,LONGO S,GNONI G V,et al. Carnitine in human muscle bioenergetics:can carnitine supplementation improve physical exercise？［J］. Molecules,2020,25（1）:182.

［9］FIELDING R,RIEDE L,LUGO J P,et al. *L*-carnitine supplementation in recovery after exercise［J］. Nutrients,2018,10（3）:349.

［10］AN J H,KIM Y J,KIM K J,et al. *L*-carnitine supplementation for the management of fatigue in patients with hypothyroidism on levothyroxine treatment:a randomized,double-blind,placebo-controlled trial［J］. Endocr J,2016,63（10）:885-895.

［11］HATHCOCK J N,SHAO A. Risk assessment for carnitine［J］. Regul Toxicol Pharmacol,2006,46（1）: 23-28.

［12］National Institutes of Health. Dietary supplement fact:sheet:carnitine［M/OL］.［2013-01-01］. https:// ods.od.nih.gov/factsheets/list-all/.

［13］LENNON D L,SHRAGO E R,MADDEN M,et al. Dietary carnitine intake related to skeletal muscle and plasma carnitine concentrations in adult men and women［J］. Am J Clin Nutr,1986,43（2）:234-238.

［14］FATHIZADEH H,MILAJERDI A,REINER Ž,et al. The effects of *L*-carnitine supplementation on serum lipids:a systematic review and meta-analysis of randomized controlled trials［J］. Curr Pharm Des,2019, 25（30）:3266-3281.

［15］SUSAN C. GRAS Notice No. GRN 000993［R］. Division of Food Ingredients office of Food safety and Applied Nutrition,U.S. Food & Drug Administration,2021.

［16］Food Standards Australia New Zealand. Approval report-application A1102:*L*-carnitine in food［R/OL］. （2019-05-14）［2023-01-01］. https://www.foodstandards.gov.au/code/applications/Documents/A1102%20 Approval%20Report.pdf.

［17］DEMARQUOY J,GEORGES B,RIGAULT C,et al. Radioisotopic determination of *L*-carnitine content in foods commonly eaten in western countries［J］. Food Chem,2004,86（1）:137-142.

［18］王新,王秋举,刘洪健,等. 食物中 *L*-肉碱含量及其测定方法的研究进展[J]. 食品工业科技,2021（42）: 358-364.

糖聚合物及其衍生物

糖聚合物及其衍生物,是指由很多单糖单位构成的高分子糖类物质及其化学修饰物,纳入的代表性食物成分包括:低聚果糖和菊粉、谷物 β 葡聚糖、氨基葡萄糖、枸杞多糖和海藻多糖,本次修订中为其中的低聚果糖和菊粉、谷物 β 葡聚糖、氨基葡萄糖制定了 SPL。

第十九节　菊粉和低聚果糖

菊粉(inulin)和低聚果糖(fructo-oligosaccharide,FOS)均为不同聚合度(DP)果聚糖的直链混合物。菊粉 DP 范围为 2~60,低聚果糖的 DP 为 2~9。菊粉可从洋葱、大蒜、菊苣根及雪莲果等天然食物中提取,低聚果糖可从菊粉中酶解获得,也可化学合成。1804 年,菊粉被首次提取,并在 1818 年被正式命名;1950 年,在研究酵母转化酶时首次发现了低聚果糖。20 世纪末在荷兰、比利时等地区形成了菊粉产业,日本首次成功进行了低聚果糖的工业化生产。2009年我国将菊粉列为新资源食品,还批准低聚果糖作为食品配料和营养强化剂使用于普通食品、婴儿配方食品中。大量研究结果显示,菊粉和低聚果糖可增加排便频率、软化粪便并增加粪便湿重,选择性地促进双歧杆菌增殖。建议菊粉和低聚果糖促进成人排便的特定建议值为 10g/d。

一、结构和理化性质

菊粉和低聚果糖均属于 D-呋喃果糖,是以 β-2,1 糖苷键连接而成的 β-果聚糖。菊粉 DP 范围较大(DP=2~60),多为 DP>10 的多聚果糖。低聚果糖的 DP 为 2~9。菊粉和低聚果糖有蔗-果型和果-果型(图 15-19-1)。蔗-果型为果糖分子间以 β-2,1 糖苷键连接,末端以 α-1,2 糖苷键连接一个葡萄糖残基(GFn),最小单位为蔗果三糖(GF2)。果-果型为果糖基通过 β-2,1 糖苷键连接而成(Fn),最小单位为果果二糖(F2)。

菊粉的部分酶解产物为低聚果糖,蔗-果型低聚果糖 DP 为 3~9,以蔗果三糖(GF2)、蔗果四糖(GF3)、蔗果五糖(GF4)为主要成分,果-果型低聚果糖 DP 为 2~9,以果果二糖(F2)至果果八糖(F8)为主要成分。此外,低聚果糖也可人工合成。

菊粉为白色粉末,吸湿性很强。菊粉的溶解度与 DP 和温度有关,DP 越小,温度越高,菊粉的溶解度越高;25℃时,天然中链和短链菊粉在水中的溶解度为 120g/L,而长链菊粉为 10g/L。天然菊粉略有甜味,甜度为蔗糖的 10%;长链菊粉基本没有甜味。菊粉对热稳定,100℃加热不降解,在酸性(pH<4)和高温条件下可逐步水解成果糖和葡萄糖。

低聚果糖为白色或微黄色粉末,易溶于水,液体为无色或淡黄色,透明黏稠。低聚果糖的甜度为蔗糖的 30%~50%。作为非还原碳水化合物,低聚果糖不会产生美拉德反应。在 pH>3、加热至 130℃时,低聚果糖性质都很稳定;但处于 pH<3 的环境中时,低温下稳定,高

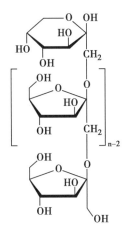

蔗-果型果聚糖　　　　　　　果-果型果聚糖

图 15-19-1　菊粉和低聚果糖的化学结构

温下则易分解。

二、吸收和代谢

(一) 消化和吸收

菊粉和低聚果糖中果糖分子之间以 β-2,1 糖苷键连接,不能被消化酶分解,因此,不能在胃与小肠消化吸收,不能通过糖酵解途径被吸收或代谢,不会导致血糖升高,到达结肠后可被肠道菌群分解利用。通过膳食补充菊粉后,受试者小肠产气增加,但尿液和粪便样品中均未检测出菊粉,回肠造瘘手术患者每天摄入 10g 或 30g 菊粉,回肠菊粉回收率均为 87%[1]。人体试验表明,连续 7 天给予 15g/d 低聚果糖,受试者呼气中 H_2 浓度显著增加,但尿液和粪便样品中均未检测出低聚果糖[2]。Molis 等的人体干预试验($n=6$)表明,每天摄入 20.1g/d 低聚果糖,低聚果糖大部分(89% ± 8.3%)进入回肠,没有通过粪便排出体外[3]。结果说明菊粉和低聚果糖难以在小肠内消化吸收,绝大部分在结肠中分解。

(二) 代谢和排泄

菊粉和低聚果糖进入回盲肠后经微生物发酵,主要代谢产物有 L-乳酸和挥发性短链脂肪酸(SCFA),包括乙酸、丙酸及丁酸等,还产生 H_2 和 CO_2。部分 SCFA 被结肠上皮细胞摄取利用,其余的进入肝脏和外周组织,代谢产生 CO_2 和水,经呼气、尿液、汗腺等排出体外。

人体试验结果表明,当摄入量 <80g/d 时,菊粉几乎全部在结肠内发酵分解;而摄入量接近 160g/d 时,部分菊粉通过粪便排出体外[4]。有人体研究显示,摄入 20.1g/d 的低聚果糖或 40g/d 的菊粉可以被肠道菌群完全发酵分解,在粪便中没有任何残留。

三、生物学作用

(一) 促进排便

菊粉和低聚果糖可吸收水分,增加粪便含水量或湿重,并可通过肠道菌群发酵产生

SCFA,降低结肠 pH,刺激结肠运动,从而促进排便。2019 年一项 Meta 分析显示,使用 β-果聚糖(包含不同 DP 的菊粉和低聚果糖)可增加排便频率,改善大便软硬度,增加粪便湿重,具有较好的促进排便作用[5]。一项针对中国老年功能性便秘患者的 RCT 研究显示,连续 4 周摄入菊粉,自主排便频率、排便困难程度和腹胀、腹痛、排便不尽等症状均得以缓解[6]。补充低聚果糖均可增加排便次数[7]。以上研究证据表明,菊粉和低聚果糖可以有效促进排便。

(二) 改善肠道菌群

菊粉和低聚果糖到达结肠后可促进双歧杆菌和乳杆菌生长,改善肠道微生态环境。此外,菊粉摄入可显著减少类杆菌、梭杆菌和梭状芽孢杆菌的丰度,有助于矿物质吸收和 B 族维生素合成。菊粉和低聚果糖发酵产生 L-乳酸和 SCFA,通过刺激双歧杆菌生长,生成细菌素,或通过调节免疫系统,发挥抑制致病菌或条件致病菌生长繁殖的有益作用[8-10]。

四、过量危害和毒性

小鼠急性毒性实验结果显示,菊粉和低聚果糖的 LD_{50}>9g/kg bw。大鼠亚急性毒性、慢性毒性及生殖毒性实验结果表明,每日摄入剂量高达 2 664mg/kg 时,没有发现菊粉或低聚果糖具有一般毒性和致突变、致畸或致癌作用,孕鼠和仔鼠未出现生殖毒性和生长发育异常,也没有发现血生化指标变化及组织器官损伤[11]。

过量摄入菊粉或者低聚果糖,结肠发酵产气及渗透效应可导致部分受试者出现不良反应,如胃肠胀气、肠鸣、胃肠痉挛和水样大便等。由于长链菊粉降解速率比短链菊粉低 50% 左右,所以出现的不良反应较轻。人体试验结果表明,婴幼儿可耐受 6.3g/d 菊粉[12],成人对 5~10g/d 菊粉耐受较好;当菊粉摄入剂量达 20g/d 时可出现轻度到中度不适(如胀气);当菊粉摄入剂量超过 30g/d 可出现腹泻[13]。低聚果糖的人群调查和人体摄入剂量研究资料表明,婴儿可耐受 4.2g/d 的低聚果糖;男性一次摄入量≤17g、女性一次摄入量≤14g 时未发生腹泻;当摄入量达到 15~30g/d 时,受试者出现胀气和排气较多;当摄入量达到 40g/d 时,受试者出现肠鸣音和腹部绞痛;当一次摄入量达到 55g 时,多数受试者出现腹泻[14-16]。

五、膳食摄入

菊粉和低聚果糖常见于菊苣根、香蕉、洋葱、大蒜及雪莲果等食物中。目前我国营养调查数据中缺乏这些食物的摄入量,故无法计算我国人群菊粉和低聚果糖的摄入量。基于美国农业部在 1994—1996 年进行的个体食物摄入持续调查(CSFII)的食物摄入数据,2 岁以上人群(n=18 033)从加工食品中摄入的菊粉量估计为 10.1g/d,20 岁以上成人(n=9 208)从天然食物中摄入低聚果糖的人均摄入量估计为 114.2mg/d,20 岁以上成人(n=14 787)从天然食物和加工食品两种途径摄入低聚果糖的人均摄入量估计为 4 370mg/d[17]。

美国 FDA 于 2003 年 5 月将菊苣菊粉列入 GRAS 名单,并对其摄入量上限做出如下规定:<1 岁的婴幼儿最高为 6g/d,1 岁儿童最高为 15g/d,≥2 岁的儿童及成人最高为 20g/d。另外,长链菊苣菊粉在 2013 年也被批准为 GRAS,用于婴幼儿配方食品(最高 0.8g/L),较大

婴儿配方食品（最高 1.2g/L），以及特殊医学用配方食品（最高 3.125g/1 000kcal）。澳大利亚和新西兰规定菊粉型果聚糖（菊粉和低聚果糖）可添加于婴幼儿配方奶粉（≤110mg/100kJ）、婴儿食品（≤0.8g/100g）、幼儿辅食（与低聚半乳糖的共同添加量每份不超过 1.6g）。我国将菊苣菊粉（DP=2~60，纯度 >86%）列入新资源食品，并规定每日摄入量≤15g/d，可用于除婴幼儿食品以外的各类食品；将来源于菊苣根的高聚合度菊粉（平均 DP>23，纯度 >94%）批准为新资源食品和营养强化剂，在婴儿配方食品、较大婴儿和幼儿配方食品中总量不超过 64.5g/kg，应用于儿童奶粉、孕产妇奶粉，剂量≤8.4g/d（中华人民共和国卫生部公告 2007 年第 12 号，中华人民共和国卫生部公告 2009 年第 5 号）。

美国 FDA 于 2000 年将低聚果糖列入 GRAS 名单，之后又陆续批准了不同生产方式生产的低聚果糖进入市场，并分别制定了其在乳制品、饮料、糖果糕点及肉制品等中的添加量规定，最高可达 15.4%。2012 年菊苣低聚果糖被列入 GRAS 名单，在婴儿配方乳粉中的最大剂量为 300mg/L。自 1980 年起，低聚果糖在欧洲作为食品配料使用，食品中允许添加量的最高量为 15%，还批准高分子量低聚果糖与低聚半乳糖混合物（1∶9）添加到婴儿配方奶粉和较大婴儿配方奶粉中，其合计的最大添加量为 0.8g/100mL。日本允许低聚果糖用于保健食品中，含量可达 37.5%。我国允许低聚果糖作为营养强化剂、食品配料使用，在婴儿配方食品、较大婴儿和幼儿配方食品、儿童配方食品、孕产妇配方粉中总量不超过 6.45%；已批准的保健食品中低聚果糖的使用量范围为 4~30g/d。

六、特定建议值和可耐受最高摄入量

（一）特定建议值

菊粉和低聚果糖在促进排便方面证据较为明确，为制定菊粉和低聚果糖的 SPL 提供了依据。

较多 RCT 研究显示菊粉和低聚果糖可通过改善肠道菌群促进排便。2019 年的一项纳入 47 个 RCT 的 Meta 分析针对 β-果聚糖（包含不同 DP 的菊粉和低聚果糖）的排便相关影响进行了研究，人群包括健康人（29 个研究）、便秘患者（9 个研究）、肠病患者（4 个研究）和其他疾病患者（5 个研究），剂量范围为 3~30g/d，干预时间 1~105 天不等，结果表明使用 β-果聚糖可增加排便频率（WMD=0.28 次 / 天，95% CI：0.19~0.38 次 / 天），改善大便软硬度，增加粪便湿重，具有剂量-反应关系，当摄入量 >10g/d 时，60% 的人群达到促进了排便的效果，低分子量的 β-果聚糖功效更加明显[5]（图 15-19-2）。一项在美国和英国进行的针对≥50 岁人群的 RCT 研究显示，10g/d 菊粉干预 35 天，可显著增加受试者排便频率[18]。一项中国 240 例老年功能性便秘患者的 RCT 研究显示，10g/d 菊粉干预 28 天，自主排便频率、排便困难程度和腹胀、腹痛、排便不尽等症状均得以缓解（p<0.05）[6]。一项美国研究发现低膳食纤维摄入的便秘人群，摄入 15g/d 低聚果糖可增加排便次数，其中当日常膳食纤维摄入量 >13g/d，补充 10g/d 或 15g/d 低聚果糖均可增加排便次数[7]。欧盟规定菊粉（DP≥9）成人摄入量下限为 12g/d，有助于增加排便频率[19]。韩国健康功能食品法典食品药品安全局公告第 2019-10 号

（2019.02.25 修订）规定用于辅助促进肠道蠕动的菊粉剂量为 6.4~20g/d，用于改善血胆固醇水平和餐后血糖反应的菊粉剂量为 7.2~20g/d，用于促进益生菌的生长和肠道蠕动的低聚果糖剂量为 3~8g/d。上述证据表明，成人每天摄入 10g/d 菊粉或低聚果糖能有效促进排便。

基于上述 RCT 研究和 Meta 分析，参考国内外菊粉和低聚果糖作为膳食补充剂（食品添加剂）在食品中使用量的要求，以及部分国家人群菊粉和低聚果糖的建议摄入量，将菊粉或低聚果糖对于成人促进排便的 SPL 定为 10g/d。

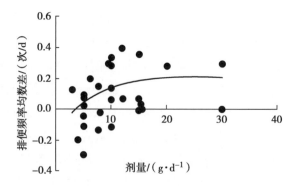

图 15-19-2 β-果聚糖（包含菊粉和低聚果糖）对排便频率影响的剂量效应曲线

资料来源：DE VRIES J，LE BOURGOT C，CALAME W，et al. Effects of β-fructans fiber on bowel function：a systematic review and Meta-analysis［J］. Nutrients，2019，11（1）：91.

（二）可耐受最高摄入量

从食物中摄取的菊粉和低聚果糖都是膳食纤维。过量摄入菊粉和低聚果糖可能导致部分受试者出现胃肠胀气、肠鸣、胃肠痉挛和水样大便等不良反应，通常为一过性或自限性，未观察到其他的毒副作用，故暂不制定 UL。

七、主要食物来源

菊粉和低聚果糖天然存在于菊科、石蒜科、百合科、禾本科等植物的根、块茎和果实等部位。主要食物来源包括黑麦、小麦、大麦、燕麦等谷物，菊苣根、洋葱、韭菜、芦笋、大蒜、洋姜、番茄等蔬菜以及雪莲果、香蕉等水果。表 15-19-1 和表 15-19-2 分别为 GRAS 报告[17]中列出的常见食物菊粉和低聚果糖含量。

表 15-19-1 常见食物中菊粉的含量

单位：mg/100g 可食部

食物	含量	食物	含量
菊苣根	15 000~20 000	芦笋	1 000~30 000
大蒜	9 000~16 000	小麦	1 000~4 000
洋葱	1 100~7 500	朝鲜蓟	2 500~10 000
菊芋/洋姜	16 000~20 000	香蕉	300~700
牛蒡	3 500~4 000	大丽花	9 000~90 000
蒲公英叶	12 000~15 000	韭菜	3 000~15 000
黑麦	500~4 000	雪莲果	1 350~19 000

数据来源：美国 GRAS 资料（GRN No. 118）。

表 15-19-2　常见食物中低聚果糖的含量

单位:mg/100g 可食部

食物	含量	食物	含量
菊芋/洋姜	5 840	白洋葱	310
洋葱粉	4 500	黄洋葱	260
大葱	850	朝鲜蓟	240
菊苣根(熟)	420	花生壳	220
小麦胚芽	420	熟香蕉	200
菊苣根(生)	390	大麦	170
大蒜	390	大蒜粉	160
黑麦	380	红洋葱	140
小麦麸皮	350	香蕉	140

(编著　朱　婧　向雪松)

(工作组　凌文华　王　竹　肖　荣　张立实　杨月欣)

参 考 文 献

[1] BACH KNUDSEN K E,HESSOV I. Recovery of inulin from Jerusalem artichoke(Helianthus tuberosus L.) in the small intestine of man[J]. Br J Nutr,1995,74(1):101-113.

[2] ALLES M S,HAUTVAST J G,NAGENGAST F M,et al. Fate of fructo-oligosaccharides in the human intestine[J]. Br J Nutr,1996,76(2):211-221.

[3] MOLIS C,FLOURIÉ B,OUARNE F,et al. Digestion,excretion,and energy value of fructooligosaccharides in healthy humans[J]. Am J Clin Nutr,1996,64(3):324-328.

[4] CLAUSEN M R,JØRGENSEN J,MORTENSEN P B. Comparison of diarrhea induced by ingestion of fructooligosaccharide idolax and disaccharide lactulose:role of osmolarity versus fermentation of malabsorbed carbohydrate[J]. Dig Dis Sci,1998,43(12):2696-2707.

[5] DE VRIES J,LE BOURGOT C,CALAME W,et al. Effects of β-fructans fiber on bowel function:a systematic review and Meta-analysis[J]. Nutrients,2019,11(1):91.

[6] 李巍. 常规加菊粉治疗老年功能性便秘临床效果观察[J]. 人民军医,2017(7):680-684.

[7] BUDDINGTON R K,KAPADIA C,NEUMER F,et al. Oligofructose provides laxation for irregularity associated with low fiber intake[J]. Nutrients,2017,9(12):1372.

[8] HIEL S,GIANFRANCESCO M A,RODRIGUEZ J,et al. Link between gut microbiota and health outcomes in inulin -treated obese patients:lessons from the Food4Gut multicenter randomized placebo-controlled trial [J]. Clin Nutr,2020,39(12):3618-3628.

[9] LOHNER S,JAKOBIK V,MIHÁLYI K,et al. Inulin-type fructan supplementation of 3- to 6-year-old

children is associated with higher fecal bifidobacterium concentrations and fewer febrile episodes requiring medical attention[J]. J Nutr,2018,148(8):1300-1308.

[10] SOLDI S,VASILEIADIS S,LOHNER S,et al. Prebiotic supplementation over a cold season and during antibiotic treatment specifically modulates the gut microbiota composition of 3-6 year-old children[J]. Benef Microbes,2019,10(3):253-263.

[11] CARABIN I G,FLAMM W G. Evaluation of safety of inulin and oligofructose as dietary fiber[J]. Regul Toxicol Pharmacol,1999,30(3):268-282.

[12] CLOSA-MONASTEROLO R,GISPERT-LLAURADO M,LUQUE V,et al. Safety and efficacy of inulin and oligofructose supplementation in infant formula:results from a randomized clinical trial[J]. Clin Nutr, 2013,32(6):918-927.

[13] HAVENAAR R. Scientific evidence for beneficial effects of inulin DP9 on the intestinal flora of humans[R]. Zeist:TNO Nutrition and Food Research,2000.

[14] YAMAMOTO Y,YONEKUBO A. A survey of physical growth,nutritional intake,fecal properties and morbidity of infants related to feeding methods[J]. Shoni Hoken Kenkya,1993(52):465-471.

[15] GARLEB K,SNOOK J,MARCON M,et al. Effect of fructooligosaccharide containing enteral formulas on subjective tolerance factors,serum chemistry profiles,and faecal bifidobacteria in healthy adult male subjects[J]. Microbial Ecology in Health and Disease,1996,9(6):279-285.

[16] HESS J R,BIRKETT A M,THOMAS W,et al. Effects of short-chain fructooligosaccharides on satiety responses in healthy men and women[J]. Appetite,2011,56(1):128-234.

[17] FDA. US GRN No. 44,Fructooligosaccharide[A/OL]. (2022-09-28)[2023-01-01]. https://www.fda. gov/downloads/Food/IngredientsPackagingLabeling/GRAS/NoticeInventory/UCM261587.pdf.

[18] WATSON A W,HOUGHTON D,AVERY P J,et al. Changes in stool frequency following chicory inulin consumption,and effects on stool consistency,quality of life and composition of gut microbiota[J]. Food Hydrocoll,2019(96):688-698.

[19] EFSA Panel on Dietetic Products,Nutrition and Allergies. Scientific opinion on the substantiation of a health claim related to "native chicory inulin" and maintenance of normal defecation by increasing stool frequency pursuant to article 13.5 of regulation(EC)No 1924/2006[J]. EFSA J,2015,13(1):1-12.

第二十节　β-葡聚糖

　　β-葡聚糖(β-glucan)是来自谷物、真菌、藻类等多种植物性食物和微生物细胞壁中的一种多糖聚合物。从结构上看,真菌来源的β-葡聚糖主要是由β-D-吡喃葡萄糖(D-glucopyranose)单体通过β-(1,3)混以β-(1,6)糖苷键连接构成,而谷物来源的β-葡聚糖则是通过β-(1,3)和β-(1,4)糖苷键连接,1942年首次分离提纯。目前对真菌来源的β-葡聚糖研究有限,谷物来源β-葡聚糖的研究文献较多,1997年美国FDA批准谷物来源β-葡聚糖的降低胆固醇作用。因此本节主要介绍和推荐的均为谷物来源β-葡聚糖。基于目前的科学证据,提出谷物来源β-葡聚糖辅助降血清胆固醇的SPL为3g/d。

一、化学结构与理化性质

β-葡聚糖基本化学结构单元如图 15-20-1 所示,燕麦、大麦和小麦中的 β-葡聚糖相对分子质量分别为 62~3 100、31~2 700 以及 209~487,聚合度 DP 在 5~28 之间。不同谷物来源的 β-葡聚糖的结构具有较大差异,主要体现在纤维三糖(3-O-β-cellobiosyl-D-glucose,DP$_3$)和纤维四糖(4-O-β-cellobiosyl-D-glucose,DP$_4$)以及 β-(1,4)和 β-(1,3)糖苷键的比例上。如小麦、大麦和燕麦 β-葡聚糖中 DP$_3$ 的相对比例分别为 67%~72%、52%~69% 和 53%~61%;而 β-(1,4)与 β-(1,3)糖苷键数量的比例分别为 3.0~3.8、2.8~3.4 和 2.1~2.4。此外,即使同种谷物,β-葡聚糖 DP$_3$ 和 DP$_4$ 的比例、β-(1,4)与 β-(1,3)糖苷键的比例也不尽相同,这可能和谷物本身以及其生长环境有关[1]。

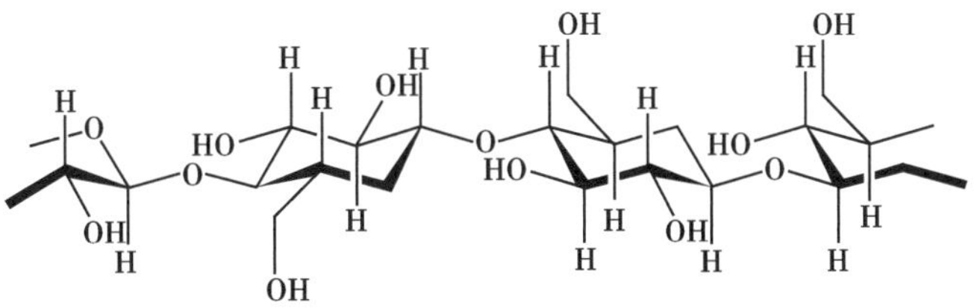

图 15-20-1 β-葡聚糖基本化学结构单元

通常情况下,谷物 β-葡聚糖为白色粉末,溶于水,呈淡黄色,不溶于乙醇、丙酮等有机溶剂,具有吸水溶胀能力,有良好的持水性。当溶于水时,β-葡聚糖分子间可相互缠绕并发生氢键作用,表现出高黏度和凝胶化的性质。β-葡聚糖的黏度和易成胶的性质在一定范围内与其分子量成正比,但当多糖分子量较大时可能无法被完全溶解。

二、吸收和代谢

(一)吸收与分布

谷物 β-葡聚糖随摄食谷物一起在口腔中与唾液混合后进入胃肠道中,但绝大部分不能被人体胃及小肠中消化酶所消化,不能水解成单糖吸收入血,因此主要是进入下消化道供肠道微生物发酵。

(二)代谢与排泄

虽然谷物 β-葡聚糖在胃、小肠内不被消化和吸收,但可在进入结肠后被肠道菌群利用和发酵,产生短链脂肪酸及其盐类,如乙酸盐、丙酸盐和丁酸盐等;结肠上皮细胞可通过吸收这些短链脂肪酸获取一定能量;还有部分短链脂肪酸可通过肝门静脉进入肝脏和全身血液循环来调节糖脂代谢[2]。未被发酵的谷物 β-葡聚糖随粪便排出体外。

三、生物学作用

(一) 降低血清胆固醇

临床研究和 Meta 分析均发现,补充谷物 β-葡聚糖可显著降低血脂异常人群的血清 TC 和 LDL-C 水平,但对血清 TG 和 HDL-C 水平无明显影响。谷物 β-葡聚糖改善血脂的作用机制一方面与其在胃肠中形成的黏性微环境有关(可抑制膳食胆固醇的吸收、增加粪固醇的排出);另一方面,谷物 β-葡聚糖可与肠道中的胆汁酸结合并促进胆汁酸的外排[3-4]。此外,谷物 β-葡聚糖发酵产生的短链脂肪酸也可通过肝肠循环进入肝脏,调节胆固醇合成限速酶——羟甲基戊二酰辅酶 A(HMG-CoA)的活性进而抑制胆固醇的自身合成[5]。

(二) 调节肠道菌群和代谢产物

谷物 β-葡聚糖可在结肠中为肠道菌群提供发酵底物,继而促进有益菌的增殖,如双歧杆菌和乳杆菌等[7-8]。发酵产物——短链脂肪酸也可以为机体提供能量并参与机体代谢的调节。

(三) 其他

谷物 β-葡聚糖具有较低的血糖生成指数,具有辅助降低血糖的作用。其降糖的主要机制包括:①燕麦 β-葡聚糖可以通过下调葡萄糖转运蛋白的表达,即葡萄糖转运蛋白 1 和葡萄糖转运蛋白 2 来降低小肠上皮细胞对葡萄糖的吸收[6];②由于谷物 β-葡聚糖遇水凝胶化的性质,胃肠道对膳食中葡萄糖的吸收速率有所减缓,延缓胃排空,有利于降低餐后血糖水平。

谷物 β-葡聚糖可以激活肠道免疫细胞上的 Toll 样受体,调节肠道免疫反应和肠道屏障功能。低分子量的 β-葡聚糖对 $CD4^+/CD8^+$ 比值以及众多的单克隆抗体均具有显著调节作用。有研究显示,谷物 β-葡聚糖可以通过刺激肠黏膜并通过"谷物 β-葡聚糖-肠黏膜上皮细胞-树突状细胞-T 细胞"途径来影响机体免疫系统[9]。

四、过量危害与毒性

人类因摄入过量谷物 β-葡聚糖引起的危害和毒性作用尚未见报道。但曾有学者开展了 10.3g/d 的燕麦 β-葡聚糖补充的随机对照研究,结果发现受试者出现胃肠道反应,包括胀气、腹胀、腹泻和腹痛,其中以胀气为主[10]。

研究显示,大麦 β-葡聚糖的 28 天经口毒性和细胞毒性试验无明显毒副作用。在 28 天高纯度大麦 β-葡聚糖喂养条件下,雄性 Wistar 大鼠每日摄入 5.8g/kg(bw)、雌性大鼠每日摄入 5.9g/kg(bw)的大麦 β-葡聚糖,均未发现任何毒性反应[11]。给予 6~8 周龄的雄性 CD-1 小鼠以最大剂量 2 000mg/kg(bw)灌胃大麦 β-葡聚糖 48 小时后,也未引起骨髓细胞毒性[12];在大麦 β-葡聚糖以 7% 的干重饲料占比(每日摄入量约为 5.6g/kg)喂养 Wistar 大鼠 28 天,未见任何不良反应[13]。

五、膳食摄入

β-葡聚糖作为膳食纤维的一种,其摄入水平的膳食调查数据可能被统一归类于膳食纤维,目前尚缺乏来源于谷物的 β-葡聚糖摄入量的相关报告。

美国 FDA 推荐每日摄入 3g 或更多来源于全燕麦、大麦、大麦和燕麦组合的 β-葡聚糖以降低冠心病风险。欧洲食品安全局(EFSA)有关食品营养和健康声明条例中允许宣称"大麦 β-葡聚糖已被证明可降低血液胆固醇,每天摄入 3g 大麦 β-葡聚糖可获得有益效果"。澳大利亚与新西兰食品标准法规允许声称每日含有 3g β-葡聚糖的饮食可降低血中胆固醇。加拿大卫生部也允许产品声称燕麦 β-葡聚糖的摄入有利于降低胆固醇。我国国家卫生和计划生育委员会 2014 年 12 月 19 日在《关于批准番茄籽油等 9 种新食品原料的公告》中将燕麦 β-葡聚糖作为新食品原料予以公告。

六、特定建议值和可耐受最高摄入量

基于谷物来源 β-葡聚糖研究多而广泛,同时 β-葡聚糖来源不同或化学结构和功能作用不同,以下仅对谷物来源的 β-葡聚糖给予综合评价。

(一) 特定建议值

谷物 β-葡聚糖在血糖调节、改善肠道健康等方面的有益作用虽有报道,但目前被普遍接受的生物学功能是降低血清 TC 和 LDL-C 水平,因此其 SPL 主要是根据这方面的证据而提出。

纳入了 28 个人群随机对照试验的系统综述中,包含血脂异常、2 型糖尿病以及健康人群共计 2 519 名研究对象,经 Meta 分析后得出,每日补充 3g 以上的燕麦 β-葡聚糖可使 TC 和 LDL-C 分别降低 0.3mmol/L 和 0.25mmol/L [14];而大麦来源的 β-葡聚糖同样也可使 TC 和 LDL-C 分别降低 0.3mmol/L 和 0.27mmol/L [15]。纳入 21 项随机对照试验共涉及 1 120 名受试者的 Meta 分析也表明,谷物 β-葡聚糖对血胆固醇轻度升高人群同样有类似的效果[16]。另一项剂量效应关系的 Meta 分析表明,当谷物来源的 β-葡聚糖摄入量达 3g/d 时,就足以使 TC 减少 0.30mmol/L;当剂量继续增加时,则没有观察到 TC 水平的显著变化(图 15-20-2)[17]。

前瞻性队列研究显示,摄入燕麦纤维可使总体心血管事件风险降低 38%[18]。我国学者开展的一项有关燕麦对血胆固醇边缘性升高人群血脂影响的多中心随机对照试验显示,每日补充 80g 的燕麦片(含燕麦 β-葡聚糖 3g)45 天,血清脂质紊乱得到明显改善,与基线水平相比,燕麦组的 TC 和 LDL-C 水平的降幅分别达到了 7.8% 以及 9.1%[19]。

但值得注意的是,由于目前国际上的谷物 β-葡聚糖的干预研究存在诸多差异,包括人群选择(健康人群、血脂异常人群和 2 型糖尿病人群等)、研究设计以及摄入的基质形式等,各研究得出的有效剂量不相同,范围在 1.45~10.3g 之间。但大部分研究的补充剂量以 3g/d 为主,且显示出了良好的血脂调节作用。近年来谷物 β-葡聚糖摄入与血脂调节的人群干预试验总结见表 15-20-1。

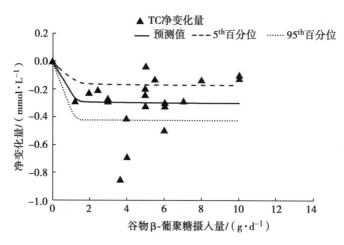

图 15-20-2　谷物 β-葡聚糖对血清总胆固醇影响的剂量-效应关系

表 15-20-1　谷物 β-葡聚糖调节血脂部分 RCT 研究

作者 （发表年份）	研究对象	样本量 （干预 T/对照 C）	干预 周期	干预措施	干预结果
Xu（2021）	轻微血脂 异常人群	T=31 C=31	45 天	T:3.0g/d C:0g/d	平均血清 TC 和 LDL-C 分别 下降 8.41% 和 12.93%
Pino（2021）	2 型糖尿 病患者	T=20 C=17	3 个月	T:5.0g/d C:0g/d	平均血清 TC 下降 6.53%
Ye（2020）	血脂异常 人群	T=14 C=14	45 天	T:3.0g/d C:0g/d	平均血清 TC 和 LDL-C 分别 下降 16.58% 和 7.97%
Ferguson（2020）	血脂异常 人群	T=18 C=18	6 周	T:3.0g/d C:0g/d	平均血清 TC 和 LDL-C 分别 下降 5.93% 和 8.99%
Cicero（2020）	轻微血脂 异常人群	T=80 C=80	8 周	T:3.0g/d C:0g/d	平均血清 TC 和 LDL-C 分别 下降 9.19% 和 15.53%
向雪松（2019）	轻微血脂 异常人群	T=94 C=93	45 天	T:3.0g/d C:0g/d	平均血清 TC 和 LDL-C 分别 下降 7.8% 和 9.1%
Charlton（2012）	轻微血脂 异常人群	T=26 C=26 T=30 C=31	6 周	T:1.45g/d C:0g/d T:3.24g/d C:0g/d	各组血清 TC 和 LDL-C 下降 幅度分别为 7.19% 和 9.11%； 8.04% 和 9.42%
Naumann Am J （2006）	轻微血脂 异常人群	T=25 C=22	5 周	T:5.0g/d C:0g/d	平均血清 TC 和 LDL-C 分别 下降 2.7% 和 4.51%

　　谷物 β-葡聚糖的降低血清总胆固醇作用存在一定的剂量效应关系（图 15-20-2），结合国际组织及其他国家有关摄入量的建议，提出谷物 β-葡聚糖辅助降血清胆固醇的 SPL 为 3g/d。

　　（二）可耐受最高摄入量

　　在一项随机对照试验中，患有轻度高胆固醇血症的成人补充 10.3g 的谷物 β-葡聚糖连续8周后,发现部分受试者出现胃肠道反应,包括胀气、腹胀、腹泻和腹痛,但一般症状持续时间不长,缓解后未观察到其他毒副作用[10]。这是目前可获得的谷物β-葡聚糖补充的最高剂量。有关谷物β-葡聚糖的LOAEL和NOAEL值的动物毒理学研究还未见报道。由于现有的资料有限,故暂不提出UL。

七、主要食物来源

β-葡聚糖是谷物水溶性膳食纤维的主要成分,主要富集于麦粒糊粉层、亚糊粉层和胚乳细胞壁中,其含量以大麦和燕麦最高,其次是黑麦和小麦等。谷物β-葡聚糖含量因品种、栽培条件、加工方法等不同而异。谷物β-葡聚糖常见的食物来源及含量见表15-20-2[9]。

表15-20-2　谷物β-葡聚糖的主要食物来源及含量

来源	β-葡聚糖含量/(g/100g)	DP3/DP4	β-(1/4)/β-(1/3)
大麦	3.0~11.0	1.8~3.5	2.8~3.4
燕麦	3.0~7.0	1.5~2.3	2.1~2.4
黑麦	1.0~3.4	1.9~3.0	1.9~2.8
小麦	0.2~1.2	3.0~4.5	3.0~3.8

（编著　孙桂菊）

（工作组　凌文华　常翠青　向雪松　钟才云）

参 考 文 献

［1］LI W,CUI S W,KAKUDA Y. Extraction,fractionation,structural and physical characterization of wheat beta-D-glucans［J］. Carbohyd Polym,2006,63（3）:408-416.

［2］LAFIANDRA D,RICCARDI G,SHEWRY P R. Improving cereal grain carbohydrates for diet and health［J］. J Cereal Sci,2014,59（3）:312-326.

［3］ELLEGARD L,ANDERSSON H. Oat bran rapidly increases bile acid excretion and bile acid synthesis:an ileostomy study［J］. Eur J Clin Nutr,2007,61（8）:938-945.

［4］GUNNESS P,MICHIELS J,VANHAECKE L,et al. Reduction in circulating bile acid and restricted diffusion across the intestinal epithelium are associated with a decrease in blood cholesterol in the presence of oat beta-glucan［J］. Faseb J,2016,30（12）:4227-4238.

［5］MORRISON D J,PRESTON T. Formation of short chain fatty acids by the gut microbiota and their impact on human metabolism［J］. Gut Microbes,2016,7（3）:189-200.

［6］ABBASI N N,PURSLOW P P,TOSH S M,et al. Oat beta-glucan depresses SGLT1-and GLUT2-mediated glucose transport in intestinal epithelial cells（IEC-6）［J］. Nutr Res,2016,36（6）:541-552.

［7］MITSOU E K,PANOPOULOU N,TURUNEN K,et al. Prebiotic potential of barley derived beta-glucan at low intake levels:a randomised,double-blinded,placebo-controlled clinical study［J］. Food Res Int,2010,

43(4):1086-1092.

[8] XU D,FENG M,CHU Y,et al. The prebiotic effects of oats on blood lipids,gut microbiota,and short-chain fatty acids in mildly hypercholesterolemic subjects compared with rice:a randomized,controlled trial [J]. Front Immunol,2021(12):787797.

[9] ZHANG Y Z,LI Y Q,XIA Q,et al. Recent advances of cereal beta-glucan on immunity with gut microbiota regulation functions and its intelligent gelling application [J]. Crit Rev Food Sci,2023,63(19):3895-3911.

[10] UUSITUPA M I,RUUSKANEN E,MÄKINEN E,et al. A controlled study on the effect of beta-glucan-rich oat bran on serum lipids in hypercholesterolemic subjects:relation to apolipoprotein E phenotype [J]. J Am Coll Nutr,1992,11(6):651-659.

[11] JONKER D,HASSELWANDER O,TERVILÄ-WILO A,et al. 28-Day oral toxicity study in rats with high purity barley beta-glucan(glucagel) [J]. Food Chem Toxicol,2010,48(1):422-428.

[12] DELANEY B,DE VOGEL N,KRUL C A. Evaluation of the in vivo genetic toxicity of concentrated barley beta-glucan [J]. Food Chem Toxicol,2004,42(1):155-156.

[13] DELANEY B,CARLSON T,FRAZER S,et al. Evaluation of the toxicity of concentrated barley beta-glucan in a 28-day feeding study in Wistar rats [J]. Food Chem Toxicol,2003,41(4):477-487.

[14] WHITEHEAD A,BECK E J,TOSH S,et al. Cholesterol-lowering effects of oat β-glucan:a meta-analysis of randomized controlled trials [J]. Am J Clin Nutr,2014,100(6):1413-1421.

[15] ABUMWEIS S S,JEW S,AMES N P. Beta-glucan from barley and its lipid-lowering capacity:a meta-analysis of randomized,controlled trials [J]. Eur J Clin Nutr,2010,64(12):1472-1480.

[16] XU D,LIU H,YANG C,et al. Effects of different delivering matrices of beta-glucan on lipids in mildly hypercholesterolaemic individuals:a meta-analysis of randomised controlled trials [J]. Brit J Nutr,2021. 125(3):294-307.

[17] TIWARI U,CUMMINS E. Meta-analysis of the effect of beta-glucan intake on blood cholesterol and glucose levels[J]. Nutrition,2011,27(10):1008-1016.

[18] WU J R,LEU H B,YIN W H,et al. The benefit of secondary prevention with oat fiber in reducing future cardiovascular event among CAD patients after coronary intervention[J]. Sci Rep,2019,9(1):3091.

[19] 向雪松,孙建琴,叶梦瑶,等,燕麦对血胆固醇边缘性升高人群血脂水平的影响:一项随机对照研究[J]. 营养学报,2019. 41(03):242-247.

第二十一节　氨基葡萄糖

　　氨基葡萄糖(glucosamine,GlcN),又称氨基葡糖、葡萄糖胺或葡糖胺,是一种氨基己糖,广泛存在于虾、蟹、贝类等的外壳、动物软骨以及菌类细胞壁中,可采用化学提取或微生物发酵等方法获得。1876年,德国学者首次从甲壳素的水解产物中分离出氨基葡萄糖;1939年,诺贝尔化学奖得主Walter Haworth确定了氨基葡萄糖的立体结构。氨基葡萄糖不仅能维持软骨正常功能,还显示出改善血管内皮功能和促进创面愈合的作用,当前常用于改善骨关节功能,预防治疗骨关节炎。基于目前的研究证据,提出成人有利于骨关节健康的特定建议值（SPL），氨基葡萄糖为 1 000mg/d，硫酸氨基葡萄糖或盐酸氨基葡萄糖均为1 500mg/d。

一、化学结构与理化性质

氨基葡萄糖是葡萄糖的一个羟基被氨基取代后的化合物，即 2-氨基-2-脱氧-D-葡萄糖，分子式 $C_6H_{13}NO_5$，相对分子质量为 179.17，其结构式如图 15-21-1 所示。

自然界中氨基葡萄糖以壳聚糖（chitosan）的形式存在。壳聚糖是一种线性多糖，由氨基葡萄糖和 N-乙酰氨基葡萄糖随机排列，并通过 β-1,4-糖苷键组合而成，其结构式如图 15-21-2 所示。

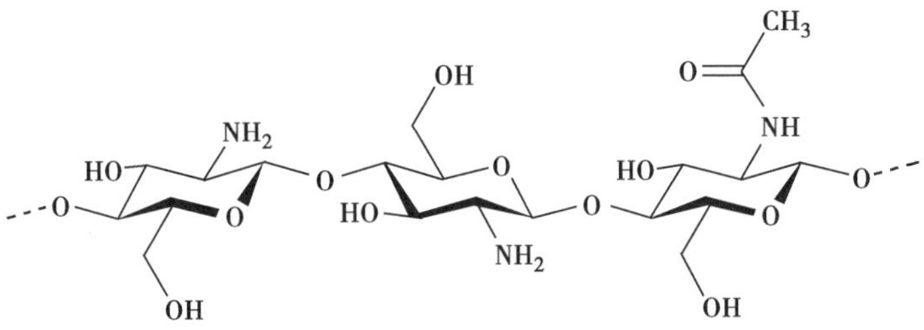

图 15-21-1　氨基葡萄糖化学结构式 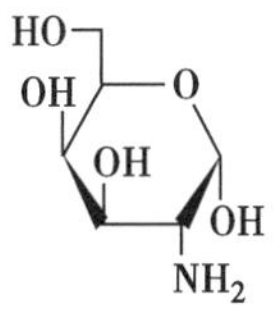　　　　图 15-21-2　壳聚糖化学结构式

氨基葡萄糖为白色或浅黄色结晶或粉末，极易溶于水，微溶于冷甲醇或乙醇，几乎不溶于乙醚或氯仿；其带有活性氨基基团，呈弱碱性，与硫酸、盐酸复合成盐较为稳定。

二、吸收和代谢

（一）吸收与分布

人体口服氨基葡萄糖，约 90% 从胃肠道吸收，十二指肠是主要吸收部位。在肠道内，氨基葡萄糖主要通过葡萄糖转运蛋白-2（glucose transporters-2，GLUT-2）主动转运至细胞内，胰岛素可促进其转运。氨基葡萄糖进入人体血液后，与血浆球蛋白结合，转运并分布至肝脏、肾脏、软骨等器官组织。氨基葡萄糖经口服 1.5 小时后，即可在血浆中检测到，9 小时其血浆浓度达峰值，半衰期为 58 小时[1]。

（二）代谢与排泄

在细胞内，氨基葡萄糖在己糖激酶（HK）作用下磷酸化为葡糖氨基-6-磷酸（GlucN-6-P），之后，在葡糖氨基-磷酸-N-乙酰转移酶（GNA）的催化下乙酰化为 N-乙酰葡糖胺-6-磷酸（GlucNAc-6-P），继而结合尿苷二磷酸（UDP），并在尿苷二磷酸-N-乙酰葡糖胺焦磷酸化酶（UGP）的作用下转化为氨基多糖的前体物质尿苷-5-二磷酸-N-乙酰葡糖胺（UDP-N-Acetyl-GluN），进而构成糖胺聚糖（GAGs）、蛋白聚糖和糖蛋白。通过 N-乙酰葡糖胺-4-差向异构酶（GlcNAcE）介导的异构化，UDP-N-Acetyl-GluN 可转化为尿苷-二磷酸-N-乙酰半乳糖胺（UDP-GalNAc），并经进一步代谢，最终以二氧化碳、水和尿素形式排出体外，其中约一半以二氧化碳形式经呼吸道排出,40% 从尿液排泄,2% 从粪便排出[2]。氨基葡萄糖的代谢途径如图 15-21-3 所示。

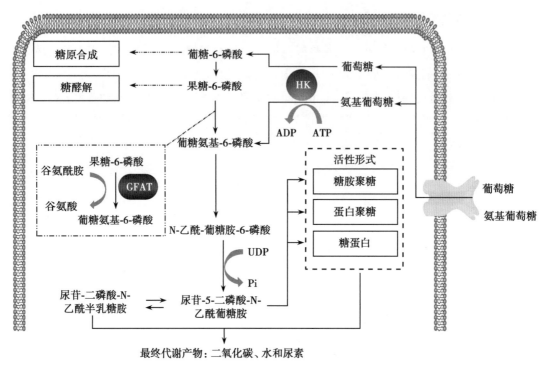

图 15-21-3 氨基葡萄糖代谢

注:HK,己糖激酶;GFAT,谷氨酰胺果糖-6-磷酸酰胺转移酶。

三、生物学作用

氨基葡萄糖可作用于软骨,对软骨功能产生影响,还显示改善血管内皮功能和促进伤口愈合的作用。

(一)维持软骨正常功能

氨基葡萄糖是糖胺聚糖生物合成的前体物质,糖胺聚糖是组成软骨基质的主要成分之一。糖胺聚糖通过捕获水分到软骨基质中,使软骨具有可塑弹性,可抵抗软骨所受压缩力,维持软骨的正常功能。氨基葡萄糖还可通过维持糖胺聚糖合成与降解之间的平衡,抑制软骨细胞产生促炎细胞因子,降低骨关节炎的发生风险[3]。

(二)改善血管内皮功能

口服氨基葡萄糖可改善血流介导的血管扩张,并通过提高细胞内还原型谷胱甘肽水平(GSH)和还原型谷胱甘肽与氧化型谷胱甘肽(GSH/GSSG)的比例,调节细胞氧化还原状态,影响一氧化氮(NO)的代谢与作用,从而改善血管内皮功能[4]。

(三)参与合成透明质酸

氨基葡萄糖通过参与合成透明质酸而发挥作用。透明质酸存在于结缔组织、皮肤、关节腔及眼球等组织器官中,有润滑和填充作用。透明质酸是组成细胞外基质的主要成分,具有多种作用,包括调控大分子物质的转运,协助水电解质扩散及运转,调节渗透压,调节血管壁通透性,促进创面愈合等[5]。

四、过量危害与毒性

人体试验和动物实验均未发现氨基葡萄糖有明显危害,但有口服市售氨基葡萄糖补充剂引起过敏反应的个案报道[6]。氨基葡萄糖与抗凝药——华法林具有协同作用,可能增加瘀伤或出血的风险[7]。有个案报道持续3年每天服用1200mg氨基葡萄糖,引起慢性肾小管间质性肾病[8]。目前未见关于氨基葡萄糖致畸、致突变和致癌的报道。

五、膳食摄入

氨基葡萄糖主要存在于虾、蟹、贝等壳中,在日常饮食中,氨基葡萄糖的摄入量极微量甚至没有,目前缺乏膳食摄入量报告;氨基葡萄糖通常是以膳食补充剂的形式摄入。可采用衍生化高效液相色谱-串联质谱(LC-MS/MS)法测定人血浆/血清中氨基葡萄糖的水平来评价摄入情况,未补充氨基葡萄糖时,中国健康人血清氨基葡萄糖平均水平为(4.2±2.5)µg/L[9]。

六、特定建议值和可耐受最高摄入量

(一)特定建议值

在保护关节功能方面,国内文献报道64名有关节损伤的运动员,包括男女排球队、跳水队,女子橄榄球队,男子举重队、羽毛球队、游泳队和篮球队运动员,口服硫酸氨基葡萄糖1200mg/次,3次/d,服用12周,对缓解关节疼痛和功能障碍、消除肿胀和积液有积极作用[10]。无关节损伤的21名年轻男性足球运动员口服盐酸氨基葡萄糖1500mg/d或3000mg/d,持续3个月,出现Ⅱ型胶原蛋白降解减缓现象,然而,一旦停用氨基葡萄糖,该作用随之消失[11]。134名参加高强度军事训练的舰艇官兵口服硫酸氨基葡萄糖500mg/次,1次/d,连续服用6周,可有效预防高强度训练导致的膝关节疼痛[12]。在荷兰的一项有407名50~60岁、BMI≥27kg/m²的女性参与的临床随机对照研究,试验组口服硫酸氨基葡萄糖1500mg/d,持续2.5年,结果发现试验组妇女发生膝骨关节炎的风险显著降低[13]。欧盟(2008年)[14]及日本(2008年)[15]、捷克(2005年)[16]等将氨基葡萄糖列为膳食补充剂成分,捷克研究机构建议硫酸氨基葡萄糖或盐酸氨基葡萄糖补充剂量为1500mg/d[16]。

鉴于相关研究显示口服500~3600mg/d硫酸氨基葡萄糖或盐酸氨基葡萄糖对保护关节功能有一定作用,关节负荷较大或有关节损伤的人群,如运动员、体重超重或肥胖者,可在专业人员指导下,尝试口服氨基葡萄糖。成人有利于骨关节健康的氨基葡萄糖SPL为1000mg/d,硫酸氨基葡萄糖或盐酸氨基葡萄糖SPL均为1500mg/d。有虾蟹类过敏史、哮喘史者以及孕妇和哺乳期妇女禁用,有严重肝肾功能不全者慎用。鉴于缺乏18岁以下儿童、青少年摄入氨基葡萄糖的有效性和安全性数据,不建议18岁以下儿童、青少年服用。

（二）可耐受最高摄入量

无关节损伤的年轻男性口服盐酸氨基葡萄糖 3 000mg/d,有关节损伤的运动员口服硫酸氨基葡萄糖 3 600mg/d,连续 12 周,均未见不良反应[10-11]。当前证据有限,暂不提出可耐受最高摄入量（UL）。

七、主要食物来源

氨基葡萄糖可通过酸水解法、酶解法从虾、蟹、贝的壳中分离提取,通过化学法从真菌菌丝体中提取,还可通过微生物发酵碳水化合物(如葡萄糖)获得[17]。壳聚糖或甲壳素（chitin）是自然界第二丰富的生物聚合物,且分布十分广泛,主要存在于海洋生物,如环节动物、软体动物、腔肠动物、甲壳动物、虾、蟹、贝及微生物中。在菇类的骨架部分也存在丰富的 N-几丁质或壳聚糖,其含量占干菇重量的 4.35%~9.66%[18]。

（编著 李 燕 周 岚）

（工作组 常翠青 肖 荣 张立实 郭长江 朱惠莲）

参 考 文 献

［1］SETNIKAR I,ROVATI L C. Absorption,distribution,metabolism and excretion of glucosamine sulfate［J］. Arzneim-Forsch,2001,51（9）:699-725.

［2］ANDERSON J W,NICOLOSI R J,BORZELLECA J F. Glucosamine effects in humans:a review of effects on glucose metabolism,side effects,safety considerations and efficacy［J］. Food Chem Toxicol,2005, 43（2）:187-201.

［3］TSURUTA A,HORIIKE T,YOSHIMURA M,et al. Evaluation of the effect of the administration of a glucosamine-containing supplement on biomarkers for cartilage metabolism in soccer players:a randomized double-blind placebo-controlled study［J］. Mol Med Rep,2018,18（4）:3941-3948.

［4］KATOH A,KAI H,HARADA H,et al. Oral administration of glucosamine improves vascular endothelial function by modulating intracellular redox state［J］. Int Heart J,2017,58（6）:926-932.

［5］凌沛学. 透明质酸［M］. 北京:中国轻工业出版社,2000:53-63.

［6］HOBAN C,BYARD R,MUSGRAVE I. Hypersensitive adverse drug reactions to glucosamine and chondroitin preparations in Australia between 2000 and 2011［J］. Postgrad Med J,2020,96（1134）:190-193.

［7］KNUDSEN J F,SOKOL G H. Potential glucosamine-warfarin interaction resulting in increased international normalized ratio:case report and review of the literature and MedWatch database［J］. Pharmacotherapy, 2008,28（4）:540-548.

［8］GUEYE S,SAINT-CRICQ M,COULIBALY M,et al. Chronic tubulointerstitial nephropathy induced by glucosamine:a case report and literature review［J］. Clin Nephrol,2016,86（2）:106.

［9］王琚,宋敏,王玉,等. 衍生化 LC-MS/MS 法测定人血浆中氨基葡萄糖的浓度及药代动力学研究［J］. 药学进展,2010,34（11）:511-517.

［10］汪永利,卫壅绩,宋卫平,等. 8 支国家运动队 64 例国家运动员服用 "蓝湾高纯硫酸氨基葡萄糖" 治疗

骨关节炎的临床疗效观察[J].中外医疗,2012,31(33):95-97.

[11] YOSHIMURA M,SAKAMOTO K,YAMAMOTO T,et al. Evaluation of the effect of glucosamine administration on biomarkers for cartilage and bone metabolism in soccer players[J]. Int J Mol Med, 2009,24(4):487-494.

[12] 孔倩,田春鸥,万岷.硫酸氨基葡萄糖预防舰艇官兵高强度训练致膝关节疼痛的效果[J].海军医学杂志,2020,41(4):388-389,400.

[13] DE VOS B C,LANDSMEER M L A,VAN MIDDELKOOP M,et al. Long-term effects of a lifestyle intervention and oral glucosamine sulphate in primary care on incident knee OA in overweight women[J]. Rheumatology(Oxford),2017,56(8):1326-1334.

[14] Commission of the European Communities. Characteristics and perspectives of the market for food supplements containing substances other than vitamins and minerals[R/OL].(2008-12-10)[2023-01-01]. https://www.bezpecnostpotravin.cz/UserFiles/File/Kvasnickova/DS_trh.pdf.

[15] 日本国立健康营养研究所健康食品安全性及有效性信息系统.医药部外品添加剂清单[R].[2023-01-01]. http://hfnet.nih.go.jp/contents/detail24lite.html.

[16] SIMANEK V,KREN V,ULRICHOVA J,et al. The efficacy of glucosamine and chondroitin sulfate in the treatment of osteoarthritis:are these saccharides drugs or nutraceuticals[J]. Biomed Pap Med Fac Univ Palacky Olomouc Czech Repub,2005,149(1):51-56.

[17] MA Q,GAO X. Categories and biomanufacturing methods of glucosamine[J]. Appl Microbiol Biotechnol,2019(103):7883-7889.

[18] VETTER J. Chitin content of cultivated mushrooms agaricus bisporus,pleurotus ostreatus and lentinula edodes[J]. Food Chem,2007,102(1):6-9.

第二十二节 枸杞多糖

枸杞在中国传统医学和食品中的应用已有2000多年历史。1982年宁夏人民出版社出版的《枸杞研究》中首次记载了枸杞中的总糖、还原糖和果糖等成分。之后随着化学分析技术的不断提高,学者对枸杞研究也随之深入,枸杞多糖(lycium barbarum polysaccharides)的特点和性质逐渐得到阐明。枸杞多糖是从枸杞中提取的水溶性多糖物质,是枸杞主要的生物活性成分,在枸杞干果中的占比为3%~8%。研究表明,枸杞多糖具有调节糖脂代谢、抗炎和免疫调节、抗氧化等多种生物学作用。

一、化学结构和理化性质

(一)化学结构

枸杞多糖是结构复杂的水溶性多糖类物质,是由多糖、氨基酸、脂质和多肽等物质以共价键相连接的杂多糖,相对分子质量范围为10~2 300。枸杞多糖中糖苷部分占90%~97%,常由十个以上单糖(阿拉伯糖、葡萄糖、半乳糖、甘露糖、鼠李糖、木糖、葡糖醛酸和半乳糖醛酸等）组成，其余部分为糖苷键连接的肽链和脂质链。枸杞多糖的碳糖骨架主要以α-（1,4）D-聚半乳糖醛酸为代表，主链结构中也存在α-（1,6）D-葡聚糖[1]。通过分离纯化，有研究得到了三个均一组分的糖缀合物，其相对分子质量分别为$9×10^4$、$9×10^4$、$21×10^4$，相应的主链结构由β-（1,6）半乳糖和β-（1,4）半乳糖组成[2]。目前，已经从枸杞多糖中分离得到 20 多种肽聚糖和 17 种糖脂，且不同产地的枸杞多糖化学结构具有较高相似性。常见枸杞多糖的分子式见图 15-22-1。

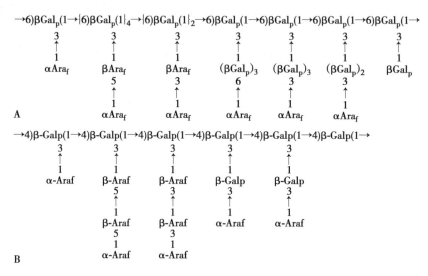

A. 主链为（1,6）-β-半乳糖（β-Galp）残基，其中约 50% 的 C-3 被半乳糖或阿拉伯糖（Araf）基取代[3]；B. 主链为（1,4）-β-半乳糖残基，C-3 被 α-阿拉伯糖、β-阿拉伯糖和 β-半乳糖基取代[4]。

图 15-22-1　常见枸杞多糖化学结构

（二）理化性质

枸杞多糖易溶于水、酸、碱溶液，不溶于乙醇、丙酮、乙醚、氯仿和甲醇等有机溶剂，pH 约为 5，总体呈现微酸性，具有高黏度或凝固的特性。

二、吸收和代谢

（一）吸收与分布

枸杞多糖在人体吸收分布的相关研究较少。通过荧光标记枸杞多糖经口干预大鼠后的结果表明，在 2 小时内的血浆中枸杞多糖主要以原型存在。大鼠灌胃 1 小时后枸杞多糖在小肠和胃中的浓度较高；灌胃 6 小时后在胃和小肠中的枸杞多糖浓度明显下降，灌胃 24 小时后大部分组织中枸杞多糖浓度明显降低[5]。

（二）代谢与排泄

体外模拟唾液、胃液和小肠液消化试验发现，枸杞多糖可直接到达大肠，被肠道菌群降解为小片段后被利用[6]。大鼠经单次灌胃异硫氰酸酯荧光素标记的枸杞多糖后发现,6 小时内尿液和粪便中的枸杞多糖主要以原型形式存在,72 小时后约 90% 的枸杞多糖随粪便和尿液排出体外[5]。

三、生物学作用

(一) 调节糖脂代谢

枸杞多糖的糖脂调节作用包括降低空腹血糖、TG、TC、LDL-C 水平以及升高 HDL-C 水平的作用。枸杞多糖对糖脂代谢调节作用的主要机制:一是能够上调葡萄糖激酶、丙酮酸激酶和葡萄糖转运蛋白-4 等的表达,从而减少肝糖原生成;二是升高胰岛素、胰岛素受体底物 1、磷脂酰基醇-3-羟基酶和蛋白激酶水平,提高胰岛素敏感性;三是影响肠道对葡萄糖的吸收,上调 P-糖蛋白表达、抑制 α-葡萄糖苷酶表达;四是下调脂质合成基因,促进脂质氧化,发挥脂质调节功能。此外,人群和动物代谢组学研究表明枸杞多糖还可通过调节氨基酸以及支链氨基酸的代谢途径间接发挥调节糖脂代谢的作用[5,7]。

(二) 抗炎及免疫调节作用

枸杞多糖对于中枢和外周免疫器官功能均具有调节作用。枸杞多糖能激活多种免疫细胞,包括促进单核细胞、巨噬细胞、树突状细胞、辅助性 T 细胞、脾细胞、B 细胞、CD4 和 CD8 T 细胞、自然杀伤细胞的增殖、成熟以及活化。补充枸杞多糖能够调节 TNF-α、IL-2、IL-6、IL-1β、IL-8、IL-10、IL-12、CD86 等的表达和 NF-κB 和 iNOS 的蛋白水平,显著减轻淋巴细胞内源性损伤,提高外周血淋巴细胞计数和免疫球蛋白水平,进而增强免疫功能[8-9]。

(三) 抗氧化作用

枸杞多糖具有良好的抗氧化生物活性,枸杞多糖干预能够降低肝脏组织和血浆中 MDA 和自由基的含量,升高 SOD、GSH-Px、CAT 等水平。其机制可能是枸杞多糖参与调节氧化应激、衰老相关基因及通路,如抑制 ROS 的生成和 DNA 损伤、调节 Bcl-2/Bax 基因表达、抑制凋亡等[10]。

四、过量危害和毒性

小鼠经口急性 LD_{50} 毒性试验发现枸杞多糖属于无毒级物质,未见遗传毒性和致突变作用。降糖试验中,枸杞多糖对糖尿病大鼠肝脏和肾脏无毒性,但有报道表明大剂量的枸杞多糖可能增强药物华法林的抗凝作用,引起出血等不良反应[11]。此外,作为一种潜在的过敏原,枸杞多糖在极少数情况下可引起机体的过敏反应[12]。

五、膳食摄入

目前,国内外均缺乏人群枸杞多糖摄入量的资料,因此尚不能对人群枸杞多糖摄入情况作出评价。枸杞为中国药食同源的常用食物资源,《中华人民共和国药典(2020 年版)》中推荐枸杞的用量为6~12g。国内保健食品中,枸杞子主要以增强免疫力、缓解体力疲劳、对化学性肝损伤有辅助保护功能等为主。

六、特定建议值和可耐受最高摄入量

多项 RCT 研究显示,枸杞多糖能调节血糖、血浆胰岛素和糖耐量[7,13-14],改善血脂(TC、TG、LDL-C、HDL-C)水平[15-16]和免疫功能[15],降低特定疾病炎症相关因子(TNF-α、NF-κB和 iNOS)的表达水平[10,14],具有潜在抗炎和抗氧化作用[17-18]。

目前文献报道的人群干预研究均为小样本,枸杞多糖的剂量范围从 10~300mg 不等,化学结构不一,缺乏大样本健康人群食用枸杞及枸杞多糖的队列研究资料。因此,目前尚不能提出枸杞多糖 SPL 值。

枸杞多糖人群干预研究中均未发现口服枸杞多糖或枸杞引起不良事件的报道,目前尚未发现摄入枸杞多糖对人和动物健康有不良影响,因此尚不能提出其 UL 值。

七、主要食物来源

枸杞是枸杞多糖的主要食物来源,不同品种枸杞中枸杞多糖的含量有所差异,一般含量为 3%~8%。宁夏枸杞是我国种植最为广泛的枸杞品种,除了食用鲜果枸杞和干果枸杞,一些枸杞果汁、枸杞糖等功能性食品也含有一定量的枸杞多糖。

(编著　杨建军　夏　惠)

(工作组　张立实　凌文华　常翠青　余焕玲　杨　燕)

参 考 文 献

[1] AMAGASE H,FARNSWORTH N R. A review of botanical characteristics,phytochemistry,clinical relevance in efficacy and safety of Lycium barbarum fruit(Goji)[J]. Food Res Int,2011,44(7):1702-1717.

[2] 齐春会,黄琳娟,张永祥,等. 枸杞糖缀合物及糖链的化学结构与免疫活性[J]. 中国药理学与毒理学杂志,2001,15(03):185-190.

[3] PENG X,TIAN G. Structural characterization of the glycan part of glycoconjugate LbGp2 from Lycium barbarum L[J]. Carbohydr Res,2001,331(1):95-99.

[4] HUANG L J,TIAN G Y,JI G Z. Structure elucidation of glycan of glycoconjugate LbGp3 isolated from the fruit of Lycium barbarum L[J]. J Asian Nat Prod Res,1999,1(4):259-267.

[5] 唐华丽. 枸杞多糖的结构分析及代谢组学研究[D]. 南京:东南大学,2016.

[6] 丁宇. 枸杞多糖调节免疫及肠道微生物活性的研究[D]. 南京:南京农业大学,2019.

[7] XIA H,TANG H L,WANG F,et al. Metabolic effects of dietary supplementation of Lycium barbarum polysaccharides on serum and urine metabolomics in a young healthy male population[J]. J Funct Foods,2018(46):440-448.

[8] 张娜,李琳,高向晖,等. 宁夏枸杞对代谢综合征患者 TNF-α、NF-κB 和 iNOS 水平的影响[J]. 中华疾病控制杂志,2014,18(04):286-289.

[9] VIDAL K,BUCHELI P,GAO Q,et al. Immunomodulatory effects of dietary supplementation with a milk-based wolfberry formulation in healthy elderly:a randomized,double-blind,placebo-controlled trial [J]. Rejuvenation Res,2012,15(1):89-97.

[10] CHENG J,ZHOU Z,SHENG H,et al. An evidence-based update on the pharmacological activities and possible molecular targets of Lycium barbarum polysaccharides [J]. Drug Des Devel Ther,2015(9):33-78.

[11] ZHANG J,TIAN L,and XIE B. Bleeding due to a probable interaction between warfarin and Gouqizi (Lycium Barbarum L)[J]. Toxicol Rep,2015(2):1209-1212.

[12] MONZON BALLARIN S,LOPEZ-MATAS M A,et al. Anaphylaxis associated with the ingestion of Goji berries(Lycium barbarum)[J]. J Investig Allergol Clin Immunol,2011,21(7):567-570.

[13] CAI H,LIU F,LU H,et al. Short-term intervention of lycium barbarum polysaccharide on type 2 diabetes [J]. Food Science,2012,33(13):259-262.

[14] 李冬娟,鹿丽,王月,等. 枸杞多糖联合二甲双胍治疗 2 型糖尿病患者的疗效及对免疫功能的影响[J]. 中国老年学杂志,2017,37(14):3470-3472.

[15] YANG S,SI L,FAN L,et al. Polysaccharide Ⅳ from Lycium barbarum L. Improves lipid profiles of gestational diabetes mellitus of pregnancy by upregulating ABCA1 and downregulating sterol regulatory element-binding transcription 1 via miR-33 [J]. Front Endocrinol,2018,9(49):1-13.

[16] TOH D,XIA X,SUTANTO C,et al. Enhancing the cardiovascular protective effects of a healthy dietary pattern with wolfberry(Lycium barbarum):A randomized controlled trial [J]. Curr Dev Nutr,2021,114(1):80-89.

[17] DE SOUZA ZANCHET M Z,NARDI G M,DE OLIVEIRA SOUZA BRATTI L,et al. Lycium barbarum reduces abdominal fat and improves lipid profile and antioxidant status in patients with metabolic syndrome [J]. Longevity OMAC,2017(2017):9763210.

[18] TOH D W K,LEE W Y,ZHOU H,et al. Wolfberry(lycium barbarum)consumption with a healthy dietary pattern lowers oxidative stress in middle-aged and older adults:a randomized controlled trial [J]. Antioxidants(Basel),2021,10(4):1-19.

第二十三节　海　藻　多　糖

海藻多糖(seaweed polysaccharides)是一类从海洋藻类中提取的多组分天然高分子碳水化合物的总称,根据来源不同分为红藻多糖(卡拉胶等)、褐藻多糖(岩藻多糖、海藻酸钠等)、绿藻多糖(木聚糖和/或甘露聚糖等)和蓝藻多糖(螺旋藻多糖等)。从角叉菜中提取的红藻多糖最早被报道于 1837 年。1913 年,Kylin 首次从褐藻中分离出褐藻多糖。从褐藻中提取的海藻酸盐从 1929 年开始生产应用。海藻多糖在体内发挥降低血糖血脂、抗病毒抗炎等生物学作用,目前被广泛应用于食品、保健医药等方面。

一、结构与理化性质

海藻多糖由不同的单糖基通过 C（1,3）-糖苷键和 C（1,4）-糖苷键相连而成，其化学结构与分子量大小因来源和提取方式的不同而存在差异。与陆地植物中的多糖最大的区别是，海藻多糖主要以带硫酸根的多糖为主，其中卡拉胶是一种由重复的二糖单元（3-β-D-吡喃半乳糖和 4-α-D-吡喃半乳糖或 3,6-脱水-α-吡喃半乳糖）以交替形式构成的线性高分子硫酸化多糖，根据二糖重复单元中的硫酸基团的位置和数量可将其分为 κ、λ、μ、ν 等不同类型（图 15-23-1）。岩藻多糖是一种中心链以重复的 C（1,3）-糖苷键或重复的 C（1,3）-糖苷键与 C（1,4）-糖苷键连接硫酸化 α-L-吡喃岩藻糖残基而构成的高分子硫酸化多糖，其中每隔 2~3 个残基中包含不同分支（图 15-23-2）。

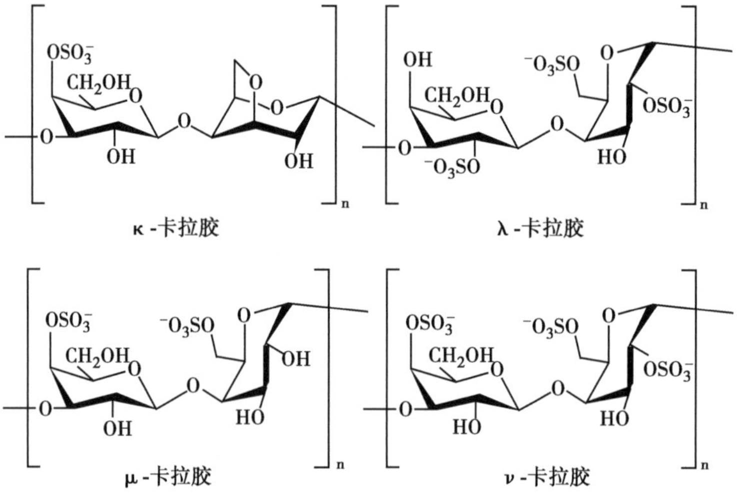

图 15-23-1 不同构型卡拉胶化学结构

海藻多糖为白色或略带黄色的结晶或粉末，易溶于水，不溶于乙醇、丙酮、氯仿等有机溶剂，具有保湿性、凝胶性、成膜性、增稠性和稳定性等性质。

二、消化吸收和代谢

（一）消化吸收

天然海藻多糖可耐受上消化道的内部环境，保持其结构不变到达大肠后被微生物发酵降解。灌胃给予 SD 雄性大鼠相对分子质量 >700 的岩藻多糖，6 小时后血清中岩藻糖（构成岩藻多糖的单糖）开始缓慢上升，被提前经酶法降解为相对分子质量为 20.5 的岩藻多糖，0.5 小时后血清岩藻糖快速上升[1]。给予昆明小鼠灌胃 FITC 标记的纳米级海藻酸钠 10mg/kg（bw），0.5 小时后可在肝、肺和血清中检测到，1 小时后肝、肺和血清中海藻酸钠浓度达到峰值，2 小时后在肾脏达到峰值。

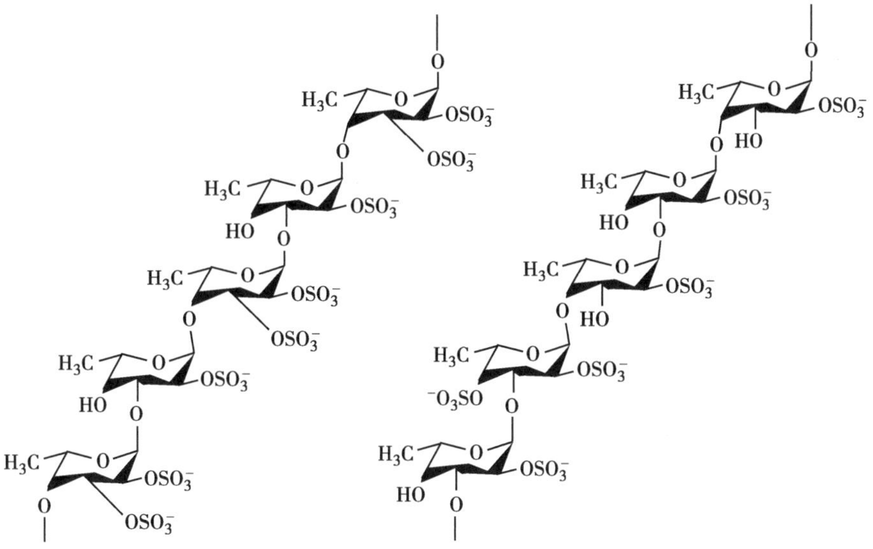

（1→3）（1→4）糖苷键交替连接型

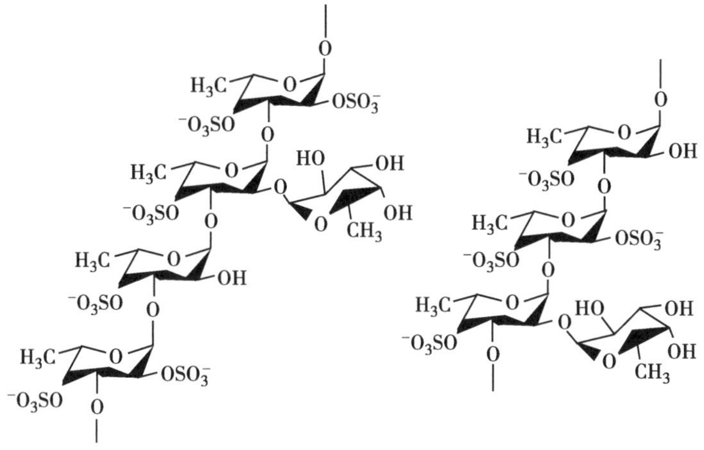

（1→3）糖苷键连续连接型

图 15-23-2　不同构型岩藻多糖化学结构

（二）代谢和排泄

海藻多糖在盲肠与结直肠内被微生物发酵降解产生短链脂肪酸（SCFA）等代谢产物，可作为肠道微生物的能量来源或一种潜在的介质参与肠道菌群和肠道功能的调节。肠道微生物对海藻多糖的降解受其相对分子质量大小的影响。相对分子质量为 450、100 和 4.5 的 κ-卡拉胶经不同志愿者的肠道微生物发酵后，仅有相对分子质量为 4.5 的 κ-卡拉胶能被多数人的肠道微生物降解，相对分子质量为 450 与 100 的 κ-卡拉胶在体外培养 72 小时仍不能被降解[2]。代谢降解产生的小分子单糖及其他物质，可经尿液排出体外，其余未被利用的海藻多糖可能以原型形式通过粪便从体内排出。

三、生物学作用

（一）降低血糖血脂

海藻多糖可通过多种途径降低血糖血脂。一是海藻多糖可以通过抑制 α-葡萄糖苷酶的活性，从而抑制碳水化合物的消化，延缓葡萄糖吸收；或通过抑制脂肪酸结合蛋白、乙酰辅酶 A 羧化酶和 PPARγ 的基因表达减少脂肪合成[3-4]；二是海藻多糖特殊的化学结构，其可在体内通过吸水膨胀增加肠内容物的体积进而增加饱腹感，也可以降低胃排空速率而减少食物的摄入和糖、脂的吸收[5-6]；三是海藻多糖具有高度的黏性，可在小肠结合胆汁酸和胆固醇以形成聚合物，延缓葡萄糖和胆固醇的吸收，从而起到降低血糖血脂的作用[7-8]。

（二）抗炎作用

海藻多糖在机体内具有一定的抗炎作用。连续 14 天灌胃 0.1mg/[kg(bw)·d]岩藻多糖可减少感染 H1N1 流感病毒的 BALB/c 小鼠体内病毒复制，显著增加黏膜和血液中的中和抗体的产生[9]。此外，岩藻多糖可通过下调 iNOS 和 COX-2 的表达而抑制 NO 和 PGE_2 的产生，并通过 MAPK 及 NF-κB 信号通路抑制 TNF-α 和 IL-1β 的产生，发挥抗炎作用[10]。

（三）其他作用

岩藻多糖可通过间接增强化疗药物如顺铂、他莫昔芬和紫杉醇等的抗癌活性及降低外周血炎症因子水平，延长结直肠癌患者化疗持续时间与生存时间。海藻多糖还具有一定的抗凝血、调节肠道菌群等生物学作用。

四、过量危害与毒性

关于海藻多糖的过量危害与毒性尚未见报道。EFSA 汇总的有关卡拉胶的毒性研究中，大鼠 3 400~3 900mg/[kg(bw)·d]经口亚慢性毒性研究以及 7 500mg/[kg(bw)·d]慢性毒性研究中均未观察到卡拉胶的有害作用[11]。美国 FDA 报道称在岩藻多糖 300mg/[kg(bw)·d]持续 6 个月、600mg/[kg(bw)·d]持续 3 个月、1 000mg/[kg(bw)·d]和 1 350mg/[kg(bw)·d]持续 28 天的大鼠经口毒性试验中，均未观察到明显的毒性作用[12]。三种不同浓度（0.25mg/mL、0.5mg/mL、1.0mg/mL）的岩藻多糖在培养的人淋巴细胞基因毒性研究中，未发现染色体畸变和 DNA 损伤。EFSA 关于海藻酸钠的经口毒性研究表明，大鼠亚慢性毒性研究中，在最高剂量 13 500mg/[kg(bw)·d]时未发现不良的影响；小鼠 37 500mg/[kg(bw)·d]海藻酸钠剂量下，未发现致癌性；在一项为期 2 年的 SD 大鼠生殖毒性研究中，在摄入海藻酸钠 2 500mg/[kg(bw)·d]的剂量下，未发现生殖毒性[13]。

目前尚未发现在普通膳食摄入的情况下人类出现海藻多糖中毒的报道。成年人一次口服 2.5g/d 的卡拉胶后，未出现任何不良反应[7]。健康成年人连续 4 天摄入 15g/d 海藻酸钠未发现任何毒副作用[6]。成年人口服4g/d岩藻多糖,连续28天,同样未观察到不良反应[10]。在日本60岁以上老年受试者每日口服300mg岩藻多糖持续4周的RCT研究中未观察到任何不良反应[9]。

五、膳食摄入

目前关于我国居民膳食海藻多糖摄入量的报道较少。日本全国营养调查报告称,成年人每天的海藻多糖摄入量约为14.3g,女性的摄入高于男性。天然藻类是海藻多糖的主要来源。

卡拉胶和海藻酸钠是常见的食品添加剂,已被列入我国GB 2760—2014《食品安全国家标准　食品添加剂使用标准》。欧盟委员会也允许海藻酸钠作为食品添加剂用于特殊医学用途配方食品。

六、膳食参考摄入量

根据现有海藻多糖与人群健康影响相关RCT研究,海藻多糖具有一定的改善血糖(增加胰岛素分泌并改善胰岛素抵抗)和降低血脂(降低胆固醇、LDL-C水平)的作用[5-8,14]。岩藻多糖可能具有促进特定人群抗菌肽分泌的潜力,并有助于调节肠黏膜免疫功能[15],可增加老年人接种疫苗后抗体的产生,预防流感发生[9],并具有抗炎作用[8,10]。

目前已有的人群研究中样本量较小、海藻多糖种类繁多、多糖剂量设计各异,且尚缺乏大样本的海藻多糖健康效应的队列研究以及针对不同作用的人群干预研究,因此暂不提出海藻多糖SPL值。

海藻多糖是一类安全性较高的物质,卡拉胶、岩藻多糖和海藻酸钠被美国FDA批准为GRAS物质。EFSA也认为海藻酸钠无须制定ADI值。2018年EFSA专家小组暂定卡拉胶的ADI值为75mg/(kg·d)(不确定性系数为100)。综上,暂不提出海藻多糖UL值。

七、主要食物来源

海藻主要包括红藻、褐藻、绿藻及蓝藻。常见的红藻有紫菜、麒麟菜、龙须菜等;褐藻主要包括海带、裙带菜、马尾藻等;石莼、浒苔、刺松藻等是常见绿藻;蓝藻以螺旋藻最为常见。不同种类海藻的多糖含量差异较大,即使同类海藻的海藻多糖含量也会因品种、产地、提取方式(水提、醇提或酶提等)、提取温度、pH、提取时间等因素的不同而存在差异[16]。常见干燥海藻中多糖含量见表15-23-1。

表 15-23-1 常见干燥海藻中多糖含量

单位:g / 100g 干重

海藻多糖种类	食物	含量
红藻多糖	龙须菜	17.60~37.50
	麒麟菜	14.00~25.50
	紫菜	1.50~21.10
褐藻多糖	裙带菜	5.50~6.20
	马尾藻	1.50~7.80
	海带	0.50~8.30
绿藻多糖	浒苔	10.30~27.80
	石莼	2.90~4.10
	刺松藻	1.80
蓝藻多糖	螺旋藻	5.70~12.30

(编著 赵海峰)

(工作组 张立实 凌文华 张玉梅 刘烈刚)

参 考 文 献

[1] 武晓琳,常耀光,王静凤,等. 不同分子量海参岩藻聚糖硫酸酯的制备及消化吸收特性的初步研究[J]. 中国海洋药物,2011,30(03):20-24.

[2] 李苗苗. 人体肠道微生物对琼胶与κ-卡拉胶及其寡糖的降解和利用研究[D]. 青岛:中国海洋大学,2014.

[3] ODUNSI S T,VÁZQUEZ-ROQUE M I,CAMILLERI M,et al. Effect of alginate on satiation,appetite,gastric function,and selected gut satiety hormones in overweight and obesity[J]. Obesity(Silver Spring,Md),2010,18(8):1579-1584.

[4] SAKAI C,ABE S,KOUZUKI M,et al. A randomized placebo-controlled trial of an oral preparation of high molecular weight fucoidan in patients with type 2 diabetes with evaluation of taste sensitivity[J]. Yonago Acta Med,2019,62(1):14-23.

[5] PAXMAN J R,RICHARDSON J C,DETTMAR P W,et al. Daily ingestion of alginate reduces energy intake in free-living subjects[J]. Appetite,2008,51(3):713-719.

[6] GEORG JENSEN M,KRISTENSEN M,BELZA A,et al. Acute effect of alginate-based preload on satiety feelings,energy intake,and gastric emptying rate in healthy subjects[J]. Obesity(Silver Spring,Md),2012,20(9):1851-1858.

[7] ARSHAD M U,ISHTIAQ S,ANJUM F M,et al. Acute effects of different dietary polysaccharides added in milk on food intake,postprandial appetite and glycemic responses in healthy young females[J]. Int J Food Sci Nutr,2016,67(6):715-722.

［8］SOKOLOVA E V,BOGDANOVICH L N,IVANOVA T B,et al. Effect of carrageenan food supplement on patients with cardiovascular disease results in normalization of lipid profile and moderate modulation of immunity system markers［J］. Pharma Nutrition,2014,2（2）:33-37.

［9］NEGISHI H,MORI M,MORI H,et al. Supplementation of elderly Japanese men and women with fucoidan from seaweed increases immune responses to seasonal influenza vaccination［J］. J Nutr,2013,143（11）: 1794-1798.

［10］TAKAHASHI H,KAWAGUCHI M,KITAMURA K,et al. An exploratory study on the anti-inflammatory effects of fucoidan in relation to quality of life in advanced cancer patients［J］. Integr Cancer Ther,2018, 17（2）:282-291.

［11］YOUNES M,AGGETT P,AGUILAR F,et al. Re-evaluation of carrageenan（E 407）and processed eucheuma seaweed（E 407a）as food additives［J］. EFSA J,2018,16（4）:e05238.

［12］MYERS S P,MULDER A M,BAKER D G,et al. Effects of fucoidan from fucus vesiculosus in reducing symptoms of osteoarthritis:a randomized placebo-controlled trial［J］. Biologics,2016（10）:81-88.

［13］YOUNES M,AGGETT P,AGUILAR F,et al. Re-evaluation of alginic acid and its sodium,potassium, ammonium and calcium salts（E 400-E 404）as food additives［J］. EFSA J,2017,15（11）:e05049.

［14］HERNÁNDEZ-CORONA D M,MARTíNEZ-ABUNDIS E,GONZÁLEZ-ORTIZ M. Effect of fucoidan administration on insulin secretion and insulin resistance in overweight or obese adults［J］. J Med Food, 2014,17（7）:830-832.

［15］COX A J,CRIPPS A W,TAYLOR P A,et al. Fucoidan supplementation restores fecal lysozyme concentrations in high-performance athletes:a pilot study［J］. Mar Drugs,2020,18（8）:412.

［16］张颖. 南海七种海藻的部分化学成分及生物活性研究［D］. 广州:暨南大学,2006.

附　录

附录一 中英文对照词表

α-生育酚当量	α-tocopherol equivalents, α-TE
α- 亚麻酸	α-linolenic acid
β-葡聚糖	β-glucan
γ-氨基丁酸	γ-aminobutyric acid, GABA
2 型糖尿病	type 2 diabetes, T2D
4-吡哆酸	4-pyridoxic acid
4'-磷酸泛酰巯基乙胺	4'-phosphopantetheine
5'-磷酸吡哆醛	pyridoxal 5'-phosphate
25-羟维生素 D	25-hydroxyvitamin D
D-果糖	D-fructose
Meta 分析	meta-analysis
N,N,N-三甲基甘氨酸	N,N,N-trimethylglycine
S-腺苷蛋氨酸/ S-腺苷甲硫氨酸	S-adenosylmethionine, SAM
S-腺苷同型半胱氨酸	S-adenosylhomocysteine, SAH

A

氨基酸	amino acid
氨基酸评分	amino acid score, AAS
氨基葡萄糖	glucosamine

B

白藜芦醇	resveratrol
白细胞分化抗原 14	leukocyte differentiation antigen 14, CD14
白细胞介素	interleukin, IL
半必需氨基酸	semi-essential amino acid
半胱氨酸亚磺酸脱羧酶	cysteine sulfinic acid decarboxylase, CSAD
胞苷-5-二磷酸胆碱	cytidine-5-diphosphate -choline, CDP-choline
胞苷-5'-二磷酸胆碱	cytidine-5'-diphosphate -choline, CDP-choline
饱和脂肪酸	saturated fatty acid
苯基异硫氰酸酯	phenyl isothiocyanate

苯乙基异硫氰酸酯	phenethyl isothiocyanate，PEITC
吡啶-3-甲酰胺	pridine-3-carboxamide
吡啶-3-羧酸	pyridine-3-carboxylic acid
吡哆胺	pyridoxamine，PM
吡哆醇	pyridoxine，PN
吡哆醛	pyridoxal，PL
吡喃葡萄糖	glucopyranose
必需氨基酸	essential amino acid
必需脂肪酸	essential fatty acid
必需营养素	essential nutrient
变异系数	coefficient of variation，CV
表观消化率	apparent digestibility
丙二醛	malondialdehyde，MDA
丙酸	propionate
丙酮酸羧化酶	pyruvate carboxylase，PC
丙酰辅酶 A 羧化酶	propionyl-CoA carboxylase，PCC
病例对照研究	case-control study
不饱和脂肪酸	unsaturated fatty acid
不良结局路径	adverse outcome pathway，AOP
不确定系数	uncertainty factor，UF

C

超氧化物歧化酶	superoxide dismutase，SOD
常量元素	macroelement
痴呆	dementia
充血性心力衰竭	congestive heart failure，CHF
促甲状腺激素	thyroid–stimulating hormone，TSH

D

大豆苷元	daidzein
大豆异黄酮	soy isoflavones
大蒜素	allicin
代谢	metabolism
代谢车	metabolic cart
代谢当量	metabolic equivalent，MET

代谢能	metabolizable energy, ME
代谢综合征	metabolic syndrome, MS
单不饱和脂肪酸	monounsaturated fatty acid, MUFA
单糖	monosaccharide
胆钙化醇（维生素 D_3）	cholecalciferol（vitamin D_3）
胆固醇	cholesterol
胆碱	choline
胆碱脱氢酶	choline dehydrogenase, CHDH
蛋氨酸合成酶	methionine synthase, MS
蛋白激酶 C	protein kinase C, PKC
蛋白聚糖	proteoglycan
蛋白质	protein
蛋白质功效比值	protein efficiency ratio, PER
蛋白质-能量营养不良	protein-energy malnutrition, PEM
蛋白质消化率校正的氨基酸评分	protein digestibility-corrected amino acid score, PDCAAS
低聚半乳糖	galactooligosaccharides, GOS
低聚果糖	fructooligosaccharides, FOS
低聚木糖	xylooligosaccharide, XOS
低聚异麦芽糖	isomaltose-oligosaccharide, IMO
低密度脂蛋白	low density lipoprotein, LDL
低密度脂蛋白胆固醇	low density lipoprotein cholesterol, LDL-C
碘化甲腺原氨酸脱碘酶	iodothyronine deiodinase, DIO
碘缺乏病	iodine deficiency disorder, IDD
蝶酰谷氨酸	pteroylglutamate, pteGlu
短链脂肪酸	short-chain fatty acids, SCFA
队列研究	cohort study
多不饱和脂肪酸	polyunsaturated fatty acids, PUFA
多糖	polysaccharide

E ────────────────────────────────

恶性贫血	pernicious anemia
儿茶素	catechin
儿童生长标准	child growth standards
儿童生长参考	child growth reference

二甲基甘氨酸	dimethylglycine, DMG
二十二碳六烯酸	docosahexaenoic acid, DHA
二十碳五烯酸	eicosapentaenoic acid, EPA
二烯丙基二硫醚	diallyl disulfides, DADS

F

法国食品、职业和环境健康与安全局	French Agency for Food, Occupational and Environmental Health & Safety, ANSES
番茄红素	lycopene
泛酸（遍多酸）	pantothenate（pantothenic acid）
反式脂肪酸	trans fatty acid, TFA
非必需氨基酸	non-essential amino acid
非淀粉多糖	non-starch polysaccharides, NSP
风险比	hazards ratio, HR
氟骨症	skeletal fluorosis
氟中毒病区	fluorosis ward
辅酶 A	coenzyme A, CoA
辅酶 Q_{10}	coenzyme Q_{10}, CoQ_{10}
辅羧酶	cocarboxylase
呋喃硫胺	fursultiamine
负氮平衡	negative nitrogen balance

G

钙储留	calcium retention
钙真实吸收率	true fractional calcium absorption, TFCA
甘油三酯	triglyceride, TG
甘油磷酸胆碱	glycerophosphocholine, GPC
干预试验	intervention trial
高钙血症	hypercalcemia
高硫基质蛋白	high-sulfur matrix proteins
高同型半胱氨酸血症	hyperhomocysteinemia, HHcy
高密度脂蛋白胆固醇	high density lipoprotein cholesterol, HDL-c
佝偻病	rickets
钴胺素	cobalamin
谷丙转氨酶	glutamic-pyruvic transaminase, GPT

谷草转氨酶	glutamic-oxaloacetic transaminase, GOT
谷胱甘肽过氧化物酶	glutathione peroxidase, GPx
谷胱甘肽还原酶	glutathione reductase, GR
谷胱甘肽还原酶活性系数	glutathione reductase activity coefficient
骨密度	bone mineral density, BMD
骨髓微核试验	bone marrow micronucleus test
骨矿物质含量	bone mineral content
骨质疏松	osteoporosis
观察到的安全剂量	observed safe level, OSL
国际食品法典委员会	Codex Alimentarius Commission, CAC
国际原子能机构	International Atomic Energy Agency, IAEA
果糖基	fructosyl
过氧化氢酶	catalase, CAT

H

海藻多糖	seaweed polysaccharides
含硫氨基酸	sulfur amino acids/sulfur-containing amino acids, SAA
含硒蛋白	selenium-containing protein
核黄素	riboflavin
核糖核酸	ribonucleic acid, RNA
核转录因子-κB	nuclear transcription factor-κB
很可能的证据	probable evidence
宏量营养素	macronutrient
宏量营养素参考摄入范围	reference intake ranges for macronutrients, RI
宏量营养素可接受范围	acceptable macronutrient distribution range, AMDR
红细胞溶血试验	red blood cell hemolysis test
红细胞体积分布宽度	red cell volume distribution width, RDW
红细胞转酮醇酶焦磷酸硫胺素效应	erythrocyte transketolase thiamin pyrophosphate effect, ETK-TPP 效应
槲皮素	quercetin
呼吸商	respiratory quotient, RQ
花色苷	anthocyanin
还原型烟酰胺腺嘌呤二核苷酸磷酸	nicotinamide adenine dinucleotide phosphate, NADPH

环磷酸腺苷	cyclic adenosine monophosphate,cAMP
黄素单核苷酸	flavin mononucleotide,FMN
黄素激酶	flavokinase
黄素腺嘌呤二核苷酸	flavin adenine dinucleotide,FAD
回顾性研究	retrospective study
活性氧	reactive oxygen species,ROS

J

基础代谢	basal metabolism
基础代谢率	basal metabolic rate,BMR
基准剂量	benchmark dose,BMD
基础能量消耗	basic energy expenditure,BEE
基准摄入量	benchmark intake,BI
肌酐身高指数	creatinine-height index,CHI
极低密度脂蛋白	very low density lipoprotein,VLDL
剂量-效应关系	dose-effect relationship
甲基巴豆酰辅酶 A 羧化酶	3-methylcrotonyl-CoA carboxylase,MCC
甲基烯丙基硫醚	allyl methyl sulfide,AMS
简单营养素密度法	nutrient density approach
间接测热法	indirect calorimetry,IC
降低慢性病风险的参考摄入量	chronic disease risk reduction intake,CDRR
降低膳食相关非传染性疾病风险的建议摄入量	proposed intake for reducing the risk of diet-related non-communicable diseases,PI-NCD
焦磷酸硫胺素	thiamin pyrophosphate,TPP
脚气病	beriberi
芥子酸	erucic acid
节约蛋白质作用	protein sparing action
金属应答元件结合转录因子	metal responsive element-binding transcription factor,MTF
金属硫蛋白	metallothionein,MT
精氨酸加压素	arginine vasopressin,AVP
静息代谢	resting metabolism
静息代谢率	resting metabolic rate,RMR
菊粉	inulin
聚合度	degree of polymerization,DP

绝经妇女骨质疏松症	postmenopausal osteoporosis

K

抗坏血酸	ascorbic acid
抗生酮作用	antiketogenesis
抗性淀粉	resistant starch, RS
抗性麦芽糊精	resistant maltodextrin
抗氧化反应元件	antioxidant response element, ARE
抗氧化防御系统	antioxidant defense system
克山病	Keshan disease
可耐受最高摄入量	tolerable upper intake level, UL
可能的证据	possible evidence
可交换锌池	exchangeable zinc pool, EZP

L

莱菔硫烷（萝卜硫素）	sulforaphane, SFN
癞皮病	pellagra
老年性黄斑变性	age-related macular degeneration, AMD
联合国粮食及农业组织	Food and Agriculture Organization, FAO
磷酸胆碱	phosphocholine
磷脂过氧化氢谷胱甘肽过氧化物酶	phospholipid hydroperoxide glutathione peroxidase, PHGPx
磷脂酰胆碱	phosphatidylcholine, PC
零氮平衡	zero nitrogen balance
硫胺素	thiamin
硫代葡萄糖苷（硫苷）	glucosinolates, GSL
硫醚氨酸途径	mercapturic acid pathway
硫酸角质素	keratin sulfate
硫酸软骨素	chondroitin sulfate
硫酸乙酰肝素	acetyl heparin sulfate
绿原酸	chlorogenic acid, CGA

M

麦角钙化醇（维生素 D_2）	ergocalciferol (vitamin D_2)
慢性非传染性疾病	non-communicable chronic diseases, NCD

毛发低硫营养不良	trichothiodystrophy, TTD
锰超氧化物歧化酶	Mn-superoxide dismutase, MnSOD
母乳低聚糖	human milk oligosaccharides, HMOs
目标日常营养素摄入量分布	target usual nutrient intake distribution

N

奶碱综合征	milk-alkali syndrome
内皮型一氧化氮合酶	endothelial nitric oxide synthase, eNOS
内源性粪钙	endogenous fecal calcium, EFC
能量代谢	energy metabolism
能量消耗	energy expenditure, EE
能量需要量	estimated energy requirement, EER
年龄别身高 Z 评分	height for age Z scores, HAZ
尿苷二磷酸葡糖	uridine diphosphate glucose, UDPG
牛磺酸氯胺	taurine chloramine, TauCl
牛磺酸转运体	taurine transporter, TauT

O

欧洲经济共同体食品科学委员会	Scientific Committee for Food of EEC, SCF
欧洲食品安全局	European Food Safety Authority, EFSA

P

平均红细胞体积	mean red blood cell volume, MCV
平均需要量	estimated average requirement, EAR
平均营养素充足概率	mean probability of adequacy, MPA
葡萄糖耐量因子	glucose tolerance factor, GTF
葡萄糖醛酸	glucuronic acid

Q

前瞻性研究	prospective study
前列腺特异性抗原	prostate specific antigen, PSA
壳聚糖	chitosan
全肠外营养	total parenteral nutrition, TPN
全身测热法	whole-body calorimetry
缺铁性贫血期	iron deficiency anemia, IDA

确信的证据	convincing evidence
其他膳食成分	other dietary components

R ————————————————————————————————

染料木黄酮	genistein
妊娠毒血症	toxemia of pregnancy
乳糜微粒	chylomicron, CM
乳酸循环	lactic acid cycle

S ————————————————————————————————

膳食、营养与过敏	Dietetic Products, Nutrition, and Allergies, NDA
膳食叶酸当量	dietary folate equivalent, DFE
膳食营养素参考摄入量	dietary reference intakes, DRIs
上臂围	mid-arm circumference, MAC
上臂肌围	mid-arm muscle circumference, MAMC
上臂肌区	arm muscle area, AMA
神经管缺陷	neural tube defect, NTD
生物标志物	biomarker
生物价	biological value, BV
生育酚	tocopherol
生物利用率	bioavailability
生物素	biotin
生物素酶	biotinidase
生长系数	growth coefficient
身高别体重 Z 分	weight for height Z scores, WHZ
身体活动	physical activity
身体活动记录	physical activity record
身体活动能量消耗	activity energy expenditure, AEE
身体活动水平	physical activity level, PAL
身体活动问卷	physical activity questionnaire
升糖碳水化合物	glycaemic carbohydrates
视黄醇当量	retinol equivalent, RE
视黄醇活性当量	retinol activity equivalent, RAE
世界卫生组织	World Health Organization, WHO
食物热效应	thermic effect of food, TEF

食物特殊动力作用	specific dynamic action, SDA
适宜摄入量	adequate intake, AI
适宜水合状态	optimal hydration
瘦体重	lean body mass, LBM
双标水	doubly labeled water, DLW
双标水法	doubly labeled water method, DLW method
水合状态	hydration
水溶性维生素	water-soluble vitamin
四碘甲腺原氨酸	tetraiodothyronine, T_4
四氢叶酸	tetrahydrofolate
随访研究	follow-up study
随机对照试验	randomized controlled trial, RCT
羧化酶	carboxylase

T

碳平衡法	carbon balance method
糖胺聚糖	glycosaminoglycan
糖蛋白	glycoprotein
糖苷键	glycosidic bond
糖化血红蛋白	glycosylated hemoglobin, HbA_{1c}
糖复合物	glycoconjugates
糖异生	gluconeogenesis
特定建议值	specific proposed level, SPL
体质指数	body mass index, BMI
甜菜碱	betaine
甜菜碱同型半胱氨酸甲基转移酶	betaine homocysteine methyltransferase, BHMT
甜菜醛脱氢酶	betaine aldehyde dehydrogenase, BADH
条件必需氨基酸	conditionally essential amino acid
条件必需营养素	conditionally essential nutrient
铁减少	iron depletion, ID
铁死亡	ferroptosis
铜伴侣蛋白	copper chaperones
铜蓝蛋白	ceruloplasmin
酮糖	ketose
铜锌超氧化物歧化酶	Cu, Zn-superoxide dismutase, Cu/Zn-SOD

铜转运体	copper transporter
同型半胱氨酸	homocysteine, Hcy
推荐膳食摄入量	recommended dietary intake, RDI
推荐膳食营养素供给量	recommended dietary allowance, RDA
推荐摄入量	recommended nutrient intake, RNI
脱水	dehydration

W

网织红细胞血红蛋白含量	reticulocyte hemoglobin content, CHr
威尔逊病	Wilson disease
未观察到有害作用剂量	no observed adverse effect level, NOAEL
围绝经期综合征	perimenopausal syndrome
微量营养素	micronutrient
微量元素	microelement
维生素 K 依赖性蛋白	vitamin K-dependent protein, VKDP
维生素和矿物质专家组	Expert Group on Vitamins and Minerals, EVM

X

硒半胱氨酸	selenocysteine, Sec
硒蛋氨酸	selenomethionine, SeMet
烯丙基异硫氰酸酯	allyl isothiocyanate, AITC
细胞色素 C 氧化酶	cytochrome C oxidase
系统综述	systematic review
酰基载体蛋白	acyl carrier protein, ACP
消化率	digestibility
消瘦衰弱症	marasmus
锌吸收率	fractional zinc absorption, FAZ
心血管疾病	cardiovascular diseases, CVD
心率监测	heart rate monitoring, HRM
新资源食品	novel food
血红蛋白	hemoglobin, Hb
血清铁蛋白	serum ferritin, SF
血糖生成指数	glycemic index, GI
循证医学	evidence-based medicine, EBM
循证营养学	evidence-based nutrition, EBN

Y

亚铁氧化酶	hephaestin
烟酸当量	niacin equivalents, NE
烟酰胺腺嘌呤二核苷酸	nicotinamide adenine dinucleotide, NAD
烟酰胺腺嘌呤二核苷酸磷酸	nicotinamide adenine dinucleotide phosphate, NADP
氧化三甲胺	trimethylamine-N-oxide, TMAO
要因加算法	factorial approach method
叶绿醌	phylloquinone
一般认为安全	Generally Recognized as Safe, GRAS
易化性单糖转运体	facilitated glucose transporter, GLUT
异硫氰酸酯	isothiocyanate, ITC
异麦芽糖醇	isomalt
益生元	prebiotics
乙酰辅酶 A 羧化酶	acetyl-CoA carboxylase, ACC
营养素参考值	nutrient reference value, NRV
营养素充足概率	probability of adequacy, PA
营养素密度	nutrient density
鹰嘴豆芽素 A	biochanin A
诱导型一氧化氮合酶	inducible nitric oxide synthase, iNOS
原花青素	proanthocyanin
运动感应器	motion sensor
运铁蛋白饱和度	transferrin saturation, TS
运铁蛋白受体	transferrin receptor, TfR

Z

正氮平衡	positive nitrogen balance
正常水合状态	euhydration
证据不足	insufficient evidence
真消化率	true digestibility
直接测热法	direct calorimetry
脂多糖	lipopolysaccharide, LPS
脂溶性维生素	lipid-soluble vitamin
脂溢性皮炎	seborrheic dermatitis
支链淀粉	amylopectin

直链淀粉	amylose
指示剂氨基酸法	indicator amino acid method
指示剂氨基酸氧化法	indicator amino acid oxidation, IAAO
植物固醇	plantsterol
植物化学物	phytochemical
中国健康与营养调查	China Health and Nutrition Survey, CHNS
中间水合状态	middle hydration
肿瘤坏死因子-α	tumor necrosis factor-α, TNF-α
灼足综合征	burning feet syndrome
总胆固醇	total cholesterol, TC
总抗氧化能力	total antioxidant capacity, TAC
总能量	gross energy, GE
总能量消耗	total energy expenditure, TEE
组蛋白	histone
最小观察到有害作用剂量	lowest observed adverse effect level, LOAEL

专家委员会

顾问组

葛可佑（组长）	研究员	中国疾病预防控制中心营养与食品安全所
顾景范	研究员	军事医学科学院卫生学环境医学研究所
李珏声	研究员	青岛大学
赵法伋	教授	第二军医大学
柳启沛	教授	复旦大学
陈春明	研究员	中国疾病预防控制中心营养与食品安全所
何志谦	教授	中山大学

主任委员

程义勇	研究员	军事医学科学院卫生学环境医学研究所

副主任委员

杨月欣	研究员	中国疾病预防控制中心营养与食品安全所
杨晓光	研究员	中国疾病预防控制中心营养与食品安全所
翟凤英	研究员	中国疾病预防控制中心营养与食品安全所
郭俊生	教授	第二军医大学
苏宜香	教授	中山大学

委员（按姓氏拼音排序）

蔡云清	教授	南京医科大学
常翠青	研究员	北京大学第三医院
郭长江	研究员	军事医学科学院卫生学环境医学研究所
黄承钰	教授	四川大学
黄国伟	教授	天津医科大学
贾健斌	副研究员	中国疾病预防控制中心营养与食品安全所

李　铎　教授　　　浙江大学
林晓明　教授　　　北京大学医学部
凌文华　教授　　　中山大学
马爱国　教授　　　青岛大学医学院
马冠生　研究员　　中国疾病预防控制中心营养与食品安全所
糜漫天　教授　　　第三军医大学
朴建华　研究员　　中国疾病预防控制中心营养与食品安全所
孙长颢　教授　　　哈尔滨医科大学
孙建琴　教授　　　复旦大学附属上海华东医院
汪之顼　教授　　　南京医科大学
夏弈明　研究员　　中国疾病预防控制中心营养与食品安全所
张　丁　主任医师　河南省疾病预防控制中心
张立实　教授　　　四川大学

秘书组（按姓氏拼音排序）

常朝晖　丁　昕　董　菲　封锦芳　何宇纳　韩军花　贾建斌　蒋与刚
刘轶群　王　铮　王晓黎　向雪松　姚滢秋

特别致谢专家（按姓氏拼音排序）

陈孝曙　中国疾病预防控制中心营养与食品安全所
段国兴　《卫生研究》杂志社
唐　仪　北京大学医学部
王培玉　北京大学医学部
闻芝梅　中国疾病预防控制中心营养与食品安全所
吴永宁　国家食品安全风险评估中心
赵熙和　中国疾病预防控制中心营养与食品安全所

编写工作委员会

概论组

程义勇（组长）　　军事医学科学院卫生学环境医学研究所
马冠生（副组长）　中国疾病预防控制中心营养与食品安全所
韩军花　　　　　　国家食品安全风险评估中心
何宇纳　　　　　　中国疾病预防控制中心营养与食品安全所
黄国伟　　　　　　天津医科大学

能量与宏量营养素组

苏宜香（组长）　　中山大学

朴建华（副组长）　中国疾病预防控制中心营养与食品安全所

李　敏　　　　　　中国疾病预防控制中心营养与食品安全所

王　竹　　　　　　中国疾病预防控制中心营养与食品安全所

杨晓光　　　　　　中国疾病预防控制中心营养与食品安全所

杨月欣　　　　　　中国疾病预防控制中心营养与食品安全所

张　坚　　　　　　中国疾病预防控制中心营养与食品安全所

张彩霞　　　　　　中山大学

卓　勤　　　　　　中国疾病预防控制中心营养与食品安全所

常量元素组

郭俊生（组长）　　第二军医大学

黄承钰（副组长）　四川大学

蔡美琴　　　　　　上海交通大学医学院

蔡云清　　　　　　南京医科大学

陈裕明　　　　　　中山大学

郭红卫　　　　　　复旦大学

王晓黎　　　　　　第二军医大学

微量元素组

杨晓光（组长）　　中国疾病预防控制中心营养与食品安全所

孙长颢（副组长）　哈尔滨医科大学

霍军生　　　　　　中国疾病预防控制中心营养与食品安全所

黄振武　　　　　　中国疾病预防控制中心营养与食品安全所

李　颖　　　　　　哈尔滨医科大学

朴建华　　　　　　中国疾病预防控制中心营养与食品安全所

杨丽琛　　　　　　中国疾病预防控制中心营养与食品安全所

张　丁　　　　　　河南省疾病预防控制中心

张万起　　　　　　天津医科大学

脂溶性维生素组

汪之顼（组长）　　南京医科大学

赖建强（副组长）　中国疾病预防控制中心营养与食品安全所

刘小立　　　　　　深圳市慢性病防治中心

沈秀华	上海交通大学医学院
孙建琴	复旦大学附属上海华东医院
王 慧	中科院上海生命科学院营养科学研究所
杨振宇	中国疾病预防控制中心营养与食品安全所

水溶性维生素组

翟凤英（组长）	中国疾病预防控制中心营养与食品安全所
郭长江（副组长）	军事医学科学院卫生学环境医学研究所
陈伟强	军事医学科学院卫生学环境医学研究所
丁 红	新疆医科大学
郝 玲	北京大学医学部
洪 燕	军事医学科学院卫生学环境医学研究所
蒋与刚	军事医学科学院卫生学环境医学研究所
林晓明	北京大学医学部
王 竹	中国疾病预防控制中心营养与食品安全所
王惠君	中国疾病预防控制中心营养与食品安全所
谢 林	吉林大学
张 兵	中国疾病预防控制中心营养与食品安全所
朱惠莲	中山大学

水和其他膳食成分组

杨月欣（组长）	中国疾病预防控制中心营养与食品安全所
常翠青	北京大学第三医院
郭红卫	复旦大学
韩军花	国家食品安全风险评估中心
何 梅	中国疾病预防控制中心营养与食品安全所
胡传来	安徽医科大学
李 铎	浙江大学
李 宁	中国疾病预防控制中心营养与食品安全所
李 燕	昆明医科大学
李 勇	北京大学医学部
凌文华	中山大学
刘烈刚	华中科技大学同济医学院
马爱国	青岛大学医学院
马冠生	中国疾病预防控制中心营养与食品安全所

糜漫天	第三军医大学军事预防医学院
肖　荣	首都医科大学
张　丁	河南省疾病预防控制中心
张立实	四川大学
张瑞娟	西安交通大学医学院
赵秀娟	哈尔滨医科大学

附录三 《中国居民膳食营养素参考摄入量（2023版）》分类总表

附表 3-1 膳食能量需要量（EER）

年龄/阶段	男性 PAL I[a]		男性 PAL II[b]		男性 PAL III[c]		女性 PAL I[a]		女性 PAL II[b]		女性 PAL III[c]	
	MJ/d	kcal/d	MJ/d	kcal/d	MJ/d	kcal/d	MJ/d	kcal/d	MJ/d	kcal/d	MJ/d	kcal/d
0岁~	—	—	0.38MJ/(kg·d)	90kcal/(kg·d)	—	—	—	—	0.38MJ/(kg·d)	90kcal/(kg·d)	—	—
0.5岁~	—	—	0.31MJ/(kg·d)	75kcal/(kg·d)	—	—	—	—	0.31MJ/(kg·d)	75kcal/(kg·d)	—	—
1岁~	—	—	3.77	900	—	—	—	—	3.35	800	—	—
2岁~	—	—	4.60	1 100	—	—	—	—	4.18	1 000	—	—
3岁~	—	—	5.23	1 250	—	—	—	—	4.81	1 150	—	—
4岁~	—	—	5.44	1 300	—	—	—	—	5.23	1 250	—	—
5岁~	—	—	5.86	1 400	—	—	—	—	5.44	1 300	—	—
6岁~	5.86	1 400	6.69	1 600	7.53	1 800	5.44	1 300	6.07	1 450	6.90	1 650
7岁~	6.28	1 500	7.11	1 700	7.95	1 900	5.65	1 350	6.49	1 550	7.32	1 750
8岁~	6.69	1 600	7.74	1 850	8.79	2 100	6.07	1 450	7.11	1 700	7.95	1 900
9岁~	7.11	1 700	8.16	1 950	9.20	2 200	6.49	1 550	7.53	1 800	8.37	2 000
10岁~	7.53	1 800	8.58	2 050	9.62	2 300	6.90	1 650	7.95	1 900	8.79	2 100

续表

年龄/阶段	男性 PAL I[a]		男性 PAL II[b]		男性 PAL III[c]		女性 PAL I[a]		女性 PAL II[b]		女性 PAL III[c]	
	MJ/d	kcal/d	MJ/d	kcal/d	MJ/d	kcal/d	MJ/d	kcal/d	MJ/d	kcal/d	MJ/d	kcal/d
11 岁~	7.95	1 900	9.20	2 200	10.25	2 450	7.32	1 750	8.37	2 000	9.41	2 250
12 岁~	9.62	2 300	10.88	2 600	12.13	2 900	8.16	1 950	9.20	2 200	10.25	2 450
15 岁~	10.88	2 600	12.34	2 950	13.81	3 300	8.79	2 100	9.83	2 350	11.09	2 650
18 岁~	9.00	2 150	10.67	2 550	12.55	3 000	7.11	1 700	8.79	2 100	10.25	2 450
30 岁~	8.58	2 050	10.46	2 500	12.34	2 950	7.11	1 700	8.58	2 050	10.04	2 400
50 岁~	8.16	1 950	10.04	2 400	11.72	2 800	6.69	1 600	8.16	1 950	9.62	2 300
65 岁~	7.95	1 900	9.62	2 300	—	—	6.49	1 550	7.74	1 850	—	—
75 岁~	7.53	1 800	9.20	2 200	—	—	6.28	1 500	7.32	1 750	—	—
孕早期	—	—	—	—	—	—	+0	+0	+0	+0	+0	+0
孕中期	—	—	—	—	—	—	+1.05	+250	+1.05	+250	+1.05	+250
孕晚期	—	—	—	—	—	—	+1.67	+400	+1.67	+400	+1.67	+400
乳母	—	—	—	—	—	—	+1.67	+400	+1.67	+400	+1.67	+400

注:PAL I[a]、PAL II[b] 和 PAL III[c] 分别代表低强度身体活动水平、中等强度身体活动水平和高强度身体活动水平。
"—" 表示未制定或未涉及;"+" 表示在相应年龄阶段的成年女性需要量基础上增加的需要量。

附表 3-2　膳食蛋白质参考摄入量

年龄/阶段	EAR/(g·d⁻¹)		RNI/(g·d⁻¹)		AMDR/%E
	男性	女性	男性	女性	
0 岁~	—	—	9（AI）	9（AI）	—
0.5 岁~	—	—	17（AI）	17（AI）	—
1 岁~	20	20	25	25	—
2 岁~	20	20	25	25	—
3 岁~	25	25	30	30	—
4 岁~	25	25	30	30	8~20
5 岁~	25	25	30	30	8~20
6 岁~	30	30	35	35	10~20
7 岁~	30	30	40	40	10~20
8 岁~	35	35	40	40	10~20
9 岁~	40	40	45	45	10~20
10 岁~	40	40	50	50	10~20
11 岁~	45	45	55	55	10~20
12 岁~	55	50	70	60	10~20
15 岁~	60	50	75	60	10~20
18 岁~	60	50	65	55	10~20
30 岁~	60	50	65	55	10~20
50 岁~	60	50	65	55	10~20
65 岁~	60	50	72	62	15~20
75 岁~	60	50	72	62	15~20
孕早期	—	+0	—	+0	10~20
孕中期	—	+10	—	+15	10~20
孕晚期	—	+25	—	+30	10~20
乳母	—	+20	—	+25	10~20

注："—"表示未制定或未涉及；"+"表示在相应年龄阶段的成年女性需要量基础上增加的需要量。

附表 3-3 膳食脂肪及脂肪酸参考摄入量

年龄/阶段	总脂肪	饱和脂肪酸	n-6 多不饱和脂肪酸	n-3 多不饱和脂肪酸	亚油酸	α-亚麻酸	EPA+DHA
	AMDR/%E	AMDR/%E	AMDR/%E	AMDR/%E	AI/%E	AI/%E	AMDR/AI/（g·d⁻¹）
0 岁~	48（AI）	—	—	—	8.0（0.15gª）	0.90	0.1ᵇ
0.5 岁~	40（AI）	—	—	—	6.0	0.67	0.1ᵇ
1 岁~	35（AI）	—	—	—	4.0	0.60	0.1ᵇ
3 岁~	35（AI）	—	—	—	4.0	0.60	0.2
4 岁~	20~30	<8	—	—	4.0	0.60	0.2
6 岁~	20~30	<8	—	—	4.0	0.60	0.2
7 岁~	20~30	<8	—	—	4.0	0.60	0.2
9 岁~	20~30	<8	—	—	4.0	0.60	0.2
11 岁~	20~30	<8	—	—	4.0	0.60	0.2
12 岁~	20~30	<8	—	—	4.0	0.60	0.25
15 岁~	20~30	<8	—	—	4.0	0.60	0.25
18 岁~	20~30	<10	2.5~9.0	0.5~2.0	4.0	0.60	0.25~2.00（AMDR）
30 岁~	20~30	<10	2.5~9.0	0.5~2.0	4.0	0.60	0.25~2.00（AMDR）
50 岁~	20~30	<10	2.5~9.0	0.5~2.0	4.0	0.60	0.25~2.00（AMDR）
65 岁~	20~30	<10	2.5~9.0	0.5~2.0	4.0	0.60	0.25~2.00（AMDR）
75 岁~	20~30	<10	2.5~9.0	0.5~2.0	4.0	0.60	0.25~2.00（AMDR）
孕早期	20~30	<10	2.5~9.0	0.5~2.0	+0	+0	0.25（0.2ᵇ）
孕中期	20~30	<10	2.5~9.0	0.5~2.0	+0	+0	0.25（0.2ᵇ）
孕晚期	20~30	<10	2.5~9.0	0.5~2.0	+0	+0	0.25（0.2ᵇ）
乳母	20~30	<10	2.5~9.0	0.5~2.0	+0	+0	0.25（0.2ᵇ）

注：ª 花生四烯酸；ᵇ DHA。

"—"表示未制定；"+"表示在相应年龄阶段的成年女性需要量基础上增加的需要量。

附表 3-4　膳食碳水化合物参考摄入量

年龄/阶段	总碳水化合物		膳食纤维	添加糖 [a]
	EAR/(g·d⁻¹)	AMDR/%E	AI /(g·d⁻¹)	AMDR/%E
0 岁~	60（AI）	—	—	—
0.5 岁~	80（AI）	—	—	—
1 岁~	120	50~65	5~10	—
4 岁~	120	50~65	10~15	<10
7 岁~	120	50~65	15~20	<10
9 岁~	120	50~65	15~20	<10
12 岁~	150	50~65	20~25	<10
15 岁~	150	50~65	25~30	<10
18 岁~	120	50~65	25~30	<10
30 岁~	120	50~65	25~30	<10
50 岁~	120	50~65	25~30	<10
65 岁~	120	50~65	25~30	<10
75 岁~	120	50~65	25~30	<10
孕早期	+10	50~65	+0	<10
孕中期	+20	50~65	+4	<10
孕晚期	+35	50~65	+4	<10
乳母	+50	50~65	+4	<10

注：[a] 添加糖不超过 50g/d，最好低于 25g/d。

"—"表示未制定；"+"表示在相应年龄阶段的成年女性需要量基础上增加的需要量。

附表 3-5 膳食宏量营养素可接受范围(AMDR)

单位:%E

年龄/阶段	碳水化合物	总脂肪	蛋白质
0 岁~	—	48(AI)	—
0.5 岁~	—	40(AI)	—
1 岁~	50~65	35(AI)	—
4 岁~	50~65	20~30	8~20
6 岁~	50~65	20~30	10~20
7 岁~	50~65	20~30	10~20
11 岁~	50~65	20~30	10~20
12 岁~	50~65	20~30	10~20
15 岁~	50~65	20~30	10~20
18 岁~	50~65	20~30	10~20
30 岁~	50~65	20~30	10~20
50 岁~	50~65	20~30	10~20
65 岁~	50~65	20~30	15~20
75 岁~	50~65	20~30	15~20
孕早期	50~65	20~30	10~20
孕中期	50~65	20~30	10~20
孕晚期	50~65	20~30	10~20
乳母	50~65	20~30	10~20

注:"—"表示未制定。

附表 3-6　膳食微量营养素平均需要量（EAR）

年龄阶段	钙/(mg·d⁻¹)	磷/(mg·d⁻¹)	镁/(mg·d⁻¹)	铁/(mg·d⁻¹) 男/女	碘/(μg·d⁻¹)	锌/(mg·d⁻¹) 男/女	硒/(μg·d⁻¹)	铜/(mg·d⁻¹)	钼/(μg·d⁻¹)	维生素A/(μgRAE·d⁻¹) 男/女	维生素D/(μg·d⁻¹)	维生素B₁/(mg·d⁻¹) 男/女	维生素B₂/(mg·d⁻¹) 男/女	烟酸/(mgNE·d⁻¹) 男/女	维生素B₆/(mg·d⁻¹)	叶酸/(μgDFE·d⁻¹)	维生素B₁₂/(μg·d⁻¹)	维生素C/(mg·d⁻¹)
0岁~	—	—	—	—	—	—	—	—	—	—	—	—	—	—	—	—	—	—
0.5岁~	—	—	—	7	—	—	—	—	—	—	—	—	—	—	—	—	—	—
1岁~	400	250	110	7	65	3.2	20	0.26	8	250/240	8	0.5	0.6	5/4	0.5	130	0.8	35
4岁~	500	290	130	7	65	4.6	25	0.30	10	280/270	8	0.7	0.7	6/5	0.6	160	1.0	40
7岁~	650	370	170	9	65	5.9	30	0.38	12	300/280	8	0.8/0.7	0.8/0.7	7/6	0.7	200	1.2	50
9岁~	800	460	210	12	65	5.9	40	0.47	15	400/380	8	0.9/0.8	0.9/0.8	9/8	0.8	240	1.5	65
12岁~	850	580	260	12/14	80	7.0/6.3	50	0.56	20	560/520	8	1.2/1.0	1.2/1.0	11/10	1.1	310	1.7	80
15岁~	800	600	270	12/14	85	9.7/6.5	50	0.59	20	580/480	8	1.4/1.1	1.3/1.0	13/10	1.2	320	2.1	85
18岁~	650	600	270	9/12	85	10.1/6.9	50	0.62	20	550/470	8	1.2/1.0	1.2/1.0	12/10	1.2	320	2.0	85
30岁~	650	590	270	9/12	85	10.1/6.9	50	0.60	20	550/470	8	1.2/1.0	1.2/1.0	12/10	1.2	320	2.0	85
50岁~	650	590	270	9 / 8[a],12[b]	85	10.1/6.9	50	0.60	20	540/470	8	1.2/1.0	1.2/1.0	12/10	1.3	320	2.0	85
65岁~	650	570	260	9/8	85	10.1/6.9	50	0.58	20	520/460	8	1.2/1.0	1.2/1.0	12/10	1.3	320	2.0	85
75岁~	650	570	250	9/8	85	10.1/6.9	50	0.57	20	500/430	8	1.2/1.0	1.2/1.0	12/10	1.3	320	2.0	85
孕早期	+0	+0	+30	+0	+75	+1.7	+4	+0.10	+0	+0	+0	+0	+0	+0	+0.7	+200	+0.4	+0
孕中期	+0	+0	+30	+7	+75	+1.7	+4	+0.10	+0	+50	+0	+0.1	+0.1	+0	+0.7	+200	+0.4	+10
孕晚期	+0	+0	+30	+10	+75	+1.7	+4	+0.10	+0	+50	+0	+0.2	+0.2	+0	+0.7	+200	+0.4	+10
乳母	+0	+0	+0	+6	+85	+4.1	+15	+0.50	+4	+400	+0	+0.2	+0.4	+3	+0.2	+130	+0.6	+40

注：[a] 无月经；[b] 有月经。

"—"表示未制定或未涉及；"+"表示在相应年龄段的成年女性需要量基础上增加的需要量。

附表 3-7　膳食矿物质推荐摄入量（RNI）或适宜摄入量（AI）

年龄阶段	钙(mg·d⁻¹) RNI	磷(mg·d⁻¹) RNI	钾(mg·d⁻¹) AI	钠(mg·d⁻¹) AI	镁(mg·d⁻¹) RNI	氯(mg·d⁻¹) AI	铁(mg·d⁻¹) RNI 男/女	碘(μg·d⁻¹) RNI	锌(mg·d⁻¹) RNI 男/女	硒(μg·d⁻¹) RNI	铜(mg·d⁻¹) RNI	氟(mg·d⁻¹) AI	铬(μg·d⁻¹) AI 男/女	锰(mg·d⁻¹) AI 男/女	钼(μg·d⁻¹) RNI
0 岁~	200(AI)	105(AI)	400	80	20(AI)	120	0.3(AI)	85(AI)	1.5(AI)	15(AI)	0.3(AI)	0.01	0.2	0.01	3(AI)
0.5 岁~	350(AI)	180(AI)	600	180	65(AI)	450	10	115(AI)	3.2(AI)	20(AI)	0.3(AI)	0.23	5	0.7	6(AI)
1 岁~	500	300	900	500~700[a]	140	800~1 100[b]	10	90	4.0	25	0.3	0.6	15	2.0/1.5	10
4 岁~	600	350	1 100	800	160	1 200	10	90	5.5	30	0.4	0.7	15	2.0/2.0	12
7 岁~	800	440	1 300	900	200	1 400	12	90	7.0	40	0.5	0.9	20	2.5/2.5	15
9 岁~	1 000	550	1 600	1 100	250	1 700	16	90	7.0	45	0.6	1.1	25	3.5/3.0	20
12 岁~	1 000	700	1 800	1 400	320	2 200	16/18	110	8.5/7.5	60	0.7	1.4	33/30	4.5/4.0	25
15 岁~	1 000	720	2 000	1 600	330	2 500	16/18	120	11.5/8.0	60	0.8	1.5	35/30	5.0/4.0	25
18 岁~	800	720	2 000	1 500	330	2 300	12/18	120	12.0/8.5	60	0.8	1.5	35/30	4.5/4.0	25
30 岁~	800	710	2 000	1 500	320	2 300	12/18	120	12.0/8.5	60	0.8	1.5	35/30	4.5/4.0	25
50 岁~	800	710	2 000	1 500	320	2 300	12 / 10[c] 18[d]	120	12.0/8.5	60	0.8	1.5	30/25	4.5/4.0	25
65 岁~	800	680	2 000	1 400	310	2 200	12/10	120	12.0/8.5	60	0.8	1.5	30/25	4.5/4.0	25
75 岁~	800	680	2 000	1 400	300	2 200	12/10	120	12.0/8.5	60	0.7	1.5	30/25	4.5/4.0	25
孕早期	+0	+0	+0	+0	+40	+0	—/+0	+110	—/+2.0	+5	+0.1	+0	—/+0	—	+0
孕中期	+0	+0	+0	+0	+40	+0	—/+7	+110	—/+2.0	+5	+0.1	+0	—/+3	—	+0
孕晚期	+0	+0	+0	+0	+40	+0	—/+11	+110	—/+2.0	+5	+0.1	+0	—/+5	—	+0
乳母	+0	+0	+400	+0	+0	+0	+6	+120	+4.5	+18	+0.7	+0	+5	+0.2	+5

注：[a] 1 岁~为 500mg/d，2 岁~为 600mg/d，3 岁~为 700mg/d。
[b] 1 岁~为 800mg/d，2 岁~为 900mg/d，3 岁~为 1 100mg/d。
[c] 无月经。
[d] 有月经。
"—"表示未涉及；"+"表示在相应年龄阶段的成年女性需要量基础上增加的需要量。

附表 3-8　膳食维生素推荐摄入量（RNI）或适宜摄入量（AI）

年龄/阶段	维生素A/（μgRAE·d⁻¹） RNI 男	维生素A/（μgRAE·d⁻¹） RNI 女	维生素D/（μg·d⁻¹） RNI	维生素E/（mg α-TE·d⁻¹） AI	维生素K/（μg·d⁻¹） AI	维生素B₁/（mg·d⁻¹） RNI 男	维生素B₁/（mg·d⁻¹） RNI 女	维生素B₂/（mg·d⁻¹） RNI 男	维生素B₂/（mg·d⁻¹） RNI 女	烟酸/（mgNE·d⁻¹） RNI 男	烟酸/（mgNE·d⁻¹） RNI 女	维生素B₆/（mg·d⁻¹） RNI	叶酸/（μgDFE·d⁻¹） RNI	维生素B₁₂/（μg·d⁻¹） RNI	泛酸/（mg·d⁻¹） AI	生物素/（μg·d⁻¹） AI	胆碱/（mg·d⁻¹） AI 男	胆碱/（mg·d⁻¹） AI 女	维生素C/（mg·d⁻¹） RNI
0岁~	300(AI)	300(AI)	10(AI)	3	2	0.1(AI)	0.1(AI)	0.4(AI)	0.4(AI)	1(AI)	1(AI)	0.1(AI)	65(AI)	0.3(AI)	1.7	5	120	120	40(AI)
0.5岁~	350(AI)	350(AI)	10(AI)	4	10	0.3(AI)	0.3(AI)	0.6(AI)	0.6(AI)	2(AI)	2(AI)	0.3(AI)	100(AI)	0.6(AI)	1.9	10	140	140	40(AI)
1岁~	340	330	10	6	30	0.6	0.6	0.7	0.6	6	5	0.6	160	1.0	2.1	17	170	170	40
4岁~	390	380	10	7	40	0.9	0.9	0.9	0.8	7	6	0.7	190	1.2	2.5	20	200	200	50
7岁~	430	390	10	9	50	1.0	0.9	1.0	0.9	9	8	0.8	240	1.4	3.1	25	250	250	60
9岁~	560	540	10	11	60	1.1	1.0	1.1	1.0	10	10	1.0	290	1.8	3.8	30	300	300	75
12岁~	780	730	10	13	70	1.4	1.2	1.4	1.2	13	12	1.3	370	2.0	4.9	35	380	380	95
15岁~	810	670	10	14	75	1.6	1.3	1.6	1.2	15	12	1.4	400	2.5	5.0	40	450	380	100
18岁~	770	660	10	14	80	1.4	1.2	1.4	1.2	15	12	1.4	400	2.4	5.0	40	450	380	100
30岁~	770	660	10	14	80	1.4	1.2	1.4	1.2	15	12	1.4	400	2.4	5.0	40	450	380	100
50岁~	750	660	10	14	80	1.4	1.2	1.4	1.2	15	12	1.6	400	2.4	5.0	40	450	380	100
65岁~	730	640	15	14	80	1.4	1.2	1.4	1.2	15	12	1.6	400	2.4	5.0	40	450	380	100
75岁~	710	600	15	14	80	1.4	1.2	1.4	1.2	15	12	1.6	400	2.4	5.0	40	450	380	100
孕早期	—	+0	+0	+0	+0	—	+0	—	+0	—	+0	+0.8	+200	+0.5	+1.0	+10	—	+80	+0
孕中期	—	+70	+0	+0	+0	—	+0.1	—	+0.1	—	+0	+0.8	+200	+0.5	+1.0	+10	—	+80	+15
孕晚期	—	+70	+0	+0	+0	—	+0.2	—	+0.2	—	+0	+0.8	+200	+0.5	+1.0	+10	—	+80	+15
乳母	—	+600	+0	+3	+5	—	+0.3	—	+0.5	—	+4	+0.3	+150	+0.8	+2.0	+10	—	+120	+50

注："—"表示未涉及；"+"表示在相应年龄阶段的成年女性需要量基础上增加的需要量。

附表 3-9 膳食营养素降低膳食相关非传染性疾病风险的建议摄入量（PI-NCD）

单位：mg/d

年龄/阶段	钾	钠	维生素 C
0 岁~	—	—	—
0.5 岁~	—	—	—
1 岁~	—	—	—
4 岁~	1 800	≤1 000	—
7 岁~	2 200	≤1 200	—
9 岁~	2 800	≤1 500	—
12 岁~	3 200	≤1 900	—
15 岁~	3 600	≤2 100	—
18 岁~	3 600	≤2 000	200
30 岁~	3 600	≤2 000	200
50 岁~	3 600	≤2 000	200
65 岁~	3 600	≤1 900	200
75 岁~	3 600	≤1 800	200
孕早期	+0	+0	+0
孕中期	+0	+0	+0
孕晚期	+0	+0	+0
乳母	+0	+0	+0

注：孕期、哺乳期女性的 PI-NCD 与同年龄女性相同。

"—"表示未制定；"+"表示在相应年龄阶段的成年女性需要量基础上增加的需要量。

附表 3-10　膳食微量营养素可耐受最高摄入量（UL）

年龄/阶段	钙/(mg·d⁻¹)	磷/(mg·d⁻¹)	铁/(mg·d⁻¹)	碘/(μg·d⁻¹)	锌/(mg·d⁻¹)	硒/(μg·d⁻¹)	铜/(mg·d⁻¹)	氟/(mg·d⁻¹)	锰/(mg·d⁻¹)	钼/(μg·d⁻¹)	维生素A/(μg·d⁻¹)	维生素D/(μg·d⁻¹)	维生素E/(mg α-TE·d⁻¹)	烟酸/(mg NE·d⁻¹)	烟酰胺/(mg·d⁻¹)	维生素B₆/(mg·d⁻¹)	叶酸/(μg·d⁻¹)	胆碱/(mg·d⁻¹)	维生素C/(mg·d⁻¹)
0岁~	1 000	—	—	—	—	55	—	—	—	—	600	20	—	—	—	—	—	—	—
0.5岁~	1 500	—	—	—	—	80	—	—	—	—	600	20	—	—	—	—	—	—	—
1岁~	1 500	—	25	—	9	80	2.0	0.8	—	200	700	20	150	11	100	20	300	1 000	400
4岁~	2 000	—	30	200	13	120	3.0	1.1	3.5	300	1 000	30	200	15	130	25	400	1 000	600
7岁~	2 000	—	35	250	21	150	3.0	1.5	5.0	400	1 300	45	300	19	160	32	500	2 000	800
9岁~	2 000	—	35	250	24	200	5.0	2.0	6.5	500	1 800	45	400	23	200	40	650	2 000	1 100
12岁~	2 000	—	40	300	32	300	6.0	2.4	9.0	700	2 400	50	500	30	260	50	800	2 000	1 600
15岁~	2 000	—	40	500	37	350	7.0	3.5	10	800	2 800	50	600	33	290	55	900	2 500	1 800
18岁~	2 000	3 500	42	600	40	400	8.0	3.5	11	900	3 000	50	700	35	310	60	1 000	3 000	2 000
30岁~	2 000	3 500	42	600	40	400	8.0	3.5	11	900	3 000	50	700	35	310	60	1 000	3 000	2 000
50岁~	2 000	3 500	42	600	40	400	8.0	3.5	11	900	3 000	50	700	35	310	55	1 000	3 000	2 000
65岁~	2 000	3 000	42	600	40	400	8.0	3.5	11	900	3 000	50	700	35	300	55	1 000	3 000	2 000
75岁~	2 000	3 000	42	600	40	400	8.0	3.5	11	900	3 000	50	700	35	290	55	1 000	3 000	2 000
孕早期	2 000	3 500	42	500	40	400	8.0	3.5	11	900	3 000	50	700	35	310	60	1 000	3 000	2 000
孕中期	2 000	3 500	42	500	40	400	8.0	3.5	11	900	3 000	50	700	35	310	60	1 000	3 000	2 000
孕晚期	2 000	3 500	42	500	40	400	8.0	3.5	11	900	3 000	50	700	35	310	60	1 000	3 000	2 000
乳母	2 000	3 500	42	500	40	400	8.0	3.5	11	900	3 000	50	700	35	310	60	1 000	3 000	2 000

注："—"表示未制定。

附表 3-11 水的适宜摄入量 ^a

单位:mL/d

年龄/阶段	饮水量		总摄入量 ^b	
	男性	女性	男性	女性
0 岁~	—		700^c	
0.5 岁~	—		900	
1 岁~	—		1 300	
4 岁~	800		1 600	
7 岁~	1 000		1 800	
12 岁~	1 300	1 100	2 300	2 000
15 岁~	1 400	1 200	2 500	2 200
18 岁~	1 700	1 500	3 000	2 700
65 岁~	1 700	1 500	3 000	2 700
孕早期	—	+0	—	+0
孕中期	—	+200	—	+300
孕晚期	—	+200	—	+300
乳母	—	+600	—	+1 100

注:^a 温和气候条件下,低强度身体活动水平时的摄入量。在不同温湿度和 / 或不同强度身体活动水平时,应进行相应调整。

^b 包括食物中的水和饮水中的水。

^c 纯母乳喂养婴儿无需额外补充水分。

"—"表示未涉及;"+"表示在相应年龄阶段的成年女性需要量基础上增加的需要量。

附表 3-12 其他膳食成分成年人特定建议值（SPL）和可耐受最高摄入量（UL）

其他膳食成分	SPL	UL
原花青素/（mg·d⁻¹）	200	—
花色苷/（mg·d⁻¹）	50	—
大豆异黄酮/（mg·d⁻¹）	55^a 75^b	120^c
绿原酸/（mg·d⁻¹）	200	—
番茄红素/（mg·d⁻¹）	15	70
叶黄素/（mg·d⁻¹）	10	60
植物甾醇/（g·d⁻¹）	0.8	2.4
植物甾醇酯/（g·d⁻¹）	1.3	3.9
异硫氰酸酯/（mg·d⁻¹）	30	—
辅酶 Q₁₀/（mg·d⁻¹）	100	—
甜菜碱/（g·d⁻¹）	1.5	4.0
菊粉或低聚果糖/（g·d⁻¹）	10	—
β-葡聚糖（谷物来源）/（g·d⁻¹）	3.0	—
硫酸/盐酸氨基葡萄糖/（mg·d⁻¹）	1 500	—
氨基葡萄糖/（mg·d⁻¹）	1 000	—

注:^a 绝经前女性的 SPL;^b 围绝经期和绝经后女性的 SPL;^c 绝经后女性的 SPL。

"—"表示未制定。